FISIOTERAPIA RESPIRATÓRIA EM PEDIATRIA E NEONATOLOGIA

FISIOTERAPIA RESPIRATÓRIA EM PEDIATRIA E NEONATOLOGIA

2ª edição revisada e ampliada

GEORGE JERRE VIEIRA SARMENTO

(ORGANIZADOR)

- Graduação pelo Centro Universitário Claretiano de Batatais (Ceuclar).
- Pós-graduação em Fisioterapia Respiratória pela Universidade Cidade de São Paulo (Unicid).
- Coordenador técnico da Equipe de Fisioterapia do Hospital Nossa Senhora de Lourdes.
- Coordenador do Curso de Especialização em Fisioterapia Cardiorrespiratória do Hospital Nossa Senhora de Lourdes.
- Supervisor do Curso de Especialização em Fisioterapia Cardiorrespiratória do Hospital Nossa Senhora de Lourdes.
- Coordenador do Curso de Pós-graduação em Ventilação Mecânica da Faculdade Nossa Senhora de Lourdes.

Manole

Copyright © 2011 por meio de contrato com o autor.

Este livro contempla as regras do Acordo Ortográfico da Língua Portuguesa de 1990, que entrou em vigor no Brasil.

Projeto Gráfico: Nelson Mielnik e Sylvia Mielnik
Adaptação de Projeto Gráfico: Depto. editorial da Editora Manole
Editoração Eletrônica: JLG Diagramação Editorial
Ilustração: Sírio Cançado e Mary Yamazaki Yorado
Capa: Eduardo Bertolini
Imagem da Capa: Banco de imagens do Hospital Nossa Senhora de Lourdes

Dados Internacionais de Catalogação na Publicação (CIP)
(Câmara Brasileira do Livro, SP, Brasil)

Fisioterapia respiratória em pediatria e neonatologia / George
    Jerre Vieira Sarmento, Fabiane Alves de Carvalho, Adriana
    de Arruda Falcão Peixe, (organizadores). – 2. ed. rev. e ampl.
    – Barueri, SP : Manole, 2011.

    Vários colaboradores.
    Bibliografia.
    ISBN 978-85-204-3129-0

    1. Doenças respiratórias 2. Doenças respiratórias -
Tratamento 3. Fisioterapia 4. Neonatologia 5. Pediatria 6. Terapia
respiratória I. Sarmento, George Jerre Vieira. II. Carvalho, Fabiane
Alves. III. Peixe, Adriana de Arruda Falcão.

	CDD-618.92011
10-10424	NLM-WS 280

Índices para catálogo sistemático:

    1. Fisioterapia respiratória : Neonatologia e
        pediatria : Medicina   618.92011

Todos os direitos reservados.
Nenhuma parte deste livro poderá ser reproduzida, por qualquer
processo, sem a permissão expressa dos editores.
É proibida a reprodução por xerox.

A Editora Manole é filiada à ABDR – Associação Brasileira de Direitos Reprográficos.

1ª edição – 2007
2ª edição – 2011

Direitos adquiridos pela:
Editora Manole Ltda.
Avenida Ceci, 672 – Tamboré
06460-120 – Barueri – SP – Brasil
Fone: (11) 4196-6000 – Fax: (11) 4196-6021
www.manole.com.br
info@manole.com.br

Impresso no Brasil
Printed in Brazil

Fale com o autor: **georgehnsl@yahoo.com**

DEDICATÓRIA

A todos os meus alunos e ex-alunos do Curso de Especialização em Fisioterapia Cardiorrespiratória do Hospital Nossa Senhora de Lourdes.

A Carlos Alberto Caetano Azeredo (Carlinhos), de cujos amor e amizade tive o privilégio de desfrutar. Sua paixão pela fisioterapia respiratória era contagiante, não tenho como descrevê-la, porém gostaria de me expressar em duas frases:

"O homem não deixa de existir quando morre, e sim quando deixa de sonhar e lutar pela vida."

"Carlinhos, saiba que o seu legado não será em vão."

George Jerre Vieira Sarmento

AVISO

A Fisioterapia Respiratória é um campo sempre em transformação. As precauções de segurança padronizadas devem ser seguidas; porém, conforme novas pesquisas e experiências clínicas ampliam nossos conhecimentos, algumas alterações no tratamento e na terapia medicamentosa tornam-se necessárias ou adequadas. Os leitores são aconselhados a conferir as informações sobre o produto fornecidas pelo fabricante de cada medicamento a ser administrado e verificar a dose recomendada, o modo e a duração da administração, e as contraindicações. É responsabilidade do médico ou fisioterapeuta, com base em sua experiência e conhecimento do paciente, determinar as dosagens e o melhor tratamento. Nem o editor nem os autores assumem a responsabilidade por qualquer prejuízo e/ou lesão a pessoas ou propriedade.

O Editor

As informações contidas nos capítulos são de responsabilidade dos autores.

SUMÁRIO

Apresentação XI

Prefácio XIII

Agradecimentos XIV

Nota do organizador XV

Coautores e colaboradores XVII

1   Histórico da fisioterapia em pediatria 1
Maria Lucila de Lima Gonçalves Guimarães e Regina Célia Turola Passos Juliani

2   Histórico da ventilação mecânica em pediatria e neonatologia 7
Ana Lúcia Capelari Lahóz, Carla Marques Nicolau e Maristela Trevisan Cunha

3   Humanização hospitalar em pediatria 16
Viviane Cohen Nascimento, Nadia Tadema e Ana Helena Arruda Rubano

4   Avaliação de fisioterapia respiratória pediátrica e neonatal 20
Adriana de Arruda Falcão Peixe, Fabiane Alves de Carvalho e George Jerre Vieira Sarmento

5   Pneumonia na infância 36
Adriana de Arruda Falcão Peixe e Fabiane Alves de Carvalho

6   Síndrome do bebê chiador 61
Luciana Rolim Aristóteles, Claudia Jeanne Claudino de Pontes e Luciana Stella Avelar

7   Asma em pediatria 68
Adriana de Arruda Falcão Peixe, Fabiane Alves de Carvalho e Rodrigo Daminello Raimundo

8   Doença do refluxo gastroesofágico 91
Cláudia de Castro Selestrin

9   Bronquiolite viral aguda 99
Renata Couto do Canto e Adriana de Arruda Falcão Peixe

10   Hérnia diafragmática congênita 110
Adriana de Arruda Falcão Peixe e Denise Cardoso Ribeiro Papa

11   Fibrose cística 120
Elizangela Navarro de Oliveira

12   Deficiência de α_1-antitripsina 127
Adriana Ferraiolo de Freitas, Denise de Andrade Castro, Claudia Jeanne Claudino de Pontes e Luciana Rolim Aristóteles

13   Síndrome do desconforto respiratório agudo em crianças 139
Claudia Jeanne Claudino de Pontes e Luciana Rolim Aristóteles

14 Insuficiência respiratória aguda 151
Fabiane Alves de Carvalho, Adriana de Arruda Falcão Peixe e Rodrigo Daminello Raimundo

15 Cardiopatias congênitas 166
Kelly Cristina de Oliveira Abud

16 O paciente neurológico/neurocirúrgico pediátrico 180
Daniele Sellan Ortega

17 Atresia de esôfago 200
Denise Cardoso Ribeiro Papa

18 Transplante de fígado em pediatria 210
Jéssica Moreira Zanquetta, Ângela Martins Fernandes e Kátia Cristina Bartolassi

19 Doenças obstrutivas de vias aéreas superiores 229
Mônica Carvalho Sanchez Stopiglia e Maria Regina de Carvalho Coppo

20 Síndrome do desconforto respiratório 243
Ana Paula Campelo Cavalcante

21 Síndrome da aspiração de mecônio 250
Milton Harumi Miyoshi e Graziela Maria Maccari

22 Taquipneia transitória do recém-nascido 263
Alessandra Freitas

23 Displasia broncopulmonar 270
Graziela Maria Maccari e Sabrina Pinheiro Tsopanoglou

24 Hipertensão pulmonar persistente do recém-nascido 284
Claudia Talerman, Naiana Valério e Silvana Alves Pereira

25 Hemorragia peri-intraventricular 292
Renata Branco Vasques, Fabiane Alves de Carvalho e Elizangela Navarro de Oliveira

26 Apneia da prematuridade 299
Daniela Marconi Hernandez Marcondes e Maurício Marcondes Machado

27 Fisioterapia sob o contexto da dor na unidade de cuidados intensivos neonatal 309
Cláudia de Castro Selestrin

28 Paciente pediátrico oncológico 316
Tathiana Santana Shiguemoto

29 Estimulação sensório-motora no recém-nascido 340
Denise Trevisol Ribeiro Duarte, Larissa Carvalho Vanzo Cerra, Maria Regina de Carvalho Coppo, Mônica Carvalho Sanchez Stopiglia

30 Técnicas fisioterapêuticas convencionais e atuais 361
Maria Regina de Carvalho Coppo e Mônica Carvalho Sanchez Stopiglia

31 Monitoração respiratória e hemodinâmica em pediatria e neonatologia 387
Aline Amorim Amaral Cardoso

32 Oxigenoterapia em pediatria e neonatologia 403
Claudia Adriana Sant'Anna Ferreira e Cyntia Fonseca de Abreu

33 Discinesia ciliar 411
Márcia Naoko Gushiken

34 Ventilação pulmonar mecânica 417
Fernanda de Cordoba Lanza, Mariana Rodrigues Gazzotti e Sabrina Pinheiro Tsopanoglou

35 Lesão pulmonar unilateral 427
Fernanda de Cordoba Lanza

36 Interação cardiopulmonar 433
Camilla Pincelli Lourenção e Renata Negri Sapata

37 Estratégias ventilatórias não convencionais (ventilação líquida e ECMO) 439
Ana Maria Gonçalves Carr

38 Ventilação de alta frequência em pediatria 455
Patricia Z. Kandelman Gelernter

39 Utilização do óxido nítrico associado à ventilação mecânica 465
Fabiane Alves de Carvalho, Adriana de Arruda Falcão Peixe e George Jerre Vieira Sarmento

40 Ventilação mecânica não invasiva em pediatria e neonatologia 474
Alessandra Freitas

41 Lesão pulmonar induzida pela ventilação mecânica 485
Tathiana Santana Shiguemoto

42 Abordagem motora na criança hospitalizada 495
Denise Cardoso Ribeiro Papa e Patrícia Nunes Dellavia

43 Desmame da ventilação mecânica em pediatria 506
Camilla Pincelli Lourenção e Ligia Canellas

44 Noções de radiologia do tórax 511
Fabiane Alves de Carvalho, Adriana de Arruda Falcão Peixe e Rodrigo Daminello Raimundo

45 Terapia com Heliox 533
Juliana Mendes Moura Angheben e Renata Henn Moura

46 *Home care* em pediatria 538
Elizangela Navarro de Oliveira

47 Umidificação e aquecimento dos gases 542
Sabrina Pinheiro Tsopanoglou, Joyce Liberali e Josy Davidson

48 Fisioterapia respiratória no recém-nascido de alto risco 550
Silvana Alves Pereira e Fabiane Alves de Carvalho

49 *Follow-up* do desenvolvimento do bebê de risco 556
Cibelle Kayenne Martins Roberto Formiga, Maria Beatriz Martins Linhares

Índice remissivo 575

APRESENTAÇÃO

Desde 1968, ano de meu ingresso no universo da fisioterapia, tenho encontrado as mais diversas situações na vida profissional.

Acredito neste trabalho, coordenado por George Jerre Vieira Sarmento, a quem conheço desde 1989 e muito me orgulho de ter sido seu professor – hoje sou seu aluno, admirador e amigo –, e que não teve na sua carreira o sucesso como um fim, mas como um conjunto de meios que construiu com estudo, trabalho, dedicação e generosidade.

Esta obra é uma contribuição significativa à literatura da fisioterapia, pois, de maneira ampla em sua abrangência e com aspecto prático, constitui um *vade mecum* fisioterapêutico, contemplando a necessidade dos estudantes e profissionais que se interessam pela área.

Parabenizo e agradeço a cada um dos colaboradores por sua honrosa contribuição, vocês escreveram um capítulo importante na história da nossa profissão.

Querido leitor, desejo que você encontre neste livro um acréscimo valioso à sua formação e que o libente e real destinatário do nosso trabalho, o ser humano, seja sempre beneficiado.

Como a fisioterapia, o motivo da autoria deste trabalho é servir, ser útil...

Prof. Sergio Mingrone

PREFÁCIO

Com muita consideração e orgulho concedo o prefácio a mais uma obra do Dr. George Jerre Vieira Sarmento, a quem muito estimo como um filho. Certamente, este livro torna-se um marco na Fisioterapia Respiratória em Pediatria e Neonatologia no Brasil. Há muito busca a realização de mais esse sonho, que, a partir de mais este livro, concretiza o retrato de sua capacidade técnica, de sua perseverança e, acima de tudo, do ideal de que com caráter e luta tudo se alcança.

Ao escolher seus colaboradores, Dr. George optou pelos melhores profissionais em sua área, tornando esta obra um foco não apenas na teoria, mas principalmente no contexto da vivência e da experiência de cada pessoa.

Dessa forma, sem dúvida alguma esta obra é um indispensável instrumento de leitura para capacitação e qualificação de milhares de fisioterapeutas ávidos por conhecimento. Meus sinceros parabéns a todos, e em especial à Editora Manole que, mais uma vez, está próxima de todos nós e acredita na Fisioterapia brasileira.

Que Deus abençoe eternamente o Dr. George e que esta obra seja mais um sucesso como foi o seu primeiro livro. Sei que muitas outras por certo virão para contribuir com a nossa evolução profissional.

Carlos Alberto Caetano Azeredo (*In memoriam*)

AGRADECIMENTOS

À minha esposa Marcelle Guerra, minhas desculpas pelo tempo não dispensado em razão da elaboração deste livro.

Às amigas Fabiane Carvalho e Adriana Peixe, que acreditaram neste audacioso projeto, queria dedicar todo o mérito desta obra.

A Adelson e Sonia Campelo pela amizade e pelo apoio que venho recebendo desde o início da minha carreira profissional.

Aos meus pais, Vicente (*in memoriam*) e Deusa, pelo constante apoio, carinho, compreensão e paciência.

Ao Prof. Sergio Mingrone, uma das pessoas mais importantes de minha vida, por ter acreditado em mim desde a minha graduação.

Agradeço a Deus por ter colocado em minha vida todos esses autores que possibilitaram a realização deste livro, e assim, a realização de mais um sonho.

NOTA DO ORGANIZADOR

A ideia desta obra surgiu com o objetivo de fornecer informações concisas e atualizadas para o tratamento dos pacientes com comprometimento respiratório. Uma das dificuldades para encontrar essas informações era, pela complexidade de nossos pacientes, a necessidade de pesquisarmos em diferentes livros: fisiopatologia, ventilação mecânica e fisioterapia respiratória. Assim, este livro vem para preencher uma lacuna na literatura acadêmica e profissional.

COAUTORES E COLABORADORES

COAUTORES

Adriana de Arruda Falcão Peixe
- Especialista em Fisioterapia Respiratória pelo Hospital Nossa Senhora de Lourdes (HNSL) e pela Universidade Federal de São Paulo, Escola Paulista de Medicina (Unifesp/EPM).
- Supervisora do curso de especialização em Fisioterapia Respiratória do Hospital Nossa Senhora de Lourdes (HNSL).
- Supervisora do curso de especialização em Fisioterapia Respiratória em Pediatria e Neonatologia da Universidade Federal de São Paulo, Escola Paulista de Medicina (Unifesp/EPM).
- Fisioterapeuta da Enfermaria Pediátrica do Hospital da Criança – Grupo Nossa Senhora de Lourdes.
- Fisioterapeuta do Hospital Santa Catarina e Hospital Alemão Oswaldo Cruz.
- Mestranda em Neonatologia pela Universidade Federal de São Paulo, Escola Paulista de Medicina (Unifesp/EPM).

Fabiane Alves de Carvalho
- Mestranda em Ciências Ambientais e Saúde pela Universidade Católica de Goiás (UCG).
- Pós-graduada em Planejamento Educacional e Docência do Ensino Superior pela Escola Superior Aberta do Brasil – ES.
- Especialista em Fisioterapia Respiratória pelo Hospital Nossa Senhora de Lourdes (HNSL).
- Docente do Centro Universitário de Anápolis – UniEvangélica, Goiás.

COLABORADORES

Adriana Ferraiolo de Freitas
- Graduada em Medicina pela Universidade Severino Sombra, Vassouras, MG.
- Radiologista responsável pelo Serviço de Diagnóstico por Imagem da Santa Casa de Misericórdia de Cruzeiro.
- Radiologista do Hospital Maternidade Frei Galvão, em Guaratinguetá.
- Membro titular do Colégio Brasileiro de Radiologia e Diagnóstico por Imagem.
- Mestre em Engenharia Mecânica, área de concentração em Ciência dos Materiais na Faculdade de Engenharia de Guaratinguetá, Universidade Estadual Paulista (FEG-Unesp).

Alessandra Freitas
- Mestranda em Ciências da Saúde pela Faculdade de Medicina do ABC (FMABC).
- Especialista em Fisioterapia Respiratória pelo Hospital Nossa Senhora de Lourdes (HNSL).
- Fisioterapeuta do Hospital Municipal Universitário de São Bernardo do Campo (HMUSBC).
- Preceptora do curso de pós-graduação em Fisioterapia Cardiorrespiratória da Faculdade de Medicina do ABC (FMABC).

Aline Amorim Amaral Cardoso
- Graduada pela Universidade do Grande ABC (UniABC).
- Especialista em Fisioterapia Cardiorrespiratória pela Assobrafir (Associação Brasileira de Fisioterapia Cardiorrespiratória e Fisioterapia em Terapia Intensiva) e pela Universidade Cidade de São Paulo (Unicid).
- Chefe do Serviço de Fisioterapia (Fisiocor) do Hospital São Camilo, Unidade Ipiranga.

Ana Helena Arruda Rubano

- Psicóloga, agente humanizador do Espaço Criança do Hospital da Criança e da TUCCA – Associação para Crianças e Adolescentes com Câncer.

Ana Lúcia Capelari Lahóz

- Fisioterapeuta do Instituto da Criança (ICr-HC-FMUSP).
- Especialista em Insuficiência Respiratória e Cardiovascular em UTI: Monitorização e Tratamento pelo Hospital do Câncer – A. C. Camargo.

Ana Maria Gonçalves Carr

- Mestre em Ciências (Fisiopatologia Experimental) pela Faculdade de Medicina da Universidade de São Paulo (FMUSP).
- Aprimoramento em Fisioterapia Intensiva pelo Hospital das Clínicas da Faculdade de Medicina da Universidade de São Paulo (HC-FMUSP).
- Supervisora do curso de Especialização em Fisioterapia Respiratória do Hospital e Maternidade Nossa Senhora de Lourdes (HNSL).
- Docente da graduação em Fisioterapia nas disciplinas Fisioterapia Aplicada à Cardiologia e Pneumologia e Fisioterapia Aplicada à Pediatria na Universidade de Guarulhos (UnG).
- Supervisora de Estágio Supervisionado em Pediatria e Neonatologia na Universidade de Guarulhos (UnG).
- Fisioterapeuta da UTI Adulto do Hospital Nossa Senhora de Lourdes (HNSL).
- Especialista em Fisioterapia Pediátrica pela Universidade Gama Filho (UGF).

Ana Paula Campelo Cavalcante

- Fisioterapeuta.
- Especialista em Fisioterapia Respiratória Pediátrica pelo Instituto da Criança (ICr-HC-FMUSP).
- Especialista em Fisioterapia Respiratória pelo Hospital do Servidor Público Municipal.

Ângela Martins Fernandes

- Fisioterapeuta da UTI adulto do Hospital do Câncer – A. C. Camargo.
- Fisioterapeuta intensivista pela Associação de Fisioterapia Intensiva do Brasil (AFIB).
- Especialista em Fisioterapia em Pneumologia pela Universidade Federal de São Paulo (Unifesp).

Camilla Pincelli Lourenção

- Especialista em Fisioterapia Respiratória pelo Hospital Nossa Senhora de Lourdes (HNSL).

- Fisioterapeuta do Hospital Samaritano e do Hospital Municipal de Barueri Dr. Francisco Moran.

Carla Marques Nicolau

- Mestre em Ciências pelo Departamento de Pediatria da Faculdade de Medicina da Universidade de São Paulo (FMUSP).
- Fisioterapeuta coordenadora do Instituto da Criança, responsável pelo berçário anexo à Maternidade do Hospital das Clínicas da Faculdade de Medicina da Universidade de São Paulo (HC-FMUSP).
- Coordenadora e professora do curso de especialização em Fisioterapia Respiratória e Fisioterapia em UTI Pediátrica e Neonatal do Instituto da Criança – Hospital das Clínicas da Universidade de São Paulo (ICr-HC-FMUSP).
- Membro da Comissão de Terapia Intensiva da Assobrafir (Associação Brasileira de Fisioterapia Cardiorrespiratória e Fisioterapia em Terapia Intensiva).

Cibelle Kayenne Martins Roberto Formiga

- Fisioterapeuta graduada pela Universidade Estadual da Paraíba.
- Especialista em Recursos Cinesioterápicos pela Universidade Federal da Paraíba.
- Especialista em Fisioterapia Neurológica pela Universidade Estadual da Paraíba.
- Mestre em Educação Especial pela Universidade Federal de São Carlos.
- Doutora em Ciências Médicas pelo Departamento de Neurociências e Ciências do Comportamento, da Faculdade de Medicina de Ribeirão Preto da Universidade de São Paulo (FMRP-USP).
- Pós-doutora pelo Departamento de Neurociências e Ciências do Comportamento da Faculdade de Medicina de Ribeirão Preto da Universidade de São Paulo (FMRP-USP).
- Professora Adjunta da Universidade Estadual de Goiás (UEG).
- Professora Adjunta da Pontifícia Universidade Católica de Goiás (PUC-GO).
- Docente-orientadora do Programa de Pós-Graduação em Ciências Ambientais e Saúde da PUC-GO.

Claudia Adriana Sant'Anna Ferreira

- Fisioterapeuta.
- Mestre em Ciências (Fisiopatologia Experimental) pela Universidade de São Paulo (USP).
- Doutora em Ciências (Pneumologia) pela Universidade de São Paulo (USP).
- Docente assistente IV da graduação e pós-graduação

do curso de Fisioterapia do Centro Universitário São Camilo.

- Coordenadora adjunta do curso de Fisioterapia e coordenadora da pós-graduação em Fisioterapia Respiratória e Reabilitação Cardiopulmonar do Centro Universitário São Camilo.
- Membro do Coep – Comitê de Ética e Pesquisa e do CPq – Comitê de Pesquisa Institucional do Centro Universitário São Camilo.

Cláudia de Castro Selestrin
- Fisioterapeuta pela Universidade Cidade de São Paulo (Unicid).
- Pós-graduada em Terapia Intensiva pelo Hospital das Clínicas da Faculdade de Medicina da Universidade de São Paulo (HC-FMUSP).
- Mestre em Ciências da Saúde pela Faculdade de Medicina do ABC (FMABC).

Claudia Jeanne Claudino de Pontes
- Graduada em Fisioterapia pela Universidade Federal da Paraíba (UFPB).
- Especialista em Fisioterapia Cardiorrespiratória pela Universidade Federal de São Paulo, Escola Paulista de Medicina (Unifesp/EPM).
- Supervisora de estágio em Pediatria e Neonatologia do curso de Fisioterapia da Universidade de Guarulhos (UnG).
- Professora da disciplina Fisioterapia Aplicada à Cardiologia e Pneumologia da Universidade de Guarulhos (UnG).
- Fisioterapeuta do Hospital Alemão Oswaldo Cruz.

Claudia Talerman
- Especialista em Fisioterapia Respiratória pela Universidade Cidade de São Paulo (Unicid).
- Coordenadora do Serviço de Fisioterapia da Clínica Médico-cirúrgica do Hospital Israelita Albert Einstein.

Cyntia Fonseca de Abreu
- Professora e Supervisora da área de Pediatria do curso de Fisioterapia do Centro Universitário São Camilo.
- Especialista em Fisioterapia Respiratória pela Universidade Federal de São Paulo, Escola Paulista de Medicina (Unifesp/EPM).

Daniela Marconi Hernandez Marcondes
- Graduada em Fisioterapia pela Universidade Cidade de São Paulo (Unicid).
- Especialista em Fisioterapia Cardiorrespiratória.

- Fisioterapeuta do Hospital Nossa Senhora de Lourdes (HNSL).
- Supervisora do curso de especialização em Fisioterapia Cardiorrespiratória do Hospital Nossa Senhora de Lourdes (HNSL).
- Fisioterapeuta do Hospital Sírio-Libanês.

Daniele Sellan Ortega
- Especialista em Fisioterapia Respiratória pelo Hospital Nossa Senhora de Lourdes (HNSL).
- Fisioterapeuta do Hospital Nove de Julho.
- Docente da disciplina de Fisioterapia Pediátrica da Universidade Santo Amaro (Unisa).

Denise Cardoso Ribeiro Papa
- Especialista em Fisioterapia Cardiorrespiratória pelo Hospital Nossa Senhora de Lourdes (HNSL). Formação complementar no Método Neuroevolutivo – Bobath e Reeducação Postural Global.
- Estágio no Centro de Reabilitação Bloorview McMillan Kids Rehabilitation, Toronto, Canadá; no Centro de Reabilitação Pediátrico ErinoakKids (Mississauga/Ontário – Canadá) e no Hospital Mount Sinai, Nova York, EUA.
- Docente do curso de Fisioterapia das Faculdades Metropolitanas Unidas (FMU) – Pediatria.
- Docente do curso de pós-graduação em Fisioterapia Cardiorrespiratória da Universidade Gama Filho (UGF).
- Fisioterapeuta da Sociedade Beneficente Israelita Brasileira – Hospital Albert Einstein.

Denise de Andrade Castro
- Professora de Radiologia e Diagnóstico por Imagem do Centro Universitário de Volta Redonda (UniFOA).
- Radiologista responsável pelo serviço de Diagnóstico por Imagem do Labs D'Or, Maternidade Vita, Volta Redonda, RJ.
- Radiologista do Labs D'Or, Hospital Vita, Volta Redonda, RJ.
- Radiologista da Santa Casa de Misericórdia de Cruzeiro, SP.
- Membro titular do Colégio Brasileiro de Radiologia e Diagnóstico por Imagem.
- Mestranda em Engenharia Mecânica, área de concentração em Ciência dos Materiais na Faculdade de Engenharia de Guaratinguetá, Universidade Estadual Paulista (FEG-Unesp).

Denise Trevisol Ribeiro Duarte
- Formada pela Universidade Metodista de Piracicaba (Unimep).

- Fisioterapeuta supervisora do curso de especialização em Fisioterapia Neonatal da Faculdade de Ciências Médicas da Universidade Estadual de Campinas (Unicamp).
- Responsável pelo Ambulatório de Segmento Neonatal do Centro de Assistência Integral à Saúde da Mulher – CAISM/Unicamp.
- Especialista em Reabilitação em Neurologia Infantil pelo Departamento de Neurologia da FCM/Unicamp.

Elizangela Navarro de Oliveira
- Fisioterapeuta da Unidade de Terapia Intensiva Pediátrica e Neonatal do Hospital da Criança – Grupo Nossa Senhora de Lourdes (HNSL).
- Supervisora do curso de especialização em Fisioterapia Respiratória do Hospital Nossa Senhora de Lourdes (HNSL).

Fernanda de Córdoba Lanza
- Especialista em Fisioterapia Respiratória pela Universidade Federal de São Paulo (Unifesp).
- Mestre em Ciências da Saúde pela Universidade Federal de São Paulo (Unifesp).
- Docente do curso de Fisioterapia do Centro Universitário São Camilo.

Graziela Maria Maccari
- Fisioterapeuta da Unidade Neonatal do Hospital São Paulo, Universidade Federal de São Paulo, Escola Paulista de Medicina (Unifesp/EPM).
- Supervisora de estágio em Neonatologia do curso de especialização em Fisioterapia Respiratória, disciplina de Pneumologia do Departamento de Medicina, Universidade Federal de São Paulo, Escola Paulista de Medicina (Unifesp/EPM).
- Professora da área de Fisiologia Pediátrica do Centro Universitário São Camilo.

Jéssica Moreira Zanquetta
- Fisioterapeuta da UTI pediátrica do Hospital do Câncer – A. C. Camargo.
- Especialista em Fisioterapia Respiratória pela Universidade Federal de São Paulo (Unifesp).
- Especialista em UTI pelo Hospital do Câncer.

Josy Davidson
- Fisioterapeuta especialista em Fisioterapia Respiratória pela Universidade Federal de São Paulo (Unifesp).
- Doutora em Pediatria e Ciências Aplicadas à Pediatria pela Universidade Federal de São Paulo (Unifesp).
- Supervisora dos cursos de especialização em Fisioterapia Respiratória e Fisioterapia Pediátrica e Neonatal.

Joyce Liberali
- Fisioterapeuta, especialista em Fisioterapia Intensiva.
- Mestranda em Ciências Aplicadas à Pediatria pela Universidade Federal de São Paulo (Unifesp).
- Docente do Centro Universitário São Camilo.

Juliana Mendes Moura Angheben
- Fisioterapeuta pelo Centro Universitário FIEO (UniFIEO).
- Especialista em Fisiologia pela Faculdade de Medicina do ABC (FMABC).
- Especialista em Fisioterapia Pneumofuncional pelo Hospital Nossa Senhora de Lourdes (HNSL).
- Mestre em Ciências pela Faculdade de Medicina do ABC (FMABC).

Kátia Cristina Bartolassi
- Fisioterapeuta da UTI pediátrica do Hospital do Câncer – A. C. Camargo.
- Especialista em Fisioterapia Cardiorrespiratória pela UniABC e em Fisioterapia Respiratória pela UniFMU.

Kelly Cristina de Oliveira Abud
- Especialista em Fisioterapia Cardiorrespiratória pelo Instituto do Coração (InCor-HC-FMUSP).
- Fisioterapeuta da UTI cirúrgica pediátrica do Instituto do Coração (InCor-HC-FMUSP).
- Membro da Comissão de Ensino do Serviço de Fisioterapia do Instituto do Coração (InCor-HC-FMUSP).
- Supervisora de estágio do curso de especialização em Fisioterapia Cardiorrespiratória do Instituto do Coração (InCor-HC-FMUSP).
- Professora das disciplinas de Fisioterapia em Terapia Intensiva e Pediatria do curso de especialização em Fisioterapia Respiratória da Universidade Adventista de São Paulo.

Larissa Carvalho Vanzo Cerra
- Graduada em Fisioterapia pela Universidade de Ribeirão Preto.
- Especialista em Saúde Pública pela Universidade Federal de São Carlos (UFSCar).
- Especialista em Fisioterapia Neonatal pela Universidade Estadual de Campinas (Unicamp).
- Especialista em Fisioterapia Hospitalar (em andamento).
- Docente TP-20 da Universidade Federal de São Carlos (UFSCar).
- Mestranda do curso de pós-graduação em Fisioterapia da Universidade Federal de São Carlos (UFSCar).

Ligia Canellas

- Especialista em Fisioterapia Respiratória pelo Hospital Nossa Senhora de Lourdes (HNSL).
- Fisioterapeuta da UTI Neonatal e Pediátrica do Hospital Geral de Pirajussara.
- Fisioterapeuta da UTI Neonatal e Pediátrica do Hospital Santa Helena.

Luciana Rolim Aristóteles

- Graduada em Fisioterapia pela Universidade Federal da Paraíba (UFPB).
- Especialista em Fisioterapia Respiratória pelas Faculdades de Ciências Médicas de Minas Gerais (FCMMG).
- Supervisora de estágio em Pediatria e Neonatologia do curso de Fisioterapia da Universidade de Guarulhos (UnG).
- Supervisora de estágio em UTI Cardiorrespiratória do curso de Fisioterapia da Universidade de Guarulhos (UnG).
- Fisioterapeuta do Hospital Alemão Oswaldo Cruz.

Luciana Stella Avelar

- Médica da UTI Pediátrica do Hospital Infantil Cândido Fontoura.
- Médica da UTI Pediátrica do Hospital da Criança de Guarulhos.
- Médica da UTI Pediátrica do Hospital Regional Sul.
- Médica da UTI Pediátrica do Hospital Dr. Alípio Corrêa Neto.
- Médica da UTI Pediátrica do Hospital Beneficência Portuguesa de São Paulo.

Márcia Naoko Gushiken

- Fisioterapeuta formada pela Universidade Estadual Paulista (Unesp/Presidente Prudente).
- Especialista em Fisioterapia Respiratória Pediátrica pelo Instituto da Criança (ICr-HC-FMUSP).
- Aprimoramento em Fisioterapia Cardiorrespiratória pelo Instituto do Coração (InCor-HC-FMUSP).
- Fisioterapeuta da Enfermaria Pediátrica do Hospital da Criança (HNSL).
- Supervisora do curso de especialização em Fisioterapia Cardiorrespiratória do Hospital Nossa Senhora de Lourdes (HNSL).
- Fisioterapeuta da UTI Pediátrica do Instituto da Criança (ICr-HC-FMUSP).
- Especialista em Acupuntura/Medicina Tradicional Chinesa pelo Centro Científico e Cultural Brasileiro de Fisioterapia.
- Aperfeiçoamento técnico em Acupuntura e Moxabustão pela Universidade de Medicina Oriental de Kansai/Japão por meio de bolsa de estudos oferecida pela JICA (Japan Internacional Cooperation Agency).
- Estágio em Reabilitação Física no Centro de Reabilitação da Prefeitura de Hiroshima/Japão, por meio de bolsa de estudos oferecida pela JICA (Japan Internacional Cooperation Agency).

Maria Beatriz Martins Linhares

- Psicóloga graduada pela Universidade Gama Filho.
- Especialista em Psicologia Clínica Infantil pelo Hospital das Clínicas da Faculdade de Filosofia, Ciências e Letras de Ribeirão Preto, Universidade de São Paulo (FFCLRP-USP).
- Mestre em Educação Especial pela Universidade Federal de São Carlos (UFSCar).
- Doutora em Ciências (Psicologia Experimental) pelo Instituto de Psicologia da Universidade de São Paulo (USP).
- Pós-doutorado na University of British Columbia (Vancouver, Canadá).
- Livre-docência na Faculdade de Filosofia, Ciências e Letras de Ribeirão Preto, Universidade de São Paulo (FMRP-USP).
- Professora associada (livre-docente) do Departamento de Neurociências e Ciências do Comportamento da Faculdade de Medicina de Ribeirão Preto da Universidade de São Paulo (FMRP-USP).
- Docente nos cursos de Medicina, Terapia Ocupacional e Fisioterapia da FMRP-USP
- Docente-orientadora e suplente da coordenação do programa de pós-graduação em Saúde Mental da FMRP-USP.
- Docente-orientadora do Programa de Pós-graduação em Psicologia da FFCLRP-USP.
- Docente responsável pelo Serviço de Psicologia Pediátrica do HCFMRP-USP.
- Coordenadora do Laboratório de Pesquisa em Prevenção em Problemas de Desenvolvimento e Comportamento da Criança (Apoio CNPq).
- Coordenadora de dois programas de Aprimoramento Profissional do Hospital das Clínicas da FMRP-USP.
- Coordenadora do GT Pesquisas em Psicologia Pediátrica da Anpepp (Associação Nacional de Pesquisa e Pós-graduação em Psicologia) desde 2004. Bolsista de Produtividade em Pesquisa do CNPq (nível 1-A).
- Membro colaborador do Pain in Child Health (PICH): a CIHR Strategic Training Initiative in Health Research.
- Coordenadora no Brasil do Programa Colaborativo Brasil-Canadá para o Manejo da Dor em Crianças/Programa HC Criança Sem Dor (Apoio Canadian Institutes of Health Research – CIHR).

Maria Lucila de Lima Gonçalves Guimarães
- Fisioterapeuta do Instituto da Criança (ICr-HC-FMUSP).

Maria Regina de Carvalho Coppo
- Graduada em Fisioterapia pela Pontifícia Universidade Católica de Campinas (Puccamp).
- Fisioterapeuta do Departamento de Pediatria da Faculdade de Ciências Médicas da Universidade Estadual de Campinas (Unicamp).
- Responsável pela UTI Neonatal do Centro de Assistência Integral à Saúde da Mulher – CAISM/Unicamp.
- Supervisora do curso de especialização em Fisioterapia Neonatal da Faculdade de Ciências Médicas da Universidade Estadual de Campinas (Unicamp).
- Mestre em Saúde da Criança e do Adolescente pelo Centro de Investigações Pediátricas da Universidade Estadual de Campinas (Unicamp).

Mariana Rodrigues Gazzotti
- Mestre em Ciências pela Disciplina de Pneumologia da Universidade Federal de São Paulo, Escola Paulista de Medicina (Unifesp/EPM).
- Docente da graduação do Centro Universitário São Camilo.
- Especialista em Fisioterapia Respiratória pela Universidade Federal de São Paulo, Escola Paulista de Medicina (Unifesp/EPM).

Maristela Trevisan Cunha
- Mestre em Ciências da Saúde pelo Centro de Reabilitação Pulmonar da Universidade Federal de São Paulo, Escola Paulista de Medicina (Unifesp/EPM).
- Fisioterapeuta do Instituto da Criança (ICr-HC-FMUSP).

Maurício Marcondes Machado
- Graduado pela Universidade Suam - Rio de Janeiro, RJ.
- Pós-graduado em Medicinas Orientais pela Abaco.
- Especialista em Fisioterapia Cardiorrespiratória.
- Fisioterapeuta do Hospital Nossa Senhora de Lourdes (HNSL).

Milton Harumi Miyoshi
- Graduado em Medicina pela Universidade Federal de São Paulo (Unifesp).
- Mestrado em Medicina (Pediatria) pela Universidade Federal de São Paulo (Unifesp) e residência médica pela Universidade Federal de São Paulo (Unifesp).
- Professor-assistente da Disciplina de Pediatria da Universidade Federal de São Paulo, Escola Paulista de Medicina (Unifesp/EPM).
- Consultor médico da UTI Neonatal do Hospital e Maternidade Santa Joana, São Paulo.

- Coordenador da Fisioterapia Respiratória da Unidade Neonatal do Hospital São Paulo (Unifesp/EPM).

Mônica Carvalho Sanchez Stopiglia
- Graduada em Fisioterapia pela Pontifícia Universidade Católica de Campinas (Puccamp).
- Mestre em Neurociências pela Universidade Estadual de Campinas (Unicamp).
- Fisioterapeuta da Universidade Estadual de Campinas (Unicamp).
- Coordenadora de curso de especialização da Universidade Estadual de Campinas, chefe do serviço de Fisioterapia – Maternidade de Campinas.
- Professora-assistente das Faculdades Integradas Metropolitanas de Campinas (Metrocamp).
- Professora-assistente da Universidade Paulista (Unip).
- Responsável pela área de Fisioterapia Neonatal e Pediátrica do Centro de Atenção Integral à Saúde da Mulher da Universidade Estadual de Campinas (CAISM/Unicamp).
- Responsável pelos cursos de especialização em Fisioterapia Neonatal e Fisioterapia Aplicada ao Neonato e Lactente da Faculdade de Ciências Médicas da Universidade Estadual de Campinas (Unicamp).
- Responsável pelo Serviço de Fisioterapia da Maternidade de Campinas.
- Professora da Universidade Paulista (Unip) de Campinas e das Faculdades Integradas Metropolitanas de Campinas (Metrocamp).

Nadia Tadema
- Artista plástica, agente humanizador do Espaço Criança do Hospital da Criança e da TUCCA – Associação para Crianças e Adolescentes com Câncer.

Naiana Valério
- Especialista em Fisioterapia Respiratória pela Santa Casa de Misericórdia de São Paulo.
- Pós-graduada em Fisioterapia Respiratória pela Universidade Cidade de São Paulo (Unicid).
- Mestre em Distúrbios do Desenvolvimento pela Universidade Presbiteriana Mackenzie.
- Fisioterapeuta sênior do CTI Pediátrico do Hospital Israelita Albert Einstein.

Patrícia Nunes Dellavia
- Graduada em Fisioterapia pela Universidade Cidade de São Paulo (Unicid).
- Pós-graduada *lato sensu* em Fisioterapia em Pneumologia pela Universidade Federal de São Paulo, Escola Paulista de Medicina (Unifesp/EPM).

- Professora-assistente, supervisora de estágio da Universidade Paulista (Unip), curso de graduação em Fisioterapia.
- Fisioterapeuta do Hospital Israelita Albert Einstein.

Patricia Z. Kandelman Gelernter
- Graduada em Fisioterapia pela Universidade Bandeirante de São Paulo (Uniban).
- Especialista em UTI e Enfermaria de Doenças Gástricas pelo Hospital das Clínicas da Faculdade de Medicina da Universidade de São Paulo (HC-FMUSP).
- Especialista em Terapia Intensiva Neonatal pelo The Mount Sinai Medical Center.
- Especialista em Novas Técnicas de Ventilação Mecânica pelo The Mount Sinai Medical Center.
- Especialista em Terapia Intensiva Adulto pela North Shore University Hospital at Forest Hills.

Regina Célia Turola Passos Juliani
- Diretora do Serviço de Fisioterapia do Instituto da Criança (ICr-HC-FMUSP).
- Coordenadora geral dos cursos de especialização e atualização em Fisioterapia Pediátrica do Instituto da Criança (ICr-HC-FMUSP).
- Especialista em Administração Hospitalar pela Faculdade de Saúde Pública da Universidade de São Paulo (USP).

Renata Branco Vasques
- Graduada em Fisioterapia pelo Centro Universitário de Maringá.
- Especialista em Fisioterapia Cardiorrespiratória pelo Hospital Nossa Senhora de Lourdes (HNSL).

Renata Couto do Canto
- Graduada em Fisioterapia pela Universidade Santo Amaro (Unisa).
- Especialista em Fisioterapia Cardiorrespiratória pelo Hospital Nossa Senhora de Lourdes (HNSL).
- Fisioterapeuta do Hospital Geral de Pirajussara.

Renata Henn Moura
- Fisioterapeuta pela Universidade de Santo Amaro (Unisa).
- Pós-graduada em Fisioterapia Cardiorrespiratória pelo Hospital Nossa Senhora de Lourdes (HNSL).
- Fisioterapeuta do Hospital Israelita Albert Einstein.

Renata Negri Sapata
- Especialista em Fisioterapia Cardiorrespiratória pelo Hospital Nossa Senhora de Lourdes (HNSL).

- Fisioterapeuta do Hospital Alemão Oswaldo Cruz, São Paulo.

Rodrigo Daminello Raimundo
- Graduado em Fisioterapia pela Universidade Cidade de São Paulo (Unicid).
- Especialista em Fisioterapia Respiratória pelo Hospital Nossa Senhora de Lourdes (HNSL).
- Especialista em Acupuntura pelo Instituto Brasileiro de Estudos Homeopáticos (IBEHE) da Faculdade de Ciências da Saúde (FACIS).
- Mestrando em Ciências da Saúde pela Faculdade de Medicina do ABC (FMABC).
- Professor e supervisor de estágio das Faculdades Metropolitanas Unidas (FMU).
- Professor e supervisor de estágio da Universidade Sant'Anna.

Sabrina Pinheiro Tsopanoglou
- Graduada pela Universidade de Guarulhos (UnG).
- Aprimoramento em Fisioterapia Respiratória pela Santa Casa de Misericórdia de São Paulo.
- Especialista em Fisioterapia Respiratória pela Universidade Federal de São Paulo, Escola Paulista de Medicina (Unifesp/EPM).
- Mestranda em Ciências Aplicadas à Pediatria pela Universidade Federal de São Paulo, Escola Paulista de Medicina (Unifesp/EPM).

Silvana Alves Pereira
- Mestre em Ciências da Saúde pela Universidade de São Paulo (USP).
- Especialista em Fisioterapia Pediátrica e Neonatal pelo Instituto da Criança (ICr-HC-FMUSP).
- Doutoranda pela Universidade de São Paulo (USP).
- Professora-assistente do curso de Fisioterapia da Universidade Federal do Rio Grande do Norte (UFRN-Facisa).

Tathiana Santana Shiguemoto
- Graduada em Fisioterapia pela Pontifícia Universidade Católica de Campinas (Puccamp).
- Fisioterapeuta da AACD (Associação de Assistência à Criança Deficiente).
- Especialista em Fisioterapia Respiratória pelo Hospital Nossa Senhora de Lourdes e pelo método RTA (Reequilíbrio Toracoabdominal).
- Aprimoramento em Neurologia pelo Conceito Bobath e em Integração Sensorial.
- Estágio internacional no Centro de Reabilitação Neuro-Adulto Shepherd Center (Atlanta, EUA), no Centro de

Reabilitação Pediátrico Bloorview (Toronto, Canadá), no Centro de Reabilitação Pediátrico ErinoakKids (Mississauga/Ontário, Canadá) e no Hospital Pediátrico Mount Sinai (Nova York, EUA).

Viviane Cohen Nascimento

- Enfermeira, coordenadora do Espaço Criança do Hospital da Criança, agente humanizador da TUCCA – Associação para Crianças e Adolescentes com Câncer.

1

HISTÓRICO DA FISIOTERAPIA EM PEDIATRIA

MARIA LUCILA DE LIMA GONÇALVES GUIMARÃES
REGINA CÉLIA TUROLA PASSOS JULIANI

Uma história de mais de um século, segundo alguns autores, deve ser lida e compreendida como sendo a fisioterapia respiratória um instrumento terapêutico que esteve presente em diferentes momentos da sociedade mundial, junto às pequenas e grandes descobertas científicas do século XX.

Talvez seja difícil imaginar os momentos nos quais cada técnica de fisioterapia respiratória surgiu. Porém, hoje o aluno ou o profissional que utiliza essas técnicas deve questionar-se e procurar entender seus primórdios e sua evolução.

Foram as doenças obstrutivas as primeiras a serem referidas em trabalhos científicos com descrição de técnicas fisioterapêuticas. É fácil imaginar que as condições pulmonares de hipersecreção inquietavam profissionais de saúde, médicos ou terapeutas (nem se sabe se eles já eram assim chamados), denominada, na Europa, por muito tempo, ginástica respiratória.

Fato é que, já no início do século passado, o quadro clínico advindo do excesso de secreção crônica, as infecções recorrentes e a qualidade de vida prejudicada em muitos pacientes foram constatações da necessidade ou da possibilidade de fazer algo a mais, sem considerar a antibioticoterapia precária daquela época e a falta de conhecimento dos agentes bacterianos. Porém, de alguma forma, já se pensava tanto na importância de preservar a função respiratória, com o objetivo de melhorar a oxigenação, quanto sobre a hipersecreção, como fator importante da má oxigenação e, consequentemente, da má ventilação pulmonar.

Então, pode-se ter certeza de que a fisioterapia respiratória não é um tratamento moderno. Realizada talvez de forma precária aos olhos de hoje, já em 1901 o médico inglês William Ewart[1] utilizava a drenagem postural no tratamento de bronquiectasias, por meio da descrição da posição de Trendelenburg.

Ainda nessa época, a tuberculose pulmonar ocupava lugar de destaque entre as doenças de alta mortalidade, muitas vezes com tratamento cirúrgico. Esse fato frequentemente levava o indivíduo à morbidade, com sequelas pulmonares sérias.

Em 1915, MacMahon[2] descreveu exercícios respiratórios e físicos em pacientes com lesões tóxicas e pulmonares sofridas na Primeira Guerra Mundial, e expiração forçada para auxiliar na higiene brônquica. É importante lembrar do advento de várias formas de tratamento físico em razão das sequelas motoras, neurológicas e funcionais causadas pela guerra. A reabilitação teve grande impulso nessa época.

Em 1933, Jackson escreveu sobre a importância da tosse associada à drenagem postural e, em 1934, Winifred Linton,[3,4] na Inglaterra, introduziu os exercícios respiratórios para pacientes que sofreram cirurgia torácica. Tratava-se de uma reeducação eletiva dos movimentos respiratórios.

De forma lenta, importantes descobertas foram descritas: dr. Cara, do Hospital Laennec,[3] na França, divulgou em 1945 novos elementos da mecânica ventilatória e da fisiologia pulmonar; Kane, em 1952, descreveu a localização dos segmentos pulmonares em radiografias póstero-anteriores do tórax; Palmer e Sellick,[5] em 1953, publicaram um trabalho científico sobre os efeitos da fisioterapia respiratória em pacientes no pós-cirúrgico, especialmente com atelectasias. Uniam os exercícios respiratórios à drenagem postural, percussão torácica e tapotagem.

A partir de então, essas técnicas começaram a ser indicadas para prevenir complicações pulmonares pós-cirúrgicas e, em seguida, em doenças pulmonares agudas com hipersecreção.

Nas décadas de 1950 e 1960, houve a necessidade de utilizar a fisioterapia respiratória em pediatria, em razão das epidemias de poliomielite, sendo a drenagem postural e a tapotagem as técnicas mais utilizadas. A ventilação mecânica, que já era utilizada em anestesia, somente em 1952 começou a ser usada em pediatria, após o surto de poliomielite na Dinamarca.

Em 1953, Donald e Lord foram os primeiros a descrever seu uso em recém-nascidos com doenças respiratórias. Em casos de comprometimento da musculatura do tórax, usava-se como recurso ventilatório o "pulmão de aço". Este foi usado no Brasil até meados da década de 1970, no Hospital das Clínicas da Faculdade de Medicina da Universidade de São Paulo (HC-FMUSP), com o objetivo de alcançar ventilação suficiente para reter menos gás carbônico (CO_2) e melhorar a insuficiência respiratória. Esse aparelho provocava alternadamente hipo e hiperpressão sobre a superfície corporal do paciente, gerando assim movimentos respiratórios. Até essa época, a paralisia infantil ainda não estava erradicada, apesar de já existirem as vacinas criadas por Salk e depois por Sabin. As sequelas produzidas por esse tipo de paralisia muitas vezes obrigavam o uso da musculatura acessória da respiração para tentar ampliar o volume da caixa torácica e conseguir dar sobrevida ao paciente.

O emprego do respirador por pressão positiva (final da década de 1970) apresentou-se como vantajoso nesses casos, pois a possibilidade de o indivíduo ser entubado e não precisar ficar dentro do pulmão de aço tornou mais fácil a realização das medidas terapêuticas e médicas necessárias.

A seguir, descobriu-se que com a utilização do respirador poderiam surgir complicações pulmonares durante a ventilação mecânica. Foi o grande momento da revisão das técnicas de fisioterapia respiratória que vinham sendo empregadas, com significativo aumento de estudos com base científica dos seus efeitos em pacientes submetidos à ventilação mecânica.

Alguns dos estudos realizados foram sobre as variações dos gases sanguíneos, alterações do débito cardíaco, quantidade da secreção eliminada e prevenção das complicações, como a atelectasia.

Em 1971, Lorin e Denning anunciaram que a drenagem postural carreava significativamente mais secreção em pacientes com fibrose cística do que a tosse não acompanhada de técnicas de fisioterapia. As variações de $PaCO_2$ foram motivo de muitos trabalhos durante as duas décadas seguintes, assim como os volumes pulmonares e as alterações antes e depois do tratamento fisioterapêutico.

Porém, resultados objetivos em relação à aplicação de fisioterapia respiratória comprovando a eficácia da remoção de secreções de regiões periféricas para as mais centrais do pulmão e sua contribuição na expectoração não foram muito publicados.

No Brasil, em meados da década de 1970, a Santa Casa de Misericórdia de São Paulo foi um dos primeiros hospitais a ter um grupo de trabalho com pacientes portadores de doença obstrutiva pulmonar crônica (DPOC), do qual o profissional fisioterapeuta fazia parte realizando fisioterapia respiratória. Os alunos do curso de Fisioterapia da Faculdade de Medicina da Universidade de São Paulo, primeiro curso ministrado no Estado de São Paulo, passavam por estágio na Santa Casa, o único estágio na área de fisioterapia respiratória.

Em 1975, foi criada a Seção de Fisioterapia do Instituto do Coração do HC-FMUSP, inicialmente ligada à Divisão de Cardiologia Social e, posteriormente, à Seção de Prova de Função Pulmonar. Após dez anos, a Seção de Fisioterapia passou a ser um Serviço, sendo o primeiro a desenvolver, em São Paulo, trabalhos relacionados à utilização de técnicas de fisioterapia respiratória em pacientes cardíacos sob ventilação mecânica e em crianças cardiopatas.

Em 1976, foi inaugurado em São Paulo o Instituto da Criança do HC-FMUSP. Um ano depois, contrataram-se as duas primeiras fisioterapeutas deste Instituto, que prestavam assistência exclusivamente a crianças. Esse pioneirismo, porém, veio acompanhado de muitas dificuldades, pois os médicos, de forma geral, conheciam apenas o trabalho de fisioterapia ligado à reabilitação, como a ortopedia e a neurologia. As fisioterapeutas contratadas para a pediatria tinham pouco conhecimento e experiência em fisioterapia respiratória, tendo realizado estágio na Santa Casa, porém com indivíduos adultos portadores de DPOC. Pelas características do atendimento no Complexo HC-FMUSP, no Instituto da Criança só eram internadas crianças com "doenças de criança", uma vez que crianças com problemas ortopédicos, neurológicos e cardíacos eram atendidas ambulatorialmente e internadas em outros Institutos do Complexo. Esse fato determinou o direcionamento do trabalho para a situação mais comum de necessidade de fisioterapia, que eram as alterações clínicas do sistema respiratório, já que existiam várias enfermarias, inclusive um berçário de recém-nascidos que recebia bebês vindos de outros hospitais. As crianças encaminhadas para fisioterapia tinham como diagnósticos mais comuns pneumonia, bronquiolite e bronquite, muitas vezes fazendo uso de ventiladores mecânicos.

Foi um longo caminho a percorrer e muito conhecimento a adquirir na área da fisioterapia respiratória pediátrica. Em 1977, realizou-se um Congresso de Pneumologia na cidade do Guarujá, São Paulo, com a presença de *miss* Gaskell, do Brompton Hospital, de Londres. Seu trabalho foi sem dúvida a grande alavanca para a aquisição de conhecimento da realização de fisioterapia respiratória, com algumas técnicas já adaptadas para crianças. Gaskell e sua equipe publicaram em 1960 um dos primeiros livros[6] sobre fisioterapia respiratória, no qual demonstravam um pouco do trabalho realizado por eles no Brompton Hospital. Na segunda edição desse livro, descreveu-se o uso de pressão positiva respiratória intermitente (RPPI) para adultos, com o objetivo de realizar expansão pulmonar. Apenas em dois momentos o livro se refere à assistência de fisioterapia específica a pacientes pediátricos: quando fala sobre "bronquite e asma em crianças" e em "pré e pós-cirurgias cardíacas na infância". Naquela época, a assistência de fisioterapia indicada estava descrita no livro como "vibrações delicadas e aspiração nasofaríngea".

Salienta-se aqui o caráter pioneiro e autodidata do trabalho desenvolvido no Instituto da Criança, em razão de não haver outros serviços de fisioterapia em hospitais de São Paulo, ou mesmo de outros estados, específicos em neonatologia e pediatria. Várias dificuldades surgiram: a adaptação das técnicas estudadas em livros e artigos de revistas; a aspiração das vias aéreas em crianças e bebês; o trabalho delicado com bebês entubados e em incubadoras, que ainda eram pouco realizados em berçários do Brasil pela resistência médica; a conquista de um espaço dentro de uma equipe multiprofissional etc.

No que se refere à área respiratória, o Instituto do Coração e o Instituto da Criança iniciaram suas atividades baseadas em técnicas europeias e americanas, porém sempre adaptando-as às características específicas de seus doentes, cardiopatas e pediátricos, respectivamente.

Na verdade, eram muitos conhecimentos a serem adquiridos e muitas rotinas a serem revistas: a aspiração de vias aéreas era técnica até então só realizada pela enfermagem; a inaloterapia era realizada somente nos horários determinados pelos médicos; não havia por parte do fisioterapeuta o conhecimento em relação à ausculta pulmonar, aos exames de diagnóstico por imagem, aos exames laboratoriais e ao diagnóstico clínico; os aparelhos de aspiração eram grandes compressores de ar móveis e as sondas de aspiração eram de borracha vermelha, sem possibilidade de visualização do aspecto da secreção aspirada, reesterilizada; os inaladores de vidro eram em número insuficientes e deveriam ser limpos por longos períodos de imersão em solução antisséptica; e os médicos ignoravam totalmente o trabalho da fisioterapia e não acreditavam em sua eficácia, especialmente em crianças pequenas e bebês. Enfim, as dificuldades eram enormes.

Foi com a ajuda e o crédito de alguns médicos que o trabalho foi iniciado de forma tímida com crianças internadas, trabalho este baseado em limpeza brônquica com o uso de drenagem postural e tapotagem, principalmente. As próprias fisioterapeutas compraram alguns massageadores faciais para utilizá-los como vibrador de tórax em crianças, por realizarem uma vibração menos intensa. Só depois de alguns anos o próprio hospital comprou vibradores elétricos para tórax, inadequados para as crianças, que em sua maioria tinham desenvolvimento pondoestatural abaixo do normal e eram muitas vezes desnutridas.

Em 1978, iniciou-se o atendimento ambulatorial de fisioterapia a crianças com fibrose cística e asma (Figura 1.1). Era um ambulatório concorrido, pois na época apenas o Instituto da Criança e a Santa Casa de Misericórdia de São Paulo atendiam pacientes com esses diagnósticos. O grupo de pneumologia e toda a equipe multiprofissional foram muito importantes para a ampliação do conhecimento do trabalho da fisioterapia respiratória, dentro e fora do Instituto da Criança. Nessa época, publicou-se em uma revista italiana um artigo sobre a utilização de brin-

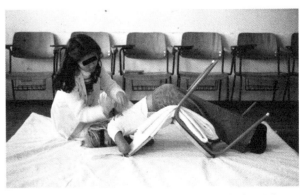

Figura 1.1 Atendimento de fisioterapia ambulatorial nos anos 1980.

quedos de sopro e brincadeiras de variação de fluxo respiratório na terapia de crianças com asma. Os brinquedos foram comprados e as brincadeiras de sopro foram inventadas, incorporando novas experiências ao atendimento, assim como atividades com bastões e bolas para exercícios de melhora da postura. Teve início então uma assistência preocupada com todo o sistema pulmonar e com os músculos respiratórios, por meio de exercícios de relaxamento, alongamento e fortalecimento.

Em 1978, a equipe de fisioterapia do Instituto da Criança foi convidada a ministrar aulas de pediatria e de fisioterapia respiratória pediátrica na disciplina de Fisioterapia Aplicada na grade curricular do 3º ano do curso de Fisioterapia da FMUSP. Em seguida, teve início a supervisão de estágio para os alunos desse curso e convites para palestras e mesas-redondas em diversos eventos de fisioterapia.

O Instituto do Coração fez uma primeira publicação sobre fisioterapia respiratória em 1979, com o artigo "Integração do fisioterapeuta no tratamento cirúrgico do cardiopata" para a Associação Brasileira de Cardiologia. A pediatria publicou "Fisioterapia num hospital pediátrico" para a revista *Pediatria São Paulo*, em 1980. Em 1981, foi escrito o capítulo "Tratamento fisioterápico das pneumopatias", como parte integrante do livro *Afecções respiratórias não específicas em pediatria*,[7] coordenado pela dra. Tatiana Rozov. Em 1983, publicou-se o artigo intitulado "Fisioterapia na asma brônquica", também na revista *Pediatria São Paulo*. Essas foram algumas das primeiras publicações relacionadas à assistência de fisioterapia ao paciente pediátrico realizadas no Brasil, e outras publicações se sucederam até o livro *Fisioterapia, fonoaudiologia e terapia ocupacional em pediatria*,[8] como parte integrante das monografias médicas da série "Pediatria", publicadas pelo Centro de Estudos "Professor Pedro de Alcântara", em 1990.

O início trouxe vários desafios, alguns marcantes, como a assistência aos recém-nascidos e a solicitação para prestar assistência às crianças da enfermaria da Cirurgia Infantil, no início dos anos 1980, ambos necessitando de adaptações de técnicas e de mais estudos para aquisição de novos conhecimentos. Nessa época, além de exercícios de expansão torácica, teve início a utilização do "inspirômetro de Plent" (Figura 1.2), frasco com água colorida artificialmente com objetivo de estímulo visual, que desempenhava o mesmo papel de inspirômetros como o *voldyne* e o *coach*, aparelhos a volume que hoje são industrializados e importados.

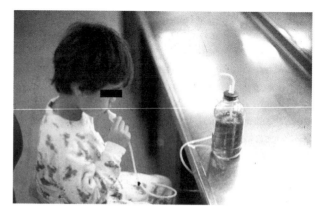

Figura 1.2 Criança realizando exercício respiratório com o inspirômetro de Plent.

O fato de ser um hospital de ensino, formador de profissionais de diversas áreas, principalmente de médicos, ajudou na disseminação da importância do trabalho do fisioterapeuta na assistência aos pacientes pediátricos. À medida que esses médicos pediatras iniciavam a atuação em outros hospitais que não tinham o profissional fisioterapeuta, solicitavam sua inclusão na equipe de trabalho, consolidando o reconhecimento da fisioterapia na pediatria nos anos 1990.

Outro importante acontecimento para a fisioterapia respiratória brasileira foi a criação da Sociedade Brasileira de Fisioterapia Respiratória e Fisioterapia em Terapia Intensiva (Assobrafir), fundada em 2 de setembro de 1986 com o objetivo de reunir, científica e culturalmente, os profissionais fisioterapeutas, a fim de promover seu desenvolvimento técnico-científico e implementar a qualidade dos procedimentos e das rotinas operacionais nas áreas da fisioterapia respiratória e da fisioterapia em terapia intensiva. A Assobrafir também promove a divulgação do papel do fisioterapeuta respiratório e do fisioterapeuta intensivista, assim como sua efetiva importância para a área da saúde.

Os simpósios internacionais de fisioterapia respiratória e fisioterapia em terapia intensiva organizados pela Assobrafir, principalmente a partir da década de 1990, trouxeram para o Brasil conhecimentos e discussões sobre novas técnicas e aparelhos utilizados na assistência de fisioterapia respiratória, tanto dos países da Europa, que utilizam mais técnicas manuais, quanto dos Estados Unidos.

Esses são recursos que passaram a ser utilizados no Brasil a partir do final da década de 1980 e início da de 1990, mais utilizados na assistência ao paciente pediátrico com drenagem postural, tapotagem, vibrocompressão, exercícios respiratórios e estímulo da tosse e aspiração das vias aéreas:[9]

- Aumento do fluxo expiratório (AFE): descrita pela primeira vez na França por J. Barthe, em 1976, a técnica é definida como um aumento ativo, ativo-assistido ou passivo do fluxo expiratório, com o objetivo de mobilizar, carrear e eliminar as secreções traqueobrônquicas.
- Técnica de expiração forçada (TEF): desenvolvida em 1979, na Nova Zelândia, por Jennifer Pryor e Webber Pryor, com o objetivo de promover a remoção de secreções brônquicas acumuladas com a menor alteração da pressão pleural e menor probabilidade de colapso bronquiolar.
- Ciclo ativo da respiração (CAR): documentada pela primeira vez em 1968 por Thompson & Thompson, essa técnica é indicada na mobilização e no carreamento de secreções brônquicas.
- Drenagem autogênica: foi desenvolvida na Bélgica por Jean Chevallier, na década de 1960, para o tratamento de crianças com asma. É uma técnica baseada nos princípios da fisiologia respiratória, em que o fluxo expiratório é utilizado para mobilizar o muco.
- Expiração lenta total com glote aberta em decúbito lateral (ELTGOL): desenvolvida por Guy Postiaux com o objetivo de mobilizar secreções e realizar expansão pulmonar.
- Inspirômetros de incentivos: dispositivos inspiratórios usados a partir da década de 1970, que podem ser orientados a volume (*voldyne* e *coach*) ou a fluxo (respiron, triflo), com objetivo de expansão pulmonar.
- Máscara de pressão positiva nas vias aéreas (PEP): dispositivo desenvolvido na Dinamarca que aumenta a oxigenação, melhora a complacência pulmonar, aumenta a CRF, diminui o *shunt* pulmonar e auxilia na higiene brônquica e na expansão pulmonar.
- Flutter®: aparelho desenvolvido na Suíça que permite produzir uma pressão positiva oscilatória na expiração, combinando a técnica da PEP com as oscilações de alta frequência que são transmitidas às vias aéreas, o que auxilia na remoção das secreções (Figura 1.3).
- Acapella®: aparelho que combina os benefícios da terapia PEP e vibratória para a mobilização de secreções. Trata-se de um dos últimos dispositivos a serem divulgados, com poucos trabalhos científicos realizados (Figura 1.4).

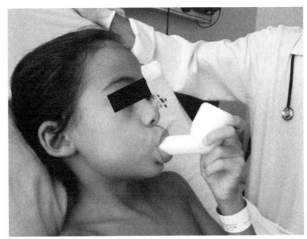

Figura 1.3 Criança utilizando Flutter.

- Ventilação intrapulmonar percussiva (IPV): aparelho proposto pelo dr. F. M. Bird, em 1979, como suporte profilático ao tratamento de pacientes portadores de doenças pulmonares, a fim de manter e estabilizar a mecânica das vias aéreas pulmonares, reduzir a congestão endobrônquica, fluidificar e mobilizar secreções pulmonares e prover uma melhor hematose e eliminação de CO_2.
- *Cough assist*: aparelho alternativo à tosse assistida manualmente, indicado para situações clínicas caracterizadas por retenção de secreções. Desobstrui secreções pulmonares por meio da aplicação de uma pressão positiva, seguida de uma pressão negativa, simulando o mecanismo fisiológico da tosse (Figura 1.5).
- *Bag-squeezing*: trata-se de uma técnica usada para remover grandes quantidades de secreções

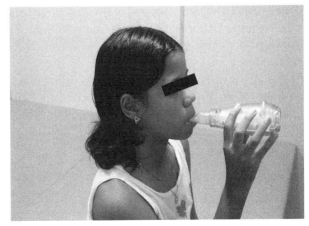

Figura 1.4 Criança utilizando Acapella®.

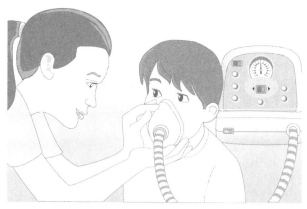

Figura 1.5 Criança utilizando *Cough assist*.

em pacientes entubados. Essa técnica foi publicada pela primeira vez em 1961, no *British Medical Journal*.

Outros marcos na história da fisioterapia respiratória foram dois consensos ocorridos em Lyon, na França, o primeiro em 1994 e o segundo em 2000. Como um comitê, fisioterapeutas franceses de renome reuniram-se com o objetivo, segundo o Consenso de Lyon,[10] de relatar as práticas de fisioterapia respiratória, avaliar as técnicas e seu suporte científico, propor conclusões e recomendações consensuais com base em metodologia específica.

Esse acontecimento evidenciou a falta de validação por meio de trabalhos científicos e publicações das técnicas e dos procedimentos de fisioterapia respiratória.

Atualmente, com a necessidade imposta pelo mercado de trabalho de profissionais qualificados para a assistência na área pediátrica e principalmente neonatal, surgiram cursos de atualização, aperfeiçoamento e especialização em fisioterapia que atendem às especificidades dos pequenos pacientes, pois sabe-se que as doenças da infância, sua apresentação e as respostas clínicas são diferentes das encontradas no adulto.

A alta incidência de enfermidades pulmonares na infância exige uma terapêutica respiratória bem específica. Exige um médico perfeitamente habilitado, uma prescrição adequada da medicação, um hospital com recursos especiais, uma equipe de trabalho multiprofissional experiente, incluindo a fisioterapia respiratória.

Ao fisioterapeuta que trabalha em hospital pediátrico ou que atende em ambulatório voltado a crianças com doenças pulmonares, pode-se dizer que cada criança é única. Cabe ao fisioterapeuta conhecê-la, identificar sua história, analisar seus exames radiológicos e laboratoriais e escolher dentre as técnicas de fisioterapia as que mais se adaptam a cada caso.

Do recém-nascido ao adolescente, são muitas as diferenças não só anatomofuncionais, mas também de compreensão e de possibilidade de colaboração, o que traz muitas variações no resultado do tratamento fisioterapêutico. Condições clínicas, ventilação pulmonar, diagnóstico, idade: são tantos os fatores que influenciam na realização e no sucesso do tratamento que não basta conhecer e saber aplicar uma técnica. É preciso "encontrar-se com a criança" e com ela seguir o caminho que leve à sua melhora, à sua recuperação, para que ela "volte a ser criança" e possa brincar e sonhar.

REFERÊNCIAS BIBLIOGRÁFICAS

1. Mackenzie CS, et al. Fisioterapia respiratória na unidade de terapia intensiva. São Paulo: Panamericana; 1988.
2. MacMahon C. Respiração e exercícios físicos para serem usados em lesões na pleura, nos pulmões e no diafragma. Lancet 1915; 2: 769-70.
3. Martinat-Bigot MP. Manuel de kinesiothérapie respiratoire. Paris: Doin; 1979.
4. Maccagno AL. Kinesiologia respiratória. Barcelona: JIMS; 1973.
5. Palmer KNV, Sellick BA. A prevenção de atelectasia pulmonar pós-operatória. Lancet 1953; i: 164-8.
6. Gaskell DV. The Brompton Hospital Guide to Chest Physiotherapy. 2.ed. Londres; 1975.
7. Rozov T. Doenças pulmonares em pediatria: diagnósticos e tratamento. São Paulo: Atheneu; 1999.
8. Kudo A, et al. Fisioterapia, fonoaudiologia e terapia ocupacional em pediatria. 2.ed. São Paulo: Sarvier; 1994.
9. Macksoud JG. Cirurgia pediátrica. 2.ed. Rio de Janeiro: Revinter; 2002.
10. Feltrim MIZ, Parreira VF. Consenso de Lyon. São Paulo, 2001.

2

HISTÓRICO DA VENTILAÇÃO MECÂNICA EM PEDIATRIA E NEONATOLOGIA

ANA LÚCIA CAPELARI LAHÓZ
CARLA MARQUES NICOLAU
MARISTELA TREVISAN CUNHA

INTRODUÇÃO

Hoje em dia, a ventilação mecânica é uma prática usual em todas as unidades de terapia intensiva neonatais e pediátricas. A ventilação artificial tem sua origem desde os primeiros tempos. Hipócrates (460-377 a.C.) e Paracelso (1493-1541) relataram suas experiências com tubos orais com o intuito de dar suporte ventilatório. Foi a partir de 1800 que ocorreu o interesse por ventilação em crianças, especialmente em neonatos (publicada por Fire em Genebra).[1]

A partir de um melhor entendimento da fisiologia pulmonar é que inovações na ventilação pulmonar ocorreram e estão associadas à tecnologia, o que contribui muito para a melhoria na assistência à criança.[1,2,3]

Atualmente, já é sabido que a ventilação artificial consiste em uma técnica bastante difundida, que visa manter as trocas gasosas. Os ventiladores mecânicos são parte integrante do suporte de vida, e são prática corrente em todos os hospitais que prestam assistência a pacientes graves em tratamento eletivo ou de urgência.

A ventilação pulmonar mecânica em pediatria tem apresentado rápida evolução e desenvolvimento, incluindo mudanças de conceitos e surgimento de novas propostas de ventilação, com o objetivo de obter melhores resultados e menores complicações. Essa evolução da ventilação pulmonar mecânica também tem sido também responsável pelo melhor prognóstico de crianças gravemente doentes.

O desenvolvimento, a sofisticação e a monitoração dos ventiladores neonatais e pediátricos têm aumentado consideravelmente a segurança e a flexibilidade do suporte respiratório. O objetivo básico da ventilação mecânica é reduzir ou substituir o trabalho da respiração e a quantidade de energia que este requer, bem como o consumo de oxigênio, e manter o estado clínico estável, com troca gasosa fisiológica e pH normal.[4]

Em virtude da complexidade dos centros de terapia intensiva (CTI) neonatal e pediátrico, aliada à evolução da ventilação mecânica, houve uma necessidade de treinamento multiprofissional especializado. O contínuo desenvolvimento de experimentos em ventilação mecânica tem otimizado a utilização de recursos terapêuticos, melhorando dessa forma os padrões de eficiência no tratamento intensivo e colaborando para a redução do tempo de hospitalização, dos custos e das morbidades dos pacientes internados nas unidades de terapia intensiva neonatal e pediátrica.

Entendemos que a arte de ventilar é muito mais abrangente que a manipulação dos equipamentos. O manejo do paciente que necessita de ventilação artificial requer alto nível de experiência clínica por parte dos médicos, fisioterapeutas, enfermeiros, engenheiros, entre outros que atuam com ventilação pediátrica, considerando-se o rumo atual da assistência ventilatória.[4,5]

Recentemente, os CTI têm se preocupado em desenvolver e testar estratégias protetoras de ventilação mecânica, principalmente em pacientes com síndrome do desconforto respiratório agudo (SARA).[5]

Essa fantástica renovação de conceitos e tecnologia dos últimos dez anos tem permitido a ousadia de utilizar a ventilação invasiva e não invasiva para a faixa pediátrica de forma mais adequada e otimizada.

HISTÓRIA DA VENTILAÇÃO MECÂNICA EM NEONATOLOGIA

A ventilação mecânica há muito faz parte da medicina intensiva para o paciente neonatal. De fato, as primeiras unidades de terapia intensiva neonatal eram basicamente destinadas ao cuidado dos recém-nascidos (RN) com indicação de diversas formas de suporte ventilatório (Figura 2.1).

A ciência e a tecnologia, associadas ao suporte ventilatório mecânico, desenvolvem-se e variam conforme as mudanças na tecnologia dos microprocessadores, as variações nos padrões de doença e o desenvolvimento de técnicas totalmente novas para promover a troca gasosa.

Conforme o conhecimento geral da fisiopatologia pulmonar neonatal foi se aperfeiçoando, e os modelos de ventiladores mecânicos foram evoluindo, o suporte ventilatório tornou-se mais especializado e complicado. À medida que os ventiladores tornam-se mais complexos e oferecem mais opções, o número de decisões potencialmente perigosas também aumenta. Por isso, o fisioterapeuta, que é profissional integrante da equipe multiprofissional que presta assistência ao RN sob ventilação mecânica, deve ter embasamento teórico-prático suficiente sobre a fisiologia da ventilação para otimizar as técnicas e as estratégias ventilatórias e reduzir os problemas associados à ventilação mecânica.

Muito tempo antes do início das pesquisas sobre a etiopatogenia da doença respiratória neonatal como a síndrome do desconforto respiratório, os obstetras e as parteiras utilizaram a ventilação artificial em recém-nascidos asfixiados, porém não há relato na literatura científica. Em 1752, o obstetra escocês William Smellie, após viagem a Paris, descreveu um estreito tubo endotraqueal de prata para a ressuscitação de recém-nascidos.[6,7]

Em 1774, o reverendo Joseph Priestley descobriu o oxigênio em uma tentativa de isolar vários gases do óxido de mercúrio em seu banheiro em Birmingham.[6,8] Durante seus experimentos amadores, ainda descobriu o monóxido de carbono e a amônia. Dois anos mais tarde, o cirurgião escocês John Hunter construiu um tipo de ventilador em fole, com uma válvula limitada à pressão e com a proposta de usar o oxigênio ao invés do ar ambiente.[9]

Pouco tempo depois, o famoso químico francês Antoine Lavoisier, profundo conhecedor das descobertas de Priestley, juntamente com seu amigo matemático, físico e astrônomo Pierre Simon de Laplace, desenvolveram um calorímetro, com o qual provaram a analogia da respiração e da aeração.[10,11]

Esse marco de Laplace não apenas sobreviveu aos tumultos da Revolução Francesa como alcançou a escola militar de Napoleão, recebendo status de ministro de Napoleão Bonaparte. De 1798 a 1827, Laplace publicou seu tratado de mecânica solar em cinco volumes – *Traité de mécanique celeste* –, apresentando uma análise matemática do sistema solar.[6,7] O volume 4, publicado em 1806, contém um capítulo sobre a ação dos capilares, apresentando a relação matemática entre força, tensão da superfície e o raio da curvatura da superfície, conhecida como lei de Laplace, a qual é muito utilizada para a compreensão da ação do surfactante na superfície alveolar.

Em um dos seus principais estudos – *Traité élémentaire de chimie* –, publicado no ano da Revolução Francesa (1789), ele admitiu o oxigênio como um combustível do organismo para os processos metabólicos.[6,10] Esse livro inspirou um jovem fisiologista francês de Dijon, François Chaussier, que construiu um dispositivo para ventilação com oxigênio que possuía uma bolsa e uma máscara, substituindo o grosseiro fole tipo ventilador de Gorcy (Figura 2.2).[13]

Chamado para assumir a cadeira de Anatomia e Fisiologia em 1794, Chaussier não teve a oportunidade de se encontrar com o famoso químico Lavoisier e com ele realizar estudos, pois esse tinha se tornado monarquista e estava sendo acusado de chantagem, tendo sido preso em Port Royal e, finalmente, decapitado em 8 de maio de 1794.

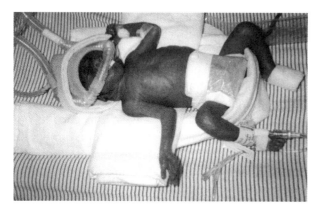

Figura 2.1 Recém-nascido em CPAP nasal.

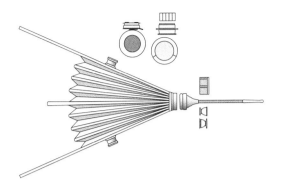

Figura 2.2 Ventilador artificial de Gorcy (1791).

Dessa forma, François Chaussier teve que prosseguir seus estudos sozinho. Em 1804, construiu diferentes tipos de tubos endotraqueais curvados de prata para recém-nascidos, os quais eram fechados em uma extremidade e possuíam orifícios laterais na outra.[14] Com o início da República, tornou-se diretor do Hospital e Maternidade de Paris, tendo publicado inúmeros artigos, entre os anos de 1805 e 1813, sobre as doenças do recém-nascido. Provavelmente, ele teria descoberto o surfactante se, após o exílio de Napoleão, os Bourbon não tivessem retornado. Chaussier foi demitido da faculdade em 1822 e, cinco anos após a sua demissão, a ventilação artificial sofreu um grande revés, quando Leroy d'Etiolles mostrou que a insuflação pulmonar era a causa do pneumotórax.[6]

Por exatamente cem anos, a ventilação intermitente com pressão positiva não progrediu, fato que limitou o aperfeiçoamento da cirurgia torácica. Em 1871, o obstetra B. S. Schultze observou que em RN asfixiados persistia *shunt* direito-esquerdo pelo canal arterial. Ele acreditava que uma mudança abrupta de posição do corpo do RN fechava o canal arterial e poderia ser usado na reanimação desses RN (Figura 2.3).[6] O método de Schultze era totalmente ineficaz em RN, cujos pulmões nunca tinham sido ventilados, e provavelmente causou importantes hemorragias intracranianas e hipotermia severa. Schultze publicou seu método e recomendações, e o fato de seu método não requerer ventilação artificial fez com que fosse amplamente aplicado em toda a Europa até a Segunda Guerra Mundial.

No final do século XIX, priorizou-se a manutenção da temperatura corpórea e o desenvolvimento de novas técnicas de nutrição aos recém-nascidos pré-termo (RNPT). Em Paris, em 1896, Pierre Budin projetou a primeira unidade de cuidados intensivos para RNPT.[10] Na Alemanha, a primeira unidade de terapia intensiva neonatal foi inaugurada em 1909, em Berlim, no Kaiserin Auguste Victoria Hospital. Neste hospital, o neonatologista Arvo Ylppö publicou livros relevantes sobre a fisiologia e a doença da prematuridade.[6]

Nos Estados Unidos, a primeira unidade de cuidados intensivos neonatais foi inaugurada em 1914 por Julius Hays Hess, no Michael Reese Hospital, em Chicago. Hess projetou um berço especial que liberava calor e oxigênio ao RNPT.[15]

Em 1889, Alexander Graham Bell, o canadense inventor do telefone, planejou e construiu um ventilador que se estendia por todo o corpo do recém-nascido.[6] Bell postulou corretamente: "Muitos recém-nascidos pré-termo morrem por inabilidade de expandir seus pulmões suficientemente quando realizam a sua primeira respiração espontânea. Eu não tenho dúvida que muitos destes casos poderiam sobreviver com a respiração artificial". Seu ventilador, contudo, não foi aceito, e os RNPT continuaram a morrer até 1929, quando Drinker e Shaw desenvolveram um equipamento apropriado para ventilação de período prolongado, que foi aceito e reportado em 1953 por Donald e Lord, sem muito sucesso no tratamento da síndrome do desconforto respiratório (SARA).[16,17,18]

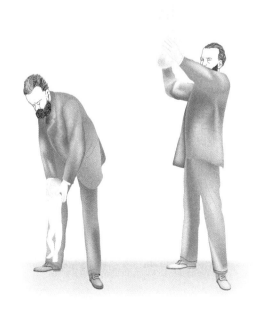

Figura 2.3 Método de reanimação de Schultze (1871).

Isso perdurou até 1959, quando as pesquisas de Avery e Mead demonstraram que a causa da síndrome do desconforto respiratório era a deficiência de surfactante e propuseram como tratamento o oxigênio e a manipulação mínima, e a mortalidade persistia em aproximadamente 50% dos casos.[19] Baseados nesses achados, começaram a pesquisar um tratamento por meio da administração de surfactante exógeno.

Dez anos depois, George Gregory, um anestesiologista que trabalhava com um grupo de neonatologistas em São Francisco, formulou as conclusões sobre a fisiopatologia da SDR.[20] Gregory desvendou que os gemidos que os RN apresentavam eram um mecanismo adaptativo em razão das atelectasias e, assim, ele desenvolveu a pressão positiva contínua, considerado o primeiro tratamento de sucesso comprovado para a síndrome do desconforto respiratório, propiciando a diminuição da mortalidade neonatal em torno de 20% (Figura 2.4). Apesar disso, a SDR ainda era responsável por um quarto de todos os óbitos neonatais em 1973.[20]

A primeira tentativa clínica de reposição de surfactante foi realizada por Chu, em 1967.[16] Os resultados, no entanto, foram desanimadores, e outras tentativas foram realizadas com os mesmos resultados negativos, até que, em 1980, Fujiwara et al. publicaram na revista *Lancet* um estudo sobre a administração de surfactante extraído de pulmões bovinos em RN com resultados bastante satisfatórios.[22]

As primeiras tentativas de ventilação mecânica invasiva em RN foram realizadas em 1971 por Reynolds, utilizando um ventilador de adulto: o Benett PR-2. Os resultados iniciais demonstraram uma ventilação adequada, mas uma oxigenação insuficiente, que também não foi resolvida com o aumento da frequência respiratória em torno de 60 a 80 respirações por minuto, a não ser que se utilizassem pressões elevadas, em torno de 40 cmH$_2$O, resultando na morte de muitos pacientes por displasia broncopulmonar.[23]

Estudos posteriores, realizados com um ventilador com pressão constante, demonstraram uma oxigenação adequada com redução dos níveis de pressão, utilizando-se frequências em torno de 30 respirações por minuto. Posteriormente, foram empregadas relações I:E maiores que 1:1, resultando em melhor oxigenação.[24]

Os resultados obtidos por Reynolds et al. e Kirby determinaram as características dos ventiladores empregados até hoje na ventilação neonatal, quais sejam, ventiladores de fluxo contínuo, ciclados a tempo e limitados à pressão.[25]

O emprego de tecnologias mais recentes tem reavivado o interesse na ventilação sincronizada para pacientes neonatais, objetivando a redução na ocorrência das complicações da ventilação mecânica, como as síndromes de extravasamento de ar e hemorragia intracraniana, além de melhor oxigenação. Outras modalidades de ventilação têm sido utilizadas na área neonatal, por meio de modificações dos ventiladores convencionais ou novos modelos de ventiladores, como a ventilação de alta frequência, entre outras.[26-28]

Como as opções ventilatórias aumentam e os ventiladores se tornam mais sofisticados, possibilitando o controle de parâmetros mais complexos, torna-se mais comum o erro na conduta ventilatória. Em adição, novos conceitos no cuidado ventilatório estão sendo constantemente introduzidos. Apesar de esses desenvolvimentos serem efetivos e úteis em alguns casos, podem ser pouco úteis em outros.[27,28]

O suporte ventilatório ideal requer que a equipe multiprofissional tenha conhecimento da doença que está sendo tratada e de sua evolução, dos conceitos básicos da fisiologia pulmonar, da fisiopatologia e da mecânica de fluxos, além de vantagens e desvantagens dos vários modos ventilatórios, e dos prováveis efeitos da assistência ventilatória.

A própria tecnologia por si só não irá resolver a fisiopatologia do recém-nascido, pois, em muitos casos, a ventilação mecânica é somente suporte, não terapêutica. Entretanto, principalmente nos recém-nascidos pré-termo, em razão do grau de imaturidade pulmonar, a escolha do modo ventilatório e a sua correta aplicação podem fazer a diferença em rela-

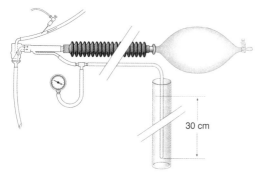

Figura 2.4 Sistema de Gregory para aplicação de pressão positiva contínua nas vias aéreas.

ção à morbidade e ao prognóstico do recém-nascido (Figuras 2.5 e 2.6).

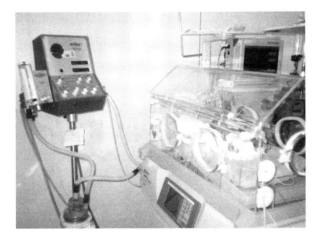

Figura 2.5 Recém-nascido sob ventilação mecânica no Sechrist.

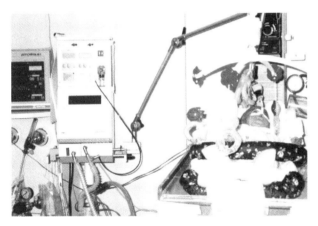

Figura 2.6 Recém-nascido sob ventilação mecânica no Babylog.

HISTÓRICO DA VENTILAÇÃO MECÂNICA EM PEDIATRIA

Atualmente, dispomos de modernos ventiladores microprocessados, com diversos modos ventilatórios, mas ainda faltam estudos, especialmente na área pediátrica, que determinem com exatidão o melhor modo ventilatório, levando a menores complicações respiratórias e, sobretudo, a menor mortalidade.[29]

Sabemos que uma em cada seis crianças internadas em UTI necessita de suporte ventilatório. Contudo, como se atesta pelos poucos estudos em pediatria, os dados e valores de referência encontrados referem-se a adultos, o que nem sempre é o ideal, já que a criança possui uma fisiologia respiratória bem diferente da do adulto.[30]

Por essa razão, a história da ventilação mecânica em pediatria se confunde com a própria história da ventilação mecânica, como poderemos ver a seguir.

Com o início do estudo anatômico humano, já em 1523, percebeu-se que os pulmões insuflavam quando se injetava ar pela traqueia. Na época da Inquisição, contudo, maiores estudos voltados a esse tema foram proibidos por serem considerados bruxaria, o que em muito dificultou a continuidade das pesquisas.[2,29] Há relatos, ainda, de que antes mesmo de se inventar um aparelho que ventilasse artificialmente o pulmão de humanos, já se mantinham animais vivos mediante aplicação de pressão positiva nas suas vias aéreas.

Já no início do século XIX, Leroy alertava sobre o perigo do barotrauma quando se aplicavam grandes pressões e volumes na via aérea da criança.[2,32] Por meio de relatos da Academia Francesa de Ciência, de 1806, constatam-se dados sobre entubação e ressuscitação boca-a-boca em crianças asfixiadas e em natimortos.[1,2,29] Com o desenvolvimento da anestesia, por volta de 1870, começaram a aparecer protótipos do que hoje conhecemos como as cânulas orotraqueais.

O'Dwyer, em 1887, publicou resultados de seus estudos utilizando a ventilação com pressão positiva por longo tempo em várias crianças. Em 1893, aliás, George Fell descreveu um equipamento que era constituído de uma máscara bem ajustada ao rosto ou um tubo de traqueostomia, que possuía uma válvula e que poderia ser obstruída para a insuflação pulmonar por meio de um fole, e aberta para a exalação passiva para a atmosfera.[31]

Sauerbruck, que era cirurgião torácico, publicou, em 1904, dois trabalhos informando como se evitava o pneumotórax durante a cirurgia torácica. Sua meta era descobrir uma maneira de evitar o colapso pulmonar durante a abertura da cavidade torácica. Ele tentou, inicialmente, ventilar os pacientes com uma máscara bem ajustada ao rosto, o que hoje é amplamente utilizado nas unidades de terapia intensiva por meio da ventilação não invasiva. Sauerbruck, contudo, não encontrou resultados satisfatórios, e tentou resolver o problema da atelectasia com a criação de uma câmara pneumática que equilibrava a pressão negativa pleural. A aplicação dessa ideia não sobreviveu por muito tempo, pois mudar o paciente de posição durante a cirurgia era uma manobra arriscada demais e, além disso, a área da sala cirúrgica ficava extremamente apertada e dificultava o trabalho dos cirurgiões e de toda a equipe.[33]

Por causa dessas dificuldades técnicas, Sauerbruck retornou ao uso da pressão positiva por meio das máscaras faciais bem acopladas ao rosto dos pacientes, porém percebeu que essa técnica levava a algumas complicações, como a distensão gástrica, a dificuldade em aspirar as secreções brônquicas e o risco de vômito seguido de broncoaspiração. Esse médico não chegou a utilizar a intubação orotraqueal, a qual havia sido utilizada em animais já no século XVI.[1,2,29]

Foi a partir dos anos 1900 que se tentou, efetivamente, desenvolver um aparelho movido a eletricidade ou a gás comprimido que ventilasse animais e/ou seres humanos através do tubo orotraqueal ou da traqueostomia.[2,29]

Steaurt, em 1918, inventou um aparelho mecânico para ventilar artificialmente pacientes com poliomielite, com o envolvimento do corpo todo da criança em uma caixa chamada de pulmão de aço, em que somente a cabeça ficava para fora; por meio de um fole, o pulmão da criança era então insuflado e desinsuflado.

Em 1928, Binger e Davis conseguiram medir pela primeira vez o volume corrente de pacientes com pneumonia em um rudimentar pletismógrafo.[2] Por volta de 1930, em Boston, com a epidemia de poliomielite, uma criança de oito anos, que apresentava grande comprometimento muscular respiratório por essa doença, foi colocada no aparelho de ventilação mecânica com pressão negativa, pois apesar de o seu diafragma estar funcionando, sua musculatura intercostal estava paralisada e a insuficiência respiratória estava se tornando cada vez mais grave. A criança foi colocada no tanque com pressões de 30 cm de água na fase negativa e 15 cm de água na fase positiva, e em alguns minutos já estava acordada e corada, mostrando claramente grande melhora respiratória.[1,2,29]

Apesar de tudo, após 122 horas, a criança faleceu de broncopneumonia e insuficiência cardíaca. Mas enquanto permaneceu no ventilador, teve condições de falar, comer e dormir. Iniciou-se, assim, a partir disso, o uso da ventilação mecânica por períodos prolongados fora do centro cirúrgico.

Em 1931, com a piora da epidemia de poliomielite, esses aparelhos denominados "pulmão de aço" foram amplamente utilizados, mas ainda estavam muito longe do que hoje se conhece por ventiladores mecânicos (Figuras 2.7 e 2.8).

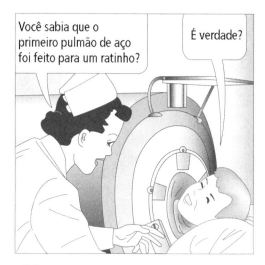

Figura 2.7 Ilustração do pulmão de aço.

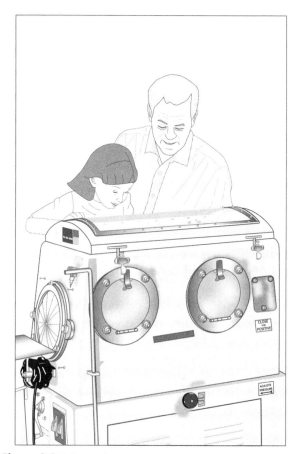

Figura 2.8 Pulmão de aço.

No Brasil, o aparecimento desses aparelhos data de 1955, no Instituto de Ortopedia e Traumatologia do Hospital das Clínicas da Faculdade de Medicina da Universidade de São Paulo, para equipar a unidade respiratória que atendia principalmente casos de poliomielite, mas eram utilizados também para outras doenças neuromusculares.[29,34]

Após o ano de 1934, os anestesistas já sabiam que era possível insuflar o pulmão dos pacientes manualmente por meio de uma bolsa anestésica, o que permitia a ventilação intermitente do pulmão do paciente com pressão positiva. Nesse mesmo ano, há relatos, por meio dos estudos de Frenkner, de que o primeiro ventilador mecânico tenha surgido com a criação de um aparelho que realizava automaticamente a insuflação intermitente dos pulmões.

O início da ventilação mecânica no Brasil foi mais recente e, em 1950, somente durante a anestesia e posteriormente nas unidades de terapia intensiva, após a palestra do pesquisador e cirurgião torácico Friberg, que veio ao país pela primeira vez nesse mesmo ano.[1,2,29]

Somente, porém, no final do ano de 1950, com o aparecimento de um novo tratamento para a tuberculose com posterior ressecção pulmonar, é que se fez necessária a curarização do paciente e, portanto, a instalação da ventilação controlada durante a cirurgia. Dessa maneira, essa técnica cirúrgica passou a ser utilizada para outras doenças, e o uso da ventilação mecânica começou a ser mais frequente, ainda que de maneira controlada em relação à frequência respiratória, relação inspiratória e expiratória, pressões e volumes.[29]

Com o surto de poliomielite, muitos pacientes ficavam com sequelas neurológicas e respiratórias, já que nessa doença ocorre o acometimento do centro respiratório, sendo, portanto, necessária a instalação de ventilação mecânica controlada. Mesmo assim, 25% dos pacientes morriam de insuficiência respiratória e/ou infecção pulmonar, pela enorme quantidade de secreção brônquica que estes apresentavam.[29]

O aparelho requeria muitos cuidados, pois dependia de energia elétrica. Assim, se ela faltasse, o aparelho cessava seu funcionamento e fazia-se necessária a ventilação manual por meio de um fole.

Baseado no mesmo princípio do pulmão de aço, J. H. Emerson criou o respirador tipo couraça, que era um colete ligado a um aparelho que fazia a pressão negativa e funcionava da mesma maneira que os pulmões de aço, mas dava mais liberdade ao paciente e possibilitava uma melhor visualização por parte da equipe multiprofissional.[1,2,29]

Como muitos pacientes evoluíam com retenção de CO_2, em razão da hipoventilação que o aparelho de ventilação mecânica com pressão negativa fazia, Carl Gunnar Engströn criou um aparelho com aplicação de pressão positiva por um mecanismo Venturi em 1950; por esse aparelho, observou-se uma queda de 27% na mortalidade dos pacientes traqueostomizados com sequelas por poliomielite.[34]

Somente a partir de 1957 houve o desenvolvimento de aparelhos ciclados a volume, logo após o aparecimento do Bennett PR1 e o Bird ciclados a pressão, que foram amplamente divulgados e utilizados, inclusive no meio pediátrico.

Já nessa época, André Cournand demonstrou que tempos inspiratórios longos levavam a uma piora do retorno venoso, com diminuição do débito cardíaco e da pressão arterial. Portanto, por meio desse achado, a fase inspiratória começa a ser limitada em um terço do ciclo respiratório, dependendo da doença pulmonar do paciente.[35]

Se antes dessa data havia somente pacientes com poliomielite em ventilação mecânica, com o aparecimento das vacinas, essa doença desapareceu e pacientes com doenças do parênquima pulmonar que evoluíam para insuficiência respiratória se beneficiariam desse tratamento, incluindo aqueles com insuficiência respiratória crônica que eram dependentes da ventilação mecânica.[34]

Percebeu-se também que os aparelhos de ventilação mecânica com pressão positiva tinham uma série de vantagens em relação ao pulmão de aço, princi-

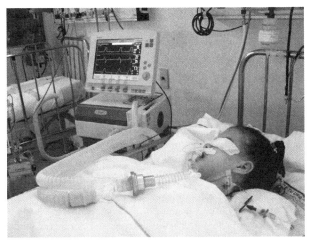

Figura 2.9 Criança em ventilador microprocessado.

palmente o acesso ao paciente que ficava muito melhor e mais fácil por parte de toda a equipe multi-profissional. Porém, ainda eram necessários maiores conhecimentos sobre fisiologia respiratória, mecânica respiratória e trocas gasosas para que ocorressem maiores progressos na ventilação mecânica.[36,37]

Na década de 1960, com a caracterização e a descrição da síndrome do desconforto respiratório agudo (SDRA), surge a necessidade de criar unidades específicas para esses pacientes e modificar as próprias técnicas da ventilação mecânica que vinham sendo utilizadas, incluindo, por exemplo, dispositivos para umidificar e aquecer os gases fornecidos, tentando, ao mesmo tempo, diminuir as complicações decorrentes do ressecamento da mucosa respiratória.[36]

Em 1967, Petty et al. usaram pressão expiratória (PEEP) em doze crianças com insuficiência respiratória aguda, tendo uma sobrevida de 45%; percebeu-se que o uso da PEEP era benéfico.[2,29]

Na década de 1970, os profissionais que integravam a unidade de terapia intensiva começaram a ter um melhor preparo na área de ventilação mecânica, e as cânulas orotraqueais e de traqueostomia também tiveram seu material modificado, para que ocorresse menor lesão na traqueia e menor risco de estenose traqueal.[38-40] Juntamente a isso, começou-se a falar em ventilação não invasiva, porém ainda com máscaras inadequadas, o que prejudicava muito o seu uso.

Para melhorar a sincronia paciente/ventilador criou-se ainda a ventilação intermitente, tanto nos aparelhos ciclados a pressão quanto naqueles ciclados a tempo; porém, ainda se fazia necessário um aprimoramento dos sensores de detecção da respiração espontânea do paciente, bem como a resposta do ventilador diante desse esforço, o que gerava grande aumento no trabalho respiratório do indivíduo.[2]

Nessa mesma década, os aparelhos de ventilação mecânica utilizados em pediatria se modificaram e o uso do fluxo contínuo foi muito divulgado e utilizado, já que antes os aparelhos utilizados nessa faixa etária eram os mesmos dos adultos; dessa maneira, surge a ventilação mandatória intermitente (IMV), que foi um marco na ventilação mecânica pediátrica.

Somente na década de 1980 os primeiros ventiladores microprocessados começaram a surgir com diferentes modalidades ventilatórias, diferentes formas de fluxo inspiratório; surge a ventilação por pressão controlada e também a pressão de suporte, muito útil no desmame dos pacientes e também no uso da ventilação não invasiva.[29,39]

Nesse momento, e durante os anos seguintes, sensores mais potentes foram desenvolvidos, tanto a pressão quanto a fluxo, eliminando ou pelo menos diminuindo a assincronia do paciente com o ventilador, diminuindo, portanto, o trabalho respiratório.[40]

Na década de 1990, muito se modificou na forma de realizar a ventilação mecânica, observando-se melhor os efeitos deletérios da ventilação com altos volumes correntes, e constatando que a utilização de valores de PEEP adequados de acordo com o diagnóstico do paciente e da curva volume-pressão tinham efeitos benéficos na oxigenação, protegendo os pulmões e levando a um menor risco de lesões induzidas pela ventilação mecânica.[36,41]

Para diminuir os efeitos deletérios da VM surgem novas modalidades ventilatórias, como a ventilação de alta frequência, a ventilação líquida parcial, o uso do TGI (*tracheal gas insuflation*), do óxido nítrico, do recrutamento alveolar e da fisioterapia respiratória, cada vez mais utilizadas em pediatria, mas ainda sem muitos estudos nessa área.[36,42,43]

Contudo, apesar dos avanços tecnológicos, falta muito ainda para que se atinja um completo conhecimento da melhor forma de ventilar crianças com o menor tempo possível e, em especial, com as menores lesões decorrentes do uso da pressão positiva; e, consequentemente, com uma maior sobrevida e melhor qualidade de vida, sendo essa ainda um desejo, não uma realidade. Por essa razão é que se deve perseverar nos esforços e estudos para que, um dia, esse objetivo seja alcançado.

REFERÊNCIAS BIBLIOGRÁFICAS

1. Carvalho WB, Freddi NA, Hirschiemer MB, Proença JO, Troster EJ. Ventilação pulmonar mecânica em pediatria e neonatologia. São Paulo: Atheneu; 2004.

2. Carvalho WB, Freddi NA, Hirschiemer MB, Proença JO, Ribeiro R. Ventilação pulmonar mecânica em pediatria. São Paulo: Atheneu; 1993.

3. Carvalho WB, Jiménez HJ, Sasbón JS. Ventilacion pulmonar mecánica en pediatría. São Paulo: Atheneu Hispânica; 2001.

4. Dinwiddie R. O diagnóstico e o manejo da doença respiratória pediátrica. São Paulo: Artes Médicas; 1992.

5. Costa AJ, Gomide A. Assistência a ventilação mecânica. São Paulo: Atheneu; 1995.

6. Obladen M. History of surfactant research. In: Robertson B, Van Golde LMG, Batenburg JJ. Pulmonary surfactant: from molecular biology to clinical practice. Elsevier Science Publishers; 1992: 1-18.

7. Smellie W. A treatise on the theory and practice of midwifery. D.Wilson, London: two addenda with a collection of cases and observations in midwifery, 1754 and 1764, 1752.

8. Priestley J. Experiments and observations on different kinds of air. London: Johnson; 1775. vol. III.

9. Hunter J. Proposals for the recovery of people apparently drowned. Phil Trans 1776; 66: 412-25.

10. Lavoisier AL. Traité élémentaire de chimie. Paris: Cuchet; 1789.

11. Laplace PS. Traité de mécanique celeste. Paris: Crapelet, Courcier; 1798-1827. 5v.

12. Gorcy M. Nouveau instrument pour restituer la respiration en mort apparente. J Méd, chier 4. Also; Neueste Annalen der französischen Arzneikunde, band 1; 1791: 355-70.

13. Chaussier F. Appareil pour inhalations d'oxygéne chez le nouveau-né. In: Mémories de la Socité Royale de Médecine. Paris: s. n.; 1791.

14. Leroy d'Etiolles JJJ. Rercherchers sur l'asphyxie. J Physiol Exp Path 1827; 7: 45-65.

15. Hess, JH. Premature and congenitally disease infants. Philadelphia: Lea and Febiger; 1922.

16. Stern L, Angeles RD, Outerbridge EW, Beaudry PH. Negative pressure artificial respiration: use in treatment of respiratory failure of the newborn. Can Med Assoc J 1922; 102: 595-601.

17. Drinker P, Shaw LA. An apparatus for the prolonged administration of artificial respiration. A design for adults and children. J Clin Invest 1929; 7: 229-47.

18. Donald T, Lord J. Augment respiration. Studies in atelectasis neonatorum. Lancet 1953; 1: 9-17.

19. Avery ME, Mead J. Surface properties in relation to atelectasis and hyaline membrane disease. Am J Dis Child 1959; 97: 517-23.

20. Gregory GA, Kitterman JA, Phibbs RH, Tooley WH, Hamilton WK. Treatment of the idiopathic respiratory distress syndrome with continuous positive airway pressure. New Engl J Med 1971; 284: 1333-40.

21. Chu J, Clements JA, Cotton EK, Klaus MH, Sweet AY, Tooley WH. Neonatal pulmonary ischemia. Clinical and physiological studies. Pediatrics 1967; 40: 709.

22. Fujiwara T, Maeta H, Chida S, Morita T, Watabe Y, Abe T. Artificial surfactant therapy in hyaline membrane disease. Lancet 1980; 1: 55.

23. Reynolds EOR. Effects of alterations in mechanical ventilator settings on pulmonary gas exchange in hyaline membrane dis-ease. Arch Dis Child 1971; 46: 152-9.

24. Reynolds EOR. Pressure waveform and ventilator settings for mechanical ventilation in very severe hyaline membrane dis-ease. Int Anesthesiol Clin 1973; 12:259-80.

25. Kirby RR, Robinson E, Schulz J, deLemos RA. Continuous flow ventilation as an alternative to assisted or controlled ventilation in infants. Anesth Analg 1972; 51: 817-75.

26. Bonassa J. Respiradores. In: Kopelman B, Miyoshi M, Guinsburg R. Distúrbios respiratórios no período neonatal. São Paulo: Atheneu; 1998: 409-22.

27. Carvalho WB, Kopelman BI. Ventilação pulmonar mecânica em neonatologia e pediatria. São Paulo: Lovise; 1995.

28. Perel A, Stock MC. Suporte ventilatório: tentações e armadilhas. In: Stock MC, Perel A. 2.ed. São Paulo: Manole; 1999: 359-71.

29. Carvalho, CRR. Ventilação mecânica. Volume I Básico. São Paulo: Atheneu; 2000: 1-30.

30. Mehta NM, Arnold JH. Mechanical ventilation in children with acute respiratory failure. Current Opinion in Critical Care 2004; 10(1): 7-12.

31. Guedel AE, Treweek DN. Ethr apnoeas. Anesth Analg 1934; 13: 263.

32. Leroy J. Recherches sur l'asphyxie. J Physiol 1927; 7: 45-65.

33. Vesalius A. The illustration from works of Andrea Vesalius of Brussels, with annotations and translations by J.B. de C.M. Saunders and Charles O'Malley. Cleveland: Word Publishing Co.; 1950.

34. Hill NS. Ventilator management for neuromuscular disease. Seminars in Respiratory and Crit Care Med 2002; 23(3): 293-305.

35. Lowe GJ, Ferguson ND. Lung Protective ventilation in neurosurgical patients. Curr Opinion in Crit Care 2000; 12(1): 3-7.

36. MacIntyre NR, Epstein SK et al. Management of patients requiring prolonged mechanical ventilation. Chest 2005; 128(6): 3937-54.

37. Marraro GA. Innovative practices of ventilatory support with pediatric patients. Pediatric Crit Care Med 2003; 4(1): 8-20.

38. Amato MB, Barbas CS, Medeiros DM et al. Effect of a protective ventilation strategy on mortality in the acute respiratory distress syndrome. N Engl J Med 1998; 338-52.

39. Desta JF, Melaughlin TP, et al. Daily cost of an ICU day: The contribution of mechanical ventilation. Crit Care Med 2005; 33(6):1266-71.

40. Kacmareck RM. Innovations in mechanical ventilation. Current Opinion in Critical Care 1999; 5(1):43.

41. Shaw ABS, Weaving L, et al. Mechanical ventilation in critically ill cancer patients. Current Opinion in Oncology 2001; 13(4):224-8.

42. Priestley MA, Helfaer MA. Approaches in the management of acute respiratory failure in children. Current Opinion in Pediatrics 2004; 16(3):293-8.

43. Edmonds HLJ, Spohr RW, Finnegan LF, et al. Indomethacin pre treatment in continuous positive-pressure ventilation. Crit Care Med 1981; 9:529-39.

3

HUMANIZAÇÃO HOSPITALAR EM PEDIATRIA

VIVIANE COHEN NASCIMENTO
NADIA TADEMA
ANA HELENA ARRUDA RUBANO

"Ao brincar, resgatamos nossa capacidade criativa, abrindo canal direto com a criação cósmica..."

Em nosso caso, tornar humano o que já é humano é, sem dúvida, um contrassenso, porém tomaremos isso como a nossa verdade e passaremos a respeitá-la a partir de agora.

Resgatando o que é latente em todo ser, "o sentimento" da relação profissional/paciente/família, conjugaremos então alguns verbos, tais como entender, aproximar, apoiar, respeitar ou simplesmente olhar, que por mais óbvios que pareçam ser, validam atitudes que estão passando despercebidas com a evolução dos tempos e da tecnologia.

Segundo Hipócrates, o pai da medicina moderna, o paciente deveria ser observado em seu meio ambiente para que se pudesse concluir, perceber e sentir a relação paciente/natureza, para somente a partir daí haver o diagnóstico e o tratamento.

Estamos certos de que hoje é impossível tal postura, mas existe algo que pode ser feito para melhorar a relação entre profissional da saúde/paciente/doença.

Nos dias de hoje, em muitos hospitais, o paciente recebe um atendimento clínico individual e curativo, muitos até com tecnologia sofisticada, porém algo a mais além de ações básicas, como medicação, alimentação e higiene, faz-se necessário: atitudes efetivas de "humanização" que promovam um atendimento diferenciado e de qualidade.

Podemos afirmar que estamos fazendo parte de uma nova "onda", ou, se preferirem, de uma nova "tendência": a da "humanização hospitalar".

Tratando-se de hospitalização pediátrica, sabemos que afloram vários sentimentos no momento, durante e muitas vezes após a internação, envolvendo a criança e seus familiares. São os sentimentos de medo, preocupação, tristeza, ansiedade e estresse.

Os profissionais da saúde (Figura 3.1) têm de ter consciência sobre o fato e tentar entender, lidar e colaborar para que tais sentimentos sejam minimizados.

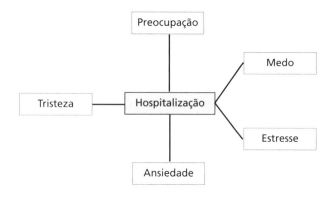

Figura 3.1 Sentimentos presentes durante o período de hospitalização.

Consideraremos alguns fatores importantes para a busca da recuperação e do bem-estar da criança/família durante a internação: o brincar, a família, a equipe multidisciplinar, o ambiente e os agentes humanizadores (Figura 3.2).

BRINCAR

Consideramos a máxima "brincar" como ferramenta essencial no desenvolvimento físico, psíquico, social e moral da criança, pois ela, mesmo hospitalizada, sente a necessidade de brincar.

A criança hospitalizada encontra-se muitas vezes fragilizada emocional e fisicamente, pois ela está afastada de seu meio ambiente, rodeada por instrumentos e ações que lhe causam sofrimento e medo. O brincar produz relaxamento e ajuda a criança a adaptar-se em um ambiente.

Por meio do brincar, a criança libera sua capacidade de criar e reinventar o mundo que a cerca, mergulhando no "mundo do faz-de-conta", libertando-se por alguns momentos da hospitalização.

O brincar para a criança hospitalizada diminui o estresse, melhora a auto-estima e a confiança, facilita o enfrentamento das dificuldades inerentes à doença e ao tratamento.

Com resultados positivos, o brincar auxilia na vivência do adoecimento e do tratamento, tanto do ponto de vista do paciente e do familiar, como da equipe multidisciplinar (Figuras 3.3 e 3.4).

FAMÍLIA

Diante do desconhecido e das incertezas nos momentos de internação, diagnóstico e tratamento, os familiares da criança hospitalizada apresentam-se em sua maioria fragilizados, necessitando de apoio incondicional, respeito e ajuda.

Mesmo assim, apesar da certeza de sua fragilidade, temos neles um forte aliado para atingir a criança.

Transmitindo tranquilidade e segurança para os familiares, eles estarão seguros para cuidar e apoiar suas crianças (Figuras 3.5 e 3.6).

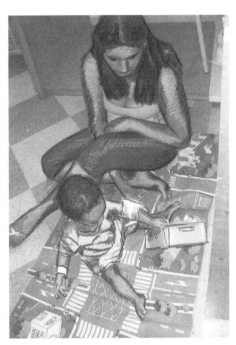

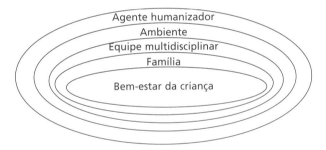

Figura 3.2 Fatores relevantes na busca do bem-estar do paciente.

Figura 3.4 O brincar.

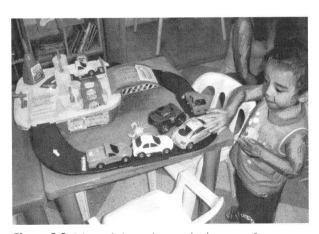

Figura 3.3 Criança brincando na sala de recreação.

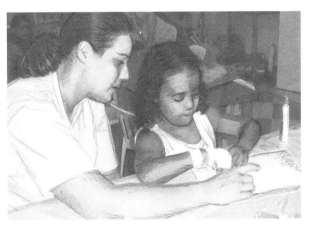

Figura 3.5 Mãe e filha compartilhando a atividade.

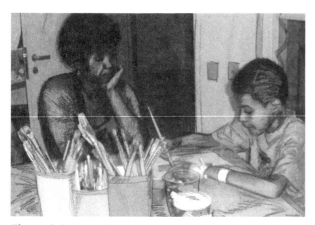

Figura 3.6 Mãe e filho durante a atividade.

AMBIENTE

Nos dias de hoje, cada vez mais existe uma atenção maior com a adequação dos ambientes dentro de um hospital, fazendo-se necessária a escolha adequada das cores, ambientes iluminados, salas elaboradas para recreação, quartos e salas de espera, mobília, entre outros, que transmitam aconchego, calor humano, segurança e conforto ao paciente e a seus acompanhantes, sem esquecermo-nos da higiene e conservação dos ambientes, quesitos básicos de um hospital.

EQUIPE MULTIDISCIPLINAR

Para um atendimento eficiente e diferenciado, a equipe multidisciplinar deve engajar-se nessa nova tendência de humanização hospitalar. Uma equipe bem preparada se obtém com treinamentos e confiança nessa filosofia. O profissional se faz completo quando desenvolve algumas atitudes, tais como empatia, respeito e consideração pelo paciente/familiar.

A comunicação faz-se necessária entre as equipes atuantes junto aos cuidados com a criança.

Enfatizamos que, para um bom resultado da assistência, os profissionais devem respeitar as características de cada caso e não julgar o que falam, fazem ou pensam os familiares. Colaborar é a palavra-chave para um trabalho em equipe.

Vale lembrar novamente que todas as pessoas envolvidas são seres humanos, e respeito, consideração e atenção são elementos essenciais para a prestação de uma assistência diferenciada.

DEPARTAMENTO DE HUMANIZAÇÃO HOSPITALAR

Por ser uma área relativamente nova, são poucos os hospitais que criaram e/ou tiveram a preocupação de criar um departamento exclusivo para a efetiva atuação da "humanização hospitalar".

Sendo nossa equipe talvez pioneira na formação de um departamento estruturado, sentimo-nos à vontade para enaltecer alguns tópicos que consideramos relevantes em nossa conduta e postura:

- promover condições favoráveis ao enriquecimento e à reabilitação comportamental da criança, enfatizando a melhora na relação profissional/paciente;
- promover o respeito pelas necessidades sociais e afetivas da criança perante as situações estressantes;
- auxiliar a criança a enfrentar situações que muitas vezes não podem ser evitadas no período da internação;
- promover um ambiente favorável para o restabelecimento da saúde;
- propor atividades lúdicas, como desenhos, brincadeiras, jogos, leituras e outras que despertem a destreza manual, concentração, criatividade, sensibilidade e paciência (Figura 3.7);
- incentivar a pintura, que tem função terapêutica importante como um canal mútuo para o fortalecimento emocional;
- promover a integração das equipes multidisciplinares;
- apoiar e estimular a participação dos pacientes e familiares nas atividades lúdicas;
- estimular o brincar;

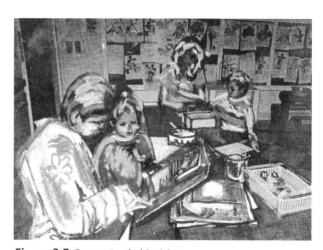

Figura 3.7 Contação de histórias.

- melhorar o entendimento da criança e do familiar sobre a hospitalização;
- dar amparo psicossocial aos pacientes, familiares e à equipe multidisciplinar;
- promover comemorações de datas festivas do calendário, resgatando aspectos do cotidiano;
- dar atenção aos estudos em casos de internações prolongadas;
- amparar, escutar, sentir, aproximar, entender, respeitar a criança e os familiares;
- dar suporte para a atuação de projetos parceiros, com responsabilidade social, que promovam a arte, a educação e a cultura.

ESTUDO DE CASO

Ao longo de nosso trabalho, vivenciamos muitas e muitas histórias. Dentre elas, contaremos uma para que possamos ilustrar o resultado de um esforço em equipe.

Nosso paciente

Uma criança, A., chegou ao hospital com fortes dores abdominais e incontinência urinária. Ela chorava muito. Após inúmeros exames, foi diagnosticado um tumor. O momento da notícia é muito delicado e merece atenção de todos.

Tratava-se de uma criança de 5 anos, criada no interior e acostumada com a liberdade de brincar. De repente, viu-se confinada em um hospital e tornou-se uma criança difícil de lidar. O caso foi-nos passado pela enfermagem e pelos médicos. Nossos primeiros passos foram também em vão, só víamos brinquedos voando por todos os lados e a sua negativa tornou-se então um aprendizado para nós, agentes humanizadores.

Então tentamos uma nova estratégia: convidar a mãe para brincar e participar das atividades. Ela prontamente aceitou e, aos poucos, conseguimos nos aproximar, pois a criança percebeu que não iria acontecer nada enquanto brincava ("tempo respeitado por todos").

O tempo foi passando e A. começou a colaborar com o tratamento e a se acostumar com toda a equipe. Podemos dizer que a sua integração foi total, pois todos passaram a conhecê-la: a recepção, a manutenção, projetos parceiros, equipe médica e enfermagem. Todos compartilhavam do dia a dia de A. Seu quarto passou a ser habitado por "vaquinhas" (seu animal preferido), vindas dos mais inusitados lugares. Sua família pôde compartilhar e contar com o apoio de todos ao longo do tratamento de A. até a sua volta ao lar.

Esse caso é um exemplo dentre vários que já passaram por nós. Acreditamos que o trabalho de humanização hospitalar realizado pela equipe multidisciplinar, quando fundamentado em respeito, atenção, apoio, carinho e ética, faz a busca constante pela qualidade de vida do paciente antes, durante e após sua hospitalização.

Não podemos evitar que nossos pacientes sofram com os diversos tipos de tratamentos e intervenções, mas podemos tentar apoiá-los para que possam passar pela situação da hospitalização de uma maneira digna e "humana".

REFERÊNCIAS BIBLIOGRÁFICAS

1. Friedmann A, et al. O direito de brincar. São Paulo: Scritta, 1992.
2. Miranda CF. Atendendo o paciente. Belo Horizonte: Crescer, 1996.
3. Miranda CF, Miranda ML. Construindo a relação de ajuda. 10 ed. Belo Horizonte: Crescer; 1996.
4. Murahovschi J. Problemas da criança. São Paulo: Contexto; 1997.
5. Lindquist I. A criança no hospital: terapia pelo brinquedo. São Paulo: Scritta; 1993.
6. Masetti M. Soluções de palhaços. Transformação da realidade hospitalar. São Paulo: Palas Athena; 1998.
7. Dupont SL, Soares MRZ. Hospitalização infantil: a importância da orientação aos pais. Pediatria Moderna 2005; XLI(5).
8. Furtado MC, Lima RA. Brincar no hospital: subsídios para o cuidado da enfermagem. Rev Esc Enf da USP 1999; 33(4): 364-9.
9. Equipe Day Care. A arte a serviço de pacientes e cuidadores. Rev Hands 2004; Ano 4 (23).
10. Mittemperpher RCR. O papel da brinquedoteca na aderência ao tratamento oncológico. Prática Hospitalar 2005; Ano VII(42).
11. Gaynard L, et al. Psychosocial care of children in hospitals: a clinical practice manual from the ACCH Child Life Research Project. The Association for the care of children's health, 1990.
12. American Academy of Pediatrics. Comittee on Hospital Care. Pediatrics 1993; 91(3).
13. A Prescription for Play: Child Life Services Helps Ease the Hospital Experience.
14. Souza MLR. O hospital: um espaço terapêutico? Percurso 1992;(9).
15. Souza MLR. Os diferentes discursos na instituição hospitalar. Percurso 1999; (23).
16. Soares MRZ. Hospitalização infantil: análise do comportamento da criança e do papel da psicologia na saúde. Pediatria Moderna 2001; 37 (11).

4

AVALIAÇÃO DE FISIOTERAPIA RESPIRATÓRIA PEDIÁTRICA E NEONATAL

ADRIANA DE ARRUDA FALCÃO PEIXE
FABIANE ALVES DE CARVALHO
GEORGE JERRE VIEIRA SARMENTO

A avaliação do sistema respiratório, assim como de outros órgãos e sistemas na população pediátrica e neonatal, vem sendo realizada por séculos e, nos dias atuais, esses métodos de obtenção de informação vêm sendo ampliados pela tecnologia moderna, auxiliando na análise e na interpretação dos indícios clínicos e sintomas.[1,2]

Para uma adequada abordagem dessa população, é essencial que o fisioterapeuta possua conhecimentos das características próprias desses pacientes e desenvolva uma avaliação completa para determinar um programa de tratamento efetivo. A avaliação fornece dados de base que devem ser comparados aos obtidos em avaliações subsequentes, a serem realizadas diariamente. Dessa forma, o progresso ou a deterioração no estado do paciente pode ser identificado, podendo ser feito então o ajuste apropriado no plano de intervenção.

O fisioterapeuta deve preparar a avaliação seguindo um plano organizado e predeterminado, adaptável às necessidades individuais e às circunstâncias. Os elementos básicos a serem incluídos são:

- anamnese;
- exame físico: geral e específico.

ANAMNESE

A anamnese é a base fundamental para o diagnóstico e representa o registro ordenado dos fenômenos ocorridos. A história clínica permite não apenas identificar os sintomas significativos, mas também avaliar outros detalhes igualmente importantes, como características comportamentais, hábitos diários, entre outros, o que auxiliará no desenvolvimento de um plano de tratamento adequado.

Em uma anamnese realizada em crianças maiores e lactentes, os dados principais a serem abordados em um primeiro instante serão:

Identificação: nome, sexo, data de nascimento, raça e procedência. A distribuição das doenças sofre variações segundo o sexo, a faixa etária e a etnia, sendo parte importante da anamnese a obtenção dessas informações.

Queixa principal: é definida como sendo a manifestação imediata que faz que o acompanhante da criança procure atendimento médico; nem sempre é o principal distúrbio apresentado.

Condições socioambientais: características do domicílio (se urbano ou rural, ventilação, insolação, número de cômodos, número de pessoas, presença de saneamento básico, luz elétrica e coleta de lixo), presença de animais, local onde a criança dorme, grau de escolaridade dos pais, renda familiar e rotina de vida da criança (quem cuida, características do sono, horário das principais atividades).

Antecedentes familiares: o interesse na obtenção de dados sobre os antecedentes familiares do paciente varia de acordo com a importância do caráter genético das doenças, mas tais dados nunca devem ser ignorados.

Antecedentes nutricionais: duração do aleitamento materno, motivo do desmame, idade de introdução de outros alimentos, história de intolerância e/ou alergia alimentar, como alergia ao leite de vaca, que pode levar a quadros respiratórios. Todos esses dados são coletados inicialmente pela equipe de internação, composta de médico e enfermagem, e passados à equipe de nutrição, caso haja a necessidade de uma dieta especial. É importante que os fisioterapeutas estejam a par dessas informações para, em casos de desnutrição e/ou hipodesenvolvimento, ser traçado um plano de tratamento adequado e estimulação do desenvolvimento neuropsicomotor (DNPM) sem uma perda energética e calórica deletéria. Muitos fatores podem agravar, ocasionar e explicar alguns dos principais distúrbios respiratórios.

Aspectos psicológicos: não podem ser esquecidos em razão da influência dos fatores sociopsicológicos sobre as doenças (favorecendo sua instalação ou modificando suas manifestações e mesmo evolução) e sobre a capacidade de cooperação do paciente com o tratamento.

História da doença atual: é, geralmente, a parte mais importante da anamnese, mas também a mais difícil de ser corretamente obtida. O avaliador deve, inicialmente, deixar que o paciente fale livremente e então direcionar o relato da história. Deve ser registrada sempre em termos técnicos e organizada obedecendo à ordem cronológica dos sintomas.

História pregressa: busca recolher informações sobre o passado mórbido do paciente que mostrem possuir relação direta ou indireta de causa e efeito com a moléstia atual.

Desenvolvimento: a avaliação do desenvolvimento da criança deve ser realizada durante todo o tratamento, quando se observa sua atitude, sua interação com a mãe ou cuidadora e a reação a outras pessoas. É importante registrar as idades em que se iniciaram as principais aquisições e a percepção dos pais quanto ao desenvolvimento global de sua criança (motor, linguagem, socialização, habilidades). Já na coleta dos dados de recém-nascidos, alguns itens devem ser acrescentados, e outros, adaptados à anamnese.

Antecedentes maternos

Pré-natais: gravidez desejada e/ou planejada ou não, planejamento familiar. Gestação – número de consultas, ganho de peso, saúde, complicações, vita-

minas, repouso, higiene, infecções, medicamentos. Realização de exames sorológicos, número de gestações, partos, abortos, história de partos prematuros e/ou laboriosos e fator RH.

Natais: história e tipo de parto (normal, cesárea, fórceps), indicação, duração, intercorrências como parada cardiorrespiratória (PCR), aspiração de líquido meconial, tempo de bolsa rota e valores do escore de Apgar.

Período neonatal: necessidade de internações anteriores em UTI ou outros locais, utilização de ventilação artificial por prematuridade extrema ou outros fatores, utilização de medicamentos, intercorrências no berçário, icterícia (necessitou de fototerapia?), presença de cianose e/ou regurgitação. Peso e tamanho ao nascimento, idade gestacional, perímetro cefálico, entre outros.[3,4]

Classificação quanto ao peso:
- Extremo baixo peso (EBP): < 1.000 g;
- Muito baixo peso (MBP): < 1.500 g;
- Baixo peso (BP): < 2.500 g.

Quanto ao tamanho:
- Pequeno para a idade gestacional: (PIP);
- Adequado para a idade gestacional: (AIG);
- Grande para a idade gestacional: (GIG).

Quanto à idade gestacional (IG):
- Recém-nascido pré-termo (RNPT): < 37 semanas de IG;
- Recém-nascido a termo (RNT): 37 a 42 semanas de IG;
- Recém-nascido pós-termo (RNPT): > 42 semanas de IG.

Todos esses dados são coletados pelo neonatologista e deixados à disposição de toda a equipe no prontuário, sendo importante ao fisioterapeuta estar interado do maior número de informações possível, principalmente dos dados descritos no período natal e neonatal, os quais podem influenciar em um manuseio mais adequado.

EXAME FÍSICO

O exame físico pode ser dividido em geral e específico. O exame físico geral será uma abordagem resumida, realizada diariamente e de modo comparativo durante toda a intervenção.

Já o exame físico específico abordará os diversos sistemas do corpo, lembrando sempre que, apesar de o sistema respiratório ser o de maior atuação do profissional e, portanto maior relevância, é também importante que o fisioterapeuta tenha conhecimento acerca dos outros sistemas e de suas influências no paciente como um todo, otimizando assim o planejamento mais adequado e específico para cada paciente.

Exame físico geral

No exame físico geral, os principais pontos a serem abordados são:

- Estado geral do paciente caracterizado de forma subjetiva no momento da avaliação, levando-se em consideração o estado clínico geral atual ou então pelo relato do próprio paciente, quando esse apresenta grau de compreensão adequado. É classificado em: bom estado geral (BEG), regular estado geral (REG) e mau estado geral (MEG).
- Estado neurológico atual, classificado em: ativo, hipoativo ou inativo (relacionado à movimentação espontânea e ao grau de interação com o meio); reativo, hiporreativo ou arreativo (utilizados principalmente em recém-nascidos e crianças menores; relacionado com as respostas da criança à manipulação e aos estímulos realizados durante a manipulação e terapia), ou então em consciente, sonolento, torporoso ou inconsciente; e contactuante e orientado ou não (utilizado principalmente em crianças maiores). É importante também sempre associar as respostas obtidas com a utilização de medicamentos que podem estar sendo administrados, como os sedativos, calmantes e depressores, que podem ocasionar uma interpretação pouco fidedigna sobre o estado neurológico atual.

Devem ser analisadas também as pupilas, que devem estar centradas, redondas e simétricas. Ao examinar, dirigir um feixe de luz sobre um dos olhos, quando a pupila contrai tanto do lado excitado (reflexo pupilar direto) como do lado oposto (reflexo pupilar indireto ou consensual). Elas podem estar alteradas, sendo classificadas em: anisocórica, quando há assimetria – exemplo: meningite, hemorragias cranianas –; midriática, quando se encontram dilatadas – exemplo: lesão do III par, intoxicação –; ou então, mióticas, quando se encontram contraídas e sem reação à luz – por exemplo, traumas, intoxicações. É fundamental sempre associar o estado neurológico dos pacientes a possíveis drogas utilizadas, principalmente agentes sedativos e hipnóticos.[1,5,6] Apesar de esse dado ser avaliado e registrado pelo neurologista na maioria das situações, o fisioterapeuta deve possuir conhecimentos e estar atento a possíveis alterações, alertando o pediatra caso essas se façam presentes.

Análise de dados gerais, como:

- Estado de hidratação, estando a criança hidratada ou desidratada, podendo ser avaliado por meio da pele, que se encontra com perda da elasticidade; por meio das mucosas e da língua, que se encontram ressecadas; e por meio do pulso e enchimento capilar, que se encontram baixos. O paciente pode se encontrar irritado

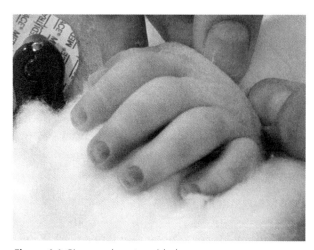

Figura 4.1 Cianose de extremidades.

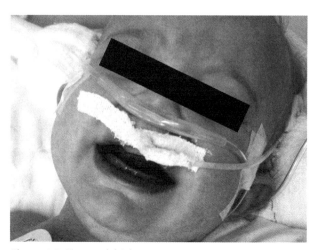

Figura 4.2 Cianose labial.

e/ou letárgico, podendo apresentar cefaleia e dificuldade de concentração.
- Temperatura axilar, classificada em: febril, afebril, subfebril ou hipotérmico.
- Coloração da pele, que pode estar corada ou descorada (observar mucosas, lóbulo da orelha, palma das mãos); acianótico ou cianótico, sendo essa central ou periférica (observar: região perilabial, extremidades) (Figuras 4.1 e 4.2), ou então anictérico ou ictérico, graduando em +/6+. Obs.: Só pele amarelada sugere doença renal/hipercarotenemia.

Aspectos hemodinâmicos:
- Frequência cardíaca (FC) (Tabela 4.1).
- Pressão arterial (PA) (Tabela 4.2).

Avaliação respiratória geral incluindo:
- Padrão e frequência respiratória (FR) (Tabela 4.3).
- Sinais de desconforto respiratório.

Tabela 4.1 Frequência cardíaca normal por idade (batimentos por minuto)

Idade	Mínima	Média	Máxima
Recém-nascido	70	125	190
1–11 meses	80	120	160
1–2 anos	80	110	130
2–4 anos	80	100	120
4–6 anos	75	100	115
6–8 anos	70	90	110
8–10 anos	70	90	110

Fonte: Stape A, Troster JE, Kimura HM, Gilio AE, Bousso A, Britto JLBC. Manual de normas – Terapia intensiva pediátrica. São Paulo: Sarvier; 1998.

Tabela 4.2 Pressão arterial normal por idade

Idade	P. sistólica (mmHg) p50	p95	P. diastólica (mmHg) p50	p95
< 6 meses	70	110	45	60
3 anos	95	112	64	80
5 anos	97	115	65	84
10 anos	110	130	70	92
15 anos	116	138	70	95

Fonte: Stape A, Troster JE, Kimura HM, Gilio AE, Bousso A, Britto JLBC. Manual de normas – Terapia intensiva pediátrica. São Paulo: Sarvier; 1998.

Tabela 4.3 Frequência respiratória por idade (respirações por minuto)

Idade	Frequência respiratória
Recém-nascido	30–50
Até 6 meses	20–30
6 meses–2 anos	20–30
2–12 anos	12–20

Fonte: Stape A, Troster JE, Kimura HM, Gilio AE, Bousso A, Britto JLBC. Manual de normas – Terapia intensiva pediátrica. São Paulo: Sarvier; 1998.

- Análises qualitativa e quantitativa realizadas de forma subjetiva, incluindo coloração, viscosidade e quantidade de secreções traqueais e de vias aéreas superiores, aspiradas ou expectoradas, bem como presença e eficácia da tosse.
- Utilização de oxigenoterapia suplementar através de cateter paranasal de oxigênio (CPNO$_2$ L/min), máscara de nebulização, sistema de Venturi, nebulização a distância, por meio de tenda, halo ou capacete e incrementação de O$_2$ na incubadora (*vaporjet*). Esses recursos são instalados e/ou trocados pela equipe de enfermagem, mediante orientação médica e/ou fisioterapêutica, durante a internação da criança.
- Utilização de ventilação mecânica não invasiva (VMNI) (Figura 4.3) ou ventilação mecânica invasiva (VMI) (Figura 4.4), caso o paciente se encontre em unidades críticas.
- Avaliar modalidade e parâmetros ventilatórios, bem como conforto e sincronia entre paciente e aparelho, e também estar atento ao adequado

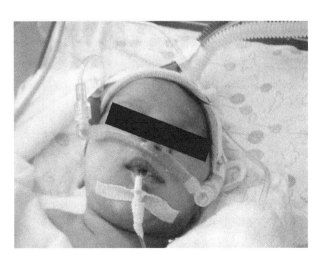

Figura 4.3 VMI através de *prong* nasal.

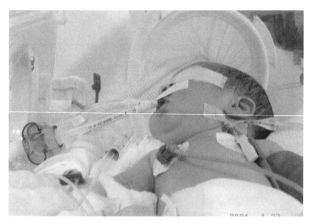

Figura 4.4 Criança utilizando VMI através de cânula orotraqueal.

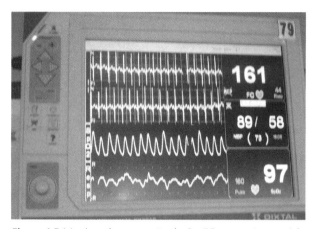

Figura 4.5 Monitor de saturação de O_2, FC e pressão arterial.

posicionamento e fixação da cânula orotraqueal (COT) (Tabela 4.4).
• Nível de oxigenação sanguínea por meio da saturação periférica de oxigênio (SpO_2) (Figura 4.5) e gasometria arterial.

Durante o exame físico geral, deve ser realizada uma visualização completa do paciente, incluindo o local onde ele se encontra (incubadora, berço aquecido, leito), verificação de utilização de fototerapia, drenos torácicos, mediastinais, bolsas de colostomia ou gastrostomia, presença de bombas de infusão de medicamentos, bem como monitorações específicas como cateter para medição de pressão intracraniana (PIC) em pacientes neurocirúrgicos, eletrocardiograma contínuo em pacientes cardiopatas, utilização de diálise peritoneal (Figura 4.7), capnografia (Figura 4.8), óxido nítrico (NO) (Figura 4.6), entre outros. Todos esses fatores, somados a uma verificação diária dos principais exames complementares, permitirão melhor direcionamento da terapia, de forma segura e adequada.[7,8]

EXAME FÍSICO ESPECÍFICO

Dentre os diversos sistemas do corpo, os de maior relevância durante a avaliação e posterior ao tratamento são: o sistema neurológico, principalmente por auxiliar na adequação das técnicas às capacidades cognitivas e possíveis alterações que acometem os pa-

Tabela 4.4 Valores de referência para o diâmetro interno e o comprimento para o interior das vias aéreas de cânulas orotraqueais e nasotraqueais. Essas medidas são valores de referência e podem variar nos diversos pacientes

Idade	Diâmetro interno	Comprimento oral	Comprimento nasal
Prematuro	2,5–3–3,5	8	11
RN – 15 dias	3,5	8,5	13
2–24 semanas de vida	3,5–4	10	15
6–12 meses	4–4,5	12	16
12–18 meses	4,5–5	13	16
18–24 meses	5–5,5	14	17
2–4 anos*	5,5–6	15	18
4–7 anos*	6–6,5	16	19
7–10 anos*	6,5–7	17	21
10–12 anos*	7–7,5	20	23–25

*Em alguns pacientes pode ser necessário usar cânulas com *cuff*.
Fonte: Stape A, Troster JE, Kimura HM, Gilio AE, Bousso A, Britto JLBC. Manual de normas – Terapia intensiva pediátrica. São Paulo: Sarvier; 1998.

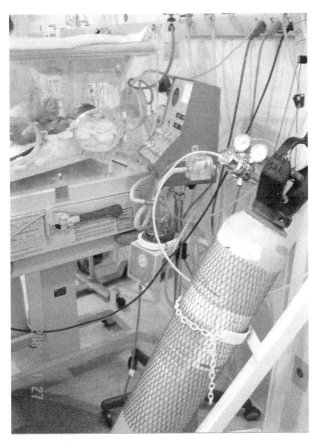

Figura 4.6 Óxido nítrico.

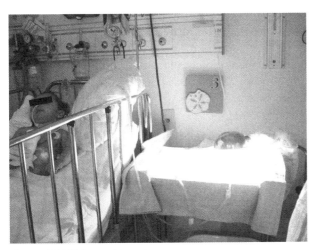

Figura 4.7 Diálise peritoneal.

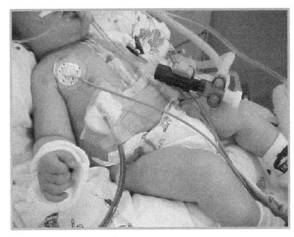

Figura 4.8 Capnografia.

Avaliação cardiorrespiratória

A avaliação do sistema cardiovascular deve ser realizada pela equipe médica. Entretanto, para uma manipulação adequada e mais segura, principalmente por se tratar de uma população extremamente frágil e suscetível a constantes alterações hemodinâmicas, o fisioterapeuta deve ter conhecimentos sobre a fisiologia e as características normais desse sistema, bem como suas peculiaridades na criança, podendo assim identificar eventuais alterações, comunicando e muitas vezes auxiliando numa intervenção precoce por parte da equipe, minimizando, com isso, seus efeitos deletérios.

As principais formas de monitoração desse sistema, e que por isso mesmo devem ser avaliadas constantemente, são:

- Frequência cardíaca (FC), devendo ser analisada e adequada de acordo com a idade, como demonstrado na Tabela 4.1. Quando a frequência se encontra acima do normal, é denominada taquicardia, e pode ocorrer em situações como medo, exercício, ansiedade, pressão arterial baixa, anemia, febre, níveis reduzidos de oxigênio no sangue arterial e certos medicamentos. Ou então pode estar diminuída, recebendo a denominação de bradicardia, ocorrendo principalmente na hipotermia, como efeito colateral de medicações, em algumas arritmias, entre outros.[7,9,10]
- Pressão arterial (PA), que também tem o seu valor de normalidade relacionado à idade, como visto na Tabela 4.2. Rotineiramente, esse parâmetro é monitorizado em ambientes críticos (UTI) apresentando, entretanto, averiguação es-

cientes; o sistema musculoesquelético, para um direcionamento adequado da intervenção, minimizando os efeitos deletérios em curto e longo prazos; o sistema cardiovascular, para uma intervenção mais segura, respeitando as limitações individuais de cada criança; e o sistema respiratório, que requer maior atuação e, portanto, uma avaliação mais minuciosa.

porádica em ambientes de enfermarias e semi-intensivos, exceto quando a criança apresenta história de hipertensão e/ou dislipidemias na família, e/ou antecedentes de internações recentes em UTI. Quando esse valor se encontra acima dos limites de normalidade, caracteriza-se a hipertensão arterial. Isso ocorre sempre que houver aumentos na resistência vascular sistêmica por qualquer etiologia, ocasionando sinais e sintomas como cefaleia, visão borrada, confusão, uremia, entre outros. Já a diminuição dessa pressão é denominada hipotensão, ocorrendo principalmente quando há uma diminuição do volume sanguíneo circulante, vasodilatação periférica, insuficiência cardíaca, entre outros. Com a hipotensão, os órgãos vitais podem não receber um fluxo sanguíneo adequado. A liberação de oxigênio para os tecidos pode ser comprometida e pode ocorrer hipóxia tecidual.[7,9]

Para uma intervenção mais segura, portanto, o fisioterapeuta deve possuir conhecimentos sobre a fisiologia de suas técnicas e suas possíveis repercussões em pacientes com algum grau de instabilidade hemodinâmica, como em crianças portadoras de cardiopatias congênitas, que podem apresentar arritmias, hipotensão severa ou mesmo hipertensão arterial e/ou pulmonar, sendo essas alterações agravadas por uma manipulação inadequada, com riscos para o paciente.

Já a avaliação respiratória fornece subsídios importantes a um adequado plano de tratamento e, por isso, deve ser realizada sempre de forma completa e minuciosa.

Os componentes tradicionais de uma avaliação respiratória são: inspeção visual (estática e dinâmica), palpação, percussão e ausculta. Cada uma delas será descrita subsequentemente, assim como os sinais que permitem ao examinador inferir a presença e o tipo das várias lesões pulmonares.

O exame físico é, em grande parte, um estudo comparativo: cada região deve ser comparada com a região correspondente do hemitórax oposto. Esse procedimento é muito útil para a detecção de pequenos desvios da normalidade.[7,9]

Inspeção visual do tórax

Estática

A inspeção estática consiste na observação do tórax, sem considerar os movimentos respiratórios.

No exame do tegumento do tecido celular subcutâneo, da musculatura, dos ossos e das articulações, devem-se analisar os seguintes elementos:

- pele e suas alterações (coloração, grau de hidratação, petéquias, etc.);
- presença de cicatrizes, especialmente de toracotomia, drenagem torácica;
- presença de edema;
- presença de atrofias e retrações musculares;
- alterações ósseas e articulares.

Os tipos de tórax e suas possíveis deformidades devem ser observados durante a inspeção estática. Nos casos em que houver algum tipo de deformidade, descrever sua localização e simetria. O ângulo de Charpy é formado pelas últimas costelas e é usado para definir a morfologia do tórax que também está relacionado com o biótipo do paciente. São classificados em:[12]

normolíneo	ângulo igual a 90°
longilíneo	ângulo menor que 90°
brevilíneo	ângulo maior que 90°

Essa classificação se aplica principalmente a crianças maiores e adultos.[12] Já o tórax de recém-nascidos e lactentes possui um formato arredondado com um aumento no diâmetro anteroposterior, que aos sete anos aproximadamente adquire uma conformação semelhante à do adulto.

Fraturas ou abaulamentos, deformidades, localizadas ou difusas, podem ser observados durante o exame das partes ósseas. O tórax pode, além do tipo, ser classificado de acordo com a conformação óssea.

- Chato ou plano: há redução do diâmetro anteroposterior e a parede anterior não apresenta sua conversidade normal; além disso, apresenta diminuição dos espaços intercostais e inclinação das costelas;
- Tórax em tonel ou globoso: horizontalização dos arcos costais com aumento do diâmetro anteroposterior (Figura 4.9);
- Tórax infundibuliforme (*pectus escavatum*): abaulamento da região inferior do esterno, em geral congênito (Figura 4.10);
- Tórax cariniforme (*pectus carinatum*): proeminência do esterno e horizontalização das costelas (Figura 4.11);

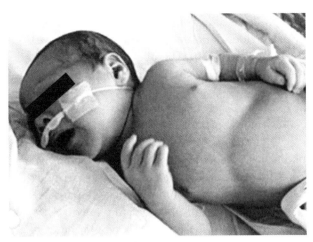

Figura 4.9 Tórax em tonel.

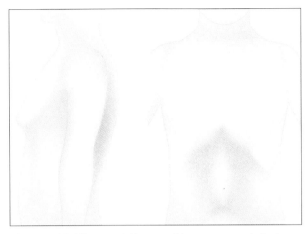

Figura 4.11 Tórax cariniforme. Observe proeminência na região anterior do esterno.

- Tórax cônico ou em sino: alargamento acentuado da região inferior do tórax (Figura 4.12);
- Tórax cifoescoliótico: presença de gibosidade (curvatura da coluna dorsal) acompanhada de escoliose (Figura 4.13).

Apesar de a literatura relatar a maioria das alterações ósseas do tórax como de ordem puramente estética, o fisioterapeuta deve estar atento durante sua avaliação, pois quando essas deformidades se fazem presentes de forma acentuada, podem favorecer tanto as alterações pulmonares como as de mecânica respiratória e, em casos extremos, alterações cardíacas. Crianças que apresentam tórax do tipo infundibuliforme ou *pectus excavatum* podem apresentar sintomas como fadiga por alterações da mecânica respiratória, dispneia e, mais raramente, problemas cardíacos. Já o *pectus carinatum*, ou tórax cariniforme, é acompanhado de pouco ou nenhum sintoma cardiorrespiratório. Em crianças com o tórax em sino ou cônico, que pode ser visualizado, por exemplo, em caso de ascite importante, ocorre uma alteração acentuada da mecânica respiratória por restrição diafragmática com possível fadiga e dispneia em graus variados. Já o tórax cifoescoliótico, que é encontrado muito comumente e de maneira bem acentuada em crianças portadoras de neuropatias crônicas, pode levar a alterações da mecânica respiratória e a quadros de compressão pulmonar severos, com perda de volumes pulmonares irreversíveis, favorecendo, com isso, além do desequilíbrio entre a ventilação e a perfusão, o acúmulo de secreções brônquicas e infecções respiratórias de repetição. Em casos em que o tórax é identificado como globoso, a hiperinsuflação pulmonar pode estar presente, levando a prejuízos da mecânica ventilatória.

No exame físico do tórax, é importante também sempre observar se existe simetria entre os hemitóraces. Repara-se na presença de retratações ou abaulamentos, bem como na região que ocupam e em sua extensão. Abaulamentos de hemitórax podem significar, por exemplo, derrame pleural do pericárdio, que, por sua vez, pode significar hipertrofia do ventrículo direito ou então depressões do hemitórax, que podem ser características de atelectasias ou lesões fibróticas do pulmão.

Dinâmica

A inspeção dinâmica consiste em avaliar os movimentos do tórax, incluindo: padrão e ritmo respira-

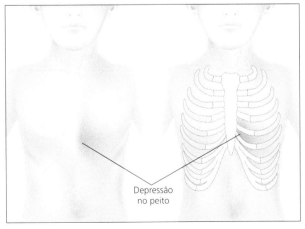

Figura 4.10 Tórax infundiforme. Observe depressão na região inferior do esterno.

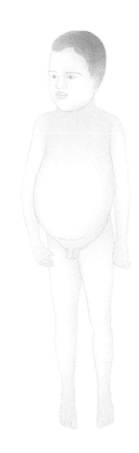

Figura 4.12 Tórax em sino. Observe o alargamento na região inferior do tórax.

tórios, amplitude e frequência respiratórias, expansibilidade torácica e sinais que indiquem desconforto respiratório. Deve ser realizada de forma minuciosa, pois é principalmente por meio dela que se obtêm indícios das possíveis e inúmeras alterações pulmonares e torácicas.

Padrão respiratório (movimento do tórax e do abdome)

O padrão respiratório abdominal é encontrado predominantemente nos recém-nascidos e lactentes, e decorre principalmente das desvantagens na mecânica respiratória à que são submetidos, como conformações anatômicas da caixa torácica que são características da infância (aumento da complacência, horizontalização das costelas e diafragma, com diminuição da zona de aposição diafragmática e prejuízo da ventilação, imaturidade da musculatura abdominal e estabilizadora da caixa torácica, entre outras). Todos esses fatores dificultam uma contração coordenada e sincronizada dos músculos respiratórios e movimentação do tórax. Com o desenvolvimento e as mudanças características na conformação da caixa torácica, o padrão respiratório torna-se toracoabdominal, evidenciando os movimentos característicos denominados braço de bomba (aumento do diâmetro anteroposterior) e alça de balde (aumento do diâmetro laterolateral).

Ritmo respiratório

O ritmo respiratório encontrado na população pediátrica e neonatal apresenta-se de forma irregular, sendo essa uma característica desse período, tornando-se regular e sem a existência de pausas entre os movimentos respiratórios com o crescimento e o amadurecimento. É importante ressaltar que, em razão dessas características, torna-se inviável a contagem da frequência respiratória fracionada e multiplicada, muitas vezes realizada na população adulta, sendo, portanto, indispensável a contagem do minuto corrido para uma averiguação fidedigna.

Entre as anormalidades no ritmo, incluem-se:

- *Cheyne-Stokes*: caracteriza-se por uma fase de apneia seguida de incursões inspiratórias cada vez mais profundas, até atingir um máximo, para depois decrescer até uma nova pausa. Suas causas mais frequentes são insuficiência cardíaca, hipertensão intracraniana, acidentes vascu-

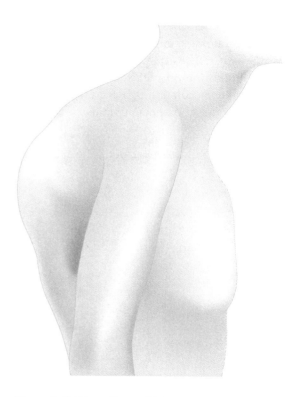

Figura 4.13 Tórax cifoescoliótico.

lares encefálicos e traumatismos cranioencefálicos. Essa respiração ocorre em razão de alterações nas tensões de O_2 e CO_2 no sangue. Assim, o excesso de CO_2 durante o período de apneia obriga os centros respiratórios bulbares a enviarem estímulos mais intensos que resultam em um aumento da amplitude dos movimentos respiratórios. Com isso haverá maior eliminação de CO_2 e sua concentração no sangue diminuirá (Figura 4.14).

- *Biot*: apresenta-se em duas fases, sendo a primeira de apneia e a segunda com movimentos inspiratórios e expiratórios anárquicos quanto ao ritmo e à amplitude. As causas mais frequentes desse ritmo são as mesmas da respiração de Cheyne-Stokes (Figura 4.15).
- *Kussmaul:* é rápida, profunda, ruidosa, com a ventilação por minuto alta. A acidose, principalmente a diabética, é sua principal causa[9] (Figura 4.16).

Frequência respiratória

Durante a avaliação, observamos também a frequência com que ocorrem os movimentos respiratórios, sendo seu valor normal variável de acordo com a idade em que o paciente se encontra, como demonstrado na Tabela 4.3.

De acordo com esse valor referencial de normalidade, o paciente pode ser classificado em:

- Apneico: parada dos movimentos respiratórios ou parada respiratória.
- Eupneico: frequência respiratória normal e sem dificuldade respiratória.
- Taquipneico: aumento da frequência respiratória.
- Bradipneico: redução da frequência respiratória.
- Taquidispneico: aumento da frequência respiratória associada a sinais de desconforto respiratório.[15,16]

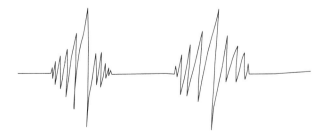

Figura 4.14 Respiração de Cheyne-Stokes.

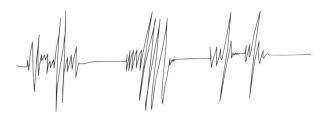

Figura 4.15 Respiração de Biot.

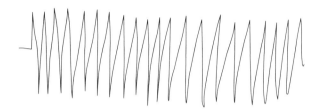

Figura 4.16 Respiração de Kussmaul.

Sinais de desconforto respiratório

Na avaliação respiratória propriamente dita, é importante observar sinais de desconforto respiratório, assimetrias de tórax e sincronia da respiração com os aparelhos de ventilação mecânica, se o paciente estiver em uso de ventilação artificial. Os sinais mais importantes são:

- Aumento da frequência respiratória: ocorre como recurso fisiológico para manter um volume-minuto adequado diante de alterações que levem a uma diminuição do volume corrente (VM = FR x VC).
- Batimentos de asa de nariz: a dilatação das narinas pelos músculos dilatadores nasais é um sinal primitivo para diminuir a resistência das vias aéreas.
- Retrações torácicas: são bastante evidentes principalmente nos recém-nascidos. Ocorre em razão da pressão negativa gerada na inspiração em uma caixa torácica altamente complacente que não oferece sustentação adequada.
- Gemido: ruído gerado durante a respiração com a glote parcialmente fechada, na tentativa de aumentar a Capacidade Residual Funcional (CRF) e, portanto, melhorar as trocas gasosas.
- Estridores laríngeos: são sons rudes gerados pela obstrução parcial da traqueia superior e/ou laringe, e indicam a presença de alterações nes-

sa região (laringites, edema pós-extubação), de-vendo-se, assim, tomar extremo cuidado para não agravar o quadro obstrutivo (choro excessivo, aspiração endotraqueal) e imediatamente comunicar o intensivista para uma intervenção adequada e precoce.

- *Cianose*: pode ser um sinal de insuficiência respiratória aguda, mas não totalmente confiável, se avaliado isoladamente. Na criança pequena (bebês de 3 a 4 meses), ocorre um período de transição da hemoglobina fetal para a hemoglobina do tipo adulto (anemia fisiológica), período em que pode haver agravos hipóxicos em um paciente em estado crítico. Nas crianças com doenças cardíacas cianogênicas, esse é um sinal de pouco valor na avaliação respiratória.
- *Extensão do pescoço*: durante o estresse respiratório, a criança frequentemente estende ligeiramente o pescoço no intuito de diminuir a resistência da via aérea.
- *Balanço de cabeça*: na tentativa de usar músculos acessórios da respiração (esternocleidomastóideo, escaleno), a cabeça da criança balança, pois os músculos extensores do pescoço ainda não têm força suficiente para sustentá-la.[9,14,10,17]

Amplitude da respiração

Durante a avaliação, deve-se observar se a respiração encontra-se:

- Profunda: pode estar presente durante os esforços e/ou emoções fortes.
- Superficial: encontrada fisiologicamente durante o sono tranquilo ou patologicamente durante hiperinsuflação, afecções pleurais, entre outros.

Expansibilidade torácica

A expansibilidade dá uma ideia do volume de ar mobilizado pela respiração do segmento pulmonar investigado. A pesquisa deve ser feita dos ápices até as bases pulmonares localizados na parte posterior do tórax. Normalmente, a expansibilidade é simétrica e igual nos dois hemitóraces. Qualquer doença que afete a caixa torácica, sua musculatura, o diafragma, a pleura ou o pulmão unilateralmente pode ser precocemente percebida pela assimetria dos movimentos ventilatórios, ao se compararem os hemitóraces. A assimetria é mais facilmente reconhecida quando o paciente realiza inspiração profunda. Seja qual for a estrutura doente, o hemitórax comprometido move-se menos.

Pode ser classificada em: preservada, simétrica, assimétrica diminuída e aumentada difusa ou unilateralmente. E essas alterações ocorrem por diversos fatores, como:

- *Expansibilidade dos ápices*: diminuição ou ausência da mobilidade de um ou ambos os ápices pulmonares podem ser decorrentes de pneumonias, pneumotórax, pleurites, processos cicatriciais, entre outros.
- *Expansibilidade das bases*: diminuição ou ausência unilateral por derrame pleural ou hepatoesplenomegalias, e diminuição ou ausência bilateral ocasionada, por exemplo, por ascite, obesidade ou derrame pleural bilateral.
- *Expansibilidade difusa*: diminuição unilateral ou bilateral por pneumotórax, derrame pleural extenso, atelectasias, traumatismo ou ainda por aumento difuso da expansibilidade, ocasionado, por exemplo, por excessivas pressões ventilatórias em pacientes em uso de ventilação artificial.

Palpação do tórax

A palpação do tórax pode prover a informação adicional, a comparação de alterações suspeitas ou de disfunção verificada durante a inspeção. Inicialmente deve-se palpar, sistematicamente, toda a superfície do tórax, nas faces anterior, posterior e lateral. A palpação é feita com os dedos sobre a pele, realizando-se movimentos circulares, de modo a exercer compressão das camadas superficiais do tegumento sobre o gradil costal. Quando a criança apresentar nível de compreensão adequado, deve ser solicitado que se manifeste sobre a existência de pontos ou áreas dolorosas. Em recém-nascidos e lactentes, podem-se observar desconfortos ou face de dor durante a palpação.

Nessa fase do exame, verificam-se as condições das partes moles e do arcabouço ósseo. Os seguintes itens devem ser pesquisados: sensibilidade, enfisema subcutâneo, edemas ou abaulamentos, retrações, atrofias e fraturas ósseas do arcabouço torácico.

Outro fator analisado é a movimentação ventilatória. A mobilidade da caixa torácica pode ser avaliada durante a inspeção, como visto anteriormente, entretanto, é por meio da palpação que pequenas variações regionais da expansibilidade podem ser mais bem detectadas, revelando sinais precoces de anormalidades da caixa torácica, pleura ou pulmão subjacente.[14,18]

Percussão do tórax

O terceiro componente do exame físico do tórax é a percussão, que consiste em produzir vibrações na parede torácica que são transmitidas aos órgãos e tecidos subjacentes. Esse é um dos componentes importantes do exame físico e que deve ser realizados de rotina durante a permanência do paciente no hospital. Entretanto, em razão do choro e/ou irritação da criança, pode encontrar-se alterado, perdendo sua fidedignidade.

O tórax é composto das seguintes estruturas: o arcabouço ósseo, as partes moles (incluindo tecido pulmonar, musculatura, tecido subcutâneo e pele) e o ar contido nos pulmões. À percussão do tórax, todas essas estruturas, em conjunto, produzem um som, que é chamado de som claro pulmonar ou simplesmente som normal. Esse som altera-se de acordo com a relação entre a quantidade de ar e de tecido. Quando existe desequilíbrio na relação normal ar/tecidos, a percussão resulta em sons diferentes.

Existindo excesso da quantidade de ar em relação à quantidade de tecido, a percussão produz um som mais ressonante e com duração maior do que o normal. Isso pode ocorrer, por exemplo, bilateralmente, quando há hiperinsuflação pulmonar, e unilateralmente, quando há pneumotórax. O som produzido nessas condições é chamado de hipersonoro. Se a relação ar/tecidos está reduzida, o som produzido à percussão do tórax é curto e seco, como se a percussão estivesse sendo realizada sobre um órgão sólido, como o fígado. Isso ocorre nas seguintes situações:

- Quando o ar dos pulmões é substituído por líquido e/ou células, como acontece na consolidação (p. ex., pneumonia);
- Quando o ar é reabsorvido dos espaços aéreos situados distalmente em relação à obstrução completa de uma via aérea; nessa situação, ocorre colabamento da respectiva região pulmonar, o que constitui a atelectasia;
- Quando há acúmulo de líquido entre as pleuras parietal e visceral (derrame pleural) ou espessamento da pleura. O som assim produzido é chamado de submaciço ou maciço, dependendo do grau de ressonância.

A percussão também é um procedimento comparativo: examinam-se os dois hemitóraces do ápice para a base, nas faces posterior, lateral anterior.[4,18]

Ausculta pulmonar

A ausculta pulmonar permite a obtenção rápida e pouco dispendiosa de numerosas informações sobre diferentes doenças broncopulmonares. É a fase do exame do tórax que fornece mais informações, influenciando o fisioterapeuta na escolha de suas técnicas. Entretanto, quando realizada em recém-nascido, a atenção deve ser redobrada, pois os sons pulmonares propagam-se pelo tórax delgado do neonato e podem não indicar de maneira fidedigna o campo pulmonar acometido, e fatores como o baixo volume corrente do RN, ruídos do aparelho de ventilação mecânica e altas frequências respiratórias dificultam a ausculta até mesmo para os profissionais mais experientes. O uso de estetoscópio de tamanho adequado (neonatal/pediátrico) também contribui na qualidade da ausculta pulmonar. É aconselhável comparar os sons de um lado com a audição na mesma região, do lado oposto (Figuras 4.17 e 4.18).

Três são os sons normais da respiração, a saber: som bronquial, som broncovesicular e murmúrio ou som vesicular.

O *som bronquial* é normalmente audível sobre a área de projeção da traqueia, colocando-se o estetoscópio sobre a região supraesternal. Ausculta-se a inspiração intensa, bem audível, rude; a seguir, uma pausa, e depois, a expiração, também bastante audí-

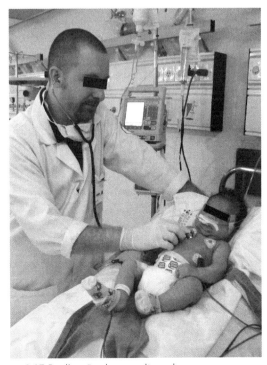

Figura 4.17 Realização de ausculta pulmonar.

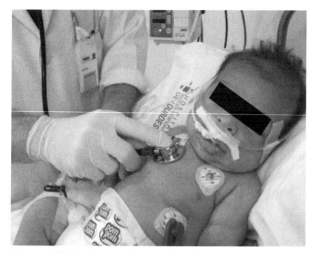

Figura 4.18 Realização de ausculta pulmonar.

vel e rude, de duração igual ou pouco maior que a inspiração.

Já o *som broncovesicular* pode ser ouvido em qualquer área na qual os brônquios e o tecido pulmonar estejam próximos à superfície. Essas áreas incluem as regiões infra e supraclaviculares e as regiões supraescapulares. A expiração tem duração e intensidades iguais, não havendo pausa entre elas. O som broncovesicular não é tão rude quanto o som bronquial. O encontro de murmúrio vesicular nas regiões citadas não constitui anormalidade.

O *murmúrio* ou *som vesicular* é audível normalmente no restante do tórax. Esses sons apresentam um leve murmúrio, que na inspiração é mais longo e mais nítido e na expiração mais curto, mais fraco e menos nítido. Como o terapeuta ausculta o pulmão em sentido caudal, os sons pulmonares são mais suaves nas bases do que nos ápices. Os ruídos da respiração normal resultam das vibrações provocadas pela corrente aérea ao percorrer o sistema tubular e o alveolar. O aumento do murmúrio vesicular ocorre nos indivíduos com maior volume de ar circulante (dispneia, taquipneia, exercício físico). O murmúrio pode estar diminuído sempre que houver redução do volume corrente, como ocorre em uma invasão de uma determinada área do parênquima ou então em processos extrapulmonares, como nas estenoses de vias aéreas superiores, onde poderá haver diminuição do murmúrio de modo bilateral. Se o obstáculo estiver em um dos brônquios principais, o murmúrio diminui no hemitórax correspondente.

De modo geral, todas as lesões interpostas entre o pulmão e a parede torácica podem reduzir ou eliminar o murmúrio vesicular, como pneumotórax, derrame pleural, tumores, cifoescolioses.

Já os sons respiratórios anormais podem ser descritos quando a transmissão dos sons se altera como resultado de um processo patológico de base. Esses sons podem ser mais facilmente identificados que os sons normais, e podem ter sua origem na árvore brônquica, nos alvéolos ou no espaço pleural.

Os ruídos adventícios são classificados como secos (roncos e sibilos), úmidos (estertores crepitantes e subcrepitantes) e atrito pleural. Os estertores crepitantes são úmidos e descontínuos, discretos, exclusivamente inspiratórios. Tais estertores indicam processo patológico nas vias aéreas periféricas, como edemas incipientes do parênquima pulmonar, cardiopatias congênitas que cursam com hiperfluxo pulmonar, presença de exsudato ou transudato intra-alveolar (pneumonias, edema agudo de pulmão, atelectasias).

Os estertores subcrepitantes são ruídos descontínuos ouvidos tanto na inspiração como na expiração. Resultam da mobilização de secreções (pneumonias, bronquiolites) presentes em brônquios de médio e pequeno calibre.

Os roncos são sons de baixo timbre, porém contínuos; são ruídos de tonalidade grave, predominantemente inspiratório, atribuídos à presença de secreções nas vias aéreas de grande calibre, as vias aéreas mais centrais.

Os sibilos são contínuos, porém de alto timbre; são ruídos de tonalidade aguda e ocorrem predominantemente durante a expiração, o que indica broncoespasmo. Entretanto, os sibilos também podem ser causados pelo movimento do ar por meio de obstruções por secreções brônquicas, sendo esse predominantemente inspiratório.

Outro som comum durante a ausculta pulmonar anormal é a respiração soprosa, referente ao próprio ruído laringotraqueal que, em razão da comunicação do brônquio com o tecido pulmonar condensado, passa a ser ouvida na superfície do tórax, indicando a presença de condensações no parênquima pulmonar, cavidades vazias ou derrames pleurais.

Já o atrito pleural, também encontrado na ausculta do tórax, decorre da irritação das superfícies pleurais por inflamações, infecções ou neoplasias, sendo caracterizado por um estalido a cada respiração durante o deslizamento pleural.[3,10,14]

Um elemento de extrema importância para uma ausculta correta é o ambiente em que a criança se

Tabela 4.5 Reflexos e comportamento motor

	Dias			Meses													
	1	2	3	1	2	3	4	5	6	7	8	9	10	11	12	13	14
Reflexo magnético	X	X	X	X	X												
Reação de marcha	X	X	X	X	X												
Placing-reaction	X		X	X	X												
Reflexo de Galant	X	X	X	X	X												
Reflexo glabelar	X	X	X	X	X												
Fenômeno dos olhos de boneca	X	X	X	X	X												
Reação postural cervical	X	X	X	X	X												
Reflexo de Moro (1ª e 2ª fases)	X	X	X	X	X	X	X	X	X								
Manobras de propulsão	X	X	X	X	X	X	X										
Reflexo tônico-labiríntico (em posição ventral)	X	X	X	X	X	X	X										
Reflexo tônico-cervical assimétrico ou Magnus de Klegn	X	X	X	X	X	X	X	X	X								
Reflexo preensão palmar	X	X	X	X	X	X	X	X									
Reflexo plantar de preensão	X	X	X	X	X	X	X	X	X	X	X	X	X	X	X		
Reflexo postural labiríntico				X	X	X	X	X	X	X	X	X	X	X	X		
Reação da posição lateral						X	X	X	X	X	X	X	X	X	X		
Reação de Landau						X	X	X	X	X	X	X	X	X	X		
Reações posturais																	
Cabeça sobre o corpo e corpo sobre a cabeça							X	X	X	X	X	X	X	X	X	X	X
Início do erguer-se para sentar-se							X	X	X	X	X	X	X	X	X	X	X
Rotação incipiente							X	X	X	X	X	X	X	X	X	X	X
Levantar a cabeça a partir da posição dorsal							X	X	X	X	X	X	X	X	X	X	X
Disposição para o salto							X	X	X	X	X	X	X	X	X	X	X
Reações de equilíbrio																	
Posição ventral								X	X	X	X	X	X	X	X	X	X
Posição dorsal								X	X	X	X	X	X	X	X	X	X
Sentar-se com apoio para adiante								X	X	X	X	X	X	X	X	X	X
Sentar-se com apoio para o lado											X	X	X	X	X	X	X
Sentar-se com apoio para trás													X	X	X	X	X
Equilíbrio																	
Em posição quadrupedal (engatinhamento)													X	X	X	X	X
Ficar em pé com apoio													X	X	X	X	X
Ficar em pé sem apoio														X	X	X	X
Andar com apoio														X	X	X	X
Andar com equilíbrio sem apoio															X	X	X

Fonte: Flehmig I. Desenvolvimento normal e seus desvios no lactente – Diagnóstico e tratamento precoce do nascimento até o 18º mês. São Paulo: Atheneu; 1987.

encontra, devendo ser o mais silencioso possível, pois situações como o choro podem interferir na adequada interpretação dos ruídos pulmonares.

Avaliação neurológica e musculoesquelética

A avaliação do quadro neurológico nos pacientes pediátricos e neonatais, como citado anteriormente, é de extrema importância, principalmente porque a detecção e a intervenção realizadas de forma precoce nas possíveis alterações evitarão o agravo das sequelas e auxiliarão num posterior encaminhamento para um serviço especializado após a alta hospitalar. Entretanto, para uma adequada identificação dessas possíveis alterações, faz-se necessário o conhecimento do desenvolvimento neuropsicomotor normal (DNPM), como mostrado na Tabela 4.5, em que são identificados os principais reflexos e reações encontradas nas crianças, bem como o momento de início e término de cada um deles. Algumas anormalidades se fazem presentes de forma extremamente sutil e, por isso, muitas vezes, só são percebidas tardiamente, o que retarda o início do acompanhamento.[15] As explicações de como verificar os reflexos podem ser facilmente encontradas em livros específicos de Neurologia, e aqui, portanto, apenas são apresentados de forma sucinta.

Além das etapas do desenvolvimento, outros pontos devem ser analisados durante a avaliação neurológica e motora desses pacientes; dentre eles, os mais importantes são:

- Nível de consciência, que pode ser avaliado por meio da escala de Glasgow, utilizada em crianças maiores quando essas adquirem grau de compreensão adequado, e escala de Glasgow adaptada para lactentes (Tabela 4.6).
- Sinais de irritação meníngea, como rigidez da nuca, coluna vertebral e abaulamento da fontanela em recém-nascidos, a qual deve normalmente apresentar-se normotensa e plana e deve fechar-se progressivamente com a idade. É importante também ficar atento aos exames de ultrassom transfontanela, comumente realizado de rotina em recém-nascidos prematuros ou quando o recém-nascido apresenta algum sinal clínico compatível com alterações cerebrovasculares, o qual poderá diagnosticar a presença de hemorragias peri-intraventriculares de diferentes graus, que ocasionarão restrições da manipulação e alterações a curto prazo ou sequelas a longo prazo.
- Presença de movimentos anormais como:
- *Tremores*: movimentos involuntários e rítmicos de um ou diversos grupos musculares – por exemplo, distúrbios metabólicos, ansiedade;
- *Movimentos coreicos*: movimentos rápidos, irregulares, assimétricos, sem finalidade, que podem aumentar com a emoção e desaparecer durante o sono – por exemplo, coreia de Sydenham;

Tabela 4.6 Escala de Glasgow

Escala de Glasgow		Escala modificada para lactentes	
Avaliação	**Pontos**	**Avaliação**	**Pontos**
Abertura Ocular			
Espontânea	4	Espontânea	4
Estímulo vocal	3	Estímulo vocal	3
Estímulo doloroso	2	Estímulo doloroso	2
Sem resposta	1	Sem resposta	1
Verbal			
Orientado	5	Balbucia	5
Confuso	4	Irritado	4
Palavras inapropriadas	3	Chora à dor	3
Sons inespecíficos	2	Geme à dor	2
Sem respostas	1	Sem resposta	1
Motor		*Movimentação*	
Obedece a comandos	6	Espontânea normal	6
Localiza a dor	5	Reage ao toque	5
Reage à dor	4	Reage à dor	4
Flexão anormal	3	Flexão anormal	3
Extensão anormal	2	Extensão anormal	2
Sem resposta	1	Sem resposta	1

Fonte: Behrman RE, Kliegman RN. Nelson – Princípios de pediatria. 3.ed. Rio de Janeiro: Guanabara Koogan; 1999.

- *Movimentos atetoicos*: movimentos contínuos, lentos, espasmódicos, incoordenados, ondulantes, associados a modificações do tônus muscular. Aumentam com emoção e desaparecem durante o sono – por exemplo, paralisia infantil, doença de Niemann-Pick;
- *Mioclonias*: contrações musculares rápidas, isoladas ou em série, acometem parte de um músculo ou um grupo de músculos – por exemplo, doenças degenerativas do sistema piramidal e extrapiramidal;
- *Convulsões*: acessos de contração muscular involuntária, que podem ser acompanhados de perda de consciência.[1,10,20]
- Presença de alterações osteoarticulares, como fragilidades e fraturas ósseas, mediante inspeção e análise de exame complementar, como radiografia, rigidez e deformidades articulares, por meio da inspeção visual e movimentação passiva. Avaliar e graduar a força muscular quando houver suspeita de alguma alteração, em razão da resistência manual em crianças maiores a partir dos quatro anos, aproximadamente, e movimentação passiva, associada à realização de mudanças posturais, observando a sustentação da cabeça, do tronco e dos membros em crianças menores, identificando-se sempre se as alterações, quando presentes, se fazem de forma generalizada ou restrita a um músculo, ou grupo muscular específico, e se essa alteração está ou não relacionada a uma situação de adaptação a um dispositivo terapêutico temporário ou dor.
- Tônus muscular, que é realizada de forma subjetiva (entretanto, todos os profissionais são treinados para apresentar o mesmo padrão de avaliação), principalmente por meio da palpação e movimentação; observar se esse se encontra aumentado (espástico), diminuído (hipotônico) ou adequado, sempre levando em consideração durante a interpretação da análise a fase em que a criança se encontra, pelo fato de elas apresentarem uma hipotonia fisiológica nos primeiros meses de vida.

CONSIDERAÇÕES FINAIS

Como observado, fica evidente que um fisioterapeuta bem preparado, que possua conhecimento teórico adequado das peculiaridades anatômicas e fisiológicas, características dessa faixa etária, experiência prática e uma avaliação global constante e rigorosa dos diversos sistemas é a garantia para um manuseio de qualidade e benéfico ao paciente.

REFERÊNCIAS BIBLIOGRÁFICAS

1. Porto CC. Semiologia médica. 4.ed. Rio de Janeiro: Guanabara Koogan; 2001.
2. Benseñor IM, Martins MA. Semiologia clínica. 1. ed. São Paulo: Sarvier; 2002.
3. Kopelman B, Miyoshi M, Guinsburg R. Distúrbios respiratórios no período neonatal. São Paulo: Atheneu; 1998.
4. Pryor JA, Webber RA. Fisioterapia para problemas respiratórios e cardíacos. 2.ed. Rio de Janeiro: Guanabara Koogan; 2002.
5. Sarmento GJV. Fisioterapia respiratória no paciente crítico. Barueri: Manole; 2005.
6. Britto JLBC. Manual de normas – Terapia intensiva pediátrica. São Paulo: Sarvier; 1998.
7. Knobel E. Condutas no paciente grave. 2.ed. São Paulo: Atheneu; 1998.
8. Behrman RE, Kliegman RN. Nelson – Princípios de pediatria. 3.ed. Rio de Janeiro: Guanabara Koogan; 1999.
9. Crane LD. Fisioterapia para o neonato com doença respiratória. In: Irwin S, Tecklin JS. (ed.) Fisioterapia pulmonar e reabilitação. São Paulo: Manole; 1999.
10. Postiaux G. Fisioterapia respiratória pediátrica. 2.ed. Porto Alegre: Artmed; 2004.
11. Frownfelter D, Dean E. Fisioterapia cardiopulmonar. 3.ed. São Paulo: Revinter; 2004.
12. Costa D. Fisioterapia respiratória básica. 1. ed. São Paulo: Atheneu; 2004.
13. Oberwaldner, B. Physiotherapy for airway clearence in paediatrics. Eur Respir 2000; 15: 196-204.
14. Rozov T. Doenças pulmonares em pediatria. 1.ed. São Paulo: Atheneu; 1999. Parte V.
15. Bethlen N. Pneumologia. 4.ed. São Paulo: Atheneu; 2000.
16. Dinwiddie R. O diagnóstico e o manejo da doença respiratória pediátrica. Porto Alegre: Artes Médicas; 1992.
17. Viçon C, Fauser C. Kinésethérapie respiratoire en pédiatrie. Paris: Masson; 1989.
18. Matsumoto T, Carvalho WB, Hirschheimer MR. Terapia intensiva pediátrica. São Paulo: Atheneu; 1997.
19. Piva JP, Garcia PCR, Santana JCB, Barreto SSM. Insuficiência respiratória na criança. J Pediatr 1998; 74 (Supl.1): S99-S112.
20. Flehmig I. Desenvolvimento normal e seus desvios no lactente – diagnóstico e tratamento precoce do nascimento até o 18º mês. Rio de Janeiro: Livraria Atheneu; 1987.

5

PNEUMONIA NA INFÂNCIA

ADRIANA DE ARRUDA FALCÃO PEIXE
FABIANE ALVES DE CARVALHO

A pneumonia pode ser definida como uma infecção associada a uma inflamação do trato respiratório inferior, traduzida por uma consolidação dos alvéolos pulmonares ou infiltração do tecido intersticial por células inflamatórias, gerando alterações importantes na relação entre a ventilação e a perfusão e, consequentemente, na mecânica respiratória.

Apesar dos inúmeros progressos e da notável evolução tecnológica, hospitalar e ambulatorial no tratamento da pneumonia, ela ainda representa a terceira causa de morte por infecções nos hospitais, sendo de fundamental importância o diagnóstico precoce para um adequado plano de tratamento.[1,2]

No Brasil, a cada ano, dois milhões de casos de pneumonia são notificados, e mais de 33 mil morrem. Embora isto seja uma preocupação especial para os extremos de vida, sobretudo idosos debilitados e recém-nascidos, a pneumonia pode acometer também pessoas saudáveis e jovens.[1,2,3]

ETIOLOGIA E EPIDEMIOLOGIA

Uma grande variedade de agentes infecciosos pode causar pneumonia.[4] No entanto, a dificuldade para a obtenção de material do tecido infectado e a ausência de métodos confiáveis que possam, de modo rápido, informar sobre a participação dos diversos agentes tornam difícil a determinação individual da etiologia de cada caso de pneumonia.[5] Desse modo, utilizam-se, na prática clínica, informações oriundas de investigações científicas que orientam a probabilidade etiológica, conforme dados clínicos e laboratoriais, e principalmente a idade.

Estudos etiológicos sobre a pneumonia comunitária na infância são difíceis pela baixa positividade das hemoculturas e pela relutância em realizar lavados broncoalveolares e punções pulmonares em crianças. Entre aquelas baseadas em evidências, algumas considerações gerais podem ser feitas:[6]

- O agente causal não é identificado em mais de 60% dos casos.
- A etiologia viral pode ser responsável por aproximadamente 14 a 35% das pneumonias na infância.
- *S. pneumoniae* é a causa mais comum de pneumonia na infância, em todas as faixas etárias.
- A idade é um excelente marcador de possíveis patógenos causais.
- Viroses são mais comuns em lactentes.
- Em crianças acima de cinco anos, as causas são o *S. pneumoniae*, seguido pelo *M. pneumoniae* e pela *C. pneumoniae*.
- Em 8 a 40% dos casos podemos encontrar infecções mistas.

A seguir, são apresentados alguns dos agentes etiológicos mais prováveis de pneumonias na infância por faixas etárias e suas principais características:[7]

- Recém-nascidos de zero a vinte dias: estreptococo do grupo B, enterobactérias, citomegalovírus, *Listeria monocytogenes*.
- Três semanas a três meses de vida: *Clamydia trachomatis*, vírus sincicial respiratório (VSR), parainfluenza, *Streptococcus pneumoniae*, *Bordetella pertussis* e *Staphylococcus aureus*.
- Quatro meses a quatro anos de idade: VSR, parainfluenza, influenza, adenovírus, rinovírus, *Streptococcus pneumoniae*, *Haemophilus influen-*

zae, Staphylococcus aureus, Mycoplasma pneumoniae e *Mycobacterium tuberculosis.*

- Cinco a quinze anos de idade: *Mycoplasma pneumoniae, Clamydia pneumoniae, Streptococcus pneumoniae* e *Mycobacterium tuberculosis.*

Características principais dos agentes etiológicos mais comuns

Streptococcus sp

Grupo de bactérias Gram-positivas, anaeróbicas facultativas, entre as quais os β-hemolíticos podem ser patogênicos. É pouco frequente na faixa etária pediátrica, exceto no período neonatal. Quando ocorre, geralmente sucede de infecção viral como influenza, sarampo, varicela, rubéola ou coqueluche.[8]

Chlamydia pneumoniae

É uma bactéria intracelular que possui duas espécies que acometem o pulmão: a *Chlamydia psittaci* (transmitido por aves) e a *Chlamydia pneumoniae* (transmitida de indivíduo para indivíduo)[9]

Streptococcus pneumoniae (pneumococo)

Trata-se do principal agente etiológico bacteriano, e é o mais frequente e isolado dos processos pneumônicos de origem comunitária, principalmente em lactente e crianças maiores de um ano de idade.[8,10]

É um coco encapsulado, Gram-positivo, classificado imunologicamente em 82 sorotipos diferentes de pneumococos. Esse coco encapsulado age como protetor da célula bacteriana contra as células fagocíticas, contribuindo para sua patogenia.[8,10,11]

A infecção pneumocócica ocorre principalmente por aspiração do micro-organismo da orofaringe contaminada e em indivíduos previamente colonizados.[8,10]

Os fatores predisponentes à pneumonia pneumocócica são: virose, alcoolismo, insuficiência cardíaca, esplenectomia, diabetes, leucemias, mielomas, AIDS e derrame pleural.[9,11]

Haemophilus influenzae

É o segundo agente bacteriano mais frequente nos três primeiros anos de vida e mais comum nos processos pneumônicos de origem comunitária.[8,11]

Trata-se de um coco não encapsulado e Gram-negativo. É uma bactéria anaeróbica facultativa, e pode fazer parte da flora das vias respiratórias superiores.[8,9,10]

O *H. influenzae* tipo B merece maior atenção, pois é o organismo causador de várias infecções, como meningite e infecções respiratórias agudas, principalmente em crianças.[8,10]

Em indivíduos sadios, a disseminação da bactéria ocorre a partir da colonização transitória da nasofaringe e orofaringe por aspiração de micropartículas de indivíduos previamente colonizados, por infecção viral prévia, inalantes químicos e fumaça de cigarro.[8,10]

São fatores predisponentes: DPOC, alcoolismo, doença maligna, diabetes e desnutrição.[8,10]

Staphylococcus aureus

É uma bactéria aeróbica Gram-positiva que tem a capacidade de produzir enzimas e toxinas que a tornam livre da ação de certos antibióticos. Entre as enzimas, citam-se coagulase, catalase, hialuronidase, β-lactamase. Entre as toxinas, constatam-se hemolíticas, necrotizantes, epidemiolítica e enterotoxina.[8,9,10]

Esses produtos, em conjunto, são responsáveis pela capacidade de agressão e manutenção das lesões, e a β-lactamase responde pela resistência generalizada à penicilina.[8]

É o terceiro agente bacteriano associado à pneumonia na infância, mais frequentemente em menores de dois anos, assumindo um papel importante em condições como doença de base, desnutrição, imunodepressão, pós-infecções por varicela, sarampo, coqueluche ou influenza, pós-trauma e em pneumonias adquiridas em ambiente hospitalar.[10,11]

Pode ser contraída por via aerógena (mais comum em crianças) ou hematógena (mais comum em adultos). Atinge os pulmões por aspiração de secreção de via aérea superior, inalação de micro-organismos, via hematogênica ou por infecção da caixa torácica, e pode comprometer a pleura, gerando um derrame pleural.[8,10]

Em pacientes imunodeprimidos, as infecções pulmonares, além de serem frequentes e graves, são causadas por germes menos comuns ou oportunistas.[11]

Caracteristicamente apresenta lesões pulmonares necrotizantes, cavitadas, bilaterais e frequentemente associadas a empiema ou pioempiema.[8]

Mycoplasma pneumoniae

Trata-se de uma bactéria sem parede celular, adquirida por via inalatória após contato com pacientes na fase aguda da doença.[10]

Predomina na faixa etária de escolares e adolescentes, e pode apresentar algumas vezes características de microempiemas. Pode ser grave em pacientes com anemia falciforme.[11,12]

Mycobacterium tuberculosis

Pode ser apresentada como doença infecciosa aguda ou subaguda, com maior frequência nos lobos superiores, além de ser associada ao vírus HIV e à tuberculose.[8,12]

Klebsiella pneumoniae

Trata-se de um bacilo Gram-negativo, que pode ser de origem domiciliar sucedido de infecção viral e gerar quadros infecciosos em lactentes normais sem fatores predisponentes, sendo mais frequente em infecções de aquisição hospitalar em pacientes da UTI sob ventilação mecânica. Sua localização é preferencialmente à direita e se apresenta com maior frequência na forma de focos broncopneumônicos.[8]

Escherichia coli

Trata-se de um importante agente causador da pneumonia neonatal. Também pode acometer crianças com focos de infecções intestinais ou urinárias, causando disseminação da infecção. Além disso, é um importante agente de pneumonias em pacientes imunodeprimidos. Também pode estar presente no trato genital da mãe e provocar a pneumonia neonatal.[8,12]

Pseudomonas aeruginosa

Trata-se de um dos principais micro-organismos da pneumonia. Ocorre preferencialmente em consequência à septicemia de crianças imunodeprimidas, hospitalizadas, e na infecção pulmonar dos portadores de mucoviscidose.[8,12]

A bactéria é encontrada no tubo digestório de 15% das crianças; é um dos principais micro-organismos envolvidos na colonização de pacientes hospitalizados submetidos à antibioticoterapia, inaloterapia e ventilação mecânica.[8]

Legionella pneumophila

É uma bactéria Gram-negativa transmitida por aerossolização de água contaminada, sendo mais frequente em enfermarias ontológicas por contaminação de materiais de nebulização e banho.[9,11]

São fatores predisponentes: tabagismo, DPOC, doenças crônicas, diabetes e indivíduos transplantados.[8]

ETIOPATOGENIA E CLASSIFICAÇÃO

Diversos fatores de risco contribuem para a elevada incidência de pneumonia na infância. Esses fatores estão relacionados a influências externas e a fatores do próprio hospedeiro. Sabe-se que nessa fase existe uma alta suscetibilidade para infecções pulmonares em razão das características anatômicas, fisiológicas e imunológicas.[13]

Alguns dos fatores considerados de extrema importância são: menor diâmetro da árvore traqueobrônquica, imaturidade do sistema mucociliar, baixos níveis de IgA, alteração da mecânica diafragmática, caixa torácica, entre outros, que estão relacionados às características anatomofisiológicas das crianças. Podemos citar também outros fatores de risco:

- Fatores etários: a idade é um dos mais importantes, em que há nítida predominância em menores de um ano, especialmente menores de seis meses.
- Fatores socioeconômicos: neste caso, a renda familiar é mais baixa e os cuidados são mais escassos, o que contribui para o surgimento de infecções. A educação também contribui no processo de hospitalização e na morte por pneumonia.
- Fatores ambientais: a poluição atmosférica é um importante fator de risco de infecções em crianças expostas a ela, principalmente quando há o dióxido de enxofre. A poluição intradomiciliar, principalmente em regiões onde ocorre maior consumo de combustíveis de biomassa (madeira, esterco seco), tem sido incluída para o risco de infecções. Aglomerações também favorecem o risco, pois um maior número de pessoas em um mesmo ambiente aumenta o risco de infecções entre eles.
- Fatores nutricionais: esses fatores estão relacionados principalmente com baixo peso ao nascer, associado principalmente à prematuridade

e ao hipodesenvolvimento. A desnutrição também está associada a um número crescente de infecções, entre elas a do sistema respiratório, principalmente por estar relacionada a uma resposta imunológica deficiente e a maior presença de bactérias patogênicas na orofaringe.

Quanto às formas de contaminação, citamos:

- Aspiração de secreção contaminada, proveniente das vias aéreas superiores que atingem a rinofaringe.
- Infecções virais das vias aéreas superiores primárias, que favorecem a contaminação bacteriana secundária das vias aéreas inferiores por alterarem a imunidade local e aumentarem em demasia a produção de muco. Dessa forma, a atividade ciliar, que é a responsável pela remoção dessa secreção, é reduzida, facilitando sua aspiração.
- Através da via hematogênica, em que o patógeno atinge o parênquima pulmonar a partir de um sítio infeccioso distante (p. ex., piodermite, infecção urinária, meningite, etc.).
- Por contiguidade, o que é mais raro, e a partir de uma infecção localizada no pericárdio, fígado, gradil costal ou como consequência de traumatismo torácico.

Além disso, como apontado anteriormente, a pneumonia pode ser classificada em pneumonia de comunidade, ou seja, adquirida fora do ambiente hospitalar, ou nosocomial, adquirida dentro do ambiente hospitalar.[14] Esta última costuma ser causada por germes de maior agressividade, e por consequência é mais grave.

Esses dados são confirmados por índices de mortalidade bem mais elevados. É a mais frequente infecção em pacientes hospitalizados em Unidades de Terapia Intensiva (UTI). Em uma pesquisa realizada por Carrilho,[15] que acompanhou 540 pacientes que permaneceram internados em um hospital por mais de 24 horas, percebeu-se que 15,4% desses pacientes contraíram pneumonia.

Esse trabalho apresenta ainda como fatores de risco para a pneumonia em pacientes hospitalizados em UTIs o uso de sonda nasogástrica, a traqueostomia e o rebaixamento do nível de consciência. A infecção de ambos os pulmões é popularmente chamada de pneumonia dupla ou bilateral.

Todos esses fatores irão alterar o curso da doença, e o seu aparecimento e progressão poderão se dar de forma heterogênea.

CLASSIFICAÇÃO ANATOMOPATOLÓGICA E RADIOLÓGICA

O acometimento anatômico pulmonar também pode variar, ocorrendo geralmente das seguintes maneiras (Figura 5.1):

- Pneumonia alveolar ou lobar (Figuras 5.2 e 5.3): Na pneumonia lobar, uma parte do pulmão é afetada de maneira uniforme. Ocorre uma rea-

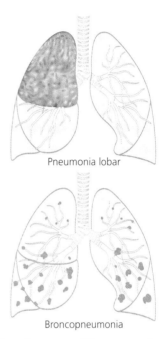

Figura 5.1 Desenho esquemático representando uma imagem de pneumonia lobar (acima) e uma imagem de broncopneumonia (abaixo).

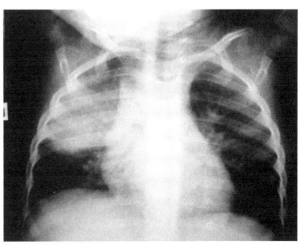

Figura 5.2 Radiografia torácica demonstrando pneumonia lobar à direita.

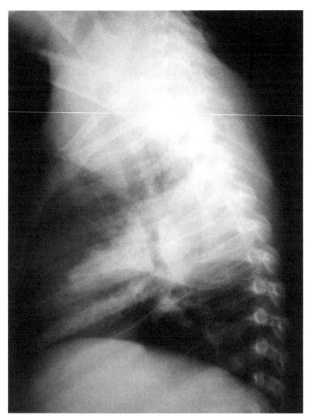

Figura 5.3 Radiografia torácica em perfil demonstrando pneumonia lobar.

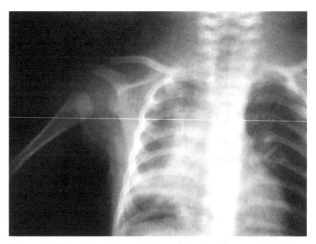

Figura 5.4 Radiografia torácica evidenciando opacidade heterogênea em terço médio à direita, sugestivo de broncopneumonia.

ção inflamatória com exsudato inflamatório, que preenche os espaços alveolares. Apresenta-se com imagem homogênea e limites precisos.
- Pneumonia intersticial: Processo inflamatório com exsudato no interstício, imagem de infiltrado intersticial (reticular) difuso até a periferia. Comum nas pneumonias viróticas.
- Broncopneumonia (Figura 5.4): Já a broncopneumonia afeta o pulmão de maneira mais heterogênea, e geralmente em mais de um local, de forma "salpicada". Ocorre comprometimento dos bronquíolos e através dos canais de Lambert e poros de Kohn. Esses bronquíolos espalham para outros bronquíolos e apresentam opacidade heterogênea e nodular, podendo ser uni ou bilateral de limites imprecisos.

MECANISMOS DE DEFESA

É importante ressaltar que em circunstâncias normais as vias respiratórias possuem mecanismos eficazes para a proteção contra infecções por micro-organismos.

Todos os dias, 10 a 21.000 L de ar são inalados e, com isso, as vias respiratórias e os alvéolos são expostos aos mais variados detritos, entre eles, poeiras perigosas, substâncias químicas e micro-organismos diversos. O destino dessas partículas inaladas depende do seu tamanho. Um pulmão sadio, entretanto, é livre de bactérias. Vários mecanismos de defesa potentes eliminam ou destroem qualquer bactéria inalada com ar ou fortuitamente depositadas nas vias aéreas. Para realizar essa tarefa, dispomos de três mecanismos principais descritos a seguir (Figura 5.5).[16,17]

Condicionamento do gás inspirado

Esse condicionamento é composto pela umidificação e pelo aquecimento que ocorrem em toda extensão das vias aéreas. Além disso, ocorre a filtração que tem início na cavidade nasal, onde as vibrissas, através do turbilhonamento, filtram as partículas com tamanho superior a 10 micras; em seguida, ocorre a impactação inercial, em que as partículas são impactadas nas bifurcações brônquicas. As que não são impactadas sofrem a ação da sedimentação gravitacional (2 a 5 micras) e se depositam pelo seu peso, durante o fluxo inspiratório. Por fim, as partículas com menos de 2 micras, que conseguiram ultrapassar os outros mecanismos e chegaram à periferia nos bronquíolos distais, sofrem os chamados movimentos brownianos, ou seja, nesse local a temperatura atinge aproximadamente 36°C e as moléculas das partículas se agitam e ficam aprisionadas.

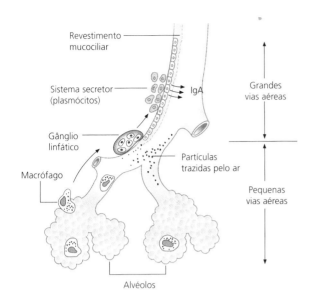

Figura 5.5 Mecanismos de defesa contra infecções por micro-organismos durante a respiração.

Transporte mucociliar ou limpeza traqueobrônquica

Todos os dias são produzidos aproximadamente 10 a 100 ml de muco, que é composto de água, carboidratos, proteínas e lipídeos. O muco brônquico é composto por duas camadas denominadas epifase gel e hipofase sol. A primeira é uma camada mais gelatinosa onde as partículas são aprisionadas (Figura 5.6), e a segunda localiza-se logo abaixo (camada coloide), onde os cílios estão mergulhados.

Em quase toda a extensão da via aérea são encontrados prolongamentos citoplasmáticos que variam em número, tamanho e altura (diminui seu batimento ao aproximar-se dos alvéolos e aumenta quanto mais próximo da traqueia). Esses prolongamentos são denominados cílios, que se movimentam em forma de uma onda metacrônica a uma frequência de 10 a 20 Hz.

Durante a movimentação ciliar, uma película de muco é movida continuamente dos pulmões em direção à orofaringe; as partículas depositadas nessa película são eventualmente deglutidas ou expectoradas.

Mecanismo imunológico ou limpeza alveolar

As bactérias ou partículas sólidas depositadas nos alvéolos são fagocitadas pelos macrófagos alveolares. Uma partícula é digerida ou carregada para os bronquíolos ciliados; posteriormente o macrófago é propelido para a orofaringe e depois deglutido. De forma alternativa, o macrófago carregado com a partícula pode mover-se através do espaço intersticial e reentrar nos bronquíolos, ou penetrar nos capilares linfáticos. Se a carga de partícula é pesada e o transporte pelo macrófago até a superfície e vias aéreas alveolares é complexo, algumas partículas podem, eventualmente, alcançar os linfonodos regionais e, via corrente sanguínea, ser carregadas para qualquer lugar do organismo.

No trato respiratório inferior, o trabalho de limpeza contra os agentes agressores também pode ser exercido por células e fatores humorais. Na ausência de líquidos de origem inflamatória ou circulatória, os agentes se depositam nos alvéolos onde, além do processo de inativação por fagocitose, pelos menos três substâncias são capazes de inativá-los, como o surfactante, que é secretado pelos pneumócitos II e pode ter atividade antibacteriana contra estafilococos e algumas espécies de bactérias Gram-negativas.[12] A imunoglobulina, principalmente da classe IgE, e as formas secretoras de IgA, que contêm anticorpos de atividade específica contra bactérias; por último, os componentes de complemento, especialmente properdina, fator B que pode reagir às bactérias.[12]

A ação de um ou de todos esses componentes pode preparar as bactérias para serem ingeridas pelos macrófagos ou pela sequência do complemento ativado e lesá-las. Algumas partículas podem ser ingeridas rapidamente pelos macrófagos, o que não acontece com as bactérias cujos processos são consideravelmente menos energéticos. Parece que a imunoglobulina G facilita a fagocitose pelos macrófagos. Caso alguns germes atinjam os alvéolos e se multipliquem,

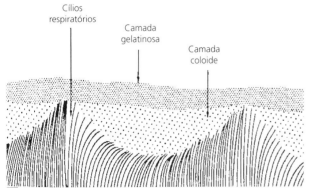

Figura 5.6 Desenho demonstrando as duas camadas do muco brônquico (epifase gel e hipofase sol).

o sistema macrofágico é superado e o pulmão desenvolve uma extensa resposta inflamatória. O macrófago alveolar é o único fagócito resistente no alvéolo, sendo a primeira linha de defesa nesse sítio, porém existem células de reserva com atividade fagocística, os polimorfonucleares, situados nos espaços vasculares e separados da luz alveolar pelo endotélio capilar, espaço intersticial e epitélio alveolar. A movimentação dos granulócitos para dentro dos alvéolos é chamada de migração direta ou quimiotaxia.[12]

Entretanto, sempre que esses mecanismos de defesa estão prejudicados, ou sempre que a resistência do hospedeiro está diminuída, pode ocorrer infecção do trato respiratório inferior. Os fatores que afetam a resistência incluem, geralmente, doenças crônicas, deficiência imunológica, tratamento com agentes imunossupressores, leucopenia e, raramente, infecções virulentas. Os mecanismos de limpeza podem sofrer interferência de muitos fatores, como os apontados a seguir:[16]

- Perda ou supressão do reflexo da tosse, como resultado de coma, anestesia, distúrbios neuromusculares ou dor torácica. Isso pode levar à aspiração dos conteúdos gástricos.
- Lesão do aparelho mucociliar, por prejuízo da função ciliar ou destruição do epitélio ciliar em razão da fumaça de cigarros, da inalação de gases quentes ou corrosivos, das doenças virais ou dos distúrbios genéticos (p. ex., síndrome dos cílios imóveis).
- Interferência com a ação fagocítica ou bactericida dos macrófagos alveolares pelo álcool, pela fumaça de tabaco, pela anóxia ou por intoxicação pelo oxigênio.
- Congestão capilar ou edema.
- Acúmulo de secreções em condições como fibrose cística e obstrução brônquica.[16]

FISIOPATOLOGIA

Como já relatado, a pneumonia é indicada por uma inflamação do parênquima pulmonar. Entretanto, para que esse processo se instale, inicialmente é necessário que o micro-organismo ultrapasse todos os mecanismos de defesa descritos anteriormente, até chegar à periferia do pulmão. Após ultrapassá-los, inicia-se a liberação de enzimas e toxinas por parte do agente agressor, o que provoca um processo inflamatório local com exsudato em bronquíolos, alvéolos e interstício, ocorrendo concomitantemente disseminação através dos poros de Kohn e canais de Lambert, a qual gera um processo de irritação da mucosa com aumento na produção de muco (Figura 5.7). Esse mecanismo provoca lesão do parênquima pulmonar e promove a chegada dos mecanismos de defesa locais pelas vias hematogênica e alveolar, ocorrendo então o aumento da permeabilidade capilar com posterior extravasamento de líquido. Essa fase é caracterizada morfologicamente como fase de congestão, em que o pulmão apresenta-se úmido e avermelhado, e caracterizado por ingurgitamento vascular, presença de líquido intra-alveolar com poucos neutrófilos e, geralmente, presença de numerosas bactérias.[16]

Após a fase de congestão, ocorre o extravasamento de líquido para o interstício, e posteriormente para os alvéolos e bronquíolos. O estágio que se segue denomina-se hepatização vermelha, que é caracterizada por exsudação confluente maciça com hemácias (congestão) e neutrófilos e preenchimento dos espaços alveolares com fibrina. Ao exame macroscópico, observa-se o lobo agora avermelhado, firme e desprovido de ar, com consistência hepática, por isso o termo "hepatização".

O estágio seguinte é denominado hepatização cinzenta, que consiste em desintegração progressiva das hemácias e persistência de exsudato fibrinossupurativo, o que proporciona a aparência macroscópica de superfície ressecada e cinzento-acastanhada.

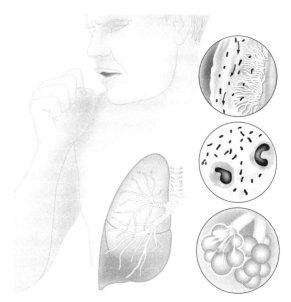

Figura 5.7 Desenho esquemático evidenciando o processo de disseminação das bactérias e o aumento do muco brônquico.

No estágio final de resolução, o exsudato consolidado dentro dos espaços alveolares sofre digestão enzimática progressiva e produz restos granulares semilíquidos que são reabsorvíveis, ingeridos por macrófagos ou tecidos e eliminados pela tosse. A reação fibrinosa pleural à inflamação subjacente, em geral presente nos estágios iniciais se a consolidação se estende à superfície (pleurite), pode resolver-se de forma similar. Com maior frequência, sofre organização, deixando espessamento fibroso ou aderências permanentes.

Em todo o processo da doença, ocorre o desequilíbrio entre a ventilação e a perfusão, principalmente em decorrência do espessamento da membrana alveolocapilar, prejudicando intensamente as trocas gasosas, levando a prejuízos na oxigenação sanguínea e alterações na mecânica respiratória. Entretanto, é importante ressaltar que um tratamento precoce e eficaz frequentemente diminui ou interrompe a progressão descrita.

EXAMES COMPLEMENTARES

Como já apontado, o diagnóstico da pneumonia baseia-se principalmente em características clínicas e epidemiológicas, dentre as quais a idade é a mais importante.

Entretanto, há alguns exames que podem complementar a realização do diagnóstico; entre eles destacam-se alguns exames laboratoriais e radiológicos.

Exames laboratoriais

Leucograma

É um recurso de alto valor para orientar o diagnóstico etiológico de uma pneumonia, aplicado em associação com os antecedentes epidemiológicos e com os dados clínicos/radiológicos. Leucócitos com valores próximos da normalidade sugerem etiologia viral. Preferencialmente, as pneumonias virais são acompanhadas de leucopenia (4.000-5.000/mm^3), ausência de desvio à esquerda e linfocitose. Nas pneumonias pneumocócicas, predominam leucocitose não muito intensa (15-17.000/mm^3) com desvio à esquerda e eosinopenia. Leucocitoses maiores (acima de 20.000/mm^3), com elevados desvios à esquerda e anaeosinofilia, são indicativos de etiologia estafilocócica.

Leucograma com desvio importante à esquerda e sem leucocitose evidente pode sugerir etiologia

Quadro 5.1 Algumas sugestões etiológicas a partir do hemograma

Leucocitose acima de 20.000	Pneumococo
Leucocitose com desvio à esquerda	Infecção bacteriana
Hemograma normal	Vírus, micoplasma, tuberculose
Leucopenia	Pneumonia grave

Gram-negativa: *Haemophilus influenzae, Moraxella catarrhalis* e bacilos Gram-negativos.[18]

O Quadro 5.1 apresenta algumas alterações no hemograma que sugerem fatores causais da IRA.

Mucoproteínas

A dosagem das mucoproteínas, exame rotineiramente substituído na prática médica pela dosagem da α_1 glicoproteína ácida, mostra, para ambos os exames, elevação de valores em presença de etiologia bacteriana, contrastando com a normalidade encontrada nas etiologias virais.

Exame bacteriológico

Muito se fala sobre a obtenção do diagnóstico etiológico em pacientes com pneumonia. A pesquisa direta, pelo método de Gram, no escarro, revelando (ou não) a presença de cocos ou bacilos Gram-positivos ou negativos, é um subsídio laboratorial que pode auxiliar no diagnóstico e, consequentemente, na conduta terapêutica. No entanto, tanto o escarro como a subsequente cultura podem fornecer dados sem utilidade (resultado negativo) ou dados falsos (resultados positivos de micro-organismos não responsáveis pela infecção, em razão da colonização, contaminação ou flora normal), ou podem ainda retardar, pela demora nos resultados, a conduta terapêutica empírica.

Na prática, as pneumonias, em sua maioria, não recebem diagnóstico etiológico e são, obviamente, tratadas de modo empírico. Esta situação é muito evidente em nosso país, cujos centros médicos são, com muita frequência, deficientes em proporcionar essas informações de forma rápida e adequada. Uma parcela de pacientes com pneumonia faz bacteremia, o que permite o achado etiológico por meio de hemoculturas.

Hemocultura

A hemocultura tem sido o método diagnóstico mais utilizado na prática clínica na busca do agente etiológico e é de alta confiabilidade no que diz respeito à correlação entre a bactéria encontrada e a responsável pela pneumonia, além de poder ser usada para os pacientes manipulados ambulatorialmente. A grande desvantagem desse método é a baixa positividade, que em diferentes estudos tem variado de 10 a 36%. Embora seja baixa a positividade em razão dos riscos de bacteremia, as hemoculturas devem ser indicadas a todas as crianças com suspeita de pneumonia, antes do início da terapia antimicrobiana.[19]

Nas crianças com sinais de infecção sistêmica, exames como hemocultura, cultura de liquor e de urina podem sugerir a etiologia da doença.

A bacterioscopia e a cultura de secreções de nasofaringe não possuem valor preditivo em crianças. O padrão de referência do diagnóstico etiológico é a punção pulmonar. O risco-benefício desse procedimento, entretanto, é muito alto e não deve ser utilizado de rotina.[20] No entanto, na presença de derrames pleurais puncionáveis, é de fundamental importância a realização de bacterioscopia (Gram), cultura geral e para microbactérias e detecção de antígenos bacterianos.[20]

Várias provas sorológicas vêm sendo desenvolvidas testando antígenos, anticorpos e imunocomplexos para diagnóstico de infecção bacteriana por pneumococos. Nenhuma delas, entretanto, possui sensibilidade e especificidade suficientemente elevadas para justificar sua utilização nas pneumonias adquiridas na comunidade, tratadas em ambulatório.[21]

A pesquisa de antígenos pode ser realizada em fontes como material de vias aéreas superiores, escarro, sangue, líquido pleural, aspirado pulmonar e urina.

Detecção de antígeno

Esse tipo de exame é uma maneira de identificar a etiologia sem depender da viabilidade do patógeno, ou seja, não sofre influência do uso prévio de antimicrobianos, além de ser uma técnica rápida. Esse método vem sendo utilizado em amostra de liquor, líquido pleural e urina, para identificação de bactérias como *S. pneumoniae, H. influenzae* tipo B e *S. aureus*. Entre as técnicas utilizadas para a detecção de antígeno, podemos citar a aglutinação pelo látex, contraimunoeletroforese (CIE) e Dot-Elisa e avaliação dos métodos de detecção de antígenos de *S.*

pneumoniae e *H. influenzae* tipo B, em amostras de urina e líquido pleural.[22]

Alguns autores demonstraram alta positividade das técnicas de aglutinação pelo látex e CIE em amostras colhidas após introdução da antibioticoterapia, mesmo após sete dias de terapêutica, mostrando 100% de positividade em amostras de líquido pleural. Em trabalho posterior, demonstraram superioridade do método de Dot-Elisa para identificação de antígenos de *S. pneumoniae* em amostras de líquido pleural, de crianças com pneumonia aguda, em relação aos métodos de cultura, aglutinação pelo látex e CIE.[23,24]

Em relação às infecções virais, a detecção de antígenos no aspirado de nasofaringe é altamente sensível e específica, particularmente em lactentes com menos de dezoito meses. Seu uso é particularmente útil em vigilância epidemiológica.[25]

Provas de inflamação inespecíficas, como VHS, proteína C-reativa, fibrinogênio e haptoglobina encontram-se geralmente elevadas e podem ser usadas, em conjunto com os dados clínicos, no seguimento dos casos.[26]

Marcadores de resposta inflamatória

A proteína C-reativa é um marcador inflamatório já testado na avaliação da criança febril, sem foco infeccioso identificado. Vários estudos têm demonstrado que crianças com infecção bacteriana podem apresentar valores normais, e alguns vírus, como adenovírus e influenza, podem suscitar grandes respostas inflamatórias, resultando em altos níveis de proteína C-reativa, sugestivo de infecção bacteriana.[27,28]

A interleucina (IL-6) é outro marcador inflamatório que demonstrou níveis mais elevados em infecções causadas por *S. pneumoniae* do que por *M. pneumoniae*. A produção de IL-6 parece ser local, e os níveis séricos de IL-6 podem não representar um bom meio de diferenciação de infecções virais e bacterianas.[29,30,31]

A pró-calcitonina (PCT) é um marcador inflamatório que foi estudado em pacientes com sepse bacteriana, no diagnóstico precoce de infecções bacterianas, no período neonatal e na diferenciação entre meningite viral e bacteriana. O uso de PCT para o diagnóstico diferencial entre as pneumonias bacterianas e virais em crianças foi avaliado em trabalho recente, comparado com IL-6 e proteína C-reativa.[32,33,34]

Os três marcadores tiveram pouco valor como método para diferenciar infecções bacterianas de virais, mas valores de PCT $\geq$ 2,0 mg/ml e proteína C-reativa $\geq$ 150 mg/ml associaram-se à presença de infecção bacteriana.[22]

Método de detecção do DNA

Trata-se de um recurso de maior potencial. Sua principal utilização é no diagnóstico de patógenos de isolamento mais difícil em meios de cultura ou sorologia indisponível.[22]

Método de hibridização com sondas

Pode ser realizado em fases sólidas, líquidas ou diretamente na amostra ou tecido (in situ). Apresenta desempenho semelhante aos métodos de detecção de antígenos, com maior especificidade.[22]

Método de amplificação do DNA

Oferece uma grande vantagem no aumento da sensibilidade para identificação de patógenos virais, bacterianos e fúngicos. É um método rápido e complexo que, independente da viabilidade do patógeno, pode identificar espécies ou genes de resistência.[21,22]

MANIFESTAÇÕES CLÍNICAS

O diagnóstico pode ser feito a partir do exame clínico, que deve ser realizado apenas quando for necessário (casos complicados ou atípicos). Deve-se incluir também exames complementares, laboratoriais e radiológicos para confirmação do quadro.

Os sinais e sintomas da pneumonia não são específicos e variam de acordo com o micro-organismo, a extensão da infecção no parênquima pulmonar e a idade do paciente.

O quadro clínico inicia-se geralmente de maneira súbita e é precedido por uma infecção da via aérea superior, como uma rinofaringite com ou sem otite média, traqueobronquite, ou uma virose específica, como sarampo, influenza, entre outros.

Os sinais e sintomas mais frequentes em pacientes com diagnóstico de pneumonia são tosse, aumento de temperatura corporal e taquipneia. Com a progressão da doença, aparecem sinais de desconforto respiratório associado, como tiragens (fúrcula, subdiafragmática e intercostal), batimento da asa do nariz, utilização da musculatura acessória, balanceio da cabeça, gemência expiratória e cianose.[13]

Os recém-nascidos não apresentam tosse e geralmente, além da taquipneia, apresentam sinais de desconforto respiratório associado. No lactente e nas crianças de tenra idade, os sinais físicos são inespecíficos e pouco nítidos: resumem-se a estertores subcrepitantes difusos indistinguíveis dos de uma simples traqueobronquite. Depois dos dois ou três anos de idade, a ausculta pode ser normal no começo, mas às vezes o murmúrio cesicular enfraquece-se no lado afetado e exagera no lado oposto.

Já os pré-adolescentes e adolescentes, além do desconforto respiratório, eventualmente evoluem com sinais e sintomas extrapulmonares, principalmente quando acometidos da pneumonia pneumocócica. Quando acometido o lobo superior direito (LSD), podem apresentar rigidez na nuca e outros sinais meníngeos, contudo o líquido cerebroespinhal não se altera. Quando a localização se processa no lobo inferior direito (LID), a pontada pode ser abdominal, simulando um quadro de apendicite aguda.[35] Podem cursar também com atrito pericárdico em pacientes com pneumonias nos lobos inferiores, normalmente ocasionadas por Haemophilus influenzae. Nessa faixa etária, pelo fato de os pacientes já apresentarem um grau de entendimento adequado, pode haver queixas de dor aguda e localizada no hemitórax correspondente, provocada por respiração, tosse, espirro ou mesmo por manipulação. A tosse pode assumir caráter particular, curta, presa e dolorosa.

O estado geral, independentemente da idade, pode estar comprometido e os pacientes podem apresentar letargia ou abatimento, anorexia e, por vezes, irritabilidade. Nos casos mais sérios, há palidez, com tonalidade acinzentada da pele e/ou cianose de extremidades e labial. Vômitos e diarreia ocorrem com frequência no lactente.[35]

Outros sinais indicadores de maior gravidade da pneumonia nas crianças, implicando abordagem terapêutica mais intensiva, internação hospitalar e exames complementares, que devem ser cuidadosamente observados, são: aspecto toxêmico, presença de tiragens, gemidos, prostração ou agitação acentuadas, cianose, palidez, convulsões, apneias, vômitos ou dificuldade de ingerir líquidos, hipotermia, desidratação e sinais semiológicos de condensação extensa ou comprometimento pleural. A dor pleural limita os movimentos respiratórios na inspiração, que se torna "curta", com gemidos, e a criança procura o decúbito do lado do derrame, com as pernas flexionadas.

Fatores relacionados às condições basais do paciente também devem ser sempre considerados para a classificação de uma pneumonia como grave, como a idade menor de dois meses, pacientes com desnutrição importante ou comorbidades, como pneumopatias crônicas, fibrose cística, portadoras de imunodeficiências congênitas ou adquiridas, neuromiopatias crônicas ou cardiopatias.[13]

Apesar de muitas vezes as manifestações clínicas e a evolução clínica do quadro serem parecidas, determinados micro-organismos podem ser sugeridos por apresentarem quadro clínico mais específico. Entre eles, os principais são:

- *Streptococcus pneumoniae* (pneumococo): em geral, observa-se na maioria dos pacientes abatimento, prostração, eventualmente alterações psíquicas, dores musculares e cefaleias. Nas formas graves, podem apresentar hiperventilação, agitação psicomotora, extremidades frias e, por vezes, cianoses, icterícia, insuficiência cardiorrespiratória, coma e choque franco.[12]
- *Streptococcus* sp: de início agudo, com febre, calafrios, dor torácica, tosse com escarro róseo e, às vezes, náuseas e vômitos.[12]
- *Pseudomonas aeruginosa*: toxemia, ansiedade, confusão mental e cianose progressiva.[12]
- *Mycoplasma pneumoniae*: início com mal-estar e cefaleia e, posteriormente febre, mialgias e dor de garganta.[12]
- *Klebsiella pneumoniae*: é de início abrupto com febre alta. Os pacientes se apresentam, geralmente, dispneicos, extremamente abatidos, às vezes cianóticos e hipotensos, mostrando-se agitados e com delírios.[8,12]
- *Legionella pneumophila*: mal-estar, cefaleia, mialgias e tosse não produtiva. Em alguns pacientes, as manifestações são precedidas por diarreias. Após um período de dois a três dias, surgem febre elevada e calafrios, podendo ocorrer dissociação entre pulso e temperatura, e alterações neurológicas.[8,12]
- *Haemophilus influenzae*: na criança, determina um quadro de broncopneumonia com bronquiolite severa, que se caracteriza por tosse persistente, dispneia e expiração prolongada.[12]

COMPLICAÇÕES

Podem ocorrer diversas complicações durante o curso da pneumonia, sendo sua incidência influenciada por agente etiológico, condições do hospedeiro, adesão e resposta à terapêutica proposta. As mais frequentes são descritas a seguir.

Derrame pleural

Essa complicação é decorrente do processo inflamatório, que promove aumento da permeabilidade capilar, com extravasamento de líquido para o interstício pulmonar, direcionando-o para o espaço pleural por causa do gradiente pressórico local. Além disso, processos inflamatórios subpleurais podem levar ao aumento da permeabilidade de capilares da pleura, que também contribuem para o acúmulo de líquido. Embora nessa fase já possa ocorrer invasão bacteriana, ela é rapidamente inativada pelas defesas locais por ser em pequena quantidade. Entretanto, com a persistência do quadro infeccioso, ocorre invasão do espaço pleural por um número crescente de bactérias por meio da via hematogênica, linfática ou por contiguidade, que passam a se multiplicar, não sendo mais totalmente destruídas, o que ocasiona o chamado empiema pleural.[36]

Pneumatocele

Complicação também encontrada na população pediátrica, principalmente quando o agente etiológico em questão é o *Staphylococcus aureos*. As pneumatoceles são causadas por rupturas dos processos inflamatórios da parede bronquiolar, ocasionando a formação de corredores de ar. Esse ar disseca em direção à pleura, caracterizando lesões císticas de paredes finas, sendo descritas como uma forma de enfisema subpleural. Essas lesões podem variar em extensão, localização e quantidade, mas são comumente encontradas como múltiplas lesões na região adjacente ao processo infeccioso.[37]

Abscesso pulmonar

Embora, sob circunstâncias adequadas, qualquer micro-organismo possa produzir abscesso, as formações pós-pneumônicas estão em geral associadas a *Staphylococcus aureos*, *Klebisiella pneumoniae* e pneumococos tipo 3. Essa complicação decorre da agressão sofrida pelo parênquima pulmonar, ocorrendo necrose tecidual com destruição supurativa na área central da cavitação. Embora qualquer região pulmonar possa ser acometida, esses processos geralmente estão nas regiões basais, podendo ser únicos ou múltiplos, como ocorre na maioria das situações.[38]

Síndrome do desconforto respiratório agudo

Essa complicação está associada a dano alveolar e capilar difuso, onde ocorre aumento da permeabilidade capilar com penetração de fluidos ricos em proteínas para o espaço alveolar, gerando danos ao seu revestimento e diminuindo o *clearance* do líquido e a produção de surfactante.

Desse modo, ocorrem áreas de colapso que podem levar a situações de fibrose pulmonar e diminuição importante da complacência pulmonar.[39]

Sepse

Quando o hospedeiro sofre uma agressão infecciosa, gera-se uma resposta inflamatória que é controlada por mediadores pró-inflamatórios, como macrófagos, monócitos, plaquetas, endotoxinas, interleucinas 1, 2, 6, 8, 15..., fator agregador de plaquetas e outros, e anti-inflamatórios, como interleucinas 4, 10 e 13, epinefrinas, CD 14 solúvel, proteína ligadora de lipopolissacáride, que, sob condições normais, contêm o processo inflamatório no local da lesão. Entretanto, quando os mediadores pró-inflamatórios geram repercussões além do local da lesão primária da infecção, temos a sepse.[40]

DIAGNÓSTICO DIFERENCIAL

Esse diagnóstico perfaz outras afecções do aparelho cardiorrespiratório, como insuficiência cardíaca congestiva, bronquite, asma, bronquiolite, obstrução de laringe, entre outras afecções. Em consequência dos vários aspectos clínicos das diferentes pneumonias, enfrentam-se dificuldades para o diagnóstico diferencial do ponto de vista clínico. Essas dificuldades poderão ser diminuídas se considerarmos a idade do paciente e a epidemiologia, contando com o apoio dos exames complementares, dos aspectos radiológicos e do exame físico, que confirmam o diagnóstico.[8,12]

TRATAMENTO

Os sinais e sintomas clínicos, dados laboratoriais e radiológicos alertarão o pediatra para a possibilidade diagnóstica de pneumonia.[41] Esses dados também são usados na determinação da etiologia, mas os fatores mais importantes para a decisão do tratamento são a idade do paciente[42,43] e uma avaliação completa do grau da doença, como a instalação de possíveis complicações, agente de maior prevalência para a situação considerada e gravidade do caso no âmbito geral.

A terapêutica de pacientes com pneumonia deve ser iniciada imediatamente após o diagnóstico, e, como já se sabe, quase todas as crianças com pneumonia não têm identificação etiológica específica, e a terapia, na maioria das vezes, é realizada de maneira empírica.

Após realizar o diagnóstico de pneumonia, deve-se avaliar e decidir se o tratamento será feito no domicílio com acompanhamento ambulatorial ou de forma intra-hospitalar.[13] Este é reservado para os pacientes que apresentam os seguintes fatores:

Indicação de internação

- Baixa idade (período neonatal ou lactentes com menos de seis meses).
- Sinais de desconforto respiratório.
- Necessidade de oxigenoterapia.
- Pneumonia extensa e/ou complicação associada (derrame pleural, pneumotórax, abscessos, etc.).
- Pneumonia de aquisição intra-hospitalar.
- Dificuldade alimentar.
- Doença de base associada ou imunodeprimidos.
- Falha na resposta terapêutica à medicação oral.

Tratamento ambulatorial

As medidas gerais que devem ser adotadas são:

- Orientar a família para tentar manter um aporte nutricional próximo ao normal, com bastante ingestão de líquidos, pois há uma tendência à desidratação e desnutrição pela própria patologia.
- Orientar em relação ao uso de solução fisiológica nasal, a fim de fluidificar as secreções e facilitar a eliminação destas das vias aéreas superiores, mantendo-as pérvias.
- Orientar a manutenção da postura em decúbito elevado a 30°, principalmente em pacientes com histórico clínico de refluxo gastroesofágico.
- Pode-se também orientar a família a realizar alguns posicionamentos que facilitem a drenagem postural de segmentos broncopulmonares, e em alguns casos pode-se ensinar e orientar a realização da percussão torácica, no intuito de facilitar o descolamento das secreções, facilitando sua eliminação pela tosse.

Já o tratamento medicamentoso consiste no uso de antimicrobianos que são utilizados de maneira empírica, baseando-se apenas na idade do paciente, histórico clínico e resistência do medicamento nas pneumonias adquiridas na comunidade, devendo-se sempre reavaliar o paciente após 48 a 72 horas do início do tratamento.

Já a terapia antimicrobiana inicial é frequentemente empírica, sendo direcionada, como citado anteriormente, para os prováveis agentes etiológicos.[40]

Quando tratados por via ambulatorial por pneumonia adquirida na comunidade, os pacientes devem sempre ser reavaliados após, no mínimo, 48 a 72 horas após o início tratamento. Geralmente em pacientes com idade entre um mês e dois anos, utiliza-se amoxicilina isolada ou associada a clavulanato de potássio. Quando não houver resposta, pode-se introduzir cloranfenicol ou cefuroxina. Em pacientes com idade de dois a cinco anos, pode-se utilizar amoxicilina, claritromicina, eritromicina ou outro macrolide.[13]

Tratamento hospitalar

Nos casos em que o tratamento ambulatorial não é suficiente, por não adesão do paciente ou pela piora clínica com possíveis complicações, o tratamento deve ser intra-hospitalar e com a realização dos seguintes procedimentos:

- Suporte nutricional adequado a fim de evitar jejum prolongado. Deve-se ofertar dieta por sonda gástrica ou enteral aos pacientes com desconforto respiratório importante, pois há risco de broncoaspiração quando a alimentação é realizada por via oral ou por via parenteral, nos casos em que haja contraindicações das vias gástrica e enteral.
- Manter hidratação adequada do paciente, corrigindo quando houver distúrbios hidroeletrolíticos e ácido-básicos.
- Manter decúbito elevado em torno de 30° nos pacientes com suspeita ou diagnóstico de refluxo gastroesofágico.
- Corrigir possíveis distúrbios de oxigenação com a utilização de cateteres paranasais de oxigênio ou nebulizadores quando a oferta necessária for superior a quatro litros por minuto de oxigênio. Quando houver insuficiência respiratória com alterações na oxigenação sanguínea leve ou moderada, o uso da ventilação mecânica não invasiva com um ou dois níveis pressó-

ricos (CPAP e BiPAP, respectivamente) pode ser necessário para evitar possíveis alterações deletérias na perfusão tecidual e fadiga respiratória. Nos casos em que a ventilação mecânica não-invasiva, por algum motivo, for contraindicada, ou nos casos em que mesmo com sua utilização ocorrer piora progressiva do quadro, deve ser instituída a ventilação mecânica invasiva para prevenir a evolução da falência muscular respiratória e de possível necrose tecidual.

Em relação ao tratamento antimicrobiano de pacientes cujas infecções foram adquiridas na comunidade e que se encontram no ambiente hospitalar, as padronizações e manuais existentes recomendam que a escolha deve se basear na idade do paciente, na apresentação clínica e nos padrões locais de resistência aos principais patógenos envolvidos. Para as crianças maiores de cinco anos, há recomendação crescente do uso de macrolídeos. No entanto, a escolha pode recair sobre a penicilina/amoxacilina, uma vez que o pneumococo é, sem dúvida, o micro-organismo mais frequente nessa faixa etária. O uso indiscriminado de macrolídeos como terapia empírica inicial nas infecções comunitárias é certamente responsável pela crescente resistência que se verifica a essas drogas.

Com base na literatura consultada[45,46,47,48,49] e nas discussões realizadas em reuniões de consenso, alguns pontos podem ser sintetizados quanto ao tratamento, a saber:

- Crianças menores de quatro anos com sintomas respiratórios leves não necessitam de antibioticoterapia, e devem ser examinadas novamente caso haja piora do quadro.
- Antibioticoterapia oral é segura e eficaz no tratamento das crianças com pneumonia comunitária sem complicações.
- Amoxacilina é a primeira escolha para antibioticoterapia oral nas crianças menores de cinco anos: é eficaz, bem tolerada e barata. Alternativas são amoxa-clavulanato, axetil-cefuroxime e macrolídeos.
- Amoxacilina pode ser usada como primeira escolha em qualquer faixa etária acima de três meses se o agente suspeito for o *S. pneumoniae* (aspecto radiológico, dados epidemiológicos).
- Macrolídeos podem ser usados quando a suspeita principal for de *M. pneumoniae* ou *C. pneumoniae*, o que pode ocorrer em crianças maiores de cinco anos.

- Nos estudos realizados até agora, parece não haver diferença de eficácia entre os macrolídeos aprovados para crianças.
- Se houver suspeita de *S. aureus*, está indicado o uso de oxacilina ou macrolídeos.
- O uso de quinolonas não está indicado para crianças com pneumonias comunitárias.
- O uso de ceftriaxona não está indicado nas duas primeiras semanas de vida.
- Antibioticoterapia EV está indicada para crianças com dificuldades para receber tratamento oral ou naquelas em que há sinais/sintomas de gravidade e que demandam internação (Tabela 5.1).[50]

SUPORTE VENTILATÓRIO NA PNEUMONIA

A pneumonia é uma doença infecciosa que afeta os pulmões, traduzida por uma consolidação dos alvéolos pulmonares e por infiltração do tecido intersticial por células inflamatórias.

Essa lesão, ocasionada por um agente agressor, pode levar ao acúmulo anormal de fluidos no interior dos alvéolos, ocasionar uma diminuição na produção de surfactante com aumento na tensão superficial intra-alveolar, promover alterações na complacência pulmonar e ter como evento final a baixa concentração de oxigênio no sangue, com suas re-

percussões deletérias já conhecidas. Essa lesão pode ser classificada como injúria pulmonar aguda ou síndrome do desconforto respiratório agudo. O consenso americano-europeu de 1994 baseou-se no valor obtido da divisão da pressão arterial de oxigênio pela fração inspirada de oxigênio (PaO_2/FiO_2) para diferenciar essas patologias.

Quando a relação PaO_2/FiO_2 for menor ou igual a 300, será identificada como injúria pulmonar aguda; se for menor que 200, será classificada como síndrome do desconforto respiratório agudo. Para o tratamento da hipoxemia gerada pela pneumonia, pode-se utilizar formas de oferta de suporte de oxigenação e ventilação, sendo a escolha baseada nas alterações gasométricas, radiológicas e no quadro clínico individual de cada paciente. Para isso, dispõe-se mais frequentemente da oxigenoterapia, ventilação mecânica não-invasiva e ventilação mecânica convencional.[50,51]

Oxigenoterapia

Como já descrito, os pacientes acometidos pela infecção do trato respiratório inferior apresentam grandes distúrbios na relação entre a ventilação e a perfusão. Isto é decorrente do processo inflamatório intra-alveolar gerado pelo agente agressor que impossibilita uma adequada ventilação, com diminuição na concentração de oxigênio sanguíneo (hipoxemia)

Tabela 5.1 Escolha de antibioticoterapia empírica para crianças com pneumonia adquirida na comunidade

Faixa etária	Pacientes ambulatoriais	Pacientes graves internados
Neonatos com menos de 28 dias de vida	Internar sempre	Ampicilina + amicacina ou gentamicina EV Considerar adição de cefotaxine Associar vancomicina se houver suspeita de *S. aureus*
1–3 meses	Afebril: internar e considerar a possibilidade de quadro viral	Claritro/azitro/eritromicina EV
	Febril: internar sempre	Ceftriaxona/cefuroxina/cefotaxina EV Considerar associação de oxacilina
3 meses–5 anos	Amoxacilina VO Alergia amoxa: claritromicina/azitromicina VO	Ceftriaxona/cefuroxina/cefotaxina EV Considerar associação de claritromicina/eritromicina EV. Considerar o uso de cloranfenicol
5–16 anos	Amoxacilina VO Considerar possibilidade de iniciar com claritromicina/azitromicina VO	Ceftriaxona/cefuroxina/cefotaxina EV + claritromicina EV

Fonte: CEFIR.

e consequente diminuição da oferta aos tecidos. Dependendo do acometimento parenquimatoso, o paciente apresentará variados graus de hipoxemia, vistos através da oximetria de pulso e análise sanguínea, com deterioração da função ventilatória. Nos casos em que a disfunção é leve a moderada, se o paciente não apresentar aumentos importantes no trabalho respiratório, seu tratamento inicial pode ser realizado por meio da administração da oxigenoterapia inalatória.[52] Esta pode ser realizada através do halo ou capacete, ou mesmo direto na incubadora em pacientes neonatais ou em crianças maiores, através do cateter paranasal de oxigênio e nebulização. Com isso, será promovido um aumento na concentração do oxigênio do gás inspirado, aumentando sua pressão parcial e, consequentemente, o aporte aos tecidos.

Contudo, deve-se intensificar os cuidados no aquecimento e na umidificação do gás ofertado, evitando o ressecamento excessivo das vias aéreas e a aquisição de infecções. Durante a utilização desses umidificadores e nebulizadores, o cuidado deverá ser redobrado, pois aerossóis com menos de cinco micras são capazes de carrear micro-organismos até bronquíolos terminais e alvéolos.

Bactérias, como *Klebisiella* sp, *Enterobacter* sp, *Pseudomonas* sp, *Acinetobacter* sp, *Alcaligenes* sp e *Flavobacterium* sp, podem contaminar a água ou a medicação, multiplicando-se no nebulizador. Essa contaminação pode dar-se pelo contato com secreções endógenas, pelas mãos do profissional da saúde durante a manipulação do conteúdo do reservatório e por falha no processo de desinfecção do nebulizador.

Por esses motivos, alguns dos grandes centros hospitalares têm adotado a não utilização da água destilada nesses equipamentos (umidificadores e nebulizadores), realizando compensatoriamente uma maior quantidade de inalação e maior hidratação por via oral, o que diminui o risco dessas infecções.

Além disso, a concentração de oxigênio ofertado deve ser conhecida e monitorada constantemente, diminuindo-a o mais precocemente possível, a fim de evitar lesões ocasionadas pela toxicidade do oxigênio, que, em grandes concentrações e por períodos prolongados, podem provocar retinopatia da prematuridade e displasia bronquiopulmonar.[51,52]

Ventilação mecânica não invasiva

Consiste na utilização de ventilação pulmonar mecânica sem a necessidade de via aérea artificial, através de próteses endotraqueais. Dessa forma, evitam-se complicações advindas da técnica de entubação e problemas relacionados com a própria ventilação convencional. Para realização da ventilação mecânica não-invasiva na população pediátrica e neonatal também dispomos de duas formas, assim como na população adulta, com um ou dois níveis pressóricos, CPAP e BiPAP, respectivamente.

Entretanto, a interface escolhida deve ser adequada, levando-se em consideração a idade e o tamanho do paciente. Na população neonatal e em crianças menores, utiliza-se mais frequentemente a modalidade CPAP através do *prong* nasal. Isso se deve ao fato de esses pacientes apresentarem respiração predominante nasal até aproximadamente o sexto mês de vida, tornando esta forma mais segura e eficaz.[53]

Em crianças maiores, pode-se lançar mão de modalidades com dois níveis pressóricos e máscaras convencionais. Utilizam-se preferencialmente as nasais, em razão de as máscaras faciais predisporem ao maior risco de aerofagia, seguido de vômito e possível broncoaspiração. No entanto, o principal inconveniente durante sua utilização é a perda de pressão, ocasionada pela abertura da boca, o que ocorre com frequência nessa população.

Ao utilizarmos ambas as modalidades nos pacientes acometidos pela pneumonia, os principais objetivos a serem alcançados serão: estabilização e aumento do diâmetro das vias aéreas superiores, visando prevenir sua oclusão e diminuir sua resistência, tornando possível uma maior oferta de volume-corrente, para uma determinada pressão. Dessa forma, reduz-se o trabalho respiratório e promove-se a estabilização da caixa torácica, com aumento da atividade diafragmática, aumento da capacidade residual funcional, diminuição do colapso alveolar e melhora da complacência pulmonar nessas situações patológicas, em que a mecânica pulmonar é instável.[53,54]

Ventilação mecânica convencional

A evolução para insuficiência respiratória aguda é a principal indicação de ventilação mecânica invasiva em pacientes acometidos pela infecção do trato respiratório inferior. Ela deve ser caracterizada pela análise dos gases sanguíneos ($PaO_2 < 60$ mmHg com $FiO_2 > 50\%$ e $PaCO_2$ 50 mmHg com Ph $< 7,25$) e análise clínica, observando-se sinais de aumento importante da frequência respiratória, que pode vir acompanhado de sinais de desconforto respiratório, como utilização de musculatura acessória, tiragens, batimentos de asa do nariz, entre outros.

A utilização da ventilação mecânica convencional nessas circunstâncias deve objetivar a correção das anormalidades nas trocas gasosas, diminuir o trabalho respiratório e permitir o descanso da musculatura, visando prevenir a fadiga e posterior falência respiratória.

Para a escolha inicial dos parâmetros ventilatórios e modalidade mais adequada, alguns fatores, como extensão do acometimento parenquimatoso, alteração nas vias aéreas, nível do comprometimento da musculatura respiratória e do controle da respiração em nível de centro respiratório, devem ser considerados. Assim, pode-se tentar direcionar o ajuste dos parâmetros do ventilador, considerando-se três situações-padrão: pacientes cujo acometimento principal é a complacência pulmonar, pacientes portadores de doenças que aumentam a resistência das vias aéreas ou aqueles sem alterações de resistência ou complacência. No caso dos pacientes acometidos pela pneumonia cuja principal alteração ocorre na complacência pulmonar, os ajustes iniciais podem ser feitos de acordo com os princípios descritos a seguir.

Respirador

Em nosso dia a dia, os respiradores mais utilizados são aqueles de fluxo contínuo, ciclados a tempo e limitados à pressão em que os seguintes parâmetros são controlados:

Concentração de oxigênio (FiO$_2$)

Suficiente para manter uma PaO$_2$ entre 50 e 70 mmHg e a oximetria de pulso entre 89 e 93%. Deve-se lembrar que o uso prolongado de oxigênio em altas concentrações pode contribuir para o surgimento da retinopatia da prematuridade e da displasia broncopulmonar.

Pressão inspiratória (PIP)

Deve ser suficiente para promover a expansão do tórax em aproximadamente 0,5 cm durante a inspiração. Se a monitoração do volume corrente for possível, ajustar a PIP para manter o volume entre 4 e 6 ml/kg. Deve-se tomar cuidado durante o ajuste desse parâmetro, pois o emprego de excessivas pressões inspiratórias pode provocar a síndrome do escape de ar e aumentos na resistência vascular pulmonar, com diminuição do débito cardíaco, sendo

também um dos fatores desencadeantes da doença pulmonar crônica no recém-nascido.

Pressão expiratória positiva final (PEEP)

Essa pressão tem como principais funções estabilizar o volume pulmonar durante a expiração, evitar o colapso pulmonar e tornar o recrutamento alveolar mais homogêneo durante a inspiração. A pressão expiratória selecionada deve ser suficiente para manter o volume dos pulmões no nível da capacidade residual funcional (CRF). A PEEP inicial sugerida situa-se entre 4 e 6 cmH$_2$O. É alterada com base nos níveis de oxigenação sanguínea, controle radiológico e critérios hemodinâmicos.

Tempo inspiratório (Ti)

Para o ajuste desse parâmetro, deve-se sempre levar em consideração a constante de tempo do sistema respiratório, recomendando-se que este dure pelo menos 3 a 5 constantes de tempo, para que pelo menos 95% da pressão aplicada nas vias aéreas proximais se equilibre com a pressão alveolar, já que é o tempo necessário para que ocorra o enchimento alveolar completo e, com isso, a otimização das trocas gasosas. Sugere-se, portanto, que para esses pacientes, o tempo respiratório inicial situe-se entre 0,3 e 0,5 segundo.

Tempo expiratório (Te)

Para o ajuste do tempo expiratório, também se deve levar em consideração a constante de tempo do sistema respiratório. Recomenda-se que este dure, no mínimo, 3 a 5 constantes de tempo, para que o alvéolo se esvazie até o volume determinado pela capacidade residual funcional. Para isso, é recomendada a utilização de Te maiores que 0,3 segundo.

Relação inspiração/expiração

A relação entre a inspiração e a expiração é uma consequência do ajuste dos tempos inspiratório e expiratório. A utilização do tempo expiratório mais prolongado em relação ao inspiratório é mais fisiológico (1:2/1:3). Tempos inspiratórios superiores (relação invertida) estão relacionados ao aumento da PaO$_2$ e à melhor distribuição da ventilação, entretanto, a utilização da relação invertida aumenta o risco de escape de ar e retenção de CO$_2$.

Frequência respiratória

O ajuste da frequência respiratória varia de acordo com os objetivos a serem alcançados. Por ser um dos principais determinantes do volume-minuto e, portanto, da ventilação alveolar, este pode ser alterado para corrigir os níveis de $PaCO_2$, tomando-se a precaução de sempre respeitar o ajuste prévio dos tempos inspiratório e expiratório, de maneira que sejam levadas em conta as constantes de tempo do pulmão em questão.

Fluxo

Esse parâmetro determina a habilidade do aparelho em atingir o pico de pressão inspiratória preestabelecido, interferindo nas trocas gasosas alveolares. Portanto, trata-se de uma variável que deve ser modificada de acordo com a mecânica respiratória do paciente e ajustada aos outros parâmetros de suporte ventilatório do aparelho no decorrer da evolução clínica da pneumonia. De acordo com o ajuste, pode-se obter ondas de fluxo sinusoidal (semelhante à observada durante a respiração espontânea) ou ondas de fluxo quadradas, quando se utilizam altos valores (5 a 10 L/min), em que as vias aéreas são submetidas ao pico de pressão inspiratória por um tempo prolongado. Em geral, esse tipo de onda é eficaz para melhorar a oxigenação e reverter colapsos alveolares, podendo, entretanto, predispor à lesão pulmonar.

Após ajustados todos os parâmetros ventilatórios iniciais, estes devem ser constantemente monitorados, assim como o quadro clínico, radiológico e gasométrico, e sempre que necessário devem ser realizadas alterações para oferecer maior conforto ao paciente.[55,56,57]

FISIOTERAPIA NO TRATAMENTO DA PNEUMONIA

A infecção do trato respiratório inferior é uma das principais patologias que acometem a população pediátrica e neonatal. Promove alterações na mecânica respiratória e na relação ventilação/perfusão, havendo possibilidade de a criança apresentar quadros importantes de insuficiência respiratória aguda.

As principais alterações provocadas por esse mal decorrem da exacerbação do processo inflamatório e acarretam um importante acúmulo de secre-ção brônquica, com consequente incapacidade do sistema respiratório em realizar uma adequada ventilação alveolar. Por esses fatores, torna-se evidente a importância da fisioterapia respiratória em pacientes acometidos por essa afecção.[13,58]

Serão abordadas aqui maneiras de influenciar no restabelecimento clínico e na recuperação desses pacientes, com a adoção de técnicas que promovam a desobstrução brônquica e o retorno adequado dos volumes e das capacidades pulmonares.

Durante o curso da doença, há um aumento excessivo na produção de secreção pulmonar, que é um mecanismo de defesa do organismo em decorrência da agressão por ele sofrida. Entretanto, essa situação gera uma ventilação pulmonar inadequada, que desequilibra a relação ventilação/perfusão com consequente queda da oxigenação sanguínea, que, ao passar pelos seios carotídeos e pelo arco da aorta, será detectada por estes receptores periféricos de diminuição do oxigênio sanguíneo, estimulando o centro respiratório. Por sua vez, estes enviarão uma resposta aos órgãos efetores para que ocorra aumento na ventilação pulmonar, na tentativa de suprir esse déficit. Esse aumento na ventilação, por sua vez, pode acarretar um importante incremento de trabalho respiratório desses pacientes. Outro fator significativo decorrente da hipersecreção é a formação de atelectasias, que geralmente ocorrem durante o curso da doença, por formação de rolhas de secreção, ou seja, tampões mucosos obstrutores dos bronquíolos de médio e pequeno calibre. Esses tampões impedem que a ventilação se promova nessa região, havendo a absorção do oxigênio local com posterior colapso alveolar, gerando áreas não ventiladas que, inicialmente, serão perfundidas, aumentando ainda mais o desequilíbrio entre ventilação/perfusão.

Para minimizar ou impedir que tais situações ocorram, devem ser realizadas manobras de desobstrução brônquica, que consistem em:

- Tapotagem – Técnica muito utilizada, pois é bem tolerada por essa população, apresentando grandes resultados principalmente quando associada a outras manobras de higiene brônquica, em que o principal objetivo é o descolamento da secreção pulmonar.
- Vibrocompressão – Associação da técnica de vibração, que promove influência na propriedade tixotrópica do muco, altera suas propriedades físicas, diminui sua viscosidade e facilita seu descolamento, que será favorecido pelo fluxo

turbulento gerado na compressão torácica, provocando a depuração da secreção.

- Aceleração do fluxo expiratório (AFE) – A AFE, apesar de poucos estudos, bem como as demais técnicas já citadas, é bastante utilizada em nosso serviço, mostrando-se de grande valia, principalmente quando a criança apresenta complacência torácica adequada para sua realização.
- Drenagem postural – Trata-se de outro recurso bastante utilizado e que pode ser ou não associado a outras manobras de higiene brônquica. Essa é uma técnica bastante simples, cujo princípio se baseia em utilizar a ação da gravidade para promover o deslocamento das secreções de regiões periféricas para regiões mais centrais. As posições de drenagem postural e seu grau de inclinação variam de acordo com a posição da área a ser drenada, e tomam como base o ângulo ou o somatório das angulações formadas entre segmentos brônquicos e a traqueia, devendo sempre ser levadas em consideração as condições clínicas do paciente.[45]

Especificamente na população pediátrica, e em especial na neonatal, a aplicação de certas posições de drenagem é capaz de provocar efeitos indesejáveis, devendo-se, portanto, considerar uma contraindicação para uso da técnica.

Ficou demonstrado que a drenagem na posição de Trendelenburg aumenta a pressão arterial sistólica em grau maior que o decúbito horizontal. Cowam e Phoresem verificaram que a inclinação da cabeça para baixo, em apenas 6° a 10°, já é suficiente para aumentar a pressão da grande fontanela. O aumento da pressão sistólica, sobretudo no lactente que ainda não dispõe de autorregulagem, pode, por conseguinte, aumentar excessivamente a pressão intracraniana e, em alguns casos, evoluir até com hemorragia peri-intraventricular (HPIV).[59]

Outra posição para a qual devemos estar atentos durante a sua utilização é o decúbito ventral, pois a rotação lateral da cabeça pode bloquear o fluxo do líquido cerebroespinhal e prejudicar sua drenagem por meio da veia jugular, reduzindo a velocidade do fluxo sanguíneo no seio sagital superior e aumentando, portanto, a pressão intracraniana.

Ao final do descolamento e deslocamento das secreções, estas deverão ser expelidas por meio da tosse. Caso a criança não apresente esse reflexo ou ele seja ineficaz, deve-se realizar o procedimento de aspiração das secreções, em que se introduz uma sonda de calibre adequado ao tamanho da via aérea do paciente, que estará conectado a um sistema de vácuo.

Além das manobras de higiene brônquica já citadas, deve-se lançar mão de técnicas que promovam a reexpansão do parênquima pulmonar previamente acometido ou de técnicas de reexpansão seletiva com o objetivo de aumentar a ventilação em zonas não comprometidas, visando à supressão ou minimização do desequilíbrio da relação ventilação/perfusão.

Para isso, utilizam-se a manobra de compressão e descompressão, também conhecida como Temp brusco ou manobra de pressão negativa, que permite por meio da descompressão brusca do tórax alterações da pressão intrapleural, direcionando o fluxo de ar para a região selecionada. Outra forma de aumentar a ventilação de áreas específicas seria com a aplicação de uma resistência externa (mãos do terapeuta) na região contralateral daquela que se deseja direcionar o ar, ou seja, realizando o bloqueio torácico.

Em crianças que já adquiriram certo grau de compreensão, sugere-se incrementar a terapia com a utilização de inspirômetros de incentivo e a realização de padrões ventilatórios seletivos, tais como diafragmático, torácico, partindo da capacidade residual funcional, desde o volume residual, ou utilizando a capacidade pulmonar total, em que se pode associar pausas inspiratórias, favorecendo maior ventilação colateral através do movimento de pêndulo do ar intrapulmonar.[45]

COMPLICAÇÕES

Muitos fatores podem interferir na evolução clínica desses pacientes, entre eles destacam-se as condições do hospedeiro (nutrição, aspectos socioeconômicos e emocionais), agente agressor, adequação, adesão e resposta ao tratamento proposto.

Por essas razões, é comum deparar com complicações decorrentes dos quadros pneumônicos, sendo as mais frequentes o derrame pleural, as bronquiectasias, as pneumatoceles e os abscessos pulmonares.

Derrame pleural

Complicação decorrente da pneumonia, com incidência variando entre 30 e 60%. Sua gravidade depende da quantidade e das características do líquido acumulado no espaço pleural.

Como se sabe, inicialmente, nas primeiras 48 a 72 horas, o líquido acumulado é de pequeno volume.

Embora nessa fase já possa haver invasão bacteriana no espaço pleural, esta é pequena, e as bactérias são fagocitadas e destruídas, portanto o líquido é estéril, decorrente do quadro pulmonar inflamatório. Esse quadro promove o aumento da permeabilidade capilar, com o extravasamento de líquido para o interstício pulmonar, ampliando o gradiente de pressão entre este e o espaço pleural, levando ao direcionamento do líquido para aquele espaço. Além disso, processos inflamatórios subpleurais podem levar ao aumento da permeabilidade de capilares da pleura, que também contribuirão para a formação do derrame pleural (Figura 5.8).

Nessa fase aguda, em que o tratamento clínico na maioria dos casos é conservador, o papel da fisioterapia respiratória, como forma coadjuvante, será muito importante e terá como principais objetivos: melhorar e manter a expansibilidade torácica e os volumes e capacidades pulmonares, auxiliar na absorção do líquido pleural e evitar possíveis formações de aderências pleurais, não tão frequentes nessa fase, contudo, possíveis de ocorrer.

Para isso, poderão ser utilizadas todas as técnicas de higiene brônquica, tendo a vibrocompressão um efeito somatório ao da higiene: evitar a coagulação e organização do líquido ao proporcionar sua mobilização e incrementar os movimentos elásticos toracopulmonares e musculares, favorecendo o fluxo linfático e a velocidade de reabsorção na cavidade pleural. Utilizam-se também todas as manobras de reexpansão pulmonar para obter retorno dos volumes ao ponto mais próximo da fase pré-doença e melhor proporcionalidade na relação ventilação/perfusão, além de exercícios respiratórios ativos, com ênfase na utilização do padrão diafragmático, o que leva ao deslizamento dos folhetos pleurais, que podem também ser associados à movimentação ativa dos membros superiores e tronco e favorecer a movimentação do gradil costal e estimular o afastamento e a abertura dos espaços intercostais. Deve-se também orientar e incentivar mudanças constantes de decúbito e a realização de exercícios extraterapia, ativando a reabsorção do líquido pelos canais linfáticos da pleura visceral. Parte-se do princípio de que, quando o nível de proteínas no líquido se eleva, a absorção dos capilares sanguíneos diminui, obrigando os linfáticos a cumprirem essa função até que a proteína se reduza. Geralmente, os principais fatores que determinam o fluxo da linfa são a pressão no líquido intersticial e a atividade da bomba linfática. Além do bombeamento causado por contração intrínseca das paredes dos vasos linfáticos, qualquer fator externo que o comprima também pode causar bombeamento. Tais fatores são: contração dos músculos, movimento do corpo, pulsações arteriais e compressão dos tecidos por influências externas. Portanto, durante o exercício, o fluxo linfático é capaz de aumentar dez a trinta vezes.

Com isso, condutas e orientações bem dirigidas podem atuar efetivamente na regressão do quadro instalado, prevenindo possíveis sequelas e deteriorações importantes da mecânica respiratória. Entretanto, quando ocorre persistência do quadro infeccioso por não-tratamento, tratamento inadequado ou pela não-adesão do paciente à terapêutica, desenvolve-se o chamado derrame pleural para pneumônico complicado, caracterizado por invasão do espaço pleural por um número crescente de bactérias que passam a se multiplicar, não sendo mais totalmente destruídas pelas defesas do organismo. Essa fase também é denominada fase fibrinopurulenta do derrame pleural. Nela, o volume de líquido aumenta significantemente, tornando-se turvo e facilmente coagulável, podendo iniciar a formação de septações e espessamentos pleurais precoces.

Com o acúmulo excessivo de líquido na cavidade pleural (Figura 5.9), ocorre deterioração precoce da função pulmonar determinada por diminuição do volume residual, da capacidade vital e da complacência pulmonar, caracterizando um distúrbio funcional restritivo com redução do número de unidades alveolares funcionantes.[45,60,61]

Dependendo do volume de líquido e da duração do derrame, pode haver áreas de colapso pulmonar de extensão variável, fazendo com que a distribuição do ar no local afetado seja irregular, com prejuízo da

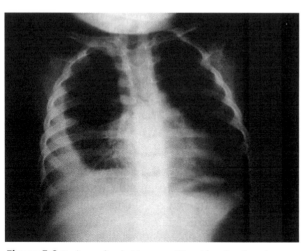

Figura 5.8 Radiografia de tórax em PA evidenciando velamento do seio costofrênico direito sugestivo de derrame pleural.

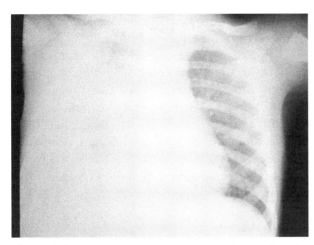

Figura 5.9 Radiografia de tórax em PA evidenciando velamento total de hemitórax direito, sugestivo de derrame pleural maciço.

oxigenação sanguínea. Quando a evolução do quadro se dá dessa forma, o derrame deverá ser drenado precocemente, caso contrário, procedimentos maiores incluindo toracotomia e decorticação pulmonar poderão ser necessários. Quando se opta pela instalação do sistema de drenagem, o tratamento fisioterapêutico é subdividido em duas fases distintas: a que ocorre durante a permanência do dreno e aquela que acontece após sua retirada.

Nas fases de drenagem, as técnicas utilizadas têm por objetivo, além dos já descritos na fase inicial do derrame, facilitar a eliminação do líquido através do dreno. Isso é possível com a realização de exercícios respiratórios que promovam contração dos músculos expiratórios, com aumento na pressão intrapulmonar e intrapleural associado à ação da gravidade dada pelos diferentes posicionamentos corporais. Tais técnicas possibilitarão a compressão do líquido pleural e favorecerão sua saída e eliminação através do sistema de drenagem.

A posição não deve causar dor e pode ser mantida com auxílio de coxins e travesseiros, proporcionando conforto ao paciente. Os posicionamentos que podem ser adotados em qualquer das fases do derrame são:

- Decúbito heterolateral: Posição em que o líquido escorre pela frente e por trás do pulmão, favorecendo sua absorção pelos gânglios linfáticos mediastinais e também permitindo a expansão pulmonar do lado não dependente.
- Decúbito homolateral: Nessa posição, ocorre aumento da pressão intra-abdominal no lado dependente da gravidade, sendo essa pressão transmitida para o interior da cavidade intratorácica. Dessa forma, aumenta-se a zona de aposição diafragmática, eleva-se a incursão do diafragma durante a inspiração e incrementam-se a ventilação nesse pulmão e, consequentemente, a absorção do líquido. Entretanto, apesar de esse posicionamento favorecer a mecânica diafragmática, esta pode ser dificultada pelo acúmulo excessivo de líquido no seio costofrênico.
- Trendelenburg: Posicionamento indicado, desde que não cause desconforto ao paciente, por otimizar a mecânica diafragmática, como foi anteriormente explicado, porém sem haver restrição pelo acúmulo de líquido nos seios cárdio e costofrênicos (Figura 5.10).
- Decúbito dorsal: Apesar de não promover otimização importante da mecânica respiratória, também é bastante utilizado por facilitar a visualização e constante monitoração do paciente.

Após a retirada do dreno, a fisioterapia terá como objetivo principal a reexpansão pulmonar, além de atuar no tratamento de possíveis sequelas, como aderências pleurais e alterações posturais pela posição antálgica que esses pacientes adquirem. Para isso, serão utilizadas todas as técnicas de reexpansão pulmonar citadas anteriormente, exercícios ativos associados a membros superiores, podendo-se instituir também a ventilação por pressão positiva intermitente (VPPI).

Em condições clínicas favoráveis, independentemente da fase em que o derrame pleural se encontra, aconselha-se a retirada precoce do paciente do leito com deambulação o quanto antes possível.[45]

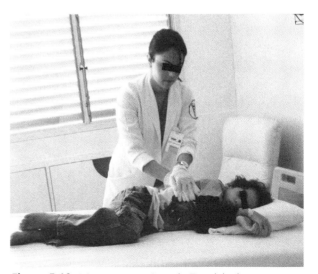

Figura 5.10 Criança em posição de Trendelenburg.

Bronquiectasias

Apesar dos avanços no tratamento dos processos infecciosos pulmonares, estes ainda representam uma morbidade e mortalidade de incidência bastante comum na prática médica.

Dessa forma, remanescem ainda casos nos quais o tratamento é interrompido, ou há outros fatores que predispõem à recorrência no aparecimento de infecções. Por sua vez, a retenção de secreções ocasionadas por esses processos mal solucionados explica um dos mecanismos de formação das bronquiectasias. Estas são dilatações brônquicas permanentes ocasionadas pelo acúmulo de secreções que provocam perda da tração radial e suporte de sustentação dessas estruturas[45,62] (Figura 5.11).

As bronquiectasias se enquadram na classificação de doenças crônicas e hipersecretivas que acarretam o surgimento de condições associadas, as quais podem gerar desequilíbrios no sistema respiratório. De acordo com diversos autores, ocorrem dificuldades no processo de depuração, resultando num sistema mucociliar deficitário, que é responsável pelo transporte do muco e que determina alterações pulmonares permanentes nos pacientes acometidos por essa complicação.

Em razão desses fatores, torna-se extremamente significativo o papel da fisioterapia respiratória, pois atua tanto no intuito de prevenir o desenvolvimento das dilatações, como também atua quando a complicação já está instalada, objetivando a estabilização do quadro, o que possibilita ganhos para o paciente em termos de qualidade de vida.

Portanto, nesses casos pode-se utilizar isoladamente as técnicas convencionais já descritas anteriormente ou associá-las à pressão oscilatória de alta frequência (*flutter* VRP1), terapia de expiração forçada (TEF) e pressão expiratória positiva final (PEEP) que, segundo alguns autores, obtiveram resultados extremamente significantes na remoção e expectoração do acúmulo excessivo de muco brônquico e na melhora da função pulmonar.[10,45,62]

Pneumatocele

A pneumatocele também pode ser uma das complicações encontradas na população pediátrica e menos frequente na população neonatal. Apesar de diversos micro-organismos estarem associados a essa afecção, o mais encontrado e, portanto, mais relatado na literatura é o *Staphylococus aureus*, seguido pela *Klebsiella pneumoniae*, *Streptococcus pneumoniae*, entre outros. A patogênese da pneumatocele ainda carece de mais pesquisas. A dificuldade em definir o mecanismo exato de sua formação se deve à falta de espécimes para estudo histopatológico, pois, em geral, as pneumatoceles têm um curso clínico benigno e, mesmo quando estão disponíveis para investigação, acrescentam pouco para compreensão das forças fisiológicas e mecânicas que determinam a sua formação *in vivo*.

Contudo, duas teorias principais baseadas em evidências histopatológicas têm sido enunciadas pa-

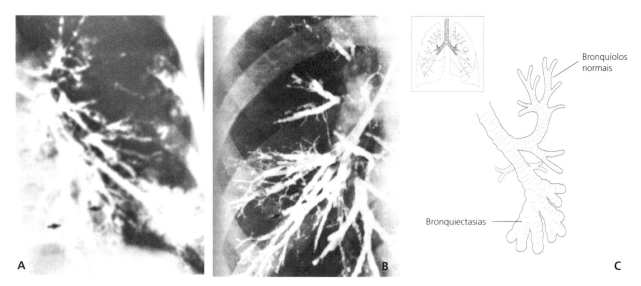

Figura 5.11 Broncografias demonstrando bronquiectasias em alguns dos brônquios dos lobos inferiores. Deve-se observar o discreto aumento do diâmetro e as estruturas quadradas dos brônquios, comparando com o desenho esquemático ao lado.

ra explicar o seu aparecimento. A primeira é a teoria valvar, que postula ser a pneumatocele uma área localizada de enfisema no parênquima pulmonar, consequente à obstrução parcial e transitória da luz brônquica ou bronquiolar pelo exsudato inflamatório, que permite entrada de ar durante a inspiração, mas não o deixa sair na expiração. Por conseguinte, há uma hiperdistensão e ruptura dos alvéolos distais a essa obstrução, ocasionando a formação da pneumatocele. Uma variação desse postulado afirma que as pneumatoceles são originárias dos abscessos peribrônquicos, de localização intersticial, que se tornaram cavidades de ar após ruptura e drenagem do seu conteúdo para dentro da luz brônquica, obstruindo a via aérea como uma válvula[45,63,64] (Figura 5.12).

Sem excluir o mecanismo valvar, a segunda teoria, enfisema intersticial pulmonar, propõe que a ruptura das paredes bronquiolares pelo processo inflamatório estabelece uma comunicação entre a luz bronquiolar e o espaço intersticial, por onde o ar escapa para dentro do tecido conectivo perivascular e espaço subpleural. Pode permanecer localizada ou dissecar centralmente ao longo dos vasos para o mediastino, ou perifericamente para a pleura, resultando em pneumatocele, pneumomediastino e pneumotórax, respectivamente.[45,63]

Apesar das controvérsias, acredita-se que há uma soma dos fatores mecânicos e inflamatórios que atuam no desenvolvimento das pneumatoceles, e a contribuição relativa de cada fator pode variar nos diferentes estágios da doença.

Essa agressão ocasionará uma alteração no equilíbrio entre a ventilação/perfusão, conduzindo ao agravamento do quadro hipoxêmico, a que a criança já pode estar submetida pela consolidação pulmonar causada pelo quadro pneumônico.

Embora não documentada, nossa experiência mostra que a utilização da fisioterapia respiratória, incluindo a percussão torácica, é bastante eficaz quando empregada de forma criteriosa em pacientes hipersecretivos, não causando complicações secundárias.

Entretanto, alguns profissionais se dizem receosos quanto à utilização da percussão em situações em que existam essas cavidades. Eles justificam-se relatando o risco do rompimento, com posterior extravasamento do ar para o interior do espaço pleural (pneumotórax). Entretanto, quando há o acúmulo de secreção, com consequente indicação das manobras de higiene brônquica, pode-se justificar essa conduta comparando-se os aumentos de pressão intratorácica decorrentes dessas técnicas com si-

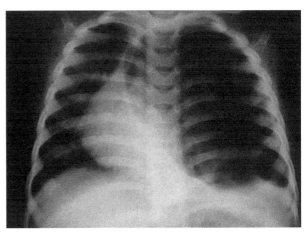

Figura 5.12 Pneumatocele gigante à esquerda, próxima à pleura.

tuações como a tosse (indispensável nesses quadros de hipersecreção pulmonar) e/ou manobra de Valsalva realizada, por exemplo, durante a evacuação. É indiscutível que essas técnicas aumentam infinitamente mais a pressão intratorácica, sendo, portanto, situações muito mais arriscadas.

O que se aconselha, por fim, é a avaliação minuciosa da necessidade de higienização brônquica e sua adoção em ocasiões em que existam cavidades gigantes e/ou quando o local é muito próximo à pleura (Figura 5.11), o que exige cuidados redobrados não só na manipulação, mas também nas atividades em geral.[45]

As manobras mais utilizadas em nosso serviço são tapotagem, drenagem postural, vibrocompressão e aceleração de fluxo expiratório. Já em crianças maiores, utilizam-se padrões ventilatórios, o ciclo ativo da respiração e a drenagem autogênica, que necessitam de uma maior compreensão e colaboração, além das manobras de reexpansão seletiva em áreas não acometidas, objetivando um aumento compensatório na oxigenação, com maior equilíbrio na relação ventilação/perfusão.

Outra conduta que pode ser adotada de maneira coadjuvante à terapia é a utilização do aumento na fração inspirada de oxigênio desses pacientes, mesmo na ausência de hipoxemia, a fim de substituir o nitrogênio intracavitário pelo oxigênio, ocorrendo, portanto, diminuição dessa cavidade quando este gás for absorvido durante a hematose pulmonar.

Assim, torna-se clara a importância dos conhecimentos do fisioterapeuta acerca não só da fisiopatologia dessa complicação e da realização das técnicas, como da importância de avaliar a necessidade de empregá-las, tendo em vista a relação risco-benefício.

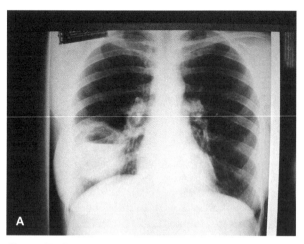 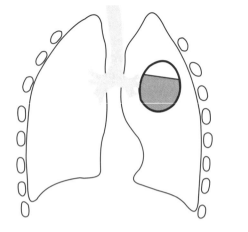

Figura 5.13 Raio X de tórax em PA demonstrando abscesso pulmonar em hemitórax direito. Deve-se observar a presença do nível hidroaéreo, comparando com o desenho esquemático ao lado.

Abscesso pulmonar

O abscesso pulmonar é mais uma das possíveis complicações decorrentes das pneumonias, ocorrendo principalmente quando o processo infeccioso do parênquima pulmonar torna-se crônico e de difícil resolução.

O abscesso pulmonar pode derivar de quatro principais causas: aspirativa, obstrutiva, embólica e pós-pneumônica. A pós-pneumônica ocorre, na maioria das vezes, quando se constatam os seguintes agentes: *S. aureus*, *K. pneumoniae* e anaeróbios. Porém, independetemente de sua causa, a evolução patológica de sua formação é sempre a mesma, ou seja, há um processo inflamatório inicial, seguido de supuração e trombose dos vasos sanguíneos locais, dos quais resultam necrose e liquefação, sendo este de extensão variável. Há formação de tecido de granulação ao seu redor, que pode ocasionar um encapsulamento dessa região.

Ao exame radiológico, observa-se imagem hipotransparente, cística, cavitária com nível hidroaéreo (Figuras 5.13 e 5.14). No hemograma, a leucocitose apresenta-se bastante acentuada.[38,45,64]

O início dessa afecção caracteriza-se por febre, tosse e dor torácica, associados muitas vezes à dispneia e taquipneia. Nos casos de abscesso crônico, os pacientes podem apresentar baqueteamento digital, em razão do quadro de hipoxemia a que são submetidos (Figura 5.15).

Nos casos de abscesso pulmonar, a fisioterapia respiratória terá como principal objetivo, quando houver uma comunicação direta deste com o brônquio, provocar a sua ruptura, promovendo assim a elimina-

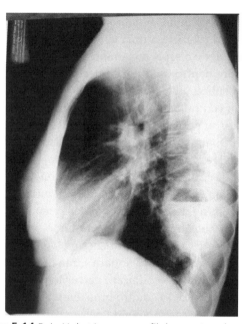

Figura 5.14 Raio X de tórax em perfil demonstrando o mesmo abscesso pulmonar da Figura 5.13A.

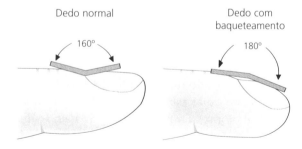

Figura 5.15 Deve-se observar a comparação entre um dedo normal e outro com baqueteamento digital, característico de pacientes submetidos à hipoxemia crônica.

ção de seu conteúdo interno para a traqueia; esse conteúdo é eliminado pela tosse. Quando esse mecanismo estiver ausente ou ineficaz, pode-se utilizar a aspiração endotraqueal. Essa secreção frequentemente se apresentará purulenta, em grande quantidade, de odor fétido; além disso, grande parte desses pacientes, por essa razão, apresenta halitose, que pode ser um indicativo do quadro. Durante a terapia respiratória utiliza-se principalmente a drenagem postural, na qual o posicionamento do paciente deverá facilitar a saída desse conteúdo. Essa técnica deve ser associada a outras manobras de higiene brônquica, como a percussão torácica e a vibrocompressão, e as manobras de reexpansão pulmonar também estão indicadas com o objetivo de aumentar a ventilação para áreas menos acometidas, promovendo uma melhora no equilíbrio entre a relação ventilação/perfusão.

É de suma importância relatar a existência de alguns achados literários que descrevem a possibilidade de o conteúdo do abscesso, após ser eliminado, entrar em contato com outras regiões pulmonares, o que pode provocar a contaminação destas e, assim, favorecer a formação de outros focos de infecção. Entretanto, em nosso serviço, nunca deparamos com tal ocorrência, tendo a fisioterapia respiratória demonstrado ser uma grande coadjuvante no tratamento desses pacientes.[38,45,65,66]

Assim, consideramos importante ressaltar que o fisioterapeuta, principalmente aquele que atua em pediatria e neonatologia, deve ser capaz de adequar suas condutas a cada paciente em particular, levando em conta os reais benefícios da terapia adotada. Dessa forma, a terapia eleita deve ser aplicada de forma consciente e com total segurança.

REFERÊNCIAS BIBLIOGRÁFICAS

1. Shann F. WHO definition of tachypnoea in children. Lancet 1992; 339: 176-7.
2. Selwyn BJ. The epidemiology of acute respiratory tract infection in young children: comparison offindings from several developing countries. Rev Infect Dis 1990; 12(8): 870-88.
3. Hortal M, Benitez A, Contera M, Etorena P, Montano A, Mey A. A community-based study of acuterespiratory tract infections in children in Uruguay. Rev Infect Dis 1990; 12(8): S966-73.
4. Borrero HI, Fajardo PL, Bedoya MA, Zea A, Carmona F, Borrero MF. Acute respiratory tract infectionsamong a birth cohort of children from Cali, Colombia, who were studied through 17 months ofage. Rev Infect Dis 1990; 12(8): 950-6.
5. McCracken Jr G. Etiology and tratament of pneumonia. Pediatr Infect Dis J 2000; 19: 373-7.
6. Cruz JR, Pareja G, Fernández A, Peralta F, Cáceres O, Cano F.

Epidemiology of acute respiratory tractinfections among Guatemalan ambulatory preschool children. Rev Infect Dis 1990; 12(8): S1029-34.
7. Mcintosh K. Community-acquired pneumonia in children. New England Journal of Medicine 2002; 346: 429-37.
8. Rozov T. Doenças pulmonares em pediatria. São Paulo: Atheneu; 1999.
9. Campbell H, Byass P, Greenwood BM. Simple clinical signs for diagnosis of acute lower respiratoryinfections. Lancet 1988; 2: 742-3.
10. Tarantino AB. Doenças pulmonares. 4.ed. Rio de Janeiro: Guanabara-Koogan; 1997.
11. Piva JP, Carvalho P, Garcia PC. Terapia intensiva em pediatria. 3.ed. São Paulo: Medsi; 1992.
12. Bethlem N. Pneumologia. 4.ed. São Paulo: Atheneu; 2002.
13. Sarmento GJV. Fisioterapia respiratória no paciente crítico. Barueri: Manole; 2005.
14. Irwin S, Tecklin JS. Fisioterapia cardiopulmonar. São Paulo: Manole; 1994.
15. Carrilho CMDM. Fatores associados ao risco de desenvolvimento de pneumonia hospitalar na Unidade de Terapia Intensiva do Hospital Universitário Regional do Norte do Paraná, Londrina, PR. Rev Soc Bras Med Trop 1999; 32(4): 455-6.
16. Stanley LR, et al. Patologia estrutural e funcional. 5.ed. Rio de Janeiro: Guanabara-Koogan; 1996.
17. Stoller SW. Fundamentos da terapia respiratória de Egan. São Paulo: Manole; 2000.
18. Kopelman B, Miyoshi M, Guinsburg R. Distúrbios respiratórios no período neonatal. São Paulo: Atheneu; 1998.
19. Shepherd RB. Afecções do aparelho respiratório na segunda infância. In: Shepherd RB. Fisioterapia em pediatria. São Paulo: Santos; 1996.
20. Gordon GS, Throop D, Berberian L, et al. Validation of the therapeutic recommendations of the AmericanThoracic Society (ATS) guidelines for community acquired pneumonia in hospitalized patients. Chest 1996; 110: 55S.
21. Heiskanen-Kosma T, Korppi M, Jokinen C, Kurki S, Heiskanen L, Juvonen H, et al. Etiology of childhood pneumonia: serological results of a prospective population-based study. Pediatr Infect Dis J 1998; 17: 986-91.
22. Nakatani J, Holanda MA. Pneumonias adquiridas na comunidade e no hospital. In: Prado FC, Ramos J, Valle JR (Ed.). Atualização terapêutica. São Paulo: Artes Médicas; 1999.
23. Harari M, Shann F, Spooner V, Meisner S, Carney M, de Campo J. Clinical signs of pneumonia in children. Lancet 1991; 338: 928-30.
24. Gove S, Pio A, Campbell H, Cattaneo A. WHO guidelines on detecting pneumonia in children. Lancet 1991; 338:1453.
25. British Thoracic Societ Standards of care commitee: BTS Guidelines for the management of community Acquired Pneumonia in Childhood. Thorax 2002; 57 (Supl 1): il-i24.
26. Current. Medical diagnosis and treatment. 1998.
27. Azeredo CAC. Fisioterapia respiratória atual. Rio de Janeiro: Edusuam, 1986.
28. Simoes EAF, Roark R, Berman S, Esler LL, Murphy J. Respirat-

ory rate: measurement of variability over time and accuracy at different counting periods. Arch Dis Child 1991; 66: 1199-203.

29. Dohert JF, Dijkhuizen MA, Wieringa FT, Moule N, Golden MHN. WHO guidelines on detecting pneumonia in children. Lancet 1991; 338: 1454.

30. Mulholland EK, Simoes EAF, Costales MOD, McGrath EJ, Manalac EM, Gove S. Standardized diagnosisof pneumonia in developing countries. Pediatr Infect Dis 1992; 11: 77-81.

31. Toikka P, Virkki R, Mertsola J, Ashorn P, Eskola J, Ruuskanen O. Bacteremic pneumococcal pneumonia in children. Clin Infect Dis 1999; 29: 568-72.

32. Lanata CF, Quintanilla N, Verastegui HA. Validity of a respiratory questionnaire to identify pneumonia in children in Lima, Peru. Submitted. Int J Epidemiol 1994; 23(4): 827-34.

33. Simoes EAF, McGrath EJ. Recognition of pneumonia by health care workers in Swaziland with asimple clinical algorithm. Lancet 1992; 340: 1502-3.

34. Leroy O, Santre C, Beuscart C, et al. A five-year study of severe community-acquired pneumonia with emphasis in prognosis in patients admitted in an intensive care unit. Intens Care Med 1995; 21: 24-31.

35. Ellis E. Fisioterapia cardiorrespiratória prática. Rio de Janeiro: Revinter, 1997.

36. Michelson PH. Empyema. Emedicine, 2002.

37. Atlas AB. Pneumatocele. Emedicine 2002; 1-11.

38. Lung abscess. In: Goldman L, Bennet JC (Ed.). Cecil textbook of medicine. 21.ed. Philadelphia: WB Saunders, 2000. p.439-41.

39. Harman EM. Acute respiratory distress syndrome. Emedicine, 2003.

40. Seebach JD, Morant R, Ruegg R, Seifert B, Fehr J. The diagnostic value of the neutrophil left shift in predicting inflammatory and infectious disease. Am J Clin Pathol 1997; 107(5): 582-91.

41. Silva GP. Pediatria moderna. Edição especial. Julho de 1995, v.XXI.

42. Hillman BC. Pediatric respiratory disease: diagnosis and treatment. Philadelphia: W. B. Saunders Company, 1993.

43. Marrie TJ, Peeling RW, Fine MJ, et al. Ambulatory patients with community-acquired pneumonia: the frequency of atypical agents and clinical course. Am J Med 1996; 101: 509-15.

44. Niederman MS, Bass JB, Campbell GD, et al. Guidelines for the initial management of adults with community-acquired pneumonia: diagnosis, assessment of severity, and initial antimicrobial therapy. Am Rev Resp Dis 1993; 148: 1418-26.

45. Jadavji T, Law B, Lebel MH, Kenned WA, Gold R, Wang EE. A practical guide for the diagnosis and treatment of pediatric pneumonia. CMAJ 1997; 156: 703-711.

46. Wold Health Organization – WHO. Case management of acute respiratory infections in developing countries: report of a working group meeting. WHO: Geneva, Document WHO/RSD/85.15 REV1, 44 p., 1985.

47. Principi N, Esposito S, Blasi F, et al. Role of Mycoplasma pneumoniae and Clamydia pneumoniae in children with community-acquired lower respiratory tract infections. Clin Infect Dis 2001; 32: 1281-9.

48. Niderman MS. Treatment of respiratory tractinfections with quinolones. In: Andriole VT (Ed.). Thequinolones. 2.ed. London: Academic Press; 1998.

49. Leroy O, Santre C, Beuscart C, et al. A five-year study of severe community-acquired pneumonia with emphasis in prognosis in patients admitted in an intensive care unit. Intens Care Med 1995; 21: 24-31.

50. Programme for the Control of Acute Respiratory Infections. Report of a meeting on methodological issues related to the measurement of episodes of childhood pneumonia in prospective home surveillance studies. Geneva: Wold Health Organization, 1990. WHO/ARI/90.15.

51. Fine MJ, Smith MS, Carson CA, et al. Prognosis and outcome of patients with community-acquired pneumonia: a meta-analysis. JAMA 1996; 275: 134-41.

52. Conway JH. Os efeitos da umidificação em pacientes com doença crônica das vias aéreas. Physioterapy 1992; 78: 97-101.

53. Amaral RVG. Assistência ventilatória mecânica. São Paulo: Atheneu; 1995.

54. Fagon J-Y, Chastre J, Wolff M, et al. (PAV trial group). Invasive and noninvasive strategies for management of suspected ventilator-associated pneumonia. Ann Intern Med 2000; 132: 621-30.

55. Knobel E. Condutas no paciente grave. 2 ed. São Paulo: Atheneu; 1998.

55. Pilbean SP. Mechanical ventilation: physiological and clinical aplication. St. Louis: Mosby-Year Book, 1992.

56. Ferreira ACP, Troster EJ. Atualização em terapia intensiva pediátrica. Brasília: Interlivros, 1996. p.602.

57. Button BM, Heine RG, Catto-Smith AG. Chest physiotherapy in infants with cystic fibrosis. Diagnostics and Therapeutic Methods 2003; 35: 208-13.

58. Conway JH, Fleming JS, Perring S, Holgate ST. Umidificação como coadjuvante à fisioterapia respiratória ajudando na limpeza traqueobrônquica em pacientes com bronquiectasias. Respir Med 1992; 86: 109-14.

59. Light RW. Pleural diseases. 3.ed. 1995; 14: 187-191.

60. Gaskin L, Corey M, Shin J, Reisman JJ, Thomas J, Tullis DE. Teste de longo prazo de drenagem postural convencional e percussão X pressão expiratória positiva. Pediatr Pulmonol 1998; (Suppl 17): 345.

61. Babel FL, Gamarra RM, Lederer C. Abordagem fisioterapêutica nas bronquiectasias. Uma pesquisa bibliográfica das condutas atuais.1999.

62. Ping CY. Acompanhamento radiológico de pneumonia aguda com derrame pleural parapneumônico e/ou pneumatocele em crianças. Dissertação (Mestrado). São Paulo: Escola Paulista de Medicina, 1993.

63. Button BM, Heine RG, Catto-Smith A G. Chest physiotherapy in infants with cystic fibrosis. Diagnostics and Therapeutic Methods 2003; 35: 208-13.

64. Murai DT, Grant JW. Continuous oscillation therapy improves the pulmonary outcome of intubated newborns: results of a prospective, randomized, controlled trial. Critical Care Medicine 1994; 23.

6

SÍNDROME DO BEBÊ CHIADOR

LUCIANA ROLIM ARISTÓTELES
CLAUDIA JEANNE CLAUDINO DE PONTES
LUCIANA STELLA AVELAR

Episódios recorrentes de sibilância constituem a maior causa de morbidade em lactentes. Estudos epidemiológicos indicam que 34% das crianças apresentam pelo menos um episódio de chiado nos três primeiros anos de vida. A cada ano, 15 milhões de crianças no mundo com idade inferior a cinco anos morrem vítimas de problemas respiratórios. Isso representa uma morte para cada dez crianças dessa faixa etária.

A Síndrome do Bebê Chiador é definida como a presença de sibilância em um período de um mês, ou pelo menos três episódios de chiado em um intervalo de dois meses, em crianças com menos de dois anos de idade.

O chiado é um sintoma comum em uma série de doenças do aparelho respiratório, e engloba até mesmo doenças extrapulmonares. Na infância são identificados dois fenótipos: crianças com chiado nos primeiros dois anos de vida, mas que não desenvolvem asma na infância (chiado transitório); e crianças que começam ou persistem com o chiado no segundo ano de vida (chiado recorrente), podendo esse estar associado posteriormente ao quadro de asma.

No presente capítulo, serão comentados aspectos do desenvolvimento do chiado nos primeiros anos de vida, apresentação clínica e tratamento do bebê chiador.

FATORES PREDISPONENTES

Desvantagens anatômicas e fisiológicas

Os lactentes apresentam particularidades anatômicas e fisiológicas do sistema respiratório que de-

terminam e justificam a sua predisposição ao chiado nessa faixa etária. Ocorrem alterações no desenvolvimento da caixa torácica, das vias aéreas e do parênquima pulmonar, levando a uma rápida transformação nas propriedades mecânicas desse sistema.

Caixa torácica e musculatura respiratória[6,14,22]

O lactente apresenta uma hiperinsuflação fisiológica que o coloca em desvantagem mecânica. A alta complacência do gradil costal, a sua configuração anatômica, ou seja, a horizontalização das costelas, a sua forma circular, bem como um diafragma com inserção horizontalizada acabam anulando os movimentos em "braço de bomba"[*] nas costelas superiores e em "alça de balde"[**] nas costelas inferiores. Assim, essas razões mecânicas, associadas a um diafragma composto por um menor número de fibras musculares resistentes à fadiga (tipo I), tornam a criança vulnerável ao aumento do trabalho respiratório, causando precocemente fadiga muscular respiratória.

Vias aéreas e alvéolos[8,14,16,17]

As principais características das vias aéreas da criança estão relacionadas ao diâmetro e ao comprimento. A criança tem maior número de glândulas

---

[*] Resulta no movimento da articulação costovertebral, levantando a extremidade esternal da costela, com consequente aumento do diâmetro anteroposterior. Ocorre da segunda à sexta costela.
[**] Resulta no movimento da articulação costovertebral, levantando o meio da costela, com consequente aumento do diâmetro transverso. Ocorre da sétima à décima costela.

mucosas por superfície de área brônquica quando comparada ao adulto. Consequentemente, pequenos espessamentos da mucosa da via aérea levam a grandes aumentos na resistência ao fluxo aéreo (Lei de Poiseuille).* Além disso, a via aérea distal é mais estreita, contribuindo também para o aumento da resistência que é agravada quando o calibre é ainda mais reduzido, como na presença de edema, hipersecreção e broncoespasmo.

Os alvéolos são relativamente grandes, em menor número e com maior tendência ao colapso. Ao nascer, a criança tem cerca de 20 milhões de unidades alveolares, e aos oito anos de idade esse número chega a 300 milhões. O reduzido número de alvéolos diminui a superfície de troca, constituindo outro fator predisponente para o desenvolvimento da insuficiência respiratória aguda. Essa elevada velocidade de crescimento proporciona à criança um maior potencial de recuperação, mesmo em lesões pulmonares graves.

Ventilação colateral e suporte cartilaginoso[10,14,40]

A ventilação colateral é pouco desenvolvida. Os poros de Kohn, responsáveis pela comunicação interalveolares, os canais de Lambert, que fazem a ligação entre os brônquios e os alvéolos, e os canais de Martin, que interligam os bronquíolos, estão ausentes ao nascimento e se instalam durante o desenvolvimento alveolar por um mecanismo ainda desconhecido. Essas estruturas são importantes por permitirem ventilação colateral entre os elementos periféricos, alvéolos, ácinos, lóbulos e seguimentos pulmonares. Por isso, quando os lactentes são acometidos por afecções respiratórias, há maior prevalência de colapsos e microatelectasias.

O suporte cartilaginoso da traqueia e dos brônquios é essencial para a estabilidade da via aérea. Ao nascimento, esse suporte é deficiente, podendo levar à compressão dinâmica da traqueia em situações associadas a um alto fluxo expiratório e ao aumento da resistência da via aérea.

Tabagismo passivo[13,14,15,23,34,39]

A exposição à fumaça de cigarro durante a gravidez e no período neonatal causa efeitos adversos no sistema respiratório.

Estudos relatam que a ação do fumo durante o desenvolvimento pulmonar fetal resulta em diminuição do calibre das vias aéreas, comprometimento da função pulmonar ao nascimento e hiper-reatividade brônquica nas primeiras semanas de vida.

Stick et al. mostraram uma forte correlação entre diminuição da função pulmonar em mães que fumaram mais de dez cigarros por dia durante a gravidez. O *peak flow* foi menor em filhos de mães que fumaram durante a gravidez comparado a mães não fumantes.

Experimentos com animais demonstram que a exposição uterina à nicotina pode diminuir o número e a área de superfície alveolar, embora o volume pulmonar absoluto possa ser largamente compensado pelo aumento do tamanho alveolar.

Segundo alguns estudos, o fumo influencia no surgimento do chiado nos primeiros anos de vida. Um estudo de coorte prospectivo realizado por Lewis et al. é consistente com essa afirmação. A pesquisa envolveu 15.712 crianças e demonstrou a forte correlação entre a exposição à fumaça de cigarro durante a gravidez e a presença de chiado durante os primeiros anos de vida.

Gênero[33,36]

Quanto ao gênero, o predomínio é no sexo masculino. Acredita-se que a maturação pulmonar fetal é mais lenta nos meninos, tornando-os mais sensíveis às agressões tabagistas e virais. Além disso, por razões provavelmente genéticas, os pulmões das meninas apresentam vias aéreas maiores que os dos meninos, para um dado volume pulmonar, até os seis anos.

Fatores ambientais[3,19,35]

Os fatores ambientais, isolados ou frequentemente associados, têm uma importante parcela de responsabilidade no aumento da incidência de problemas respiratórios nos primeiros anos de vida.

A inserção do bebê em condições socioeconômicas menos favorecidas predispõe aos acontecimentos respiratórios agudos e ao aparecimento de chiado nessa faixa etária. Determinadas circunstâncias,

---

* Lei de Poiseuille: em um tubo de secção circular, o débito é proporcional ao gradiente de pressão e ao raio elevado a quarta potência, e inversamente proporcional à viscosidade e ao comprimento do fluxo.

como aglomeração domiciliar, frequência em creches, instrução da mãe, poluição ambiental e variáveis como peso ao nascer, desnutrição e desmame precoce são fatores somatórios que criam condições favoráveis às agressões virais.

A contaminação atmosférica é um fato que interfere negativamente, aumentando a responsividade brônquica às infecções virais ou aos desencadeantes alérgicos. Pesquisas que avaliam os poluentes atmosféricos relatam que a incidência de chiado é maior no outono e no inverno; entretanto, concentrações atmosféricas de ozônio acima ou abaixo de um valor crítico (40 $\mu g/m^3$) correlacionam-se com uma maior incidência de quadros de inflamação da mucosa brônquica com consequente quadro de chiado.

DIAGNÓSTICO DIFERENCIAL[4,7,30,31]

O diagnóstico diferencial para a síndrome do bebê chiador é muito amplo, incluindo:

- *Infecções*, que podem ser virais (a bronquiolite exerce um papel principal; seu agente etiológico mais comum é o vírus sincicial respiratório; leva a um edema de mucosa, infiltrado celular peribrônquico e uma produção de muco, provocando quadro de sibilância), bacterianas, pelo HIV, tuberculose e infecções parasitárias (síndrome de Löefler, caracterizada por lesões pulmonares transitórias e eosinofilia, causada por *Ascaris lumbricoides*, *Strongyloides stercoralis* e ancilostomas).
- *Reações inflamatórias*, como a asma (doença crônica das vias aéreas caracterizada por inflamação brônquica e obstrução reversível ao fluxo aéreo), fibrose cística (disfunção das glândulas exócrinas, que leva à alteração dos movimentos ciliares provocando acúmulo de secreção e chiado), displasia brocopulmonar (doença pulmonar crônica que acomete RN pré-termo submetido a ventilação mecânica e altas concentrações de oxigênio) e bronquiolite obliterante (processo inflamatório que acomete os bronquíolos, promovendo constrição da luz).
- *Síndromes aspirativas*, por incoordenação da deglutição (imaturidade neurológica, encefalopatias ou lesões estruturais), por regurgitação (refluxo gastroesofágico, obstrução esofagiana, hérnia de hiato), por fístulas ou aspiração de corpo estranho.

- *Más-formações congênitas* (anéis vasculares, cisto broncogênico, estenose brônquica) ou adquiridas (bronquiectasias).
- *Compressões extrínseca ou intrínseca*, por exemplo, massas mediastinais e linfoadenopatias.
- *Doenças extratorácicas*, como cardiopatias, imunodeficiências, raquitismo, alergia ao leite de vaca e chiado de origem ambiental (exposição ao fumo e à poluição, baixo nível socioeconômico).

TRATAMENTO[9,20,21,33,37]

A medida profilática mais importante a ser adotada é a promoção da higiene ambiental para evitar a hiper-reatividade brônquica. Propiciar um ambiente livre de poluentes e alérgenos, evitar a exposição ao fumo e afastar animais do ambiente doméstico são ações imprescindíveis para o controle do quadro de sibilância. A imunização contra o vírus influenza também pode ser empregada, e afastar o lactente de creches e escolas, locais propícios a infecções, tem revelado bons resultados.

No episódio de sibilância, os broncodilatadores são os mais utilizados. Como primeira escolha, temos os agentes β_2-agonistas, que promovem o relaxamento da musculatura lisa e melhoram a contratilidade diafragmática. Geralmente são associados ao brometo de ipatrópio, agente anticolinérgico que também atua no músculo liso do brônquio e diminui a produção de muco.

Recomenda-se a via inalatória para administração dos fármacos, assim como o uso de espaçadores, por permitirem uma maior deposição pulmonar.

Em crises mais graves, uma boa opção terapêutica são os corticoides: agentes com ação anti-inflamatória que permitem melhor responsividade brônquica.

O cromoglicato de sódio pode ser usado como agente profilático para controle da hiper-reatividade brônquica, dependendo da doença de base e da gravidade do quadro.

Quadros de sibilância que não respondem a broncodilatadores justificam uma maior investigação diagnóstica. Além da radiografia de tórax (para investigação de processo infeccioso ou aspirativo, e cardiopatias) e da radiografia contratada de esôfago e estômago (que pode evidenciar más-formações ou compressões extrínsecas), é importante solicitar dosagem de cloro no suor para descartar fibrose cística.

Em caso de suspeita de alergia ao leite de vaca, verificar sangue oculto nas fezes, realizar RAST* específico e exclusão como teste terapêutico.

Em casos de chiado persistente, a hipótese de refluxo gastroesofágico deve ser considerada, mesmo com dados negativos na história. O exame considerado padrão de referência para elucidação diagnóstica é a pHmetria. O tratamento de refluxo gastroesofágico é feito por medidas posturais (decúbito elevado nas 24 horas), dietéticas (alimentação fracionada e engrossada) e com medicações pró-cinéticas e bloqueadores H_2.

TRATAMENTO FISIOTERAPÊUTICO[24,35,37]

A fisioterapia respiratória no lactente deve ser administrada cautelosamente por profissionais qualificados que, na escolha de uma estratégia terapêutica, levem em consideração os princípios mecânicos e fisiológicos do sistema respiratório, assim como um conjunto de sinais anamnéticos e semiológicos.

No caso da síndrome do bebê chiador, há um quadro de obstrução brônquica acompanhado de sibilância que, por sua vez, piora o estado de hiperinsuflação característico da faixa etária.

Para o fisioterapeuta, é importante o reconhecimento do grau de sibilância, que comumente está associado à gravidade da doença. Portanto, uma ausculta pulmonar cuidadosa é imprescindível, para direcionar o eixo do tratamento fisioterapêutico.

Acredita-se que na fase inicial espástica não-secretiva a aplicação das manobras fisioterapêuticas possa vir atenuar o quadro de sibilância. Nesses casos, o uso da aerossolterapia broncodilatadora pré-fisioterapia vem sendo bem difundido.

Quando o bebê chiador evolui com piora do padrão respiratório, a ventilação com pressão positiva contínua nas vias aéreas (CPAP) passa a ser uma alternativa de tratamento; porém, como a maioria dos casos apresenta uma evolução benigna, não entraremos no universo da ventilação mecânica.

Técnicas fisioterápicas utilizadas no bebê chiador

Por muito tempo, as técnicas convencionais constituíram a base do tratamento da fisioterapia respiratória. Mas o surgimento de novas técnicas vem declinando seu emprego, principalmente no campo da pediatria e neonatologia. A seguir, serão comentadas algumas técnicas fisioterápicas atuais e convencionais adequadas à síndrome do bebê chiador. São técnicas de higiene brônquica baseadas na desinsuflação pulmonar e na depuração das vias aéreas.

Expiração lenta prolongada[24,25]

Consiste em uma pressão manual lenta, envolvendo o tórax e o abdome, que se inicia ao final da expiração, prosseguindo até o volume residual. Por ser lenta, e considerando que o bebê tem uma frequência respiratória elevada, essa manobra opõe-se a algumas tentativas inspiratórias, com consequente melhora da desinsuflação pulmonar. Prosseguindo, ao liberar o compartimento toracoabdominal, ocorre um rápido aumento nos diâmetros da caixa torácica com considerável melhora do volume pulmonar. Considerando que o bebê possa apresentar, concomitantemente, áreas de microatelectasias, essa técnica conduz a resultados satisfatórios.

A pressão abdominal exercida durante a expiração lenta prolongada pode induzir ao refluxo gastroesofágico; no entanto, respeitar um período pósprandial de duas ou três horas para a realização da técnica é essencial.

Contraindicações: refluxo gastroesofágico, atresia de esôfago, cardiopatias, instabilidade hemodinâmica, queimadura, distúrbio de coagulação e fratura de costelas.

Tosse provocada[11,24,38]

Considerada uma forma de tosse reflexa, induzida por meio de uma pressão do polegar sobre a traqueia do bebê. Deve ser desencadeada no início da inspiração ou no começo da expiração para um melhor aproveitamento do fluxo expiratório. Quando utilizada em associação a outras técnicas, potencializa seu efeito (Figura 6.1).

Durante a tosse provocada, a atenuação da depuração brônquica ocorre no nível das vias aéreas proximais, facilitando a expulsão do excesso de muco. Em alguns casos, a tosse é ineficaz pela imaturidade reflexa; nesses casos, o fisioterapeuta não deve insistir, evitando lesões cutâneas. Comumente, a aplicação dessa técnica evita possíveis necessidades de aspiração mecânica.

---

* RAST (Radio Allergo Sorbent Test): Radioimunoensaio para detectar anticorpos e IgE específico.

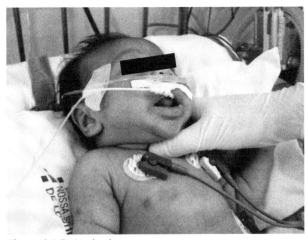

Figura 6.1 Estímulo de tosse.

Contraindicações: afecções laríngeas, discinesias traqueobrônquicas.

Drenagem postural[2,26,28]

Fundamenta-se no efeito gravitacional para drenagem das secreções de um ou mais seguimentos pulmonares para as vias aéreas centrais, onde são expelidas pela tosse ou aspiração mecânica.

Há anos essa técnica vem sendo amplamente difundida na prática da fisioterapia respiratória. Acredita-se que, quando associada a outras manobras, conduz a resultados satisfatórios.

É importante ressaltar que, diante de um acometimento respiratório difuso, como no caso do bebê chiador, a necessidade de adotar posturas que necessitem de certo grau de declive pode desencadear possíveis respostas paradoxais que se revelem prejudiciais. Ao posicionar o bebê, o fisioterapeuta deve estar atento principalmente aos sinais vitais e ao padrão respiratório.

Contraindicações: aumentos da pressão intracraniana; arritmia cardíaca, traumatismo cranioencefálico; instabilidade hemodinâmica.

Vibração[5,12,29]

Ondas de pressão aplicadas sobre a parede torácica durante a expiração em várias frequências. Tem por objetivo facilitar a depuração das secreções brônquicas. Sua forma de aplicação pode ser manual ou mecânica, sendo a última contraindicada no bebê.

A vibração manual consiste nas contrações isométricas rítmicas dos antebraços a frequências que podem chegar a 30 Hz. Essa manobra pode ser associada à compressão torácica, nesse caso denominada vibrocompressão. No bebê chiador, pode ser aplicada simultaneamente a técnica de expiração lenta prolongada.

Contraindicações: queimadura, distúrbio de coagulação e fratura de costelas.

Aspiração nasotraqueal[26,5,28]

Consiste na introdução de uma sonda através das narinas em direção à traqueia. Essa técnica provoca um reflexo tussígeno imediato, sendo importante coadjuvante na eliminação de secreção. Algumas vezes, ela deve preceder as manobras fisioterapêuticas, principalmente nos casos de hipersecreção brônquica (Figuras 6.2 e 6.3)

O uso de O_2 suplementar durante a aspiração é essencial, pois o choro e as apneias prolongadas causam queda da $SatO_2$.

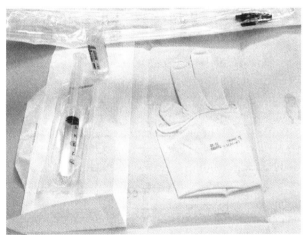

Figura 6.2 Material de aspiração: sonda, luva estéril e soro fisiológico.

A técnica de aspiração requer alguns cuidados:

- A escolha do número da sonda deve ser proporcional ao tamanho do bebê;
- Instilação de soro fisiológico a 0,9% nas narinas facilita o deslizamento da sonda;
- A sonda deve ser introduzida suavemente durante a inspiração, aproveitando a dilatação das vias aéreas e abertura da glote;
- Ao retirar a sonda, evitar movimentos circulares que causam impacto com sangramento da mucosa traqueal e ou nasal;
- Ao final, devem-se aspirar resíduos de secreção que permanecem na cavidade oral.

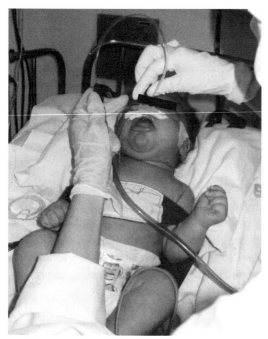

Figura 6.3 Aspiração nasotraqueal.

CONSIDERAÇÕES FINAIS

No caso do bebê chiador, as manobras fisioterapêuticas devem ser precedidas de uma aerossolterapia broncodilatadora, constituindo assim um esquema terapêutico eficaz.

No universo da fisioterapia respiratória, querer transpor as técnicas convencionais do adulto para o bebê pode ocasionar efeitos deletérios.

O tratamento fisioterapêutico do bebê chiador consiste na aplicação de técnicas de higiene brônquica baseadas na desinsuflação pulmonar e depuração das vias aéreas.

Na vigência de cianose, palidez cutânea e piora do padrão respiratório, o tratamento fisioterapêutico deve ser interrompido.

REFERÊNCIAS BIBLIOGRÁFICAS

1. Asher MI, Anderson HR, Stewart AW, et al. Worldwide variations in the prevalence of asthma symptoms: the International Study of Asthma and Allergies in Childhood (ISAAC). Eur Respir J 1998; 12: 315-35.
2. Azeredo CAC. Fisioterapia respiratória moderna. 2.ed. São Paulo: Manole; 1993.
3. Buchdahl R, Parker A, Sttebbing ST, Bahiker A. Association between air pollution and acute childhood wheezy episodes: prospective observational study. BMJ 1996; 312: 661-65.
4. Clough JB, et al. Can we predict which wheezy infants will continue to wheeze? Am J Respir Crit Care Med 1999; 160: 1473-80.
5. Costa D. Fisioterapia respiratória básica. São Paulo: Atheneu; 1999.
6. Dezateux C, Stocks J, Wade AM, Dundas I, Fletcher ME. Airway function at one year: association with premorbid airway func-tion, wheezing and maternal smoking. Torax 2001; 56: 680-5.
7. Elphick HE, et al. When a "wheeze" is not a wheeze: acoustic analysis of breath sounds in infants. Eur Respir J 2000; 16: 593-7.
8. Frey U, Makkonen K, Wellman T, Beardsmore C, Silverman M. Alterations in airway wall properties in infants with a history of wheezing disorders. Am J Respir Crit Care Med 2000; 161: 1825-9.
9. Global Initiative for Asthma. Global Strategy for Asthma Management and Prevention Program. National Heart, Lung, and Blood Institute/Word Health Organization. Workshop Report. Washington, U.S. Department of Health, Education, and Welfare 2002. Publication n.02-3659.
10. Graham LH, Zoltan H, Ferenc P, et al. Airway and respiratory tissue mechanics in normal infants. Am J Respir Crit Care Med 2000; 162: 1397-402.
11. Hill SL, Webber B. Mucustransport and physiotherapy – a new series. Eur Respir J 1999; 13: 949-50.
12. Imle PC. Percussão e vibração. In: Mackenzie CF, et al. Fisioterapia respiratória em unidade de terapia intensiva. São Paulo: Panamericana; 1988: 89-98.
13. Jones M, Castile R, Daves S, et al. Forced expiratory flows and volumes in infants. Am J Respir Crit Care Med 2000; 161: 353-9.
14. Lewis S, Richards D, Bynner J, et al. Prospective study of risk factors for early and persistent wheezing in childhood. Eur Respir J 1995; 8: 349-56.
15. Lí JS, Peat JK, Xuan W, Berry G. Meta-analysis on the association between environmental tabacco. Smoke (ETS) exposure and the prevalence of lower resoiratory tract infection in early childhood. Pneumonol 1999; 27: 5-13.
16. Lower L, Murray CS, Custovic A, et al. Specific air way resistance in 3 year-old children: a prospective cohort study. Lancet 2002; 359: 1904-908.
17. Martinez FD, Morgan WJ, Wright AL, Holber C, Taussig LM. Initial airway function is a risk factor for recurrent wheezing respiratory illnesses during the first three years of life. Am Rev Respir Dis 1997; 143: 312-16.
18. Martinez FD, Wright AL, Taussig LM, et al. Asthma and wheezing in the first six years of life. N Engl J Med 1995; 332:133-256.
19. Molfino NA, Wright SC, Katz I, Tarlo S, Silverman F, McClean PA. Effect of low concentrations of ozone on inhaled allergen responses asthmatic subjects. Lancet 1991; 338: 199-203.
20. Morton RL, Sheikh S, Corbett ML, Eid NS. Evaluation of the wheezy infant. Ann Allergy Asthma Immunol 2001; 86: 251-6.
21. Nakaie CMA, Bussamra MH, Rozov T. Lactente com sibilância. In: Grunach AS. Alergia e imunologia na infância e na adolescência. São Paulo: Atheneu; 2001.

22. Papastamelos C, Panitch HB, England SE, Allen JL. Developmental changes in chest wall compliance in infancy and early childhood. Appl Physiol 1995; 78: 179-84.

23. Peat JK, Keena V, Harakeh Z, Marks G. Parental Smoking and respiratory tract infections in children. Paediatr Respir Rev 2001; 2: 207-2.

24. Postiaux G. Fisioterapia respiratória pediátrica: o tratamento guiado por ausculta pulmonar. 2.ed. Porto Alegre: Artmed; 2004.

25. Postiaux G, Ladha K, Gillard C, Charlier JL, Lens E. La Kinesitherapie respiratoire du tout petit: quels effets à quel étage de l'arbre trachéobronchique? 1rd partie: Relation entre les parametres mecaniques et les bruits respiratoires chez le nourrisson broncho-obstructif (< 24 mois). Ann Kinésither 1995; 22: 57-71.

26. Pryor JA, Webber BA. Fisioterapia para problemas respiratórios e cardíacos. 2.ed. Rio de Janeiro: Guanabara Koogan; 2002.

27. Rubin BK.The wheezy infant: is it asthma? Can J Diagn 1991; 863-7.

28. Sarmento GJV. Fisioterapia Respiratória no paciente crítico. Barueri: Manole; 2005.

29. Scanlan CL, Wilkins RL, Stoller JK. Fundamentos da terapia respiratória de Egan. 7.ed. São Paulo: Manole; 2000; 825-9.

30. Sheikh S, Goldsmith LJ, Howell L, et al. Lung function in infants with wheezing and gastroesophageal reflux. Pediatr Pulmonol 1999; 27: 236-41.

31. Sheikh S, Stephen T, Howell L, Eid N. Gastroesophageal reflux in infants with wheezing. Pediatr Pulmonol 1999; 28: 181-6.

32. Silverman M, Wilson N. Wheezing phenotypes in childhood. Thorax 1997; 52: 936-7.

33. Solé, D. Abordagem terapêutica do bebê chiador. Pediatria Moderna 1990; 25: 212-19.

34. Stick SM, Burton PR, Gurrin L, et al. Effect of maternal smoking during pregnancy and a family history of asthma on respiratory function in newborn infants. Lacet 1996; 348: 1060-4.

35. Stocks J, Dezateux C. The effect of parental smoking on lung function and development during infancy. Respirology 2003; 8: 266-85.

36. Van Hengstrum M, Festen J, Beurskens C, Hankel M, Beekman F, Corstens F. Conventional physiotherapy and forced expiration manoeuvers have similar effects on tracheobronchial clearance? Eur Respir J 1998; 1: 758-61.

37. Vaz FAC. Avaliação e conduta perante o bebê chiador. J Pediatr 2000; 22: 203-5.

38. Zahm JM. Role of simulated repetitive coughing in mucus clerance. Eur Resp J 1997; 4: 311-15.

39. Youhg SD, Sherrill L, Arnott J, Diepeveen D, LeSouef PN, Landau LI. Parental factors affecting respiratory function during the first year of life. Pediatr Pulmonol 2000; 29: 331-40.

40. Youhg SD, Arnott J, O'Keeffe PT, Le Souef PN, Landau LI. The association between early life lung function and wheezing during the first 2 years of life. Eur Respir J 2000; 15: 151-7.

7

ASMA EM PEDIATRIA

ADRIANA DE ARRUDA FALCÃO PEIXE
FABIANE ALVES DE CARVALHO
RODRIGO DAMINELLO RAIMUNDO

A asma é uma doença muito antiga, e sua primeira definição foi dada por Hipócrates há 2.500 anos. É a doença crônica mais frequente em crianças, e cerca de 80% delas desenvolvem os primeiros sintomas antes dos cinco anos de idade. A conscientização de sua incidência tornou-se mais avançada, e os estudos para controlá-la têm se tornado mais eficazes.[1]

Entretanto, apesar dos avanços conseguidos no conhecimento da fisiopatologia e da terapêutica específica, existem evidências de que a asma está se tornando cada vez mais grave e problemática.[2,3] Embora a taxa de mortalidade por asma seja pequena, o risco de morte em razão de uma crise é inquestionável.

As causas que levam a esses fatores salientam o fato de que os pacientes que morreram, ou se encontram em risco de morte, não estavam recebendo tratamento adequado e, certamente, não recebiam medicamentos preventivos.

Apesar de alguns autores chamarem a atenção para o fato de que os indivíduos asmáticos muitas vezes são subavaliados quanto à gravidade de suas doenças, a subavaliação aliada ao tratamento inadequado tem consequências sérias. A maioria dos trabalhos consultados apresenta algumas possibilidades para justificar o número de pessoas asmáticas, e também o fato de a mortalidade estar aumentando. Entre elas, poderíamos citar o aumento de elementos alérgenos na atmosfera, como o ácaro, que encontrou um ambiente propício para sua proliferação, a poluição ambiental, as próprias complicações cardíacas decorrentes do aumento da utilização da terapia inalatória com β-agonistas e a subestimação da gravidade do ataque pelo paciente ou parentes, o que ocasiona retardo na procura de ajuda e tratamento médico adequado.

Outro aspecto da asma que deve ser abordado é a sua morbidade, ou seja, os prejuízos que acarreta para o asmático. Acometidas de crises frequentes e com baixa resistência às atividades físicas, as crianças portadoras de asma são submetidas a inúmeras restrições.[1]

Anualmente, milhões de pessoas visitam o departamento de emergência com asma; destas, 47,8% são crianças e adolescentes menores de dezoito anos.

No Brasil, os estudos epidemiológicos referentes à asma são poucos, e desconhece-se a verdadeira dimensão da doença nas diferentes regiões do país. Anualmente, ocorrem quase 350 mil internações, representando a quarta causa de hospitalização pelo SUS (2,3% do total) e a terceira causa entre crianças e adultos jovens.

Nos últimos quinze anos, foram obtidos os maiores avanços na área do conhecimento e controle da doença. Como resultado, hoje é possível dar a 95% dos pacientes asmáticos uma boa qualidade de vida. Infelizmente, esses recursos não estão ao alcance da maioria dos indivíduos asmáticos que poderiam ser beneficiados, e isso pode também explicar, pelo menos em parte, por que a asma está se tornando cada vez mais grave.[4]

CONCEITO

A asma é uma doença grave que afeta pessoas de todas as idades, culturas e localizações geográficas.

Embora cada pessoa possa apresentar sintomas diferentes, a definição da asma é muito específica. A doença consiste em um distúrbio inflamatório crônico das vias aéreas (Figura 7.1), caracterizado por:

- Obstrução do fluxo aéreo, reversível (embora não completamente em alguns pacientes) espontaneamente ou com tratamento.
- Inflamação em que as células têm um papel importante, em particular os mastócitos e os eosinófilos.
- Aumento da reatividade das vias aéreas a uma variedade de estímulos – hiper-reatividade brônquica.
- Episódios recorrentes de sibilância, dispneia, aperto no peito e tosse, particularmente à noite e pela manhã, ao acordar.

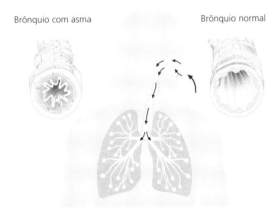

Figura 7.1 Desenho esquemático evidenciando a diferença entre um brônquio normal e outro acometido pela crise asmática. Nota-se, além da diminuição importante no calibre da via aérea pela broncoconstrição, o preenchimento por muco brônquico, acarretando um incremento importante na obstrução.

A asma pode trazer complicações para a sua prevenção, seu diagnóstico e tratamento, independentemente da gravidade, o que a torna um problema de saúde pública que afeta o paciente, sua família e a sociedade.[5,6,7]

A hiper-responsividade pode ocorrer em diferentes graus, assim como o edema da mucosa brônquica e a hipersecreção das suas glândulas, variando tanto no mesmo indivíduo quanto de indivíduo para indivíduo. A duração de cada crise, ou seja, o surgimento das reações anteriores é variável, assim como sua intensidade, que pode ir desde dispneia discreta até asfixia fatal, e natureza ou o fator que a desencadeia. Se a asma não for bem tratada, poderá tornar-se crônica com limitação permanente ao fluxo aéreo, provocando limitações física e social significativas, e até morte por crises graves.[8,9,10,11,16]

ETIOPATOLOGIA

Não existe um único fator etiológico que explique a asma. Existem várias teorias, as mais aceitas atualmente são as teorias alérgicas e de disfunção do sistema nervoso autônomo.[13,8]

Alergia

As crianças asmáticas apresentam elevados índices de IgE plasmático em razão de uma sensibilização prévia aos antígenos e a um defeito na ligação deste ao sistema imunológico. Quando produzido em excesso, o IgE é um antígeno específico que fica ligado por meio de receptores Fc de alta afinidade à membrana de mastócitos do trato respiratório. Quando há nova exposição ao antígeno, ocorre uma interação com o IgE, o que provoca a liberação de mediadores inflamatórios como histamina, leucotrienos, tromboxanes, prostaglandinas e fatores quimiotáticos neutrofílicos e eosinófilos, que provocam broncoconstrição.[8,13]

Disfunção do sistema nervoso autônomo (SNA)

O SNA é responsável pelo controle de diversos aspectos da função brônquica, entre elas a tonicidade da musculatura lisa brônquica, que é controlada pela concentração de AMP cíclica intracelular e pelos receptores colinérgicos e adrenérgicos α_1 e α_2, que são broncoconstritores, e pelos adrenérgicos β_2, que são broncodilatadores. Quando a broncodilatação é mediada pelos β-receptores, ocorre um aumento na concentração de AMP cíclico (AMPc), seja pelo estímulo de sua formação através das substâncias β_2-adrenérgicas, seja pelo bloqueio de sua destruição que inibe a fosfodiesterase. A broncoconstrição ocorre quando há diminuição da sua concentração intracelular.[8,13,14]

O aumento dos níveis celulares de GMP cíclico está relacionado ao reflexo broncoconstritor colinérgico; já o reflexo adrenérgico não representa importância clínica. No paciente asmático, pode ocorrer uma disfunção no mecanismo do controle da tonicidade muscular respiratória, o que pode provocar uma excesso de resposta colinérgica (broncoconstrição) ou redução da resposta β_2-adrenérgica (broncodilatação). Outra função importante da AMPc e da GMPc é a modulação da liberação de mediadores inflamatórios. Quando a AMPc está elevada, ocorre diminuição da liberação de mediadores; quando a GMPc está elevada, ocorre aumento na liberação desses mediadores. Muitas dessas substâncias liberadas agem em locais específicos da membrana celular da musculatura lisa, o que causa diminuição na concentração de AMPc intracelular, provocando a broncoconstrição.[13,14]

A broncoconstrição reflexa colinérgica é regulada pelo nervo vago, onde seus receptores podem ser ativados por estímulos extrínsecos ou intrínsecos, apresentando como consequência a esses estímulos uma resposta, que é o aumento do tônus da musculatura. Os pacientes asmáticos apresentam uma exarcebação desse reflexo, onde a liberação local de histamina ou de qualquer outro mediador inflamatório pode aumentar ainda mais a broncoconstrição por uma ativação ainda maior do mecanismo de reflexo ou por diminuição do limiar de sua reatividade. Tal exarcebação pode ser bloqueada pelo uso de medicamentos atropínicos ou por método de ablação cirúrgica do nervo vago.[13]

Alguns pacientes asmáticos podem apresentar uma redução da resposta β_2-adrenérgica, o que provoca um desequilíbrio do mecanismo de regulação do tônus muscular, que libera a atividade broncoconstritora colinérgica e resulta em um brônquio hiper-reativo. Mas lembremos o importante papel desenvolvido pelos mediadores inflamatórios, que são capazes de modular a liberação de neurotransmissores pelos terminais nervosos.[8,14]

DIAGNÓSTICO E FATORES DE RISCO

A asma, em sua evolução, pode ser variável, e os principais pontos considerados são: a idade de início dos sintomas e o fator etiológico implicado. Em geral, 30 a 80% das crianças asmáticas iniciam seus sintomas durante os primeiros três anos de vida, e cerca de 50 a 65% no primeiro ano de vida.[15] Embora a asma possa se manifestar já nos primeiros meses de vida, nessa fase é difícil estabelecer um diagnóstico definitivo, pois várias outras doenças podem começar com tosse e/ou sibilância recidivantes.

Portanto, uma anamnese detalhada, que inclua histórico familiar e/ou pessoal de asma ou atopia, alteração ao exame físico e achados característicos à avaliação laboratorial e radiológica, pode auxiliar na identificação da asma ou de um diagnóstico alternativo para a asma.

Alguns exames complementares podem auxiliar no diagnóstico que é, em geral, basicamente clínico, desde que sejam considerados os dados.

Estudos evolutivos com lactentes documentaram relação entre o aparecimento de sibilância e a redução da função pulmonar, mesmo na ausência de sintomas, sugerindo que o tamanho pulmonar diminuído pode ser o responsável por alguns dos quadros de sibilância nos lactentes, os quais se resolvem com o crescimento da criança.[13,16,17] Assim, no início da vida, episódios de sibilância e tosse podem ocorrer ocasionalmente, contudo em alguns lactentes esses sintomas se tornam frequentes, e a asma se estabelece precocemente.[17,19]

Em lactentes, a causa mais comum de sibilância parece ser as infecções virais respiratórias, entretanto exarcebações repetidas podem estar associadas à exposição a alérgenos. No lactente suscetível, a atopia predispõe as vias aéreas à sensibilização a alérgenos ou irritantes ambientais. A exposição precoce a altas concentrações de ácaros domiciliares, fungos e alérgenos de animais é particularmente importante nessa sensibilização[17,18,20] (Quadro 7.1).

Por ser a asma uma doença complexa, vários fatores como atopia, prematuridade, sexo, fumaça de tabaco, infecções respiratórias e o próprio aleitamento materno podem atuar aumentando o risco de seu aparecimento. A análise desses fatores, de modo retrospectivo, permite identificá-los e, provavelmente, estabelecer seu papel na gênese da doença.

Quadro 7.1 Causas de sibilância e/ou tosse recidivantes em lactentes

Alérgenos e poluentes
Asma brônquica
Infecções das vias aéreas superiores
Aspiração de corpo estranho
Aspiração de repetição
Displasia broncopulmonar
Fibrose cística
Anomalias vasculares
Insuficiência cardíaca esquerda
Anomalias traqueobrônquicas
Massas mediastinais
Imunodeficiências
Tuberculose
Síndrome de Löeffler
Toxocaríase

CLASSIFICAÇÃO

A asma pode se apresentar em diversos aspectos que variam de caso para caso, o que impede que ela seja enquadrada de maneira uniforme para todas as pessoas. Ela é classificada sob esses diferentes aspectos:

- Asma atópica ou mediada por reaginas ou asma extrínseca – É provavelmente a forma mais comum, que está presente em 5 a 10% das crianças. Nesses casos, os sintomas são paroxísticos e iniciam na infância ou adolescência. O agente desencadeador da asma é exógeno. É dependente de imunoglobulinas do tipo E e do tipo G, pois estas estão ligadas aos mastócitos e, quando interagem com o alergênico, liberam mediadores que desencadeiam todo o processo inflamatório. Apresentam teste cutâneo de resposta imediata positivo para alérgenos inaláveis. Os pacientes podem apresentar diversas manifestações que dependem da atopia; habitualmente apresentam antecedentes genéticos.[8,21]
- Asma não atópica ou não mediada por reaginas ou asma intrínseca ou ainda infecciosa – É causada por fatores endógenos que incluem infecções virais e bacterianas, poluição atmosférica, exposição à fumaça e pós-ocupacionais. Seus sintomas são permanentes, com início na idade adulta. Os níveis de IgE são normais e os testes cutâneos são negativos. Não apresentam antecedentes genéticos de atopia familiar e não respondem à imunoterapia.[8,21]
- Asma mista – Ocorre a associação das manifestações clínicas e resultados laboratoriais da asma extrínseca e da asma intrínseca.[8]
- Asma induzida por aspirina – Ocorre predominantemente em adultos.[8]
- Asma induzida por exercício – É outra categoria de distúrbio, em que o fisioterapeuta deve oferecer atenção especial aos programas de condicionamento e exercícios vigorosos. A criança apresentará os sintomas repentinamente após a realização de exercícios por seis ou sete minutos. Com o término do exercício, os sintomas clássicos aparecerão em razão da perda de calor e umidade da mucosa brônquica. Aproximadamente 25% das crianças respondem com aumento da reatividade brônquica quando expostas ao teste de ar frio, em que elas deverão aquecê-lo em suas vias aéreas.[8,21,22]

- Asma da aspergilose broncopulmonar alérgica – Quando os brônquios são colonizados pelos fungos *Aspergillus*, são preenchidos por muco com elementos fúngicos e eosinófilos, ocorrendo o espessamento da parede brônquica por infiltração celular e lesão tecidual, que provocará o aparecimento de bronquiectasias em 40% dos casos. Portanto, quando colonizado, há uma reação de hipersensibilidade complexa nos pacientes asmáticos. Alguns podem ter a colonização, mas não apresentar sintomas.[8,12]
- Asma profissional ou ocupacional – Os sintomas são paroxísticos e estão relacionados à inalação de partículas no ambiente profissional na forma de gás, vapor ou fumaça. Em alguns casos, esse tipo de asma apresenta níveis elevados de IgE sanguíneo, independentemente dos testes de hipersensibilidade. Podemos destacar algumas causas imunológicas: as dependentes de IgE, como produtos de origem animal e vegetal (animais de laboratório, poeira de farinha, enzimas, produtos farmacêuticos), produtos químicos de baixo peso molecular (ácidos e metais como o níquel, cromo, platina, zinco, cobalto, alumínio); as com mecanismo imunológico não identificado, como no caso de diisocianatos, aminas, colofônio e azodicarbonamida. E ainda causas não imunológicas, como no caso do formaldeído, PVC, polipropileno e irritantes. O terapeuta respiratório também está incluído nesse grupo, já que está exposto a aerossóis, como broncodilatadores, infecções virais e agentes clínicos hospitalares.[5,8,24]

Pontos de vista clínico e terapêutico

É a classificação mais importante, pois baseia-se na severidade das manifestações clínicas, que são gerais e de grande variabilidade, e na qualidade de vida da criança.[8,16]

A qualidade de vida da criança está ligada ao tipo de relação que ela estabelece com seu problema e com o quanto ela interfere no seu potencial e na sua realização pessoal. O sucesso ou insucesso do tratamento depende da criação de condições para que a pessoa viva, na medida do possível, como se a asma não existisse.[8]

Com o passar dos anos, importantes modificações na severidade da doença podem ocorrer. Na passagem da infância ou adolescência para a idade adulta, é comum ocorrer uma importante melhora ou remissão da doença. No desenrolar da idade adulta, pode haver mudança nessa severidade. Quando ocorre o envelhecimento, pode haver grandes remissões e um maior agravamento.[1] Apesar da variação de intensidade das crises em um mesmo indivíduo, a severidade global é mais ou menos fixa, com pequenas oscilações. Isso ocorre em razão dos fatores físicos criados pela hiper-responsividade brônquica e também pela forma como a pessoa se relaciona com a doença. Por isso, acredita-se que o objetivo do tratamento é melhorar globalmente sua qualidade de vida.[8]

CLASSIFICAÇÃO DE GRAVIDADE

A avaliação continuada e a quantificação da gravidade são fundamentais para estabelecer e acompanhar um adequado plano de tratamento para o paciente asmático. Não existem critérios únicos ou escores com poder preditivo que sejam seguros e aplicáveis a todos os pacientes. Nessa avaliação, os pacientes devem ser considerados fora das exarcebações agudas. Segundo o III Consenso Brasileiro do Manejo da Asma, podemos classificá-la como intermitente, persistente leve, persistente moderada e persistente grave.

Os dois principais aspectos a serem analisados para classificar a gravidade da asma são a frequência e a intensidade de aparecimento dos sintomas, porém pode-se usar outros aspectos como função pulmonar, tolerância ao exercício, número de hospitalizações, entre outros (Tabela 7.1).

Alguns achados do exame físico apresentam também uma boa correlação com a gravidade do quadro:

- Uso de musculatura acessória que se correlaciona muito bem com o grau de obstrução da via aérea. O uso dessa musculatura, principalmente do esternocleidomastoideo, é o item isolado que melhor se correlaciona com a gravidade, estando associado a níveis de volume expiratório forçado em um segundo (VEF_1) menores que 50% do previsto para a idade.
- Estado de consciência diretamente relacionado ao grau de fadiga e hipoxemia, em que confusão mental e obnubilação são dados de avaliação tardia e associados a quadros de extrema gravidade.

Tabela 7.1 Classificação de gravidade da asma

	Intermitente	Persistente leve	Persistente moderada	Persistente grave
Sintomas				
Falta de ar, aperto no peito, chiado e tosse	< 1 vez/semana	> 1 vez/semana e < 1 vez/dia	Diários, mas não contínuos	Diários e contínuos Limitação diária
Atividades	Em geral normais Falta ocasional à escola	Limitação para grandes esforços Faltas ocasionais à escola	Prejudicadas Algumas faltas ao trabalho e à escola	Falta frequente à escola Sintomas com exercícios leves (andar no plano)
Crises*	Ocasionais (leves) Controladas com broncodilatadores, sem ida à emergência	Infrequentes Algumas requerendo curso de corticoide	Frequentes Algumas com ida à emergência, uso de corticoides sistêmicos ou internação	Frequentes e graves Necessidade de corticoide sistêmico, internação ou risco de morte
Sintomas noturnos**	Raros < 2 vezes/mês	Ocasionais > 2 vezes/mês e > 1 vez/semana	Comuns > 1 vez/semana	Quase diários > 2 vezes/semana
Broncodilatadores para alívio	< 1 vez/semana	< 2 vezes/semana	> 2 vezes/semana e < 2 vezes/dia	> 2 vezes/dia
PFE ou VEF_1 nas consultas	Pré-bd > 80% previsto	Pré-bd > 80% previsto	Pré-bd entre 60% e 80% previsto	Pré-bd < 60% previsto

* Pacientes com crises infrequentes, mas cuja vida é colocada em risco, devem ser classificados como portadores de asma persistente grave.
** Despertar noturno regular com chiado ou tosse é um sintoma grave.
Fonte: III Consenso Brasileiro no Manejo da Asma 2002.

- A saturação de hemoglobina, obtida por oximetria de pulso, é a melhor medida objetiva, mas algumas situações também podem ser utilizadas como fator preditivo de gravidade e critério indicativo de internação.[27,28]
- O pulso paradoxal deve ser aferido sempre que possível; valores superiores a 20 mmHg estão associados a crises de intensidade grave, entretanto a ausência de pulso paradoxal não exclui doença grave. A medida do pulso paradoxal no paciente pediátrico taquipneico é difícil de ser obtida com o uso de esfigmomanometria convencional.

Sensações subjetivas de dispneia, sibilância, aumento de tempo expiratório e roncos na ausculta pulmonar não têm valor na tentativa de diferenciação de quadros graves daqueles com mínima repercussão na função pulmonar.

Em crianças, a saturação de hemoglobina tem se mostrado útil, como relatado, e níveis inferiores a 91-93% sugerem crises mais graves, necessitando de um acompanhamento mais cuidadoso e um tratamento mais agressivo.[28]

Nos casos de sofrimento respiratório mais intenso, associados ou não à hipoxemia, impõe-se a avaliação por meio da gasometria arterial (Ph, PCO_2, PO_2 e bicarbonato). A avaliação da oxigenação pode ser melhor realizada através da relação PaO_2/FiO_2 (quando inferior a 250, reflete grave comprometimento na relação ventilação/perfusão).

EXAMES COMPLEMENTARES

Como já relatado, a gasometria arterial é de vital importância e, portanto, deve ser realizada principalmente em todos os pacientes em que um manejo terapêutico mais agressivo faz-se necessário.

Apesar de a anamnese ser o recurso mais importante para identificar quais são os prováveis fatores desencadeantes ou agravantes da crise asmática, alguns testes podem ser realizados. Dentre eles, podemos citar os testes cutâneos e exames laboratoriais, que têm utilidade secundária.[29,30,31]

Teste cutâneo

O teste cutâneo é importante para confirmar o diagnóstico clínico, principalmente quando houver suspeita de atopia.[28,29,30]

É realizado sobre a região interna do antebraço utilizando-se uma agulha ou lanceta estéril descartável, na qual é colocada uma gota de solução padrão de antígeno, uma de solução controle negativa (diluente) e uma positiva, que é a histamina. Sua penetração deve ser superficial e não causar sangramento.[17,29,30]

As reações podem surgir quinze minutos após a inoculação do antígeno, sendo elas as pápulas, o eritema e o prurido na pele. A mensuração da intensidade das reações é feita pela média do maior diâmetro e do diâmetro perpendicular a este, tanto do eritema quanto da pápula. As reações causadas na pele dependem da qualidade e concentração de antígeno utilizado, da quantidade de IgE específica, local de aplicação do antígeno e idade do indivíduo. Bebês têm baixa reatividade de pele para histamina e apresentam resposta reduzida.[29,30,31,32]

Um resultado positivo não significa necessariamente que é uma doença alérgica, já que indivíduos não alérgicos sem nenhum sintoma também possuem IgE específica. Portanto, é necessário que a interpretação do teste seja realizada por indivíduos treinados e conscientes dos fatores que podem interferir nos resultados e induzir a erro de interpretação.[32,33]

A escolha do alérgeno a ser utilizado é direcionada pela anamnese; os mais utilizados são aqueles inaláveis, dentre eles os ácaros das espécies *Dermatophagoides pteronyssinus* e *Blomia tropicalis*, fungos e pólen. Outros alérgenos são menos importantes. Aproximadamente 15% dos pacientes apresentam resposta positiva a um alérgeno, o restante habitualmente apresenta resposta positiva para mais de três.[29,30,33]

Hemograma

Com o hemograma é possível realizar a contagem de eosinófilos no sangue, que é considerado um marcador para definir a presença de alergia e permite identificar a importância dessa alergia para o indivíduo. A técnica de contagem de eosinófilos é um método importante para compreensão e entendimento da doença, e é realizado em laboratórios clínicos e de pesquisa. O paciente asmático apresenta maior população de eosinófilos hipodensos, que são capazes de liberar proteínas básicas, alcalinas e catiônicas.[32,34,35]

Quando há exposição aos alérgenos, ocorre aumento na taxa; a redução acontece quando há infecções ou uso de corticoides. Por isso, o exame pode ser útil também para a adequação da dose de corticoides ao paciente e à resposta apresentada.[34,35]

Determinação da IgE

A determinação da IgE sérica específica é útil para estabelecer a predisposição atópica e é usada para confirmar e complementar os resultados dos testes cutâneos e a história, mas, geralmente elevada, contribui com poucas informações, mesmo sabendo-se da íntima relação entre os níveis séricos de IgE e o diagnóstico da asma e outras doenças alérgicas. Apesar dessa grande correlação com a doença, é um exame que não está disponibilizado na maioria dos atendimentos médicos governamentais e particulares.[31,33]

Os métodos que detectam a IgE são o RAST (Radio Allergo Sorbert Test), o RIST (Radio Immuno Sobert Test), o MAST (Multiantigen Serum Test) e o ELISA (Enzime Linked Immuno Sobert Test). O mais usado é o RAST, mas por ser um método oneroso, não tem sido recomendado rotineiramente.[29,31,32]

Exame radiológico

O exame radiológico não costuma oferecer grandes dados para o diagnóstico, mas a sua realização é sempre indicada na avaliação inicial e em alguns momentos da evolução, para exclusão de complicações (pneumonias, atelectasias e penumotórax), já que só se encontrará alterado quando a criança estiver em crise, sendo raras as alterações no período intercrise.[30,36,37]

Na radiografia, o tórax, durante o período de crise, pode apresentar-se, na maioria das vezes, hiperinsuflado ou, em raras situações, hipoinsuflado, principalmente pelo grande broncoespasmo, em que ocorre hipoventilação e posterior fadiga muscular intensa, o que pode sugerir pior prognóstico. No período intercrise, está geralmente normal e sem alterações.[38]

Nos casos de asma leve e moderada, habitualmente encontra-se radiografia normal. Na asma grave, podem ser observados sinais de hiperinsuflação pulmonar, como hipertransparência dos campos pulmonares, horizontalização dos arcos costais, retificação da cúpula diafragmática e aumento do diâmetro anteroposterior.[8,32]

A radiografia de tórax é útil também para guiar a melhor decisão terapêutica no decorrer de uma crise aguda de asma.[32,39]

Exame de escarro

É um exame que pode ser encontrado bastante alterado no asmático em crise, tornando-se impor-tante não só do ponto de vista diagnóstico, mas também terapêutico.[8,30]

A alteração mais comum durante as exarcebações é o aumento da viscosidade e da tensão superficial, que favorece seu acúmulo com formações de tampões de muco responsáveis pela obstrução difusa durante a crise.

Outro dado encontrado é um maior número de eosinófilos, o que é muito sugestivo do diagnóstico de asma. O exame de eosinófilos no escarro tem maior significância do que aquele circulante no sangue. Mais dois sinais podem ser encontrados no exame: os cristais de Chacot-Leyden (cristalização da fosfolipase da membrana do eosinófilo), que aumentam durante a crise, e a presença de espirais de Curschmann (material mucinoso). Ambos não são patognomônicos de asma, mas, quando aparecem associados ao aumento do número de eosinófilos, são altas as chances diagnósticas de asma.[8]

Outros exames, como a pletismografia e os testes imunológicos, não realizados na rotina.[8]

Em pacientes críticos com asma aguda grave, preconiza-se também a mensuração sérica dos eletrólitos, em especial do potássio, em razão da possível utilização de grandes doses de β-adrenérgicos e da taxa de hemoglobina, que deve estar acima de 10% nesses pacientes graves com insuficiência ventilatória.

FISIOPATOLOGIA

A asma é uma das doenças crônicas mais incidentes na infância, entretanto, um correto diagnóstico e um conhecimento adequado das alterações fisiopatológicas que ocorrem nesses pacientes têm sido considerados de vital importância na otimização de um adequado tratamento e controle do paciente asmático. Como já mencionado, a asma é o exemplo de doença das vias aéreas em que o parênquima pulmonar se apresenta normal. Sua marca fisiológica é a obstrução difusa e reversível das vias aéreas, causada por inflamação e edema, espasmo da musculatura lisa dos brônquios e bronquíolos e tampões mucosos.[40]

Um dos mais importantes avanços, nos últimos vinte anos, tem sido o reconhecimento da asma como uma doença inflamatória.

Esse reconhecimento deve-se à liberação de mediadores (histamina, leucotrienos e prostaglandinas) pelos mastócitos brônquicos e ainda de óxido nítrico e fator de necrose tumoral pelos macrófagos. Desencadeada essa cascata de eventos inflamatórios, estes mediadores podem causar lesões no tecido epitelial ou ainda alteração do tônus da via aérea (vasoconstricção), alteração da permeabilidade vascular (vasodilatação), hipersecreção de muco, disfunção ciliar, hipertrofia e hiperplasia do músculo liso, aumento das glândulas submucosas e aumento do número de células caliciformes.

A via aérea cronicamente inflamada e hiperirritável é suscetível à obstrução aguda desencadeada por fatores como exposição a alérgenos, infecções do trato respiratório e irritantes ambientais (incluindo fumaça de cigarro), exercício, estresse emocional e drogas.

Na asma, são diversos os locais e mecanismos envolvidos na obstrução. Ela se caracteriza por uma grande variabilidade entre diferentes ocasiões.

ALTERAÇÕES NA MECÂNICA RESPIRATÓRIA

A obstrução importante das vias aéreas no ataque de asma aguda grave afeta a mecânica pulmonar, resultando em um dramático aumento no trabalho da respiração dos pacientes que usam seus músculos acessórios para sobrepujar a resistência ao fluxo de ar. Na asma aguda grave, as pressões transpulmonares > 50 cmH$_2$O não são incomuns. A expiração torna-se mais ativa que passiva, com taxas de fluxo baixas e tempos expiratórios progressivamente mais prolongados. O paciente respira em volumes pulmonares progressivamente mais elevados para facilitar o fluxo de gás expiratório, resultando no desenvolvimento de hiperinsuflação dinâmica e retenção de gás. Se a obstrução da via aérea não é aliviada, o enorme aumento no trabalho dos músculos respiratórios eventualmente resultará em fadiga e em uma rápida descompensação.[40,45]

Em relação às trocas gasosas, uma redução na PaCO$_2$ < 35 mmHg é vista na fase inicial da asma aguda associada a um período de hiperventilação. A PaCO$_2$ aumenta quando a obstrução da via aérea piora, e qualquer elevação da PaCO$_2$ > 40 mmHg indica que a fadiga do músculo respiratório está se desenvolvendo e deve servir como um sinal de alerta. A hipoxemia significante é incomum mesmo na asma grave, e sua presença deve alertar o médico para o fato de que pode haver colapso pulmonar decorrente de uma obstrução da via aérea por rolha ou a presença de um pneumotórax. Estudos têm mos-

trado que existem anormalidades importantes na relação ventilação/perfusão associadas com diminuição da ventilação alveolar, enquanto a perfusão é mantida. Esse desequilíbrio na relação ventilação/perfusão pode piorar temporariamente com o uso da terapia com β-agonistas, a qual aumenta a perfusão para áreas hipoventiladas por causa de seu efeito vasodilatador.[45]

Uma variedade de anormalidades no equilíbrio acidobásico também é vista. A mais comum é uma inicial alcalose respiratória causada pela hiperventilação. É um achado comum quando a obstrução da via aérea piora tanto a acidose metabólica como a acidose mista (metabólica e respiratória). Acidose láctica também pode se desenvolver em associação com obstrução grave da via aérea; isso ocorre pela produção crescente de lactato pelos músculos respiratórios e pela hipóxia tecidual. Embora essas anormalidades sejam frequentemente encontradas na asma aguda grave, poucos estudos têm sido capazes de demonstrar a relação entre as anormalidades no equilíbrio acidobásico e nas trocas gasosas, e a gravidade da obstrução da via aérea que provoca a necessidade de ventilação pulmonar mecânica.[46,47]

ALTERAÇÕES CARDIOVASCULARES

Há também efeitos adversos significantes sobre os sistemas cardiovascular e pulmonar durante uma crise de asma aguda grave. Alterações importantes no volume pulmonar e na pressão pleural afetam a função tanto do ventrículo esquerdo como do direito. A criança respirando espontaneamente com asma grave tem pressões intrapleurais negativas durante quase todo o ciclo respiratório, com picos de pressões inspiratórias tão baixos quanto -35 cmH$_2$O durante as crises graves. A pressão pleural média torna-se gradativamente mais negativa com a piora da gravidade do ataque de asma. A pressão intrapleural negativa causa aumento da pós-carga do ventrículo esquerdo e favorece a filtração transcapilar de líquido para o interior do pulmão, aumentando o risco de edema pulmonar. A hiperidratação nesse cenário aumentará a pressão hidrostática microvascular e, posteriormente, favorecerá o desenvolvimento de edema pulmonar. A pós-carga do ventrículo direito aumentará secundariamente em razão de vasoconstrição pulmonar hipóxica, acidose e volume pulmonar elevado.

A interação cardiopulmonar durante uma crise de asma pode ser detectada clinicamente por um aumento no pulso paradoxal. Este termo, realmente inapropriado, descreve uma queda exagerada da pressão arterial, que normalmente ocorre durante a inspiração (normalmente $\leq$ 5 mmHg, mas $\geq$ 10 mmHg no pulso paradoxal). O pulso paradoxal é o resultado de uma expressiva queda no débito cardíaco do ventrículo esquerdo, por causa da diminuição do retorno venoso atrial esquerdo decorrente de um aumento na capacitância do leito vascular pulmonar, e na pós-carga do ventrículo esquerdo por causa das pressões pleurais negativas. Na asma aguda grave, o pulso paradoxal é geralmente > 20 mmHg.[45]

TRATAMENTO

A asma brônquica é uma doença que pode ser controlada em quase todos os pacientes, e quanto mais precoce for o diagnóstico e a introdução de um adequado plano de tratamento e controle, mais cedo os objetivos serão atingidos.

Uma equipe multidisciplinar com médicos, enfermeiros e fisioterapeutas treinados em reanimação cardiorrespiratória é necessária para o atendimento do paciente asmático.

Os objetivos do tratamento da asma incluem: manutenção da função pulmonar; manutenção das atividades diárias, incluindo exercícios; controle dos sintomas e exarcebações; prevenção do desenvolvimento de obstrução irreversível das vias aéreas; eliminação dos efeitos colaterais das drogas e prevenção da mortalidade por asma.

Tais objetivos serão atingidos mediante educação do paciente, de modo a desenvolver um padrão para o manejo da asma, avaliação periódica da função pulmonar, monitoração da gravidade da asma, eliminação ou controle dos desencadeantes e estabelecimento de planos para o manuseio da terapêutica instituída.[48,49]

A asma pode ser desencadeada ou agravada por múltiplos fatores, conforme a faixa etária. Nas crianças, estes são os fatores: alérgenos inaláveis, alérgenos eliminados de animais, infecções de vias aéreas superiores, mudanças climáticas, exposição a poluentes ambientais, exercícios e fatores emocionais.[49,50,51]

A identificação desses fatores, envolvidos na gênese e/ou no agravamento da asma, é o primeiro passo para o estabelecimento de um plano de tratamento efetivo. Para os pacientes alérgicos, a redução da carga alergênica intradomiciliar constitui a primeira linha anti-inflamatória no tratamento da asma.[48,52]

A imunoterapia é uma terapêutica que gera grande controvérsia, principalmente pela dificuldade em se seguir um grande número de indivíduos por vários anos e pela falta de padronização eficiente na preparação de extratos e aplicações de vacinas. Os estudos que mostram eficácia da metodologia têm sido questionados, ficando, dessa maneira, a sua indicação reservada para casos isolados.

Tratamento farmacológico

Segundo o III Consenso Brasileiro no Manejo do Paciente Asmático, os medicamentos podem ter dois objetivos principais: a melhora dos sintomas ou sua prevenção (Quadro 7.2).

O Quadro 7.3 mostra os principais medicamentos para o uso no paciente asmático com suas principais características.

Ventilação mecânica não invasiva

O uso do oxigênio é essencial para a obtenção de níveis normais de PaO_2; com isso, protege-se a criança asmática de hipoxemia e, por sua vez, contra arritmias cardíacas. Porém muitas vezes só a oxigenoterapia não é suficiente para adequar as trocas gasosas.

A ventilação mecânica não invasiva (VMNI) pode ser uma opção nesses casos, principalmente para crianças com insuficiência respiratória tipo II que evoluem com desconforto respiratório. Alguns estudos mostram eficácia da VMNI em crianças asmáticas, e podemos citar o trabalho de Shivaram[68] e de Meduri[69] que usaram CPAP em pacientes asmáticos com relato de melhora na frequência respiratória e no desconforto respiratório.

Entretanto, muitas vezes, somente a utilização da oxigenoterapia não é suficiente para amenizar os

---

Quadro 7.2 Principais medicamentos para uso no paciente asmático

Melhora dos sintomas agudos
α_2-agonistas de início rápido, agentes colinérgicos e aminofilina

Manutenção e preventivos
Corticosteroides inalatórios e sistêmicos, cromonas, antagonistas de leucotrienos, α_2-agonistas de longa duração e metilxantinas de liberação lenta

Quadro 7.3 Medicamentos e suas principais características

Broncodilatadores α_2-agonistas
Função: promovem o relaxamento da musculatura lisa por estimulação direta dos receptores α_2-adrenérgicos. Além disso, esse tipo de medicamento pode causar diminuição do edema da via aérea.
Efeitos colaterais: podem causar tremores, ansiedade, náuseas, arritmias, hiperglicemia, hipopotassemia e aumento de lactato sanguíneo.
Exemplos: salbutamol, terbutalina e fenoteral (curta ação – quatro a seis horas); salmeterol e formoterol (longa ação – até doze horas).

Anticolinérgicos
Função: inibem a broncoconstrição agindo no sistema parassimpático nas vias aéreas.
Tempo de ação: de 3 a 4 horas com efeito 1 minuto após inalação.
Uso: usado associado a α_2-agonistas.
Exemplo: brometo de ipratrópio (único disponível no Brasil).
Vantagem: livre de efeitos tóxicos e amplamente usado em crianças.

Xantinas
Função: além da ação broncodilatadora também têm efeito anti-inflamatório e melhoram a depuração mucociliar.
Efeitos colaterais: náusea, cefaleia, taquicardia, convulsão e arritmias.
Exemplos: teofilina e aminofilina.

Corticosteroides
Função: anti-inflamatórios de escolha para manutenção do tratamento, além das ações de diminuição da produção do muco e potencialização dos α_2-agonistas.
Efeitos colaterais: hiperglicemia, hipertensão, hipopotassemia, retenção de líquidos, úlcera péptica, catarata, síndrome de Cushing, supressão da adrenal e alterações de comportamento.

Cromonas
Função: anti-inflamatórios leves por bloqueio dos canais de cálcio.
Efeitos colaterais: raros.
Exemplos: nedocromil e cromoglicato.

Antagonistas dos leucotrienos
Função: broncodilatação pelo bloqueio da síntese dos receptores de leucotrienos.
Desvantagem: efeito modesto se comparado aos α_2-agonistas.

Obs.: Os efeitos colaterais apresentados no quadro acima dependem de cada paciente, além da dose e do tempo de uso do medicamento.

efeitos deletérios tanto nas trocas gasosas quanto na mecânica respiratória a que esses pacientes podem estar sendo submetidos. Então, a utilização da ventilação não invasiva com aplicação de máscara facial é uma opção terapêutica para suporte ventilatório de curto prazo na criança com falência ventilatória hipercápnica, mas ainda em condições de manutenção da via aérea permeável. O objetivo dessa modalidade de ventilação é dar algum tempo para a otimização dos agentes farmacológicos utilizados previamente. O suporte ventilatório não invasivo tem como vantagens diminuir a necessidade de sedação, diminuir o risco de infecção nosocomial e melhorar o desconforto do paciente. Algumas desvantagens incluem risco de aspiração do conteúdo gástrico, necrose de pele decorrente da pressão da máscara e sensação de claustrofobia.

Os dados referentes à eficácia da ventilação não invasiva no estado de mal asmático são escassos. Um estudo de Shivaram[68] em 21 pacientes com asma aguda analisou a aplicação de pressão positiva contínua em vias aéreas (CPAP) com níveis de 5 ou 7,5 cmH_2O, observando-se uma diminuição significante da frequência respiratória e da dispneia. Posteriormente, Meduri et al.[69] relataram a sua experiência com a ventilação não invasiva em dezessete episódios de pacientes com asma aguda grave. Esses autores utilizaram inicialmente uma ventilação com suporte de pressão de 10 cmH_2O e 0 cmH_2O de CPAP; posteriormente a CPAP foi aumentada para 3 e 5 cmH_2O, assim como a ventilação com pressão de suporte foi aumentada, para obter um volume corrente exalado de 7 ml/kg ou mais e uma frequência respiratória inferior a 25 resp/min. Obtiveram como resultado uma melhora na dispneia, gasometria arterial, frequência cardíaca e frequência respiratória.

Entretanto, existem algumas limitações para seu uso no paciente pediátrico: a necessidade de cooperação e de interfaces (máscaras e *prong* nasal) e aparelhos adequados, principalmente para crianças menores de quatro anos de idade. Os mecanismos responsáveis pelos efeitos benéficos da VMNI por pressão positiva não são totalmente claros. Sabe-se que reduz o trabalho respiratório e facilita o repouso e a recuperação precoce dos músculos respiratórios. Outros mecanismos possíveis incluem o aumento da liberação de oxigênio para os músculos respiratórios e miocárdio. A VMNI por pressão positiva deve ser contraindicada em pacientes hemodinamicamente instáveis, com arritmias cardíacas ou com alto risco de aspiração.[53]

A VMNI por pressão positiva pode ser efetiva em reverter a insuficiência respiratória em pacientes asmáticos refratários à intervenção farmacológica ou objetivando dar algum tempo para a otimização dos agentes farmacológicos utilizados previamente, se indicada precocemente.

Apesar de a grande maioria dos estudos comprovar os efeitos benéficos, indicando diminuição na taxa de intubação e melhora mais rápida e eficaz nas trocas gasosas, Tiffany et al.[70] revisaram o tratamento com VMNI em 26 crianças asmáticas complicadas por insuficiência respiratória hipoxêmica. Em 19 das 26 crianças, o tratamento com VMNI com pressão positiva melhorou rapidamente a oxigenação e reduziu o desconforto cardiorrespiratório. O resultado nesse estudo não foi tão favorável como aqueles reportados para adultos com asma aguda grave tratados com VMNI.[71,70] Esses autores somente usaram, como interfaces, máscaras nasais para administrar a VMNI por pressão positiva, enquanto Meduri et al.[69,71] usaram máscaras faciais.

As máscaras faciais diminuem a magnitude do escape de gás pela cavidade oral durante a VMNI; possivelmente isso explique por que a incidência de intubação endotraqueal foi relativamente menor no trabalho de Meduri et al.[69] Apesar de os trabalhos de Meduri et al.[69] mostrarem a utilidade do tratamento com VMNI na asma aguda grave, ainda faltam estudos randomizados. Esses autores têm tido sucesso no uso de VMNI com doses baixas de cetamina – uma droga sedativa com efeitos broncodilatadores – na reversão da insuficiência respiratória, em crises de asma aguda grave, evitando a intubação endotraqueal e a ventilação mecânica invasiva.

As crianças acima dos quatro anos de idade, com insuficiência respiratória aguda associada à asma aguda grave, são as que apresentam resultados mais promissores com o uso da VMNI. A redução no trabalho inspiratório da respiração, a prevenção da atelectasia, a melhora da depuração das secreções da via aérea e mesmo como um meio de fornecimento de broncodilatadores por via inalatória são os prováveis benefícios do tratamento.

Muitas vezes, o que ocorre é a dificuldade da administração da VMNI no paciente pediátrico, pois neste geralmente a interface de escolha é a máscara nasal, principalmente pela limitação observada anteriormente como falta de colaboração do paciente, o qual fica suscetível à broncoaspiração caso ocorram náuseas e vômitos e ele esteja utilizando uma máscara facial; e a própria falta de adequação dos aparelhos.

Os aparelhos utilizados são, em geral, aqueles que fornecem ventilações mecânicas sincronizadas com o esforço inspiratório e limitadas à pressão. A pressão de suporte geralmente é o modo mais utilizado. Deve-se iniciar a VMNI com pressões relativamente baixas, que devem ser aumentadas gradativamente (2 cmH$_2$O de cada vez) conforme for necessário. Esse início gradual é importante para que os pacientes tolerem mais facilmente a ventilação não invasiva e se sintam mais confortáveis (IPAP de 6 a 8 cmH$_2$O e EPAP de 2 a 4 cmH$_2$O, com diferencial mínimo de 2 a 4 cmH$_2$O). No estado de mal asmático, a IPAP (pressão aérea positiva inspiratória) varia conforme a necessidade, geralmente de 8 a 20 cmH$_2$O, e a EPAP (pressão aérea positiva expiratória) de 2 a 6 cmH$_2$O. Usualmente, nos pacientes que se beneficiam com a VMNI, a melhora da insuficiência respiratória ocorre, em média, em 2 horas; quando isso não acontece, a intubação endotraqueal e a ventilação mecânica invasiva podem ser necessárias.

Ventilação mecânica invasiva

Quando ocorre a exacerbação da doença e o paciente se encontra em estado de mal asmático grave, ele deve ser admitido na Unidade de Terapia Intensiva (UTI). Caso não haja controle da doença utilizando-se a terapêutica medicamentosa convencional e a ventilação mecânica não invasiva, a utilização da ventilação mecânica invasiva deve ser considerada.

Não há marcadores claramente definidos para a necessidade dessa intervenção, e a decisão é geralmente fundamentada sobre um julgamento clínico de piora da insuficiência respiratória.[45] Entretanto, achados clínicos, como exaustão ou comprometimento hemodinâmico, são mais importantes para a indicação do suporte ventilatório mecânico do que valores gasométricos arbitrários.

A ventilação mecânica em pacientes com obstrução das vias aéreas pode estar associada com elevadas taxas de morbidade e mortalidade, por isso a decisão de intubar uma criança deve ser sempre muito bem avaliada, e sempre que possível evitada, pois a intubação, além de trazer os riscos próprios da técnica, pode levar ao risco de barotrauma, agravar o broncoespasmo ou até provocar depressão circulatória.

Dentre as indicações absolutas para a instauração da VMI, estão aqueles pacientes que evoluem com parada cardiorrespiratória. Aproximadamente

10% dos asmáticos graves submetem-se à ventilação mecânica em decorrência da parada respiratória.[72, 45]

Pacientes que evoluem com exaustão progressiva ou alteração nos gases arteriais devem ser monitorados cuidadosamente, pois enquadram-se nas indicações relativas da utilização da VMI. Alguns pacientes asmáticos com hipercapnia podem ser tratados com sucesso sem ventilação mecânica, enquanto um paciente asmático exausto pode necessitar de intubação independentemente da presença ou ausência de hipercapnia.[45]

No paciente asmático, o principal objetivo da ventilação mecânica é manter uma oxigenação adequada por meio da melhora das trocas gasosas, até que as medicações broncodilatadoras e anti-inflamatórias exerçam seus efeitos e ocorra o alívio do processo obstrutivo. Além disso, a ventilação mecânica também minimiza as complicações decorrentes de tal suporte. A principal preocupação está voltada para uma adequada oxigenação, mesmo que esse paciente apresente taxas mais elevadas de PCO_2 arterial. Para atingir tal finalidade, é importante que o paciente se encontre plenamente sedado.[45]

Na asma aguda grave, a ventilação mecânica funciona como uma terapêutica de suporte. Durante todo o tempo em que esses pacientes permanecem em ventilação mecânica, são mantidos sob infusão contínua de β-adrenérgicos, os quais somente serão suspensos após a extubação. Didaticamente, poderíamos definir dois grupos de pacientes com asma que acabam necessitando de ventilação mecânica: um grupo, constituído por pacientes cuja crise aguda é seguida de hipoxemia secundária ao broncoespasmo (geralmente esses pacientes têm reversão rápida de seu quadro quando se instituem ventilação mecânica e β-adrenérgicos), e um segundo grupo, constituído por pacientes com quadro crônico de broncoespasmo, no qual se incluem pacientes com displasia broncopulmonar, pneumopatia do refluxo, entre outros (esse grupo apresenta baixa reversibilidade e necessita de longos períodos em ventilação mecânica e desmame lento).

Para uma abordagem mais correta das variáveis ventilatórias, é fundamental considerar as alterações fisiopatológicas da asma e suas influências na mecânica pulmonar. Antes de ajustar os parâmetros de ventilação ou discutir as vantagens de regimes ventilatórios, é fundamental estabelecer uma estratégia ventilatória, a qual será ajustada conforme os recursos tecnológicos de que venhamos dispor.[45,48]

Intubação traqueal

Com o advento da terapia inalatória mais agressiva com β-agonistas, menos de 1% das crianças admitidas no hospital e 5 a 10% das admitidas na unidade de terapia intensiva pediátrica requerem intubação.[45]

Entretanto, para aquelas que necessitam de tal suporte, o primeiro ponto a ser analisado, e quando possível instituído, é a utilização de uma cânula endotraqueal com o maior diâmetro possível ou com *cuff*, que é recomendada para minimizar o escape de ar com o provável uso de altas pressões inspiratórias.

Outro fator importante a ser considerado é uma pré-oxigenação com oxigênio a 100%, visando evitar a hipoxemia decorrente do próprio procedimento de intubação. Após a instauração da cânula endotraqueal, pode ocorrer a diminuição da saturação, que pode ser causada mais pela diminuição do débito cardíaco decorrente da retenção de gás e de altas pressões no interior do tórax do que pela inadequada ventilação. Acentuada hipotensão não é incomum após o procedimento de intubação em crianças asmáticas, e frequentemente é o resultado de hiperinsuflação com diminuição do retorno venoso para o coração, intensificada pelos efeitos vasodilatadores e depressores de miocárdio dos sedativos e relaxantes musculares. A hipotensão deve melhorar com administração de volume e diminuição da frequência respiratória.

A contribuição da hiperinsuflação na hipotensão pode ser avaliada pela observação da resposta da pressão arterial a uma repentina redução da frequência respiratória ou um período de apneia. Em alguns pacientes em estado de mal asmático grave, a pressão manual sobre a caixa torácica durante a expiração pode ser necessária para evitar maciça hiperinsuflação. Se a hipotensão e/ou a hipoxemia não respondem rapidamente à infusão de líquidos e à alteração nos parâmetros da ventilação mecânica, um pneumotórax hipertensivo deve ser considerado.[45]

COMPLICAÇÕES

Em razão de todas as alterações descritas, ventilar asmáticos requer altas pressões para vencer o aumento das forças de resistência (obstrução ao fluxo aéreo) e a elastância (pobre complacência decorrente de hiperinsuflação). Pressões maiores que 50 a 60 cmH$_2$O estão associadas a barotrauma (pneumotórax, pneumomediastino, enfisema subcutâneo e pneumoperitônio). Se o paciente necessitar de intubação e ventilação mecânica, duas complicações devem ser destacadas em relação à asma: a hiperinsuflação dinâmica[72,74] e a miopatia.[75,76] Os três parâmetros determinantes da hiperinsuflação dinâmica são o volume corrente, o tempo expiratório e o grau de obstrução.[77]

Devido a grandes picos pressóricos e, principalmente, a elevadas pressões médias na via aérea, a lesão por pressão (barotrauma) é uma das grandes complicações da ventilação mecânica no paciente asmático. Apesar de sempre buscarmos a melhora da acidose respiratória desses pacientes, é preferível manter níveis de PaCO$_2$ mais elevados do que arriscar picos pressóricos que poderiam levar a barotraumas. Sendo assim, a sedação e/ou curatização do paciente pode ser um recurso imprescindível para a eficácia da terapia.

A instituição da ventilação por pressão positiva na criança asmática altera significativamente a dinâmica cardiocirculatória e respiratória. As pressões mudam de predominantemente negativas para positivas, podendo acarretar diminuição do retorno venoso e hipotensão. A ventilação por pressão positiva, especialmente se ajuda restaurar a normocapnia, pode aumentar a hiperinsuflação dinâmica bem além da capacidade pulmonar total. Como o grau de hiperinsuflação dinâmica correlaciona-se diretamente com o risco de barotrauma e hipotensão, a ventilação mecânica pode ser responsável pela maioria da morbidade observada na asma aguda grave.[45]

A tentativa de se atingir uma PaCO$_2$ normal resultará provavelmente em uma pressão de platô (pico de pressão obtido ao final de 0,5 s de pausa no fim da inspiração) inaceitavelmente alta, aumentando o risco de barotrauma e hipotensão. Darioli e Perret[80] introduziram o conceito de hipoventilação controlada para pacientes adultos com asma usando frequências respiratórias e volumes correntes mais baixos que o utilizado na ventilação tradicional, e acharam uma diminuição significativa na frequência de barotrauma e morte quando comparada a controles históricos. Eles usaram um volume corrente menor que 8 a 12 ml/kg na tentativa de limitar o pico de pressão inspiratória abaixo de 50 cmH$_2$O. Se esse limite não podia ser alcançado, eles reduziam ainda mais o volume corrente e permitiam o aumento da PaCO$_2$. Não houve mortes nessa série, apesar da hipercapnia e acidose. Esse conceito, com o passar do tempo, tem sido amplamente aceito e tem melhorado o prognós-

tico de pacientes asmáticos. A hipercapnia permissiva também tem sido relatada em crianças com asma, com bons resultados.[78,79]

A fraqueza muscular, principalmente da musculatura respiratória, é outra complicação de pacientes com asma que usam ventilação mecânica. Esse evento miopático deve-se também ao uso de agentes curarizadores. Estima-se que 70% dos pacientes asmáticos que necessitam de ventilação mecânica invasiva usam bloqueadores neuromusculares, sendo hoje a droga de escolha o vecurônio. Deve-se ressaltar que o prejuízo da miopatia frente a esses pacientes está diretamente relacionado ao tempo de intubação e maior tempo em UTI por dificuldade no desmame.

É importante também ressaltar a grande ocorrência da PEEP intrínseca e hiperinsuflação, que é considerada uma complicação freqüente no paciente asmático, causada pelo aumento da resistência em vias aéreas em razão da existência de broncoespasmo, inflamação e/ou secreção, ou ainda do colapso dinâmico das vias aéreas, principalmente quando se utilizam frequências respiratórias elevadas. Os principais problemas relacionados à PEEP intrínseca são:

- Dificuldade de disparo do ventilador nos modos assistidos, porque para disparar o ventilador o paciente necessita fazer um esforço extra para conseguir anular a PEEP intrínseca e negativar primeiro as pressões alveolares para, a seguir, obter uma queda de pressão traqueal suficiente para disparar o aparelho.
- A PEEP intrínseca tem os prejuízos hemodinâmicos semelhantes à aplicação de uma PEEP externa, e aumenta o trabalho muscular respiratório nos modos espontâneos. A PEEP intrínseca deve ser sempre monitorizada.[77]

Modalidade ventilatória

A estratégia mais adequada para ser utilizada na criança asmática ainda não está estabelecida, entretanto, é consenso sempre que possível avaliar e acompanhar as possíveis alterações na mecânica ventilatória durante o curso da doença, conseguindo assim uma melhor abordagem desse paciente.

A ventilação controlada a volume continua sendo a abordagem tradicional, mas a ventilação controlada a pressão pode ser teoricamente mais vantajosa por permitir uma ventilação mais uniforme.[84] Na ventilação controlada a pressão, uma pressão aérea predeterminada é mantida durante todo o tempo inspiratório. O volume corrente fornecido depende da resistência da via aérea e da complacência dinâmica. Na ventilação controlada a volume, um volume corrente predeterminado é fornecido durante toda a fase inspiratória. O pico de pressão resultante é uma variável dependente, determinada pela resistência aérea e pela complacência dinâmica. O volume corrente é fornecido com fluxo constante na tradicional ventilação controlada a volume; as vias aéreas, relativamente menos obstruídas com constantes de tempo mais curtas, receberão mais volume durante toda a inspiração quando comparadas às vias aéreas mais obstruídas com constantes de tempo mais longas. Isso resultará em ventilação desigual, pico de pressão inspiratória mais alto e uma diminuição na complacência dinâmica.

Tem sido sugerido que os modos controlados a pressão são mais adequados para a ventilação mecânica na asma.[84] Nos modos controlados a pressão, por causa de uma pressão de insuflação constante, unidades pulmonares relativamente menos obstruídas e com constantes de tempo mais curtas alcançaram a pressão de equilíbrio mais precocemente durante a inspiração, quando comparadas com áreas mais obstruídas. Portanto, unidades com constantes de tempo mais curtas atingiram seus volumes finais mais precocemente na inspiração, enquanto aquelas com constantes de tempo mais longas continuaram a receber um volume adicional na fase final da inspiração. Isso acarreta uma distribuição mais homogênea do gás inspirado, fornecimento de um volume corrente maior para a mesma pressão de insuflação e melhora da complacência dinâmica quando comparada à ventilação controlada a volume.

A desvantagem da ventilação controlada a pressão é que o fornecimento do volume corrente sofrerá variação, dependendo da resistência do sistema respiratório. Como na asma podemos ter alterações potencialmente rápidas na resistência da via aérea, o volume corrente recebido pelo paciente pode se alterar significativamente para o mesmo nível de pressão de insuflação. Isso necessitará de frequentes alterações no nível de pressão para acomodar as alterações na resistência das vias aéreas. A ventilação pressão regulada a volume controlado (PRVC) pode ser mais vantajosa do que a ventilação controlada a pressão porque garante o volume-corrente, regulando a pressão de insuflação de acordo com as alterações na complacência dinâmica.

Com a diminuição da ênfase sobre a normalização dos níveis de $PaCO_2$, a maioria dos médicos tem preferido as formas de ventilação limitadas a pressão como o modo inicial. A pressão de suporte (PS), pressão controlada (PC) e pressão regulada a volume controlado (PRVC) são os modos mais usados na criança com asma. Preferimos a PS ou PRVC como modo inicial de ventilação na criança em estado de mal asmático.[45,77]

Instituição dos parâmetros

Como apontado anteriormente, um acentuado aumento na resistência das vias aéreas e uma cons-

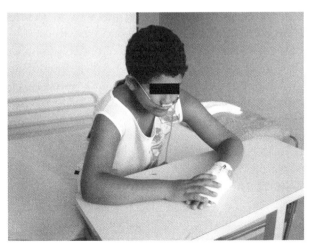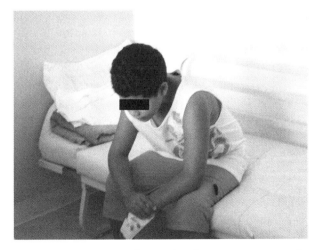

Figura 7.2 Padrão postural característico, durante a crise asmática. Este posicionamento pode ser adotado com ou sem o apoio dos membros superiores.

tante de tempo prolongada são aspectos característicos da mecânica respiratória na asma. A constante de tempo é o produto da complacência estática e da resistência, e reflete o tempo necessário para ocorrer o equilíbrio entre as pressões da via aérea proximal e do alvéolo. A asma é uma doença predominantemente obstrutiva da via aérea caracterizada por uma constante de tempo longa, necessitando de um tempo relativamente prolongado para as pressões da via aérea proximal e dos alvéolos se aproximarem durante a inspiração e expiração.

A constante de tempo expiratória é bem mais prolongada do que a inspiratória por causa de um aumento maior na resistência expiratória. Ao contrário das desordens na complacência estática, com constantes de tempo curtas, tais como a síndrome do desconforto respiratório agudo, que pode ser manuseada com frequências respiratórias relativamente rápidas, as desordens de resistência, como a asma, requerem freqüências lentas para adequada ventilação. Insuficiente tempo inspiratório acarretará em diminuição no volume corrente, enquanto exalação incompleta resultará em hiperinsuflação dinâmica e auto-PEEP.

A complacência dinâmica é muito influenciada pelas propriedades resistivas do pulmão ao fluxo. Em doenças com aumento da resistência da via aérea, a complacência dinâmica pode ser reduzida agudamente em frequências respiratórias mais altas quando ocorre aumento no fluxo de ar. As estratégias da ventilação mecânica para pacientes com asma devem incluir freqüências respiratórias relativamente baixas com longos tempos expiratórios.[45,77]

Há uma aceitação geral que frequências respiratórias lentas (de 12 a 16 resp/min para pacientes de um a cinco anos e 10 a 12 resp/min em pacientes maiores de cinco anos), picos de pressão inspiratória < 40 cmH$_2$O, volumes correntes baixos (de 6 a 10 ml/kg), tempos inspiratórios variando de 0,75 a 1,5 segundo, relação entre o tempo inspiratório e expiratório ao redor de 1:4 e PEEP de 4 cmH$_2$O são os parâmetros mais adequados para iniciar a ventilação na criança com insuficiência respiratória associada à asma aguda grave. Esses parâmetros de ventilação com frequência produzem hipoventilação, levando a um aumento da PaCO$_2$. Mesmo a acentuada hipercapnia é usualmente bem tolerada na criança, na ausência de pressão intracraniana elevada, e aceita-se geralmente um pH > 7,10, desde que a oxigenação seja adequada (SaO$_2$ > 90% com FiO$_2$ < 0,6).

O tempo expiratório adequado pode ser avaliado auscultando-se o término dos sibilos antes da próxima respiração (embora em pacientes com asma aguda grave os sibilos possam durar ≥ 10 segundos), pela observação do retorno à linha de base da curva fluxo-tempo ou pelo aparecimento de platô na forma de onda da capnografia. Inicialmente, essas metas podem ser difíceis de serem atingidas, mas, quando a obstrução ao fluxo de ar melhora, o traçado das curvas de fluxo-tempo e da capnografia tende a normalizar, assim como a diminuição nas pressões inspiratórias de pico e de platô indica melhora na dinâmica respiratória.

O uso de pressão positiva no fim da expiração (PEEP) no paciente asmático recebendo ventilação mecânica permanece controverso. Muitos autores não recomendam o uso de PEEP por causa do conceito de que esse procedimento pode causar mais retenção de ar (isto é, auto-PEEP e hipotensão). Entretanto, níveis baixos de PEEP podem afetar positivamente, evitando o colapso dinâmico da via aérea na asma, e pode diminuir o trabalho realizado para disparar a respiração espontânea em pacientes recebendo ventilação espontânea. A aplicação externa de PEEP na criança asmática deve ser colocada em um nível abaixo da auto-PEEP (70% da auto-PEEP), que pode ser determinado pelo método da pausa (2 segundos) no fim da expiração.

Outra maneira de monitorizar a aplicação de PEEP externa é em pacientes com asma grave em ventilação mecânica com pressão de suporte ou pressão controlada. Deve-se manter um nível fixo de pressão de suporte ou pressão controlada, monitorizar o volume corrente expiratório obtido e aumentar os níveis de PEEP em alíquotas de 2 cmH$_2$O de cada vez. Se houver aumento do volume corrente, é porque está havendo uma melhora do quadro (provavelmente por broncodilatação mecânica). Deve-se manter o nível de PEEP com o qual se obteve o melhor volume corrente. Se houver diminuição do volume corrente ao tentar aumentar os níveis de PEEP, é porque está havendo retenção de gás e hiperinsuflação, sendo necessário retornar aos níveis anteriores.[45,77]

FISIOTERAPIA NA ASMA BRÔNQUICA

Apesar dos progressos no entendimento da fisiopatologia e do tratamento da asma, sua exacerbação continua sendo causa frequente de internações nos hospitais pediátricos, entretanto, sua identificação imediata, aliada a um tratamento precoce e adequado, contribui significativamente para uma menor morbidade e mortalidade dessas crianças.

Atualmente, a fisioterapia respiratória é uma especialidade imprescindível nas rotinas hospitalares, principalmente nas unidades de terapia intensiva pediátricas, onde desempenha papel fundamental junto à equipe multiprofissional. Assim, é de extrema importância que o fisioterapeuta tenha familiaridade não só com os procedimentos do setor de sua atuação, mas também com o manuseio dos sistemas de monitoração e aparelhos utilizados na unidade. Além disso, deve ter conhecimentos anatômicos, fisiológicos, patológicos e de peculiaridades próprias da infância.

Neste capítulo, pretende-se esclarecer o papel da fisioterapia respiratória na asma brônquica, na população pediátrica, abordando os diversos aspectos da atuação dessa especialização, desde a avaliação do paciente até a adoção de condutas mais específicas, além dos aspectos familiares e psicossociais em questão.

Na asma, assim como em outras afecções respiratórias, a conduta inicial da fisioterapia é a avaliação do paciente. Deve-se realizar uma anamnese minuciosa, verificando dados como o início da doença, a frequência e severidade das crises, a duração da exacerbação, os fatores desencadeantes (alérgenos específicos, infecções respiratórias, poluentes, atividade física, fatores emocionais), a qualidade de vida e os hábitos familiares (tipo de moradia, umidade, animais domésticos, higiene do local), as internações prévias, os antecedentes familiares e a adesão a tratamentos anteriores.[85]

Já o exame físico deverá conter dados sobre os seguintes itens:

- Nível de consciência: sinais de confusão mental podem ser indicativos de falência respiratória. Em lactentes, deve-se observar o estado de alerta, a resposta ao ambiente e a qualidade do choro, que se torna fraco e curto à medida que a obstrução aérea aumenta.
- Verificar sinais vitais como frequência respiratória, frequência cardíaca, pressão arterial e saturação arterial de oxigênio.
- Observar a presença de cianose, que reflete hipoventilação intensa, hipoxemia e hipercapnia, ocorrendo primeiramente em região palpebral, orbicular e digital.

Na avaliação respiratória, deve-se verificar:

- Forma do tórax: normalmente com aumento do diâmetro anteroposterior e protrusão dos ombros.
- Expansibilidade torácica: fornece subsídios sobre a ventilação pulmonar.
- Ritmo respiratório: a frequência respiratória, na maioria das vezes, está elevada.
- Padrão respiratório: apresenta uma alteração na relação inspiração/expiração, em que há redução do tempo de expiração.
- Uso de musculatura acessória: pode ser notada pela rigidez e tensão dos músculos esternocleidomastóideo, trapézio, escaleno e peitoral. Esse aumento de trabalho respiratório é decorrente da hiperinsuflação pulmonar, que promove rebaixamento e retificação das cúpulas diafragmáticas, desfavorecendo a mecânica respiratória.
- Sinais de desconforto respiratório: verificar a presença de tiragens subdiafragmáticas, de intercostais e de fúrcula, batimento de asa de nariz, balanceio de cabeça e gemência. Nos recémnascidos e lactentes, as tiragens podem ser mais evidentes em razão da maior complacência da parede torácica e da menor quantidade de tecido adiposo.
- Ausculta pulmonar: tem papel fundamental no diagnóstico da asma. Geralmente, há prolongamento da fase expiratória, assim como graus variáveis de sibilância. Em alguns casos, temos o dito "tórax silencioso", em que há ausência de ruídos adventícios em razão da obstrução intensa das vias aéreas. Quando essa ausência é localizada, deve-se suspeitar de complicações como pneumotórax.[85,86]

Também é essencial notar o padrão postural adotado pela criança, que, durante a crise, adota uma postura sentada, com os joelhos fletidos, discreta cifose dorsal, verticalização clavicular, abdução de escápulas com protrusão dos ombros, podendo ter ou não o apoio dos membros superiores, como demonstrado na Figura 7.2. Essa postura ocorre em consequência de uma ventilação mínima, com pouca movimentação diafragmática, porém com ação de outros músculos inspiratórios, decorrentes da hiperinsuflação torácica e do broncoespasmo.[87]

Após realizar um exame físico minucioso, como proposto anteriormente, deve-se classificar a crise asmática quanto à sua gravidade, para que uma intervenção adequada possa ser alcançada.

As crises asmáticas podem ser identificadas de maneira fácil e segura. Clinicamente, podem ser determinadas pelo próprio fisioterapeuta por meio de alguns parâmetros, como frequência respiratória, nível de alerta, capacidade de falar, uso de musculatura acessória, coloração da pele e medida do pico de fluxo expiratório.[88,89]

Na crise leve, a criança apresenta frequência respiratória normal ou até 30% acima do normal, SpO_2 maior que 93%, sem pulso paradoxal palpável, PFE maior que 70 a 80% do previsto, alerta, mantendo a fala clara com sentenças, discreto uso de musculatura intercostal, ligeiramente ansiosa, sem alteração na coloração da pele e geralmente adotando a posição deitada com alguma dificuldade respiratória.[45,90]

Na crise moderada, a criança apresenta a frequência respiratória aumentada 30 a 50% além do normal, SpO_2 entre 91 e 93%, com pulso paradoxal podendo às vezes ser palpável, PFE entre 50 e 70% do previsto; mantém nível de alerta, apresenta fala com sentenças curtas, faz uso moderado de musculatura acessória, principalmente dos músculos do pescoço e esternocleidomastóideo, hiperinsuflação pulmonar; apresenta ansiedade, a coloração da pele geralmente é pálida e adoção de postura sentada ou em ortostatismo, inclinando-se para frente com os ombros curvados.[90,91]

Na crise grave, a criança apresenta a frequência respiratória aumentada acima de 50% do normal, SpO_2 menor que 90%, com pulso paradoxal geralmente palpável, PFE menor que 50% do previsto; pode ocorrer diminuição do nível de alerta, a fala ocorre com palavras isoladas ou frases curtas, faz uso de toda a musculatura respiratória, apresenta vermelhidão nasal, hiperinsuflação torácica, apresenta-se muito ansiosa, a coloração da pele pode estar pálida e ocorrer cianose labial e de extremidades.[90,91]

Como apontado anteriormente, a asma é caracterizada por uma obstrução difusa e reversível das vias aéreas inferiores causada por inflamação, edema e espasmo da musculatura lisa dos brônquios e bronquíolos. Além disso, a inflamação causa hipertrofia e estimulação das glândulas mucosas e provoca aumento das secreções brônquicas, com formação de tampões mucosos (Figura 7.3) que, associados à obstrução e ao aumento de resistência, levam ao aumento ainda maior da deterioração na relação ventilação/perfusão, com piora nos distúrbios dos gases sanguíneos e na mecânica ventilatória.[45]

Ante essas alterações fisiopatológicas, justificamos a necessidade da implementação da fisioterapia respiratória, objetivando tanto a eliminação das secreções brônquicas quanto a facilitação respiratória por meio de manobras e padrões ventilatórios que favoreçam a mecânica diafragmática.

Entretanto, a atuação da fisioterapia na asma brônquica irá variar conforme a fase em que a doença se encontra, ou seja, durante a crise ou nos períodos de intercrise.[45]

Assim, durante a exacerbação da doença, é fundamental que se administre uma terapia broncodilatadora (a critério médico), associada à inalação com soro fisiológico a 0,9%. Crianças pequenas apresentam vias aéreas de menor calibre, que geram uma obstrução e resistência maior e produzem um fluxo aéreo mais turbulento e, consequentemente, crises mais refratárias ao tratamento, com menor aproveitamento dos broncodilatadores inalados. Nessa fase, a principal conduta fisioterapêutica é o posicionamento. O paciente deve ser colocado em decúbito dorsal, com a cabeceira do leito elevada a 45° (Fowler), com quadril em semiflexão, a fim de otimizar a ventilação pulmonar (Figura 7.4). Sabe-se que, nesse período, só o estímulo de tosse já é suficiente para aumentar o broncoespasmo, tornando a terapia bastante limitada.[90,92]

No decorrer da crise aguda, a obstrução expiratória será sempre mais severa que a inspiratória (Figura 7.5), o que levará, como explicado anteriormente, ao aprisionamento de ar e ao aumento da capacidade residual funcional. Nessa situação, torna-se possível observar as retrações intercostais, infraesternal, supraclavicular, uma respiração predominantemente apical e o aumento da frequência

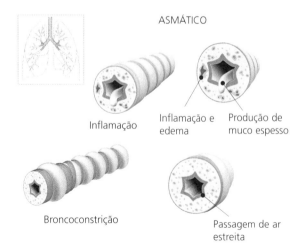

Figura 7.3 Formação de tampões mucosos que provocam aumento de resistência nas vias aéreas.

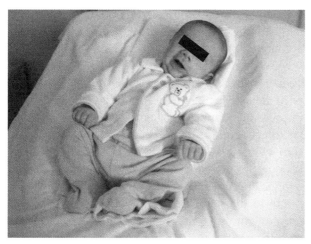

Figura 7.4 Paciente posicionado em decúbito dorsal, com a cabeceira do leito elevada a 45° (Fowler) e quadril em semiflexão.

respiratória. Com isso, a criança desenvolve uma respiração bucal e, mesmo quando se encontra no período intercrise, utiliza esse padrão respiratório com fixação da cintura escapular e respiração mais superficial. Esse padrão inadequado predispõe à instalação de posturas patológicas. Portanto, torna-se importante durante os anos de desenvolvimento da doença manter a respiração e sua eficiência o mais próximo do normal.[92,93]

Na criança, a resistência das vias aéreas está relacionada ao seu pequeno diâmetro. Essa característica, associada ao edema, ao broncoespasmo e à hipersecreção pulmonar decorrentes da asma, promove um aumento ainda mais exagerado dessa obstrução. Visando um volume-corrente adequado, a criança tem que gerar uma grande pressão intratorácica, utilizando, para tanto, a musculatura acessória. Porém, com a evolução da crise, o volume corrente sofre uma queda significativa e progressiva. A maior complacência torácica, a menor quantidade de fibras resistentes à fadiga na musculatura e o fluxo turbulento nas vias aéreas dificultam ainda mais a ventilação da criança. Para tentar compensar essa queda de volume, e visando manter um volume-minuto adequado, há um aumento na frequência respiratória, que provoca a hiperventilação de áreas não obstruídas.

O comportamento pulmonar nas crianças com asma grave torna-se bastante heterogêneo, existindo áreas parcialmente obstruídas, que durante a inspiração, por tração da caixa torácica, aumentam o seu diâmetro e permitem uma pequena entrada de ar. Contudo, na expiração, esse diâmetro diminui, dificultando a saída de ar dos alvéolos, com consequente aumento da capacidade residual funcional e hiperinsuflação (Figura 7.6). Ainda há áreas de obstrução completa, ocasionadas pelos tampões mucosos, que geram colapso alveolar e causam o efeito *shunt*.[94,95,96]

Dessa forma, as manobras fisioterapêuticas a serem adotadas nesse período são as de desobstrução nasofaríngea, para remoção das secreções em excesso com consequente desobstrução das vias aéreas, e, quando possível, a orientação quanto ao posicionamento que facilite a mecânica diafragmática e posturas de relaxamento, o que reduz o esforço muscular e a incoordenação respiratória abdominal e torácica, e a realização de padrões ventilatórios, como o frenolabial, com o qual se consegue deslocar distalmente o

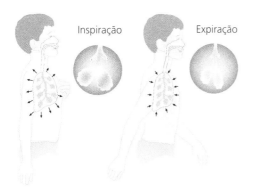

Figura 7.5 Nesta figura, evidencia-se a intensidade da obstrução durante a expiração, ocasionando incrementos relevantes na capacidade residual funcional (CRF), fator característico da crise asmática.

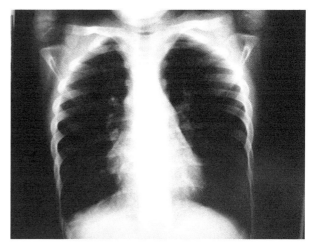

Figura 7.6 Radiografia torácica demonstrando retificação das costelas, rebaixamento e retificação das cúpulas diafragmáticas e aumento dos espaços intercostais característicos da hiperinsuflação do paciente em crise asmática.

ponto de igual pressão das vias aéreas, permitindo, assim, uma expiração mais prolongada e com um fluxo aéreo mais laminar, diminuindo o aprisionamento de ar nos alvéolos.[45,97]

Na evolução da crise, nota-se o desaparecimento dos padrões posturais de facilitação respiratória adotados pelas crianças, com diminuição dos sibilos e o surgimento de roncos, pelo aumento da secreção brônquica. Nesse momento, realizamos as manobras torácicas de higiene brônquica e, para tanto, contamos com a tapotagem, a vibrocompressão e a aceleração de fluxo expiratório (AFE) (Figuras 7.8 a 7.10), que são mais eficazes quando associadas ao posicionamento da técnica de drenagem postural. Deve-se estimular a tosse e, quando necessário, realizar a aspiração nasotraqueal, ou seja, quando a tosse, por si só, não for suficiente para eliminar toda secreção. Em crianças que apresentem um nível adequado de compreensão, podemos incrementar a terapia utilizando técnicas como o *huffing* e a drenagem autogênica, que utiliza diferentes volumes pulmonares com o objetivo de descolar (respiração a pequenos volumes), mobilizar (respiração a médios volumes) e eliminar (respiração a altos volumes), bem como a terapia oscilatória de alta frequência (*flutter*)[45,97,98]

As manobras de desinsuflação pulmonar também são indicadas, pois melhoram a mobilidade torácica, a ventilação pulmonar e, consequentemente, as trocas gasosas, sendo mais comumente empregada a técnica de expiração manual passiva (TEMP lento), em que o terapeuta posiciona as mãos nos arcos costais inferiores do paciente e realiza uma compressão lenta e gradual durante a expiração, o que favorece o mecanismo "alça de balde", aumenta o tempo expiratório e estimula a eliminação do ar aprisionado, como apontado na Figura 7.7.

Técnicas ativas de padrões ventilatórios também podem ser empregadas durante a terapia do paciente asmático, entretanto seu benefício só se fará presente quando o paciente em questão apresentar uma adequada compreensão e total colaboração com a terapia. Os padrões mais utilizados são aqueles que promovem um aumento de ventilação nas regiões inferiores dos pulmões, como o padrão respiratório diafragmático, e aqueles que promovem um aumento no tempo expiratório, como o padrão com inspiração abreviada, expiração em tempos, o freno labial que promove uma certa resistência durante a expiração, ocasionando um deslocamento do ponto de igual pressão e provocando uma "broncodilatação mecânica retrógrada", visando favorecer a saída do ar aprisionado, entre outros.

É importante citar que durante a crise asmática há um desequilíbrio na relação ventilação/perfusão, que promove hipoxemia e níveis variáveis de $PaCO_2$. Portanto, a oxigenoterapia é indicada para manter a saturação de oxigênio em torno de 93%, cabendo ao fisioterapeuta decidir a forma de administração (máscara, cateter paranasal, vaporjet) e a concentração ofertada, sempre mantendo umidificação adequada.

Quando a crise asmática não puder ser controlada com a terapêutica convencional, opta-se pelo uso da ventilação mecânica não invasiva, com dois níveis pressóricos, na tentativa de diminuir o trabalho respiratório, melhorando a ventilação alveolar e diminuindo a sobrecarga nos músculos da respiração.

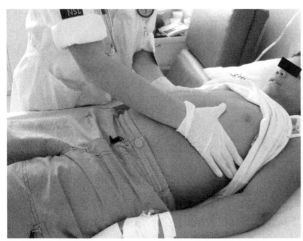

Figura 7.7 Posicionamento das mãos nas costelas inferiores para realização da manobra de desinsuflação (TEMP lento).

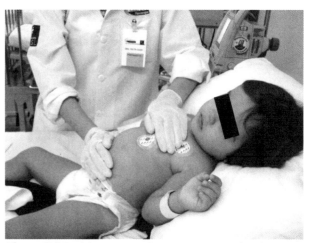

Figura 7.8 Posicionamento das mãos no tórax da criança no início da técnica AFE.

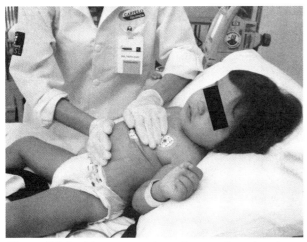

Figura 7.9 Posicionamento das mãos no tórax da criança durante a compressão da técnica AFE.

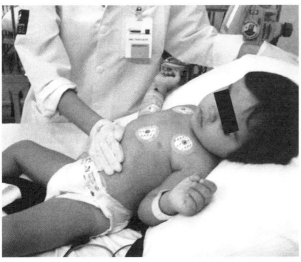

Figura 7.10 Posicionamento das mãos no final da técnica AFE.

Se, mesmo assim, o quadro não for revertido, a ventilação mecânica invasiva deve ser empregada, visando manter a oxigenação adequada e assegurar o suporte de vida da criança, até que as drogas broncodilatadoras e anti-inflamatórias façam efeito, eliminando o processo obstrutivo.

Após o restabelecimento do quadro clínico, a criança geralmente tem alta hospitalar. Nessa segunda etapa do tratamento, são orientados exercícios respiratórios que visam ao treinamento dos músculos específicos da respiração e à modificação dos padrões de estrutura torácica. A criança deverá ser encaminhada a um programa ambulatorial para melhorar o seu condicionamento global e aumentar o período de intercrises. Além disso, o esclarecimento quanto à doença e a orientação aos pais são fatores de suma importância, considerados essenciais para o desenvolvimento do tratamento.[45]

É claro, portanto, que a fisioterapia favorece a recuperação mais rápida e completa das crianças portadoras de asma brônquica. Independentemente do estágio da patologia, deve-se lembrar que existem inúmeras diferenças anatomofisiológicas entre os recém-nascidos, crianças maiores e adultos, estando estas em desenvolvimento e com suas funções imaturas, o que as torna mais vulneráveis. Assim, vale ressaltar que a atuação de um profissional bem preparado está diretamente ligada ao êxito do tratamento.[45,99,100]

REFERÊNCIAS BIBLIOGRÁFICAS

1. Teixeira LR. Efeitos de um programa de atividades físicas para criança asmática, avaliados por provas de função pulmonar. Dissertação (Mestrado). São Paulo: Escola de Educação Física da Universidade de São Paulo, 1990.
2. Center for Disease Control. Asthma mortality and hospitalization among children and young adults – United States, 1980 – 1993. MMWR 1996; 45: 350-3.
3. Weiss KB, Gergen PJ, Hodgson TA. An economic evaluation of asthma in United States. N Engl J Med 1992; 326: 862-6.
4. Girardi G, Toro C. Métodos del estudio del asma bronquial en el niño. Revista Chilena de Pediatria 1998; 54(4): 291-5.
5. Bijl-Hofland ID, Cloosterman SGM, Folgering HTM, Akkermans RP, Van Schayck CP. Relation of the perception of airway obstruction to the severity of asthma. Thorax 1999; 54: 15-9.
6. Filho NR. Fatores de rico ou de proteção? Jornal de Pediatria 2001; 77(6): 435-6.
7. Fardy HJ. A choughing child: could it be asthma?. Australian Family Physician 2004; 33(5): 312-5.
8. II Consenso Brasileiro no Manejo da Asma. J Pneumol 1999.
9. Nikolajev K, Heinonen K, Korppi M, Länsimies E, Jokela V. Determinants of bronchial responsiveness at school age in prematurely born children. Pediatr Pulmonol 1998;28: 408-13.
10. Hetzel JL, Palombini BC, Alves MRA. Asma brônquica. In: Tarantino AB. Doenças pulmonares. 4.ed. Rio de Janeiro: Guanabara-Koogan, 1997.
11. Lasmar L, Goulart E, Sakurai E, Camargos P. Fatores e risco para hospitalização de crianças e adolescentes asmáticos. Rev Saúde Pública 2002; 36(4): 409-19.
12. Mahler DA, Harver A. Do you speak the language of dyspnea? Chest 2000; 117(4): 928-9.
13. Arroyave CM. Inmunoteapia com alta concentración de alergenos em pacientespediátricos com asma o rinitis alérgica. Revista de Alergia México 1994; 41(5): 121-5.
14. Naspitz CK, Solé D, Jacob CA, Sarinho E, Soares FJP, Dantas V, et al. Sensibilização a alérgenos inalantes e alimentares em crianças brasileiras atópicas, pela determinação *in vitro* de IgE

total e específica – Projeto Alergia (PROAL). J Pediatr 2004; 80(3): 203-10.

15. Camelo Nunes IC, Sole D, Naspitz CK. Fatores de risco e evolução clínica da asma em crianças. J Pediatr 1997; 73(3): 51-60.

16. National Institutes of Heath and National Heart Lung and Blood Institute. Practical guide for the diagnosis and management of astha. NIH publication n° 97.4053, 1997.

17. Martinez FD. Wright AL, Taussing LM. In: Holberg CJ, Halomen PM, Morgan WJ. Asthma and wheezing in the first 6 years of life. New England J Med 1995: 332: 133-8.

18. McFadden ER, Warren EL. Observations on asthma mortality. Ann Intern Med 1997; 127:142-7.

19. Sociedade Brasileira de Alergia e Imunopatologia. Sociedade Brasileira de Pediatria. Sociedade Brasileira de Pneumologia e Tisiologia. II Consenso Brasileiro no Manejo da Asma, 1998.

20. Peat. JK , Tovey FR, Toelle BG. House dust alergens a major risk factor for childhood asthma in Australia. Am J Respir Crit Care Med 1996:144-6.

21. Bacharier LB, Strunk RB, Mauger D, White D, Lemanske RF, Sorkness CA. Classifying asthma severity in children. Am J Crit Care Med 2004;170: 426-32.

22. Horak E, Grässl G, Skladal D, Ulmes H. Lung function and symptom perception in children with asthma and their parents. Pediatric Pulmonology 2003; 35: 23-8.

23. Nakaie CMA, Rozov T, Manissadjian A. Estudo comparativo entre o escore clínico e os testes de função pulmonar na classificação da gravidade da asma. Rev Hosp Clin Fac Méd S Paulo 1998; 53(2): 68-74.

24. Kelly HW. The assessment of childhood asthma. Pediatr Clin N Am 2003; 50: 593-608.

25. Marques APL, Pires AMB, Krakauer AM, Lotufo JPB, Ejzenberg B, Okay Y. Perfil clínico e laboratorial de crianças com alergia respiratória atendidas em ambulatório geral de pediatria Rev Méd HU-USP 1999; 9(1): 31-9.

26. Siersted HC, Mostgaard G, Hyldebrandt N, Hansen HS, Boldsen J. Oxhoj H. Interrelationship between diagnosed asthma, asthma like symptoms, ans abdormal airway behavior in adolescence: the Odense Schoolchild Study. Thorax 1996; 51: 503-9.

27. Liu LL, Gallaher MM, Davis RL, Rutter CM, Lewis TC, Marcuse EK. Use of a respiratory clinical score among different providers. Pediatric Pulmonology 2004; 37: 243-8.

28. Burns J. Update on the management of acute severe asthma in the pediatric patient. Current Concepts in Pediatric Critical Care 1999; 79-89.

29. Junior OK, Filho NAR. Eosinófilos hipodensos no sangue de pacientes pediátricos com asma. J Pediatr1997; 73(1): 16-20.

30. Kourdoulos D, Schattner P. A survey on the diagnosis and management of asthma in young children. Aust Fam Physician 1997; 26(Suppl 2): 71-5.

31. Powell CVE, McNamara P, Solis A, Shaw NJ. A parent completed questionnarie to describe the patterns of wheezing and other respiratory symptoms in infants and preschool children. Arch Dis Child 2002; 87: 376-9.

32. Junior OK, Filho NAR. Contagem de eosinófilos circulantes e níveis séricos de proteína catiônica eosinofflica em asmáticos. J Pediatr 1997; 73(1): 11-5.

33. Moraes LSL, Barros MD, Takano AO, Assami NMC. Fatores de risco, aspectos clínicos e laboratoriais da asma em crianças. J Pediatr 2001; 77(6): 447-54.

34. Rosi E, Lanini B, Ronchi MC, Romagnoli I, Stendardi L, Bianchi R, et al. Dyspnea, respiratory function and sputum profile in asthmatic patients during exacerbations. Respiratory Medicine 2002; 96: 745-50.

35. Lau S, Sommerfeld C, Niggemann B, Völkel K, Madloch C, et al. Transient early wheeze is not associated with impaired lung function in 7-yr-old children. Eur Respir J 2003; 21: 834-41.

36. Rio BEM, Gallo PR, Siqueira AAF. Mortalidade por asma no município de São Paulo, Brasil. Rev Saúde Pública 2002; 36(2): 149-54.

37. Shepherd RB. Afecções do aparelho respiratório na segunda infância. In: Shepherd RB. Fisioterapia em pediatria. 3.ed. São Paulo: Santos, 1996.

38. Ribeiro SA, Fuwyama T, Schenkman S, Jardim JRB. Atopy, passive smoking, respiratory infections and asthma among children from kindergarten and elementary school. Rev Paul Med 2002; 120(4): 109-12.

39. Souza LSF. Tratamento da crise aguda de asma. In: Rozov T. Doenças pulmonares em pediatria. São Paulo: Atheneu, 1999.

40. III Consenso Brasileiro no Manejo da Asma, 2002.

41. Kumar RK. Understanding airway wall remodeling in asthma: a basis for improvements in therapy. Pharmacol Ther 2001; 91: 93-104.

42. Holgate ST. Asthma: a dynamic disease of inflamation and repair. The Rising Trends in Asthma 1997; 206: 5.

43. Holgate ST. Inflamatory and structural changes in the airway of patients with asthma. Respir Med 2000; 94: S3-6.

44. Veen JCCM, Smits HH, Ravensberg AJJ, Hiemstra PS, Sterk PJ, Bel EH. Impaired perception of dyspnea im patients with severe asthma. Am J Respir Crit Care Med 1998; 158: 1134-41.

45. Sarmento GJV. Fisioterapia respiratória no paciente crítico. Barueri: Manole, 2005.

46. Spottswood SE, Allison KZ, Sethi NN, Narla LD, Lowry PA, Nettleman MD. The clinical significance of lung hypoexpansion in acute childhood asthma. Pediatr Radiol 2004; 34: 322-5.

47. Solé D, Nunes ICC, Rizzo MCV, Naspitz CK. A asma na criança: classificação e tratamento. J Pediatr (Rio J) 1998; 74 (Supl 1): 48-58.

48. Turner MO, Noertjojo K, Vedal S, et al. Risk factors for near-fatal asthma. A case-control study in hospitalized patients with asthma. Am J Respir Crit Care Med 1998; 157: 1804-9.

49. Gaston B. Managing asthmatic airway inflammation: what is the role of expired nitric oxide measurement? Curr Probl Pediatr 1998; 28: 245-52.

50. Rizzo MC, Sole D, Rizzo A, Holanda M. Etiologia da doença alérgica em crianças brasileiras, estudo multicêntrico. J Pediatr 1995.

51. Pereira CAC, Naspitz C, Solé D, et al. II Consenso Brasileiro no Manejo da Asma. J Pneumologia 2002; 28(S1): S1-S28.

52. Druham SR. Allergen avoidance measures. Respir Med 1996; 90: 441-5.

53. Carvalho WB, Oliveira NF. Estado de mal asmático. In: Matsumoto T, Carvalho WB, Hirschheimer MR. Terapia intensiva pediátrica. 2.ed. São Paulo: Atheneu, 1997. p.301-14.

54. Nelson HS. Adrenergic therapy of bronchial asthma. J Allergy Clin Imunol 1986; 77: 771-85.

55. Tal A, Pasterkamp H, Leahy F. Arterial oxygen desaturation following salbutamol inhalation in acute asthma. Chest 1984; 86: 868-9.

56. Maury E, Ioos V, Lepecq B, et al. A paradoxal effect of bronchodilators. Chest 1997; 111: 1766-7.

57. Partridge MR, Saunders KB. Site of action of ipratropium bromide and clinical and physiological determinants of response in patients with asthma. Thorax 1981; 36: 530-3.

58. Bryant DH, Rogers P. Effect of ipratropium bromide nebulizer solution with and without preservatives in the treatment of acute and stable asthma. Chest 1992; 102: 742-7.

59. Riso JA. Broncodilatadores β-adrenérgicos de longa duração. Segurança, eficácia e indicações. J Pneumol 1997; 23: 93-100.

60. Weinberger M, Hendeles L. Theophylline in asthma. N Engl J Med 1996; 334: 1380-8.

61. Anderson F, Kjellman M, Forsberg G. Comparison of the cost-effectiveness of budesonide and sodium cromoglycate in the management of childhood astma in everyday clinical practice. Ann Allergy Asthma Immunol 2001; 86: 537-44.

62. Rossi JA. Nedocromil sódico. J Pneumol 1995; 21: 295-300.

63. Dempsey OJ, Kennedy G. Comparative efficacy and antiinflammatory profile of one daily therapy with leukotriene antagonist or low-dose inhaled corticosteroid in patients with mild persistent asthma . J Allergy Clin Immunol 2002; 109: 68-74.

64. Salvi SS, Krishna MT, Sampsom AP. The antiinflammatory effects of leukotrine-modifying drugs and their use in asthma. Chest 2001; 119: 1533-46.

65. Viddal C, Fernandez-Ovide E. Comparion of montelukast versus budesomide im the tratement of exercise-induced bronchoconstricion. Ann Allergy Asthma Immunol 2001; 86: 655-8.

66. Cohen NH, Eigen H, Shaughnessy TE. Status asthmaticus. Crit Care Clin 1997; 13: 459-76.

67. Qureshi F. Management of children with acute asthma in the emergency department. Ped Emerg Care 1999; 15: 206-14.

68. Shivaram U, Miro AM, Cash ME, et al. Cardiopulmonary responses to continuous positive airway pressure in acute asthma. J Crit Care 1993; 8: 87.

69. Meduri GU, Cook TR, Turner RE, Cohen M, Leeper KV. Noninvasive positive pressure ventilation in status asthmaticus. Chest 1996; 110: 767-74.

70. Tiffany BR, Berk WA, Todd IK, et al. Magnesium bolus or infusion fails to improve expiratory flow in acute asthma exacerbations. Chest 1993; 104: 831-4.

71. Green SM, Rothrock SG. Intravenous magnesium for acute asthma: failure to decrease emergency treatment duration need for hospitalization. Ann Emerg Med 1992; 21: 260-5.

72. Willians TJ, Tuxen DV, Scheinkestel CD, et al. Risk factors for mobidity in mechanically ventilated patients with acute severe asthma. Am Rev Respir Dis 1992; 146: 607-15.

73. Christiani DC, Kern DG. Asthma risk and occupation as a respiratory therapist. Rev Respir Dis 1993; 148: 671-4.

74. Tuxen DV, Lane S. The effects of ventilatory pattern on hyperinflation, airway pressures, and circulation in mechanical ventilation of patients with severe airflow obstruction. Am Respir Dis 1987; 136: 872-9.

75. Douglas JA, Tuxen DV, Horne M, et al. Myopathy in severe asthma. Am Rev Respir Dis 1992; 146: 517-9.

76. Nates J, Cooper DJ, Tuxen DV. A cute weakness syndromes in critically ill patientes – a reappraisal. Anaesth Intensive Care 1997; 25: 502-13.

77. Carvalho CRR. Ventilação mecânica. Avançado. São Paulo: Atheneu 2000. v.II.

78. Cox RG, Barker GA, Bohn DJ. Efficacy, results and complications of mechanical ventilation in children with status asthmaticus. Pediatr Pulmonol 1991; 11: 120-6.

79. Dworkin G, Kattan M. Mechanical ventilation for status asthmaticus in children. J Pediatr 1989; 114: 545-9.

80. Darioli R, Perret C. Mechanical controlled hypoventilation in status asthmaticus. Am Rev Respir Dis 1984; 129: 385-7.

81. MacFarlane IA, Resenthal FD. Severe myopathy after status asthmaticus (letter). Lancet 1977; 2(2): 615.

82. Tuxen DV, Willians TJ, Scheinkestel CD, et al. Use of a measurement of pulmonry hyperinflation to control the level of mechanical ventilation in patients with severe asthma. Am Rev Respir Dis 1992; 146: 1136-42.

83. Behbehani NA, Al-Mane F, Dyachkova Y, Paré P, Fitzgerald JM. Myopathy following mechanical ventilation for acute severe asthma. Chest 1999; 115: 1627-31.

84. Sarnaik AP, Daphtary KM, Meert KL, Lieh-Lai MW, Heidemann SM. Pressure-controlled ventilation in children with severe status asthmaticus. Ped Crit Care Med 2004; 5(2): 133-8.

85. D'Elia C. Asma e sibilância em lactentes. Pediatria Atual 1998; 11: 52-7.

86. Ávalos JMV, Martinez JC, Hernández PE, Mireles RG. Tratamiento de lãs crisis asmáticas em pediatria. Rev Med IMSS (Mex) 1996; 34(1): 55-8.

87. Costa D. Avaliação em fisioterapia respiratória. Drenagem postural e recursos manuais da fisioterapia respiratória. In: Costa D. Fisioterapia respiratória básica. São Paulo: Atheneu, 2002.

88. Carvalho PVT, Ferreira O, Brito M. Tratamento da asma na intercrise: proposta para um serviço especializado. F Med 1993; 107(3): 145-64.

89. Gorelick MH, Stevens MW, Schultz T, Scribano PV. Difficulty in obtaining peak expiratory flow measurements in children whit acute asthma. Pediatric Emergency Care 2004; 20(1): 22-6.

90. Black J, Baxter-Jones ADG, Gordon J, Findlay AL, Helms PJ. Assessment of airway function in young children whit asthma: comparison of spirometry, interrupter technique; and tidal flow by inductance plesthsmography. Pediatric Pulmonology 2004; 37: 548-53.

91. Hansen EF, Phanareth K, Laursen LC, Kok-Jensen A, Dirksen A. Reversible and irreversible airflow obstruction as predictor of overall mortality in asthma and chronic obstructive pulmonary disease. Am J Respir Crit Care Med 1999; 159: 1267-71.

92. Jardim JR, Cedon SP. Testes de função pulmonar. In: Rozov T. Doenças pulmonares em pediatria. São Paulo: Atheneu, 1999.

93. Parker A, Prassad A. As necessidades de pacientes especiais. In: Pryor JÁ, Webber BA. Fisioterapia para problemas respiratórios e cardíacos. 2.ed. Rio de Janeiro: Guanabara-Koogan, 2002.

94. Roisman GL, Peiffer C, Lacronique JG, Cae AL, Dusser DJ. Perception of bronchial obstruction in asthmatic patients. J Clin Invest 1995; 96: 12-21.

95. Rosi E, Lanini B, Ronchi MC, Romagnoli I, Stendardi L, Bianchi R, et al. Dyspnea, respiratory function and sputum profile in asthmatic patients during exacerbations. Respiratory Medicine 2002; 96: 745-50.

96. Paulin E, Favoreto PB, Vodotto CC. Benefícios da fisioterapia respiratória na asma – relato de um caso. Arq. Cienc Saúde Unipar 2001; 5(2): 149-54.

97. Mochizuku H, Shimizu T, Shigeta M, Arakawa H, Tokuyama K, Morikawa A. Effect of age, height, and prechallenge respiratory resistance on bronchial hyperresponsiveness in childhood asthma using the forced oscillation technique. Pediatr Pulmonol 1996; 22: 1-6.

98. Ribeiro JD. Tratamento da asma brônquica na criança. Arch Bras Med 1982; 56(4): 173-80.

99. Ratliffe KT. Distúrbios médicos. In: Ratliffe KT. Fisioterapia clínica pediátrica. São Paulo: Santos, 2002.

100. Siltanen M, Savilahti E, Pohjavuori M, Kajosaari M. Respiratory symptoms and lung function in relation to atopy in children bron preterm. Pediatric Pulmomology 2004; 37: 43-9.

8

DOENÇA DO REFLUXO GASTROESOFÁGICO

CLÁUDIA DE CASTRO SELESTRIN

No final do século XV, a doença do refluxo gastroesofágico (DRGE) já era conhecida; entretanto, sua patogênese tem sofrido várias evoluções de pensamento. Acredita-se que a primeira observação de que os distúrbios respiratórios pudessem estar sob influência do trato digestivo data de 1776, quando Nicholas Rosen von Rosenstein, em seu livro *The Diseases of Children and their Remedies*, descreveu o que chamou de "tosse gástrica da infância". Em seguida, William Heberden, em 1802, sugeriu que, em asmáticos, "a respiração é mais curta e mais difícil após uma refeição"; e Sir William Osler, em 1892, em seu livro *The Principles and Practice of Medicine*, relatou que "paroxismos graves de asma podem ser induzidos quando o estômago é sobrecarregado, ou quando usados determinados tipos de alimentos".

Foi em 1946, entretanto, que Mendelson provou, em seu estudo clássico sobre aspiração pulmonar durante o ato anestésico, que sintomas sugestivos de obstrução brônquica podem ser causados por aspiração do conteúdo gástrico. Em 1949, pneumonias recidivantes foram observadas por Belcher como complicação de processos esofagianos obstrutivos, levando o nome de "pneumonite por disfagia".

Finalmente, em 1962, Kennedy abriu uma nova era, sugerindo que o refluxo gastroesofágico (RGE) "silencioso ou oculto" pode ser uma causa importante e pouco reconhecida de enfermidades pulmonares. A partir dessa época, numerosos estudos clínicos mostraram associação da doença do RGE (DRGE) e uma variedade de sinais, sintomas e doenças do aparelho respiratório.

CONCEITO

O refluxo gastroesofágico é uma condição clínica que decorre do trânsito retrógrado e involuntário do conteúdo gástrico e duodenal para o esôfago, podendo chegar até a hipofaringe. O material refluído contém ácido clorídrico, pepsina, ácidos biliares e enzimas pancreáticas, o que o torna irritante para tecidos não adaptados à sua presença. A incidência do RGE na faixa etária pediátrica é em torno de 3 a 8%, sendo relatado na sua forma sintomática em 50% dos lactentes nos primeiros quatro meses de vida, e em mais de 60% dos recém-nascidos prematuros (RNPT). Em sua forma patológica, abrange 25 a 30% das crianças, independentemente da idade. O RGE pode ocorrer de maneira fisiológica em qualquer indivíduo. A expressão "doença do refluxo gastroesofágico" tem sido utilizada para descrever o amplo espectro de distúrbios causados pelo RGE. A distinção entre RGE fisiológico e DRGE é feita em razão da frequência e intensidade do RGE. No entanto, apesar da associação entre doenças respiratórias e RGE ser reconhecida, o significado exato dessa relação e suas implicações clínicas ainda permanecem controversos.

CLASSIFICAÇÃO

O RGE pode ser fisiológico ou patológico, primário ou secundário, e, ainda, oculto.

O RGE fisiológico é mais comum nos primeiros meses de vida. Em crianças maiores e em adultos, pode ocorrer no período pós-prandial por causa do relaxamento transitório do esfíncter esofágico inferior (EEI). As regurgitações pós-alimentares surgem entre o nascimento e os quatro meses de vida, apresentando resolução espontânea, na maioria dos casos, até um a dois anos de idade. Nesses casos, o crescimento da criança é normal, e não há outros sintomas ou complicações associadas. A frequência de regurgitações diminui após os seis meses de vida, coincidindo com a introdução de dieta sólida e adoção de postura mais ereta pela criança.

Deve-se suspeitar do RGE patológico quando vômitos e regurgitações não melhoram após os seis meses de vida, não respondem a medidas posturais e dietéticas, e quando estão presentes repercussões clínicas, como interrupção do crescimento ou sintomas e sinais sugestivos de esofagite. O refluxo é denominado oculto quando manifestações respiratórias, otorrinolaringológicas ou indicativas de esofagite (irritabilidade, choro constante) ocorrem na ausência de vômitos e regurgitações.

O RGE primário resulta de distúrbio funcional da junção esofagogástrica. O RGE secundário associa-se a condições estruturais específicas, como estenose congênita do esôfago, fístula traqueoesofágica, atresia de esôfago, distúrbios da deglutição, estenose hipertrófica do piloro, úlcera gástrica ou duodenal, pâncreas anular, pseudo-obstrução intestinal, alergia alimentar (proteína do leite de vaca), infecção urinária, parasitoses intestinais, doenças geneticometabólicas, asma, fibrose cística e alterações do sistema nervoso central.

FISIOPATOLOGIA

A fisiopatologia do RGE é complexa, envolvendo fatores ambientais, genéticos, anatômicos, hormonais e neurogênicos. Porém, de maneira geral, pode-se afirmar que o RGE ocorre quanto existe alguma falha nos mecanismos que atuam como barreira antirrefluxo, ao passo que a DRGE se desenvolve quando, na presença do RGE, ocorre um desequilíbrio entre os mecanismos de agressão e de defesa.

As estruturas que compõem a barreira antirrefluxo são: o esôfago abdominal, o esfíncter esofágico inferior (EEI), o ângulo de His, o ligamento frenoesofágico, o diafragma crural e a roseta gástrica.

O esôfago abdominal possui poucos milímetros de comprimento ao nascimento e atinge um comprimento final de 3 a 6 cm ao longo do desenvolvimento. Auxilia na barreira antirrefluxo, porque a pressão intra-abdominal é mais alta que a torácica.

O EEI é um segmento circular de músculo liso presente na porção terminal do esôfago, adaptado para gerar zona de alta pressão, que pode variar de 15 a 40 mmHg. A maturação do EEI inicia-se nas primeiras semanas de vida intrauterina e continua durante todo o primeiro ano de vida. Mede cerca de 2,5

a 3,5 cm de extensão no adulto, com porções supra e infradiafragmáticas iguais. No recém-nascido, mede 0,5 a 1,0 cm e está localizado, predominantemente, no tórax. As características mudam após os três meses de idade, com o processo de desenvolvimento. Por muitos anos, suspeitou-se de que anormalidades nessa área fossem as únicas responsáveis por RGE em lactentes e crianças, mas essa suspeita não obteve confirmação em diversos estudos realizados, que demonstraram o tônus desse esfíncter adequado, mesmo em lactentes prematuros.

O ligamento frenoesofágico é constituído pela fáscia subdiafragmática, e sua função é fixar a extremidade distal do esôfago, ancorando-a com o objetivo de impedir que o EEI se eleve e seja submetido à pressão intratorácica negativa.

O hiato diafragmático é formado por fibras da crura direita do diafragma, por onde o esôfago penetra no abdome. Durante a inspiração, tosse ou esforço físico, o hiato diafragmático se contrai, aumentando a pressão intraluminal da junção esofagogástrica e evitando o refluxo.

O ângulo de His é a angulação formada entre o esôfago abdominal e o fundo gástrico. Em condições normais, esse ângulo é agudo. Assim, o volume do conteúdo gástrico aumenta a pressão no esôfago abdominal por compressão extrínseca, decorrente de distensão do fundo do estômago. No recém-nascido, esse ângulo é menos agudo, favorecendo o RGE.

A roseta gástrica é constituída pelas pregas concêntricas da mucosa gástrica, na transição entre o esôfago e o estômago, que têm a função de promover o fechamento da cárdia ao se contraírem, auxiliando na contenção do conteúdo gástrico e evitando sua passagem para o esôfago.

O RNPT tem predisposição anatômica e fisiológica para o RGE. O esvaziamento gástrico retardado, que leva a um peristaltismo retrógrado, associado ao relaxamento transitório do esfíncter esofágico inferior (EEI) são os principais mecanismos causadores do RGE nessa população. Esse relaxamento é inadequado, independe da deglutição, não é acompanhado de ondas peristálticas do esôfago e possui duração maior que cinco segundos, caracterizando, assim, uma disfunção. Outros fatores podem agir diminuindo a pressão do EEI, e devem ser considerados dentro do ambiente de uma unidade de terapia intensiva neonatal (UTIN), como o uso de anticolinérgicos, agonista α-adrenérgico, dopamina, bloqueadores de canal de cálcio, isoproterenol, morfina, diazepam, metilxantinas. A utilização de corticoide antenatal em gestantes em trabalho de parto prematuro também contribui de maneira significante para o aumento da incidência do RGE em RNPT, assim como a presença de sonda nasogástrica.[9]

Em crianças pequenas, por imaturidade de alguns dos componentes da barreira antirrefluxo, são comuns vômitos e regurgitações, que tendem a melhorar com o crescimento. Espera-se que a redução das regurgitações e dos vômitos ocorra por volta dos quatro a seis meses de vida, com a introdução de alimentos sólidos e a adoção de postura mais ereta, dada pela evolução do desenvolvimento neuropsicomotor.

A doença do refluxo, ou refluxo patológico, é multifatorial e envolve a função do EEI, o peristaltismo esofágico e o esvaziamento gástrico.

Relaxamentos transitórios do EEI são episódios de redução abrupta da pressão do esfíncter esofágico inferior, sem correlação com a deglutição e não associado ao mecanismo peristáltico esofágico normal, sendo este o mecanismo fisiopatológico mais importante do RGE no lactente e na criança. Os relaxamentos são, provavelmente, mediados pela liberação de neurotransmissores por um sistema de neurônios entéricos, que não são os adrenérgicos ou colinérgicos clássicos. Acredita-se que possam ser os peptídeos vasoativos inibitórios e/ou do óxido nítrico.

Observa-se relaxamentos transitórios do EEI de mais de 35 segundos e independentes de ondas peristálticas normais em 60 a 83% dos episódios de refluxo. A distensão gástrica gasosa é um importante desencadeante do relaxamento do EEI, provavelmente após estímulo vagal. Além disso, acredita-se que as alterações relacionadas ao sistema nervoso central e a um exagero do reflexo entérico também podem estar envolvidas nos relaxamentos inapropriados do EEI.

O retardo do esvaziamento do esôfago, possivelmente associado à ineficácia da salivação e do peristaltismo, parece ter importância no desenvolvimento da esofagite de refluxo. Estudos em animais demonstram que a lesão da mucosa esofágica ocorre quando o pH permanece menor do que 4. A presença de ácido gástrico altera as defesas do esôfago e, consequentemente, promove lesão da mucosa. Pepsina e sais biliares aumentam a gravidade dos danos.

Hérnias hiatais parecem ter relação com a gravidade e refratariedade ao tratamento clínico da esofagite de refluxo. Aumento da pressão intra-abdominal permanente (obesidade) ou transitória (inspiração profunda, tosse, exercício físico, manobra de Valsalva, constipação e outros) e postura predominante em decúbito são fatores que predispõem ao refluxo.

O RGE pode causar doença respiratória crônica por meio de três mecanismos: aspiração de quantidades significativas do conteúdo gástrico (macroaspiração) para as vias aéreas superiores e pulmões, causando pneumonias de aspiração, mais comum em crianças que apresentam distúrbios de deglutição; aspiração de pequenas quantidades do conteúdo gástrico (microaspiração), ocasionando reação inflamatória secundária; e acidificação intratraqueal que, por estímulo de terminações nervosas, pode desencadear broncoespasmo.

QUADRO CLÍNICO

O RGE patológico inclui possíveis manifestações clínicas:

- *Esofágicas*, como pirose e disfagia em crianças maiores, anemia decorrente de sangramento local, irritabilidade, distúrbios do sono, dificuldade de aceitação alimentar (saciedade precoce), dor retroesternal (que, em crianças pequenas, pode manifestar-se apenas pelo choro excessivo), soluços por períodos prolongados (mais de cinco minutos), arqueamento do tronco e vômitos recorrentes.
- *Respiratórias*, como apneia, cianose, bradicardia, sibilância, microaspirações, com consequentes infecções respiratórias de repetição e tosse crônica.
- *Nutricionais*, com baixo ganho ponderal, desnutrição e comprometimento neurológico.
- *Otorrinolaringológicos*, como laringite e otite de repetição, sinusite, rouquidão, laringoespasmo (podendo ser causa de morte súbita) e distúrbios do sono (como sono agitado).
- *Síndrome de Sandifer*, caracterizada por postura bizarra, com hiperextensão cervical; lateralização da cabeça (podendo sugerir problemas neurológicos); anemia e esofagite.

DIAGNÓSTICO

O histórico detalhado e o exame físico completo do paciente constituem-se no passo inicial para o diagnóstico de DRGE. Seguindo uma revisão clínica adequada e cuidadosa, é possível identificar a causa dos sintomas e estabelecer o diagnóstico, evitando a necessidade de exames invasivos e de alto custo.

Atualmente, há vários exames diagnósticos que permitem detectar e quantificar o RGE nas crianças sintomáticas e também nas que apresentam o refluxo silencioso. O lactente, na maioria das vezes, requer apenas cuidados gerais, enquanto as crianças maiores portadoras de RGE, em geral necessitam de intervenção apropriada.

No caso de RNPT, o diagnóstico tardio do RGE pode resultar em complicações crônicas de difícil reversão; já o diagnóstico precoce permite a instauração de medidas preventivas e uma terapia medicamentosa bem indicada (não presumida), tornando-se assim uma premissa a ser incluída na rotina de condutas de uma UTIN, contribuindo para a otimização no atendimento do prematuro, diminuição do período de internação e redução dos custos hospitalares.

Os grupos de risco para a DRGE são os neuropatas, as crianças operadas de atresia de esôfago, os portadores de doenças respiratórias crônicas, principalmente os fibrocísticos, os pacientes submetidos a quimioterapia e os portadores de hérnia hiatal.

Os métodos diagnósticos disponíveis são a radiografia contrastada do esôfago-estômago-duodeno (RxEED), a cintilografia gastroesofágica, a pHmetria, a impedanciometria intraluminal, a manometria esofágica, o teste de Bernstein modificado e a endoscopia digestiva alta com biópsia.

O RxEED, apesar de ser um exame de baixo custo e de fácil execução, não apresenta boa sensibilidade, e avalia o RGE em um curto período de tempo somente após a ingestão de contraste. A cintilografia gastroesofágica também não possui boa sensibilidade para o período pós-prandial tardio. Já a pHmetria possibilita a avaliação do paciente em condições mais fisiológicas e por longos períodos, e possui boa sensibilidade e boa especificidade para pesquisa do RGE. Porém, em lactentes com dieta exclusiva ou predominantemente láctea, o RGE pós-prandial pode não ser detectado em razão da neutralização do refluxo ácido provocada pelo leite.

A manometria esofágica avalia a motilidade do esôfago, sendo indicada em pacientes que apresentam sintomas sugestivos de dismotilidade esofágica; porém, é de difícil realização em crianças, pois requer sua colaboração. Não diagnostica a presença de RGE, pois uma zona de alta pressão no EEI não assegura a ausência de refluxo; e a endoscopia digestiva alta é um exame invasivo que, em crianças, requer sedação ou anestesia para ser realizado, e também não diagnostica refluxo, mas a esofagite a ele associada, podendo identificar ainda zonas de estenose, esôfago de Barrett e hérnia hiatal.

Por sua vez, a impedanciometria intraluminal é um novo método que detecta o movimento retrógrado de fluidos e de ar no esôfago para qualquer nível, em qualquer quantidade, independentemente do pH, permitindo a determinação de episódios de refluxo de pH fisiológico, sendo, junto com a pHmetria, valorosa na avaliação das manifestações respiratórias do refluxo gastroesofágico.

DOENÇAS ASSOCIADAS

Atualmente, observa-se que o RGE está deixando de ser um problema restrito ao trato digestivo, na medida em que abrange complicações extraesofágicas. Dentre as novas descrições de complicações do RGE, podem ser citadas a asma brônquica e os problemas otolaringológicos, problemas cardíacos, problemas de alimentação, cólica do lactente e erosão dentária. A asma é a complicação mais frequente, com ocorrência de RGE em 47 até 64% das crianças asmáticas, embora sem o esclarecimento da relação de causa e efeito.

A associação de RGE a problemas pulmonares muitas vezes não é suspeitada, o que leva o paciente a apresentar a doença por um longo período sem receber o tratamento adequado; além disso, ele fica sujeito a internações hospitalares frequentes e prolongadas, o que faz aumentar muito a morbidade e a mortalidade.

Existem duas teorias para explicar a presença de doença pulmonar associada a DRGE.

Teoria da microaspiração

Baseada, em parte, por observações de Mendelson em 1946: aspiração do conteúdo gástrico refluxado para os pulmões, iniciando a lesão tecidual pulmonar pelo contato direto do ácido com a superfície brônquica despreparada e desprovida de mecanismos de defesa para esse tipo de estímulo, respondendo com resposta inflamatória correspondente, seguida de infecção. Inicialmente, pode ocorrer somente tosse.

Além disso, a exposição da mucosa esofageal ao ácido gera uma lesão, o que provoca um rápido incremento no fluxo sanguíneo regional, com prostaglandina E_2 e, consequentemente, inflamação e disfunção do ramo do nervo vago, o que diminui a pressão do EEI, promovendo inapropriados relaxamentos e dismotilidade (diminuição do peristaltismo), o que se traduz num ciclo vicioso de eventos que favorecem o RGE. Com a prolongada exposição ao ácido, a mucosa brônquica reage agudamente com transudação e broncoespasmo. Em casos extremos, podem ocorrer perda de surfactante, destruição epitelial e hemorragia pulmonar.

Teoria reflexa

Mecanismo secundário à irritação ácida da mucosa esofageal, com reflexo de broncoconstrição, pela estimulação da via neural aferente, mediado por fibras nervosas vagais. O estímulo ácido dispararia a sensibilização através dos receptores químicos do esôfago via arco-reflexo, que desencadeariam uma resposta de modificação de calibre e comportamento funcional das vias aéreas, apresentando-se como broncoconstrição e manifestando clínica de asma.

Muitas pesquisas realizadas em prematuros que apresentam apneia verificaram alterações cardiorrespiratórias provocadas pelo refluxo gastroesofágico. Simulando-se refluxo gastroesofágico em experimentos animais, foi demonstrada redução significativa da frequência cardíaca, do fluxo aéreo e da saturação de oxigênio.

TRATAMENTO

Existem duas possibilidades de tratamento para a DRGE: a primeira é a chamada conservadora, que consiste em alterações nos hábitos de vida, orientações dietéticas, orientações de postura e tratamento medicamentoso; a segunda possibilidade é o tratamento cirúrgico.

Quando os episódios de regurgitação são esparsos, o RGE não requer tratamento medicamentoso. Deve-se explicar aos pais o caráter benigno e a tendência de resolução espontânea até os dezoito meses de idade.

Em relação às orientações dietéticas, sabe-se que o espessamento do leite diminui a regurgitação, porém aumenta o tempo de esvaziamento esofágico e o tempo do episódio de refluxo, quando ocorre. Há no mercado fórmulas espessadas industrializadas. Nas crianças com baixo ganho de peso, deve-se aumentar o aporte calórico; em outras, poderá ser ne-

cessário o uso de sonda nasogástrica ou até nasojejunal, para evitar refluxo, aspiração, e promover o ganho de peso. Deve-se evitar cafeína (café, chocolate, chá preto ou mate, etc.), alimento gorduroso, frutas cítricas, molho de tomate, bebidas gaseificadas ou alcoólicas, pimenta para crianças maiores e na alimentação da mãe que amamenta.

O tratamento medicamentoso consiste na utilização de procinéticos e redutores de acidez gástrica. Os procinéticos são importantes ferramentas terapêuticas, em combinação com as medidas dietéticas e posturais, pois esses agentes promovem aumento do tônus do EEI, além de estimularem o peristaltismo esofágico, melhorando a motilidade de todo o trato gastrintestinal, facilitando a coordenação antroduodenal, acelerando o esvaziamento gástrico. A cisaprida é o agente mais utilizado com essa função, porém existem efeitos colaterais que devem ser considerados, como cólica, diarreia, cefaleia e alguns mais graves: alterações do sistema nervoso central (reações extrapiramidais e convulsões), colestase em prematuros (apresentam ação diminuída dos citocromos), alterações cardíacas (prolongamento do intervalo QT, caracterizando repolarização ventricular prolongada), principalmente em recém-nascidos. Outros agentes procinéticos são a domperidona e a metoclopramida.

Os redutores de acidez gástrica são compostos que neutralizam a acidez do conteúdo gástrico e, consequentemente, aumentam a motilidade gástrica, mediante ação da gastrina. Aumentam a pressão na porção inferior do esôfago e a depuração esofagiana por mecanismo independente da gastrina. São recomendados para o alívio sintomático em pacientes com esofagite leve ou moderada. Dentre os mais utilizados, temos os *antagonistas dos receptores H_2 da histamina* (cimetidina, ranitidina, famotidina, nizatidina), os *bloqueadores dos canais de H+*, e o *benzimidazólico* (omeprazol). Não se recomenda o uso prolongado, pois os sais de alumínio podem levar a efeitos colaterais (osteopenia, anemia microcítica e neurotoxicidade).

Já o tratamento cirúrgico consiste na fundoplicadura gástrica, sendo a técnica de Nissen a mais utilizada em todo o mundo. Recentemente, a via videolaparoscópica vem ganhando adesões, especialmente em virtude do menor risco de complicações e menor tempo de recuperação.

A cirurgia antirrefluxo, porém, deve ser reservada aos pacientes que não respondem ao tratamento clínico e/ou que apresentem condições ameaçadoras à vida pois, após o surgimento de agentes procinéticos e inibidores da secreção ácida mais potentes, o papel da cirurgia como arma terapêutica definitiva para o refluxo complicado vem sendo questionado.

A melhor opção para o tratamento a longo prazo em crianças – se cirurgia ou tratamento clínico – ainda está por ser definida. A cirurgia apresenta, além do custo elevado, altas taxas de recidiva. Por sua vez, o tratamento clínico exige adesão e compreensão da família, além de ter efeitos colaterais associados. Com a finalidade de prevenir complicações, a opção terapêutica deve ser sempre individualizada e o acompanhamento clínico, prolongado.

FISIOTERAPIA

No passado, chegou-se a contraindicar o atendimento de fisioterapia para crianças portadoras de DRGE, porém vários trabalhos sugerem que existe a necessidade de adaptar a fisioterapia à condição patológica, respeitando-se algumas regras, para que o procedimento realizado não aumente a possibilidade de refluxo.

1. Adaptar todo manuseio no paciente com decúbito exclusivamente elevado (mínimo de 35° de elevação).
2. Evitar padrões terapêuticos que promovam aumento da pressão abdominal.
3. Evitar técnicas que estimulem a hiper-reatividade brônquica (tapotagem).
4. Opção de aspiração de secreções por via nasal, evitando-se o reflexo nauseante da via oral.
5. Orientação para supressão da alimentação até duas horas antes da terapia.
6. Realizar higiene nasal com soro fisiológico antes das mamadas, no caso de obstrução nasal, sinusites, coriza, evitando desequilíbrio entre respiração e deglutição durante as mamadas (Figura 8.1).

Em relação às manobras de higiene brônquica, um estudo utilizou a técnica de aceleração de fluxo expiratório (AFE) com manobras passivas, ou seja, sem a colaboração voluntária do lactente, com o objetivo de aumentar o tempo e a velocidade do fluxo expiratório. Foram empregadas duas modalidades de velocidade de fluxo: AFE lenta e AFE rápida. A técnica foi executada durante quinze minutos consecutivos. Realizou-se movimento torácico expiratório sincronizado, com as mãos, no início do platô inspiratório, sem ultrapassar os limites fisiológicos expiratórios da criança. O fluxo aéreo induzido tem velocidade superior à da expiração normal e próxima à da tosse.

Desse modo, a AFE apenas potencializou a fisiologia pulmonar normal através de variações de fluxos aéreos, para a desobstrução brônquica e homogeneização da ventilação pulmonar. As mãos da fisioterapeuta foram posicionadas uma no tórax (mão da pressão expiratória) e a outra nas costelas inferiores, minimizando o aumento da pressão abdominal e, consequentemente, episódios de RGE iatrogênicos. Porém, o estudo foi realizado com lactentes na posição supina sem elevação, e concluiu-se que a realização da técnica foi potencialmente refluxogênica, sendo, portanto, indicada a realização da técnica com elevação do leito em, no mínimo, 35°.

Em relação às orientações para as realizações das atividades da vida diária, podemos citar:

• Esclarecer sobre a transitoriedade dos sintomas (no caso do RGE fisiológico), eventuais complicações, evolução, prognóstico e tratamento. Sa-

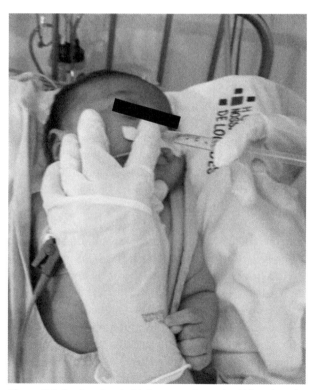

Figura 8.1 Realização da higiene nasal em decúbito elevado a 45 graus.

lientar o perigo potencial de aspiração e suas consequências, enfatizando os cuidados constantes com a criança, como as possíveis crises de cianose, que podem ser sinais de perigo.

- Manter o lactente ereto no período pós-prandial imediato, por vinte a trinta minutos, para eructação. O decúbito preferencial após as mamadas é o decúbito ventral com 30° de elevação para dormir (posição canguru). E hoje, ao contrário do que se pensava anteriormente, sugere-se o decúbito lateral esquerdo, e não mais o direito, diminuindo a chance de refluxo e auxiliando no esvaziamento gástrico. O decúbito lateral esquerdo demonstrou diminuição dos episódios de RGE em relação ao direito em uma série de estudos realizados. Para manter a elevação de 30°, pode-se utilizar o macacão antirrefluxo, uma espécie de suspensório que mantém o lactente posicionado no berço.

- A troca de fraldas da criança deve ser realizada antes da alimentação, uma vez que o procedimento é em decúbito dorsal e pode favorecer o retorno do conteúdo gástrico ao esôfago.

CONCLUSÃO

A fisioterapia é indicada para o tratamento das complicações respiratórias decorrentes da DRGE tanto em recém-nascidos quanto em lactentes e crianças, podendo também atuar de forma preventiva na orientação aos pais para a realização de atividades da vida diária que favoreçam a minimização dos episódios de RGE. Portanto, é de suma importância que o fisioterapeuta conheça todas as questões relacionadas à doença, desde a anatomia até o processo fisiopatológico e todas as complicações possíveis, para atuar de forma eficaz.

REFERÊNCIAS BIBLIOGRÁFICAS

1. Bancalari E. Neonatal chronic lung disease. In: Neonatal-perinatal medicine-diseases of fetus and infant. St. Louis: Mosby; 1997. 2: 1087.

2. Button BM, Heine RG, Catto-Smith AG, Phelan PD, Olinsky A. Chest physiotherapy, gastroesophageal reflux, and arousal in infants with cystic fibrosis. Arch Dis Child 2004; 89: 435-9.

3. Button BM, Heine RG, Catto-Smith AG, Phelan PD, Olinsky A. Postural drainage and gastroesophageal reflux in infants with cystic fibrosis. Arch Dis Child 1997; 76(2): 148-50.

4. Chin SO, Brodsky NL, Bhandari V. Antenatal steroid use is associated with increased gastroesophageal reflux in neonates. Am J Perinatol 2003; 20(4): 205-13.

5. Costa AJF, Silva GAP, Gouveia PAC, Filho EMP. Prevalência de refluxo gastroesofágico patológico em lactentes regurgitadores. J Pediatr 2004; 80(4): 291-5.

6. Demont B, Escourrou P, Vincon C, Cambas CH, Grisan A, Odievre M. Effects of respiratory physical therapy and nasopharyngeal suction on gastroesophageal reflux in infants less than a year of age, with or without abnormal reflux. Arch Fr Pediatr 1991; 48(9): 621-5.

7. Durante AP, Costa HGC, Iasi M, Neto PN, Martinho RO, Zago RGG. A pHmetria esofágica prolongada (24 horas) na avaliação da patologia do refluxo gastroesofágico em crianças. Pediatria Moderna 2000; 16(4): 185-202.

8. Ferlauto JJ, Walker MW, Martin MS. Clinically significant gastroesophageal reflux in the at-risk premature neonate: relation to cognitive scores, days in the NICU, and total hospital charges. J Perinatol 1998; 18(6Pt1): 455-9.

9. Ferreira CT, Carvalho E. Refluxo gastroesofágico. In: Gastroenterologia pediátrica. Rio de Janeiro: Médsi; 2003. p.3-33.

10. Frakaloss G, Burke G, Sanders MR. Impact of gastroesophageal reflux on growth and hospital stay in premature infants. J Pediatr Gastroenterol Nutr 1998; 26(2): 146-50.

11. Goldani HAS, Silveira TR, Rocha R, Célia L, Molle LD, Barros SGS. Predomínio de manifestações respiratórias na indicação de pHmetria esofágica prolongada em crianças. Arq Gastroenterol 2005; 42(3): 42-50.

12. Herbst JJ, Minton SD, Book LS. Gastroesophageal reflux causing respiratory distress and apnea in newborn infants. J Pediatr 1979; 95(5) part1: 763-8.

13. Junior FCL, Silva APB, Ramos ACS, Freitas FM, Ferreira RM, Lima SS. Refluxo gastroesofágico na infância. Pediatria Atual 2000; 13(8): 16-27.

14. Khalaf MN, Porat R, Brodsky NL, Bhandari V. Clinical correlations in infants in the neonatal intensive care unit with varying severity of gastroesophageal reflux. J Pediatr Gastrenter Nutr 2001; 32(1): 45-9.

15. Laranjeira MS, Amino CM, Alfredo M, Abreu MT, Silva RFN, Gioielli SM. Refluxo gastroesofágico e suas manifestações otorrinolaringológicas na prática pediátrica. Ped Moderna 27-32.

16. Marino AJ, Assing E, Carbone MT, Hiatt IM, Graff M. The incidence of gastroesophageal reflux in preterm infants. J Perinatol 1995; 15(5): 369-71.

17. Meyer R, Fischer GB. Associação entre refluxo gastroesofágico e quedas de saturação transcutânea de oxigênio da hemoglobina em lactentes com doença ventilatória obstrutiva crônica. J Pediatr 2001; 77(2): 89-95.

18. Mezzacappa MAMS, Collares EF. Utilização da monitorização prolongada do pH esofágico no diagnóstico da doença pelo refluxo gastroesofágico em recém-nascidos. J Pediatr 1999; 75(4): 237-43.

19. Moran JR, Block SM, Lyerly AD, Brooks LE, Dillard RG. Clinical and laboratory observations – Lipid-laden alveolar macrophage and lactose assay as markers of aspiration in neonates with lung disease. J Pediatr 1988; 112(4): 643-5.

20. Neufeld CB, Toporovski MS, Magni AM, Martins VJ, Toledo C. Contribuição ao estudo do refluxo gastroesofágico em crianças: correlação entre cortejo de sinais e sintomas clínicos e a prova de pHmetria esofágica de 24 horas. Rev Paul Pediatr 2003; 21(3): 143-52.

21. Nogueira D, Araf LN, Fiore ES, Schettini ST. Refluxo gastroesofágico. Ped Moderna 2003; 39(9): 564-8

22. Norton RC, Penna FJ. Refluxo gastroesofágico. J Pediatr 2000; 76(2): 218-24.

23. Omari TI, Benninga MA, Barnett C, Haslam RR, Davidson GP, Dent J. Characterization of esophageal body and lower esophageal sphinter motor function in the very premature neonate. J Pediatr 1999; 135(4): 517-21.

24. Omari TI, Barnett C, Benninga MA, Lontis R, Goodchild L, Haslam RR, et al. Mechanisms of gastroesophageal reflux in preterm and term infants with reflux disease. Gut 2002; 51(4): 475-9.

25. Omari T, Barnett C, Snel A, Davidson G, Haslam R, Bakewell M, et al. Mechanism of gastroesophageal reflux in premature infants with chronic lung disease. J Pediatr Surg 1999; 34(12): 1795-8.

26. Palombini BC. et al. Refluxo gastroesofágico e asma. J Pneumol 1993; 19(3): 151-2.

27. Peter CS, Wiechers C, Bohnhorst B, Silny J, Poets CF. Influence of nasogastric tubes on gastroesophageal reflux in preterm infants: a multiple intraluminal impedance study. J Pediatr 2002; 141(2): 277-9.

28. Phillips GE, Pike SE, Rosenthal M, Bush A. Holding the baby: head downwards positioning for physiotherapy does not cause gastroesophageal reflux. Eur Respir J 1998; 12(4): 954-7.

29. Ribeiro JD. Refluxo gastroesofágico e doença respiratória na infância. J Pediatr 2001; 77(2): 65-6.

30. Ribeiro MAGO, Cunha ML, Etcherebehere ECC, Camargo JDR, Neto AC. Efeito da cisaprida e da fisioterapia respiratória sobre o refluxo gastroesofágico de lactentes chiadores segundo avaliação cintiligráfica. J Pediatr 2001; 77(5): 393-400.

31. Skopnik H, Koch G, Heimann G. Effect of methylxanthines on periodic respiration and acid gastroesophageal reflux in the newborn infants. [Article in germany] Monatsschr Kinderheilkd 1990; 138(3): 123-7.

32. Snel A, Barnett CP, Cresp TL, Haslam RR, Davidson GP, Malbert TH. Behavior and gastroesophageal reflux in the premature neonate. J Pediatr Gastroenterol Nutr 2000; 30(1): 18-21.

9
BRONQUIOLITE VIRAL AGUDA

RENATA COUTO DO CANTO
ADRIANA DE ARRUDA FALCÃO PEIXE

As infecções respiratórias em crianças menores de um ano de idade, especificamente a bronquiolite aguda, seja pelo vírus sincicial respiratório, seja por outro agente etiológico, são um importante problema de saúde tanto no âmbito nacional quanto mundial.[1,2]

A bronquiolite viral aguda (BVA) é uma síndrome infecciosa viral aguda que se apresenta, inicialmente, no trato respiratório superior e que progride com manifestações no trato respiratório inferior, afetando sobretudo os bronquíolos.[3] A infecção pelo vírus provoca inflamação da mucosa que reveste as vias aéreas distais, ocasiona edema e congestão, reduz o calibre dos bronquíolos e dificulta a passagem de ar, com obstrução ao fluxo aéreo.[3,4,5]

A BVA constitui uma das principais causas de hospitalização de crianças com até dois anos de idade, particularmente os menores de um ano.[5] É a doença das vias aéreas inferiores mais comum no primeiro ano de vida, com acometimento de até 50% dos lactentes desse grupo etário. Dos doentes, 1 a 2% serão hospitalizados, principalmente no primeiro ano de vida; destes, aproximadamente 15% necessitarão de transferência para a Unidade de Terapia Intensiva (a maioria com fatores predisponentes).[6] A mortalidade esperada é de aproximadamente 1 a 3% nos lactentes sem patologias prévias.[6,7]

Muitos autores chamam a atenção para o aspecto sazonal do vírus sincicial respiratório (VSR), com o máximo de incidência durante os períodos de temperaturas baixas, principalmente no outono e no inverno. Essa flutuação ambiental sugere que fatores ambientais (como o frio, a umidade e as precipitações) desempenham importante papel na incidência da enfermidade.[1,8,9] Além disso, estudos demonstram que a contaminação intradomiciliar é outro fator importante relacionado à BVA, principalmente elementos como a calefação, o confinamento em pequenas residências e o tabagismo por membros da família.[8]

ETIOLOGIA

O VSR (Figura 9.1) é o agente etiológico mais comum, isolado em até 75% dos lactentes internados com essa infecção, ainda que outros vírus, como o parainfluenza tipo 3, o influenza tipos A e B, o da caxumba, os adenovírus e os rinovírus, além de agentes como a *Bordetella pertussis*, a *Clamydia trachomatis*, o *Mycoplasma pneumoniae* e a *Morexella catarrhalis*, possam ser identificados.[2,10] Os adenovírus estão associados a uma forma particularmente grave, que pode evoluir para uma doença crônica conhecida como bronquiolite obliterante.[11]

Ainda que não se possa dizer com absoluta convicção que a infecção bacteriana secundária depois do dano causado pelo VSR seja comum, em países em desenvolvimento (caso do Brasil) existem algumas

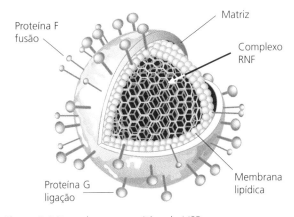

Figura 9.1 Desenho esquemático do VSR.

evidências de que isso possa ocorrer. As infecções virais no trato respiratório influem sobre vários dos fatores de defesa do hóspede e preparam o caminho para uma subsequente infecção bacteriana secundária. Da mesma maneira, a pneumonia viral é, às vezes, difícil de ser diferenciada da bronquiolite.[7,12,13]

FISIOPATOGÊNESE

O tipo de lesão e as manifestações clínicas induzidas pelas doenças virais nas vias respiratórias são, provavelmente, uma combinação da afinidade do vírus por células específicas em determinados segmentos respiratórios (tropismo), do efeito destruidor celular (virulência), do calibre das vias aéreas do hóspede e da resposta imunitária que se pode gerar (Figura 9.2).[1,14]

O vírus é inoculado através da superfície da mucosa nasal, onde permanece incubado por um período de 4 a 5 dias. Nessa fase, o paciente ainda é assintomático. Após esse período, sintomas característicos de infecção respiratória superior, como rinorreia, começam a se desenvolver. Habitualmente, a infecção resolve-se nesse primeiro estágio. Caso isto não ocorra, a disseminação para as vias respiratórias inferiores é causada por provável aspiração de secreção contaminada. Contudo, esse mecanismo ainda não está completamente esclarecido, e controvérsias a respeito do assunto ainda são frequentes.[3,5]

Sem dúvida alguma, os mecanismos de resposta do organismo à infecção pelo vírus são complexos e abrangem inúmeros sistemas.[3] Como resultado da agressão viral, ocorre um intenso processo inflamatório, com infiltração linfocítica, produção excessiva de muco, edema e/ou necrose de epitélio respiratório. O vírus se multiplica de forma rápida no epitélio bronquiolar, causando necrose das células ciliadas e proliferação das células não ciliadas. O dano ao epitélio ciliar causa dificuldade e diminuição do *clearance*. Isso, combinado com o aumento de secreção e descamação das células, leva à obstrução bronquiolar, atelectasia e hiperinsuflação. Os tecidos peribronquiolares mostram infiltrados inflamatórios, edema submucoso e congestão.[1,3]

Portanto, resume-se a seguir o mecanismo fisiopatológico do desenvolvimento da bronquiolite: inoculação do vírus, infecção das vias aéreas superiores, aspiração de secreção, infecção das vias aéreas inferiores gerando resposta inflamatória, com descamação celular e exsudação de proteínas plasmáticas, produzindo tampões de muco, infiltrados peribronquiolares com acúmulo de linfócitos e polimorfonucleares, resultando em edema de submucosa (Figura 9.3).[1,3] A obstrução bronquiolar ocorrerá em consequência do edema e dos densos tampões de restos celulares e secreções. Em determinadas áreas pulmonares, ocorrerá obstrução total da via aérea, com absorção do ar intra-alveolar e formação de atelectasias. Em outras áreas, ocorrerá obstrução parcial das vias aéreas, dificultando o esvaziamento alveolar na

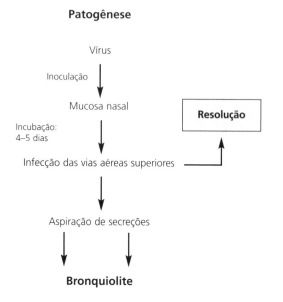

Figura 9.2 Representação esquemática da fisiopatogênese da BVA - I.

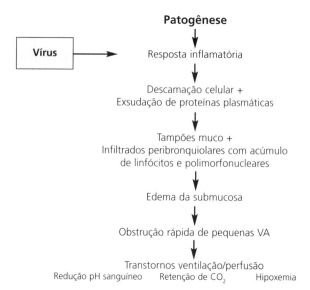

Figura 9.3 Representação esquemática da fisiopatogênese da BVA - II.

expiração, o que acarretará aumento da capacidade residual funcional ou hiperinsuflação pulmonar. Geram-se, portanto, transtornos de ventilação e perfusão caracterizados por *shunt* intrapulmonar, com hipoxemia, retenção de CO_2 e redução do pH sanguíneo, com consequente acidose respiratória.[1,4,15]

Existem evidências de que a bronquiolite, particularmente a ocasionada pelo VSR, seja uma doença imunomediada. É possível que as células do nosso sistema imunológico contribuam para a inflamação da via aérea, ativando uma complexa rede de reações imunológicas com a participação de células T, macrófagos e células epiteliais infectadas. Defeitos na regulação imunológica têm sido identificados durante a fase aguda da doença, e alguns estão associados ao aumento na produção de IgE específica para o VSR na nasofaringe.[3,4,10]

QUADRO CLÍNICO

Inicialmente, os achados clínicos correspondem à infecção das vias aéreas superiores ("resfriado"), com coriza, rinorreia, redução do apetite/anorexia, febre baixa ou ausente e irritabilidade.[15,16] É importante lembrar que a recusa alimentar, quando associada a perdas insensíveis (no caso, a febre, a taquipneia), pode desencadear a desidratação, agravando o quadro inicial.[14]

No caso de haver obstrução nasal acentuada, alguns pacientes podem apresentar maior sofrimento respiratório, pois, durante o primeiro semestre de vida, os lactentes apresentam uma respiração eminentemente nasal.[6,12]

Posteriormente, a criança apresenta-se taquipneica, com respiração superficial, podendo a frequência respiratória chegar a 90 ipm em razão de hiperdistensão pulmonar persistente, sinais de aumento do esforço respiratório, traduzidos em desconforto respiratório com uso de musculatura acessória, balanceio da cabeça, batimento de asa do nariz e tiragens subdiafragmática, intercostal e de fúrcula.[12,15] Febre, tosse produtiva do tipo coqueluxoide, expiração prolongada, dispneia e crises de sibilância são frequentes, podendo evoluir para o quadro de insuficiência respiratória ou até falência respiratória aguda, já que a bronquiolite pode aumentar em até seis vezes o esforço respiratório.[12] Há timpanismo à percussão pulmonar, decorrente de hiperdistensão. A ausculta pulmonar é rica, com sibilos, roncos e estertoração, com murmúrio vesicu-

lar presente ou diminuído.[11,13,15] O fígado e o baço podem estar deslocados para baixo em razão da hiperinsuflação. O assincronismo toracoabdominal correlaciona-se com o grau de obstrução.[6,7]

Em muitos casos há apneia (20% dos pacientes internados com BVA pelo VSR), especialmente em lactentes muito pequenos e prematuros. Ela não tem relação com os níveis de PaO_2 e $PaCO_2$, mas ocorre pela obstrução da via aérea superior, pelo aumento excessivo de secreção e, principalmente, por fadiga muscular.[6]

A presença de cianose indica hipóxia grave, porém, como são necessários aproximadamente 5 g/dl de hemoglobina desoxigenada circulante para que a cianose seja clinicamente evidente, as crianças anêmicas podem ter debilidade grave do transporte de oxigênio sem cianose óbvia.[17]

Na maioria das vezes, os pais relatam histórico familiar ou contato com infecção respiratória alta.[6,8,17]

DIAGNÓSTICO

As manifestações clínicas e o conhecimento da epidemiologia das doenças virais prevalentes na comunidade são características e levam ao diagnóstico, apesar da ausência de sinais patognomônicos.[11,13] São considerados também o grupo etário e a epidemia de VSR na comunidade nos meses de inverno. Os sintomas de aumento da secreção, tosse e febrícula nos estágios iniciais da doença, seguidos de dificuldade respiratória com sinais de obstrução bronquial e sibilos, têm sido extensamente analisados na literatura.[18]

As manifestações radiológicas avaliadas são hiperinsuflação torácica difusa, hipertransparência, retificação das hemicúpulas diafragmáticas e broncograma aéreo com infiltrado padrão intersticial. Frequentemente, podem ser observadas áreas atelectásicas provenientes de tampões mucosos, assim como infiltrados de baixa densidade e um espessamento pleural que pode ser evidente. Consolidação do pulmão é encontrada em 20 a 25% dos casos (Figuras 9.4 e 9.5).[1,18]

Habitualmente, a investigação diagnóstica etiológica não é realizada por exigir técnicas de cultura celular, mas, nos casos mais graves, pode-se definir a etiologia por métodos como o isolamento do VSR nas secreções traqueais, métodos de imunofluorescência indireta e detecção de anticorpos específicos no soro do doente (realizada após a segunda sema-

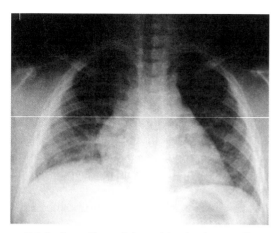

Figura 9.4 Radiografia torácica evidenciando opacificações heterogêneas em 1/3 inferior de ambos os hemitóraces, sugestivas de áreas de colapso alveolar encontradas em quadros de bronquiolite.
Fonte: CEFIR.

na da doença). Outras reações sorológicas visando a identificação do anticorpo têm mais aplicação para estudos epidemiológicos do que para auxílio clínico.[14,17,18,19]

Muitos outros diagnósticos devem ser considerados na criança pequena que se apresenta com uma doença respiratória associada à sibilância aguda. A asma tem, tipicamente, um padrão recorrente e responde a broncodilatadores. A pneumonia costuma ser acompanhada de infiltrado demonstrado na radiografia de tórax e, na presença de infecção bacteriana, de contagem de leucócitos elevada. Na insuficiência cardíaca congestiva, a radiografia de tórax geralmente revela cardiomegalia, e anormalidades cardíacas estruturais relacionadas, ou miocardite viral, podem estar presentes. As crianças com aspiração de corpo estranho têm amiúde história de aspiração de um objeto e podem exibir sibilância e hiperinsuflação localizadas. A sibilância relacionada a refluxo gastroesofágico tende a ser crônica ou recorrente, e o paciente pode ter histórico de vômitos frequentes. A fibrose cística pode ser acompanhada de crescimento insuficiente, diarreia crônica ou histórico familiar da doença.[17]

TRATAMENTO

A maioria dos casos leves e moderados pode ser tratada sem internação com medidas de sustentação, tais como repouso, boa hidratação oral, aleitamento materno, vestimentas adequadas, banhos mornos e antipiréticos em caso de febre.[14] Em virtude das frequências respiratórias elevadas, costuma-se recomendar uma dieta mais fracionada e com volumes reduzidos. As dificuldades de alimentação devem ser prevenidas com a adoção de medidas simples, como a desobstrução nasofaríngea, que por si só reduz os quadros de inapetência.[12,14,19]

As indicações para hospitalização compreendem idade inferior a seis meses, dificuldade respiratória moderada a intensa (frequência respiratória durante o sono de 50 a 60 ou mais alta), hipoxemia (PaO_2 < 60 mmHg ou $SatO_2$ < 92% em ar ambiente), ocorrência de apneia, incapacidade de tolerar a alimentação oral e indisponibilidade de cuidados apropriados em casa.[19] As crianças com doença pulmonar crônica, como displasia broncopulmonar, cardiopatia congênita (sobretudo com hipertensão pulmonar associada), fraqueza neuromuscular e imunodeficiência, estão em maior risco de apresentar doença grave potencialmente fatal. Deve-se considerar a hospitalização de todas essas crianças de alto risco.[3,12,17,19]

Nos casos em que há necessidade de hospitalização (aproximadamente 1 a 2% das crianças com menos de um ano de idade), as medidas utilizadas no tratamento da infecção apresentam uma grande variabilidade entre os mais variados centros.[14] Entretanto, parece haver unanimidade quanto ao tratamento com oxigênio umidificado e hidratação adequada, até mesmo para facilitar o descolamento do muco (já que alguns lactentes podem apresentar algum grau de desidratação – em razão de uma redução na ingestão alimentar).[14,20]

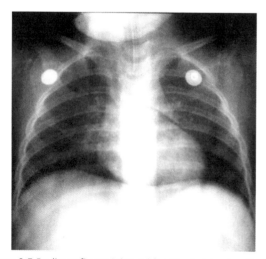

Figura 9.5 Radiografia torácica evidenciando hiperinsuflação torácica (aumento dos espaços intercostais, retificação das cúpulas diafragmáticas) característica de bronquiolite.
Fonte: CEFIR.

Como a maioria das crianças com bronquiolite tem algum grau de hipóxia, é importante monitorar a oximetria e ofertar oxigênio quando necessário, uma vez que o oxigênio é o único agente que consegue reduzir a hipoxemia na bronquiolite. O objetivo da oxigenoterapia na bronquiolite é a manutenção da oxigenação tecidual, ao mesmo tempo que minimiza o trabalho cardiopulmonar. A oxigenoterapia corrige a hipoxemia através da elevação dos níveis alveolar e sanguíneo de oxigênio.[16] Os níveis de SatO$_2$ devem ser monitorizados através da oximetria de pulso, e oxigênio suplementar deve ser ofertado a fim de se obter uma saturação de oxigênio igual ou acima de 93% (PaO$_2$ 70-90 mmHg). A terapêutica com oxigênio pode ser administrada através de tendas faciais, nebulização em máscaras ou a distância, ou ainda através de cateter nasal, sempre aquecido e umidificado. O uso de cateteres nasofaríngeos em crianças com bronquiolite não está descrito na literatura.[3,7,16]

Em nosso serviço, utilizamos preferencialmente a nebulização a distância nos casos em que a obstrução nasal é evidente, aumentando de forma mais eficaz a fração inspirada de oxigênio.

A terapêutica broncodilatadora com β$_2$-agonistas em aerossol ou epinefrina racêmica, apesar de ser considerada por alguns uma medida de baixa morbidade quando indicada para pacientes portadores de bronquiolite viral aguda, contempla alguns potenciais prejuízos que devem ser sempre considerados e avaliados. Os broncodilatadores produzem melhora clínica em muitos pacientes com bronquiolite, entretanto, atenção especial deve ser dada ao aumento no gasto energético, que pode estar associado à instituição da terapêutica inalatória em pacientes pouco cooperativos ou que não toleram o procedimento. Isso pode ser considerado um fator potencial para descompensação e consequente piora clínica.[7,14,19,20,21] Vários estudos recentes demonstram a eficácia e segurança do salbutamol no tratamento inicial dos lactentes com bronquiolite.[14,19,21]

Assim como em outras estratégias empregadas na terapêutica da bronquiolite viral aguda, o uso de corticosteroides permanece controverso. As bases lógicas para sua utilização estão relacionadas à possível importância da inflamação na gênese do processo.[7,14,20] O papel da inflamação é sustentado por evidências de aumento na liberação de mediadores do processo inflamatório e em achados anatomopatológicos. Apesar do seu uso frequente (36% dos casos, em alguns centros) e dos seus potenciais benefícios teóricos, nenhum estudo demonstrou de forma convincente seus efeitos benéficos no tratamento da bronquiolite aguda.[14,20,21]

No início dos anos 1990, a Academia Americana de Pediatria (AAP) passou a indicar a ribavirina (nucleotídeo que interfere na síntese proteica do RNA viral) como uma recomendação que "deveria ser utilizada", baseada em ensaios clínicos iniciais que demonstraram seus efeitos benéficos em pacientes com infecção pelo VSR, com possível redução da replicação viral e consequente diminuição da gravidade da doença e melhora da oxigenação.[14,22] Entretanto, estudos mais recentes fizeram com que a Academia Americana de Pediatria adotasse nova atitude em relação à ribavirina. A partir de 1996, a droga passou de opção que "deveria ser utilizada" a uma posição que "poderia ser considerada" para pacientes de risco portadores de bronquiolite por vírus sincicial respiratório. Essas observações clínicas e a modificação na recomendação da Academia Americana de Pediatria não foram suficientes para que se estabelecesse um fim à polêmica. Fica, portanto, muito clara a impossibilidade de estabelecer com segurança um juízo seguro com relação à sua eficácia. Até o momento, a literatura médica não foi capaz de responder com exatidão acerca do real papel dessa droga antiviral no manejo dos pacientes portadores de bronquiolite viral aguda. A recente recomendação da Academia Americana de Pediatria diz que, em pacientes de risco, portadores de doença respiratória por vírus sincicial respiratório e havendo disponibilidade técnica e econômica para sua utilização (uma vez que se trata de uma terapia dispendiosa), essa terapêutica pode ser considerada.[22] A ribavirina deve ser administrada via aerossol (1,1 g/dia) em câmara, capacete ou tenda de oxigênio com nebulizador apropriado, por um período de 18 a 24 horas por dia, durante 3 a 5 dias, enquanto o paciente estiver internado (Quadro 9.1).[14,20,22,23]

Quadro 9.1 Recomendações da AAP para o uso da ribavirina na bronquiolite por VSR

1. Presença de hérnia diafragmática congênita subjacente

2. Presença de patologia pulmonar crônica (displasia broncopulmonar)

3. Crianças imunodeprimidas (HIV, transplante de órgãos)

4. Lactentes com menos de seis semanas de vida

5. Pneumonite severa causada pelo VSR com PaO$_2$ < 65 mmHg e PaCO$_2$ aumentada

Alguns estudos experimentais realizados em animais abriram a perspectiva de que o uso de imunoglobulina endovenosa com altos títulos de anticorpos para vírus sincicial respiratório pudesse ser útil no tratamento da infecção respiratória por esse agente. Com base em estudos, a droga foi licenciada para uso pela Food and Drug Administration (FDA) em 1996.[14] A Academia Americana de Pediatria passou a recomendar sua utilização para populações de risco em algumas situações específicas: crianças com cardiopatias congênitas, displasia broncopulmonar, fibrose cística ou outras doenças pulmonares crônicas, prematuros e lactentes com menos de seis semanas de vida, crianças com doença ou terapia imunossupressora, naquelas com doença severa ou em ventilação mecânica, em pacientes hospitalizados que possuam risco aumentado de progredir para complicações severas em razão da tenra idade (menor do que seis semanas) ou às condições associadas (múltiplas anomalias congênitas, doenças neurológicas – como paralisia cerebral ou *miastenia gravis* – ou doenças metabólicas).[3,20] Embora surja como uma terapêutica eficaz para prevenção da infecção em populações de risco, a sua utilização em nosso meio é limitada por questões econômicas e técnicas.[3,14,20]

Não se demonstrou nenhum benefício no uso rotineiro de antibióticos, reservando-os a crianças com infecção bacteriana secundária comprovada ou suspeita.[7,14,20] Nesses casos, adota-se com frequência a cefotaxima, antibiótico de amplo espectro.[14]

TRATAMENTO FISIOTERAPÊUTICO

Baseado na fisiopatologia da doença, em que é possível observar obstrução brônquica e alteração das capacidades e volumes pulmonares, nota-se a importância do tratamento fisioterapêutico.[15, 24]

A fisioterapia respiratória em crianças é considerada um tratamento especializado, devendo ser realizada somente por profissional capacitado.[25] É um importante adjuvante no tratamento da grande maioria das doenças respiratórias infantis, mas que exige o conhecimento da fisiologia respiratória, a avaliação e seleção cuidadosa do paciente, a definição clara dos objetivos terapêuticos, a aplicação rigorosa dos métodos adequados e a avaliação contínua e segmento da terapia.[16]

A terapia de higiene brônquica envolve o uso de técnicas não invasivas na depuração das vias aéreas destinadas a auxiliar na mobilização e depuração de secreções e melhorar o intercâmbio gasoso.[24,25,26] A higiene brônquica promovida pela fisioterapia respiratória consiste no emprego de manobras manuais que combinem percussão, vibração e compressão no tórax, posicionamento adequado para a drenagem de secreções e técnicas que estimulem a tosse. É benéfica em indivíduos hipersecretivos ou com secreção espessa, naqueles com mecânica respiratória inadequada e com tosse ineficaz. A fisioterapia respiratória é, portanto, de suma importância na higiene brônquica e desordens respiratórias que cursam com retenção de secreção. Definitivamente, a terapia de higiene brônquica ajuda a melhorar e a manter o bem-estar dos pacientes dentro das limitações impostas pelo funcionamento inadequado do aparato respiratório.[16,25,26]

A terapia de drenagem postural envolve o uso da gravidade para auxiliar a mobilizar as secreções, melhorar o equilíbrio $\dot{V}/Q$ e normalizar a capacidade residual funcional. Ela auxilia a movimentação das secreções do trato respiratório dos lobos ou dos segmentos pulmonares distais para as vias aéreas mais centrais, onde elas podem ser removidas através da tosse ou da aspiração. Isso é feito colocando-se o brônquio segmentar a ser drenado em uma posição vertical em relação à gravidade. As posições são geralmente mantidas por 3 a 15 minutos e modificadas conforme a condição e a tolerância do paciente.[24,25] Para evitar o refluxo gastroesofágico e a possibilidade de aspiração, deve-se programar os horários de tratamento pelo menos uma hora e meia a duas horas após as refeições ou alimentações enterais.[16]

No Hospital da Criança (HNSL), todas as crianças com diagnóstico de bronquiolite são posicionadas em decúbito dorsal, a 30°, com auxílio do macacão antirrefluxo, pois esse posicionamento, além de aumentar discretamente o grau de contração do esfíncter esofágico, evitando os episódios de refluxo, aumenta a pressão intra-abdominal o suficiente para aumentar a área de aposição do diafragma e, com isso, otimizar sua contração (Figura 9.6).[15]

A drenagem postural nem sempre resulta na produção imediata de secreções. Frequentemente, as secreções são simplesmente mobilizadas em direção à traqueia para uma remoção mais fácil através da tosse.[16] A Figura 9.7 mostra as principais posições utilizadas para drenar os vários lobos e segmentos pulmonares.

A percussão e a vibração envolvem a aplicação de energia mecânica sobre a parede torácica, utili-

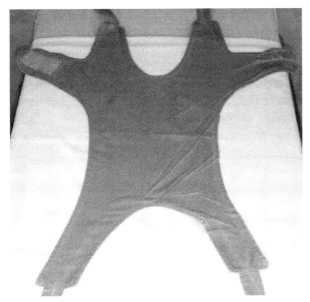

Figura 9.6 Macacão antirrefluxo para o correto posicionamento.

zando as mãos na tentativa de aumentar a depuração da secreção.[25] A percussão deve ajudar a descolar as secreções retidas, tornando mais fácil a sua remoção através da tosse ou da aspiração. Por sua vez, a vibração deve auxiliar na fluidificação das secreções, alterando a reologia do muco (Figura 9.8).[25,26]

A atuação do fisioterapeuta, nos casos de crianças com bronquiolite viral aguda, tem sido cada vez mais requisitada em nosso serviço, sendo de extrema importância a observação de sinais que evidenciam um quadro de insuficiência respiratória, como taquidispneia, batimento de asa de nariz, expiração prolongada, cianose e taquicardia, além de tosse intensa e tendência a hipertensão arterial sistêmica e hipercapnia.[15]

Geralmente, essa é a fase aguda da doença, em que há exacerbação do processo inflamatório. Nessa etapa, a atuação da fisioterapia tem sido questionada por alguns autores. Segundo eles, a contraindicação

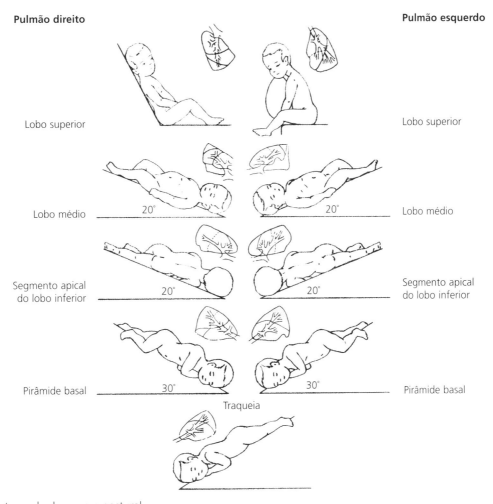

Figura 9.7 Posturas de drenagem postural.

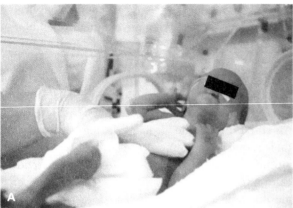 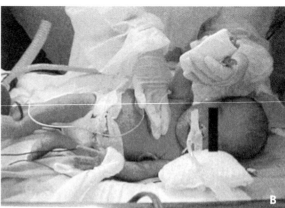

Figura 9.8 Manobras de vibrocompressão e tapotagem.

de fisioterapia respiratória se justificaria porque a criança encontra-se sob condições ventilatórias precárias, pela dificuldade extrema de manter um volume corrente de ar adequado e, ao mesmo tempo, pelo quadro obstrutivo, não conseguindo exalar aquele volume de gás aprisionado nos pulmões, provocando a hiperdistensão.[24,26,27] O manuseio e a realização de procedimentos podem abalar o equilíbrio dos pacientes com hipoxemia, mostrando queda na $SatO_2$ decorrente de possível agitação apresentada pelos bebês durante o atendimento fisioterapêutico. Os músculos respiratórios estão sob ação máxima, com expiração prolongada e retificação diafragmática, além de os bebês estarem sob alto risco de adquirir uma infecção respiratória.[15,27]

Observamos em nosso serviço a melhora clínica dos pacientes que sofrem as manobras fisioterapêuticas de higiene brônquica, promovendo melhora da saturação e queda da frequência cardíaca e respiratória, com consequente diminuição do desconforto respiratório.

O tratamento fisioterapêutico deve incluir o posicionamento correto, a aceleração do fluxo expiratório, a compressão associada à vibração, a tapotagem, a drenagem postural e a tosse.[16,17]

A posição ideal, segundo o Consenso de Bronquiolite (2000), é o decúbito dorsal, com a cabeceira a 30° de elevação e com a cabeça em ligeira extensão.[15]

Em virtude do quadro hipersecretivo apresentado pelas crianças com bronquiolite viral aguda, pode-se dizer que qualquer manobra capaz de provocar a tosse, mobilizando as secreções, tem seu valor.[16,24,26]

Tem-se, portanto, que a escola europeia crê que, em razão da fisiopatologia da doença, a atuação do fisioterapeuta seja indiscutível, pois acelera a resolução clínica, minimiza o tempo de internação hospitalar e evita a necessidade de suporte ventilatório e a instalação de morbidades associadas.[15,24] Por sua vez, a escola americana não indica a realização de fisioterapia na fase aguda da doença, uma vez que as manobras de desobstrução brônquica, especialmente a tapotagem, provocam um quadro de agitação psicomotora capaz de gerar essa irritabilidade intensa na criança, com consequente aumento da hipoxemia.[15,25,26] Entretanto, ainda se verifica que a tapotagem, quando realizada de forma correta, com vigor e ritmo, acalma a criança, o que acaba permitindo o manuseio sem restrições.[16,17,25]

Pode-se realizar a fisioterapia respiratória sempre tendo em mente que a avaliação clínica da criança a ser manipulada já dá indícios de quais manobras podem ou não ser empregadas em cada caso.[15,16,24,26]

SUPORTE VENTILATÓRIO

Eventualmente, a bronquiolite pode ter uma evolução ruim, sendo necessário suporte ventilatório.[14,17] Os maiores candidatos são lactentes menores de três meses, pacientes com displasia broncopulmonar, portadores de desnutrição proteico-calórica, síndrome de Down, cardiopatias congênitas e pacientes que adquiriram bronquiolite intra-hospitalar. O tempo de ventilação mecânica oscila em média entre 5 e 15 dias.[12,28]

É importante ressaltar que lactentes têm características anatômicas próprias (canais de ventilação colateral pouco desenvolvidos, respiração predominantemente nasal até o sexto mês de vida, caixa torácica com maior complacência e pulmões menos complacentes), predispondo à insuficiência respiratória.[12,15]

Isso, associado ao caráter obstrutivo da doença, pode fazer com que a criança evolua para a falência respiratória, necessitando de ventilação mecânica.[12,28]

Por tratar-se de crianças de até dois anos de idade, pode-se fazer uso da CPAP (*Continous Positive Airway Pressure* = pressão positiva contínua nas vias aéreas).[16,28]

A CPAP é uma modalidade de ventilação que mantém uma pressão constante acima da basal durante a inspiração e a expiração.[16,17] A elevação da pressão expiratória acima da atmosférica aprisiona um volume de gás nos pulmões que é proporcional à pressão aplicada e à complacência pulmonar total.[16]

O fluxo contínuo ou de demanda durante a inspiração mantém a pressão das vias aéreas acima da atmosférica. A CPAP é indicada quando a oxigenação é inadequada, apesar de oferta suplementar de oxigênio. Nos lactentes, a CPAP é frequentemente necessária quando a PaO_2 é inferior a 50 mmHg, apesar de uma FiO_2 maior ou igual a 0,50.[15,16,29]

A CPAP é comumente administrada através de cateter nasal (*prong* nasal) nos lactentes (Figura 9.9). Os níveis são ajustados com pequenos incrementos (1 a 2 cmH_2O), enquanto se observam cuidadosamente as alterações de saturação de oxigênio, da frequência respiratória, do trabalho respiratório, dos ruídos respiratórios e da pressão arterial.[15] Quando o nível adequado de CPAP é identificado, a frequência respiratória normalmente decresce e os sinais de sofrimento respiratório diminuem, enquanto a saturação de oxigênio aumenta. Em geral, os níveis de CPAP devem ser aumentados quando há persistência da hipoxemia e da dificuldade respiratória.[16] A piora da hipoxemia ou da hipercapnia, a taquipneia, a hipotensão e a utilização ativa dos músculos abdominais durante a expiração indicam níveis excessivos de CPAP.[15,28,29]

Deve-se iniciar com um valor pressórico de 5 cmH_2O, podendo este ser elevado até 15 cmH_2O conforme a necessidade. A fração inspiratória de oxigênio (FiO_2) deve ser tal que se consiga uma $SatO_2 > 93\%$, e o fluxo deve ser ajustado à idade.[15]

O equipamento de CPAP deve ser removido quando a criança consegue manter uma oxigenação adequada, sem sinais de sofrimento respiratório, com 5 cmH_2O e uma FiO_2 de 0,40.[16,28]

Nem sempre se consegue um resultado satisfatório e a reversão do desconforto respiratório com o uso de VMNI. Indicam-se, então, a IOT e a ventilação mecânica invasiva.[14,28]

O suporte ventilatório efetivo para lactentes e crianças exige o conhecimento do equilíbrio fisiológico entre os sistemas respiratório e cardíaco. As alterações da pressão intratorácica em decorrência das intervenções ventilatórias podem afetar o desempenho cardiovascular, alterando o débito cardíaco, isto é, os aumentos da pressão intratorácica podem diminuir a pré-carga e a pós-carga cardíacas. A circulação pulmonar dos neonatos e das crianças também é altamente reativa às alterações da oxigenação. A resistência vascular pulmonar pode aumentar rapidamente a níveis potencialmente letais por causa da dessaturação arterial nos neonatos. A maioria dos lactentes e crianças se recupera desses episódios, mas as crianças com reserva fisiológica limítrofe ou doença grave podem apresentar consequências severas. Qualquer alteração no ventilador que interrompa o delicado equilíbrio entre os sistemas respiratório e cardíaco pode desencadear uma cascata de agravamento das consequências fisiológicas e clínicas.[15,16,17,28,29]

Quando as estratégias ventilatórias são desenvolvidas para os lactentes, o fisioterapeuta, juntamente com equipe médica, deve antecipar as respostas fisiológicas e adaptar o plano de tratamento com base na resposta do paciente. As estratégias devem levar em conta as condições patológicas, a idade, o peso e a atividade do paciente.[16] Os objetivos da ventilação são a melhoria da liberação de oxigênio para satisfazer a demanda metabólica e a eliminação do dióxido de carbono, ao mesmo tempo que reduz o trabalho respiratório do paciente. A terapia ventilatória deve atingir esses objetivos ao mesmo tempo que minimiza os efeitos deletérios das intervenções sobre o sistema cardiorrespiratório. A abordagem ventilatória deve ser simples, atender às necessidades do paciente e fornecer o maior benefício com o menor risco de complicação.[16,28,29]

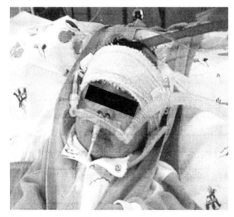

Figura 9.9 Lactente em VMNI, com uso de CPAP.

A modalidade ventilatória de escolha para ventilar crianças com doenças obstrutivas é a ventilação mandatória intermitente (IMV), a qual tem as seguintes particularidades: limita a pressão, é ciclada a tempo e possui um fluxo contínuo ou intermitente.[15,16,28]

No sistema de fluxo contínuo, um alto fluxo de gás é mantido constante no circuito por todo o tempo. No sistema de demanda, é necessário que uma válvula seja aberta, pelo esforço inspiratório do paciente, para fornecer o fluxo de gás para a respiração espontânea. Na VMI de demanda, a pressão negativa que o paciente deve gerar para abrir a válvula não somente aumenta o trabalho respiratório (aumenta o consumo de O_2 e a produção de CO_2), quando comparada com a VMI de fluxo contínuo, como também afeta adversamente a tolerância ao sistema.[16,17,30] Isto é verdadeiro, principalmente em recém-nascidos e lactentes. Portanto, prefere-se a VMI de fluxo contínuo na ventilação do paciente pediátrico, procedimento adotado em nosso serviço.[17,30]

Inicialmente, ao se instituir a IMV, deve-se cuidar para que a pressão inspiratória (pico de pressão inspiratória) seja mantida abaixo da pressão de platô, que corresponde a 35 cmH_2O. É comum a decisão pela estratégia ventilatória que aceita a hipoventilação com hipercapnia permissiva (desde que o pH esteja acima de 7,1), a fim de que se possa limitar a PIP a níveis inferiores a 40 cmH_2O, minimizando-se a possibilidade de barotrauma.[16,30]

O volume corrente efetivo deve oscilar entre 6 e 8 ml/kg, considerando-se sempre uma pressão de platô correspondente inferior a 35 cmH_2O, impedindo o aumento do pico de pressão inspiratória.[14,16] Assim, verifica-se a importância da monitorização do volume corrente e do próprio volume-minuto, os quais estarão na dependência da impedância do sistema respiratório da criança (complacência e resistência) e do nível pressórico ofertado.[14] Caso essas variáveis não sejam adequadamente consideradas no manuseio da ventilação, a limitação ao fluxo expiratório levará a um aumento nas pressões expiratórias finais (auto-PEEP), que aumentam o risco de barotrauma. Portanto, é fundamental que na estratégia de ventilação se estabeleçam tempos expiratórios suficientes para que o volume corrente possa ser exalado. O resultado implicará o uso de frequências respiratórias mais baixas, com tempos inspiratórios proporcionalmente mais curtos e tempos expiratórios mais longos.[15,30]

O uso de pressão expiratória positiva final (PEEP) é assunto controverso dentro das estratégias ventilatórias em pacientes com patologias obstrutivas. Embora alguns pacientes possam se beneficiar com a sua utilização, geralmente ficamos limitados aos valores fisiológicos, pelos potenciais riscos de complicações que podem advir do seu emprego em lactentes portadores de doença obstrutiva (auto-PEEP, complicações ventilatórias e hemodinâmicas).[14,15,16,17,29,30]

Vale ressaltar que, como geralmente as crianças encontram-se com um considerável aumento da frequência respiratória, para que se consiga ventilá-las de acordo com a estratégia proposta elas deverão ser sedadas e, eventualmente, curarizadas, o que também ajuda a diminuir o gasto energético nessa fase aguda e que pode vir a ser importante para alguns pacientes com baixa reserva.[16,17,30]

A bronquiolite é uma doença autolimitada de curta duração, que se estende por poucos dias.[1,4] A maioria dos pacientes não precisa de internação.[1,2,3,4] A reavaliação em 24 horas é recomendável para as crianças receberem alta hospitalar.[17] A taxa de mortalidade global dos lactentes com bronquiolite causada pelo VSR é de 1 a 2%.[2,4,6] Crianças com histórico de prematuridade, cardiopatia congênita, doença broncopulmonar, pneumopatia subjacente e/ou imunossupressão têm maior risco de morbidade e mortalidade, e devem ser hospitalizadas.[7]

Por mais de trinta anos, Reynolds e Cooke (*apud* Rakshi[19]) escreveram que o oxigênio tem importância vital na bronquiolite, e que há pouca evidência de que qualquer outro tratamento possa ser útil. A afirmação segue, ainda hoje, como verdadeira, já que novas terapias, como a imunização passiva com VSR, ainda não são realidades cotidianas e talvez possam, no futuro, mostrar-se úteis em crianças com bronquiolite.[2,3,14,20] Ainda não há tratamento que tenha se mostrado eficiente em reduzir a gravidade ou a duração da bronquiolite em crianças e lactentes.[2,4,7,13,14,19,21]

REFERÊNCIAS BIBLIOGRÁFICAS

1. Bar MO, Zanga J. Bronchiolitis. Primary Care 1996; 23: 805-16.

2. Kneyber MCJ, Steyerberg EW, Groot R, Moll HA. Long-term effects of respiratory syncytial virus (RSV) bronchiolitis in infants and young children: a quantitative review. Acta Pediatr 2000; 89: 654-60.

3. Lugo RA, Nahata MC. Pathogenesis and treatment of bronchiolitis. Clin Pharm 1993; 12: 95-116.

4. Panitch HB, Callahn CWJ, Schidlow DV. Bronchiolitis in children. Clin Chest Med 1993; 14: 715-31.

5. Rozov T. Bronquiolite viral aguda. In: Sarmento GJV. Fisioterapia respiratória no paciente crítico. Barueri: Manole, 2005. p.409-41.

6. McMillan JA, Tristram DA, Weiner LB, Higgins AP, Sadstorm C, et al. Prediction of the duration of hospitalization in patients with RSV infection: use of clinical parameters. Pediatrics 1988; 81: 22-6.

7. Nicolai T, Pohl A. Acute viral bronchiolitis in infancy: epidemiology and management. Lung 1990; 168: 396-405.

8. Avendaño L, Céspedes A, Stecher X, Palomino MA. Influencia de vírus respiratórios, frio y contaminación aérea em la infección respiratória aguda baja del lactante. Rev Méd Chile 1999; 127: 1073-8.

9. Zamorano AW, Márquez SU, Aránguiz JLR, Bedregal PG, Sánchez ID. Relación entre bronquiolitis aguda com factores climáticos y contaminación ambiental. Rev Méd Chile 2003; 131: 1117-22.

10. Carballal G, Videla CM, Espinosa MA, Savy V, Uez O, et al. Multicentered study of viral acute lower respiratory infections in children from four cities of Argentina, 1993-1994. Journal of Medical Virology 2001; 64: 167-74.

11. Shay DK, et al. Bonchiolitis – associated hospitalizations among US children, 1980–1996. JAMA 1999; 282: 1440-6.

12. Denny FW, Clyde WAJ. Acute lower respiratory tract infections in non hospitalized children. J Pediatr 1986; 108: 635-46.

13. Shaw KN, Bell LM, Sherman NH. Outpatient assessment of infants with bronchiolitis. AJDC 1991; 145: 151-5.

14. Amantéa SL, Silva FA. Bronquiolite viral aguda – um tema ainda controvertido. J Ped 1998; 74(1): 37-47.

15. Nascimento JB. Fisioterapia na bronquiolite viral aguda. In: Sarmento GJV. Fisioterapia respiratória no paciente crítico. Barueri: Manole; 2005. p.413-6.

16. Scanlan CL, Wilkins RL, Stoller JK. Fundamentos da terapia respiratória de Egan. 7. ed. São Paulo: Manole, 2000. p.761-87, 1029-77.

17. Behrman RE, Kliegman RM. Princípios de pediatria. 3.ed. Rio de Janeiro: Guanabara Koogan, 1999. p.380-401.

18. Cardoso M. et al. Diagnosis and prognosis of wheezing disorders in young children in the city of São Paulo, southeast Brazil. Acta Paediatr 2000; 89: 1484-9.

19. Rakshi K, Couriel JM. Management of acute bronchiolitis. Arch Dis Child 1994; 71: 463-9.

20. Kimpen JL. Treatment of respiratory syncytial virus bronchiolitis: hope and despair. Intensive care in childhood 1996; 25: 354-61.

21. Reynolds EOR, Cook CD. The treatment of bronchiolitis. J Pediatr 1963; 6: 1025-7.

22. Englund JA, Piedra PA, Jefferson LS, et al. High-dose, short-duration ribavirin aerosol therapy in children with suspected respiratory syncytial virus infection. J Pediatr 1990; 117: 313-20.

23. Long CE, Votter KZ, Barker WH, Hall CB. Long term follow-up of children hospitalized with respiratory syncytial virus lower respiratory tract infection and randomly treated with ribavirin or placebo. Pediatr Infect Dis. J 1997; 16: 1023-8.

24. Wallis G, Prasad A. Who needs chest physiotherapy? Moving from anecdote to evidence. Arch Dis Child 1999; 80: 393-7.

25. Balachandran A, Shivbalan S, Thangavelu S. Chest physiotherapy in pediatric practice. Indian Pediatrics 2005; 45: 559-67.

26. Mellins RB. Puolmonary physiotherapy in the pediatric age group. Am Rev Respir Dis 1974; 110: 137-42.

27. Webb MSC. Chest physiotherapy in acute bronchiolitis. Arch Dis Child 1985; 60: 1078-9

28. Foo AL, Chay OM, Hiew J, Tan CK, Lim KW. et al. Severe bronchiolitis in children. J Singapore Paediatr Soc 1991; 33: 165-8.

29. Price JF. Acute and long-term effects of viral bronchiolitis in infancy. Lung 1990; 168: 414-21.

30. Felix VN, Carvalho WB, Proença Filho JO, et al. Terapia intensiva: adulto, pediatria, RN. São Paulo: Sarvier, 1997. p.447-54.

10
HÉRNIA DIAFRAGMÁTICA CONGÊNITA

ADRIANA DE ARRUDA FALCÃO PEIXE
DENISE CARDOSO RIBEIRO PAPA

A hérnia diafragmática congênita (HDC) é um defeito caracterizado pela presença de vísceras intestinais na cavidade torácica fetal, sendo sua prevalência de 1:2.000 gestações. Essa protrusão visceral do abdome para o tórax ocorre em razão de maior pressão abdominal. No recém-nascido (RN), a mais importante é a chamada hérnia de Bochdalek, que ocorre através do orifício posterolateral, sendo o lado esquerdo o mais afetado, pela presença do fígado no lado direito, podendo tamponar o defeito.[1]

Existem também as hérnias através do hiato esofágico, de Morgagni, que ocorrem através de orifícios dos vasos mamários (Figura 10.1). Além das hérnias, há também a eventração do diafragma, que é a elevação de uma ou ambas as cúpulas (Figura 10.2).

A primeira descrição de hérnia diafragmática é de 1575. Esse defeito está ligado ao nome Bockdaleck, que o descreveu em 1848.[1,2] Desde essa descrição até a organização dos primeiros centros de cirurgia pediátrica, raros casos de HDC foram descritos, sendo a correção do defeito executada excepcionalmente, por causa da alta mortalidade após o procedimento.[2,3]

Entre os operados após o nascimento, a mortalidade está por volta dos 50%. Por esses motivos, a correção intrauterina tem sido extensivamente estudada, e é a grande esperança para o tratamento dessa má-formação. O tratamento intrauterino se iniciou na década de 1980. Entretanto, os maus resultados obtidos com a correção formal do defeito no feto levaram à investigação de formas alternativas de tratamento intrauterino. Essas alternativas são objeto de pesquisa em vários centros, sem que até o momento nenhuma forma de tratamento pré-natal tenha sido efetiva. A mortalidade nesse tipo de procedimento ainda é alta, pela dificuldade em manter o fluxo placentário no pós-operatório e de controlar as contrações uterinas após a cirurgia.[3]

EPIDEMIOLOGIA

A hérnia de Bochdalek (Figura 10.3) tem uma incidência de 1:4.000 nascidos vivos, e de 1:2.000 natimortos. O lado esquerdo é afetado em 85 a 90% dos casos, como comentado antes. Por sua vez, a hérnia de Morgagni, assim chamada por ter sido descrita por Morgagni, em 1761, como decorrente de um defeito no espaço retroesternal, é responsável por apenas 2% das hérnias diafragmáticas congênitas (HDC).[1] A hérnia hiatal é a mais comum, com incidência de 1:1.200 nascimentos, ocorrendo por meio do hiato esofágico, bem como a eventração diafragmática, que pode ser decorrente da não formação das células musculares do diafragma, ou então cau-

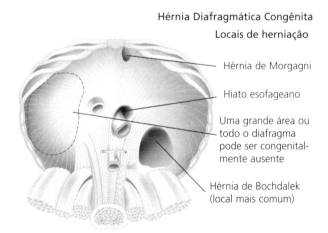

Figura 10.1 Desenho esquemático evidenciando os possíveis defeitos diafragmáticos.

sada pelo trauma obstétrico do nervo frênico, na proporção de 8:1 à esquerda. É importante ressaltar também que, apesar da origem genética, é conhecida como trissomias do 13, 18, 21. Alguns agentes são associados ao aumento da incidência: fenometrasine, talidomida, quinino, nitrofeno, bem como alguns inseticidas e carência da vitamina A.[3,4]

Dentre os defeitos relatados, o mais grave é o defeito posterolateral (Bochdalek), pois neste, a protrusão visceral ocorre geralmente de maneira precoce, ocasionando distúrbio respiratório progressivo ao RN, podendo levar a óbito em poucas horas se não houver uma intervenção adequada.[3,5]

EMBRIOLOGIA

O desenvolvimento do diafragma, o qual separa a cavidade torácica da abdominal, é complexo e ainda não está completamente elucidado.[6]

Inicialmente, a cavidade pleural se expande nos canais peritoneais e esses canais são gradualmente fechados no processo de formação do diafragma, iniciado pelo septo transverso.

Ocorrem o desdobramento da região cardíaca e o posicionamento do septo transverso (elemento precursor da separação dos celomas pericárdico/pleural do peritoneal). Os brotos pulmonares se expandem dentro dos canais pericardioperitoneais, as pregas pleuroperitoneais projetam-se dentro dos canais pericardioperitoneais e fusionam ventralmente com o mediastino primitivo (separando os pulmões em desenvolvimento). Os nervos frênicos provêm dos vasos ventrais do III, IV e V nervos espinhais cervicais.

A separação das cavidades pleurais/pericárdicas das peritoneais pela formação do diafragma conta com alguns contribuintes: septo transverso, pregas pleuroperitoneais, fibras musculares da parede do corpo e mesentério do esôfago.[7,8]

O desenvolvimento do diafragma inicia-se entre a quarta e a oitava semanas de gestação. Esse desenvolvimento parte da região central através do septo transverso, que forma a parte tendinosa do diafragma; é a estrutura mais importante que divide a cavidade celômica intraembrionária e cresce dorsalmente, formando uma prateleira semicircular; parte do fígado fica incluída no septo transverso. Durante sua formação, encontram-se remanescentes dois canais pleuroperitoneais; esses orifícios são fechados pela membrana pleuroperitoneal na parte posterior do septo transverso. Essa membrana tem a função de permitir o crescimento dos esboços pulmonares, possibilitando um espaço livre de expansão. No início, são apenas folhetos de serosa para, posteriormente, formarem-se os componentes musculares das paredes corporais laterais e dorsais, onde mioblastos penetram nas membranas formando a parte muscu-

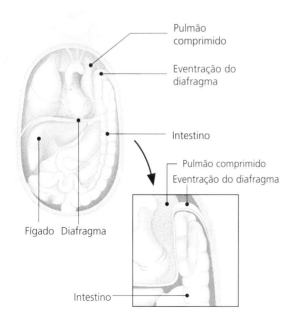

Figura 10.2 Desenho esquemático evidenciando a eventração diafragmática.

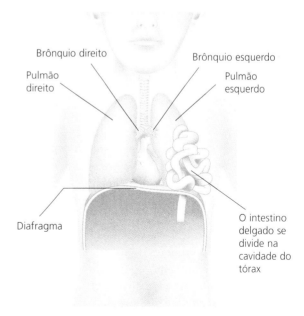

Figura 10.3 Desenho esquemático mostrando a presença da herniação intestinal importante para a cavidade torácica.

lar.[7,8] Por último, forma-se o mesentério esofágico que dá origem aos pilares diafragmáticos.

A falta de fusão de alguma estrutura em algum desses processos provoca, entretanto, um defeito diafragmático, que possibilita a herniação das vísceras abdominais à cavidade torácica. No caso da hérnia de Bochdalek, a falência da fusão muscular no local da membrana pleuroperitoneal deixa essa área enfraquecida e talvez predisposta a herniação, que deve ocorrer entre a 10ª e a 12ª semanas de vida intrauterina, quando o intestino médio entra para a cavidade abdominal antes do fechamento completo do canal pleuroperitoneal, comprometendo o desenvolvimento dos pulmões e do coração.[8]

MANIFESTAÇÕES CLÍNICAS

O quadro clínico do paciente com defeito congênito do diafragma pode variar, dependendo do local, do volume do conteúdo herniado e, principalmente, do momento da herniação, se esta ocorreu de maneira precoce durante a gestação, acarretando hipoplasia pulmonar intensa.

Os primeiros sintomas que aparecem são aqueles relacionados ao sistema respiratório, normalmente associados à hérnia de Bochdalek.[10] Quadros de insuficiência respiratória intensa com dispneia, tiragens e cianose são comuns logo após o nascimento, e de pior prognóstico. Ou seja, quanto mais cedo surgirem os sintomas, mais grave é o quadro pulmonar, perfazendo 88% dos casos. A dispneia tende a piorar com o passar do tempo, por três motivos:

- A distensão gasosa progressiva (decorrente da aerofagia) do estômago e intestino intratorácico, após o nascimento.
- O aumento gradual do volume herniado para o tórax, como resultado da pressão negativa provocada pelos movimentos inspiratórios.
- A hipoxemia, a hipercapnia e as acidoses progressivas consequentes principalmente do ciclo vicioso gerado pela hipertensão pulmonar persistente.

Ao exame do RN, são achados frequentes a expansibilidade diminuída no lado afetado, com assimetria torácica e aumento no diâmetro anteroposterior. A auscuta se encontra diminuída ou ausente no hemitórax acometido, e muitas vezes há sons de ruídos hidroaéreos que normalmente se encontram no abdome. Pode-se notar também, durante a ausculta

cardíaca, que o *ictus cordis* e as bulhas cardíacas estão comumente deslocadas para o lado contralateral ao da hérnia, assim como a traqueia. Pode ocorrer a hipoplasia de ventrículo esquerdo, acarretando graves alterações hemodinâmicas ao nascimento, e a distorção e/ou má-formação das vias aéreas ipsilaterais, ocasionando infecções recorrentes do lobo superior esquerdo por drenagem de secreções brônquicas anormal. Outro fator importante a ser observado é que, em algumas situações, pode ocorrer o pneumotórax, e esse, por sua vez, pode mascarar a hérnia pela diminuição momentânea das estruturas herniadas no abdome.[11] Quando os sintomas se apresentam mais tardiamente, podem cursar com pneumonias do lobo inferior e é importante, para um diagnóstico correto, suspeitar quando isso ocorrer.

Por sua vez, os sinais e sintomas gastrintestinais incluem náuseas e vômitos, que podem estar associados ao quadro de refluxo gastroesofágico, o que ocorre frequentemente. Pequenos refluxos repetidos ocasionam infecções respiratórias por aspiração. Refluxo mais pronunciado ocasiona vômitos com perda de peso, esofagite com possível hematêmese e estenose esofágica. O abdome, muitas vezes, encontra-se escavado pela migração das vísceras para o tórax, e em algumas situações encontra-se com alteração estrutural da parede, onde a capacidade da cavidade geralmente é diminuída.[1]

Podem ocorrer também alterações no trânsito intestinal levando a má-nutrição crônica, com perda do crescimento, ou obstrução e estrangulamento do intestino no local de entrada no tórax, por exemplo, ocasionando isquemia e consequente septicemia nos casos mais graves.

Muitos dos sinais descritos, principalmente os gastrintestinais, vão ocorrer somente com o tempo. Normalmente, quando o defeito em questão é do tipo Morgagni, pode apresentar, durante o crescimento, dor abdominal intermitente, vômitos e disfagia, que seriam os principais sintomas relacionados ao trato gastrintestinal. O atraso no diagnóstico correto pode, porém, levar a complicações graves, decorrentes do estrangulamento das vísceras abdominais herniadas.[12,13,14]

Muitas vezes, quando o defeito é pequeno e não acarreta repercussões clínicas, os pacientes podem permanecer assintomáticos, sendo um achado incidental em exames radiológicos (frequentemente tomografias realizadas para estadiamento ou controle de pacientes com neoplasias, ou por outros sintomas não relacionados).[10]

ANOMALIAS ASSOCIADAS

Essas anomalias podem estar presentes em 28 a 31% dos pacientes com diagnóstico de hérnia diafragmática de Bochdalek (Figura 10.4). Dentre elas, as mais comumente encontradas são:

- Sistema nervoso central (SNC): defeitos do tubo neural, hidrocefalia, anencefalia e encefalocele.
- Cardiovasculares: defeitos dos septos ventriculares, tetralogia de Fallot, coarctação da aorta e anéis vasculares.
- Trato gastrintestinal: má-rotação intestinal, que consiste em uma anomalia comum e muitas vezes considerada parte integrante da chamada "síndrome da HDC"; essa má-rotação é secundária à interrupção da rotação normal que ocorre justamente quando, de maneira precoce na etapa fetal, o intestino retorna ao abdome.

Podem ocorrer também onfaloceles e ânus imperfurado com fístula perineal ou outras alterações gerais, como fendas palatinas, atresia esofágica e trissomias.

Além desses, podemos observar também, entretanto com menor frequência, defeitos que comprometam o baço, podendo ocorrer infarto do órgão, alterações deste associadas a hipertensão portal secundária. Já o comprometimento do fígado é ainda menos comum, entretanto se apresenta de forma mais severa, podendo ocorrer obstrução da veia cava inferior por angulação em sua entrada no átrio direito, ou das veias supra-hepáticas por herniação do lobo direito do fígado.[5,15]

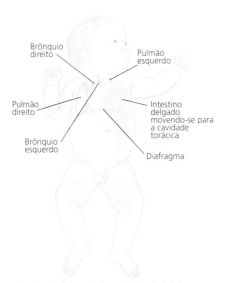

Figura 10.4 Hérnia diafragmática de Bochdalek.

FISIOPATOLOGIA

Como mencionado, as hérnias diafragmáticas congênitas, decorrentes da falha no fechamento do forame diafragmático, podem ser diagnosticadas ainda no período neonatal por ecografia ou, mais comumente, logo após o nascimento. Grandes defeitos diafragmáticos estão relacionados a hipoplasia pulmonar, principalmente no lado afetado e no contralateral, quando o desvio das estruturas na fase intrauterina é significativo, dificultando seu desenvolvimento.

Ocorrem, portanto, vários graus de hipoplasia. Contudo, as alterações estruturais e funcionais do sistema cardiorrespiratório sempre estão presentes, em maior ou menor quantidade. Dentre as principais alterações do parênquima pulmonar, encontramos as apresentadas a seguir:

- Vias aéreas com menor quantidade de divisões brônquicas no lado afetado.
- Alvéolos que pararam seu desenvolvimento na etapa sacular (24 a 26 semanas de gestação).
- Os septos são mais espessos, assim como o pulmão possui menor quantidade de alvéolos por capilar.
- Os pneumócitos têm uma distribuição alterada, bem como sua maturação funcional, e corpos lamelares alterados.

Alterações funcionais:

- Surfactante com menor quantidade de fosfolipídios.
- Menor quantidade de antioxidantes.
- Artérias pulmonares com hiperplasia muscular média, aumento de elastina e colágeno.
- Alterações cardíacas nas quais pode ocorrer a hipoplasia de cavidades esquerdas.

É igualmente razoável conceber que o defeito primário não está no diafragma, mas nos brotos pulmonares propriamente ditos, e que, ao contrário, a falha no diafragma é secundária a uma hipoplasia pulmonar primária. Por sua vez, essa hipoplasia pulmonar pode se intensificar pela presença das vísceras abdominais herniadas para o tórax.[12] Na gestação, quanto mais cedo ocorrer a herniação para o tórax, ou quanto maior o volume herniado, mais intensa deve ser a hipoplasia pulmonar. O tamanho do orifício é variável, podendo ter quase 1 cm ou a ausência completa do hemidiafragma afetado. Não há relação entre o tamanho da abertura e o volume herniado. À esquerda, em mais de 90% dos casos, o intestino delgado está herniado para o tórax, total ou parcialmente; em 60%, o estômago, o cólon e/ou o baço; menos frequentemente estão o fígado e o pâncreas; e mais raramente o rim, o ureter e a adrenal. À direita, o fígado está quase sempre parcialmente herniado; logo a seguir vêm os intestinos delgado e grosso e, mais raramente, outros órgãos.

Independentemente de qual tenha sido a alteração inicial (diafragmática ou do parênquima) ao nascimento, em razão da hipoplasia, resultará em um importante incremento na resistência vascular pulmonar (RVP), resultando na persistência da circulação fetal (Figura 10.5) com consequente *shunt* da direita para a esquerda (D-E), através, principalmente, do canal arterial e do forame oval.

Esse *shunt* D-E, decorrente da alta pressão gerada nas câmaras direitas em relação às câmaras esquerdas, além de retardar o fechamento do canal, ocasionará uma queda importante na oxigenação sanguínea, levando a quadros de hipoxemia e acidose metabólica, que, por sua vez, levarão a aumentos ainda maiores na RVP com consequente aumento do *shunt* D-E, produzindo, portanto, um ciclo vicioso de aumento na RVP e na hipoxemia.

Ao nascimento, portanto, o quadro hemodinâmico tende a piorar, e em consequência dos aumentos na RVP ocorrem aumentos consideráveis na pós-carga do ventrículo direito, levando à fadiga e, posteriormente, à falência desse ventrículo.

EXAMES COMPLEMENTARES

O diagnóstico clínico pode ser auxiliado por meio de exames complementares. Dentre os exames utilizados estão os citados a seguir.

Ecografia pré-natal

O diagnóstico baseia-se na visualização de órgãos abdominais na cavidade torácica, e o sinal ecográfico distintivo é uma massa ocupada por líquido imediatamente atrás do átrio e do ventrículo esquerdos, na parte inferior do tórax. Outros sinais ecográficos que levam à suspeita de hérnia é a ausência do estômago no abdome, perímetro abdominal fetal pequeno e poli-hidrâmnio.[15] Outros sinais, como aumento na translucência nucal entre a 10ª e 14ª semanas gestacionais em pacientes com HDC, podem ser

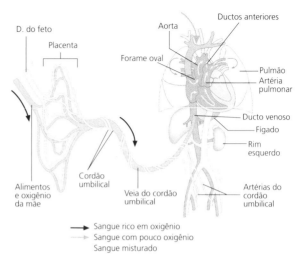

Figura 10.5 Desenho esquemático mostrando a circulação fetal.

mais um marcador de compressão intratorácica relacionado com hipoplasia pulmonar.

Quando, porém, a HDC é do tipo Morgagni, raramente se faz o diagnóstico intrauterino, havendo, portanto, poucos relatos na literatura.

A ecografia pós-natal também pode ser realizada e vem adquirindo importância como método complementar, podendo determinar o defeito diafragmático e o conteúdo herniado.

Tomografia computadorizada

Nesse exame, observa-se uma interrupção diafragmática, que se revela útil no diagnóstico diferencial em outras doenças, em casos de dúvidas. Entretanto, possui algumas limitações por ser uma técnica estática, o que poderia não identificar claramente o defeito diafragmático se no momento do exame não houvesse herniação. Entretanto, na maioria das vezes, pode-se identificar a hérnia e até classificá-la em pequena, média e grande; os defeitos grandes estão presentes em 5 ou mais cortes axiais, de um centímetro em cada corte.

Radiografia torácica

O raio X de tórax em PA e perfil, em geral quando a hérnia é grande, é suficiente para realizar o diagnóstico. A localização anatômica, o conteúdo herniado e algumas possíveis complicações, como pneumotórax, obstrução ou encarceramento intestinal, podem ser demonstrados radiologicamente. Ao raio X é possível observar imagens hidroaéreas (Fi-

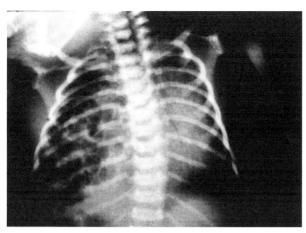

Figura 10.6 Radiografia torácica evidenciando imagens hidroaéreas à direita, características de hérnia diafragmática congênita.

gura 10.6) no hemitórax acometido por causa do intestino, que invade a cavidade torácica cruzando o hemidiafragma acometido pelo defeito, com consequente desvio das estruturas mediastinais para o lado oposto em algumas situações. Pode-se visualizar também uma hipotransparência difusa no local da herniação, ou então uma hiperinsuflação compensatória, muitas vezes tomando característica enfisematosa no pulmão contralateral à lesão. Deve-se estar atento também ao posicionamento da sonda orogástrica localizada no estômago, que pode estar evidenciando a herniação do estômago para o tórax.[6,13] É importante ressaltar que as imagens radiográficas, muitas vezes, também podem simular neoplasias, processos inflamatórios, entre outros, sendo necessária, portanto, a realização de outros exames complementares para confirmação do diagnóstico.

Outros recursos utilizados para diagnóstico da HDC são os exames contrastados do aparelho digestório, em que tanto o enema opaco quanto o trânsito intestinal podem ser úteis. Os estudos contrastados em uma série gastrintestinal superior mostram a posição do estômago. Já o contraste do intestino delgado pode apresentar-se sem alterações; entretanto, em relação ao cólon, quando realizado o enema, pode-se visualizar o seu comprometimento.[1]

DIAGNÓSTICO DIFERENCIAL

Os principais diagnósticos diferenciais para a hérnia diafragmática congênita incluem: agenesia do hemidiafragma, eventração diafragmática, más-formações císticas adenomatoides, doenças císticas congênitas do pulmão, doenças adquiridas como pneumonia, pneumatocele, enfisema lobular congênito, pleurite ou tuberculose pulmonar.[1,9,15]

PARÂMETROS DE GRAVIDADE NA HDC

Pré-natais

Antigamente, se o diagnóstico de HDC fosse realizado antes da 24ª semana de gestação, era associado a altíssima mortalidade. Porém, atualmente, com avanço no tratamento e utilização de novas técnicas, muitos desses RN sobrevivem, e o diagnóstico torna-se apenas um indicador de gravidade. A presença de más-formações está relacionada a mau prognóstico.

Outros achados descritos como indicadores de gravidade, mas que isoladamente não refletem a mortalidade, são a presença de fígado no tórax e a necessidade de prótese para o fechamento do diafragma ou da incisão abdominal.[16,17]

Pós-natais

Os critérios de gravidade em crianças portadoras de HDC foram, por muito tempo, baseados nos valores máximos da pO_2 pós-ductal, obtidos antes da instauração do tratamento para insuficiência respiratória, considerando que os RN que não fossem capazes de atingir um valor mínimo eram portadores de hipoplasia pulmonar grave. Porém, a hipertensão pulmonar e o *shunt* intracardíaco constituem um dos principais fatores de deterioração de pO_2 nesses casos. Atualmente, a gravidade é determinada pela capacidade ou não de resposta às diversas formas de tratamento empregadas.[18,19,20]

TRATAMENTO CIRÚRGICO

Embora a correção cirúrgica do defeito diafragmático seja tecnicamente simples, o tratamento das alterações estruturais pulmonares ainda constitui problema não resolvido em cirurgia neonatal, sendo, portanto, assunto de inúmeros trabalhos de investigação na literatura dos últimos anos. Tentativas de correção da hérnia intrauterino em seres humanos, com o objetivo de evitar a hipoplasia pulmonar, não foram bem-sucedidas pelas dificuldades técnicas e pelos óbvios obstáculos éticos.

Os grupos que realizam cirurgia fetal acreditam que essa é a única forma de evitar o principal e mais letal problema dessas crianças, a hipoplasia pulmonar. A correção precoce do defeito intrauterino permitiria o crescimento adequado do pulmão.[21]

Desde meados da década de 1990 tem sido demonstrado, em animais de experimentação com hérnia diafragmática, que a ligadura antenatal da traqueia impede a saída do líquido naturalmente produzido pelos pulmões em desenvolvimento, o que mantém um regime de alta pressão na árvore traqueobrônquica e promove o crescimento dos pulmões. Dessa forma, evita-se herniação do conteúdo abdominal para o tórax e a consequente hipoplasia pulmonar.[22,23]

Experimentalmente, a cirurgia é realizada por meio de técnica videoassistida, minimizando o trauma uterino. Os avanços na monitorização do feto, o aprimoramento da técnica anestésica materno-fetal e o uso de agentes tocolíticos eficazes devem permitir o uso da técnica com mais segurança. A grande crítica é que os pulmões desenvolvidos, apesar do tamanho adequado, seriam imaturos, não permitindo uma troca adequada, devendo ainda ser alvo de estudos.[21,23]

Também a administração de corticosteroides à mãe, por via parenteral, com o objetivo de estimular a produção endógena de surfactante no pulmão do feto e apressar a maturidade da víscera, pode ser benéfica no sentido de diminuir o grau de hipoplasia pulmonar na hérnia diafragmática. No entanto, a administração intratraqueal de surfactante exógeno, no período pós-natal imediato, não se revelou benéfica.[20,23]

Historicamente, realizava-se a cirurgia pós-natal para a correção do defeito o mais brevemente possível, tendo como justificativa a descompressão rápida do pulmão e o alívio do mediastino. Dessa forma, haveria melhora da expansão e da complacência pulmonar. Entretanto, alguns estudos demonstram que a complacência pulmonar diminui significativamente após a cirurgia, em razão da compressão do diafragma contralateral pelas alças intestinais colocadas na cavidade abdominal hipodesenvolvida. Além disso, temos o efeito da anestesia, a hipotermia e a própria manipulação cirúrgica, que contribuem para elevação da pressão da artéria pulmonar.[20]

Atualmente, a conduta mais utilizada pelos cirurgiões é a estabilização clínica antes do procedimento cirúrgico. Utilizam-se parâmetros clínicos, gasométricos e exames complementares, especialmente o ecocardiograma para verificação da pressão na artéria pulmonar.

A via cirúrgica de acesso é a abdominal, pois permite boa exposição do defeito, facilita a redução do conteúdo intestinal, possibilita dilatar a cavidade abdominal e permite explorar anomalias associadas. O tratamento consiste em recolocar as alças no abdome, ressecar o saco (se houver) e fechar o defeito com ou sem prótese.[20,24]

ASSISTÊNCIA VENTILATÓRIA

Os RN portadores de HDC apresentam hipoplasia pulmonar associada a hipertensão e insuficiência respiratória. A hipóxia constitui um denominador comum em todos os fatores anteriormente citados, e tende a agravar o quadro clínico. As medidas iniciais para tratamento da insuficiência respiratória consistem em intubação orotraqueal imediata, evitando-se a ventilação com máscara que, frequentemente, produz distensão gástrica e agravamento dos problemas respiratórios. Uma vez realizada a intubação, deve-se utilizar a sonda orogástrica para descompressão do estômago e do intestino, e aspirar continuamente o ar.[20,25]

A hipertensão arterial pulmonar está relacionada a diversos mediadores, como: PCO_2, PAO_2, pH e mecanismos ventilatórios. O oxigênio é um vasodilatador pulmonar, o aumento da PaO_2 e da PAO_2 pode reduzir a RVP. Portanto, é de suma importância o controle da hipóxia e de outros mediadores para o controle da HP.

A assistência ventilatória é usada para combater a hipoxemia, a hipercapnia, diminuir a resistência vascular pulmonar e a vasoconstrição pulmonar e, consequentemente, aumentar o fluxo sanguíneo pulmonar.

Para ventilação mecânica no RN com hipertensão pulmonar, preconizava-se a hiperventilação, visando manter a PCO_2 mais baixa. Para isso, eram necessários picos de insuflação mais altos e frequência respiratória elevada.[26]

Alguns autores, entretanto, demonstraram que a hiperventilação, classicamente empregada em RN portadores de HP, resulta em comprometimento da fisiologia cardiopulmonar e desenvolvimento da lesão pulmonar crônica grave. Com o objetivo de evitar tal lesão, introduziu-se o conceito da ventilação suave e hipercapnia permissiva. Essa estratégia consiste em aceitar valores mais elevados de PCO_2 desde que a oxigenação seja rigorosamente mantida (considerando que O_2 é vasodilatador pulmonar), evitando-se elevar os parâmetros dos ventiladores a níveis lesivos. Dessa forma, consegue-se evitar a distensão de alvéolos já hipoplásicos e barotrauma. Esse fato é especialmente importante na hérnia diafragmática.

Os valores elevados de PCO_2, segundo alguns estudos, demonstram ser inócuos para essas crianças, e não interferem com a piora ou o desencadeamento da vasoconstrição dos capilares pulmonares, como se supunha anteriormente.

A estratégia supracitada consiste em manter sedação adequada, permitir PCO_2 em níveis mais elevados, pressão inspiratória mais baixa possível para evitar hiperdistensão (pneumotórax) e PEEP, se possível, em torno do fisiológico, fluxo de 6-8 L/min e frequência elevada com ventiladores convencionais (ciclados a tempo e de fluxo contínuo). Há vários relatos de aumento significativo da sobrevida em HDC com uso dessa estratégia.[20]

Várias pesquisas têm focalizado tentativas de tratamento da hipoplasia pulmonar e consequente insuficiência respiratória. A utilização da circulação extracorpórea com oxigenador de membrana (ECMO – *extracorporeal membrane oxigenation*), ventiladores com respiração de alta frequência, ventilação com óxido nítrico ou ventilação líquida com instilação traqueal de perfluorcarbono têm se revelado métodos caros, complexos, disponíveis em poucos centros médicos, porém com boas perspectivas para o tratamento de HDC. Também o transplante homólogo de lobo pulmonar constitui alternativa cirúrgica; apesar de pouco prático, é considerado objeto de estudo.[20,24,22]

VENTILAÇÃO DE ALTA FREQUÊNCIA (VAF)

A VAF por oscilador tem sido uma opção para a assistência de crianças com HDC. Essa técnica consiste na utilização de um diafragma mecânico que executa os ciclos inspiratórios e expiratórios ativamente, numa frequência de 1 a 5 Hz, fornecendo pequenos volumes correntes e, dessa forma, evitando a distensão exagerada dos alvéolos pulmonares. Alguns estudos têm mostrado resultados satisfatórios na estabilização pré-operatória de RN portadores de HDC. A grande vantagem da VAF oscilatória é evitar a hiperdistensão dos alvéolos e a lesão pulmonar secundária.[20,27]

ÓXIDO NÍTRICO

O óxido nítrico (NO) foi descrito como um poderoso agente vasodilatador em adultos com hiper-

tensão pulmonar. Possui efeito seletivo pulmonar, ou seja, não altera a pressão arterial sistêmica e pode ser administrado em conjunto com a mistura gasosa ofertada ao RN pelo ventilador, sem interferir na concentração dos gases. Entretanto, os resultados do uso de NO em hérnia diafragmática não são tão animadores. Alguns estudos demonstram que crianças respondem por um breve período ao NO, porém ele não reduziu a mortalidade global.

Uma das teorias para explicar tal fato é que a hipertensão pulmonar, nesses casos, é predominantemente secundária à muscularização das arteríolas pulmonares e não à hiper-reatividade vascular. Outra explicação é que essas crianças são também deficientes de surfactante, o que impediria que o NO chegasse até os alvéolos.[20,28,29]

OXIGENAÇÃO EXTRACORPÓREA POR MEMBRANA (ECMO)

Os primeiros relatos do uso de ECMO em HDC são de 1981. Eram candidatos ao uso somente os RN com HDC que mantivessem um valor de PaO_2 superior a 100 mmHg. Acreditava-se que somente esses RN possuíam volume pulmonar compatível à vida. Com o aprimoramento da técnica de ECMO e a experiência adquirida por vários centros, mesmo aqueles RN que não preenchiam esse critério começaram a ser colocados em ECMO. Surgiram, então, relatos de RN com casos mais graves de HDC, sobrevivendo após instituição da técnica. Atualmente, cada centro possui parâmetros de indicação e contraindicação, uma vez que nenhum fator isolado prevê a evolução da criança.

A contraindicação mais comum quanto ao uso de ECMO é em portadores de cardiopatia grave associada, anomalias cromossômicas letais ou hemorragia craniana extensa.

A ECMO tem sido utilizada tanto em pré e intra quanto em pós-correção cirúrgica do defeito. Vale lembrar que não se trata de um tratamento específico, mas de uma forma de suporte cardiorrespiratório artificial prolongado que permite o repouso e a recuperação pulmonar e cardíaca, ao mesmo tempo que evita as complicações decorrentes do uso de formas convencionais de tratamento. Por ser um método de suporte temporário, está indicado em casos de infecção respiratória aguda (IRA) reversível.

Nos casos de falência respiratória, os recém-nascidos se destacam entre as populações que se beneficiam de ECMO exatamente porque, qualquer que seja a doença primária, há desenvolvimento de hipertensão pulmonar. A acidose, a hipercapnia e a hipoxemia provocadas por insuficiência respiratória são estímulos que acentuam a hipertensão pulmonar. Esse círculo vicioso contribui para a deterioração acelerada do quadro clínico, sendo, porém, facilmente revertido através da circulação extracorpórea pela normalização do pH, da $PaCO_2$ e da PaO_2.[18,20,30]

SURFACTANTE EXÓGENO

Estudos bioquímicos têm constatado concentrações baixas de fosfolipídio, fosfatidilcolina, proteínas A e B do surfactante em lavado broncoalveolar em RN com HDC, principalmente no pulmão afetado.

A hipoplasia pulmonar encontrada nessas crianças pode estar associada a hipocelularidade e imaturidade bioquímica pulmonar, resultando em produção insuficiente de surfactante. O uso da substância no tratamento da HDC mostrou melhora transitória na oxigenação. O crescimento e a diferenciação das células epiteliais pulmonares, associadas a hipoplasia, poderiam ter levado a prolongada insuficiência de surfactante. Dados morfológicos mostraram que essas crianças tinham um leito vascular pulmonar menor e pequeno número de vasos por unidade de tecido pulmonar. Alguns estudos, entretanto, concluíram que, apesar da evidência de deficiência de surfactante em RN com HDC, a terapêutica com surfactante exógeno ainda necessita de mais estudos multicêntricos, com população maior, para essa doença, que é multifatorial, com a finalidade de determinar a dose ideal e o tempo de administração de surfactante em pacientes com hipoplasia pulmonar.[20]

FISIOTERAPIA

A equipe de fisioterapia tem a responsabilidade de conhecer a doença e suas particularidades, sobretudo reconhecer os problemas físicos da criança e a possível contribuição da fisioterapia nessa área. Atualmente, exige-se um profissional habilitado não só em realizar as manobras, mas também capacitado em determinar suas necessidades, quando interrompê-las e a escolha da manobra mais segura, bem como ciente de seus efeitos indesejáveis. É fundamental, portanto, que os procedimentos da fisioterapia sejam individualizados, realizados apenas quando claramente indicados e com objetivos bem definidos.[31]

Na assistência pré-operatória, o cuidado com parâmetros ventilatórios assume grande importância. A PaO_2 em níveis satisfatórios é capaz de reduzir a resistência vascular pulmonar, reduzindo a hipertensão e diminuindo o *shunt*. Porém, a hipóxia é uma ameaça constante para o RN no respirador, podendo se desenvolver de maneira insidiosa por acúmulo de secreções pulmonares, obstrução de vias aéreas, deslocamento acidental da cânula endotraqueal, pneumotórax e inadequada regulagem do respirador. Esses fatores devem ser evitados com avaliação rotineira por parte da equipe.[32]

Deve ser dada atenção especial ao posicionamento, a fim de ser benéfico na função pulmonar. Preconiza-se utilizar o decúbito elevado e homolateral à lesão, impedindo a distensão das vísceras herniadas do lado afetado e facilitando a expansão e complacência do lado sadio.[25]

Além disso, devemos minimizar a estimulação ambiental em razão da natureza crítica da doença e da labilidade do quadro respiratório; deve-se evitar a estimulação excessiva desses pacientes. É extremamente importante que toda a equipe envolvida se policie e evite manipulações desnecessárias, procurando instituir um protocolo de manipulação mínima associada à sedação e analgesia, conforme prescrição médica. Os procedimentos dolorosos podem liberar mediadores vasoconstritores e agravar a hipertensão.

Evitar manobras com AMBU® ou ventilação não invasiva, que são técnicas passíveis de causar distensão das vísceras herniadas.

No manejo pós-operatório deve-se manter os mesmos cuidados: evitar hipoxemia e desencadeadores fisiológicos da vasoconstrição. A hipertensão é de difícil tratamento e o ideal é evitar sua instalação. Devemos estar atentos para o chamado período de "lua-de-mel", em que o neonato apresenta melhora transitória da oxigenação, e após 24 a 48 horas, uma súbita deterioração clínica com hipoxemia e hipercapnia grave. Esse fenômeno representa um *shunt* D-E de tal intensidade que reduz drasticamente o fluxo sanguíneo pulmonar. Pode ser necessário o uso de vasodilatador e tratamento cirúrgico para fechamento do ducto arterioso.

Deve-se manter a criança sedada e sem alteração dos parâmetros ventilatórios por, no mínimo, 24 a 48 horas. Mantêm-se os mesmos critérios: pressões inspiratórias reduzidas, FiO_2 suficientes para manter níveis ideais de PaO_2 e frequência respiratória elevada, até que a PaO$_2$ aumente. A alteração precoce dos parâmetros pode conduzir a hipertensão pulmonar e hipoxemia grave.

Não utilizar manobras que propiciem aumento de pressão abdominal, como aceleração de fluxo expiratório. A tensão exagerada dificulta o movimento do diafragma. Enquanto a criança mantiver o abdome tenso, deverá receber nutrição parenteral. Após acomodação das vísceras no abdome, se ainda estiver sob ventilação mecânica, poderá ser alimentada por sonda. A partir daí, consideremos os riscos e cuidados para evitar o refluxo gastroesofágico.[25,32]

REFERÊNCIAS BIBLIOGRÁFICAS

1. Piva JP, Carvalho P, Garcia PC. Terapia intensiva em pediatria. 3.ed. São Paulo: Medsi; 1992.

2. Harrison MR, Adzick NS, Estes JM, et al. A prospective study of the outcome for fetuses with diaphragmatic hernia. JAMA 1994; 271: 382-4.

3. Schnitzer JJ, Hedrick HL, Pacheco BA, et al. Prenatal Glucocorticoid Therapy reverses pulmonary inmadurity in Congenital Diaphragmatic Hernia in Fetal Sheep. Annals of Surgery 1996; 224: 430-9.

4. Schumpelick V, Steinau G, Schluper I, Prescher A. Surgical Embryology and anatomy of the diaphragm with surgical applications. Surgical Clinics of North America 2000; 80: 213-39.

5. Nose K, Kamata S, Sawai T, Tazuke Y, Usui N, Kawahara H, et al. Airway anomalies in patients with congenital diaphragmatic hernia. J Pediatr Surg 2000; 35: 1562-5.

6. Moya FR, Thomas VL, Romaguera J, et al. Fetal lung maturation in congenital diaphragmatic hernia. Am J Obstet Gynecol 1995; 173: 1401-5.

7. Goldstein RB. Evaluación ecográfica del tórax fetal. En: Callen PW. Ecografía en Obstetricia y Ginecología. Tercera edición. Buenos Aires: Editorial Médica Panamericana; 1995: 364-7.

8. Harrison MR, Adzick NS, Estes JM, et al. A prospective study of the outcome for fetuses with diaphragmatic hernia. JAMA 1994; 271: 382-4.

9. Langham Jr MR, Kays DW, Ledbetter DJ, Frentzen B, Sanford LL, Richards DS. Congenital diaphragmatic hernia. Epidemiology and outcome. Clin Perinatol 1996 Dec; 23(4): 671-88.

10. Hill R, Heller MB. Diaphragmatic Rupture Complicating Labor. Ann Emerg Med1996; 27: 522-4.

11. Connolly BL, Daneman A. Bochdalek's hernia completely reduced by spontaneous ipsilateral tension pneumothorax. Pediatr Radiol 1995; 25(3): 231-2.

12. Gomes S, Lima FM. Hérnia de Bochdalek: Relato de um caso com apresentação atípica. AMRIGS, Porto Alegre, 2005; 49(2): 105-7.

13. Suen HC, Catlin EA, Ryan DP, et al. Biochemical immaturity of lungs in congenital diaphragmatic hernia. J Pediatr Surg 1993; 28: 471-7.

14. Lee HK, Kim IO, Kim WS, Chung JW, Yeon KM. Stenosis of the inferior vena cava caused by a traumatic diaphragmatic hernia: case report. Pediatr Radiol 1995 Nov; 25(Suppl 1): S175-7.

15. Dexowski SA, Holtzman RB. Surfactant replacement therapy an update on applications. Pediatric Clinics of North America. Philadelphia: WB Saunders Company; 1998: 549-72.

16. Wilson JM, Fauza DO, Lund DP, et al. Antenatal diagnosis of isolated congenital diaphragmatic hernia is not indicator of outcome. J Pediatr Surg 1994; 29: 815-19.

17. Fauza DO, Wilson JM. Congenital diaphragmatic hernia and associated anomalies: their incidence indentification and impact ou prognosis. J Pediatr Surg 1994; 29: 1113-17.

18. Butler MW, Stolar CJ, Altman PR. Contemporary management of congenital diaphagmatic hernia. World J Surg 1993; 17: 350-3.

19. Greenholz SK. Congenital diaphragmatic hernia: an overview. Sem Pediatr Surg 1996; 4: 216-23.

20. Filho JGM, Diniz EMA. Recentes avanços no tratamento de recém nascidos portadores de hérnia diafragmática congênita. Pediatria Moderna. Edição Especial: 213-18, junho, 2000.

21. Sydorak RM, Harrison MR. Congenital diaphragmatic hernia: advances in prenatal treatment. World J Surg 2003; 27: 68-76.

22. Tannuri U. Heart hypoplasia in na animal model of congenital diaphragmatic hernia. Rev Hosp Clin Fac Med São Paulo 2001; 56: 173-8.

23. Tannuri U, Maksoud-Filho JG, Santos MM, et al. The effects of prenatal intraamniotic surfactant or dexamethasone administration on lung development are comparable to changes induced by tracheal ligation in na animal model of congenital diaphragmatic hernia. J Pediatr Surg 1998; 33: 1198-205.

24. Smith NP, Jesudason EC, Losty PD. Congenital diaphragmatic hernia. Pediatr Resp Rev 2002; 3: 339-48.

25. Kolpeman BJ, Miyoshi MH, Guinsburg R. Distúrbios respiratórios no período neonatal. 1.ed. São Paulo: Atheneu; 1998.

26. Aidé MA, Cardoso AP, Rufino R, et al. Pneumologia – aspectos práticos e atuais. Rio de Janeiro: Revinter; 2001.

27. Reyes C, Chang LK, Waffman F, et al. Delayed repair of congenit diaphragmatic hernia with early high frequency oscillatory ventilation during preoperative stabilization. J Pediatr Surg 1998; 37: 1010-14.

28. Lopes JMA, Carvalho M. Moreira MEL, et al. Óxido nítrico no tratamento da hipertensão pulmonar persistente no recémnascido. J Pediatr 1996; 72(3): 133.

29. The Neonatal Nitric Oxide Study Group. Inhaled nitric oxide and hipoxic respiratory failure in infants with congenital diaphragmatic hernia. Pediatrics 1997; 99: 838-45.

30. Filho JGM. ECMO (oxigenação extracorpórea por membrana). Pediatria Moderna. Edição especial: 68-76, junho, 2000.

31. Macari GM, Abreu CF, Miyoshi MH. Papel da fisioterapia nas doenças respiratórias neonatais. Apostila da disciplina de pediatria neonatal. Unifesp, 2002.

32. Diniz EMA. Hipertensão pulmonar persistente neonatal. Pediatria Moderna. Edição Especial: 35-41, junho, 2000.

11

FIBROSE CÍSTICA

ELIZANGELA NAVARRO DE OLIVEIRA

A fibrose cística (FC) é a doença genética letal mais comum na raça branca, e caracteriza-se por disfunção das glândulas exócrinas que provoca uma série de complicações e manifestações clínicas (respiratórias, digestivas e no aparelho reprodutor). Na população caucasiana, a incidência varia de 1:2.000 ou 1:5.000 nascimentos em vários países: 1 indivíduo em cada 25, nessas populações, é portador assintomático do gene (Europa, Estados Unidos e Canadá). No Brasil, a incidência na região sul é mais próxima da população caucasiana centro-europeia, e nas outras regiões diminui para cerca de 1:10.000 nascidos vivos.[1,2]

Atualmente, o prognóstico de sobrevida é de trinta anos para metade dos pacientes. Isto se deve ao diagnóstico precoce, ao manejo multiprofissional em centros especializados e à facilidade de acesso à terapêutica adequada.[2]

ASPECTOS GENÉTICOS

A FC é de transmissão autossômica recessiva. Seu gene localiza-se no braço longo do cromossomo 7 e transcreve uma proteína transmembrana que regula o transporte iônico, conhecida como CFTR (*Cystic Fibrosis Transmembrane Condutance Regulator*).[1,2]

Essa proteína atua como um canal de cloro, é sintetizada no núcleo e localiza-se na membrana apical das células. Tem função de regulação do fluxo de Cl, Na e água através da membrana da célula.[2]

Algumas centenas de mutações foram descritas no gene da FC, porém a mais frequente delas ocorre por uma deleção de três pares de base que provoca a perda de um aminoácido (fenilalanina) na posição 508 (ΔF508) da proteína CFTR, tendo como consequência o funcionamento inadequado desta. A presença de dois alelos com mutações no gene da FC provoca ausência de atividade ou funcionamento parcial da CFTR.[1,2]

FISIOPATOGENIA

A FC provoca mudanças patológicas em órgãos em que a CFTR atua, incluindo células secretórias, glândulas sudoríparas, seios da face, pulmões, pâncreas, fígado e trato reprodutor. A mudança mais importante é notada nas vias aéreas, nas quais o defeito genético básico causa infecção pulmonar crônica.[3]

Com o funcionamento anormal da CFTR, que é um canal de íons, haverá redução na excreção de Cl e aumento na eletronegatividade intracelular, o que resultará em maior fluxo de Na para o interior da célula (equilíbrio eletroquímico) e, posteriormente, água por ação osmótica. Esse processo levará à desidratação das secreções mucosas e ao aumento na viscosidade, favorecendo a obstrução dos ductos, acompanhada de reação inflamatória e posterior processo de fibrose (Figura 11.1).[2]

Embora a FC seja uma doença que afeta múltiplos órgãos, é o trato respiratório que está associado a maior morbidade. A falência respiratória é a causa de morte em mais de 90% dos casos.[2]

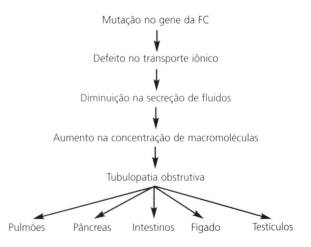

Figura 11.1 Processo de fibrose cística.[2]

MANIFESTAÇÕES CLÍNICAS DO APARELHO RESPIRATÓRIO

As doenças pulmonar e sinusal são crônicas, com períodos de reagudizações ou exacerbações: sinusites, bronquites e pneumonias. A sintomatologia respiratória é constituída de tosse persistente, excesso de produção de escarro mucoso, que é muito espesso e, muitas vezes, francamente purulento. Pela ocorrência do processo obstrutivo, pode-se perceber sibilância ou roncos. Esses períodos de exacerbação pulmonar costumam ser acompanhados de queda da função pulmonar e perda de peso. O surgimento de bronquiectasias faz parte do processo crônico da doença pulmonar.[1]

O comprometimento do mecanismo mucociliar predispõe o pulmão à infecção e provoca um ciclo vicioso de resposta inflamatória. Um grande número de leucócitos, principalmente neutrófilos, predomina nas vias respiratórias. Esses neutrófilos são a fonte predominante de DNA extracelular que é liberado no processo de degeneração dos mesmos. Acredita-se que a produção de quantidades excessivas de DNA nas vias aéreas exacerba a viscosidade do muco.[1,2,4]

Indivíduos com FC sofrem repetidas infecções respiratórias por bactérias, como *Staphylococcus aureus*, *Haemophylus influenzae* e, posteriormente, *Pseudomonas aeruginosa* (PA) e, em alguns casos, por *Burkholderia cepacea*. A presença desta última está relacionada, na maioria das vezes, à rápida deterioração da função pulmonar e à gravidade da doença.[1,5,3]

Nos casos avançados da doença pulmonar, podem ocorrer complicações como pneumotórax e hemoptise. Nessa fase, os pacientes apresentam tórax enfisematoso, broncorreia purulenta, principalmente matinal, frequência respiratória aumentada, dificuldade expiratória, cianose periungueal e baqueteamento digital acentuado. A maioria dos fibrocísticos morre por insuficiência respiratória, secundária ao grave comprometimento pulmonar, fase em que costuma estar presente *cor pulmonale*.[2]

O comprometimento das vias aéreas superiores é caracterizado por sinusopatia crônica, com opacificação radiológica importante dos seios da face, embora sinusite sintomática seja bem menos frequente. Outra manifestação é a polipose nasal que acomete aproximadamente 25% dos pacientes, causando obstrução importante; em alguns casos se faz necessária uma intervenção cirúrgica.[6]

RADIOGRAFIA DE TÓRAX

Evolutivamente, aparecem hiperinsuflação, espessamento da trama vasobrônquica, infiltrados difusos e zonas de atelectasias. Essas alterações costumam se iniciar nos ápices e à direita. Progressivamente, surgem imagens de bronquiectasias, lesões císticas e/ou fibróticas e até abscessos. Imagens descritas como "dedo de luva" ou nodulares estão relacionadas à impactação mucoide, bastante característica e frequente na FC[7] (Figura 11.2).

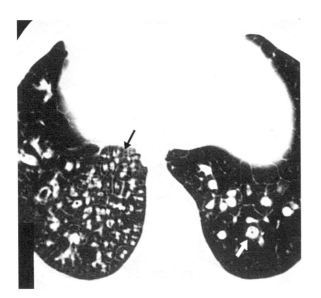
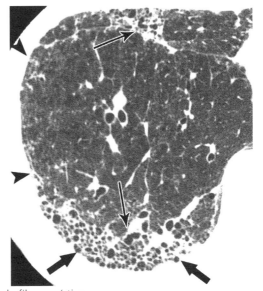

Figura 11.2 Tomografia de tórax evidenciando lesões características da fibrose cística.

MANIFESTAÇÕES CLÍNICAS DO APARELHO DIGESTIVO

A manifestação mais importante é a insuficiência exócrina do pâncreas, que acomete 60% dos recém-nascidos e 80 a 85% dos doentes aos doze meses de vida. Caracteriza-se por diarreia crônica com evacuações de fezes volumosas, amarelo-palha, brilhantes, gordurosas e fétidas. A desnutrição se instala, pela perda de calorias e proteínas, através da má digestão alimentar, infecções respiratórias de repetição e do aumento da demanda calórica.[1,6]

Outra manifestação precoce da doença é o íleo meconial. Ao nascer, 10 a 20% dos pacientes com FC têm íleo meconial, e mais de 90% dos recém-nascidos com íleo meconial apresentam diagnóstico de FC.[1,2,6]

O diabete melito é raro na primeira década de vida dos pacientes, pois as células de Langerhans são inicialmente poupadas da fibrose pancreática.[3]

Outra manifestação precoce e muito grave no lactente é a forma edematosa (hipoproteinêmica), que ocorre em aproximadamente 5% dos casos com FC.[1,2]

ÓRGÃOS REPRODUTORES

O aparelho reprodutor feminino apresenta poucas alterações, exceto por um aumento na viscosidade e um padrão anormal do muco cervical. No entanto, no sexo masculino os vasos deferentes estão atrésicos ou ausentes desde o nascimento. É possível que as secreções viscosas possam contribuir para a obstrução na fase intrauterina, seguida por falha no desenvolvimento dos vasos deferentes. A espermatogênese e o desenvolvimento testicular apresentam-se, de certa forma, normais. Aproximadamente 98% dos homens com fibrose cística têm azoospermia decorrente da obstrução parcial ou total dos vasos deferentes.[3,6]

DIAGNÓSTICO

O diagnóstico de FC nos países desenvolvidos é geralmente feito antes do segudo ano de vida. No Brasil, 40 a 50% dos casos são diagnosticados após os três anos de idade.[2]

Por ordem de especificidade, o diagnóstico deveria ser realizado: 1. pelo achado de duas mutações no gene da fibrose cística; ou 2. por dois testes de suor alterados; e 3. pela presença de pelo menos uma das seguintes manifestações clínicas epidemiológicas:

- doença pulmonar obstrutiva, supurativa ou sinusal crônica;
- insuficiência pancreática exócrina crônica;
- histórico de infertilidade masculina;
- histórico familiar de FC.[2]

Outros testes que contribuem para o diagnóstico são a triagem neonatal pelo método da tripsina imunorreativa (TIR) e a medida da diferença de potencial de mucosa nasal, método pouco difundido em nosso meio.[2]

O teste do suor, no entanto, é considerado padrão áureo para o diagnóstico da doença. O método da dosagem quantitativa de cloretos no suor, obtidos pela iontoforese por pilocarpina padronizado por Gibson & Cooke, é o único procedimento aceitável. Uma dosagem de cloreto superior a 60 mEq/L, em duas ocasiões diferentes, é diagnóstica.[2,6]

A análise e a identificação de duas mutações conhecidas confirmam o diagnóstico de FC, sendo decisivo naqueles pacientes com quadro duvidoso. O *screening* das 25 mutações mais frequentes detecta 80 a 85% dos alelos de pacientes com FC.

TRATAMENTO

Não existe tratamento definitivo para fibrose cística. O esforço é grande e contínuo para o desenvolvimento de um tratamento curativo. Assim, pelo caráter multissistêmico e crônico da doença, o tratamento deve ser realizado em centros de referência e com equipe multidisciplinar.[2,6]

O tratamento deve ser iniciado precocemente, evitando a progressão das lesões pulmonares e levando em consideração os órgãos acometidos (Quadro 11.1).[2]

O tratamento da insuficiência pancreática consiste na reposição enzimática, visando evitar a instalação ou o agravamento da desnutrição. O resultado do tratamento de reposição deve ser controlado com a melhora clínica.[2]

Além da reposição de enzimas digestivas, outro aspecto muito importante no tratamento dos pacientes fibrocísticos é o suporte nutricional, pois o prognóstico da doença pulmonar está intimamente relacionado à nutrição desses pacientes.[2,6]

TRATAMENTO DA DOENÇA PULMONAR

O tratamento das infecções é considerado um

dos aspectos mais importantes no manejo dos pacientes com FC. Os antibióticos são dirigidos para organismos bacterianos característicos da doença, e são administrados de forma intermitente para tratar as exacerbações pulmonares, ou continuamente para controlar a multiplicação de bactérias em pacientes que exacerbam a doença em curtos intervalos de tempo. As formas de administração desses antibióticos podem ser feitas via oral, intravenosa ou inalatória. Uma estratégia importante foi originada do conhecimento de que se pode retardar o surgimento da colonização crônica por PA, que é definida como a presença da bactéria no escarro obtido por expectoração, sucção nasofaríngea ou *swab* faríngeo, por pelo menos seis meses consecutivos ou menos, quando combinados com a presença de dois ou mais anticorpos precipitantes contra PA (Quadro 11.2).[1,6]

O uso de corticoesteroides sistêmicos de forma rotineira, no intuito de diminuir o declínio da função pulmonar, tem sido abandonado em razão dos efeitos colaterais significativos. O uso de corticoterapia inalatória é mais indicado para os pacientes com asma associada ou sibilância recorrente.[6]

Os broncodilatadores podem melhorar o *clearance* mucociliar e a resistência das vias aéreas, e são indicados também para pacientes com asma associada.[2]

Quadro 11.1 Objetivos gerais do tratamento da fibrose cística[2]

Educação continuada do paciente e dos familiares em relação à doença

Profilaxia das infecções com um programa vacinal completo

Detecção precoce e controle da infecção pulmonar

Fisioterapia respiratória e melhora da obstrução brônquica

Correção da insuficiência pancreática

Apoio nutricional, com orientações em relação à dieta e suplementação de vitaminas

Monitoramento da progressão da doença

Monitoramento de complicações

Aconselhamento genético familiar

Apoio psicológico para paciente e familiares

Acesso irrestrito às medicações

Informação para os pacientes e familiares sobre os avanços nos conhecimentos sobre a FC, mantendo uma atitude otimista em relação à doença

A dornase-α e a solução de salina hipertônica (7%) são os medicamentos mais empregados na atualidade para fluidificação das secreções brônquicas.[6,2]

FISIOTERAPIA RESPIRATÓRIA

A fisioterapia respiratória é universalmente recomendada, embora sejam raros os estudos comparando execução com abstenção.[6,8]

Muitas pesquisas comparam as diferentes técnicas empregadas, mas os estudos são conflitantes em comprovar a superioridade de uma determinada técnica. Adotou-se um consenso, portanto, de selecionar uma ou mais técnicas que melhor se adaptem aos requisitos individuais de cada paciente, facilitando assim o sucesso e a adesão ao tratamento.[2,6,9]

Técnicas fisioterapêuticas, como drenagem postural, percussão e vibração, são classificadas como fisioterapia respiratória convencional e as mais utilizadas no manejo de crianças pequenas e lactentes. Estudos sugerem que a quantidade de secreção expectorada é maior com esse padrão de fisioterapia quando comparado ao não tratamento.[8,9,10,11]

DRENAGEM POSTURAL

Trata-se do uso de posições específicas do corpo que utilizam a gravidade no transporte mucociliar.[10]

É recomendada sua utilização duas a três vezes ao dia, alternando diferentes segmentos pulmonares. Deve-se dar atenção particular aos lóbulos supe-

Quadro 11.2 Os dez sinais e sintomas da exacerbação pulmonar na fibrose cística[2]

Aumento da tosse

Aumento da produção de escarro

Febre

Anorexia e perda de peso

Absenteísmo na escola ou no trabalho

Diminuição da tolerância aos exercícios

Diminuição da $SatO_2$

Novos achados à ausculta pulmonar

Novos achados ao raio X de tórax

Redução de mais de 10% no VEF_1

riores, geralmente antes da alimentação. Posicionamentos em Trendelenburg são vistos com cuidado em pacientes com refluxo gastroesofágico.[8,10]

VIBRAÇÃO E PERCUSSÃO

Trata-se de técnicas manuais realizadas por um assistente ou pelo próprio paciente, as quais objetivam soltar e facilitar o *clearance* mucociliar.[10]

A percussão é aplicada confortavelmente na caixa torácica com as mãos em concha. A frequência, profundidade e força da técnica devem ser adaptadas a cada indivíduo. Também pode ser aplicada por meio de um dispositivo mecânico.[8]

A vibração é aplicada no tórax do paciente durante a fase expiratória da respiração, e consiste em uma pressão oscilatória fina que produz efeito mecânico, que ajuda na remoção da secreção periférica quando combinada com drenagem postural. No entanto, os estudos são inconsistentes para suportar essa afirmação. A força e a profundidade da técnica são adaptadas individualmente.[8]

TÉCNICAS DO CICLO ATIVO DA RESPIRAÇÃO (TCAR)

É uma das modalidades de tratamento mais usadas na Inglaterra, e consiste na combinação de três componentes individuais: exercícios de expansão torácica (três a quatro respirações profundas com ênfase na inspiração), técnicas de expiração forçada ou TEF (uma a duas expirações forçadas com a glote aberta) e períodos de relaxamento com controle da ventilação (respiração relaxada e suave no volume corrente). Estudos mostram benefícios na remoção de secreção e na função pulmonar dos pacientes com FC.[8,9,10]

Os componentes individuais das técnicas têm seus papéis bem definidos. O componente de expansão torácica aumenta o volume pulmonar, reduzindo a resistência ao fluxo aéreo distal e dos canais colaterais, e permite o auxílio na mobilização das secreções. A TEF baseia-se no conceito do ponto de igual pressão, por meio do qual a compressão da via aérea acontece abaixo desse ponto, o que equivale às pressões pleurais e brônquicas no ponto dependente do volume pulmonar. Como esse volume pulmonar diminui durante a técnica, esses pontos de igual pressão movem-se em direção aos alvéolos, permitindo aumentar (melhorar) a velocidade expiratória linear do fluxo aéreo para mobilizar secreções.[8,9,10]

DRENAGEM AUTOGÊNICA (DA)

Desenvolvida por Chevaillier, na Bélgica, essa técnica consiste em um sistema de três fases respiratórias, que usa altas taxas de fluxo expiratório ao mesmo tempo em que se evita o fechamento da via aérea. O objetivo da DA é alcançar fluxos aéreos elevados em diferentes gerações de brônquios para mobilizar secreções.[8,9,10,12]

A DA pode ser feita na posição mais confortável e efetiva para cada indivíduo. A técnica envolve inspiração lenta usando o diafragma e/ou tórax baixo, pausa inspiratória de 3 a 4 segundos, seguida de fluxo expiratório não forçado, na maior velocidade possível e com a glote aberta. A primeira fase da técnica envolve volumes pulmonares baixos para mobilizar e descolar secreções nas vias aéreas periféricas. A fase seguinte utiliza volumes pulmonares médios para coletar as secreções em regiões médias de vias aéreas e a última fase utiliza altos volumes para expectorar[8,9] (Figuras 11.3 e 11.4).

Um estudo comparando TCAR associada à drenagem postural com drenagem autogênica mostrou que ambas as técnicas foram efetivas para remoção de secreção em pacientes fibrocísticos, porém um número maior de pacientes apresentou melhora no VEF_1 com a drenagem autogênica, enquanto melhora na CVF foi notada com as TCAR.[12]

A DA pode ser usada conjuntamente com terapias de inalação e outras técnicas de fisioterapia, como máscara de PEP ou Flutter®.[8,9]

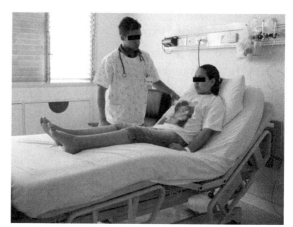

Figura 11.3 Criança recebendo orientação para realizar a drenagem autogênica.

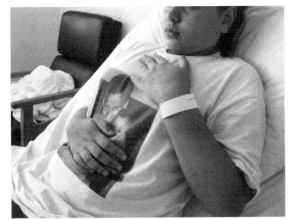

Figura 11.4 Apoio das mãos no tórax durante drenagem autogênica.

PRESSÃO EXPIRATÓRIA POSITIVA OSCILATÓRIA – FLUTTER®

Consiste em uma tubulação plástica onde o paciente exala contra uma resistência gerada por uma pequena esfera de aço inoxidável, que é deslocada com a pressão expiratória, que aumenta gradativamente e excede o efeito da gravidade, produzindo uma PEP oscilatória cíclica e um efeito vibratório.[8,9,10]

Alguns estudos sugerem melhora na higiene de escarro e poucos efeitos na função pulmonar.[8,9,13]

PRESSÃO EXPIRATÓRIA POSITIVA (PEP)

Pode ser aplicada por meio de uma máscara facial ou um bucal. O sistema da máscara de PEP compreende uma máscara facial, válvula de sentido único com orifícios inspiratórios e expiratórios. Um resistor é colocado no orifício expiratório para conseguir PEP, podendo esse nível ser medido introduzindo-se um manômetro entre o orifício e o resistor. Essas pressões devem variar de 10 a 20 cmH_2O durante a expiração, que não deve ser prolongada ou forçada.[8,10]

Os efeitos benéficos dessa técnica são atribuídos ao recrutamento de regiões pulmonares previamente fechadas, à melhora da distribuição da ventilação devido à dilatação da árvore brônquica e à melhora na ventilação colateral.[8,9]

Não foram encontradas diferenças significantes em provas de função pulmonar e escores de avaliação para pacientes fibrocísticos num estudo com diferentes programas de terapia envolvendo máscara de PEP. O estudo sugere que a máscara de PEP é um método útil de fisioterapia respiratória e auxilia na promoção da independência, mas que deveria ser associada a outras técnicas, com programas específicos para cada paciente.[14]

OSCILAÇÃO DE ALTA FREQUÊNCIA DA PAREDE TORÁCICA

Dispositivo mecânico que consiste em colete inflável e gerador de ar de pulso para criar a oscilação externa da parede torácica. Um aumento transitório no fluxo é produzido a cada compressão. Apesar de alguns estudos relatarem melhora na função pulmonar em relação à fisioterapia convencional, e aumento na expectoração de secreção, o custo individual desse dispositivo é significativo e merece consideração.[8,9]

VENTILAÇÃO PERCUSSIVA INTRAPULMONAR (IPV)

A ventilação percussiva pulmonar combina a inalação e percussão torácica interna aplicada através de um bocal. A percussão intrapulmonar é conseguida por meio de pequenos e rápidos golpes de ar via jato. Foi relatado que esse dispositivo é eficiente, durável, seguro e bem aceito pelo paciente.[8,9,15]

EXERCÍCIOS

Os estudos a curto prazo de programas de exercícios em pacientes com fibrose cística demonstram benefícios terapêuticos consideráveis. Cuidados especiais devem ser dados aos programas de exercícios para pacientes com doença pulmonar severa ($VEF_1 < 55\%$ do predito) (Quadro 11.3).[8]

Quadro 11.3 Benefícios dos exercícios para paciente com FC[8]

Melhora do condicionamento cardiorrespiratório
Melhora da resistência dos músculos respiratórios
Diminuição da sensação de cansaço
Aumento da depuração de secreção
Melhora da imagem corporal através do aumento de massa e definição muscular
Melhora do estado psicológico
Melhora da qualidade de vida

ASSISTÊNCIA VENTILATÓRIA NÃO INVASIVA EM PACIENTES COM FC

O uso de ventilação não invasiva melhora a ventilação alveolar e a troca de gases, permitindo o descanso da musculatura respiratória em pacientes com fibrose cística com doença pulmonar de severidade variável.[16]

Em pacientes adultos com falência respiratória hipoxêmica, que evoluem com hipercapnia durante a oxigenoterapia, o uso de suporte ventilatório não invasivo com pressão binível melhora os níveis de $PaCO_2$ a curto prazo.[17]

A associação do uso de ventilação não invasiva durante a fisioterapia respiratória, nos períodos de agudização de pacientes adultos com doença pulmonar severa, melhora a função muscular inspiratória, saturação de oxigênio e função de pequenas vias aéreas, reduzindo a dispneia.[18]

TRANSPLANTE PULMONAR

É indicado para pacientes com doença pulmonar avançada em vigência de tratamento ideal. O prognóstico atual está na ordem de 60% de sobrevida em três anos, sendo melhor para adultos que para crianças. A rejeição é um fenômeno frequente entre os sobreviventes.[3,6]

PERSPECTIVAS

Quando a sequência da CFTR, gene responsável pela FC, foi determinada em 1989, muitos predisseram, de modo otimista, a cura para o componente pulmonar da doença com a terapia gênica. O papel exato da proteína nas vias aéreas e o mecanismo pela sua direta participação na patologia da doença permanecem obscuros.[19]

As perspectivas estão voltadas para os avanços genéticos, com o descobrimento do gene da FC e das suas inúmeras mutações. Diferentes estratégias para se corrigir o defeito genético, como uso de vetores virais e vetores lipídicos, tiveram resultados modestos. Esse tema ainda é objeto de constantes estudos.[6,7]

REFERÊNCIAS BIBLIOGRÁFICAS

1. Reis FJC, Damasceno N. Fibrose cística. J Pediatr 1998; 74 (Supl 1): 76-94.

2. Ribeiro JD, Ribeiro MAGO, Ribeiro AF. Controvérsias na fibrose cística. J Pediatr 2002; 78 (Supl.2): 171-86.

3. Ratjen F, Döning G. Cystic fibrosis. Lancet 2003; 361: 681-9.

4. Ramsey BW, Dorkin HL. Consensus conference: practical application of Pulmozyme®. Pediatr Pulmonol 1994; 17: 404-8.

5. Orenstein DM, Winnie GB, Altman H. Cystic fibrosis: a 2002 update. Pediatr 2002; 140(2): 156-64.

6. Marostica PJC. Fibrose cística. Pneumoatual, junho 2004. Disponível em: www.pneumoatual.com.br.

7. Rozov T. Fibrose cística. In: Doenças pulmonares em pediatria: diagnóstico e tratamento. São Paulo: Atheneu; 1999. p.443-59.

8. Association of Chartered Physiotherapists in Cystic Fibrosis (ACPCF). Clinical Guidelines for the physiotherapy management of cystic fibrosis. Cystic Fibrosis Trust; 2002.

9. Prasad SA, Main E. Finding evidence to support airway clearance techniques in cystic fibrosis. Dis and Rehabilitation 1998; 20(6-7): 235-46.

10. Willians MT. Chest physiotherapy and cystic fibrosis. Why in the most effective form of treatment still unclear? Chest 1994; 106(6): 1872-82.

11. Thomas J, Cook DJ, Brooks D. Chest physical therapy management of patients with cystic fibrosis: a meta-analysis. Am J Respir Crit Care Med 1995; 151(3): 846-50.

12. Miller S, Hall DO, Clayton CB, Nelson R. Chest physiotherapy in cystic fibrosis: a comparative study of autogenic drainage and the active cycle of breathing techniques with postural drainage. Thorax 1995; 50: 165-9.

13. Padman R, Geouque DM, Engelhardt MT. Effects of flutter device on pulmonary function studies among pediatric cystic fibrosis patients. Del Med J 1999; 71: 13-8.

14. Steen HJ, Redmond AOB, O'Neill D, Beattie F. Evaluation of the PEP mask in cystic fibrosis. Acta Paediatr Scand 1991; 80: 51-6.

15. Newhouse PA, White F, Marks JH, Homnick D. The intrapulmonary percussive ventilator and flutter device compared to standard chest physiotherapy in patients with cystic fibrosis. Clin Pediatr 1998; 37: 427-32.

16. Faurox B, Hart N, Lofaso F. Non invasive mechanical ventilation in cystic fibrosis: physiological effects and monitoring. Monaldi Arch Chest Dis 2002; 57(5-6): 268-72.

17. Dobbin CJ, Milross MA, Piper AJ, Sullivan C, Grunstein RR, Bye PT. Sequential use of oxygen and bi-level ventilation for respiratory failure in cystic fibrosis. J Cyst Fibros 2004; 3(4): 237-42.

18. Holland AE, Denehy L, Ntoumenopoulos G, Naughton MT, Wilson JW. Non-invasive ventilation assists chest physiotherapy in adults with acute exacerbations of cystic fibrosis. Thorax 2003; 58: 880-4.

19. Larson JE, Cohen JC. Developmental paradigm for early features of cystic fibrosis. Pediatric Pulmonol 2005; 40: 371-7.

12

DEFICIÊNCIA DE α_1-ANTITRIPSINA

ADRIANA FERRAIOLO DE FREITAS
DENISE DE ANDRADE CASTRO
CLÁUDIA JEANNE CLAUDINO DE PONTES
LUCIANA ROLIM ARISTÓTELES

A deficiência de α_1-antitripsina (AAT) é uma doença hereditária transmitida como um traço autossômico recessivo, descrita pela primeira vez em 1963.[1] Nas últimas décadas, tem sido exaustivamente estudada, o que levou a um entendimento das anormalidades moleculares, da fisiopatologia da doença pulmonar e hepática, bem como novas abordagens terapêuticas, tanto no tratamento da deficiência propriamente dita quanto das doenças associadas.

A deficiência dessa proteína no soro e nos tecidos corporais ocorre pela herança de dois alelos inibidores de protease deficientes localizados no segmento 14q31-32.3 do gene AAT. Em indivíduos sadios, há a presença de dois genes M (fenótipo PI*MM). Dos alelos deficientes, o PI*Z é o mais comum, e a forma homozigótica PI*ZZ resulta em baixas concentrações séricas da proteína AAT, geralmente abaixo de 11 μm (50 mg/dl).

O enfisema pulmonar é a doença mais frequentemente associada à deficiência de AAT, e é a maior causa de morbidade e mortalidade nesses pacientes. A segunda complicação mais frequente é a doença hepática, que se apresenta geralmente nos primeiros dias ou semanas de vida como colestase e icterícia, as quais regridem na adolescência.[2] Entretanto, em uma minoria de lactentes a colestase persiste ou se agrava, e está associada a insuficiência hepática e morte em poucos anos. As crianças que sobrevivem e chegam à vida adulta têm probabilidade de 30 a 40% de desenvolver cirrose e carcinoma hepatocelular após os cinquenta anos de idade.

A AAT recebeu esse nome pela sua capacidade de inibir a tripsina, mas, na verdade, inibe também outras proteases lisossomais, e sua concentração sérica normal é de 120 a 200 mg/dl. O seu papel principal, no entanto, é inibir a elastase dos neutrófilos, uma enzima que degrada a elastina e a membrana basal de outros componentes da matriz.

A AAT é sintetizada pelos hepatócitos, e cerca de 100 variantes genéticas já foram identificadas até o momento.[3] A variante Z da molécula, o fenótipo mais frequentemente associado à doença pulmonar, leva a uma produção normal de antitripsina, porém somente 15% é liberada para a circulação sanguínea. A deficiência ocorre porque 85% da AAT sintetizada é bloqueada no canal secretório terminal do hepatócito. Em seu estudo, Serres estimou que 117 milhões de pessoas no mundo apresentam o fenótipo PI*MS e PI*MZ, e que 3,4 milhões de indivíduos têm o fenótipo PI*ZZ, PI*SZ ou PI*SS.[4]

Em algumas formas da doença as alterações hepáticas aparecem precocemente, mas, na maioria das crianças com deficiência de AAT, poucas evidências de doença pulmonar existem na primeira década. No adolescente ou em adulto jovem, a dispneia é a primeira manifestação. A radiografia de tórax pode revelar hiperinsuflação, e a doença pode ser confundida com asma de início tardio. O enfisema progressivo ou as formações císticas pulmonares podem estar associados à infecção pulmonar prévia ou ao tabagismo. Neste capítulo, daremos ênfase às manifestações pulmonares da deficiência de AAT.

EPIDEMIOLOGIA

A prevalência da deficiência de AAT em recémnascidos tem sido estimada em vários estudos realizados no mundo, porém os dados são conflitantes, uma vez que existe uma grande variação na frequência do gene Z em diferentes países. Em um estudo realizado na Suécia entre 1972 e 1974 com 200 mil crianças, 127 tinham o fenótipo PI*ZZ, resultando em uma prevalência de 1:1.600 nascidos vivos.[5] Outros estudos realizados no Oregon, St. Louis e Nova York estimaram uma prevalência de 1:5.097, 1:2.857 e 1:3.694, respectivamente.[6]

FISIOPATOLOGIA

Os hepatócitos são a fonte primária de AAT, apesar de esta ser também produzida nos fagócitos mononucleares e células epiteliais do intestino e dos pulmões. A função principal da AAT é inibir uma variedade de proteínas séricas, mas o seu alvo principal é a elastase dos neutrófilos. Os genótipos AAT que conferem um risco maior de desenvolver enfisema pulmonar são aqueles nos quais os alelos deficientes ou nulos são combinados na forma homo ou heterozigótica, codificando níveis plasmáticos de AAT abaixo de um limite protetor, que é 11 μmol/L.

A patogênese do enfisema pulmonar por deficiência de AAT, bem como decorrente do tabagismo em indivíduos com níveis normais de AAT, parece ser creditada ao desequilíbrio entre o sistema protease-antiprotease. Numerosas proteínas encontradas no plasma possuem capacidade inibitória de enzimas com propriedades elastolíticas. A mais importante delas é a α_1-globulina, que, historicamente, impedia a ação das tripsinas, daí o nome de α_1- antitripsina; no entanto, esse efeito inibidor também se manifesta contra uma gama de enzimas proteolíticas, por isso é melhor que se use o termo inibidor de protease (A1PI).

A hipótese do desequilíbrio protease-antiprotease propõe que o enfisema pulmonar na deficiência de AAT ocorre em razão de um desequilíbrio entre as defesas antielastase do pulmão e a ação excessiva da elastase dos leucócitos, levando à degradação da elastina e de outros componentes da matriz extracelular no trato respiratório inferior. A AAT é a maior defesa antielastase nos espaços alveolares, e os indivíduos com deficiência severa de AAT nos alvéolos são predispostos a desenvolver enfisema.[7] Alguns estudos com grande série de pacientes mostraram que menos de 60% dos indivíduos com deficiência severa de AAT desenvolvem limitações significativas do fluxo aéreo. Isto sugere que, em muitos casos, a deficiência de AAT, por si, não é suficiente para induzir enfisema. Um fator patogênico que deve ser levado em consideração é o tabagismo. O tabaco possui propriedades capazes de influir no sistema protease-antiprotease, seja aumentando a produção da primeira, seja diminuindo a atividade da segunda; o fumo promove um aumento dos neutrófilos nos espaços aéreos, possibilita um recrutamento de macrófagos alveolares, criando condições que aumentam a liberação de enzimas elastolíticas nesse órgão. Entretanto, ao inativar parcialmente o sistema A1PI por oxidação metionínica, faz diminuir a atividade antielastase.

HISTOPATOLOGIA

Nas necrópsias, o enfisema panlobular com predominância basal é visto em pacientes adultos com deficiência severa de AAT. Mesmo em crianças, como no caso de uma menina de onze anos que faleceu em decorrência de cirrose, reportado por Glasgow et al.,[8] o enfisema panlobular foi encontrado.

Relatos de histologia brônquica e bronquiolar em indivíduos com deficiência de AAT são escassos na literatura. Foi notada perda de músculo e fibras elásticas nos pequenos brônquios. Em tecido pulmonar ressecado de pacientes com enfisema grave por deficiência de AAT, alterações no nível dos bronquíolos, tais quais bronquiolectasia, bronquiolite aguda e crônica, bronquiolite obliterante e bronquiolite obliterante com pneumonia em organização (BOOP), foram notadas em maior frequência do que nos pacientes enfisematosos sem deficiência de AAT. Algumas vezes, grandes bolhas, geralmente nas bases pulmonares, são descritas em necrópsias, em espécimes cirúrgicos ou em raio X.

MANIFESTAÇÕES CLÍNICAS

A doença pulmonar obstrutiva crônica (DPOC) nos pacientes com deficiência de AAT geralmente se manifesta em uma idade média entre 32 e 41 anos, nos indivíduos tabagistas. Apesar de haver uma variabilidade muito grande na idade de início dos sintomas, a maior parte dos estudos concorda que eles raramente começam antes dos 25 anos. O maior estudo disponível com pacientes (n = 1.129) que responderam a um questionário a respeito dos sintomas foi realizado pelo National Heart, Lung and Blood Institute (NHLBI), em 1997.[9] Esse estudo incluiu indivíduos com níveis séricos de AAT menores que 11 μM, alguns deles assintomáticos. O sintoma mais frequentemente relatado foi a dispneia (em 84% dos participantes), seguida de sibilos durante infecções do trato respiratório (76%), apesar de o sibilo, mesmo na ausência de infecção, também ter sido um sintoma comum (65%). Os pacientes podem relacionar o início dos sintomas crônicos a uma infecção respiratória aguda. Em alguns, a respiração curta está presente apenas durante as exacerbações agudas. A tosse estava presente em 42% dos participantes. Tosse e congestão por, pelo menos, três semanas em um ano foi descrita por 50% dos indivíduos, e pode se apresentar mesmo em idades mais baixas, em torno de dezoito anos. Outros estudos têm descrito uma tosse produtiva crônica por três meses em, pelo menos, dois anos consecutivos, consistente com bronquite crônica em 8 a 40% dos pacientes com deficiência de AAT. Uma tosse crônica com ou sem produção de escarro tem sido vista em associação com achados radiográficos de bronquiectasias cilíndricas. Alguns pacientes observam quantidades copiosas de escarro purulento, espesso e viscoso. A presença de sibilos esporádicos e dispneia consistente com o diagnóstico de asma tem sido notada na deficiência de AAT.

Num estudo avaliando a presença de sibilos, resposta a broncodilatadores, atopia e aumento sérico dos níveis de IgE, três ou mais desses marcadores para asma foram encontrados em 22% dos pacientes com deficiência de AAT comparados com 5% dos pacientes com DPOC sem deficiência de AAT. Rinite alérgica foi um achado comum, mesmo quando a obstrução das vias aéreas não estava presente.

No estudo do NHLBI,[9] a maioria das mortes (72%) foi decorrente de enfisema. Uma doença torácica nos últimos três anos, que manteve o paciente inativo, em casa, ou acamado, foi relatada por 68% dos pacientes. Trinta por cento dos participantes desse estudo relataram aposentadoria por invalidez em uma idade média de 46 anos, indicando a significativa morbidade associada à deficiência de AAT.[9]

EXAME FÍSICO

Não há achados físicos suficientemente sensíveis ou específicos no diagnóstico da deficiência de AAT.

O exame físico pode ser normal no início da doença. À medida que ela evolui, os sinais de hiperinsuflação pulmonar aparecem e a ausculta pulmonar pode revelar roncos ou haver redução do murmúrio vesicular nas bases naqueles pacientes com enfisema extenso. Os sibilos, às vezes ausentes na respiração silenciosa, frequentemente podem ser ouvidos na expiração forçada. Após esforço mínimo ou mesmo repouso, pode-se observar respiração difícil. Os pacientes tendem a inclinar-se para a frente, apoiando-se nos cotovelos quando sentados, enquanto usam os músculos acessórios da respiração, caracterizando tiragem. Cianose também pode ser observada. Uma vez que muitos desses pacientes são erroneamente diagnosticados como asmáticos, este é um dos poucos casos em que um exame complementar, a espirometria, deve suplantar o exame físico na avaliação dos pacientes, pois as medidas espirométricas devem retornar aos valores normais na maioria dos pacientes com asma adequadamente tratada.[6]

TESTES LABORATORIAIS

A redução ou a ausência da banda de α_1-globulina na eletroforese de proteínas deve levantar suspeita de deficiência de AAT, a ser confirmada quantitativa e qualitativamente. Os testes quantitativos incluem a determinação dos níveis plasmáticos de AAT por imunoeletroforese, imunodifusão radial ou, mais recentemente, por nefelometria. O teste qualitativo mais comumente usado na identificação das variantes AAT é a fenotipagem (IEF), e pode ser realizado em amostras de soro ou plasma. O diagnóstico molecular (genotipagem) é realizado no DNA genômico extraído de células mononucleares circulantes.[10]

TESTES DE FUNÇÃO PULMONAR

Os testes de função pulmonar devem incluir espirometria (pré e pós-broncodilatador), medidas do volume pulmonar pela diluição de hélio ou pletismografia corporal, e capacidade de difusão do CO em uma única respiração.

A espirometria é o teste de função pulmonar mais realizado nos pacientes com DPOC por deficiência de AAT, por ser reproduzível e refletir aspectos importantes da função pulmonar.[6] As alterações espirométricas incluem redução do volume expiratório forçado

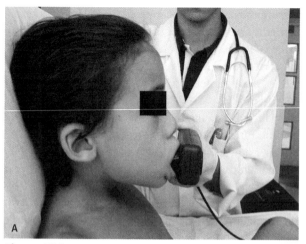

Figura 12.1 Criança realizando espirometria.

em 1 segundo (VEF$_1$) e uma capacidade vital forçada (CVF) reduzida ou normal. A alteração obstrutiva (relação VEF$_1$/CVF reduzida) se deve à perda da complacência advinda do enfisema com colapso dinâmico da via aérea previamente normal. As curvas de fluxo-volume geralmente mostram acentuada redução no fluxo com volumes pulmonares reduzidos, tipicamente evidenciado pela concavidade da porção expiratória da curva de fluxo. Assim, o acompanhamento dos pacientes com deficiência de AAT deve incluir uma espirometria anual, pelo menos. O enfisema também prejudica as trocas gasosas, com redução na capacidade de difusão com um aumento do gradiente alveolar-arterial de oxigênio (Figura 12.1).

A função cardiopulmonar pode ser avaliada pelo teste de esforço. Enquanto em indivíduos sadios a PaO$_2$ pode não se alterar, ou mesmo aumentar durante o exercício, nos pacientes com deficiência de AAT ela pode estar acentuadamente reduzida, e a diferença de oxigênio alveolar-arterial pode aumentar.

DIAGNÓSTICO POR IMAGEM

A radiografia de tórax no início da doença é geralmente normal. Nos estágios mais avançados, a hiperinsuflação e o aumento da radiotransparência dos pulmões, particularmente dos segmentos pulmonares inferiores, são evidentes. A cúpula diafragmática está rebaixada e retificada, há exagerada verticalização do coração e aumento do diâmetro anteroposterior do tórax (Figura 12.2). Desses critérios, a retificação da cúpula diafragmática, vista na projeção em perfil do tórax, é, provavelmente, o achado mais específico.

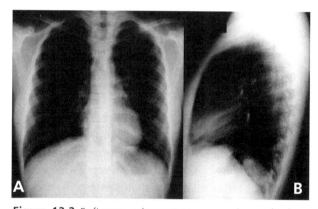

Figura 12.2 Enfisema pulmonar em uma criança de doze anos. Em **A**, raio X de tórax em PA; e em **B**, perfil com sinais de hiperinsuflação pulmonar caracterizada por aumento da transparência pulmonar, dos espaços intercostais e do diâmetro anteroposterior do tórax com retificação e rebaixamento da cúpula diafragmática.

A trama vascular está reduzida, principalmente nas zonas inferiores, em contraste com a predominância da doença nas zonas superiores no enfisema não relacionado à deficiência de AAT.[6] As bronquiectasias podem ser detectadas na radiografia simples do tórax como hipotransparências lineares, sugerindo pequenas hipertransparências arredondadas e ovais de permeio (Figura 12.3).

A tomografia computadorizada (TC) é muito mais sensível que a radiografia de tórax ou os testes de função pulmonar na detecção de enfisema. A TC de alta resolução do tórax (TCAR) é mais sensível para a detecção das alterações morfológicas como a doença bolhosa e bronquiectasias. Na TCAR, o enfisema é caracterizado pela presença de áreas focais de baixa

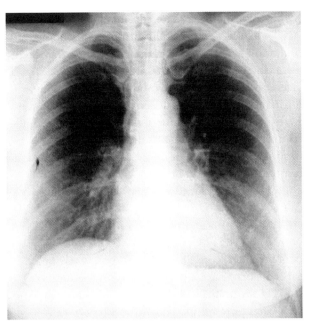

Figura 12.3 Bronquiectasias no pulmão direito. Raio X de tórax em PA. Hipotransparências lineares (brônquios dilatados preenchidos por secreção) sugerindo pequenas hipertransparências arredondadas e ovais (brônquios dilatados) na base.

atenuação sem paredes definidas e facilmente separadas do parênquima pulmonar normal circunjacente.

O enfisema é classificado, anatomicamente, com base na distribuição das anormalidades dentro do ácino ou lóbulo secundário, e pode ser dividido em: centrolobular (acinar proximal), se o foco primário de destruição está centrado nos espaços aéreos que circundam os bronquíolos respiratórios, como tipicamente ocorre nos fumantes; panlobular (panacinar), se o espaço aéreo é uniformemente destruído, como ocorre com os pacientes com deficiência de AAT; e parasseptal (acinar distal), se existe envolvimento seletivo do ácino distal que, quando confluente, leva à formação de bolhas, podendo resultar em pneumotórax espontâneo, como ocorre especialmente em pacientes jovens.[11]

O padrão de distribuição do enfisema na TCAR do tórax é influenciado pelo tipo do enfisema. O tipo panlobular é quase sempre mais severo nos lobos inferiores, e os vasos pulmonares no parênquima afetado são em menor número e menores do que o normal, podendo ser de difícil identificação. Thurlbeck descreveu o enfisema panlobular como uma "simplificação difusa da estrutura pulmonar, com perda progressiva de tecido até que reste pouco mais do que a moldura de sustentação dos vasos, septos e brônquios".[12] No enfisema panlobular grave, a aparência característica de destruição pulmonar extensa e a escassez de impressões vasculares associadas são facilmente diferenciadas do parênquima pulmonar normal (Figura 12.4). Além disso, em graus leves ou moderados o enfisema panlobular pode ser muito sutil e de difícil diagnóstico.

Em um estudo de King et al.[13], seis de quatorze pacientes com deficiência de AAT (43%) tinham evidências, na TCAR, de bronquiectasias, achado este associado a sintomas de infecção. As bronquiectasias podem ser definidas como dilatações irreversíveis dos brônquios, localizadas ou difusas, cujo aspecto tomográfico é conhecido como "anel de sinete", traduzindo a imagem de um brônquio dilatado que apresenta, então, um calibre maior que o da artéria pulmonar adjacente. Embora a dilatação brônquica seja a característica básica da bronquiectasia, espessamento da parede do brônquio, retenção de líquido em seu interior e anormalidades das pequenas vias aéreas também são comumente vistas na TCAR (Figura 12.5). O estudo de Cuvelier et al.[14] sugere que as bronquiectasias são muito mais o resultado das alterações enfisematosas no parênquima pulmonar que da deficiência de AAT por si.

A cintigrafia de perfusão/ventilação pode ser uma ferramenta útil na detecção de alterações precoces associadas à deficiência de AAT, já que mesmo indivíduos com função pulmonar relativamente normal podem ter achados positivos na cintigrafia. Tipicamente, o exame de ventilação mostra distribuição simétrica do xenônio-133 por todas as zonas

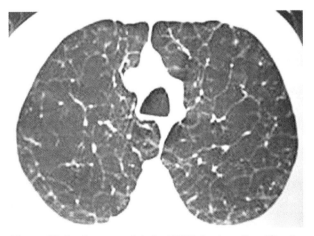

Figura 12.4 Enfisema panlobular. TCAR do tórax. Simplificação marcante da arquitetura do parênquima pulmonar, de forma difusa, com áreas de atenuação anormalmente baixa. As áreas de enfisema envolvem o lóbulo secundário por completo.

do pulmão durante a fase de equilíbrio, seguido de um retardo simétrico em sua lavagem mais proeminente nas zonas médias e bases pulmonares. Uma perda simétrica na perfusão arterial pulmonar é também encontrada, sobretudo nas bases.

PROGNÓSTICO

O VEF_1 tem sido descrito como o mais importante teste preditivo da sobrevida dos pacientes com enfisema pulmonar relacionado à deficiência de AAT. Em um estudo realizado na Dinamarca,[15] a sobrevida em dois anos foi normal, desde que o VEF_1 estivesse acima de 35%. Para indivíduos com VEF_1 abaixo de 35%, a mortalidade em dois anos aumentou exponencialmente com o decréscimo no VEF_1. Em tabagistas que não conseguem parar de fumar, a expectativa de vida é de menos de vinte anos após a confirmação do diagnóstico de deficiência de AAT. Dentre os indivíduos com alteração da função pulmonar, os estudos não mostraram diferença significativa no declínio no VEF_1 entre tabagistas e ex-tabagistas, mas os ex-fumantes tiveram uma sobrevida maior. Entre os pacientes que nunca fumaram, foi observada uma expectativa de vida normal.[15]

TRATAMENTO

As recomendações para o tratamento de pacientes com DPOC não relacionada à deficiência de AAT podem ser também adotadas por aqueles pacientes com doença pulmonar por sua deficiência.

A maioria dos pacientes com deficiência de AAT e DPOC encontra alívio com o uso de broncodilatadores. Estes são geralmente usados para reduzir a dispnéia durante a realização de exercícios físicos, porém o seu uso abusivo pode levar a ansiedade e tremores. Os corticoesteroides inalatórios podem ser prescritos para aqueles pacientes com sinais de hiper-reatividade brônquica, já que a diminuição no grau de inflamação brônquica pode reduzir a perda do VEF_1 a longo prazo.

Os corticoesteroides orais são indicados aos pacientes que apresentam asma associada, levando-se em conta os seus efeitos colaterais a longo prazo, sobretudo a perda de massa óssea na coluna vertebral, pois a redução da altura dos corpos vertebrais dorsais concorre para a perda de volume pulmonar.

Os antibióticos devem ser usados em pacientes com bronquite ou infecção do trato respiratório superior.

A oxigenoterapia é utilizada nos pacientes cuja saturação é reduzida durante os exercícios físicos. Se existe hipoxemia severa, o uso crônico de oxigênio deve ser considerado.

A má-nutrição e a perda de peso são problemas comuns nos pacientes com enfisema e parecem ser decorrentes do aumento do metabolismo, em razão do esforço respiratório maior que esses pacientes apresentam para manter a saturação dentro de um padrão relativamente normal. Mesmo com a reposição calórica adequada, é difícil manter o peso ideal nesses indivíduos, mas pequenas refeições em intervalos menores são eficientes na redução da dispneia causada pela distensão abdominal.

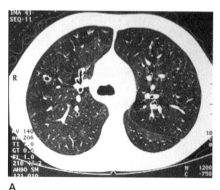
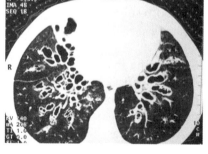
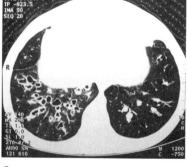

A   B   C

Figura 12.5 Bronquiectasias com espessamento da parede brônquica. TCAR do tórax. Em **A**, segmentos pulmonares superiores com discretos brônquios dilatados de paredes espessadas e padrão de perfusão em mosaico. Em **B**, segmentos mais inferiores com exuberantes bronquiectasias em "anel de sinete". Em **C**, segmentos basais com numerosas bronquiectasias com sinais de impactação mucoide no lobo inferior esquerdo.

A depressão e o pânico ocorrem frequentemente nos pacientes com enfisema, e podem ser tratados com antidepressivos e ansiolíticos.

O transplante pulmonar tem se tornado uma opção para muitos pacientes com DPOC terminal. De acordo com Hosenpud et al.,[16] 12% de todos os transplantes pulmonares são realizados em pacientes com deficiência de AAT, e a sobrevida em cinco anos é de 50%.

A cirurgia de redução do volume pulmonar é uma outra opção, e compreende a ressecção de 20 a 30% das áreas mais acometidas pelo enfisema e com a perfusão mais reduzida, e, quando corretamente indicada, melhora a tolerância aos exercícios e alivia a dispneia.[17]

Talvez o ponto mais importante no tratamento dos pacientes com enfisema relacionado à deficiência de AAT é, justamente, corrigir essa deficiência. Se ela for corrigida, a futura destruição pulmonar pode ser prevenida e a doença estabilizada. Inúmeros estudos têm discutido as diversas formas de reposição da AAT, e as opções de terapia incluem a reposição, por via intravenosa, de concentrado de AAT purificado derivado do plasma humano (Prolastin®); terapia de reposição inalatória; AAT recombinante e inibidores sintéticos da elastase, estes ainda em estudo.[18] Os últimos estudos disponíveis indicam que a terapia de reposição tem diminuído a mortalidade geral e o declínio do VEF_1 nos pacientes com valores entre 35 e 65% do esperado.

Por fim, a reabilitação pulmonar é de suma importância nesses pacientes, e será discutida a seguir.

TRATAMENTO FISIOTERÁPICO

A reabilitação pulmonar combina um regime terapêutico multidisciplinar envolvendo o recondicionamento cardiovascular e pulmonar, a autoconfiança e o controle de estresse. A maior parte das autoridades no assunto concorda que a reabilitação melhora a resistência e reduz a dispneia e o número de hospitalizações.[19] Vários dos esquemas publicados têm funcionado, e a forma como são planejados parece menos importante que a disposição do paciente em segui-los. Uma vez que os pacientes com deficiência de AAT são geralmente mais jovens e sofrem de menos comorbidade que aqueles com DPOC de outras etiologias, exercícios mais vigorosos e em uma frequência maior são geralmente bem tolerados.[20] De maneira geral, esses pacientes apresentam um distúrbio ventilatório obstrutivo misto, em que se associam obstrução e broncoespasmo. Assim, serão abordadas as técnicas de higiene brônquica e desinsuflação pulmonar.[21,22]

Drenagem autógena

É uma forma de autodrenagem que utiliza inspirações e expirações lentas, controladas pelo paciente, para tentar alcançar o maior fluxo aéreo possível nas diferentes gerações brônquicas, e pode ser aplicada a partir dos cinco ou seis anos de idade. Essa técnica é realizada, geralmente, na posição sentada, e possui três fases distintas. A primeira é a de deslocamento, utilizando baixo volume pulmonar com o objetivo de deslocar secreções distais. O paciente respira 4 a 5 vezes, com a expiração ocorrendo no volume de reserva expiratória. A segunda fase é de coleta de muco, realizada por médio volume pulmonar e destinada a reunir as secreções nas vias aéreas médias. Por último, a fase de remoção do muco destina-se a eliminar as secreções das vias aéreas centrais utilizando médio ou alto volume pulmonar. O paciente respira 4 a 5 vezes, sendo a inspiração no nível do volume de reserva inspiratória e a expiração no nível do volume de reserva expiratória.[23,24,25]

Expiração lenta total com a glote aberta em decúbito infralateral (ELTGOL)

Essa técnica foi criada pelo fisioterapeuta belga Guy Postiaux. A manobra começa com uma expiração lenta, a partir da capacidade residual funcional, e prossegue até o volume residual, com a glote e/ou a boca aberta. Caso seja difícil manter a glote aberta, recomenda-se o uso de um bocal.

Ao posicionar o pulmão acometido infralateralmente, o fisioterapeuta ficará atrás do paciente com uma mão no hemiabdome infralateral realizando uma compressão lenta, e a outra mão apoiada na parede lateral oposta (tórax superior), exercendo um contra-apoio. Nesse momento, o paciente será orientado a manter a glote totalmente aberta e expirar com o fluxo lento.

A ETGOL (Figura 12.6) destina-se a obstruções brônquicas médias em pacientes cooperativos, sendo indicada a partir dos dez anos de idade.[21,26,27]

Técnica de expiração forçada (TEF)

A TEF é realizada através de uma expiração for-

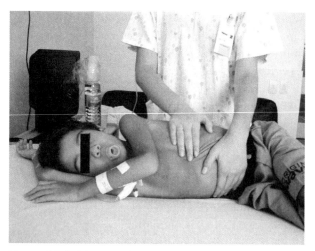

Figura 12.6 Criança realizando ELTGOL.

çada a alto, médio ou baixo volume pulmonar, obtida graças à contração ativa dos músculos abdominais.

O principal objetivo da TEF é remover o muco brônquico e auxiliar na eliminação de secreções, uma vez que gera menos alterações da pressão transpulmonar e menor compressão dinâmica das vias aéreas. Entretanto, na criança maior, os efeitos da TEF estão limitados à árvore traqueobrônquica proximal, não sendo significativos na periferia.

Os anglo-saxões, principais promotores da aplicação da TEF em crianças, recomendam seu uso associado a outras técnicas, como a drenagem postural e percussão.[21,28,29,30]

Ciclo ativo da respiração

Técnica que possui basicamente três ciclos, combinando a TEF a outros exercícios repetidos, como o de controle respiratório e expansão torácica. Sequencialmente, os componentes do ciclo ativo da respiração são:

1. Controle respiratório: envolve a respiração diafragmática realizada através de 3 a 4 inspirações nasais suaves, dirigindo a ventilação para a região abdominodiafragmática, e pode contar com a estimulação manual do fisioterapeuta. A expiração é passiva e pode ser realizada com os lábios semicerrados. Essa fase é destinada a auxiliar na prevenção do broncoespasmo.
2. Exercício de expansão torácica: são realizadas 3 a 4 inspirações profundas com a estimulação manual na região torácica. A expiração é relaxada e pode ser acompanhada de percussão, vibração e compressão. A fase de expansão torácica auxilia o deslocamento de secreções e fornece o volume necessário para a técnica de expiração forçada.
3. Técnica de expiração forçada: o paciente realiza 2 a 3 expirações forçadas com a boca aberta (*huffing*), e a seguir retorna para o ciclo inicial da técnica. O objetivo dessa fase é mobilizar as secreções para as vias aéreas centrais, facilitando a sua expulsão.[25,29,31,32]

Flutter®

O *flutter* é um aparelho portátil e simples, que se destina às obstruções importantes quando há suspeita de instabilidade da parede brônquica e colapso expiratório. O mecanismo da técnica incorpora a pressão positiva nas vias aéreas, a oscilação de alta frequência e as técnicas de exercícios respiratórios ativos. O aparelho possui o formato de cachimbo, com uma abertura única na peça bucal e uma série de pequenos furos na saída. Internamente, contém uma esfera de aço inoxidável incluída no pequeno cone.

No Flutter®, o paciente inspira profundamente pelo nariz e expira pelo bocal contra uma resistência gerada pela pequena esfera de aço e pelos pequenos orifícios de saída. O movimento da esfera, durante a expiração, cria frequência vibratória em torno de 8 a 26 Hz e pressões de 5 a 35 cmH$_2$O.

O paciente deve estar sempre sentado, com o aparelho mantido na posição horizontal e inclinado levemente para baixo, até que se sinta um máximo efeito oscilatório. A fase expiratória pode ser realizada de forma rápida ou lenta.[21,22,29,33]

Shaker®

Possui formato e mecanismo de funcionamento interno semelhantes ao Flutter®. Sua vantagem está no fato de que pode ser realizado tanto na posição sentada quanto em decúbito dorsal e pode ser associado à drenagem postural, além de apresentar menor custo, estando indicado em situações em que há acúmulo de secreções brônquicas, como nas bronquites e bronquiectasias.[34,35]

Tosse dirigida

A tosse é um dos mecanismos de depuração de secreções mais importantes na prática diária do fisioterapeuta. Entende-se por tosse dirigida um esforço de tosse voluntária do paciente ao receber o comando verbal. Algumas vezes esse esforço torna-se ineficaz, sendo necessário que o fisioterapeuta recorra ao mecanismo de tosse provocada, mediante uma breve pressão do polegar sobre a traqueia e mediante uma pressão manual abdominal para potencializar o fluxo expulsivo de ar dos pulmões.

Essa técnica é utilizada em conjunto com a maioria das técnicas de desobstrução brônquica, e tem por objetivo expulsar da árvore respiratória o excesso de muco.[25,36]

Drenagem postural

Mediante a adoção de posturas específicas, de acordo com o comprometimento pulmonar, o fisioterapeuta utiliza essa técnica quando o objetivo é drenar secreções brônquicas por efeito de gravidade para as vias aéreas proximais, onde serão expelidas pela tosse ou por aspiração mecânica.

Assim como o mecanismo da tosse, a drenagem postural é utilizada conjuntamente com outras técnicas de higiene brônquica, potencializando o seu objetivo. Também é importante lembrar que o volume de secreção drenado ao se adotar essa técnica depende da qualidade reológica e viscosidade do muco, sendo maior quando a secreção é fluida e de baixa viscosidade.[28,32,36,37]

Terapia expiratória manual passiva

Consiste em uma técnica de desinsuflação pulmonar em que as mãos do fisioterapeuta são colocadas nas paredes laterais do tórax, em torno das últimas costelas, ou sobre a parede anterior do abdome. Essa técnica se inicia no começo da expiração e prossegue até o volume residual, podendo ser aplicada em cada hemitórax isoladamente ou em ambos. Simultaneamente a essa técnica, o fisioterapeuta pode utilizar a vibração manual mediante uma contração isométrica do membro superior a frequências que podem chegar a 25 Hz. Essa associação pode ser denominada vibrocompressão, que resulta no mecanismo conjunto de desinsuflação pulmonar e depuração brônquica.[22,34]

As complicações da drenagem postural e vibrocompressão incluem fraturas de costelas, em razão de tratamento muito vigoroso, vertigem e síncope, exaustão e dispneia. Todas estas, exceto vertigem e síncope, podem ser evitadas monitorizando-se o paci-

ente durante o procedimento, ou resolvidas pela interrupção temporária do tratamento e alívio sintomático.

OUTRAS DOENÇAS ASSOCIADAS

Doenças hepáticas

A primeira descrição de doença hepática relacionada à deficiência de AAT foi feita por Harvey Sharp em 1971,[38] em 10 crianças com cirrose. A fisiopatologia da doença hepática relacionada à deficiência da AAT é bem diferente da pulmonar. A teoria mais aceita para explicar as alterações hepáticas nos indivíduos com a deficiência de AAT na forma homozigótica PI*ZZ é a "teoria do acúmulo".[39] Ela diz que a lesão hepática decorre do acúmulo de moléculas da proteína AAT Z mutante dentro do retículo endoplasmático dos hepatócitos. O mecanismo exato de como isso ocorre é ainda desconhecido. Entretanto, uma teoria apoia a possibilidade de a doença hepática induzida por deficiência de AAT ser exacerbada pela hepatite viral B e C, já que esses vírus expressam proteínas que são seletivamente retidas nos retículos endoplasmáticos dos hepatócitos. Assim, a deficiência de AAT na forma PI*ZZ predispõe à doença hepática, frequentemente se apresentando como icterícia na infância. Em países com prevalência alta de deficiência de AAT, ela é uma causa comum de colestase e doença hepática terminal, cujo único tratamento é o transplante hepático. Nos adultos, a associação entre doença hepática e deficiência de AAT é menos clara que nas crianças. Em resumo, a maior parte dos indivíduos com deficiência de AAT e doença hepática (83%) é clinicamente saudável durante a infância, e a maioria desenvolverá alterações das enzimas hepáticas precocemente. O fenótipo PI*ZZ é a causa mais comum de colestase neonatal, e está associado a um aumento no risco de desenvolver cirrose (Figura 12.7) e carcinoma hepatocelular (Figura 12.8), sobretudo no sexo masculino,[40] de tal forma que pacientes com doença hepática crônica de etiologia desconhecida devem ser testados para deficiência de AAT.

Doenças aneurismáticas

Estudos bioquímicos apoiam a teoria de uma alteração sistêmica no metabolismo da elastina estar envolvida na origem dos aneurismas de aorta abdominal (Figura 12.9).[41] A inibição de enzimas proteolíticas, como a elastase dos neutrófilos, pela AAT

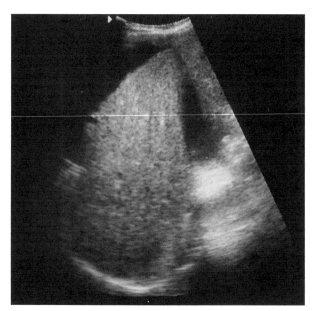

Figura 12.7 Cirrose hepática. Ultrassonografia do fígado com volume reduzido, padrão ecotextural heterogêneo e contornos irregulares, circundado por líquido ascítico.

pode ter um papel importante na manutenção da integridade do tecido conjuntivo, incluindo as paredes vasculares. Quanto aos aneurismas intracranianos (Figura 12.10), parece que a deficiência de AAT não constitui um risco genético relevante na sua formação.[42] Entretanto, a possibilidade de um desequilíbrio no sistema protease-antiprotease estar envolvido na formação e ruptura desses aneurismas ainda não foi excluída.

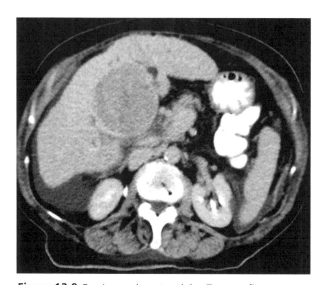

Figura 12.8 Carcinoma hepatocelular. Tomografia computadorizada espiral do abdome após a administração venosa do meio de contraste, na fase de equilíbrio, mostrando uma massa focal hipoatenuante com tênue reforço capsular em um fígado cirrótico, associada a ascite.

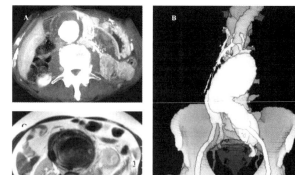

Figura 12.9 Aneurisma de aorta abdominal (AAA). Em **A**, TC com reconstrução em MIP (projeção de intensidade máxima) no plano axial, mostrando um grande AAA com trombo parietal excêntrico. Em **B**, TC com reconstrução em 3D do aneurisma da figura **A**, mostrando a sua extensão para a artéria ilíaca comum esquerda. Em **C**, RM ponderada em T1, plano axial, evidenciando outro AAA parcialmente trombosado com sinais de ruptura para o retroperitônio à esquerda.

Doenças dermatológicas

A paniculite necrotizante é uma doença caracterizada por lesões inflamatórias e necrotizantes da pele e do tecido celular subcutâneo. É a complicação menos comum, porém a mais seguramente relacionada à deficiência de AAT. Até o momento, quarenta casos foram relatados.[43] Em dois terços deles, uma deficiência severa de AAT, na forma PI*ZZ, foi diagnosticada.

Vasculites sistêmicas e renais

Existe uma série de trabalhos relacionando a deficiência de AAT a casos de vasculites sistêmicas

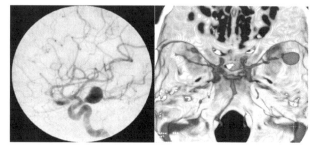

Figura 12.10 Aneurisma intracraniano. Em **A**, angiografia digital com subtração de imagem, mostrando aneurisma sacular da artéria comunicante posterior. Em **B**, angio-TC com reconstrução 4D-angio de outro paciente com aneurisma sacular da artéria cerebral média.

e glomerulonefrites. Dois estudos de 1993[44,45] mostraram a possível relação entre o gene Z e a presença do C-ANCA (anticorpo citoplasmático antineutrófilo). Desde então, muitos outros estudos confirmaram a relação entre a deficiência PI*Z homo ou heterozigótica de AAT e as vasculites necrotizantes de pequenos vasos, particularmente a granulomatose de Wegener (Figura 12.11) e a poliangeíte microscópica.[46]

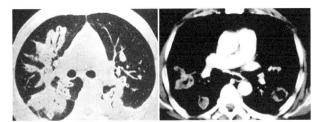

Figura 12.11 Granulomatose de Wegener. Em **A**, TCAR do tórax mostrando áreas focais de consolidação em ambos os pulmões, envolvendo os brônquios segmentares, com estreitamento circunferencial das vias aéreas. Em **B**, janela para mediastino evidenciando múltiplas cavitações.

CONCLUSÃO

As evidências disponíveis sugerem que a deficiência de AAT é subdiagnosticada ou erroneamente diagnosticada, e que muito mais indivíduos do que se imagina podem ser portadores da doença, na forma homo ou heterozigótica. As características descritas a seguir devem levantar suspeição imediata quanto à possibilidade de esses pacientes terem deficiência de AAT,[6] e cabe aos profissionais de saúde a tarefa de identificá-los:

- Enfisema de início precoce (abaixo dos 45 anos de idade).
- Enfisema na ausência de um fator de risco conhecido (tabagismo, exposição ocupacional, etc.).
- Enfisema com hipertransparência predominantemente basal.
- Doença hepática de etiologia desconhecida.
- Paniculite necrotizante.
- Vasculites antiproteinase-3 positivas (C-ANCA positivo).
- Histórico familiar de quaisquer das seguintes doenças: enfisema, bronquiectasias, doença hepática ou paniculite.
- Bronquiectasias sem etiologia evidente.

REFERÊNCIAS BIBLIOGRÁFICAS

1. Laurell C-B, Eriksson S. The eletrophoretic alpha-1-globulin pattern of serum in alpha-1 antitrypsin deficiency. Scan J Clin Lab Invest 1963; 15: 132-140.
2. Sveger T. Liver disease in alpha-1 antitrypsin deficiency detected by screening of 200.000 infants. N Engl J Med 1976; 294: 1316-21.
3. Mitsuyasu K, Oshima S. Studies on the serum alpha-1 antitripsin (alpha-1 AT) in healthy people and patients with respiratory disease. Bull Chest Dis Res Inst Kyoto Univ 1981; 14: 15-21.
4. Serres F. Worldwide racial and ethnic distribution of alpha-1 antitripsin deficiency: summary of an analysis of published genetic epidemiologic surveys. Chest 2002; 122: 1-12.
5. Sveger T. Alpha-1 antitripsin deficiency in early childhood. Pediatrics 1978; 62: 22-25.
6. ATS/ERS: Standards for the Diagnosis and Management of Individuals with Alpha-1 Antitripsin Deficiency. Am J Respirat Crit Care Med 2003; 168: 818-900.
7. Gadeck JE, Fellls GA, Zimmerman RL, Rennard SI, Crystal RG. Antielastase of the human alveolar structures: implications for the protease-antiprotease theory of emphysema. J Clin Invest 1981; 68: 889-98.
8. Glasgow JF, Lynch MJ, Herez A, Levison H, Sass-Kortsak A. Alpha-1 antripsin deficiency in association with both cirrhosis and chronic obstructive lung disease in two sibs. Am J Med 1973; 54: 181-94.
9. Mc Elvaney NG, Stoller JK, Buist AS, Prakash UBS, Brantly ML, Schluchter MD, Crystal RD. Alpha-1 Antripsin Deficiency Study Group. Baseline characteristics of enrolles in the National Heart, Lung and Blood Institute Registry of alpha-1 Antripsin Deficiency. Chest 1997; 111: 394-403.
10. Gorg A, Postel W, Weser J, Patutscchnick W, Cleve H. Improved resolution of Pi (alpha-1 antitripsin) phenotypes by a large-scale immobilized pH gradient. Am J Hum Genet 1985; 37: 922-30.
11. Naidich DP, Zerhouni EA, Siegelman SS. Computed tomography and magnetic resonance of the thorax. 3.ed. Philadelphia: Lippincott-Raven; 1999.
12. Webb WR, Müller NL, Naidich DP. TC de alta resolução do pulmão. 3.ed. Rio de Janeiro: Guanabara-Koogan; 2001.
13. Pratt PC. Role of conventional chest radiography in diagnosis and exclusion of emphysema. Am J Med 1987; 82: 998-1006.
14. Cuvelier A, Muir JF, Hellot MF, Benhamou D, Martin JP, Benichou J, Sesboue R. Distribuition of alpha-1 antitripisin alleles in patients with bronchiectasis. Chest 2000; 117: 415-19.
15. Seersholm N, Dirksen A, Kok-Jensen A. Airways obstruction and two year survival in patients with severe alpha-1 antitripsin deficiency. Eur Respir J 1994; 7: 1985-1987.
16. Hosenpud JD, Novick RJ, Breen TJ, Keck B, Daily P. The Registry of the International Society for Heart and Lung Transplantation: twelfth official report. J Heart Lung Transplant 1995; 14: 805-15.
17. Gaissert HA, Trulock EP, Cooper JD, Sundaresan RS, Patterson GA. Comparison of early functional results after volume

reduction or lung transplantation for chronic obstructive pulmonary disease. J Thorac Cardiovasc Surg 1996; 111: 296-306.

18. Schwaiblmaier M, Vogelmier C. Alpha-1 antitripsin: hope on the horizon for emphysema sufferers. Drug Ther (NY) 1998; 12: 429-40.

19. American Thoracic Society (Medical Section of the American Lung Association). Pulmonary rehabilitation – 1999. Am J Respir Crit Care Med 1999; 159: 1666-82.

20. Tierney LM, McPhee SJ, Papadakis MA. Current – Medical diagnosis & treatment. Stanford: Appleton & Lange; 1996.

21. Postiaux G. Fisioterapia respiratória pediátrica: O tratamento guiado por ausculta pulmonar. 2.ed. Porto Alegre: Artmed; 2004.

22. Slutzky LC. Fisioterapia Respiratória nas Enfermidades Neuromusculares. 1.ed. Rio de Janeiro: Revinter; 1997.

23. Gilles DR, Wagener JS, Accurso FJ, Btlersimon N. Short term effects of postural drainage with clapping vs autogenic drainage on oxygen saturation in patients with cystic fibrosis. Chest 1995; 108: 952-54.

24. Miller S, Hall D, Clayton CB, Nelson R. Chest physiotherapy in cystic fibrosis (CF). A comparative study of altogenic drainage (AO) and Active Cycle of Breathing Technique (ACST), formerly FET. 1st Annual Conference Respiratory Physiotherapy: From an Art to a Science, Gran Tham, Lincolnshire, 3rd, 4th June, 1994. Thorax 1995; 50: 165-69.

25. Scanlan CL, Wilkins RL, Stoller JK. Fundamentos da terapia respiratória de Egan. 7.ed. Barueri: Manole; 2000.

26. Bellone A, Guzzi L, Ramponi A, Sanniti A, LazzeriM, Brivio A. Short-term effects of oscillating positive pressure vs expiration with the glottis opened in lateral posture -ETGOL- on oxygen saturation and sputum recovery in patients with chronic bronchitis. Eur Respir J 1997; 10(Suppl 25).

27. Chang SC, Chang HI, Shiao GM, Perng RP. Effect of body position on gas exchange in patients with unilateral central airway lesions. Chest 1993; 103: 787-91.

28. Olseni L, Migren B, Hornblad Y, Wollmer P. Chest Physiotherapy in chronic bronchitis: Forced expiratory technique combined with either postural drainage or positive expiratory breathing. Am J Resp Dis 1993; 281s.

29. Pryor JA, Webber BA. Fisioterapia para problemas respiratórios e cardíacos, 2.ed. Rio de Janeiro: Guanabara Koogan; 2002.

30. Thomas J, Cook DJ, Brooks D. Chest physical therapy management of patients with cystic fibrosis. A meta-analysis. Am J Resp Crit Care Med 1995; 151: 846-50.

31. Hardy KK. A Review of clearance: New techniques, indications and recommendations. Resp Care 1994; 39: 45-57.

32. Sarmento GJV. Fisioterapia respiratória no paciente crítico. Barueri: Manole; 2005.

33. Webber BA, Pryor JA. Physiotherapy for respiratory and cardiac problems. 2.ed. Edinburgo: Churchill Livinstone; 1998.

34. Azeredo CAC, Slutzky LC, et al. Ventilação não-Invasiva. Rio de Janeiro: Revinter; 1994.

35. Freitag L, Long W, Kim C, et al. Removal of excessive bronchial secretions by asymmetric high frequency oscills. J Appl Physiol 1989; 67: 614.

36. Azeredo CAC. Fisioterapia respiratória moderna. 4.ed. Barueri: Manole; 2002.

37. Van Hengstrum M, Festen J, Beurskens C, Hankel M, Beekman F, Corstens F. Conventional physiotherapy and forced expiration manoeuvers have similar effects on tracheobronchial clearance? Eur Respir J 1998; 1: 758-61.

38. Sharp HL, Bridges RA, Krivit W, Freier ER. Cirrhosis associated with alpha-1 antitripsin deficiency: a previously unrecognized inherited disorder. J Lab Clin Med 1996; 73: 934-9.

39. Teckman JH, Qu D, Perlmutter Dh. Molecular pathogenesis of liver disease in alpha-1 antitripsin deficiency. Hepatology 1996; 24: 1504-16.

40. Wyngaarden JB, Smith LH. Cecil – Tratado de Medicina Interna. 22.ed. Rio de Janeiro: Elsevier; 2005.

41. Cannon DJ, Read RC. Blood elastolytic activity in patients with aortic aneurysm. Ann Thorac Surg 1982; 34: 10-15.

42. Schievink WI, Katzmann JA, Piepgras DG, Schaid DJ. Alpha-1 antitripsin phenotypes among patients with intracranial aneurysm. J Neurosurg 1996; 84: 781-4.

43. O'Riordan K, Blei A, Rao MS, Abecassis M. Alpha-1 antitripsin deficiency associated panniculitis. Transplantation 1997; 53: 480-2.

44. Donoghue DJ, Guickian M, Blundell G, Winney RJ. Alpha-1-protease inhibitor and pulmonary haemorrhage in systemic vasculitis. Adv Exp Med Biol 1993; 336: 331-5.

45. Esnault VL, Testa A, Audrain M. Alpha-1 antitripsin genetic polymorphism in ANCA-positive systemic vasculitis. Kidney Int 1993; 43: 1329-32.

46. Elzouki ANY, Segelmark M, Wieslander J, Eriksson S. Strong link between the alpha-1 antitripsin PiZ allele and Wegener's granulomatosis. J Intern Med 1994; 236: 543-8.

13

SÍNDROME DO DESCONFORTO RESPIRATÓRIO AGUDO EM CRIANÇAS

CLAUDIA JEANNE CLAUDINO DE PONTES
LUCIANA ROLIM ARISTÓTELES

A síndrome do desconforto respiratório agudo (SDRA) foi descrita pela primeira vez em 1967 por Ashbaugh et al., que a caracterizaram como uma forma aguda de insuficiência respiratória. Desde então, numerosas pesquisas têm sido realizadas no campo da pneumologia e na área da terapia intensiva adulta e pediátrica, para minimizar sua alta taxa de mortalidade.

Os relatos iniciais da SDRA na faixa etária pediátrica iniciaram-se a partir dos anos 1980, definindo-a, genericamente, como um quadro de insuficiência respiratória aguda hipoxêmica caracterizada por edema pulmonar não cardiogênico, decorrente do aumento da permeabilidade vascular pulmonar.

Em 1998, realizou-se o segundo consenso para definição da SARA pela American Thoracic Society e European Society of Intensive Care Medicine, no qual quatro critérios clínicos ficaram estabelecidos para o diagnóstico: 1. doença de início agudo; 2. infiltrados pulmonares difusos e bilaterais ao radiograma de tórax; 3. pressão de oclusão da artéria pulmonar ≤ 18 mmHg, ou ausência de sinais de hipertensão venocapilar pulmonar; e 4. razão entre a pressão parcial arterial de oxigênio (PaO_2) e a fração inspirada de oxigênio (FiO_2) ≤ 200. Contudo, também ficou estabelecido nesse consenso que, quando encontramos uma PaO_2/FiO_2 ≤ 300 associada aos três primeiros critérios, estamos nos referindo a pacientes com lesão pulmonar aguda (LPA), síndrome inflamatória aguda persistente com aumento da permeabilidade capilar pulmonar de gravidade menor em relação à SDRA.

O diagnóstico da SDRA em crianças é difícil pela falta de disponibilidade de alguns parâmetros fisiológicos, como a pressão capilar de artéria pulmonar e a medida da complacência estática. Os critérios diagnósticos comumente utilizados para SARA em crianças são clínicos, e geralmente os pediatras utilizam os critérios de Murray, que estabelecem componentes e valores individuais para quatro índices de agressão pulmonar, entre eles: 1. índice radiológico; 2. índice de hipoxemia; 3. índice de complacência (quando disponível); e 4. índice de PEEP (quando ventilado). Cada índice possui valores de pontuação cuja soma apresentará o escore para a gravidade da agressão pulmonar.

Estabelecer uma incidência tem sido historicamente difícil, primeiramente porque muitos estudos se modificaram depois da definição do consenso e também em razão de suas diversas etiologias. Um estudo prospectivo recentemente realizado em vinte hospitais pela Ards Network estimou uma incidência para LPA de 17,9 por 100 mil habitantes e 13,5 por 100 mil habitantes na SDRA. Na população pediátrica, a incidência também é difícil de ser estimada; algumas publicações referem uma incidência anual de aproximadamente 1,5 a 3,5 por 100 mil habitantes.

Apesar das incertezas no que concerne à incidência da SDRA, a literatura atual relata que a mortalidade diminuiu nas duas últimas décadas de mais de 90% para aproximadamente 40 a 50%, graças aos avanços de inúmeras pesquisas realizadas na área.

ETIOLOGIA[4,5]

Os fatores de risco para o desenvolvimento da SDRA podem ser decorrentes de elementos que afetam o pulmão de forma direta ou indireta (Quadro 13.1). Estudos de coorte prospectivos demonstram que algumas doenças precipitam mais significativamente a SDRA, como a pneumonia e a sepse, que aparecem em 46 e 43% dos casos, respectivamente.

A presença de múltiplos fatores de risco pode aumentar a probabilidade de desenvolver SDRA. Em associação à sepse, a síndrome da resposta inflamatória sistêmica e o choque são importantes fatores de riscos para SARA.

Quadro 13.1 Fatores de risco e causas da síndrome do desconforto respiratório agudo

Lesões pulmonares diretas
  Aspiração
  Pneumonia
  Inalação de agentes tóxicos
  Contusão pulmonar direta
Lesões pulmonares indiretas
  Sepse
  Choque/hipotensão
  Trauma grave não pulmonar
  Drogas e outros agentes químicos
  Pancreatite
  Coagulação intravascular disseminada
  Metabólicas – Uremia e cetoacidose
  Embolia
  Eclâmpsia
  Radiação
  Pós-operatório de *bypass* cardiopulmonar

FISIOPATOLOGIA[4,5,6,7]

O pulmão é um sistema orgânico complexo responsável pelo intercâmbio dos gases respiratórios através de alvéolos patentes, que estão intimamente associados a uma extensa rede capilar adequadamente perfundida. A disposição básica da barreira alveolocapilar consiste em duas diferentes estruturas: o epitélio alveolar e o endotélio vascular, que estão, na SDRA, lesados em razão de diferentes mediadores pró-inflamatórios que se propagam e danificam as barreiras que habitualmente são responsáveis por impedir a formação do edema alveolar.

A propagação dos mediadores inflamatórios ocorre por diferentes vias. A via direta, resultante dos efeitos diretos da lesão sobre as células pulmonares (pneumonia, contusão pulmonar direta, etc.), e a via indireta, que é secundária à resposta inflamatória sistêmica (sepse, trauma grave não pulmonar, etc.).

Na lesão direta, segundo alguns modelos experimentais, a primeira estrutura lesada é o epitélio alveolar, o que causa ativação dos macrófagos alveolares com subsequente liberação da cascata inflamatória, provocando processo inflamatório in-

trapulmonar, inundação alveolar, deposição de fibrina, colágeno e agregados neutrofílicos.

Na lesão indireta, a lesão pulmonar ocorre primeiramente no endotélio pulmonar e decorre dos produtos inflamatórios oriundos da ativação extrapulmonar. Os pulmões são vulneráveis a esse tipo de lesão, particularmente porque os mediadores são liberados na circulação e os pulmões recebem a totalidade do débito cardíaco. A lesão vascular endotelial nos pulmões acarreta o aumento da permeabilidade microvascular e da filtração de líquido, de modo que ocorre a entrada de líquido rico em proteínas no interstício pulmonar, gerando congestão vascular e edema.

Algumas vezes, podemos ter as duas vias de lesão, como no caso da pneumonia, que provoca mecanismos diretos e indiretos, causando lesão pulmonar. O mecanismo dessa lesão ocorre em consequência da atração de neutrófilos que se tornam ativos, liberando mediadores inflamatórios, como oxidantes e proteases, que lesam diretamente o epitélio alveolar e o endotélio vascular, propagando o processo inflamatório. Em seguida, ocorre o rompimento da barreira alveolocapilar, o líquido escapa do espaço vascular e o gradiente de reabsorção dos líquidos é perdido. O líquido transborda para o interstício, ultrapassando a capacidade de drenagem dos linfáticos, e influxo de líquido rico em proteínas segue para o interior dos alvéolos, produzindo diminuição da complacência pulmonar e consolidação alveolar.

A presença de líquido inflamatório intra-alveolar compromete a síntese e a função do surfactante, de modo que o intercâmbio gasoso pulmonar e a complacência são ainda mais comprometidos. Os efeitos negativos da condensação alveolar e da atelectasia sobre o intercâmbio são exacerbados pela perda da resposta vascular normal à hipoxemia. Os alvéolos não aerados recebem fluxo sanguíneo excessivo, o que contribui para uma incoordenação da ventilação/perfusão grave e para o *shunt* intrapulmonar durante a SDRA.

Finalmente, o efeito da resposta inflamatória sobre o pulmão varia segundo a fase evolutiva da SDRA. Histologicamente, a lesão pulmonar na SDRA é caracterizada pelo dano alveolar difuso, e o padrão das lesões envolve três estágios distintos: 1. fase exsudativa; 2. fase proliferativa; e 3. fase fibrótica.

Fase exsudativa

Essa fase dura sete dias a partir do início dos sintomas. É desencadeada por uma resposta inflamatória mediada por citocinas e neutrófilos. Vários estudos têm demonstrado a importância dos neutrófilos na patogênese da SDRA. Os neutrófilos lesam a vasculatura endotelial e o epitélio alveolar. Nessa fase, fluidos ricos em proteínas, assim como mediadores inflamatórios, entram em contato com o alvéolo, danificando as células alveolares pneumócitos tipo I e II. A lesão dos pneumócitos tipo I forma a membrana hialina, uma característica marcante dessa fase, enquanto a lesão do pneumócito tipo II diminui a produção do surfactante, resultando em colapso alveolar. Em adição ao dano alveolar, ocorre também a redução da fibrinólise, que provoca a formação de coágulos e microinfartos da circulação pulmonar.

Fase proliferativa

A fase proliferativa é a segunda da SDRA. Deve-se ressaltar que alguns pacientes se recuperam da fase aguda e não progridem para a fase posterior. Patologicamente, há uma hiperplasia dos pneumócitos tipo II, proliferação de fibroblastos na membrana basal e nos espaços intra-alveolares. Nessa fase, muitos dos alvéolos afetados são preenchidos com exsudato rico em proteínas. A barreira alveolocapilar começa a se ampliar e a membrana basal adjacente (epitélio e endotélio) rompe-se destruindo a capacidade de troca gasosa pulmonar.

Fase fibrótica

Essa é a fase final da SDRA. Ela pode sobrepor-se consideravelmente à fase proliferativa e ainda assim ocorrer durante a fase exsudativa. É associada com a diminuição da presença de neutrófilos no pulmão lesado e aumento dos macrófagos e linfócitos. A fase fibrótica é marcada pela presença de colágeno pulmonar, alteração da arquitetura pulmonar normal, formação de cistos e fibrose intersticial e alveolar.

SUPORTE VENTILATÓRIO INVASIVO[7,8,9,10,11,12]

Na faixa etária pediátrica, muitas das estratégias utilizadas no manejo da SDRA foram adaptadas ou inferidas de estudos em adultos. Isso ocorre pela quase inexistência de estudos controlados para a população pediátrica.

A ventilação mecânica na SDRA é um dos itens mais relevantes para o seu tratamento. Hoje se sabe que, dependendo da estratégia ventilatória utilizada,

pode-se influenciar a evolução da doença pulmonar, resultando em melhor prognóstico. Porém, a mesma ventilação artificial que beneficia o pulmão pode levá-lo à injúria por iatrogenia: é o que chamamos de lesão pulmonar induzida pela ventilação mecânica.

São consideradas lesões pulmonares induzidas pela ventilação as seguintes alterações:

- Toxicidade pulmonar induzida pelo oxigênio: ocorre quando é necessário utilizar altas frações inspiradas de oxigênio (FiO_2), de forma a favorecer a liberação de radicais livres com a lesão do tecido pulmonar e conduzir ao quadro de patogênese da SDRA.
- Barotrauma: esse termo tem sido identificado, na prática clínica, como sinônimo de pneumotórax, pneumomediastino e enfisema subcutâneo, que são geralmente provocados pelo uso de pressões inspiratórias acima de 30 cmH_2O.
- Volutrauma: é provocado em situações de hiperdistensão alveolar em razão de um volume corrente exagerado que leva ao quadro de edema intersticial e alveolar.
- Atelectrauma: é ocasionado pelo ciclo vicioso de abertura e fechamento alveolar (recrutamento e desrecrutamento), cuja principal consequência é a inativação do surfactante que provoca colapsos cíclicos.
- Biotrauma: é provocado pela ventilação mecânica iatrogênica, com consequente aumento da liberação das citocinas locais e sistêmicas. Contudo, todos os fatores descritos anteriormente contribuem para gênese do biotrauma.

A criança é muito suscetível à lesão pulmonar induzida pela ventilação mecânica, provavelmente devido à complacência aumentada da parede torácica imatura e ao aumento da insuflação alveolar para uma mesma pressão transpulmonar.

Recentemente, as evidências de estudos experimentais demonstram que o ventilador pode ser um indutor e facilitador da SDRA. Por isso, o objetivo da ventilação mecânica invasiva na LPA/SDRA é manter a função pulmonar e minimizar a lesão pulmonar associada à ventilação mecânica.

Na atualidade, há um padrão ventilatório, consagrado por Amato et al., conhecido como estratégia protetora da ventilação mecânica, cujo tripé é formado por: aplicação de baixos volumes correntes, uso de baixas frequências respiratórias e limitação dos picos de pressão na via aérea.

Para evitar a lesão induzida pela ventilação mecânica, alguns ajustes têm sido recomendados pela literatura.

Ajuste do volume corrente (VC)

Estudos em modelos experimentais mostraram que o uso de volumes correntes altos causa lesão pulmonar mesmo em pulmões normais. Recentemente, uma série de estudos controlados e randomizados, entre eles o estudo Ards Network, relatou que pacientes ventilados a um VC de 6 ml/kg de peso tinham uma taxa de mortalidade 22% menor do que aqueles ventilados com VC de 12 ml/kg de peso ideal. Até o momento não há estudos clínicos testando a hipótese de que o uso de baixos VC resultaria em benefício para a população pediátrica, porém, considerando o forte embasamento fisiológico, experimental e clínico em adultos, pacientes na faixa etária pediátrica poderiam se beneficiar com VC ≤ 6 ml/kg.

Pressão positiva expiratória final (PEEP)

O uso da PEEP na SDRA tem efeitos adversos, tendo as seguintes vantagens: a) reduz o consumo de surfactante endógeno; b) recruta alvéolos colapsados; c) reduz o biotrauma e o atelectrauma (por evitar a repetição cíclica de abertura e colabamento alveolar durante a inspiração e expiração); e d) reduz a mortalidade. Entretanto, a PEEP também apresenta as seguintes desvantagens: a) diminui o retorno venoso; b) aumenta o espaço morto (por hiperdistensão alveolar); e c) forma edema pulmonar.

Na prática clínica, recomenda-se para a população pediátrica PEEP maior que 8 cmH_2O e menor que 20 cmH_2O. A PEEP deve ser aumentada progressivamente (de 2 a 3 cmH_2O) para manter uma oxigenação em torno de 90 a 95% com $FiO_2 < 0,5\%$, avaliando os benefícios de sua utilização no radiograma de tórax e na tomografia computadorizada de tórax.

Em adultos, utiliza-se a curva P x V (pressão x volume) para escolher a PEEP ideal, porém, em crianças, a maneira de escolher a melhor PEEP ainda não está claramente definida.

Tempo inspiratório (TI)

A constante de tempo (complacência x resistência) é baixa na SDRA, não havendo necessidade de utilizar longos tempos inspiratórios e expiratórios. Recomendam-se valores normais para cada faixa etária, de 0,5 a 0,9 segundo.

Frequência respiratória (F)

A frequência respiratória deve ser ajustada de acordo com a idade do paciente, oscilando entre 15 a 30 rpm. Recomenda-se não utilizar frequências elevadas para impedir os efeitos indesejáveis da auto-PEEP.

Relação inspiração/expiração (I:E)

Nos pacientes com SDRA grave e hipoxemia refratária, quando os parâmetros ventilatórios máximos não obtêm valores de oxigenação adequados, pode ser necessária a inversão da relação I:E.

Pico de pressão inspiratório (PIP)

O pico de pressão inspiratório deve ser ajustado de acordo com a complacência pulmonar do paciente. Via de regra, utilizam-se gradientes pressóricos (PIP-PEEP) menores que 20 cmH_2O para evitar risco de barotrauma e volutrauma.

MODOS DE VENTILAÇÃO[8,9,13,14,15,16,17,18,19]

A maioria dos modos de ventilação aplicados na SDRA é semelhante, pois eles são ciclados a tempo e limitados por volume ou pressão. O ideal seria utilizar modos de ventilação ciclados a tempo e limitado por volume, porque o controle preciso do volume-corrente é importante para o manejo da SDRA. Contudo, a maioria das unidades de terapia intensiva pediátricas (UTIP) não dispõe de respiradores no modo volumétrico, preferindo o modo controlado por tempo e limitado por pressão. Desse modo, a ciclagem (passagem da inspiração para expiração) é controlada pelo tempo inspiratório e por sua frequência respiratória. Durante a fase inspiratória do ciclo, a pressão é predeterminada pelo operador.

Ventilação com inversão da relação inspiração/expiração

Essa técnica deve ser realizada no modo limitado a pressão, sem pausa inspiratória, assegurando-se pressões e volumes adequados para evitar injúria pulmonar induzida pelo ventilador mecânico. Para que ocorra a inversão, utilizam-se tempos inspiratórios prolongados, e o tempo expiratório é mantido inalterado ou reduzido. Via de regra, inicia-se com relação 1:1, podendo-se tentar 2:1 ou mais, de acordo com as condições hemodinâmicas e respiratórias. Na SDRA, essa estratégia é utilizada para melhorar o recrutamento alveolar e a oxigenação em situações de SDRA grave com hipoxemia refratária.

Hipercapnia permissiva

Essa estratégia protetora está associada a menos dano alveolar em pulmões com lesão prévia. Devem ser utilizados volumes menores e limitar os valores de pressão, que pode causar elevação da pressão parcial de gás carbônico ($PaCO_2$), desde que se mantenha o pH acima de 7,25.

Na prática clínica, pacientes pediátricos com SDRA que desenvolvem hipercapnia durante a ventilação protetora acabam culminando para ventilação oscilatória de alta frequência.

Insuflação traqueal de gases (TGI)

Essa técnica facilita a remoção de gás carbônico, melhora a oxigenação e, eventualmente, reduz o volume corrente.

Operacionalmente, na TGI, um cateter reto é colocado logo acima da carina, usualmente através de uma via acessória adaptada ao tubo traqueal.

A insuflação de gás diretamente na traqueia tem sido estudada como técnica adjunta à ventilação mecânica invasiva. Ela é amplamente testada em modelos e animais de experimentação e tem demonstrado ser efetiva, em seres humanos, para remover o CO_2 e aumentar o pH.

Na SDRA, pode ser aplicada com a hipercapnia permissiva para diminuir a $PaCO_2$ através da redução na relação espaço morto/volume corrente. Vale salientar que a eficiência da TGI é maior quando a extremidade do cateter se encontra cerca de 1 a 2 cm acima da carina.

Ventilação de alta frequência (VAF)

Essa modalidade respiratória é baseada no uso de volumes correntes baixíssimos e frequências respiratórias suprafisiológicas, geralmente entre 60 e 900 por minuto (de 5 a 15 Hz). Recentemente, a VAF tem sido bastante estudada para o manejo da SDRA, pelo seu potencial de otimizar a oxigenação e minimizar a lesão pulmonar induzida pelo ventilador. Em 1990, dois centros relataram o uso da VAF em pacientes pediátricos com a condição de que já estivessem esgotados os recursos utilizados com a ventilação mecânica convencional. Genericamente, esses estudos concluíram que a VAF pode ser seguramente aplicada em pacientes pediátricos com SDRA grave e que o seu uso está associado a melhoras fisiológicas, tanto da $PaCO_2$ como do índice de oxigenação (OI), que é igual a Paw (pressão média de vias áreas) x FiO_2/PaO_2 x 100.

Recentemente, foi realizado um estudo multicêntrico e randomizado com 70 pacientes pediátricos, em que um grupo recebeu ventilação mecânica convencional, limitando o pico de pressão inspiratória, e o outro a VAF. Esses estudos não encontraram diferenças significativas na sobrevivência dessa população ou na duração da ventilação mecânica. Entretanto, existem razões importantes para utilizar a VAF na SDRA: 1. preservação do recrutamento alveolar por manter altas pressões médias de vias áreas; 2. o uso de baixos VC pode atenuar a injúria pulmonar; e 3. pelas características diferentes de liberação do fluxo, melhorando a relação ventilação/perfusão.

Ventilação líquida

A ventilação líquida é feita com instilação de uma substância (perfluorocarbono) por via endotraqueal, diretamente nos pulmões. O perfluorocarbono possui baixa tensão de superfície e dissolve grandes volumes de oxigênio e gás carbônico. Como a SDRA apresenta perda de surfactante com colapso alveolar, o preenchimento dessas unidades por perfluorocarbono é capaz de melhorar as trocas gasosas, por causa da abertura de unidades alveolares nas regiões dependentes do pulmão e pelo redirecionamento do fluxo sanguíneo para regiões não dependentes.

Estudos controlados em crianças e adultos com LPA e SDRA não demonstram superioridade da ventilação líquida, em comparação com a ventilação protetora convencional. No presente momento, essa modalidade não está disponível para o uso fora do ambiente experimental e não pode ser recomendada no tratamento da SDRA.

OUTROS RECURSOS TERAPÊUTICOS[20,21,22,23]

Reposição de surfactante

Seguindo o êxito da terapia com surfactante para neonatos na síndrome do desconforto respiratório do recém-nascido, muitos pesquisadores começaram a especular sobre o possível papel do surfactante na SDRA.

Hacer Yapiciogen et al. realizaram um estudo prospectivo e não randomizado sobre o uso do surfactante em crianças com SDRA e sua eficácia em termos de oxigenação, ventilação e mortalidade. Nesse estudo, foram mensurados 48 horas antes e depois da administração do surfactante os seguintes itens: pico de pressão inspiratória (PIP), pressão positiva expiratória final (PEEP), pressão média de via aérea, volume corrente, escore de Murray, PaO_2/FiO_2, índice de oxigenação (OI), duração da ventilação mecânica, tempo de permanência na UTIP e mortalidade. Comparando o grupo que recebeu a terapia com surfactante com o que não foi administrado, esse estudo mostra que a terapia com surfactante é uma opção efetiva para o tratamento, melhorando as trocas gasosas, diminuindo o uso do suporte ventilatório e aumentando o tempo de sobrevivência. Entretanto, por não ter sido randomizado, esse estudo sugere que novos estudos sejam realizados para deixar claro o papel da terapia do surfactante em crianças com SDRA.

Na população adulta, o uso de surfactante não se mostrou efetivo em melhorar a oxigenação, encurtar a duração da ventilação mecânica ou reduzir a mortalidade em um estudo clínico controlado.

Óxido nítrico

O óxido nítrico é um potente vasodilatador que pode agir na vasculatura pulmonar por inalação, sem causar efeitos sistêmicos.

Atualmente, o óxido nítrico encontra-se aprovado somente para o uso em recém-nascido com insuficiência respiratória hipoxêmica (hipertensão pulmonar persistente do recém-nascido).

O consenso europeu apresentou um recente artigo de revisão do Cochrane com 535 pacientes com SDRA, sendo apenas uma criança, em que o uso do óxido nítrico nessa doença não demonstrou nenhum impacto sobre a mortalidade nem sobre o tempo de internação na UTIP. Esse estudo de revisão ainda mostrou que o óxido nítrico apresenta apenas uma melhora na oxigenação nas primeiras 24 horas. Os autores do artigo de revisão do Cochrane sugerem que novos estudos randomizados e controlados sejam realizados.

Oxigenação por membrana extracorpórea (ECMO)

A ECMO seria uma máquina coração-pulmão modificada que consiste no uso de um complexo circuito de cânulas vasculares, tubos, bombas, oxigenador, aquecedor e sistema de monitorização, usado para propiciar suporte respiratório (ECMO venovenoso) ou cardiorrespiratório (ECMO venoarterial).

A indicação da ECMO na SDRA se restringe a todos os pacientes não responsivos aos métodos convencionais e não convencionais.

Os resultados da terapia com ECMO, no registro internacional de suporte extracorpóreo em pacientes pediátricos com SDRA refratária a todas as formas de tratamento, sugerem fortemente o valor dessa técnica em casos selecionados.

VENTILAÇÃO MECÂNICA NÃO INVASIVA[16,24]

Fortenberry et al. usaram a ventilação não invasiva (VNI) em 28 pacientes com insuficiência respiratória hipoxêmica e concluíram que ela pode ser usada com segurança em crianças, visando melhorar a oxigenação, diante do quadro de insuficiência respiratória hipoxêmica leve a moderada. Entretanto, na SDRA o uso da ventilação não invasiva (CPAP ou BIPAP) é limitado, pois ela é capaz apenas de reduzir temporariamente o quadro de hipoxemia grave, o que torna esse procedimento contraindicado. Na SDRA, o uso da CPAP não está associado a uma menor necessidade de intubação, assim como não reduz o tempo de internação hospitalar ou a mortalidade.

FISIOTERAPIA NA SDRA DA CRIANÇA[25,26,27,28,32]

A SDRA é uma patologia de acometimento pulmonar heterogêneo provocada por diversas etiologias e que necessita de avaliação contínua e precisa do fisioterapeuta.

O objetivo da fisioterapia no manejo da LPA/SDRA é amplo e engloba principalmente os seguintes pontos: 1. identificação da própria patologia; 2. aplicação do suporte de oxigenoterapia inicial;

3. indicação da ventilação mecânica; 4. ajustes dos parâmetros ventilatórios para evitar a lesão pulmonar induzida pela ventilação mecânica; 5. aplicação de técnicas e recursos fisioterapêuticos ao paciente crítico; 6. trabalho com equipe multidisciplinar na terapia de resgate; e 7. desmame e extubação.

Oxigenoterapia

Confirmado o diagnóstico de SDRA, a criança acabará sendo inevitavelmente encaminhada para o suporte ventilatório mecânico invasivo. Entretanto, até que todos os critérios diagnósticos fiquem estabelecidos, o paciente necessitará da oxigenoterapia.

A indicação primária da oxigenoterapia em lactentes e crianças é a hipóxia comprovada. A definição de hipoxemia varia com a idade e a patologia do paciente. Nos neonatos com mais de 28 dias de vida, uma $PaO_2 < 60$ mmHg ou uma $SatO_2 < 90\%$ indicam hipoxemia.

Em geral, o fisioterapeuta, sempre que possível, deverá manter a $FiO_2 < 0,5\%$ com PaO_2 entre 60 e 80 mmHg ou $SatO_2$ entre 88 e 92% para minimizar os efeitos da toxicidade do O_2 na criança.

O oxigênio pode ser administrado aos lactentes e às crianças através de máscaras, cânula nasal, incubadora, capacete de oxigênio e sistema de arrastamento de ar de alto fluxo (máscara de Venturi por meio da qual são ofertadas concentrações fixas de O_2).

É fundamental que nesse período transitório o fisioterapeuta observe o padrão respiratório da criança, a ausculta pulmonar, o radiograma de tórax, a oximetria de pulso e a gasometria arterial. Caso a criança comece a apresentar sinais de desconforto respiratório (batimento da asa do nariz e tiragens universais) com necessidade progressiva de O_2, pode-se instalar a venturi ou ventilação não invasiva (CPAP ou sistema bilevel). Entretanto, se confirmada a hipótese da SDRA, o suporte indicado será a ventilação invasiva, pois, como já discutido previamente, a VNI não reduz o índice de intubação.

Indicações da ventilação mecânica[8,28,29,30,31]

É importante reconhecer o momento exato para realizar a intubação endotraqueal, evitando situações de emergência. Ao se observar o quadro de aumento do trabalho respiratório, hipoxemia refratária aos suportes não invasivos e acidose respiratória, o fisioterapeuta deverá solicitar a intubação eletiva.

Ajustes dos parâmetros ventilatórios

Na grande maioria das unidades de terapia intensiva, principalmente nos serviços que possuem fisioterapia 24 horas, o fisioterapeuta deve testar o funcionamento do ventilador antes da intubação eletiva e programar os primeiros parâmetros a serem ajustados. Segundo Piva et al., para pacientes que apresentam diminuição da complacência – como na SDRA –, podem-se ajustar os seguintes parâmetros de acordo com a ciclagem do ventilador:

Ventilador ciclado a tempo e a pressão

a) PEEP: 5 a 20 cmH_2O, procurando manter o recrutamento alveolar.

b) PIP: evitar níveis altos. Acrescentar aproximadamente 20 cmH_2O acima da PEEP (PIP total de 30 a 40 cmH_2O).

c) Tempo inspiratório (TI): usar tempos curtos em razão da constante de tempo curta (aproximadamente de 0,5 a 0,8 segundo). Tempos menores que o estipulado ocasionarão um VC baixo que provocará a hipoventilação.

d) Tempo expiratório (TE): conforme a necessidade, pois apresenta constante de tempo baixa. A $PaCO_2$ alta é tolerada para evitar maiores comprometimentos pulmonares.

e) Frequência (F): normal. Em casos mais graves, pode-se diminuir a frequência para evitar maior dano pulmonar (hipoventilação permissiva).

f) Fração inspirada de oxigênio (FiO_2): não ultrapassar os valores de 60 a 70% e tolerar $SatO_2$ de 80 a 85%.

Ventilador ciclado a volume

a) PEEP – 5 a 20 cmH_2O: manter o recrutamento alveolar.

b) Volume corrente (VC): 6 ml/kg, o qual poderá ter altas PIP, em razão da baixa complacência (limitar a PIP em 35 cmH_2O).

c) Volume-minuto: normal ou reduzido até 75% do volume-minuto habitual (diminuir VC X F normal).

d) Tempo inspiratório (TI): deve ser curto (aproximadamente de 0,5 a 0,8 segundo) e conforme VC e fluxo.

e) Frequência respiratória: normal ou hipoventilação permissiva.

f) Fração inspirada de oxigênio: não ultrapassar os valores de 60 a 70% e tolerar $SatO_2$ de 80 a 85%.

Programados os parâmetros iniciais, o fisioterapeuta deverá evitar, de todas as formas, a lesão induzida pela ventilação mecânica. Para tal, deverá utilizar a estratégia protetora da ventilação mecânica que aplica baixos volumes correntes e frequências respiratórias, bem como limitar os picos de pressão na via aérea. Ainda é função do fisioterapeuta e da equipe multidisciplinar avaliar a interação paciente-ventilador e realizar reajustes ventilatórios de acordo com o resultado das gasometrias arteriais periódicas.

Atualmente, a técnica ventilatória mais utilizada, principalmente no manejo da LPA/SDRA, é a ventilação protetora pulmonar.

Um dos papéis mais importantes do fisioterapeuta no manejo da SDRA é monitorar os parâmetros ventilatórios de modo a minimizar a injúria pulmonar induzida pela ventilação mecânica. Para que tal objetivo seja atingido, o fisioterapeuta deverá tomar algumas precauções: a) FiO_2 abaixo de 60% (para evitar os efeitos da toxicidade do oxigênio); b) PIP abaixo de 35 cmH_2O (reduz barotrauma e volutrauma); c) baixas frequências respiratórias; d) PEEP suficiente para evitar o desrecrutamento e o colapso alveolar; e) valores subnormais para oxigenação (saturação de oxigênio entre 80 a 88%); e f) ventilação espontânea sempre que possível para evitar os efeitos da sedação excessiva.

APLICAÇÃO DE TÉCNICAS E RECURSOS FISIOTERAPÊUTICOS NO CUIDADO COM O PACIENTE CRÍTICO[33,34,35,36,37,38,39,40,41]

Drenagem postural

A drenagem postural consiste em colocar o paciente em diversas posições de acordo com a anatomia da árvore brônquica e promover ausculta pulmonar utilizando o efeito da gravidade, com o objetivo de liberar o segmento obstruído por secreções.

Segundo o consenso de ventilação mecânica, as diferentes posições visam à drenagem de secreções brônquicas por meio da adoção de posturas específicas, de acordo com o comprometimento pulmonar e a melhora das trocas gasosas e da escolha de posturas que propiciem melhor relação ventilação-perfusão. Podem ainda melhorar a função muscular e favorecer a resistência à excursão diafragmática e à diminuição da sensação de dispneia.

Na SDRA, o uso da drenagem postural é controverso em razão dos efeitos adversos provocados na PaO_2. Alguns pacientes apresentam aumento da PaO_2 após a drenagem brônquica, enquanto outros apresentam piora da PaO_2 e da complacência. Acredita-se que essa resposta adversa à PaO_2 está correlacionada com a etiologia da SDRA, em que a melhora da PaO_2 está associada à SDRA de origem pulmonar. No entanto, a posição de drenagem pode provocar um aumento no retorno venoso e consequentemente aumentar o extravasamento de líquido para o espaço extravascular, diminuindo assim a PaO_2.

A American Association for Respiratory Care (AARC) desenvolveu e publicou orientações práticas sobre a drenagem postural. Nessa publicação, a hipoxemia foi citada como uma complicação importante. Considerando-se que a hipoxemia é decorrente do próprio quadro da SDRA, seria recomendável ao fisioterapeuta, caso haja suspeita de hipoxemia durante a drenagem postural, o uso de FiO_2 a 100%. Se a hipoxemia persistir, deve-se interromper imediatamente a terapia retornando o paciente à sua posição de origem.

Percussão e vibração

A percussão e a vibração envolvem a aplicação de energia mecânica sobre a parede torácica, utilizando as mãos com o objetivo de aumentar o *clearance* de secreção pulmonar. Teoricamente, a percussão deve ajudar a deslocar as secreções retidas, tornando mais fácil a sua remoção durante a aspiração, enquanto a vibração deve auxiliar na movimentação das secreções em direção às vias aéreas mais centrais durante a expiração.

Na prática do fisioterapeuta, essas técnicas são comumente associadas ao uso da drenagem postural e à aspiração. Geralmente, a combinação dessas técnicas tem demonstrado um melhor resultado para diminuir o *shunt* intrapulmonar e o aumento da complacência pulmonar total, resultando em melhora da oxigenação e ventilação.

Entretanto, no conhecimento atual, essas técnicas têm apresentado, principalmente na população pediátrica, diversos efeitos deletérios, como arritmias cardíacas, labilidade da pressão arterial, elevação da frequência cardíaca e hipoxemia. Portanto, o uso dessas técnicas no paciente crítico como na SDRA deve ser extremamente cauteloso.

Devemos também salientar e considerar que essas técnicas são indicadas para auxiliar a remoção de secreções retidas nas vias aéreas, o que não observamos com frequência na SDRA, cujas características fisiopatológicas mais marcantes são a inflamação epitelial alveolar, inundação dos espaços aéreos (por alteração da permeabilidade capilar com edema alveolar e intersticial), depleção e inativação do surfactante e a perda dos reflexos endoteliais normais.

Hiperinsuflações periódicas

Essa técnica consiste em insuflar os pulmões via tubo endotraqueal por meio de um ambu apropriado que possua válvula limitadora de pressão, conexão para fonte de oxigênio e bolsa reservatória, para garantir uma ótima ventilação e oxigenação.

Na prática fisioterapêutica, realiza-se a instilação de SF 0,9% via tubo endotraqueal seguida de uma ou duas insuflações periódicas com o ambu. Durante a fase expiratória, o fisioterapeuta exerce uma compressão torácica para aumentar o fluxo expiratório e facilitar a remoção de secreções.

Essa técnica é utilizada para remoção de secreções e tampões mucosos mais difíceis de serem deslocados. Entretanto, é recomendável que seja realizada por dois fisioterapeutas habilidosos e experientes para que o tempo de desconexão do ventilador seja o mínimo possível, para evitar o desrecrutamento. Caso haja queda abrupta da saturação durante a realização dessa técnica, o procedimento deve ser imediatamente contraindicado.

Compressão torácica

São pressões aplicadas de modo rápido na caixa torácica para respeitar os eixos de liberdade das costelas (anterior-posterior; vertical e de rotação sobre si mesma). Essas pressões são aplicadas na fase expiratória do ciclo com o objetivo de deslocar secreções, melhorar a ventilação alveolar e prevenir atelectasias (Figura 13.1).

A literatura tem apresentado a compressão torácica como uma técnica que apresenta menos efeitos deletérios em relação à percussão e vibração.

Aspiração traqueal

Esse procedimento é realizado com frequência em pacientes sob ventilação mecânica, porém na

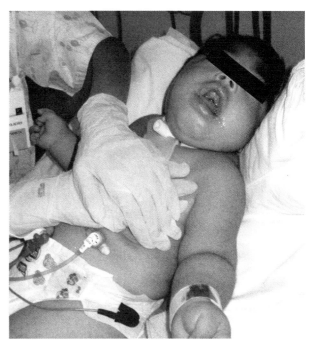

Figura 13.1 Criança em atendimento fisioterapêutico recebendo a técnica de compressão torácica.

criança com SDRA é importante seguir algumas recomendações:

- Na SDRA, via de regra, há pouca secreção, portanto a aspiração do tubo traqueal deve ser realizada em intervalos maiores, a fim de evitar o desrecrutamento e a hipoxemia.
- Se disponível, usar sistema de aspiração fechado (Figura 13.2). No nosso meio, o mais frequentemente utilizado é o *track-care*. Neste sistema, não há a necessidade de desconexão do ventilador para realizar a aspiração, evitando, portanto, o desrecrutamento e a hipoxemia. Na prática fisioterapêutica, o uso desses sistemas não tem sido muito eficaz para remoção de secreções mais espessas.
- Realizar recrutamento alveolar após a aspiração, pois, apesar dos benefícios, esse procedimento encontra-se associado a riscos de atelectasia e hipoxemia.
- Utilizar a pré-oxigenação antes do procedimento, para prevenir hipóxia. Entretanto, em lactentes pré-termos, deve-se evitar a hiperóxia em razão do risco de retinopatia da prematuridade. No lactente, o oxigênio deve ser aumentado a cada 10%, aproximadamente.
- Usar técnica rigorosamente estéril, principalmente em lactentes, por causa do risco de infecção.

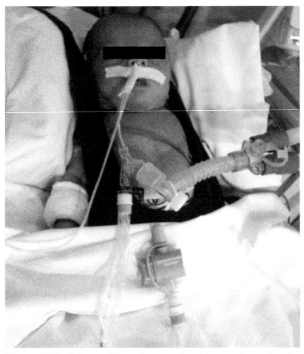

Figura 13.2 Criança fazendo uso do sistema de aspiração fechado.

Terapia de posição[37,42,43,44]

O posicionamento cuidadoso é importante para otimizar a função pulmonar. Na SDRA, a posição prona tem sido utilizada com o objetivo de melhorar a oxigenação. Isso é explicado em virtude da distribuição heterogênea da lesão pulmonar nesse pacientes, em que a condensação alveolar tende a ser mais pronunciada nas zonas pulmonares dependentes (inferior). Além disso, na posição supino, o desequilíbrio na distribuição da ventilação é desviado para a região anterior, enquanto a perfusão é desviada para a região posterior (pulmão dependente). Por meio desse posicionamento, consegue-se o recrutamento das regiões dorsais do pulmão e a melhora da relação ventilação/perfusão.

O tempo de permanência na posição prona é controverso, e alguns autores têm utilizado em crianças um tempo de 8 horas em posição prona e 16 horas em supina.

Recentemente, Gattinoni et al. realizaram um estudo multicêntrico e controlado com 304 pacientes adultos, no qual constataram que o uso da posição prona produz uma melhora da oxigenação, porém isso não resultou em redução da mortalidade.

A terapia com posição prona é simples e de baixo custo, e possui significativo embasamento teórico na melhora da oxigenação. Entretanto, em um levantamento realizado nas unidades de terapia intensiva pediátricas da América do Norte, foi relatado que apenas 43,5% das crianças com SDRA sob ventilação mecânica utilizaram a posição prona, enquanto mais de 50% receberam óxido nítrico, cujo resultados não são tão favoráveis, além de ser uma terapia de alto custo.

O momento de realizar a posição prona na criança deve ser supervisionado pelo fisioterapeuta com atenção aos cuidados com a via aérea artificial, drenos torácicos, acessos venosos, sondas e cateteres, bem como a utilização de coxim para melhor acomodação do paciente.

RECRUTAMENTO ALVEOLAR[37,45]

O recrutamento alveolar de unidades alveolares não ventiladas é importante para assegurar um melhor padrão de oxigenação. Esse recrutamento deve ser mantido pela utilização de níveis adequados de PEEP.

Há um maior receio em realizar o recrutamento alveolar na população pediátrica em razão das questões relacionadas à anatomia e fisiologia peculiar da criança, entre elas a baixa complacência pulmonar e alta complacência da parede torácica.

Amato et al. descrevem diversos métodos de recrutamento, entretanto, dois métodos são mais utilizados:

- O uso de uma pressão elevada sustentada na via aérea de 35 a 40 cmH_2O, por 30 a 40 segundos.
- Aumento periódico da pressão de via aérea através de suspiros. Nesse método, utiliza-se a ventilação protetora com PEEP de 2 cmH_2O acima do ponto de inflexão inferior, e a cada 3 horas ocorrerão 3 ciclos com PIP de 40, 50 e 60 cmH_2O por três segundos. A literatura relata que o método mais utilizado nas unidades de terapia intensiva pediátrica é o primeiro, entretanto estudos controlados na população pediátrica são praticamente inexistentes.

O recrutamento alveolar é uma manobra de risco, merecendo por parte do fisioterapeuta uma análise completa do quadro clínico do paciente para posterior aplicação dessa técnica.

ATUAÇÃO DO FISIOTERAPEUTA NA TERAPIA DE RESGATE[15,16,22,23]

Entende-se por terapia de resgate os recursos que podem ser utilizados para otimizar o manejo da ventilação mecânica, em casos graves não responsivos a métodos mais convencionais. Entretanto, vamos nos ater aos recursos utilizados pelo fisioterapeuta com a equipe multidisciplinar: a insuflação traqueal dos gases (TGI) e o óxido nítrico (NO).

Insuflação traqueal dos gases

Em algumas unidades de terapia intensiva, a insuflação traqueal de gás é realizada e monitorizada pelo fisioterapeuta.

O fisioterapeuta introduz um cateter reto, através de uma via acessória adaptada ao tubo traqueal, até 1 a 2 cm acima da carina. Esse cateter estará conectado a um fluxômetro que poderá liberar um fluxo de gás continuamente ou apenas durante uma fase do ciclo respiratório. Sequencialmente, deverá ser realizado um radiograma de tórax para averiguar o perfeito posicionamento do cateter.

Como o objetivo principal da TGI é aumentar a eficiência da ventilação alveolar e a excreção de dióxido de carbono, o fisioterapeuta deverá instalar um capnógrafo, particularmente na SDRA, se estiver ventilando com hipercapnia permissiva, para monitorar as concentrações de CO_2.

Infelizmente, há poucos sistemas comercialmente disponíveis para a TGI. Em nosso meio têm-se utilizado sistemas artesanais, inadequados para o emprego clínico rotineiro. Esse aspecto deve ser salientado, visto ser a associação da TGI com a ventilação convencional uma técnica complexa, cercada de potenciais complicações.

Óxido nítrico (NO)

A utilização do óxido nítrico também pode ser monitorizada pelo fisioterapeuta. Para tal, o NO deve ser administrado de forma segura, com equipamento aprovado pela engenharia biomédica do serviço. Devem ser analisados a mistura de NO adequada, o circuito apropriado e os analisadores de NO.

O circuito do ventilador preparado para receber o NO deve ter um coletor de amostras que leva o O_2 e o NO para os analisadores. A mistura do NO e o O_2 deve ser fornecida no ramo inspiratório. O sensor do analisador de NO deve ser colocado próximo ao co-nector do tubo endotraqueal, para permitir uma boa mistura de NO com outros gases inspirados do circuito e para refletir a concentração de NO inalada naquele momento.

DESMAME E EXTUBAÇÃO[28,46]

A remissão do quadro etiológico e a estabilidade hemodinâmica são fatores primordiais para o início do desmame.

O desmame deverá ser lento e constantemente supervisionado pelo fisioterapeuta por meio dos sinais de desconforto respiratório, falta de interação paciente e ventilador mecânico, gasometria, capnografia e radiograma de tórax. Serão reduzidos a PIP, o TI, a FiO_2 e a PEEP.

Quando o paciente apresentar uma frequência respiratória baixa (menor que 10 rpm), FiO_2 menor que 50% e PIP menor que 30 cmH_2O associada à melhora do quadro clínico, realiza-se a extubação.

A higiene brônquica deve ser realizada durante o desmame, antes e após a extubação. A inalação com adrenalina é recomendada para prevenir o edema de glote, que pode ocorrer após a extubação. Dependendo das condições do paciente, o suporte ventilatório mecânico não invasivo pode ser instalado com o sistema bilevel ou CPAP, assim como a oxigenoterapia necessária para manter uma saturação de O_2 em torno de 90 a 95%.

REFERÊNCIAS BIBLIOGRÁFICAS

1. Ashbaugh DG, Bigelow DB, Petty TL, Levine BE. Acute respiratory distress in adults. Lancet 1967; 2: 319.

2. Artigas A, Bernard GR, Carlet J, et al. The American- European Consensus Conference on ARDS, Part 2. Intensive Care Med 1998; 24: 378.

3. Farias JA, Frutos F, Esteban A, et al. What is the daily practice of mechanical ventilation in pediatric intensive care units: a multicenter study. Intensive Care Med 2004; 30: 919-25.

4. Alvarez AC, Cid JLH. Programación de la ventilación mecánica. NA Pediatr 2003; 59: 67-73.

5. Murray JF, Mathay MA, Luce J. An expanded definition or ARDS. Am Resp Dis 1988; 138: 720.

6. Brian S, Burleson PD, Erik D, Maki PD. Acute respiratory syndrome. Journal of Pharmacy Practice 2005; 18(2): 118-31.

7. Gordon RB. Acute respiratory distress syndrome. Am J Respir Crit Care Med 2005; 172: 798-806.

8. Bellingan GJ. The pulmonary physician in critical care 6: the pathogenesis of ALI/ARDS. Thorax 2005; 57: 540-6.

9. Carvalho ES, Carvalho BW. Terapêutica e prática pediátrica. 2 ed. São Paulo: Atheneu; 2000.

10. Carvalho BW, Jiménez JH, Sasbón SJ. Ventilación pulmonar mecânica en pediatría. São Paulo: Atheneu; 2001.

11. The Acute Respiratory Distress Syndrome Network. Ventilation with lower tidal volumes as compared with traditional tidal volumes for acute respiratory distress syndrome. N Engl J Med 2000; 342: 1301-8.

12. Dreyfuss D, Saumon G. Ventilator-induced lung injury. Am J Respir Crit Care Med 1998: 294-323.

13. Brochard L, Roudot-Thoraval F, Roupie E, Delclaux C, Chastre J, Fernandez-Mondejar E, et al. Tidal volume reduction for prevention of ventilator-induced lung injury in acute respiratory distress syndrome. The Multicenter Trial Group on Tidal Volume reduction in ARDS. Am J Respir Crit Care Med 1998; 158: 1831-8.

14. Amato M, Barbas C, Medeiros D, et al. Effect of protective ventilation strategy on mortality in the acute respiratory dytress syndrome. N Engl J Med 1998; 338: 347-54.

15. Rotta A, Kunrath C, Wiryawan B. O manejo da síndrome do desconforto respiratório agudo. J Pediatr 2003; 79 (Suppl. 2): 149-60.

16. Kathleen M, Ventre, John H. Arnold. High frequency oscillatory ventilation in acute respiratory failure. Paediatric Respiratory Reviews 2004; 5: 323-32.

17. Courtney SE, Durand DJ, Asselin JM, Hudak ML, Aschner JL, Shoemaker CT. High-frequency oscillatory ventilation versus conventional mechanical ventilation for very-low-birth-weight infants. N Engl J Med 2002; 347: 643-52.

18. Hirschl RB, Croce M, Gore D, Widemann H, Davis K, Zwischenberger J, et al. Prospective, randomized, controlled pilot study of partial liquid ventilation in adult acute respiratory distress syndrome. Am J Respir Crit Care Med 2002; 165: 781-7.

19. Mallory Jr GB. Surfactant Proteins: role in lung. Physiology and disease in early life. Paediatric Respiratory Reviews 2001; 2: 151-8.

20. Yapicioglu H, Yildizdas D, Bayram I, Sertdemir Y, Levent Yilmaz H. The use of surfactant in children with acute respiratory distress syndrome: efficacy in terms of oxygenation, ventilation and mortality. Pulmonary Pharmacology and Therapeutics 2003; 16: 327-33.

21. Duncan J, et al. Inhaled nitric oxide therapy in neonates and children: reaching a European consensus. Intensive Care Med 2004; 30: 372-80.

22. Kinsella JP, Steven HA. Inhaled nitric oxide therapy in children. Paediatric Respiratory Reviews 2005; 6: 190-8.

23. Forteberry JD, Toro JD, Jefferson LS, Evey L, Haase D. Management of pediatric acute hypoxemic respiratory insufficiency with bilevel positive pressure nasal mask ventilation. Chest 1995; 108: 1059-64.

24. Scanlan CL, WilKins RL, Stoller JK. Fundamentos da terapia respiratória de Egan. 7.ed. Barueri: Manole; 2000. p.825-9.

25. Mackenzie CF, et al. Fisioterapia respiratória em unidade de terapia intensiva. São Paulo: Panamericana; 1998.

26. Crane L. Physical therapy for patients in the intensive care unit. Physical Therapy 1996; 4: 11-25.

27. Piva PJ, Garcia RCP. Medicina intensiva em pediatria. Rio de Janeiro: Revinter; 2005.

28. Slutsky AS. Lung injury caused by mechanical ventilation. Chest. 1999; 116(1 Suppl): 9-15.

29. Stewart TE, Meade MO, Cook DJ, Granton JT, Hodder RV, Lapinsky SE, et al. Evaluation of a ventilation strategy to prevent barotrauma in patients at high risk for acute respiratory distress syndrome. Pressure and volume-limited ventilation strategy Group. N Engl J Med 1998; 338: 355-61.

30. The ARDS Clinical Trial Netwok. Effects of maneuvers in patients with acute lung injury and ARDS ventilated with high positive end-expiratory pressure. Crit Care Med 2003; 31: 11-6.

31. Minces P. Estrategias de ventilación mecánica. Cuidados intensivos pediátricos. México: McGraw – Interamericana; 2000. p.95-101.

32. America Association for Respiratory Care. Clinical Practice Guideline: Postural drainage therapy. Respir Care 1991; 36: 1418-26.

33. Mackenzie CF, et al. Fisioterapia respiratória em unidade de terapia intensiva. São Paulo: Panamericana; 1998.

34. Ciesla ND. Chest physical therapy for patients in the intensive care unit. Physical Therapy 1996; 76: 609-25.

35. Imle PC. Percusssão e vibração. In: Mackenzie CF, et al. Fisioterapia respiratória em unidade de terapia intensiva. São Paulo: Panamericana; 1988. p.89-98.

36. Sarmento GJV. Fisioterapia respiratória no paciente crítico. Barueri: Manole; 2005.

37. Postiaux G. Fisioterapia respiratória pediátrica. O tratamento guiado por ausculta pulmonar. 2.ed. Porto Alegre: Artmed; 2004.

38. Denehy L. The use of manual hyperinflation in airway clearance. European Respiratory Journal 1999; 14: 958-65.

39. Krause MF, Hoehn T. Chest physiotherapy in mechanically ventilated chidren: a review. Critical Care Medicine 2000; 28: 1648-51.

40. Maggiore SM, et al. Prevention of endotracheal suctioning-induced alveolar derecruitment in acute lung injury. Am J Respir Crit Care Med 2003; 167: 1215-24.

41. Pappert D, Rossaint R, Slama K, Gruning T, Falke KJ. Influence of positioning on ventilation-perfusion relationships in severe adult respiratory distress syndrome. Chest 1994; 106: 1511-6.

42. Gattinoni L, Tognoni G, Pesenti A, Taccone P, Mascheroni D, Labarta V, et al. Effect of prone positioning on the survival of patients with acute respiratory failure. N Engl J Med 2001; 345: 568-73.

43. Bruno F, Piva J, Garcia PC, et al. Efeito a curto prazo da posição prona na oxigenação de crianças em ventilação mecânica. J. Pediatr 2001; 77: 361-6.

44. Barbas C, Medeiros C, Amato M. Recruitment maneuvers. Crit Care Med 2003; 31: S265-71.

45. Randolph A, Wypij D, Venkataraman S, et al. Effect of mechanical ventilator weanig protocols on respiratory outcomes in infants and children. JAMA 2002; 288: 2561-8.

14

INSUFICIÊNCIA RESPIRATÓRIA AGUDA

FABIANE ALVES DE CARVALHO
ADRIANA DE ARRUDA FALCÃO PEIXE
RODRIGO DAMINELLO RAIMUNDO

A morbidade e a mortalidade em adultos estão relacionadas às doenças cardiovasculares, ao passo que, na população pediátrica, elas ocorrem em razão do comprometimento do sistema respiratório. A insuficiência respiratória aguda (IRA) é um evento muito frequente em pediatria e corresponde a aproximadamente 50% das internações em unidade de terapia intensiva pediátrica. Cerca de dois terços dessas ocorrem em crianças menores de um ano, e destas, 50% no período neonatal. Ela pode ser causada por diversas condições, como pneumonia, bronquiolite, doença neuromuscular, síndrome do desconforto respiratório, síndrome da aspiração de mecônio, entre muitas outras. É caracterizada pela incapacidade do sistema respiratório em manter as demandas metabólicas dos tecidos, na função de obter oxigênio para suprir as suas necessidades e eliminar o dióxido de carbono produzido.[1-3]

É importante para a população pediátrica e neonatal saber identificar a causa primária da insuficiência respiratória, mediante observação de todos os componentes do sistema respiratório responsáveis pelas trocas gasosas, sejam eles pulmonares, cardiocirculatório, neural ou musculoesquelético. Assim como também é importante a compreensão das muitas diferenças anatomofisiológicas entre o recém-nascido (RN), a criança e o adulto, pois essas diferenças aumentam a suscetibilidade desses pacientes à IRA.

Quando o sistema respiratório falha, na sua função de ofertar oxigênio de maneira adequada, a criança fica exposta a uma série de complicações que incluem o óbito e as sequelas irreversíveis a órgãos vitais, como cérebro, coração, rins e os próprios pulmões. A irreversibilidade do quadro e a presença de sequelas dependem em grande parte do diagnóstico precoce, da quantificação do processo e da institui-

ção de uma terapêutica adequada o mais breve possível. Sabe-se que a hipoxemia e/ou hipercapnia presentes nos quadros de insuficiência respiratória são situações extremamente ameaçadoras ao organismo humano. Dessa maneira, o principal objetivo no tratamento fisioterapêutico é a melhora da oxigenação e da ventilação.[2]

DEFINIÇÃO

A insuficiência respiratória aguda é conceituada como a incapacidade do sistema respiratório de atender às demandas de oxigênio e/ou eliminar o dióxido de carbono (CO_2) produzido por nosso organismo. A troca alveolar anormal pode ser consequência de um grande número de situações clínicas. Em razão dessa variedade de doenças que levam a IRA, a abordagem terapêutica também é diversa.[4,5]

CARACTERÍSTICAS ANATOMOFISIOLÓGICAS DO SISTEMA RESPIRATÓRIO

Cabeça e vias aéreas superiores

Em comparação com o corpo, a cabeça de um lactente é maior que a de um adulto. Em razão disso, o peso da cabeça pode causar flexão aguda da coluna cervical em lactentes com tônus muscular ruim, podendo provocar obstrução por compressão das vias aéreas superiores (Figura 14.1). A mandíbula do lactente é muito mais arredondada e a língua muito maior em relação à cavidade oral, o que aumenta a probabilidade de obstrução das vias aéreas com a perda do tônus muscular.[6]

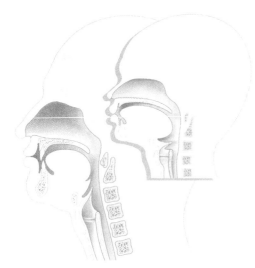

Figura 14.1 Comparação entre as vias aéreas do adulto e da criança.[6]

Neonatos e lactentes possuem uma respiração nasal que se mantém até por volta dos seis meses e que se dá pelo posicionamento da epiglote que, em repouso, direciona o ar para a nasofaringe; além disso, possuem uma língua muito grande, que ocupa quase toda a cavidade oral e dificulta a respiração bucal. O tamanho da via aérea é bem menor, promovendo uma alta resistência ao fluxo aéreo, que piora muito quando edemaciado por processos inflamatórios ou infecciosos. A laringe é centralizada e se opõe a C_3-C_4, onde no adulto se opõe à C_6-C_7, a epiglote é larga e mais horizontal, tendo um formato de "U" ou "V" e a área subglótica é pequena, com o formato de um "cone", sendo estreito no local do anel da cricoide. Um pequeno edema subglótico pode provocar estreitamento significativo, aumentando muito o trabalho respiratório. Os adultos têm uma via aérea cilíndrica e mais estreita na abertura da epiglote. Outra característica importante é que, em crianças maiores, os tecidos linfoide adenoideano e tonsilar são muito proeminentes e podem contribuir para a obstrução de vias aéreas.[2]

A mucosa das vias aéreas superiores do lactente, especialmente da laringe, é fina e facilmente traumatizada. As tentativas contínuas de intubação e/ou aspiração podem facilmente causar edema e obstrução nessas áreas. Além disso, o estímulo mecânico da laringe do neonato pode causar apneia prolongada.[7,8]

Vias aéreas condutoras e pulmões

Ao nascer, a criança já apresenta a quantidade de vias aéreas inferiores que terá na idade adulta.

Portanto, a diferença entre as vias aéreas da criança e do adulto situa-se basicamente no diâmetro e no comprimento. O diminuto calibre das vias aéreas inferiores (e também das vias aéreas superiores) ocasiona uma elevada resistência à passagem de ar, favorecendo o aparecimento de quadros obstrutivos.[4,9] A traqueia normal do neonato possui aproximadamente 5 a 6 cm de comprimento e 4 mm de diâmetro, enquanto o prematuro pequeno pode apresentar uma traqueia com 2 cm de comprimento e um diâmetro de 2 a 3 mm. Com vias aéreas menores, o espaço morto anatômico do neonato é proporcionalmente menor que o do adulto, sendo de aproximadamente 1,5 ml/kg de peso corpóreo. Os brônquios principais saem da traqueia do lactente em ângulos menos agudos do que no adulto, particularmente à direita. No entanto, como nos adultos, o brônquio principal direito do lactente ainda está mais em linha com a traqueia do que o esquerdo (Figura 14.2). Os lactentes e as crianças com menos de cinco meses de vida têm menor suporte cartilaginoso das vias aéreas e a estrutura bronquiolar apresenta menos fibras elásticas, o que pode facilitar o colabamento dessas vias por secreções ou alterações de fluxo e pressão durante a expiração. A criança tem menor número de alvéolos, que durante a infância aumentam de 20 milhões após o nascimento para 300 milhões por volta dos oito anos; assim, a criança tem uma menor área de

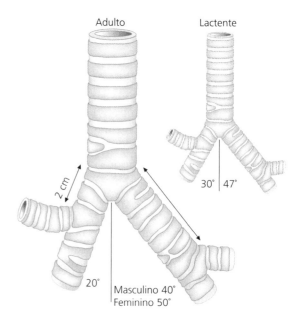

Figura 14.2 Comparação entre a traqueia do adulto e a da criança.[6]

troca. O alvéolo é menor, de 150-180 mcm aumenta para 200 mcm, e a ventilação colateral é menos desenvolvida, tornando as atelectasias mais comuns. Durante a infância, os canais anatômicos que proporcionam ventilação colateral entre os alvéolos adjacentes (poros de Kohn), bronquíolo e alvéolo (canais de Lambert) e bronquíolos adjacentes são hipodesenvolvidos. Essa seria uma importante característica que propicia trocas gasosas na presença de obstrução distal das vias aéreas.[2,6]

A cada ciclo respiratório são gerados volumes correntes pequenos; ocorre, assim, a necessidade de frequências respiratórias elevadas para manter um volume minuto adequado. A elevada frequência respiratória associada ao baixo volume corrente tem como desvantagens um gasto energético elevado e, também, uma maior "perda" de volume, por ventilar mais vezes áreas de espaço morto anatômico, que, verdadeiramente, são áreas ventiladas e que não realizam trocas, como a traqueia e os brônquios.[4,10,11]

Parede e musculatura torácica

A caixa torácica do lactente é composta principalmente de cartilagem e é altamente complacente. Durante períodos de dificuldade respiratória, a parede torácica do lactente é facilmente movida para dentro. Esse movimento pode ser observado acima e abaixo do esterno ou entre as costelas (tiragens supraestenal, subesternal e intercostal). Ao contrário do adulto, os músculos torácicos do lactente são imaturos, fornecendo pouco suporte estrutural ou ventilatório. Além disso, as costelas são mais horizontalizadas; por essa razão, o diâmetro anteroposterior (AP) do tórax do lactente altera-se pouco durante a inspiração e a capacidade de aumentar o volume corrente é menor.[7,8]

Massa muscular diafragmática

Existe uma proporcionalidade entre a massa muscular sistêmica e a massa muscular diafragmática. Assim, crianças prematuras e desnutridas apresentam um diafragma atrófico ou pouco desenvolvido, o qual está sujeito a fadiga e a esgotamento precoce em situações que seja solicitado a trabalhar acima de suas condições. Essa é uma das razões da elevada prevalência de apneia em crianças prematuras e lactentes pequenos quando acometidos por diferentes doenças pulmonares.[11-13]

Sistema nervoso central e nervos periféricos

O centro respiratório imaturo nos lactentes pode provocar respiração irregular e maior risco de apneia. A apneia é definida como ausência de fluxo aéreo por mais de 20 segundos. Aproximadamente 25% dos recém-nascidos prematuros podem desenvolver apneia, podendo evoluir com bradicardia e hipoxemia. Os episódios de apneia ocorrem mais frequentemente durante o sono ou alimentação oral.[2,8]

Embora os quimiorreceptores periféricos estejam ativos no neonato, tanto os neonatos prematuros quanto os de termo exibem uma resposta paradoxal à hipoxemia (PaO_2 < 30 a 40 mmHg). A resposta é um período de hiperventilação seguido por apneia. A depressão do SNC é a melhor explicação desse fenômeno. O lactente a termo apresenta um reflexo de insuflação ativo que ajuda a estabelecer a CRF inicial. Esse fenômeno contribui com os esforços inspiratórios aumentados que ocorrem na obstrução das vias aéreas ou na atelectasia. Esse reflexo é menos desenvolvido nos lactentes com menos de 32 semanas de gestação e que podem responder ao aumento das cargas de trabalho respiratório com um episódio de apneia.[15,16]

Imaturidade pulmonar

O sistema pulmonar não está totalmente desenvolvido ao nascer. Algumas de suas funções se desenvolverão imediatamente, e outras serão adquiridas posteriormente. A resistência vascular pulmonar ao nascer é mais elevada que a resistência vascular sistêmica; entretanto, essa situação se inverte nas primeiras horas e se completa na primeira semana. Em alguns casos pode ocorrer a manutenção da maior resistência pulmonar de forma idiopática ou secundária a outras doenças, levando à hipoxemia persistente. Além disso, pode ocorrer a patência do ducto arterioso (PCA), provocando hiperfluxo pulmonar e, consequentemente, edema pulmonar.[1]

Presença de hemoglobina fetal

A hemoglobina fetal está presente até por volta do quarto mês de vida no lactente. Ela é ávida pelo O_2, mas libera-o em menor quantidade para os tecidos. Para compensar essa liberação lenta, os recém-nascidos têm maior concentração de hemoglobina, que diminui com o passar do tempo.[2]

Imaturidade do sistema imunológico

O recém-nascido e o lactente apresentam um sistema imunológico frágil e imaturo, tornando-os especialmente suscetíveis a adquirir infecções bacterianas e virais. Da mesma forma, apresentam dificuldade na localização das infecções, as quais podem ter início em um determinado local e facilmente se generalizar. Assim, o sistema pulmonar, que é um dos grandes "filtros" de nosso organismo, é frequentemente comprometido nessa faixa etária.[17]

Volumes e capacidades pulmonares

No lactente e no recém-nascido, o volume pulmonar em repouso e a capacidade residual funcional (CRF) são menores em relação aos do adulto. A CRF representa o volume de gás que permanece nos pulmões ao fim de uma expiração normal, sendo o volume responsável pelas trocas gasosas. O volume de fechamento (VF) representa o volume mínimo necessário para manter a estabilidade alveolar, a partir do qual as zonas dependentes cessam sua ventilação, pois suas vias aéreas mais proximais se colapsam. Quando o volume de fechamento excede a CRF, alguns segmentos do pulmão são fechados durante parte da movimentação do volume corrente (VC), levando a uma redução da relação ventilação/perfusão, podendo provocar hipóxia. Em crianças maiores e adultos, a CRF está bem acima do VF, porém nos lactentes e RN ela pode estar logo abaixo do VC, tendo maior risco de colabamento das vias aéreas durante movimentos respiratórios mais forçados, que podem ocorrer em qualquer situação em que há aumento do trabalho respiratório.[2]

TIPOS DE INSUFICIÊNCIA RESPIRATÓRIA

A insuficiência respiratória (IR) pode ser classificada quanto aos processos que estão deixando de funcionar, ou seja, o processo ventilatório ou o processo difusional e perfusional. Sendo assim, classicamente, podemos dividir a insuficiência respiratória em dois grandes grupos: tipo I e tipo II (Tabela 14.1).

A IR tipo I, também chamada de hipoxêmica ou alveolocapilar, tem como principal característica a queda da PaO_2 com uma $PaCO_2$ normal ou baixa, ou seja, um distúrbio com hipoxemia, porém sem o distúrbio ventilatório. Como exemplo de doenças com tipo I de insuficiência respiratória podemos destacar as doenças que criam uma inadequação da relação ventilação/perfusão, como o edema agudo pulmonar.

Já a IR do tipo II, também chamada de hipercápnica ou ventilatória, tem como característica um aumento da $PaCO_2$, demonstrando o caráter ventilatório do distúrbio. As principais doenças envolvidas neste tipo de IR são as doenças neuromusculares e as obstrutivas.

Nas fases iniciais da IRA, o organismo desencadeia seus mecanismos de defesa para garantir uma maior entrada de O_2 e retirada de CO_2. Esses mecanismos incluem o aumento do volume-minuto e do débito cardíaco e a autorregulação local da circulação pulmonar. Com a evolução da IRA, esses mecanismos compensatórios falham, levando a uma diminuição mais acentuada da PaO_2 e ao aumento da $PaCO_2$.[2]

FISIOPATOLOGIA DA INSUFICIÊNCIA RESPIRATÓRIA

Considerando os aspectos fisiopatológicos da IRA, os distúrbios que podem evoluir com IRA são classificados como:

- alteração da relação ventilação/perfusão (V/Q);
- *shunt* intrapulmonar;
- hipoventilação;
- alteração na difusão dos gases pela interface alveolocapilar;
- redução na concentração do O_2 inspirado; e
- diminuição de O_2 no sangue venoso misto.

Alteração da relação V/Q é o mecanismo fisiopatológico mais frequentemente implicado na instalação da IRA, e afeta tanto a captação de O_2 como a eliminação de CO_2. Em condições basais, nem a ventilação alveolar nem a perfusão sanguínea são uniformes por todo o pulmão. No adulto em posição ereta, tanto a ventilação como a perfusão aumentam do ápice pulmonar para as bases, porém a ventilação aumenta menos que a perfusão.[2,19]

Tabela 14.1 Insuficiência respiratória aguda[25]

Tipo	Pressão
I (hipoxêmica)	PaO_2 baixa
	$PaCO_2$ normal ou baixa
II (hipercápnica ou ventilatória)	PaO_2 baixa
	$PaCO_2$ elevada

West, em 1964, descreveu um modelo conceitual dividindo a perfusão pulmonar em três zonas funcionais (Figura 14.3):

- Zona I: zona não perfundida, onde a pressão alveolar (PA) é maior que a pressão arterial (Pa) e a pressão venosa (Pv). Ela não existe no pulmão normal.
- Zona II: é uma área funcional, onde a pressão arterial excede a pressão alveolar, permitindo um fluxo pelas artérias. É uma zona mais dependente da ação da gravidade e a perfusão é vulnerável às mudanças de pressão que ocorrem durante os ciclos cardíacos e respiratórios, podendo ser interrompida. O ápice do pulmão comporta-se funcionalmente como zona II.
- Zona III: é a mais dependente da ação da gravidade. A pressão venosa excede a alveolar e mantém um fluxo sanguíneo relativamente constante entre as pressões venosa e arterial.[2,20]

No pulmão normal não há uma clara determinação das zonas de perfusão e esse esquema tem apenas aplicação didática.

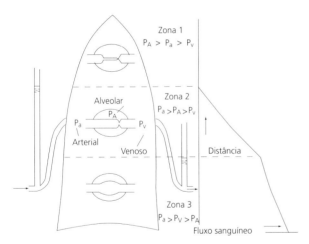

Figura 14.3 Modelo para explicar a distribuição do fluxo sanguíneo no pulmão, com base nas pressões que afetam os capilares.[20]

As alterações da relação V/Q estão associadas a doenças que afetam as vias aéreas inferiores e o parênquima pulmonar (pneumonias, atelectasias, edema pulmonar, contusões pulmonares, síndrome do desconforto respiratório agudo – SDRA). Nos graus leves, o aumento da fração inspirada de O_2 (FiO_2) produz rápido aumento da PaO_2 de maneira quase linear. À medida que esse distúrbio progride, a taxa de aumento da PaO_2 em relação a FiO_2 diminui. O aumento da PaCO_2 é incomum, porém em distúrbios graves pode estar presente.[2,21]

Denomina-se *shunt* a situação em que o sangue venoso atinge o sistema arterial sem passar através de regiões ventiladas do pulmão. O *shunt* pode ser extrapulmonar, como ocorre nas cardiopatias congênitas, ou intrapulmonar, nas áreas em que há alvéolos perfundidos e não ventilados.

Condições em que ocorre *shunt*:

- atelectasias, doença da membrana hialina (DMH);
- aspiração maciça de mecônio;
- pneumonias (alvéolo repleto de secreções);
- edema pulmonar (cardiogênico ou não); e
- doença venoarterial congênita.

Nesses pacientes não há uma resposta adequada de elevação da PaO_2 quando se aumenta a FiO_2 até 100%, pois sempre vai ocorrer mistura do sangue arterial com o venoso não oxigenado. No indivíduo normal, o *shunt* anatômico corresponde a 2% do débito cardíaco (DC) e é representado pelas artérias brônquicas, pleurais e de Thebésius, e o *shunt* alveolar é muito pequeno, cerca de 1‰; assim, o *shunt* fisiológico é de aproximadamente 3 a 4% do DC, podendo chegar a 6-8% no RN.[2]

A insuficiência ventilatória ocorre quando a eliminação de CO_2 está prejudicada por uma hipoventilação alveolar. Pode ser decorrente da depressão do centro respiratório, doenças neuromusculares ou obstruções parciais ou totais do fluxo aéreo. A relação entre PaCO_2, volume-minuto (VE), volume espaço morto (VD) e produção de CO_2 (VCO_2) é obtida pela fórmula:

$$PaCO_2 = K \cdot VCO_2 / (VE - VD)$$

A IRA raramente ocorre apenas por alteração de difusão dos gases. A fim de que a difusão de gases se processe de maneira ideal, é necessário um tempo para o completo equilíbrio dos gases alveolares e capilares pulmonares e um número suficiente de unidades alveolocapilares. Estima-se que a hipoxemia só ocorre exclusivamente por um fator difusional quando a capacidade de difusão para o O_2 diminui em um sexto do normal.[2,22]

Vários fatores podem influenciar o conteúdo de oxigênio no sangue venoso central. Entre eles, temos:

- diminuição de DC;
- aumento do consumo de O_2 pelos tecidos;
- choque cardiocirculatório;
- insuficiência cardíaca.

CLÍNICA DA INSUFICIÊNCIA RESPIRATÓRIA

As manifestações clínicas da insuficiência respiratória estão diretamente ligadas ao acometimento do paciente, ou seja, à hipoxemia e/ou à hipercapnia.

De uma forma geral, todas as principais manifestações são decorrentes da liberação de catecolaminas no sangue em uma tentativa compensatória do sistema nervoso. Dentre estes efeitos estão:

- taquipneia e a taquicardia;
- hipertensão pulmonar;
- poliglobulia;
- cianose;
- confusão e convulsões;
- uremia, anúria ou insuficiência renal.

Os quadros clínicos de hipoxemia e hipercapnia não são muito específicos, porém a cianose e a agitação psicomotora em uma criança, ou choro, são sinais importantes de hipóxia. Além desses podemos citar a incoordenação muscular e a taquicardia. Já a hipercapnia geralmente é acompanhada de hipertensão arterial devido à vasoconstrição generalizada e consequente cefaleia por vasodilatação cerebral. A hipercapnia pode levar também à depressão do centro respiratório, ocasionando bradipneia ou apneia.

Os valores normais de PaO_2 e $PaCO_2$ e os principais achados clínicos da hipoxemia e da hipercapnia estão expostos na Tabela 14.2 e nos Quadros 14.1 e 14.2.

Diagnóstico

O diagnóstico da insuficiência respiratória deve estar baseado no histórico clínico, no exame físico e em exames laboratoriais.

O histórico clínico deve conter uma anamnese detalhada com informações como idade, sexo, data de nascimento, raça, história pregressa da moléstia atual, antecedentes familiares (incluindo condições socioeconômicas) e antecedentes pessoais (tipo de parto, com ou sem intercorrências, alergias, acidentes, número de internações, vacinações, desenvolvi-

Quadro 14.1 Sinais clínicos de hipóxia[25]

Alterações do comportamento: agitação, euforia, choro incessante
Taquicardia
Taquipneia, taquidispneia
Cefaleia
Hipertensão arterial
Sudorese
Cianose
Depressão da consciência e coma
Evolução para parada cardiorrespiratória

Quadro 14.2 Sinais clínicos de hipercapnia[25]

Alterações do comportamento: obnubilação progressiva, torpor, coma
Taquicardia
Taquipneia, taquidispneia
Cefaleia
Hipertensão arterial
Sudorese
Pele quente
Pulsos amplos

mento neuropsicomotor), presenças de outras doenças, hábitos de vida dos pais e medicações usadas ou em uso.

O exame físico do tórax deve analisar a forma e simetria, bem como o padrão respiratório. Deve ainda analisar a presença de sinais de dispneia como tiragens, uso de musculatura acessória e movimento paradoxal.

A avaliação clínica do paciente com IRA é de extrema importância, devendo-se considerar a sua gravidade e padronizar uma terapêutica rápida e eficaz para cada situação. Os sinais e sintomas estão resumidos na Tabela 14.3.[2]

DIAGNÓSTICO LABORATORIAL

O diagnóstico clínico deve ser confirmado com os seguintes dados laboratoriais:[2]

Tabela 14.2 Valores normais de PaO_2 e $PaCO_2$ nas diversas faixas etárias[2]

Idade	PaO_2
RN pré-termo	50–60
RN termo	55–70
1–6 meses	60–85
6–12 meses	85–90
> 1 ano	90–97

$PaCO_2$ = 35 a 45 mmHg em qualquer idade e tende ao limite inferior nos RN.

- Gasometria arterial → É importante para a confirmação da IRA que é definida como a $PaCO_2$ > 50 ou PaO_2 < 60 mmHg e saturação de O_2 ($SatO_2$) < 90%.
- Aumento do bicarbonato sérico pode representar compensação metabólica ao aumento da $PaCO_2$.
- Policitemia pode representar resposta a hipoxemia crônica.
- Cálculo da diferença alveoloarterial de O_2. É um índice eficaz para o cálculo das trocas gasosas.

P (A-a) = PAO_2 – PaO_2
PAO_2 = (PB – PH_2O). FiO_2 – $PaCO_2$/R
P (A-a) = diferença alveoloarterial de O_2
PA O_2 = pressão alveolar de O_2
PaO_2 = pressão arterial de O_2
PB = pressão barométrica
P_{H2O} = pressão de vapor d'água (= 47 mmHg)
R = quociente respiratório

Em crianças a P (A-a) é de aproximadamente 5–10 e é provocada pelo *shunt* fisiológico.

- Relação PaO_2/FiO_2 é comumente usada para indicar trocas gasosas. Quando < 200 corresponde a uma fração de *shunt* > 20% e é usada como um dos critérios de definição de SDRA.
- Determinação do espaço morto (VD/VT)
VD/VT = ($PaCO_2$ – $PeCO_2$/$PaCO_2$)
$PaCO_2$ = pressão expirada de CO_2
- Determinação do *shunt* intrapulmonar (Qs/Qt)
Qs/Qt = (CcO_2 – CaO_2) / (CcO_2 – CvO_2)

Em que:

CcO_2 = conteúdo capilar de O_2
CaO_2 = conteúdo arterial de O_2

Tabela 14.3 Sinais e sintomas de IRA[2]

Gerais	Sudorese
	Náuseas
	Anorexia
	Fadiga
Respiratório	Taquidispneia
	Bradipneia ou apneia
	Sibilo e gemido expiratórios
	Ruídos respiratórios
	Batimento de asa de nariz
	Tiragem de parede torácica
	Cianose
	Palidez cutânea
	Alteração de voz
	Cornagem
	Massas extrínsecas, enfisema subcutâneo
	Tumefação cervical
Cardiovascular	Taquicardia
	Palidez cutânea
	Aumento da pressão arterial
	Pulso paradoxal > 20 mmHg
	Disritmia
Sistema nervoso central	Mal-estar, irritabilidade
	Cefaleia e confusão mental
	Convulsões
	Hipotonia
	Coma
	Menor resposta à dor

CvO_2 = conteúdo venoso de O_2

- Exames de imagem
- Raio X de tórax
- Tomografia de tórax
- Cintilografia de ventilação/perfusão

TRATAMENTO DA IRA

O tratamento deve ser direcionado de acordo com a etiologia, a gravidade da insuficiência respiratória e a fisiopatologia da IRA. Essa terapêutica deve abordar os seguintes aspectos:

- remoção do fator etiológico;
- medidas terapêuticas gerais;
- oxigenoterapia;

- suporte ventilatório;
- terapêutica adjuvante; e
- fisioterapia respiratória.

Remoção do fator etiológico

O tratamento específico do fator desencadeante da IRA é extremamente importante, e em alguns casos, como na aspiração de corpo estranho, pode representar a resolução do quadro.[29-31]

Medidas terapêuticas gerais

No tratamento da IRA o paciente deve ser avaliado e abordado de uma maneira completa, sendo de fundamental importância a monitoração cardiocirculatória, função renal, estado de hidratação e sedação adequada, quando necessária.[32]

OXIGENOTERAPIA

A oferta de oxigênio constitui a principal medida terapêutica para o paciente em IRA. Todo paciente em IRA deve ter monitoramento da saturometria de pulso (SpO_2) contínua e coleta de gasometria.

A oxigenoterapia é o primeiro passo a ser tomado na correção da hipoxemia comprovada, visando ao aumento da saturação da hemoglobina pelo oxigênio, por meio do fornecimento de uma adequada oxigenação tecidual com a menor FiO_2. Em situações de emergência, essa deve ser administrada a 100%, independentemente da doença de base e do quadro clínico.[33]

A presença de hipoxemia no RN e na criança deve ser avaliada de acordo com a idade e com a doença. Em RN com mais de 28 dias de vida, podem ser considerados como hipoxemia valores de pressão arterial de oxigênio (PaO_2) menores que 60 mmHg ou uma saturação menor que 90%, sendo aceitos valores inferiores em lactentes ou crianças portadoras de doença pulmonar crônica, como é o caso da displasia broncopulmonar, ou nos casos de cardiopatias congênitas associadas.[34]

A administração de oxigênio em RN e crianças pode ser feita por meio de cateteres, máscaras ou capacetes de oxigênio, visando sempre manter uma PaO_2 entre 60 e 80 mmHg, com uma saturação de O_2 entre 88 e 92%, com a menor FiO_2 possível. Esses valores devem ser constantemente monitorados por meio de gasometria e oximetria de pulso, para evitar complicações decorrentes da hiperóxia, pois os pulmões em crescimento são mais sensíveis a toxicidade que os de um adulto. Esse fato pode favorecer quadros de displasia broncopulmonar, por causa da lesão celular, por liberação de radicais livres, e quadros de retinopatia da prematuridade (fibroplastia retrocristalina). Nesses casos há vasoconstrição retiniana e necrose dos vasos sanguíneos, levando à formação de novos vasos em maior quantidade, o que provoca a formação de cicatrizes atrás da retina. Se deslocada, pode gerar cegueira em prematuros. Além disso, a hiperóxia pode gerar efeitos cardiovasculares deletérios, como o fechamento prematuro do canal arterial, em lactentes portadores de cardiopatias congênitas, canal dependente e/ou áreas de atelectasia de reabsorção, sendo ideal, então, manter uma PaO_2 de, no máximo, até 140 mmHg.[33,34]

As maneiras de ofertar oxigênio para o paciente pediátrico estão expostas na Tabela 14.4.[2]

Tabela 14.4 Maneiras de ofertar oxigênio ao paciente pediátrico[2]

Tipo	FiO_2	Observações
Cateter paranasal O_2	20–40%	Pode levar à obstrução nasal, ao acúmulo de secreção e gerar incômodo
Máscara de O_2 sem reservatório com reservatório	Até 60% Reinalação parcial = 50–90% Sem reinalação = 100%	Não deve ser usada em pacientes que apresentam vômitos
Tipo venturi	40–50%	
Incubadora	40–80%	Depende do fluxo de O_2, posição da bandeira e abertura das portas
Halo ou capuz	Até 100%	Utilizar um fluxo de 2–3 vezes o volume corrente para evitar retenção de O_2
Tenda de O_2	Até 40%	Deve ter um fluxo mínimo de 12 L/min

ASSISTÊNCIA VENTILATÓRIA

O suporte ventilatório pode ser realizado de maneira invasiva, quando é realizada a intubação endotraqueal do paciente (nasotraqueal, orotraqueal ou traqueostomia), ou não invasiva, quando a ventilação é realizada através de uma máscara facial, nasal ou *prong* nasal associado a uma pressão positiva.

VENTILAÇÃO PULMONAR MECÂNICA NÃO INVASIVA (VMNI)

A VMNI é uma terapêutica alternativa que promove uma ventilação pulmonar mecânica sem a utilização de uma via aérea artificial (intubação endotraqueal ou traqueostomia).

Em casos de insuficiência respiratória, em que somente a oxigenoterapia não é suficiente para reverter quadros de hipoxemia e têm-se desconforto respiratório associado (tiragens, batimento de asa de nariz, balanceio de cabeça, gemência, cianose e taquicardia), presença de apneias recorrentes com quedas de saturação e bradicardia, presença de áreas de atelectasia que prejudicam a oxigenação e radiografia de tórax indicando síndrome do desconforto respiratório (SDR), a utilização de ventilação mecânica não invasiva constitui uma opção antes que se proceda à intubação orotraqueal (IOT) e à ventilação mecânica invasiva (VMI), permitindo a respiração espontânea. Essa é suportada com a administração de uma pressão positiva contínua nas vias aéreas (CPAP), o que leva a um aumento da CRF e à otimização das trocas gasosas com consequente melhora da oxigenação, sendo útil no tratamento da IR tipo I.[35]

A CPAP é administrada por meio de um *prong* nasal em lactentes e com uma máscara facial ou nasal em crianças, sendo a máscara nasal preferível em alguns casos, por causa do risco de broncoaspiração após episódio de vômito. O nível de aplicação da CPAP pode variar de 5 a 10 ou 12 cmH_2O, de acordo com a avaliação clínica do RN ou da criança, podendo ser ajustado com incrementos ou diminuição (1 a 2 cmH_2O) de acordo com a avaliação da frequência respiratória, da saturação de O_2, da PaO_2, do trabalho respiratório e da pressão arterial. A administração da FiO_2 também deve ser avaliada de acordo com a PaO_2 e a saturação de O_2. Existe também a possibilidade de se usar dois níveis pressóricos (*Bilevel* / BIPAP®). Em crianças maiores pode ser utilizada com uma máscara facial ou nasal, quando diferentes níveis de pressão são determinados de acordo com cada doença, visando ao aumento do volume corrente e à consequente melhora na ventilação alveolar, sendo bastante útil no manuseio de pacientes com IR tipo II.[36,37]

O suporte ventilatório não invasivo evita complicações relacionadas a intubação, é mais confortável para o paciente, preserva a via aérea, a língua e a deglutição. Apresenta como vantagens a diminuição da necessidade de sedação, a diminuição do risco de infecção nosocomial e a melhora do desconforto do RN ou da criança. Como desvantagens, citam-se o risco de aspiração do conteúdo gástrico, a necrose do septo nasal pelo uso prolongado ou indevido do *prong* nasal, ou a necrose da pele da face em razão da pressão da máscara facial ou nasal, a irritação ocular, a retenção de secreções, a reinalação de dióxido de carbono (CO_2) e a distensão gástrica.[36,38]

A partir do momento em que o RN ou a criança encontra-se estável e com melhora do quadro de desconforto respiratório, resolução radiológica e otimização da hipoxemia (gasometria), deve-se iniciar a diminuição do nível de CPAP utilizado, até valores próximos da pressão positiva expiratória final (PEEP), fisiológica (5 cmH_2O), e da FiO_2 até valores menores que 0,5. Retira-se, então, o lactente ou a criança da CPAP com sua exposição a uma atmosfera com uma FiO_2 igual ou discretamente superior àquela que vinha sendo utilizada.[35-38]

Métodos

- CPAP (pressão positiva contínua nas vias aéreas) melhora a oxigenação em pacientes com IRA tipo I e hipoxemia.
- IPPV (ventilação com pressão positiva intermitente).
- *Bi-level support presure* (suporte ventilatório com dois níveis pressóricos) – nessa modalidade o aparelho cicla em dois níveis de pressão: a chamada IPAP (pressão positiva inspiratória) e EPAP (pressão positiva expiratória), promovendo melhora da ventilação alveolar e da hipercapnia, nos casos de IR tipo II.
- IMV (ventilação mandatória intermitente) e SIMV (ventilação mandatória intermitente sincronizada) também podem ser usadas.

Estudos recentes revelam que a utilização de VMNI em pacientes pediátricos com insuficiência respiratória pode melhorar a oxigenação, reduzir o esforço respiratório e diminuir a necessidade de intubação, sobretudo quando aplicada precocemente.[56] São critérios para interrupção da VMNI:[56]

1. $PaO_2/FiO_2 < 100$;
2. $pH < 7,25$ e $PaCO_2 > 45$ em pacientes asmáticos;
3. $PaCO_2 < 65$ e $pH < 7,20$ em paciente com doença pulmonar crônica;
4. pacientes com desconforto respiratório grave sem melhora;
5. intolerância à VMNI, com desconforto respiratório e necessidade de altas concentrações de oxigênio;
6. impossibilidade de manter a permeabilidade das vias aéreas (coma, convulsões) ou instabilidade hemodinâmica.

VENTILAÇÃO PULMONAR MECÂNICA CONVENCIONAL

Vários modos de ventilação mecânica estão disponíveis nos diversos aparelhos de uso pediátrico. Cada modalidade tem sua indicação e suas vantagens em determinada doença e grau de insuficiência respiratória. Cabe ao profissional a escolha da melhor modalidade ventilatória, de maneira a evitar lesões pulmonares secundárias à ventilação.

Nos casos mais graves de insuficiência respiratória, em que a criança ou o RN não responde às manobras anteriores, a VMI é o método de suporte ventilatório mais indicado, independentemente do tipo ou da causa da insuficiência respiratória. No entanto, para que a ventilação mecânica no RN ou na criança seja realizada de forma adequada, deve-se compreender a fisiologia da doença que está sendo tratada, assim como seu curso usual, as características anatomofisiológicas do sistema respiratório do RN e da criança, as vantagens e as desvantagens da ventilação mecânica, os possíveis efeitos nas trocas gasosas decorrentes da alteração dos parâmetros ventilatórios, assim como seus efeitos na função cardiopulmonar. Assim, são possíveis eventuais complicações em razão de alterações na pressão intratorácica, uma vez que podem ocorrer disfunções no desempenho cardiovascular alterando o débito cardíaco e diminuindo a pré e a pós-carga cardíaca. Não é descartado também um aumento da resistência vascular pulmonar, levando à dessaturação arterial e graves consequências em RN ou crianças com doença pulmonar ou cardiovascular grave.[39,40]

A partir do momento em que todas essas características são levadas em consideração, a ventilação mecânica pode ser instituída com segurança para melhorar a oxigenação arterial e a ventilação alveolar, e aumentar o volume pulmonar (capacidade residual funcional), pela utilização da PEEP e a diminuição do trabalho respiratório, seja por aumento da resistência das vias aéreas, seja por diminuição da complacência. Portanto, o suporte ventilatório deverá ser utilizado até que as medidas terapêuticas revertam a causa que levou ao quadro de insuficiência respiratória.[39-42]

O objetivo da ventilação mecânica na insuficiência respiratória em pediatria é a manutenção dos gases sanguíneos através de uma ventilação com limitação do pico inspiratório de pressão em até 35 mmHg; com volumes correntes baixos (5 a 7 ml/kg), permitindo uma elevação na $PaCO_2$ de 60 a 100 mmHg, desde que o pH seja maior ou igual a 7,20 (hipercapnia permissiva); com PEEP suficiente para permitir redução na FiO_2 em valores inferiores a 0,60, ou pelo cálculo do PEEP ideal, em geral entre 5 e 15 cmH_2O; tempo inspiratório suficiente para promover adequada distribuição de ar nas unidades alveolares com diferentes constantes de tempo e, se necessário, inversão de relação inspiratória/expiratória (relação I:E) e FiO_2 suficiente para promover adequada oxigenação, reduzindo os efeitos decorrentes da toxicidade do oxigênio.

Atualmente, já está bem estabelecido que as estratégias de ventilação mecânica interferem no curso da doença pulmonar. Sabe-se que estratégias de ventilação que evitem a hiperinsuflação pulmonar e tolerem a hipercapnia são a base principal do suporte mecânico de pacientes pediátricos com insuficiência respiratória grave, principalmente nas doenças que cursam com aumento anormal da resistência das vias aéreas, como a asma, e doenças que levam a uma diminuição acentuada da complacência pulmonar, como a SDRA.[57]

Além da estratégia aqui descrita, existem outras não convencionais utilizadas no tratamento da insuficiência respiratória de diferentes etiologias, com o objetivo de diminuir a alta mortalidade e morbidade da população pediátrica, como a ventilação de alta frequência, a ventilação líquida, a oxigenação por membrana extracorpórea, a reposição de surfactante e o uso do óxido nítrico inalatório.[40,44]

VENTILAÇÃO DE ALTA FREQUÊNCIA

O uso da ventilação de alta frequência, tanto por jato de alta frequência como de alta frequência oscilatória, tem demonstrado ser muito promissor no tratamento de crianças com SDRA. Em neonatologia, a utilização de aparelhos que realizam a ventilação com alta frequência é rotina em RN prematuros com DMH que necessitam de ventilação e mostram menor incidência de broncodisplasia, hemorragia intracraniana e retinopatia da prematuridade.[2,44]

Sabe-se que, em pacientes pediátricos com doenças respiratórias agudas, a ventilação de alta frequência melhora as trocas gasosas. Contudo, ensaios clínicos randomizados e controlados ainda são necessários para identificar as vantagens sobre os modos convencionais de ventilação mecânica e também para estabelecer a melhor época para o início da ventilação de alta frequência.[58]

TERAPÊUTICA ADJUVANTE

Posição prona

A colocação do paciente em posição prona promove redução na complacência toracoabdominal, proporcionando maior conforto ao paciente. Com otimização da distribuição dos gases através das regiões próximas ao esterno e diafragmáticas anteriores ocorre uma ventilação mais homogênea e melhora da relação V/Q.[2,45]

Estudos revelam que a posição prona deve ser utilizada em crianças gravemente doentes como estratégia para melhorar as trocas gasosas em pacientes com lesão pulmonar aguda. Quando este posicionamento é realizado com prudência e de maneira adequada, o mesmo não aumenta o risco de deslocamento de cânula, e não causa extubação acidental, interrupções na ventilação mecânica e úlceras de pressão.[59]

Óxido nítrico inalatório (NOi)

O NO é uma substância endócrina que promove o relaxamento da musculatura lisa. Quando inalado, melhora a perfusão nas áreas ventiladas por promover uma maior vasodilatação. É seguro por ser inativado relativamente rápido pela hemoglobina e não promover vasodilatação sistêmica, sendo caracterizado como um vasodilatador seletivo pulmonar. De-

ve ser monitorada a formação de metemoglobina e dióxido de nitrogênio, substâncias tóxicas produzidas com o metabolismo do NO.[2,46,47]

A United States Food and Drug Administration atualmente aprova a indicação do óxido nítrico inalatório em neonatos com insuficiência respiratória hipoxêmica associada à hipertensão. No entanto, o óxido nítrico tem sido utilizado em outras situações. A importância desta terapêutica no tratamento da insuficiência respiratória aguda reside em ser um vasodilatador pulmonar seletivo sem efeitos adversos na circulação sistêmica. Essas ações tornam muito atraentes o óxido nítrico para o tratamento da insuficiência respiratória aguda, já que ocorre um desequilíbrio da relação ventilação/perfusão, *shunt* intrapulmonar, hipertensão pulmonar e hipoxemia.[60]

Uso de surfactante exógeno

Surfactante é um complexo endógeno de lipídios e proteínas que recobre internamente a parede dos alvéolos e promove estabilidade por reduzir a tensão superficial dentro dos alvéolos, mantendo-os abertos. A deficiência de surfactante está presente em uma série de doenças pulmonares, provocando atelectasias e colabamento alveolar, agravando a insuficiência respiratória. A instilação traqueal do surfactante exógeno tornou-se parte indispensável no manuseio clínico de neonatos que apresentam insuficiência respiratória por imaturidade pulmonar. Nas demais doenças em que há consumo do surfactante, como bronquiolite, pneumonia, aspiração de mecônio e SDRA, a indicação do uso do surfactante exógeno ainda é controversa e necessita de maiores estudos, principalmente em adultos.[2,49]

Atualmente, a terapêutica com surfactante exógeno é utilizada como terapia padrão na prevenção e no tratamento da síndrome do desconforto respiratório do recém-nascido. A eficácia terapêutica em lactentes com quadro de aspiração meconial está suficientemente documentada e esta intervenção agora é padrão em muitas UTIs neonatais.[60]

A terapia com surfactante também é utilizada com frequência em pacientes neonatais com LPA/SDRA ou insuficiência respiratória aguda relacionada a infecções respiratórias, como a pneumonia.[61]

Vale ressaltar, no entanto, que o conhecimento da fisiopatologia das doenças, o cuidado rigoroso na assistência clínica global do paciente e as noções de bioquímica, indicações e modo de uso do surfactante são fundamentais para o sucesso da terapêutica de reposição da substância tensoativa pulmonar.[48]

Terapia com suporte de vida extracorpóreo (oxigenação por membrana extracorpórea – ECMO)

Na terapia com suporte de vida extracorpóreo o sangue é removido do paciente e passa através de um sistema de membranas artificiais onde as trocas gasosas ocorrem, e retorna ao corpo pelo sistema arterial (sistema venoarterial) ou venoso (sistema venovenoso). De 1980 a 1998, na Universidade de Michigan, 586 neonatos, 132 pediátricos e 146 adultos foram mantidos em terapia com suporte extracorpóreo de vida por falência respiratória, com uma taxa de sobrevida de 88, 70 e 56%, respectivamente.[2,50]

Não existe um único método apropriado para todos os pacientes, portanto, a utilização de terapias e técnicas deve ser adaptada em função do paciente, dos recursos disponíveis, e da experiência da equipe.[60]

FISIOTERAPIA EM PACIENTE PEDIÁTRICO COM INSUFICIÊNCIA RESPIRATÓRIA AGUDA

Posicionamento

O posicionamento pode ser utilizado em casos de insuficiência respiratória, em razão do efeito de algumas posições na relação ventilação/perfusão, nos volumes e nas capacidades pulmonares. Como exemplo, pode-se citar a posição prona, que se mostra útil na melhora da oxigenação arterial e na complacência pulmonar, além de promover diminuição do *shunt* pulmonar e o recrutamento alveolar. O posicionamento da cabeça na linha média, estando a criança ou o RN em decúbito dorsal, pode levar à diminuição da resistência das vias aéreas e melhora do desconforto respiratório. Em casos de insuficiência respiratória decorrente de uma crise de asma, o posicionamento em Fowler (45°) ou a posição sentada associada à semiflexão da articulação coxofemoral leva a um aumento da pressão intra-abdominal, o que facilita a expiração. Pode-se associar com o apoio dos braços, o que libera a musculatura acessória e auxilia melhor a respiração da criança.[51]

Terapia de reexpansão pulmonar

A terapia de reexpansão pulmonar está indicada nos casos em que a presença de hipoventilação alveolar induz a uma piora do quadro de insuficiência respiratória; como exemplo, podemos citar a presença de atelectasia. É importante, então, o conhecimento da fisiopatologia de cada doença que pode acometer o sistema respiratório do RN e da criança, levando à hipoventilação alveolar, assim como as indicações e as contraindicações das manobras de reexpansão pulmonar. A VPPI, por meio de uma máscara facial ou nasal, pode ser utilizada em crianças maiores, que colaboram com a terapia.[51-53]

Terapia de higiene brônquica

A terapia de higiene brônquica está indicada no tratamento da insuficiência respiratória quando o acúmulo de secreções compromete a função pulmonar, a oxigenação e a ventilação alveolar. As manobras utilizadas em pediatria incluem a drenagem postural, a tapotagem, a vibrocompressão, o *bag-squeezing* (quando a criança está em intubação orotraqueal e VMI), tosse e aspiração endo, oro ou nasotraqueal.

A associação de técnicas como o *huffing* e a drenagem postural melhora a eliminação de secreções e a utilização de terapia com pressão positiva expiratória proporciona benefícios comparáveis aos da técnica de expiração forçada. A tosse assistida pode ser benéfica para pacientes com doença neuromuscular e tosse insuficiente. No entanto, os efeitos das técnicas de higiene brônquica em longo prazo, tais como a qualidade de vida e taxas de exacerbações, hospitalizações e mortalidade ainda necessitam de estudos controlados e randomizados.[62]

É importante, sempre, considerar as indicações e contraindicações de cada manobra de acordo com a doença que está sendo tratada, assim como suas possíveis complicações. Uma das complicações mais frequentes é a regurgitação e a possível broncoaspiração, o que pode conduzir a uma piora considerável do quadro de insuficiência respiratória já presente, principalmente quando a terapia é realizada logo após a alimentação; o ideal é que se tenha um intervalo de pelo menos uma hora. O aumento da pressão intracraniana pode ocorrer durante a drenagem postural, que é contraindicada em prematuros, pois esses apresentam alto risco de desenvolverem hemorragia intraventricular, e em crianças ou lactentes com lesão cerebral associada. Outras complicações incluem as fraturas de costelas, que podem gerar quadros de pneumotórax e instabilidade torácica. Com relação ao rompimento de bolhas de pneumatocele durante a tapotagem, em nosso serviço não é contraindicado, já que não existem estudos científicos sobre o assunto. Devem-se considerar também aquelas crianças, lactentes ou RN que apresentam quadro de plaquetopenia associado, pois as manobras de tapotagem e vibrocompressão podem conduzir à ocorrência de hemorragia intravascular, e também piora da insuficiência respiratória.[51,52]

A aspiração de secreções brônquicas pode ser um procedimento de risco em pacientes com insuficiência respiratória, por causa do quadro de hipoxemia associado; podem ocorrer alterações cardiovasculares e cerebrovasculares. Por isso, deve ser realizada somente quando os sinais clínicos indicam necessidade. No entanto, torna-se extremamente necessária em casos de hipersecreção pulmonar, levando ao aumento da resistência das vias aéreas e a possíveis obstruções do tubo orotraqueal. É ideal, em casos mais graves de insuficiência respiratória associada a hipoxemia importante, utilizar um aporte adicional de O_2 antes da técnica de aspiração. No RN e em crianças com menos de um mês de vida está indicado um aumento de 10 a 15% na FiO_2, evitando hiperóxia e risco de retinopatia. Já em crianças maiores pode-se utilizar FiO_2 a 100%. A administração adicional de O_2 pode ser feita através de aumento na FiO_2 que está sendo ofertada ao paciente via ventilador mecânico ou com a bolsa de reanimação (AMBU®) porém, só se sabe dos benefícios a curto prazo da pré-oxigenação; os efeitos a longo prazo ainda são desconhecidos. O tempo de administração não deve exceder a um minuto, pois é suficiente para prevenir a hipoxemia arterial. Para limitar os efeitos adversos da aspiração de longa duração e para minimizar o trauma das vias aéreas, a sonda deve ser inserida na cânula orotraqueal na ausência de sucção, e esta deve ser aplicada somente durante a retirada da sonda. A aplicação de sucção deve ser limitada a 10 segundos. A criança deve ser conectada ao ventilador, e o período de recuperação dos sinais vitais deve ser respeitado, repetindo o procedimento de aspiração caso as secreções não tenham sido adequadamente retiradas pela aspiração no evento anterior. Em casos graves de insuficiência respiratória, a utilização do sistema de aspiração fechada está mais adequadamente indicada, o que evita a desconexão do ventilador e a despressurização do sistema respiratório, impedindo uma piora maior da hipoxemia arterial já existente.[54,62,63]

Um recente estudo bibliográfico publicado, incluindo 118 referências a respeito do procedimento de aspiração endotraqueal, demonstrou existirem muito poucas evidências de alto nível em lidar com o procedimento de aspiração endotraqueal pediátrica. Estudos com pacientes em ventilação mecânica, seja na população neonatal, pediátrica ou em adultos, têm mostrado que a aspiração provoca uma série de complicações potencialmente graves. As práticas atuais e as orientações não são baseadas em evidências a partir de ensaios clínicos controlados. Não há nenhuma evidência clara de que a aspiração endotraqueal melhora a mecânica respiratória, ao contrário, a maioria dos estudos aponta para o efeito negativo sobre mecânica pulmonar, portanto, a aspiração deve ser realizada somente quando quadros obstrutivos estão presentes, em vez de rotineiramente.[63]

A aspiração endotraqueal é um procedimento realizado com frequência em caso de doenças que cursam com quadro de hipersecreção pulmonar, e provoca dor e desconforto. Como o procedimento é frequentemente realizado, recomenda-se que todos os pacientes em ventilação mecânica invasiva recebam regularmente analgesia antes do procedimento de aspiração endotraqueal.[63]

Uma abordagem nova que vem sendo discutida com frequência é a utilização da aspiração facilitada, um procedimento em que o bebê é aconchegado, sendo colocado em posição semelhante à posição fetal, ou seja, mantendo uma postura flexora. Estudos recentes revelam que este procedimento pode diminuir os efeitos deletérios da aspiração, principalmente mantendo os sinais vitais do RN mais estáveis.[64]

Recrutamento alveolar

O recrutamento alveolar está indicado nos casos de insuficiência respiratória aguda, geralmente associada a quadros de atelectasias, lesão pulmonar aguda, síndrome do desconforto respiratório agudo e pneumonias. Pode ser definido como uma manobra de expansão pulmonar para a abertura de unidades respiratórias colapsadas, visando a uma melhor oxigenação sanguínea. Ele é realizado através de uma pressurização do sistema respiratório, utilizando-se altos valores de PEEP, mantidos por um certo período de tempo (30 segundos a 2 minutos). Após alcançar o recrutamento alveolar, o sistema respiratório é mantido sob uma pressurização menor que a necessária para abrir os alvéolos colapsados, mas suficientemente elevada para impedir um novo colapso alveolar (PEEP ideal). Atualmente, utiliza-se, com maior frequência, a insuflação pulmonar sustentada com PEEP ou a insuflação pulmonar com PC (pressão controlada) + PEEP. Em nosso serviço, geralmente utiliza-se valores de PC em torno de 35 a 40 cmH$_2$O e 15 a 20 cmH$_2$O de PEEP, por dois minutos.[55,56]

É importante levar em consideração as contraindicações do recrutamento alveolar, entre as quais podemos destacar, na população pediátrica e neonatal, prematuridade extrema, instabilidade hemodinâmica, crianças ou RN com hipertensão intracraniana, fístula broncopleural, pneumotórax não drenado, bronquiectasia, pneumatocele, pneumonia unilateral extensa, hipotensão arterial, entre outras.[55,56]

REFERÊNCIAS BIBLIOGRÁFICAS

1. Piva JP, Garcia PCR, Santana JCB, Barreto SSM. Respiratory failure in the child. J Pedriatr 1998; 74: 99-112.

2. Esposito A, Carvalho FA. Insuficiência respiratória aguda em paciente pediátrico. In: Sarmento GJV. Fisioterapia respiratória no paciente crítico. Barueri: Manole; 2005.

3. Vincent JL, Sakr Y, Ranieri VM. Epidemiology and outcome of acute respiratory failure in intensive care unit patients. Crit Care Med 2003; 31: 96-9.

4. Anas NG. Respiratory failure. In: Levin DL, Morris FC. Essentials of pediatric intensive care. 2.ed. New York: Churchill Livingstone; 1997: 69-101.

5. Helfaer MA, Nichols DG. Developmental physiology of the respiratory system. In: Rogers MC. Textbook of pediatric intensive care. 3.ed. Baltimore: Williams & Wilkins; 1996: 97-126.

6. Malinowski C, Wilson B. Terapia respiratória neonatal e pediátrica. In: Scanlan CL. et al. Fundamentos da terapia respiratória de EGAN. São Paulo: Manole; 2000.

7. Miller MJ, Martin RJ, Carlo WA, Strohl KP. et al. Effect of maturation on oral breathing in sleeping premature infants. J Pediatr 1986; 109: 515-19.

8. Kercsman CM. O Sistema respiratório. In: Behrman RE, Khiegman RM. (ed.) Nelson – Princípios de pediatria. Rio de Janeiro: Guanabara Koogan, 1999.

9. Stokes DC. Respiratory failure. Ped Rev 1997; 18: 361-6.

10. Giuno K, Irazusta J, Amantéa S. Insuficiência respiratória. In: Piva JP, Carvalho PRA, Garcia PCR. Terapia intensiva pediátrica. 4.ed. Rio de Janeiro: Medsi; 1997.

11. Perkett EA. Lung grow in infancy and chidhood. In: Rudolph AM, Hoffman JLE, Rudolph CD. Rudolph'spediatrics. 20.ed. Connecticut: Appleton & Lange; 1996: 1572-3.

12. Zuckerberg AL, Nichols DG. Airway management in pediatric critical care. In: Rogers MC. Textbook of pediatric intensive care. 3.ed. Pennsylvania: Williams & Wilkins; 1996.

13. Berry FA, Yemen TA. Pediatric airway in health and disease. Ped Clin N Am 1994; 41: 153-80.

14. Ruggins N. Pathophysiology of apnea in preterm infants. Arch Dis Child 1991; 66: 70-3.

15. Rigatto H, Brady SP. Periodic breathing and apnea in preterm infants. In: Evidence of hypoventilation possible because of central respiratory depression. Pediatrics 1972; 50: 202.

16. Rigatto H, Brady JP, de la Mm Hge Verduzco R. Chemoreceptor reflexes in preterm infants. In: The effect of gestacional age and posnatal age on the ventilatory response to inalation of 100% and 15% oxygen. Pediatrics 1975; 55: 604.

17. Buckley RH. Allergy, immunology and rhematology. In: Rudolph AM, Hoffman JLE, Rudolph CD. Rudolph's pediatrics. 20.ed. Connecticut: Appleton & Lange; 1996.

18. Pádua AI, Alvares F, Martinez AB. Insuficiência respiratória. Medicina, Ribeirão Preto 2003; 36: 205-13.

19. Bateman ST, Arnold JH. Acute respiratory failure in children. Curr. Opin Paediat 2000 Jun; 12(3): 233-7.

20. West JB. Fisiologia respiratória moderna. 3.ed. São Paulo: Manole; 1990.

21. Shoemaker WC. Pathophysiology and care of respiratory failure. Crit Care Med 1974; 2(4): 170.

22. Tarantino AB, Sant' Anna CC, Capone D, March MFP, Maymone. Pneumopatias na infância – Diagnóstico e tratamento. Rio de Janeiro: Guanabara Koogan; 1998.

23. Couto A. Insuficiência Respiratória. In: M Freitas e Costa. Pneumologia na prática clínica. 3.ed. Clínica de Pneumologia da faculdade de Medicina de Lisboa, Lisboa; 1995.

24. Grippi MA. Respiratory failure: an overview. In: Fishiman et al. Pulmonary diseases and disorders. 3.ed. New York: McGraw-Hill; 1998.

25. De Bruin W, Notterman DA, Magid M, Godwin T, Johnston S. Acute hypoxemic respiratory failure in infants and children: clinical and pathologic characteristics. Crit Care Med 1992; 20: 1223-33.

26. D'Elia, Barbosa MCM. Approach in acute respiratory tract disfunction. J Pediatr 1999; 75(2): 168-76.

27. Morris K. Acute hypoxaemic respiratory failure in children. Intensive Care Med 2000 Jan; 26(1): 148-9.

28. Evans TW. International consensus conferences in intensive care medicine: non-invasive positive pressure ventilation in acute respiratory failure. Intensive Care Med 2001; 27: 166-78.

29. Felix VN, Carvalho WB, Aulerg JOC, Filho JOP. Terapia Intensiva Adulto Pediátrica e RN. S. l.: Sarvier; 1997.

30. Rozov T. Doenças pulmonares em pediatria: diagnóstico e Tratamento. São Paulo: Atheneu; 1999.

31. Steinhorn DM, Green TP. The treatment of acute respiratory failure in children: a historical examination of landmark advances. J Pediatr 2001 Oct; 139(4): 604-8.

32. Wiswell TE, Mendiola J. Respiratory distress syndrome in the newborn: innovative therapies. Am Fam Phhysician 1993; 47(2): 407-14.

33. Coates AL, Desmond K, Willis D, et al. Oxigen therapy and long-term pulmonary outcome of respiratory distress syndrome in newborns. Am J Dis Child 1982; 13(10): 892-5.

34. Peters M J, Tasker R C, Kiff KM, Yats R, Hatch DJ. Acute hypoxemic respiratory failure in children: case mix and the utility of respiratory severety indices. Intensive Care Med 1998 Jul; 24(7): 699-705.

35. Brochard L. Noninvasive ventilation for acute respiratory failure. JAMA 2002 Aug 28; 288(8): 932-5.

36. Hellberg RE, Johnson DC. Noninvasive ventilation. N Engl J Med 1997; 337: 1746-52.

37. Higgins RD, Ritcher SE, Davis JM. Nasal continuous positive airway pressure facilitates extubation of very low birth weight neonates. Pediatrics 1991; 88: 999.

38. Kamper J, Wulff K, Larsen C, et al. Early treatment with nasal continuous positive airway pressure in very low birth weight infants. Acta Pediatr 1993; 82: 193.

39. Carvalho CRR.Ventilação mecânica Volume I – Básico 2000. São Paulo: Atheneu; 2000.

40. Giuseppe A, Marraro MD. Innovative practices of ventilatory support with pediatric patients. Pediatr Crit Care Med 2003; 4(1).

41. Donn SM, Nicks JJ, Becker MA. Flow-synchronized ventilation of preterm infants with respiratory distress syndrome. J Perinatol 1994; 14: 90.

42. Cleary JP, Bernstein G, Mannino FL. et al. Improved oxygenation during synchronized intermitent mandatory ventilation in neonates with respiratory distress syndrome: a randomizer crossover study. J Pediatr 1995; 126; 407.

43. Matsumoto T, Carvalho WB, Hirschheimer M. Terapia intensiva pediátrica. 2.ed. São Paulo: Atheneu; 1997.

44. Ferreira ACP, Oliveira MAJ, Filho OT. Ventilação de alta freqüência. In: Carvalho WB, et al. Ventilação pulmonar mecânica em pediatria e neonatologia. 2.ed. São Paulo: Atheneu; 2004.

45. Wagaman MJ, Shutack JG, Moomjian AS, Schwartz JG, Shaffer TH, Fox WW. Improved oxygenation and lung compliance with prone positioning of neonates. J Pediatrics 1979 May; 94(5): 787-91.

46. Van Meurs, KP et al. Inhaled nitric oxide for premature infants with severe respiratory failure. N Engl Med 2005; 353: 13-22.

47. Derek CA. Cost-effectiveness of inaled nitric oxide in the treatment of neonatal respiratory failure in the United States. Pediatrics 2003; 112: 1351-60.

48. Miyoshi MH. Surfactant replacement therapy. J Pediatr 2001; 77(1): 3-16.

49. Freddi NA, Filho JOP, Fiori HH. Exogenous surfactant therapy in pediatrics. J Pediatr 2003; 79(2): 205-12.

50. Bartlett RH, Rolaff DW, Custer JR et al. Extracorporeal life support: The University of Michigan experience. JAMA 2000 feb 16; 283(7): 904-8.

51. Hussey J. Effects of chest physioterapy for children in intensive care after surgery. Physiotherapy 1992; 78(2): 109-21.

52. Al-Alaiyan S, Dyer D, Khan B. Chest physiotherapy and post-extubation atelectasis in infants. Pediatric Pulmonol 1996; 21: 227-30.

53. Holloway R, Adams EB, Desai SD, Thambiran AK. Effect of chest physiotherapy on blood gases of neonates treated by intermittent positive pressure respiration. Thorax 1969; 24: 421-6.

54. Shah AR, Kurth CD, et al. Fluctuations in cerebral oxygenation and blood volume during endotracheal suctioning in premature infants. J Pediatr 1992; 120(5): 769-74.

55. Amato MBP, Barbas CSV, Medeiros DM, et al. Beneficial effects of the "open lung approach" with low distentinding pressure in acute respiratory distress syndrome. Am J Respir Crit Care Med 1995; 152: 1835-46.

56. Yanez LJ, Yunge M, Emilfork M, et al. A prospective, randomized, controlled trial of noninvasive ventilation in pediatric acute respiratory failure. Pediatr Crit Care Med 2008; 9:484–489.

57. Rotta AT, Steinhorn DM. Ventilação mecânica convencional em pediatria. J Pediatr (Rio J). 2007; 83(2S): 100-108.

58. Jaballah NB, Khaldi A, Mnif K, Bouziri A, Belhadj S, Hamdi A, Kchaou W. High-frequency oscillatory ventilation in pediatric patients with acute respiratory failure. Pediatr Crit Care Med 2006; 7:362–367.

59. Fineman LD, LaBrecque MA, Shih M, Curley MAQ. Prone positioning can be safely performed in critically ill infants and children. Pediatr Crit Care Med 2006; 7(5): 413-422.

60. Kissoon N, Rimensberger PC, Bohn D. Ventilation Strategies and adjunctive therapy in severe lung disease. Pediatr Clin N Am 55 (2008) 709–733.

61. Willson DF, Chess PR, Notter RH. Surfactant for pediatric acute lung injury. Pediatr Clin N Am 2008; 55:545–575.

62. McCool FD, Rosen MJ. Nonpharmacologic Airway Clearance Therapies ACCP Evidence-Based Clinical Practice Guidelines. CHEST 2006; 129:250-259.

63. Brenda MM, Andrew CA. A comprehensive review of pediatric endotracheal suctioning: Effects, indications, and clinical practice. Pediatr Crit Care Med 2008; 9:465–477.

64. Helder OK, Latour JM. Endotracheal suctioning: there's more to it than just technical care. Pediatr Crit Care Med 2008; 9(5).

15

CARDIOPATIAS CONGÊNITAS

KELLY CRISTINA DE OLIVEIRA ABUD

As doenças cardíacas congênitas representam aproximadamente 25% das doenças de origem embrionária (Moore e Persau, 2000). O avanço das técnicas cirúrgicas e o aperfeiçoamento do tratamento clínico têm permitido a melhora da sobrevida e qualidade de vida das crianças portadoras de cardiopatia, de forma a minimizar as consequências patológicas dos defeitos cardíacos congênitos e atingir o desenvolvimento neuropsicomotor normal.

ETIOLOGIA

São denominadas cardiopatias congênitas todas as alterações estruturais e/ou funcionais do sistema circulatório que culminam com disfunção do fluxo de sangue. Portanto, podem estar comprometidas desde a estrutura das cavidades do coração até a anatomia dos vasos da base. Essas alterações ocorrem essencialmente por um defeito na formação embrionária do sistema cardiocirculatório. Devemos considerar que no período que compreende da terceira à sexta semana de gestação ocorrem os principais eventos da formação do coração, como a septação dos átrios e ventrículos, do canal atrioventricular e de grandes vasos da base. Pode-se dizer que essa fase é crítica para o desencadeamento de processo de má-formação na diferenciação celular, que altera o desenvolvimento do coração e das estruturas adjacentes, terminando por provocar alterações na velocidade e direção do fluxo de sangue para os diversos órgãos e sistemas.

Na grande maioria das vezes, é impossível detectar a causa direta da má-formação, mas o desenvolvimento de áreas da biologia molecular e engenharia genética vem promovendo o melhor entendimento dos mecanismos fisiopatológicos que envolvem as cardiopatias congênitas. São fatores que sabidamente predispõem às doenças cardíacas de origem embrionária: rubéola materna, uso de drogas (álcool, nicotina, injetáveis, cocaína, maconha, etc.), uso de medicamentos teratogênicos e exposição à radiação. É comum também a associação de defeitos cardíacos com outras síndromes genéticas, como a síndrome de Down, de Marfan, de Pierre-Robin, de Turner, entre outras, ou ainda más-formações em outros órgãos e sistemas, como lábio leporino e fenda palatina. Faz-se necessário lembrar, ainda, que as más-formações do coração e dos vasos podem associar-se entre si, e essa associação determinará a viabilidade da correção cirúrgica e o prognóstico.

FISIOPATOLOGIA

A compreensão do processo fisiopatológico das cardiopatias congênitas está ligada ao estudo da sua origem embrionária e ao entendimento das suas consequências nos órgãos e sistemas. Dessa forma, as cardiopatias congênitas podem ser classificadas segundo vários critérios, entre eles: presença de cianose (acianóticas e cianóticas) e fluxo pulmonar (hiper, normo ou hipofluxo).

Na prática clínica, a classificação mais utilizada e que permite acesso rápido ao entendimento da fisiopatologia refere-se à presença de cianose.

CARDIOPATIAS CONGÊNITAS ACIANOGÊNICAS

As cardiopatias congênitas acianogênicas têm como alteração hemodinâmica fundamental a mistura de sangue no sentido da esquerda para a direita, isto é, quando o sangue venoso recebe sangue arterializado. Esse fenômeno é chamado de *shunt* esquerda-direita, o que determina hiperfluxo no território vascular pulmonar e que pode ocorrer por defeitos intracardíacos nos grandes vasos. A pressão no território vascular pulmonar é menor do que na circulação sistêmica, o que determina a mistura de sangue, que terá repercussão mais grave quanto maior for a mistura. O volume sanguíneo aumentado na circulação pulmonar, resulta, ao longo do tempo, em um regime de hipertensão pulmonar que, dependendo da sua magnitude, pode levar a alterações estruturais nas arteríolas pulmonares, aumentando a resistência vascular pulmonar. Essas alterações estruturais são chamadas de síndrome de Eisenmenger, em que a resistência vascular pulmonar pode estar tão aumentada que ocorre inversão da mistura de sangue; portanto, nessa fase, a cardiopatia congênita dita acianogênica pode cursar com cianose.

A síndrome de Eisenmenger é diagnosticada através da biópsia pulmonar, procedimento que se faz necessário para o planejamento cirúrgico quando a criança porta cardiopatia de hiperfluxo pulmonar. Uma vez diagnosticada a alteração estrutural dos capilares pulmonares, o defeito pode não ser passível de correção total, mas recebe correção cirúrgica paliativa.

Algumas cardiopatias acianogênicas não cursam com mistura de sangue, mas com hipervolemia pulmonar (congestão venosa), como a coarctação de aorta.

COMUNICAÇÃO INTERATRIAL (CIA)

Essa comunicação corresponde de 10 a 15% das cardiopatias congênitas e é mais frequente no sexo feminino.

A CIA caracteriza-se por defeito do septo interatrial; portanto, como a pressão no átrio direito é menor que no esquerdo, ocorre *shunt* esquerda-direita, que provoca hiperfluxo pulmonar. Como antes de chegar ao território vascular dos pulmões o sangue ainda passa pelo ventrículo direito, nessa cardiopatia raramente ocorre o aumento da resistência vascular pulmonar e ela pode ser assintomática.

São descritos três tipos anatômicos de CIA:

- *Ostium primum*: na porção inferior do septo interatrial, pode estar associado a fenda mitral.
- *Ostium secundum*: é o tipo mais comum, localizado na região da fossa oval do septo interatrial.

- Seio venoso: acima da fossa oval e logo abaixo da desembocadura da veia cava inferior; pode estar relacionada à drenagem anômala da veia pulmonar direita.

O tratamento cirúrgico é indicado quando o defeito é muito grande e com repercussão clínica importante, como dispneia e infecções pulmonares de repetição. A cirurgia é realizada por esternotomia mediana e com circulação extracorpórea, já que sua duração está relacionada à dificuldade técnica da correção. A CIA tipo seio venoso demanda, em geral, maior tempo de cirurgia.

COMUNICAÇÃO INTERVENTRICULAR (CIV)

É a cardiopatia congênita mais frequente, ocorre em aproximadamente 20 a 25% dos casos. A rubéola materna nos três primeiros meses de gestação parece ser o fator que mais se associa à CIV. É caracterizada por um ou mais orifícios no septo interventricular em qualquer das suas porções, anatomicamente divididas em: perimembranosas, musculares, subarteriais, infundibulares e mistas.

As alterações hemodinâmicas dependem do tamanho do defeito. Como na CIA, o fluxo de sangue é desviado para o ventrículo direito e ganha a circulação pulmonar, que tem seu fluxo aumentado, o que culmina em elevação na pressão da capilar pulmonar de tal forma que resistência vascular pulmonar pode elevar-se em curto período de tempo.

Em alguns casos, pode ser assintomática, mas, quando o defeito é grande, a criança apresenta sinais clássicos de hiperfuxo pulmonar por espessamento da membrana alveolocapilar com extravasamento de plasma: cansaço às mamadas, tosse irritativa e infecções pulmonares de repetição.

O tratamento cirúrgico é feito via esternotomia mediana com circulação extracorpórea, e sua indicação está relacionada ao grau de hipertensão pulmonar. Os pequenos defeitos podem ser corrigidos suturando o septo, os maiores interpondo-se um retalho de pericárdio bovino, acesso sempre pelo ventrículo direito. Se a pressão pulmonar estiver muito elevada e o defeito for corrigido totalmente, o ventrículo direito trabalhará contra um território vascular muito resistente, podendo dilatar-se e levar a criança à grave insuficiência cardíaca congestiva. Nessas situações, o tratamento é cirúrgico e sem circulação extracopórea. Deve-se realizar a bandagem do tronco pulmonar para diminuir seu fluxo até que possa ser feita a correção total depois de alguns meses. Para determinar o grau de alteração do território vascular pulmonar e indicar a cirurgia, é feita biópsia pulmonar.

PERSISTÊNCIA DO CANAL ARTERIAL (PCA)

Situado entre a bifurcação da artéria pulmonar e o início da aorta descendente, o canal arterial tem papel fundamental durante a vida intrauterina, pois é através dele que a maior parte do sangue que chega ao coração direito atinge a circulação sistêmica do feto. Com o nascimento, ocorre diminuição da resistência vascular pulmonar e espasmo do canal, que tem seu fechamento completo nos primeiros dias de vida, dando lugar ao ligamento arterioso no terceiro mês de vida. Sendo assim, fisiologicamente, não deve existir comunicação da circulação sistêmica com a pulmonar.

Se o fechamento fisiológico não ocorrer, caracteriza-se a persistência desse canal, que permite um fluxo contínuo de sangue da aorta para o pulmão e, portanto, hiperfluxo pulmonar. Nos prematuros, o canal pode permanecer patente por um tempo mais longo e impedir o desenvolvimento normal da circulação pulmonar do neonato. Nessa situação, utiliza-se o inibidor das prostaglandinas – indometacina – para acelerar o seu fechamento. A repercussão hemodinâmica depende do tamanho do canal, podendo provocar sobrecarga de volume do coração esquerdo e insuficiência cardíaca.

O tratamento cirúrgico é feito por uma pequena toracotomia posterior esquerda, onde se liga e sutura-se o canal arterial. Sendo doença extracardíaca, não há necessidade de circulação extracorpórea. É uma cirurgia simples e de baixo risco.

A seguir serão abordadas as cardiopatias congênitas obstrutivas em que há obstrução ao fluxo do sangue dos ventrículos para as artérias correspondentes. Dessa forma, os ventrículos são submetidos a um regime de sobrecarga de pressão que, dependendo do grau de obstrução, desencadeia a falência dessas câmaras.

ESTENOSE PULMONAR (EP)

Corresponde a aproximadamente 9 a 12% das cardiopatias congênitas. Sua gravidade varia de acordo com o grau de obstrução, podendo exigir terapêutica de urgência ou ter a evolução benigna, em que o diagnóstico é realizado mais tardiamente.

Na estenose pulmonar congênita pura ocorre a fusão dos folhetos valvares, que formam uma membrana em forma de cúpula com pequena abertura central ou excêntrica, ocorrendo, portanto, uma diminuição do fluxo pulmonar.

O tratamento da estenose pulmonar pode ser feito por cateterismo com a dilatação por cateter-balão. Quando acompanhada de outros defeitos do sistema cardiovascular, o tratamento é cirúrgico e consiste na comissurotomia sob circulação extracorpórea.

COARCTAÇÃO DA AORTA (CoAo)

Aproximadamente 8% dos pacientes com cardiopatias congênitas têm CoAo, que se caracteriza por um estreitamento da aorta e é mais frequentemente localizada na zona de transição entre as aorta transversa e descendente. É classificada pela localização anatômica como pré-ductal, justaductal e pós-ductal, conforme a relação com o canal arterial.

O aumento da pós-carga do ventrículo esquerdo pode provocar hipertrofia e dilatação, e, tardiamente, insuficiência cardíaca. Com o aumento da pressão sistólica à esquerda, pode ocorrer insuficiência mitral e congestão pulmonar. Como a obstrução ao fluxo de sangue ocorre após a emergência das artérias que irrigam os membros superiores, o débito cardíaco para os membros inferiores diminui, ocorrendo aumento da pressão arterial e pulsos nos braços e diminuição da pressão arterial e pulsos nas pernas. Tardiamente, essa hipertensão provoca dissecção arterial e até acidentes vasculares encefálicos.

Sendo assim, o tratamento deve ser instituído entre o primeiro e o terceiro ano de vida, pois, após esse período, a hipertensão arterial torna-se irreversível. As alternativas cirúrgicas dependem da localização e da extensão da coarctação. A técnica mais comum consiste na ressecção da estenose e anastomose término-terminal. Pode ainda ser feita a ampliação da luz da aorta com retalho de material sintético. Isso é realizado por toracotomia esquerda sem a necessidade de circulação extracorpórea. Também pode ser feita a dilatação com cateter-balão (via cateterismo).

ESTENOSE VALVAR AÓRTICA (EAo)

Como a CoAo, caracteriza-se pela obstrução ao fluxo de sangue do ventrículo esquerdo, e anatomicamente se observa a fusão dos folhetos da valva aórtica ou estenose, que pode ser abaixo da valva, na via de saída do ventrículo esquerdo ou na aorta ascendente.

A repercussão hemodinâmica depende do grau de estenose; se muito importante, o tratamento deve ser precoce. A cirurgia é realizada sob circulação extracorpórea, havendo, em alguns casos, a necessidade de instalação de prótese valvular, o que pode provocar sérios problemas para o desenvolvimento da criança, uma vez que com o crescimento essa prótese deve ser trocada algumas vezes até a fase adulta.

CARDIOPATIAS CONGÊNITAS CIANOGÊNICAS

A cianose é o aspecto arroxeado da pele e pode ser observada quando a taxa de hemoglobina reduzida for maior que 3 mg/dl na periferia. Quando um ou mais defeitos cardíacos congênitos permitem a mistura de sangue venoso ao sangue arterial, comumente denominada *shunt* esquerda-direita, a periferia trabalha sob uma condição de hipóxia tecidual que desencadeia algumas outras alterações, como a eritrocitose e policitemia, o que aumenta o hematócrito. Dessa forma, a viscosidade do sangue contribui para o surgimento de fenômenos tromboembólicos. Além disso, crianças cianóticas, com diminuição da oferta tecidual de oxigênio, crescem com um baixo desenvolvimento pondoestatural.

O baqueteamento digital é outro sinal da hipóxia crônica, em que são formadas dilatações aneurismáticas dos capilares periféricos, conferindo aos dedos a forma de baqueta e unhas em vidro de relógio.

TÉTRADE DE FALLOT (T4F)

Dentre as cardiopatias congênitas que permitem sobrevivência ao primeiro ano de vida, a T4F é a mais frequente (Figura 15.1). Caracteriza-se anatomicamente por quatro defeitos fundamentais: dextroposição da aorta, obstrução da via de saída do ventrículo direito, comunicação interventricular (grande, na parte superior do septo) e hipertrofia do ventrículo direito.

O sangue do retorno venoso que ganha o ventrículo direito encontra uma obstrução na sua via de saída, o que diminui o fluxo pulmonar. Com a dextroposição da aorta, o sangue venoso passa para a aorta ascendente misturando-se com o sangue arterial. A hipertrofia do ventrículo direito é consequência da estenose pulmonar.

A gravidade da doença e sua repercussão clínica são determinadas pelo grau de estenose pulmonar e pela anatomia das artérias pulmonares. Quanto maior for a estenose, menor será o fluxo pulmonar e maior o *shunt* da direita para a esquerda, o que provocará um maior grau de hipóxia e cianose. Quando a obstrução da via de saída do ventrículo direito é leve e as artérias pulmonares de tamanho e anatomia normais, diz-se que a T4F é de boa anatomia. Quando a estenose pulmonar é importante e as artérias pulmonares são finas, caracteriza-se uma T4F de má anatomia.

A cianose pode acentuar-se transitoriamente em razão de fatores que provocam o aumento da resistência vascular pulmonar (esforço físico, choro) ou que diminuem a resistência sistêmica (vasodilatação); nessas situações, a criança desenvolve um mecanismo de defesa que é o acocoramento. Quando a criança flexiona os membros inferiores, as artérias femorais se dobram, aumentando a resistência vascular sistêmica, o que ajuda a diminuir o desvio de sangue para a aorta e melhora o fluxo pulmonar.

Em primeira instância, o tratamento cirúrgico tem o objetivo de aumentar o fluxo sanguíneo para a circulação pulmonar, o que pode ser feito pela técnica de Blalock-Taussig, em que a artéria subclávia é ligada a uma das artérias pulmonares. A via de acesso é a toracotomia, sem necessidade de circulação

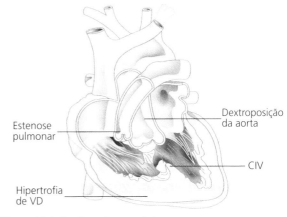

Figura 15.1 Cardiopatia congênita.

extracorpórea. Nesses casos, a saturação periférica de oxigênio deve aumentar até pelo menos 85%, o que permite um crescimento razoável e, posteriormente, a correção total.

A correção total é um procedimento mais complexo e longo, que exige um tempo prolongado de circulação extracorpórea para o fechamento cirúrgico da CIV e para a ampliação da via de saída do ventrículo direito.

TRANSPOSIÇÃO DAS GRANDES ARTÉRIAS (TGA)

É a situação anatômica que advém da septação inadequada do tronco-cone, onde a aorta se conecta ao ventrículo direito e a pulmonar ao ventrículo esquerdo (Figura 15.2). Dessa forma, formam-se duas circulações em paralelo, uma coração-sistema e outra coração-pulmões, o que é incompatível com a vida. Esses recém-nascidos são muito cianóticos, e, para que eles sobrevivam, devem existir outros defeitos associados que permitam comunicação entre as circulações sistêmica e pulmonar. Estes podem ser: entre os átrios (CIA), entre os ventrículos (CIV), entre os grandes vasos (PCA) ou através de circulação brônquica.

A persistência do canal arterial pode ser induzida de forma medicamentosa com o uso de infusão contínua de prostaglandina, até que seja realizado procedimento cirúrgico. Persistindo grave cianose mesmo com o uso do medicamento, pode ser feita a atriosseptostomia por cateter-balão – técnica de Raskind –, o que aumenta a CIA e diminui a hipóxia.

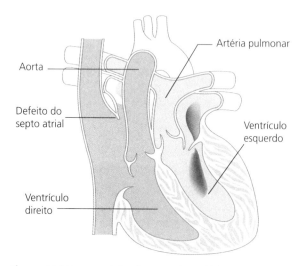

Figura 15.2 Transposição das grandes artérias.

A gravidade da doença e o prognóstico cirúrgico dependem da magnitude dos *shunts* intracavitários – quanto maior for o *shunt*, menor será a cianose – e também da existência de estenose pulmonar associada, que caracteriza dificuldade de correção.

Atualmente, a técnica que confere melhor prognóstico na fase adulta é a correção anatômica total, chamada de operação de Jatene. Sua principal dificuldade está na transferência das artérias coronárias, que aumenta o risco de infarto no pós-operatório imediato. Essa técnica está indicada no período do desenvolvimento antes da regressão da hipertensão pulmonar fisiológica do recém-nascido, ou seja, o ventrículo esquerdo que trabalha contra a circulação pulmonar na fase fetal é forte e pode receber a aorta na correção cirúrgica. Passada essa fase, existem outras opções cirúrgicas, como as técnicas de Senning e Mustard, em que se inverte o fluxo sanguíneo nos átrios e se mantém a discordância ventriculoarterial. Todas as técnicas descritas são realizadas via esternotomia mediana e com circulação extracorpórea.

ATRESIA PULMONAR (AP)

Considerada a cardiopatia congênita de mais alto risco, a atresia pulmonar caracteriza-se por apresentar uma valva pulmonar imperfurada ou atrésica. Corresponde a aproximadamente 1% das doenças cardíacas do recém-nascido e é mais frequente no sexo masculino.

Nessa condição anatômica, o sistema circulatório pulmonar não recebe sangue, o que torna a atresia pulmonar incompatível com a vida, exceto se houver persistência do canal arterial que supre o fluxo pulmonar. Portando, diz-se que a atresia pulmonar é uma cardiopatia canal-dependente, ou seja, se o canal arterial fechar, a criança vai a óbito. Em razão disso, deve-se manter infusão contínua de prostaglandina. Ainda assim, esse canal logo se torna pequeno para manter o débito pulmonar, exigindo alternativa cirúrgica o mais rápido possível.

A correção cirúrgica consiste em interposição de um tubo valvulado que conecta o ventrículo direito ao pulmão, o que só é possível se a anatomia do ventrículo e do tronco pulmonar estiver preservada. Essa cirurgia é realizada através de esternotomia mediana e com circulação extracorpórea. Uma alternativa pode ser o *shunt* sistêmico-pulmonar (Blalock-Taussig), como correção paliativa até a indicação da correção total, com o crescimento da criança.

ATRESIA TRICÚSPIDE (AT)

A AT é descrita como a ausência de conexão direta entre o átrio e o ventrículo direito. A valva tricúspide é ausente ou imperfurada, não havendo orifício atrioventricular direito, e também está associada a hipoplasia ou ausência da porção sinusal do ventrículo direito. A sobrevida depende essencialmente da existência de defeitos associados: CIA, CIV ou PCA (cardiopatia canal-dependente).

Essa doença exige tratamento imediato sob o risco de evoluir com grave insuficiência cardíaca, mesmo após correção. Logo após o nascimento, o bebê deve receber prostaglandina e, assim que possível, ser encaminhado a procedimento cirúrgico para melhorar o *shunt* sistêmico-pulmonar (Blalock-Taussig). Como as câmaras à direita são muito rudimentares, as técnicas cirúrgicas de escolha caminham para a fisiologia univentricular, ou seja, como a circulação pulmonar é de baixa pressão, o fluxo de sangue do retorno venoso pode ser conectado diretamente na artéria pulmonar, eliminando o lado direito do coração. Isso requer longo período de internação e adaptação hemodinâmica. Inicialmente (de três a seis meses), liga-se a veia cava superior à pulmonar direita (operação de Glenn) e liga-se o *shunt* sistêmico (fechamento do Blalock). Esse procedimento mantém a criança cianótica. Posteriormente, com a criança entre dois a cinco anos, faz-se a anastomose cavopulmonar total (operação de Fontan); após essa fase não há mais cianose. Tanto a técnica de Glenn quanto a de Fontan são realizadas via esternotomia mediana e com circulação extracorpórea.

DUPLA VIA DE SAÍDA DO VENTRÍCULO DIREITO (DVSVD)

É uma condição em que ambos os orifícios, aórtico e pulmonar, originam-se do ventrículo direito. A hemodinâmica e as manifestações clínicas variam com as anomalias associadas. Dependem da presença ou não da CIV, de sua concordância com as valvas aórtica e pulmonar, e da associação ou não de estenose pulmonar.

DEFEITO DO SEPTO ATRIOVENTRICULAR (DSAV)

Também conhecido como defeito do canal atrioventricular ou defeito do coxim endocárdico (Figura 15.3), essa anomalia corresponde a cerca de 5% das cardiopatias congênitas e está relacionada com a síndrome de Down. Aproximadamente 15 a 20% das crianças com essa síndrome portam DSAV (Cincinnati Children). Existem três tipos anatômicos descritos: parcial, total e intermediário.

O defeito primário está na falha da formação dos coxins endocárdicos, estruturas que são responsáveis por separar os canais à direita e à esquerda na região próxima às valvas tricúspide e pulmonar. Das cardiopatias com cianose, não é a mais importante, entretanto, a associação com más-formações valvares faz com que o sangue que chega ao átrio esquerdo misture-se dentro do coração com o sangue do retorno venoso, provocando *shunt* esquerda-direita, que é tanto maior quanto maior estiver a pressão capilar pulmonar, que em consequência do refluxo do coração esquerdo, é alta com a sobrecarga de volume.

O tratamento tem como objetivo diminuir os sintomas até que a criança cresça o suficiente para permitir a correção cirúrgica com menor risco, o que acontece por volta dos três a seis meses. A cirurgia é feita por esternotomia mediana com circulação extracorpórea, em geral prolongada, pois as valvas atrioventriculares serão reconstruídas. A complicação mais comum está relacionada à reconstrução da valva mitral, que pode ficar insuficiente e indicar a interposição de prótese. Nesse caso, as chances de desenvolver insuficiência cardíaca na fase adulta aumentam. Outra complicação frequente é o bloqueio atrioventricular, que indica uso de marca-passo (Figura 15.3).

TRONCO ARTERIOSO COMUM (TAC)

É uma anomalia cardíaca grave em que um único vaso nasce na base do coração e dá origem às circulações pulmonar e sistêmica; possui uma só valva, localizada acima de uma CIV, e recebe sangue de ambos os ventrículos (Figura 15.4). Suas repercussões dependem do tamanho das artérias pulmonares e da relação das resistências sistêmica e pulmonar. Quando a oxigenação sobe, há diminuição da resistência vascular pulmonar, o que tende a desviar o sangue para os pulmões, diminuindo o débito cardíaco. O inverso é verdadeiro, ou seja, se ocorre vasoconstrição pulmonar, o débito cardíaco sobe. À medida que se eleva a resistência vascular pulmonar, diminui a magnitude do

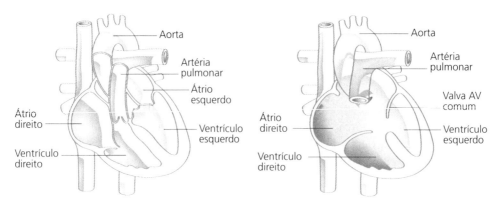

Figura 15.3 Demonstração de um coração normal e defeito do septo atrioventricular total.

fluxo sanguíneo e há alívio parcial da sobrecarga volumétrica do ventrículo esquerdo. O manejo clínico eficiente é aquele em que são mantidas condutas que permitam uma saturação de oxigênio não tão alta a ponto de vasodilatar o pulmão, mas nem tão baixas a ponto de provocar alterações metabólicas graves.

A correção cirúrgica do TAC envolve três componentes: separação das artérias pulmonares do tronco único, fechamento do defeito no septo interventricular com um retalho e criação de uma conexão entre o ventrículo direito e a artéria pulmonar com um tubo valvulado. Para isso, é necessário longo tempo de circulação extracorpórea, e o acesso é feito por esternotomia mediana.

ANOMALIA DE EBSTEIN

A cardiopatia congênita descrita por Ebstein é uma anomalia na valva tricúspide, onde sua implantação é mais baixa e suas cúspides mais alongadas, podendo estar colabadas à parede da câmara ventricular direita, que é rudimentar. Dessa forma, quando o pequeno ventrículo direito se contrai, o sangue reflui pela valva atrioventricular direita, o que torna o átrio direito dilatado. Quanto maior for o refluxo, mais grave será a insuficiência cadíaca congestiva (ICC) e, consequentemente, mais grave a cardiopatia.

Como tantas outras doenças, a anomalia de Ebstein pode vir associada a outras cardiopatias, como os defeitos dos septos interatrial e interventricular, que frequentemente decorrem de um distúrbio de condução (síndrome de Wolf-Parkinson-White) que cursa com taquicardia supraventricular paroxística.

O tratamento dessa cardiopatia envolve minuciosa discussão clínica. Além da alternativa cirúrgica, deve-se fazer a profilaxia de endocardite (antibioticoterapia), medidas para ICC e antiarrítmicos. Dados estatísticos americanos mostram que aproximadamente 93% das crianças que sobrevivem ao tratamento cirúrgico desenvolvem graus variados de ICC.

DRENAGEM ANÔMALA DAS VEIAS PULMONARES (DAVP)

A drenagem anômala das veias pulmonares total ou parcial é caracterizada por uma situação em que, durante a embriogênese, comunicações entre a porção pulmonar do plexo do intestino delgado e o sistema de veias umbilicais resultam na conexão das veias pulmonares diretamente no átrio direito ou nas veias sistêmicas. Essa anomalia acompanha, na maioria das vezes, uma situação em que há o isomerismo atrial direito, ou seja, o coração tem dois átrios de morfologia direita em que não há conexões para as quatro veias pulmonares.

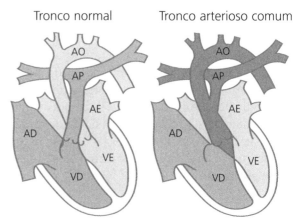

Figura 15.4 Demonstração de um tronco normal e de tronco arterioso comum. AD: átrio direito; AE: átrio esquerdo; AO: aorta; AP: artéria pulmonar; VD: ventrículo direito; VE: ventrículo esquerdo.

Já que o sangue arterial oriundo dos pulmões chega ao átrio direito, uma CIA é necessária para haver sobrevida. As consequências fisiológicas dependem do tamanho da CIA: quando é pequena, ocorre aumento da pressão atrial e da pressão venosa sistêmica, que culmina com sinais de ICC (hepatomegalia e edema sistêmico). Portanto, nesses casos, o procedimento de atriosseptostomia via cateterismo pode ser indicado como alternativa para aumentar a saturação de oxigênio até a correção cirúrgica.

O tratamento é cirúrgico, no qual as veias pulmonares são inseridas no átrio esquerdo e o defeito atrial é fechado. A cirurgia requer circulação extracorpórea e, em geral, apresenta boa evolução. Alguns casos evoluem para distúrbio de condução tipo bloqueio atrioventricular e necessitam de marca-passo.

VENTILAÇÃO MECÂNICA

A ventilação mecânica torna-se muitas vezes recurso indispensável para a manutenção das funções sistêmicas no período pré-operatório, sobretudo nas condições em que a cardiopatia provoca situações tão críticas que a criança evolui em choque circulatório e/ou importante cianose.

São indicações de ventilação mecânica para crianças portadoras de cardiopatias congênitas não operadas: arritmias letais, choque, bradicardia, cianose, sinais de hipertensão pulmonar, qualquer sinal de aumento do trabalho ventilatório, intubação eletiva para cirurgia nas próximas 24 horas e necessidade de manuseio do fluxo de sangue sistêmico pela vasoconstrição pulmonar – baixa fração inspirada de oxigênio e alta PEEP.

Sempre que disponíveis, os equipamentos de escolha são os ventiladores de válvula de demanda, pois possibilitam melhor monitorização, e uma interação cardiopulmonar mais fisiológica.

Os parâmetros da ventilação mecânica são estabelecidos para atender as necessidades de ventilação, salvo situações em que estratégias especiais devem ser consideradas para a manutenção da função circulatória.

Uma estratégia ventilatória comumente usada é a ventilação com baixas frações inspiradas de oxigênio. O objetivo dessa manobra é provocar uma vasoconstrição pulmonar que eleve a pressão pulmonar o suficiente, de forma que o fluxo de sangue que se mistura no coração seja desviado para os órgãos e sistemas. Assim, melhora-se o débito cardíaco e com ele mantém-se a pressão de perfusão renal e do sistema nervoso, lembrando que isso ocorre através de hipoxemia (saturação periférica abaixo de 85%). A menor fração inspirada de oxigênio possível é 0,21; se ainda assim a saturação for superior a 85%, o aumento da PEEP poderá ser uma estratégia na tentativa de aumentar a pressão capilar pulmonar. Em alguns serviços, tem se preconizado o oxigênio subatmosférico, frações inferiores a 0,21 (0,14 ou 0,16); no Brasil ainda não há publicações científicas com resultados dessa manobra.

VENTILAÇÃO MECÂNICA NO PÓS-OPERATÓRIO

Existem particularidades na ventilação mecânica de alguns tipos de correção cirúrgica. A principal recomendação para o sucesso no pós-operatório imediato é a manutenção da oxigenação adequada. Os casos que apresentam hipertensão pulmonar são tratados com especial atenção sob o ponto de vista da oxigenação, uma vez que a diminuição desta pode provocar aumento súbito da pressão de capilar pulmonar, cujas consequências podem ser letais. Nessa situação clínica, o uso de óxido nítrico inalatório deve ser considerado, mas para isso a monitorização hemodinâmica com cateter de átrio direito é imprescindível.

Independentemente da cardiopatia de base, a correção cirúrgica pode ser total ou parcial. Esta última indica procedimento alternativo ou preparatório para a correção definitiva, tendo como principal característica a manutenção de mistura arteriovenosa de sangue, *shunt*, o qual, dependendo da sua magnitude, determina valores esperados da saturação arterial de oxigênio. Em linhas gerais, nas correções paliativas espera-se saturação periférica de oxigênio em torno de 85%, e, nas correções totais saturação maior que 95%. É necessário lembrar que, em alguns casos, existem correções totais com pequeno defeito residual com *shunt* bidirecional, em que a saturação de oxigênio pode variar, daí a importância da atenta leitura da folha de descrição cirúrgica.

Quando a criança é encaminhada à unidade de pós-operatório, o ventilador deve ter sido testado e estar ajustado de acordo com a idade e o peso do paciente. Os parâmetros preconizados são:

- Frequência respiratória: 2/3 da frequência esperada para a idade.

- Fluxo: nos ventiladores de fluxo contínuo, quatro vezes o volume-minuto.
- PEEP: 4 cmH$_2$O.
- Tempo inspiratório (Tinsp).
- Pico inspiratório de pressão (PIP): 20 cmH$_2$O – avaliar ausculta e expansibilidade.
- FiO$_2$: 0,6.

A maioria das cardiopatias congênitas cursa com falência de ventrículo direito, que pode piorar nas condições de aumento da pressão transtorácica. Sendo assim, o uso criterioso da PEEP e PIP deve ser sempre associado à monitorização hemodinâmica e avaliação clínica da criança. As correções cirúrgicas que visam à transformação da cardiopatia em fisiologia univentricular merecem especial atenção quanto à ventilação mecânica. São as anastomoses cavopulmonares (cirurgias de Glenn e Fontan), nas quais o retorno venoso drena para a artéria pulmonar sem necessariamente passar pelo ventrículo direito. Portanto, a pressão positiva no território vascular pulmonar pode diminuir significativamente o retorno venoso para o coração esquerdo, culminando com a deterioração do débito cardíaco. Esse tipo de cirurgia deve ser tratado com o menor tempo possível de ventilação mecânica.

DESMAME

O desmame da ventilação mecânica requer integração perfeita da equipe multiprofissional. Para que seja iniciado o desmame, devem ser atingidos critérios de estabilidade hemodinâmica e respiratória da criança. Não são raras as situações em que é feita a interrupção abrupta da ventilação mecânica. Uma vez atingida a estabilidade adequada, nível de consciência satisfatório, essa situação é viável apenas nas correções cirúrgicas de baixa complexidade e com curto tempo de circulação extracorpórea.

A interrupção gradual da ventilação é iniciada reduzindo-se a fração inspirada de oxigênio e a frequência respiratória. O desmame da pressão de suporte, nas situações em que se utiliza um equipamento com válvula de demanda, é realizado segundo critério de conforto respiratório e se tornará mais lento quanto maior for o tempo de ventilação mecânica da criança. São fatores que contribuem para aumentar o tempo de ventilação mecânica no pós-operatório:

- Tempo de circulação extracorpórea: quanto mais longo for esse tempo, maior será o risco de síndrome de resposta inflamatória sistêmica.
- Intubação prévia: falência da musculatura respiratória.
- Hipersecreção pulmonar: frequente nas cardiopatias de hiperfluxo.
- Baixo débito cardíaco.
- Insuficiências valvares residuais.
- Adaptação da circulação pulmonar nas correções totais das cardiopatias de hipofluxo pulmonar.
- Crises de hipertensão pulmonar.

Situações em que o tempo da ventilação mecânica se prolonga pedem melhor monitorização da mecânica respiratória com ventiladores mais modernos, e admite-se até o uso de tubos com balonete quando já houve uma falha na primeira extubação.

Após o término do desmame, o paciente é reavaliado pela equipe fazendo um *check list* dos critérios para extubação. Como rotina, apenas uma gasometria arterial é colhida na chegada do paciente na unidade. Não há necessidade de um exame antes da extubação, exceto em situações especiais em que tenha ocorrido intercorrência que justifique a coleta de sangue.

São critérios para a extubação:

- Estabilidade hemodinâmica: débito cardíaco, pressão arterial, volemia e débito urinário, ausência de sangramento.
- Sistema respiratório: ausência de hipersecreção e de atelectasias, sem sinais de fadiga muscular. Admite-se uso discreto de musculatura acessória da respiração e sibilos discretos à ausculta, que podem estar relacionados ao estímulo oferecido pela presença da cânula de intubação.
- Nível de consciência: criança reativa a estímulos ou simplesmente com agitação sem padrões de movimentação que denotem lesão neurológica.

VENTILAÇÃO MECÂNICA NÃO INVASIVA (VNI)

A indicação da VNI deve ter critérios estabelecidos pela equipe multiprofissional, uma vez que, na maioria das vezes, precisa de um recurso medicamentoso (sedação) para garantir sua eficácia. Sua utilização está relacionada ao desconforto respiratório. É importante considerar a característica facilmente fatigável da musculatura respiratória das crianças, além de lembrar que altos custos metabólicos não são bem-vindos para os portadores de cardiopatia. Portanto, deve-se instalar precocemente a VNI antes da deterioração irreversível da função respiratória.

O uso deste recurso está, na maioria das vezes, relacionado à ocorrência de complicações do sistema respiratório. Sendo assim, estabelecida a causa e o prognóstico da complicação, pode-se traçar objetivo terapêutico e prognóstico de resposta ao tratamento. Um bom exemplo é o uso da VNI no tratamento das atelectasias: a melhora do padrão respiratório e a repercussão na troca gasosa determinam o momento do desmame. No caso da paralisia diafragmática a resposta não é satisfatória se a lesão for bilateral, o que pode indicar o tratamento cirúrgico através da plicatura frênica.

A VNI pode ainda ser utilizada como recurso facilitador do desmame nas situações de ventilação mecânica prolongada, em que imediatamente após a extubação é instalado o recurso e realizado o desmame de forma intermitente.

A modalidade de ventilação não invasiva mais utilizada e estudada em pediatria é a pressão positiva contínua nas vias aéreas (CPAP): é usado o ventilador mecânico comum de fluxo contínuo na modalidade de CPAP e a interface paciente-ventilador é dada por *prong* nasal. Pela facilidade logística, pode-se usar o mesmo aparelho utilizado para ventilação invasiva.

Outra modalidade muito utilizada é a ventilação com binível pressórico. A interface é dada por máscaras dos mais variados tipos. Quando esta for a modalidade de escolha, deve-se preferir o equipamento desenvolvido especificamente para ventilação não invasiva ou aqueles que têm disponível o recurso de compensação de escape de ar. Os ventiladores comuns com válvula de demanda podem apresentar retardo na abertura da válvula, o que aumenta o trabalho respiratório (Figura 15.5).

Tanto o uso dos *prongs* nasais quanto de máscaras podem provocar lesões de pele e até mesmo infecções cutâneas. Deve-se avaliar continuamente a possibilidade de uso intermitente e progressivamente aumentar o tempo que a criança permanece em ventilação espontânea. Para os casos em que o paciente deverá permanecer em ventilação por tempo prolongado, deve-se considerar o uso de curativos protetores tipo hidrocoloides.

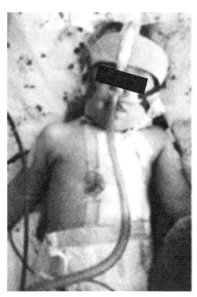

Figura 15.5 Criança em ventilação não invasiva com binível pressórico.

FISIOTERAPIA

No âmbito das subespecialidades da cardiologia, certamente a que mais apresenta inovações a cada ano é a cardiologia pediátrica. Dada a variedade de distúrbios de ordem congênita e o aprimoramento das técnicas cirúrgicas, a sobrevida tem aumentado e com ela o número de crianças com sequelas das correções cirúrgicas, seja por dificuldade técnica da correção seja por complicações inerentes ao pós-operatório.

Atualmente, a inserção do fisioterapeuta na equipe multiprofissional é amplamente solicitada tanto no período pré-operatório quanto no pós, a fim de atingir condições clínicas que permitam manuseio das repercussões respiratórias e motoras das internações frequentes e tratamento das sequelas advindas das complicações.

PERÍODO PRÉ-OPERATÓRIO: AVALIAÇÃO E OBJETIVOS

No período pré-operatório, são avaliadas as repercussões respiratórias das cardiopatias congênitas. Os distúrbios neuromotores são notados, mas não tratados nessa fase a fim de diminuir o gasto metabólico, evitando a descompensação da condição cardíaca. O fator que leva a criança à internação antes da cirurgia está relacionado à estabilização e manutenção da função respiratória, uma vez que a infecção pulmonar ou de via aérea superior constitui contraindicação expressa da cirurgia.

As crianças de risco intubadas previamente e aguardando cirurgia devem ser minuciosamente avaliadas, e é dever do fisioterapeuta como membro da equipe conhecer o curso do tratamento, especialmente a estratégia ventilatória em uso. Nessa situação, o objetivo do atendimento fisioterapêutico é essencialmente manter a via aérea pérvia; a manobra de higiene brônquica de eleição é *bag squeezing*. Nas crianças sob ventilação mecânica em baixas frações inspiradas, a técnica deve ser realizada com bolsa de ressuscitação manual em ar ambiente. Nas crianças sob ventilação mecânica com risco de crises de hipertensão pulmonar, o atendimento deve ser o mais breve possível, sob sedação contínua e com a utilização de ressuscitador manual com reservatório para a aplicação da manobra de *bag squeezing*.

As crianças com cardiopatias canal-dependente recebem infusão contínua de prostaglandina E1. Um dos efeitos adversos do seu uso é a apneia, que muitas vezes leva à indicação de ventilação mecânica. De forma geral, apenas o fato de receber o medicamento não justifica a realização de atendimento fisioterapêutico, mas a criança deve permanecer monitorizada e o ventilador mecânico pronto para qualquer urgência.

O diagnóstico de infecção pulmonar tem se tornado um desafio na indicação do melhor momento para uma cirurgia, uma vez que os quadros de congestão e hiperfluxo pulmonar têm repercussões clínicas muito semelhantes à infecção e podem ser seu fator predisponente.

O desconforto respiratório, a hipersecreção e o broncoespasmo são sinais comuns nos casos de cardiopatias que cursam com hiperfluxo pulmonar, como comunicação interatrial e tronco arterioso comum. Porém, nesses casos, é necessário lembrar que o aspecto da secreção é claro e fluido, diferente da infecção pulmonar em que o agente patógeno é responsável pelo aspecto amarelado e mais espesso da secreção. O desconforto piora quando há aumento da atividade motora da criança; essa piora é mais evidente nos casos de congestão pulmonar.

A ausculta pulmonar é semelhante para infecção e congestão, devendo ser utilizada como ferramenta de avaliação continuada com o objetivo de localizar a secreção na via aérea, que vai permear a escolha do recurso fisioterapêutico a ser usado, bem como seus resultados.

A radiografia de tórax mostra opacidade heterogênea difusa para os quadros de congestão pulmonar e mais localizada na infecção, podendo haver broncograma aéreo. Porém, como recurso isolado, não prediz a gravidade da doença.

A gasometria arterial tem sido substituída pela medida da saturação periférica de oxigênio (oximetria de pulso – SpO_2), dada sua dificuldade de coleta quando não há acesso arterial prévio. Observa-se como parâmetro de normalidade a oximetria esperada para cada cardiopatia, já que aquelas que cursam com mistura venosa (*shunt*) apresentam SpO_2 entre 60 e 70%. Como já abordado neste capítulo, o fisioterapeuta deve estar atento à estratégia ventilatória em uso para cada paciente; em alguns casos, o aumento da saturação periférica de oxigênio pode incorrer em risco de morte.

A congestão pulmonar aumenta o risco de infecção respiratória, mas não contraindica o procedimento cirúrgico. Sendo assim, faz-se necessária a criteriosa avaliação do desconforto respiratório e ausculta pulmonar, a fim de realizar o diagnóstico diferencial interagindo com a equipe multiprofissional na escolha do melhor momento para a correção cirúrgica.

O objetivo do tratamento fisioterapêutico é a higiene brônquica e redução do desconforto respiratório, a fim de propiciar conforto e condições para melhora da oxigenação, que é, por sua vez, inerente à correção cirúrgica proposta.

PÓS-OPERATÓRIO IMEDIATO

Avaliação

A criança em pós-operatório é admitida na Unidade de Terapia Intensiva intubada e sob efeito anestésico. Assim, o primeiro contato do fisioterapeuta visa estabelecer os parâmetros da ventilação mecânica e avaliar as condições de ventilação da criança. Para isso, há necessidade de prévio conhecimento da técnica cirúrgica a que a criança foi submetida e suas condições de ventilação durante a cirurgia.

A ferramenta de avaliação inicial é a inspeção da expansibilidade da caixa torácica seguida pela ausculta pulmonar e, assim que possível, radiografia de tórax. Não se deve aguardar a radiografia para se diagnosticar a intubação seletiva. Caso haja evidências de que a cânula esteja muito introduzida, deve-se tracioná-la aproximadamente 1 centímetro e refixá-la imediatamente, enquanto a criança ainda está sob efeito anestésico. A manipulação excessiva da cânula com a criança agitada pode, além da extubação acidental, precipitar um processo inflamatório da glote.

A medida da saturação periférica de oxigênio (SpO_2) através da oximetria de pulso deve ser contínua, e deve-se estabelecer parâmetro de normalidade compatível com a correção cirúrgica realizada. Para os casos em que se manteve mistura venosa de sangue, espera-se uma SpO_2 superior a 75%; caso a correção não permita, o valor esperado é superior a 95%.

A gasometria arterial é solicitada imediatamente após a admissão da criança; a seguir, a necessidade de coleta fica vinculada à gravidade do caso ou mudança de conduta médica. São esperados, para os casos em que se manteve mistura venosa, valores de pH menores e aumento discreto da pressão arterial de gás carbônico, com saturação arterial de oxigênio em torno de 85%.

RECURSOS FISIOTERAPÊUTICOS

Durante a ventilação mecânica, os objetivos da fisioterapia são manter pérvia a via aérea, a fim de abreviar o tempo de ventilação mecânica e prevenir as complicações respiratórias. A vibrocompressão associada à drenagem postural tem sido utilizada em substituição à tapotagem. Também se utiliza como manobra de higiene brônquica o *bag squeezing*, que consiste na hiperventilação com ressuscitador manual seguida de compressão expiratória. Com o aumento do fluxo expiratório, a secreção é arrastada para via aérea proximal e aspirada. Essa manobra deve ser realizada com monitorização, pois a variação abrupta de pressão intratorácica pode produzir diminuição do fluxo pulmonar.

Após a extubação, dentre as técnicas de desobstrução brônquica, a vibração tem sido preferida em detrimento da tapotagem, que como técnica isolada não foi validada em nenhum trabalho. A manobra de aumento do fluxo expiratório (Figura 15.6) também é aplicada com o objetivo de remover as secreções presentes em vias aéreas de grande calibre. Ainda também sem estudos conclusivos, mas já utilizada na prática clínica, estão as técnicas de expiração lenta, como a expiração lenta total com a glote aberta (ELTGOL) em sua vertente pediátrica "expiração lenta pediátrica" (ELPr) (Figura 15.7). O aumento do fluxo expiratório também é muito utilizado na prática clínica na remoção de secreção de vias aéreas de grande calibre.

É imprescindível o cuidado de manter sempre a criança portadora de cardiopatia em decúbito elevado, a fim de favorecer a mecânica respiratória e a hemodinâmica, reduzindo a pós-carga ventricular. Especial atenção deve ser dada ao tipo e tamanho da incisão cirúrgica, bem como aos locais de inserção de drenos, para proporcionar conforto e o mínimo possível de dor durante a terapia.

Como a dor constitui importante fator de estresse, a adequação da terapia aos horários da analgesia tem ajudado na eficiência da técnica de escolha.

COMPLICAÇÕES IMEDIATAS – INTERVENÇÃO FISIOTERAPÊUTICA

Com o advento da circulação extracorpórea (CEC), muitas correções tornaram-se possíveis, mas

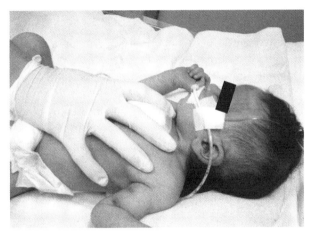

Figura 15.6 AFE: posição das mãos.

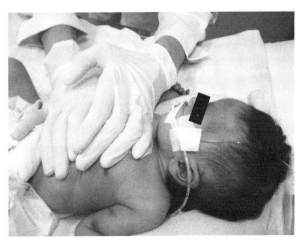

Figura 15.7 ELPr: posição das mãos.

seus efeitos deletérios desencadeados principalmente por reações do sistema imunológico tornaram-se outro foco de estudo em cardiologia intervencionista. Sua maior complicação tem sido descrita como síndrome de resposta inflamatória sistêmica, tema que requer capítulo exclusivo para discussão aprofundada. Em linhas gerais, a vasodilatação periférica e hipertermia são seus principais sinais clínicos. O sistema respiratório pode também estar comprometido pela perda proteica na CEC, o que é evidenciado por hipoxemia e infiltrados alveolares na radiografia. Essa situação é tratada com medidas anti-inflamatórias agressivas e estratégias protetoras de ventilação pulmonar. A avaliação da radiografia de tórax torna-se imprescindível para avaliar e tratar o infiltrado alveolar e estabelecer critérios de desmame e extubação.

O manejo da congestão pulmonar é um dos desafios do tratamento no pós-operatório imediato. Seu tratamento envolve duas medidas, e uma delas é a restrição hídrica que nem sempre é possível, como na cirurgia de Blalock-Taussig, em que a hipervolemia ajuda a manter o fluxo pulmonar. Outra medida é o aumento da PEEP associado ou não ao aumento do PIP, que pode ser deletério para a função do ventrículo direito.

A hipertensão pulmonar constitui importante fator de prognóstico para o pós-operatório; uma vez diagnosticada, preconiza-se na prática clínica atual o uso do óxido nítrico inalatório em dose ainda controversa, mas habitualmente de 10 ppm. O uso de frações inspiradas de oxigênio superiores a 0,4 tem sido utilizado para manter pressões parciais de oxigênio superiores a 80 mmHg, o que provavelmente cria uma "reserva" de oxigênio capaz de prevenir a vasoconstrição hipóxica. A indução da alcalose respiratória também pode ser útil nesses casos. Tanto a hiperóxia quanto a alcalose produzem vasodilatação pulmonar. O atendimento fisioterapêutico em crianças intubadas portadoras de hipertensão pulmonar é realizado mediante sedação prévia.

Outra complicação comum é o edema de glote pós-extubação, que é tratado profilaticamente com dose de corticosteroide, 6 horas antes. Imediatamente após a retirada da cânula, realiza-se a inalação com adrenalina pura e posiciona-se a criança em leve extensão de cabeça. Se persistir desconforto respiratório, ainda haverá o recurso da ventilação não invasiva.

As atelectasias no pós-operatório imediato podem estar relacionadas à posição da cânula de intubação ou ainda à hipersecreção (prévia à cirurgia). Estas são mais facilmente resolvidas em ventilação mecânica. Para os casos de atelectasia passiva em áreas de manipulação cirúrgica, deve-se atentar para o diagnóstico diferencial de sangramento coletado e, portanto, retardar o desmame. O colapso pulmonar pode ainda estar relacionado à incisão cirúrgica, que é mais frequente nas toracotomias do que nas esternotomias medianas. O uso de exercícios com pressão positiva está classicamente indicado para o tratamento dessas afecções e é usado sob forma de insuflação manual com máscara nos recém-nascidos e lactentes.

Para o tratamento das atelectasias em crianças maiores, a pressão positiva intermitente (RPPI) pode ser utilizada exigindo controle do padrão respiratório e colaboração do paciente. Deve-se atentar para o detalhe de que as válvulas de demanda dos equipamentos frequentemente usados para RPPI têm grande retardo na abertura e podem gerar algum desconforto respiratório; por isso, séries curtas de exercícios em pressão positiva são toleradas mais facilmente.

PÓS-OPERATÓRIO TARDIO

Alcançada estabilidade hemodinâmica e respiratória, a criança é transferida para a unidade de enfermaria, onde continua sendo acompanhada pelo fisioterapeuta. Nessa fase do tratamento, devem-se observar o restabelecimento e a adequação da motricidade e o desenvolvimento psicomotor, momento em que novamente há atuação da equipe multiprofissional.

As técnicas convencionais de estimulação sensoriomotora são, em geral, bem toleradas pelas crianças portadoras de cardiopatia que podem ser atendidas com recursos lúdicos em terapias de grupo, após a terapia respiratória adequada para cada caso.

As deformidades de tórax devem ser evitadas com posicionamento adequado e estimulação de atividade com os membros superiores. Nas crianças maiores, não são raros os distúrbios posturais em decorrência de postura antálgica, principalmente aumento da cifose torácica nas esternotomias medianas. Os alongamentos de tórax só estão indicados na ausência total de dor, e a correção dos desvios de postura pode ser feita em ambulatório.

REFERÊNCIAS BIBLIOGRÁFICAS

1. Costa Auler Jr JO. Pós-operatório de cirurgia cardíaca. São Paulo: Atheneu; 2003.

2. Shivaprakasha K, Murthy KS, et al. Role of limited posterior thoracotomy for open heart surgery in the current area. Ann Torac Surg 1999; 68(6): 2310-3.

3. Bayer LM. Children with congenital intracardiac defects. Illinois: Charles Thomas Publisher; 1999.

4. Scanlan RLW. Fundamentos da terapia respiratória de Egan. 7.ed. São Paulo: Manole; 2000.

5. Braunwald E. Heart disease: a textbook of cardiovascular medicine. Philadelphia: WB Sauders; 2001.

6. Ebaid M. Cardiologia pediátrica. São Paulo: Roca; 2001.

7. Feltrim MI. Consenso de Lyon; 2001.

8. Postiaux G. Fisioterapia respiratória pediátrica: o tratamento guiado por ausculta pulmonar. São Paulo: Artmed; 2004.

9. Teixeira Filho GF, et al. Temas atuais em circulação extracorpórea. Porto Alegre: SBCEC; 1997.

10. Austin EH. Postoperative management after the norwood procedure. Ped Card Surg Ann 1998;1: 109-21.

11. Vàsquez Martínez JL, et al. Ventilación en situaciones especiales. Ventilación mecánica en cardiopatías congénitas e hipertensión pulmonar. An Pediatr (Barc) 2203; 59(4): 372-6.

12. Brown KL, et al. Risk factor for long intensive care unit stay after cardiopulmonary bypass in children. Crit Care Med 2003; 31(1): 28-33.

13. Manual de Rotinas do Serviço de Fisioterapia do Instituto do Coração – InCor. HCFMUSP; 2002.

14. Bayer LM. Children with congenital intracardiac defects. Illinois: Charles Thomas Publisher; 1999.

15. Maruszewski B, et al. An attempt data verification I the EACTS Congenital data base. European Journal of Cardio Thoracic Surgery 2005; 28: 400-6.

16. DiCarlo J, el al. Pulmonary mechanics in infants after cardiac surgery. Critical Care Medicine 1992; 20(1): 22-7.

17. Disponível em: <http://www.cincinnatichildrens.org/>.

18. Lequier L. Extracorporeal life suport in pediatric and neonatal critical care: a review. J Intensive Care Med 2004; 19: 243-8.

19. Jaarsma A, et al. Biphasic positive airway pressure ventilation in children. Critical Care 2001; 5: 174-7.

20. Farias J, et al. An evaluation of extubation failure predictors in mechanically ventilated infant and children. Intensive Care Med 2002; 28: 752-7.

21. Respiratory Care. Special Issue. Current trends in neonatal and pediatric. Critical and Respiratory Care 2003; 48(4): 328-468.

22. Carvalho WB. Ventilação pulmonar mecânica em pediatria e neonatologia. 2.ed. São Paulo: Atheneu; 2005.

23. Thida Ong, Regan, B. Stuart-Killion. Higher pulmonary dead space may predict prolonged mechanical ventilation after cardiac surgery. Pediatric Pulmonology 2009; 44:457-463.

24. Kovacikova, L. et al. Non-invasive positive pressure ventilation for bilateral diaphragm paralysis after pediatric cardiac surgery. Interactive Cardiovascular and Thoracic Surgery 2009; 8:171-172.

25. Preisman S, Lembersky H. A randomized trial of outcomes of anesthetic management directed to very early extubation after cardiac surgery in children. Journal of Cardiothoracic and Vascular Anesthesia 2009; 23(3).

16

O PACIENTE NEUROLÓGICO/ NEUROCIRÚRGICO PEDIÁTRICO

DANIELE SELLAN ORTEGA

O sistema nervoso central (SNC) está continuamente em atividade com a função precípua de adaptar o organismo às modificações do meio externo e interno. É formado de estruturas nobres e altamente especializadas, destinadas ao controle dos demais órgãos, e está estrategicamente localizado em uma região privilegiada, protegido no interior da calota craniana e da coluna vertebral. Esse arcabouço ósseo é constituído de forma a absorver e dissipar a energia mecânica que pode ocorrer em um trauma na cabeça ou na coluna.[2,6,13]

Apesar de sua função primordial e de sua localização privilegiada, o SNC não está imune de apresentar doenças e lesões traumáticas. Inúmeras variações de doenças podem acometer o SN da criança, assim como muito variável pode ser o quadro clínico, a evolução e até o prognóstico.

As doenças podem ser congênitas ou adquiridas, sendo as mais comuns: encefalopatia crônica não progressiva (paralisia cerebral), más-formações arteriovenosas, hidrocefalias, meningites, tumores, traumas, entre outros. O quadro sequelar dessas doenças, como já considerado, pode variar consideravelmente, sobretudo em relação à região do SN acometida. O comprometimento varia desde alterações motoras e cognitivas leves até quadros vegetativos.

Em geral, os pacientes, denominados neuropatas crônicos, necessitam de acompanhamento fisioterapêutico contínuo. O acompanhamento pode ser feito por fisioterapia motora, para ajudar no desenvolvimento neuropsicomotor, evitar deformidades e adaptar atividades da vida diária, ou por fisioterapia respiratória, para prevenção e tratamento de distúrbios respiratórios decorrentes dessa alteração neurológica, como quadros de hipoventilação (em razão da imobilidade no leito ou restrições mecânicas se-

cundárias à deformidades da caixa torácica e/ou coluna vertebral), quadros de hipersecreção pulmonar (por distúrbios de deglutição) e até quadros de verdadeira insuficiência respiratória.

Esse perfil de pacientes costuma precisar de internações hospitalares frequentes, e algumas vezes eles acabam necessitando de suporte ventilatório mecânico.

Os parâmetros ventilatórios devem ser ajustados de acordo com o quadro pulmonar apresentado no momento. É comum esses pacientes apresentarem dificuldade em retornar à ventilação espontânea, necessitando de suporte ventilatório por tempo prolongado, o que muitas vezes acarreta a necessidade de realizar traqueostomia e ventilação mecânica contínua.

Atualmente, existem serviços especializados para tratar e fornecer equipamentos necessários para cuidar dessas crianças em seu domicílio (Home Care).

Sendo assim, tanto no ambulatório, no hospital, quanto no domicílio, a fisioterapia tem papel fundamental no tratamento desses pacientes.

Neste capítulo, porém, será abordado um perfil diferente de pacientes neurológicos. São pacientes que se encontram diante de uma lesão aguda no SNC, quer por traumatismos cranioencefálicos (TCE) quer por intervenção cirúrgica.

Dependendo da doença de base e/ou da abordagem cirúrgica, as complicações intracranianas pós-cirúrgicas podem ser semelhantes às encontradas no paciente pós TCE.

O trauma é a principal causa de morbidade e mortalidade na população pediátrica. Embora as crianças tenham maior taxa de sobrevivência, quando comparadas aos adultos com traumas cranianos, as sequelas em longo prazo também atingem essa faixa etária de forma importante, especialmente em razão do estado de pleno desenvolvimento. O custo para o tratamento dessas crianças é alto, e inclui custos médicos no departamento de emergência, no departamento de internação e na reabilitação, como também custos indiretos por reduções na produtividade das crianças afetadas e de suas famílias.[17]

Nos Estados Unidos, estima-se que cerca de 155 a 180 crianças por 100 mil habitantes são atendidas anualmente por traumas cranianos fechados, e 74 a 80% dos casos de traumas cranianos são considerados leves. Na Inglaterra, 5% de todas as internações pediátricas são por trauma craniano, e cerca de 3 mil crianças por ano permanecem com sequelas neurológicas. Infelizmente, não existem dados precisos no Brasil até o momento.[12]

Serão discutidas, a seguir, algumas peculiaridades do TCE na infância e como a fisioterapia pode intervir no tratamento desses pacientes.

FISIOPATOLOGIA DO TCE

As causas de TCE variam conforme os grupos etários. Nos adolescentes e adultos, os acidentes de trânsito e as agressões são as causas mais comuns, ao passo que nas crianças prevalecem as seguintes causas: traumas de parto, acidentes domésticos e esportivos, quedas e abuso infantil (sendo esse último mais comum em crianças com menos de dois anos de idade).[3,17,20]

Uma definição simples de trauma craniano refere-se ao impacto de uma força aplicada diretamente ao crânio, podendo lesar estruturas intra ou extracranianas. A natureza das lesões está condicionada ao mecanismo do trauma, à massa do objeto agressor, à área de contato, à duração e intensidade do impacto, ao deslocamento relativo gerado sobre o tecido cerebral e às características elásticas do crânio e encéfalo. Esses fatores determinarão a gravidade do TCE e suas consequências.[20]

Após o TCE, as lesões podem ser focais ou difusas, primárias ou secundárias. Denomina-se lesão primária aquela lesão produzida no momento do impacto, e secundária quando a lesão ocorre por complicação das lesões primárias.[20]

Os mecanismos primários ou imediatos da lesão são causados por forças físicas atuando no SN, ou seja, são diretamente consequentes ao impacto. As fraturas de crânio, por exemplo, são encontradas em 80% dos casos fatais, porém não é obrigatória a presença de fraturas para haver lesão cerebral grave, especialmente em crianças.[2]

Outro mecanismo imediato de lesão neuronal no TCE é representado pela transmissão da energia cinética envolvida nos mecanismos de aceleração/desaceleração do segmento cefálico. O estojo ósseo do crânio e o encéfalo apresentam peso, densidade e inércia próprios. Durante as alterações bruscas de velocidade da cabeça, há uma complexa interação de forças inerciais que ocasionam o choque do encéfalo contra a superfície interna do crânio, podendo levar a lesão axonal difusa (LAD), estiramento e ruptura de vasos (levando a hemorragias) e contusão a contragolpe. Como a relação cabeça-tronco é muito maior na criança, as forças que causam aceleração e desaceleração são ampliadas na vítima pediátrica.[2,3,17,19]

Já as alterações secundárias se desenvolvem entre algumas horas e vários dias após o TCE. A lesão cerebral secundária é uma consequência da resposta bioquímica e celular à agressão inicial. Essa lesão envolve cascatas biomoleculares que se desenvolvem ao longo do tempo após o TCE, gerando metabólitos e neurotransmissores que perpetuam a lesão tecidual. Os processos de lesão secundária podem resultar na perda da autorregulação cerebral, na formação de edema e hematomas, isquemia cerebral, infecções, embolia gordurosa e aumento da pressão intracraniana (Tabela 16.1).[3,19]

A formação de hematomas é comum no TCE e pode ser classificada em: 1) hematoma extradural ou epidural (HED); 2) hematoma intradural ou hematoma subdural (HSD); e 3) hematoma intraparenquimatoso (HI).[20]

A infecção já é mais rara, especialmente quando não há fratura do crânio, mas pode se desenvolver de duas formas: meningite e abscesso cerebral.

Tabela 16.1 Tipos de lesões primárias e secundárias do TCE (Modificado de Sato; Soares[20])

Lesão primária	Lesão secundária
Laceração do couro cabeludo	Hematomas
Fratura de crânio	Edema cerebral
Contusão cerebral	Isquemia cerebral
Lesão axonal difusa	Hipertensão intracraniana
Hemorragias cranianas	Infecções
	Embolia gordurosa

Uma das complicações secundárias mais importantes do TCE é a isquemia cerebral causada por redução do suplemento energético para o cérebro, em geral pela hipóxia tecidual. É conhecido que a fonte de energia para o cérebro é quase exclusivamente da glicólise, e que a manutenção da função e viabilidade neural depende de uma adequada e ininterrupta suplementação de dois substratos: oxigênio e glicose. A redução do suplemento energético, moderada ou transitória, produz somente uma cessação temporária da função, mas se for severa ou prolongada, ocorrerá lesão cerebral permanente.[20]

O inchaço ou edema cerebral é uma complicação secundária bastante frequente no TCE; pode ser localizado ou generalizado, ocorrer isoladamente ou associado com outras condições patológicas. É de grande importância clínica, pois pode levar ao comprometimento da perfusão tecidual cerebral e da pressão intracraniana.[20]

O aumento da pressão intracraniana (PIC), porém, é a complicação que merece maior discussão nas vítimas de TCE, pois muito se tem a discutir sobre o seu tratamento, e o fisioterapeuta deve ter conhecimento do seu mecanismo quando for cuidar desses pacientes.

O parênquima cerebral, a quantidade de sangue e de liquor que compõe o conteúdo do crânio são determinantes do valor da pressão intracraniana (PIC). A PIC é mantida em equilíbrio pelas proporções dos volumes desses componentes. O aumento do volume de um dos componentes é rapidamente compensado pela redução dos demais, mantendo a pressão dentro dos limites normais (doutrina de Monro & Kellie).[2,3,13]

A hipertensão intracraniana (HIC) é secundária à perda dessa homeostasia entre os volumes do cérebro, sangue e liquor. Ela será mais bem definida a seguir.[3]

HIPERTENSÃO INTRACRANIANA

A correlação da HIC com a morbidade e mortalidade nos pacientes pediátricos justifica a busca de uma melhor compreensão da sua fisiopatologia, levando, consequentemente, a maior adequação no seu tratamento. Há uma redução importante da mortalidade de pacientes vítimas de TCE, de 50 para 36%, pela utilização de protocolos de tratamento intensivo, incluindo a monitoração da PIC.[8]

O conteúdo intracraniano é composto de tecido cerebral (80%), liquor (10%) e sangue (10%).[8]

Como já foi considerado, uma vez que o SN se encontra localizado dentro de uma estrutura rígida e fechada (calota craniana), não é possível a expansão do seu volume total, portanto, qualquer situação que provoque o aumento do volume de um componente intracraniano obriga a diminuição dos outros componentes, para que não ocorra aumento da PIC.[3,8,13]

O processo de compensação frequentemente ocorre à custa da diminuição do volume de liquor e sangue, uma vez que a massa cerebral é menos compressível. Cerca de 30% da capacidade de diminuição do volume intracraniano é representada pelo liquor, que pode ser deslocado para o espaço espinhal subaracnoide.[8]

Quando então se esgotam os mecanismos de compensação é que ocorre o aumento da PIC, que, por sua vez, pode provocar a diminuição da perfusão tecidual, levando ao agravamento do dano celular por isquemia.[8]

As crianças, em especial os lactentes, possuem um mecanismo adicional no controle da PIC, que é a possibilidade de crescimento do perímetro cefálico (as fontanelas ainda não se fecharam); porém, isso também é limitado e não os protege do desenvolvimento agudo da PIC.[1,8]

Os valores normais da PIC em crianças ainda geram divergências na literatura, pois a PIC varia com a idade. São considerados valores normais para lactentes PIC = 8 a 10 mmHg, e para crianças maiores, valores inferiores a 15 mmHg.

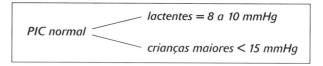

Alguns conceitos são importantes para se entender o funcionamento da PIC e as consequências da HIC.

Pressão de perfusão cerebral (PPC) é igual à diferença entre a PAM (pressão arterial média) e a PIC.

$$PPC = PAM - PIC$$

O valor recomendado da PPC para a manutenção de um adequado fluxo sanguíneo cerebral é de 50 mmHg (valores inferiores levarão a um decrésci-

Lembre-se: o aumento do volume de um componente intracraniano deve ser compensado pela redução dos outros componentes para manter a PIC normal.

mo proporcional no FSC). Alguns autores relatam que crianças menores podem suportar valores menores sem desenvolver isquemia (acima de 20 mmHg para os recém-nascidos, acima de 40 mmHg para crianças entre um e três anos, e acima de 50 para crianças com idade superior a três anos).[2,8]

A PPC deve ser mantida dentro dos limites de normalidade, garantindo adequada oferta de oxigênio para o cérebro.[8]

O fluxo sanguíneo cerebral (FSC) é diretamente proporcional à PPC (pressão de perfusão cerebral) e inversamente proporcional à resistência vascular cerebral (RVC).

$$FSC = \frac{PPC}{RVC}$$

A RVC responde a variações da pressão arterial média (PAM), pressão parcial de gás carbônico ($PaCO_2$) e pressão parcial de oxigênio (PaO_2).

Em seres humanos normais, o FSC tende a se manter constante quando ocorrem mudanças na PPC através de um ajuste automático e contínuo da RVC, que é designado como autorregulação. Uma vez que se perde a autorregulação, alterações na PPC e no FSC levam a repercussões na PIC.

ASPECTOS CLÍNICOS

Uma avaliação clínica completa e rápida é obrigatória em todos os pacientes com distúrbios neurológicos, logo após a obtenção dos dados pertinentes

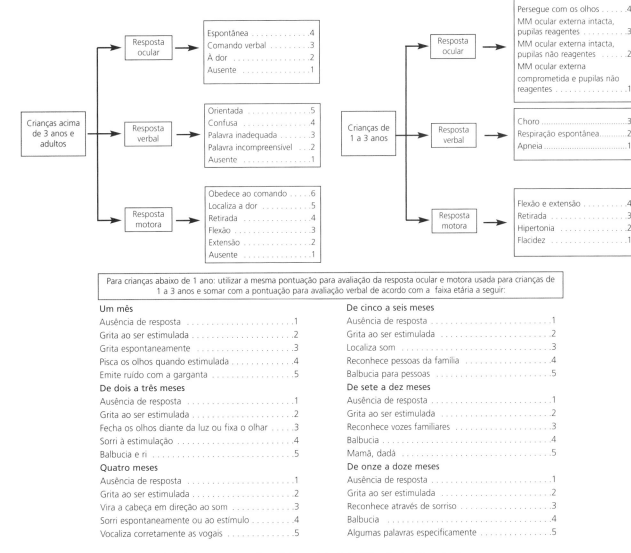

Figura 16.1 Escala de coma de Glasgow, segundo a faixa etária (Modificada de Mangia[14]).

de anamnese. A anamnese deve ser sucinta, porém clara e objetiva, buscando sempre elucidar as exatas condições de como sucedeu o trauma. Em situações de dúvidas do informante, levantar a suspeita de negligência ou maus-tratos.[3,12]

O exame clínico do paciente com TCE deve ser inicialmente dirigido para a avaliação dos parâmetros vitais (frequência respiratória, frequência cardíaca e pressão arterial), pois a avaliação neurológica é extremamente comprometida na presença de alterações nesses parâmetros (hipoxemia, arritmias cardíacas e hipotensão arterial e alteração do equilíbrio acidobásico).[2,3]

O exame neurológico deve ser feito de maneira sistematizada e objetiva, para que rapidamente possa orientar a estratégia de tratamento. Resumidamente, consiste em:

- Inspeção e palpação do couro cabeludo. Identificar:
  - ferimentos corto-contusos ou lacerantes;
  - abaulamentos (sugerindo hematomas); e
  - depressões (sugerindo fraturas).
- Inspeção do segmento cefálico. Identificar:
  - presença de equimoses periorbitárias (sinal dos olhos de guaxinim), caracteriza fratura da base de crânio na fossa anterior;
  - equimoses na região da mastoide – fraturas da base do crânio na fossa média; e
  - saída de liquor pelas narinas (rinoliquorreia) ou pelo conduto auditivo (otoliquorreia).[2]
- Avaliação da função cortical: por meio da avaliação do nível de consciência. Considerando que a perda de consciência por si só é um preditor pobre do dano intracraniano, a escala de coma de Glasgow se tornou uma diretriz mundial para a avaliação do nível de consciência. A quantificação numérica das respostas do paciente (resposta ocular/resposta motora/resposta verbal) fornece dados aproximados da gravidade e evolução do quadro neurológico. Cada parâmetro recebe uma pontuação, cujo total se situa entre os valores três e quinze. Quanto menor o total de pontos, mais grave é o quadro neurológico.[2,3,17]

No grupo pediátrico, a avaliação da resposta verbal deve ser adaptada ao comportamento verbal da criança. A Figura 16.1 descreve os parâmetros e as respectivas pontuações da escala de coma de Glasgow adaptada para a faixa etária pediátrica.

A aplicação da escala deve ser feita periodicamente, porém, há algumas limitações em seu uso, especialmente em pacientes com edema ou hematoma palpebral, intubados, sedados ou sob efeito de drogas paralisantes.

- Avaliação da função do tronco encefálico: através da avaliação de reflexos. Determinar o nível funcional de envolvimento do tronco, a natureza da lesão, a extensão e a evolução do processo:
  - avaliação dos reflexos pupilares: deve-se avaliar o tamanho e a reatividade das pupilas. As alterações das pupilas podem identificar a gravidade e a deterioração neurológica, bem como a localização da lesão. Anormalidades pupilares são observadas em lesões oculares, dos nervos, quiasma e tratos ópticos, bem como do mesencéfalo. O diâmetro da pupila é controlado pela atividade do músculo constritor, inervado pelas fibras parassimpáticas e pelo dilatador, inervado pelas fibras simpáticas. O tamanho das pupilas varia de acordo com a incidência de luz de 1 a 2 mm (miose máxima) e 8 a 9 mm (midríase máxima); em média varia de 2 a 6 mm no indivíduo normal. As lesões do tronco cerebral podem ocasionar pupilas médio-fixas, entre 5 e 7 mm, ou dilatadas, entre 8 e 9 mm,

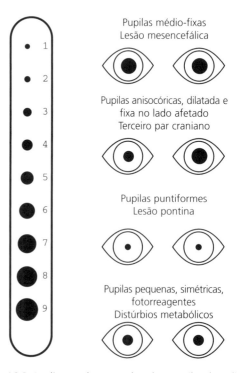

Figura 16.2 Avaliação do tamanho das pupilas (Modificado de Mangia[14]).

enquanto distúrbios metabólicos e estruturais podem ocasionar pupilas puntiformes. O tamanho das pupilas também pode ser alterado com o uso de opiáceos, adrenalina e atropina, além de situações de hipóxia. O reflexo fotomotor consiste na contração rápida da pupila ao estímulo luminoso, em geral a resposta à luz não se altera diante de distúrbios metabólicos, portanto é um sinal isolado importante para distinguir um coma estrutural de um metabólico. Pupilas dilatadas e fixas, em geral, indicam lesões estruturais irreversíveis (Figura 16.2);[4,20]

- avaliação do reflexo corneopalpebral: testa a reação ocular ao se estimular a córnea, permitindo a análise dos nervos trigêmio (V par), facial (VII par) e área tectal que controla os movimentos verticais dos olhos. Os olhos do paciente devem ser mantidos abertos e deve-se tocar sutilmente a córnea com um pedaço de algodão ou gaze: se o reflexo estiver presente, os olhos tendem a se fechar espontaneamente;
- avaliação do reflexo oculoencefálico: manobra dos olhos de boneca. Realiza-se a manobra virando a cabeça do paciente para um lado, e os olhos devem se dirigir para o outro lado – isso significa integridade do tronco cerebral.
- avaliação do reflexo oculovestibular ou prova calórica: deve-se instilar água gelada dentro do conduto auditivo de uma lado, com a cabeça a 30°. A resposta correta é ocorrer desvio do olhar na direção oposta ao ouvido estimulado. Quando há lesão supratentorial, ocorre o desvio tônico conjugado dos olhos para o mesmo lado da irrigação. Quando há lesão do tronco cerebral a resposta pode ser ausente ou desconjugada (Figura 16.3);[20]
- avaliação dos reflexos de tosse e vômito.[14,20]

- Avaliação do padrão respiratório: os centros de controle da respiração localizam-se na ponte e no bulbo e são modulados por centros corticais situados no prosencéfalo. Os padrões respiratórios que podem ser encontrados são:
  - respiração de Cheyne-Stokes: intercala ciclos respiratórios de profundidade e frequência crescente-decrescente com períodos de apneia – em geral, ocorre por herniação causada por hipertensão intracraniana, por distúrbios metabólicos, disfunção diencefálica com tronco encefálico intacto;
  - hiperventilação neurogênica central: hiperpneia persistente – em geral está presente no edema cerebral, na disfunção do tronco encefálico por lesão mesencefálica;
  - respiração apnêustica: apresenta ciclos de inspiração profunda e sustentada intercalada com períodos de apneia – em geral ocorre por lesão no nível da ponte;
  - respiração atáxica: caracteriza-se por total ausência na regularidade do ritmo, da frequência e profundidade respiratória; pode apresentar apneias e *gasping* – ocorre por lesão e no nível do bulbo ou medular;
  - parada respiratória ou apneia: ocorre transitoriamente logo após o TCE ou de modo permanente por lesões graves dos centros respiratórios do tronco cerebral.[3,14,20]

- Avaliação das respostas motoras/musculoesqueléticas: avaliar massa, tônus, força muscular e reflexos tendinosos. Sempre comparar um membro com outro. Quando o paciente responde com movimentos defensivos adequados a um estímulo doloroso, isso significa que o hemisfério contralateral ao lado estimulado e o tronco cerebral estão intactos. A arreflexia su-

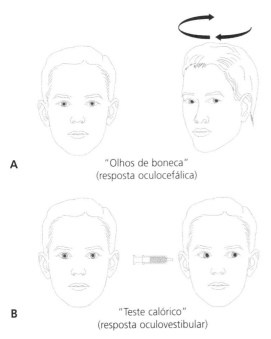

Figura 16.3 Tronco encefálico. (**A**) Reflexo oculocefálico (manobra dos olhos de boneca): vira-se a cabeça do paciente para um lado e os olhos devem dirigir-se para o outro lado. (**B**) Reflexo oculovestibular (teste calórico): deve-se instilar água gelada no conduto auditivo de um lado e ocorrer desvio do olhar na direção oposta ao ouvido estimulado (Modificado de Mangia[14]).

gere lesão periférica ou lesão do tronco cerebral.[14,20]

A flacidez pode ser encontrada quando há lesão no córtex e no tronco cerebral.

Alguns reflexos posturais primitivos podem aparecer à medida que o controle cortical sobre as funções motoras é perdido.

- postura de decorticação: flexão de um ou ambos os membros superiores sobre o tórax, mantendo as mãos fechadas, com ou sem extensão dos membros inferiores. Indica distúrbio predominante na região cortical ou subcortical com relativa preservação do tronco cerebral;
- postura de descerebração: extensão e pronação rígidas dos membros superiores com extensão dos membros inferiores, ocorrendo em geral, como resposta a estímulos álgicos. Geralmente indica disfunção em nível mesencefálico;[14]
- análise dos exames complementares: analisar os exames complementares para definir condição clínica e tratamento.

Todos os itens importantes na avaliação do paciente com TCE estão resumidamente mostrados na Quadro 16.1.

EXAMES COMPLEMENTARES

Radiografia simples

O raio X simples do crânio mostra somente se há fraturas e afundamentos e presença de corpos estranhos, porém, é insuficiente para mostrar alterações parenquimatosas.

Quadro 16.1 Resumo dos principais itens da avaliação rápida e objetiva que deve ser realizada no paciente pós TCE

Avaliação neurológica rápida e objetiva
Anamnese
Inspeção e palpação do couro cabeludo
Inspeção do segmento cefálico
Avaliação da função cortical/nível de consciência
Avaliação da função do tronco cerebral
Avaliação do padrão respiratório
Avaliação do padrão motor
Análise dos exames complementares

Tomografia computadorizada

A tomografia computadorizada do crânio é fundamental para adequada avaliação inicial e sequencial das anormalidades intracranianas. Deve ser realizada logo após a avaliação clínica e repetida frequentemente para avaliar a evolução do quadro.

Ressonância magnética

Não é um exame de emergência, porém, em razão da qualidade de suas imagens, é utilizada na complementação diagnóstica e na avaliação evolutiva do TCE.

Monitoração do bulbo jugular

É introduzido um cateter na veia jugular interna em direção cefálica até o bulbo jugular. A determinação da saturação de oxigênio venoso do bulbo jugular é um guia para avaliar a oxigenação cerebral, sugerindo a possibilidade ou não de isquemia cerebral. Em circunstâncias normais a SjO_2 varia de 55 a 70%.

Esse recurso é bastante utilizado atualmente, porém, a técnica é propensa a artefatos técnicos e erros metodológicos que podem subestimar a ocorrência de isquemia regional.

Doppler transcraniano

Consiste na medição da velocidade da circulação sanguínea arterial intracraniana. Indicado, principalmente, quando há suspeita de vasoespasmo secundário a hemorragias.

Bioquímica liquórica

Um nível elevado de lactato no liquor está relacionado à isquemia cerebral secundária, relacionando-se a mau prognóstico.

EEG

O registro de traçados com análise de frequência é útil para avaliar a função neurológica em pacientes com TCE.

Potencial evocado cerebral

Consiste no registro das alterações eletrofisiológicas cerebrais após estimulação visual, auditiva e sensitiva. Exames normais ou com alterações apenas periféricas relacionam-se com a recuperação funcional de 95% ou mais dos pacientes com TCE, independentemente do seu nível na escala de Glasgow.

Monitoração da PIC

O estudo dinâmico da PIC foi de fundamental importância na complementação do estudo de sua fisiologia e no tratamento de pacientes pós TCE e neurocirúrgicos.[3,4,20]

Sua técnica, indicações e contraindicações serão mais bem explanadas a seguir.

MONITORAÇÃO DA PIC

A monitoração permite uma avaliação correta da PIC e da PPC, permitindo uma individualização da terapia.[8]

É importante memorizar o seguinte conceito:

> PIC alta e PPC baixa contribuem para o dano cerebral secundário, pois interferem na entrega de oxigênio ao cérebro.

Vale relembrar que valores de PIC de 8 a 10 mmHg são considerados normais para lactentes; já para crianças maiores, considera-se como normal uma PIC menor que 15 mmHg.

Um estudo realizado em 1992 com 51 crianças com trauma craniano fechado severo, em que a PIC foi monitorada, mostrou que a sobrevida das crianças com PIC máxima de até 20 mmHg foi de 94%, contra 58% de sobrevida das crianças com PIC maior que 20 mmHg. O mesmo estudo mostrou que elevações prolongadas de PIC, por mais de uma hora, parecem ser mais prejudiciais, levando a piores prognósticos.[17]

Embora ainda não existam diretrizes especificamente pediátricas para indicar a monitoração da PIC, as evidências apoiam as recomendações das diretrizes de adulto para crianças com TCE.[17]

Em resumo, a monitoração da PIC será indicada quando:

- Glasgow ≤ 8.
- Pacientes com CT de crânio com lesão expansiva e com resposta motora de descerebração e/ou decorticação.
- Pacientes com CT de crânio com lesões difusas.

- Pacientes politraumatizados com alteração do nível de consciência, em que a terapia necessária pode ter efeito deletério sobre a PIC (PEEP, hiper-hidratação).
- Pós-operatório de retirada de lesão expansiva intracraniana.

A monitoração da PIC consiste em um procedimento invasivo, e sua técnica não é isenta de riscos; portanto, a monitoração deve ser retirada tão brevemente quanto possível. A técnica está contraindicada em pacientes conscientes e deve ser cuidadosamente aplicada em pacientes com distúrbios de coagulação.[15]

As complicações mais comuns da monitoração da PIC dizem respeito às hemorragias (ocorrem em torno de 1,4% dos casos, e apenas 0,5% necessita de cirurgia para drenagem de hematoma) e às infecções (que podem ser superficiais – no local da inserção do cateter –, ou profundas – ventriculite). A porcentagem de infecção é baixa em pacientes monitorados por menos de três dias e aumenta progressivamente após o quinto dia. A recolocação de cateteres por mau funcionamento ou obstrução ocorre em apenas 3% dos casos.[8,15]

Existem basicamente três técnicas para monitoração:

- Cateter ventricular: o cateter é colocado no corno frontal do ventrículo lateral, observando-se a saída e o liquor. É conectado a um transdutor de pressão e permite a retirada de liquor de forma terapêutica.
- Parafuso subaracnóideo: é realizada uma trepanação e aberta a dura-máter, sendo que a aracnoide continua intacta.
- Sistema de fibra óptica: são sistemas de transdutores acoplados a um sistema de fibra óptica, os quais são desenvolvidos para colocação ventricular, intraparenquimatosa e subaracnóidea.[15]

As vantagens e desvantagens de cada técnica estão explanadas na Tabela 16.2 e o desenho esquemático dos cateteres na Figura 16.4.

Independentemente da técnica, o procedimento deverá causar o mínimo de lesão à estrutura intracraniana. O equipamento deverá ser de fácil manuseio, confiável, e os demais procedimentos diagnósticos (CT, RNM) deverão continuar sendo realizados.[15]

Diante de um aumento da PIC, deve-se descartar qualquer artefato (mau posicionamento do cateter, ausência de bolhas de ar no sistema, permeabili-

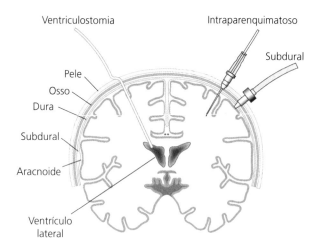

Figura 16.4 Desenho esquemático dos tipos de cateteres para monitoração da PIC.[8]

dade do cateter) e observar as medidas para controle da PIC. Se a PIC estiver > 15 mmHg por 10 minutos em lactentes, > 18 mmHg em crianças até oito anos e > 20 mmHg em adolescentes, as medidas terapêuticas devem ser imediatamente iniciadas.[2]

> *Lembre-se:* diante de um aumento da PIC, deve-se descartar qualquer artefato na monitoração e iniciar imediatamente as medidas terapêuticas.

Tabela 16.2 Vantagens e desvantagens dos tipos de monitoração de PIC (Modificado de Giugno, 2003)[8]

Técnica	Vantagens	Desvantagens
Cateter ventricular	Alta confiabilidade Permite retirada de LCR	Pode ter dificuldade para puncionar o ventrículo Pode bloquear o orifício dando uma falsa PIC
Parafuso subaracnóideo	Não invade o cérebro Baixa taxa de infecção	Artefatos à mobilização do sistema Pode obliterar o lume do parafuso
Sistema de fibra óptica	Pode ser subaracnóideo, ventricular ou intraparenquimatoso Mínimo artefato	Impossibilidade de recalibração Quebra da fibra óptica

Os estudos disponíveis até o momento não sustentam recomendações padronizadas quanto ao uso de antibióticos profiláticos e o momento exato da retirada do cateter da PIC. Apesar disso, é prática dos autores a utilização de antibióticos durante todo o período de uso do cateter e a retirada da monitoração após 24 a 48 horas da normalização da PIC.[8]

TRATAMENTO

O atendimento inicial ao politraumatizado sofreu uma profunda mudança a partir da década de 1970, com o aprimoramento, inicialmente nos Estados Unidos, das equipes de resgate terrestre e aéreo, realizando procedimentos de estabilização clínica no local do trauma e minimizando o tempo de transporte ao hospital.[20]

Dessa forma, o atendimento inicial busca basicamente os seguintes aspectos:

1. Proteção e manutenção das vias aéreas – a manutenção de uma via aérea pérvia é de fundamental importância e deve ser feita através de manobras de desobstrução, ou intubação oro/nasotraqueal ou cricotireoidotomia.
2. Prevenção e correção da hipóxia, através da ventilação adequada. A hipóxia encontra-se relacionada com o aumento de isquemia cerebral, PIC e edema cerebral, daí a importância em evitá-la.
3. Prevenção e correção da hipotensão (geralmente causada por perda volumétrica), pois a hipotensão pode levar à má-perfusão cerebral. Como se sabe, a entrega de oxigênio depende da ventilação adequada, da função cardíaca e da perfusão sistêmica; portanto, hipoxemia e hipotensão devem ser imediatamente corrigidas. A presença de hipotensão, segundo Esenberg et al., encontra-se relacionada com o aumento de 27 para 50% no índice de mortalidade após TCE. Em razão dos volumes circulantes menores, as crianças com significativa perda de sangue têm uma tendência maior a se tornarem hipotensas mais rapidamente.
4. Imobilização da coluna vertebral: aproximadamente 5 a 10% dos pacientes com TCE apresentam lesões associadas na coluna vertebral. Portanto, a atendimento inicial ao politraumatizado inclui os cuidados para evitar uma provável lesão medular.

5. Identificação e estabilização de lesões associadas, como lesões torácicas, abdominais e ortopédicas.[17,20]

O atendimento já na sala de emergência do hospital ou na unidade de terapia intensiva deve ser criterioso, com o uso de protocolos específicos, objetivando o correto diagnóstico e a estabilização do paciente.[8]

> *Lembre-se: a manutenção da vitalidade e da integridade do SNC é o objetivo primordial no tratamento desses pacientes, independentemente da doença e do quadro clínico. Deve-se buscar a homeostasia do metabolismo cerebral, para que não ocorra a ruptura entre transporte e consumo de oxigênio e nutrientes, que ocasiona lesão da célula neuronal (irreversível).*

O objetivo é alcançado mediante intervenções dirigidas para redução da PIC e maximização da PPC e oferta de oxigênio ao cérebro. A PPC e a oferta de oxigênio dependem da ventilação adequada, função cardíaca e perfusão sistêmica.[8]

O correto tratamento da criança com HIC exige monitoração contínua da função cerebral por meio de parâmetros clínicos associados a recursos tecnológicos. O exame clínico nem sempre fornece informações suficientes para dimensionar o grau de HIC. A monitoração da PIC é o único método aceito indiscriminadamente como forma para o diagnóstico seguro do aumento da PIC, assim como para o tratamento da HIC em algumas situações clínicas.[8]

Seguem as medidas gerais de tratamento:

- Posição da cabeça: deve ser mantida a 30° para facilitar o retorno venoso. A posição prona deve ser evitada, por aumentar as pressões intra-abdominal, intratorácica e, consequentemente, a PIC.
- Monitoração hemodinâmica: é recomendada a instalação de um cateter arterial para medida contínua da PAM e de um cateter central para medida da PVC (pressão venosa central). A hipotensão deve ser tratada agressivamente com o uso de agentes vasoativos. Em algumas situações, pode-se tolerar a hipertensão arterial sistêmica (HAS) leve, pois essa pode ser compensatória para manter a PPC. Porém, nas situações de perda da autorregulação cerebral, qualquer alteração de pressão pode ser transmitida aos vasos cerebrais, com maior risco de isquemias e edemas. Assim sendo, o controle da PAM deve ser rigoroso.
- Sedação/analgesia: o paciente deve ser mantido sem dor sempre que possível. Deve ser indicada a profilaxia de trombose venosa profunda (TVP) em crianças maiores ou naquelas que ficarão sedadas por tempo prolongado.[8]
- Controle de crises convulsivas: em crianças é indicado o uso de anticonvulsivantes se houver crises convulsivas repetidas, epilepsia prévia ou evidência de contusão cerebral severa.
- Temperatura corporal: tentar manter normotermia e evitar agressivamente a hipertermia, pois esta pode exacerbar o dano cerebral secundário pelo aumento de demandas metabólicas, mudanças inflamatórias e aumento do risco de ataques epilépticos. Atualmente, existe um conceito de que a hipotermia moderada (32-34°C) pode diminuir a lesão na região peritrauma, pois diminui o consumo de antioxidantes exógenos e tem efeitos antiinflamatórios. Na maioria dos estudos, a hipotermia foi mantida por até 48 horas. Alguns estudos mostraram resultados clínicos melhores em pacientes com hipotermia, comparados com aqueles que mantiveram normotermia; porém, outros não conseguiram achar resultados significativos. Portanto, a hipotermia ainda gera algumas controvérsias, mas atualmente muitos hospitais apoiam o valor potencial dessa terapia no tratamento do sistema nervoso central. É comum o uso de colchões térmicos e termômetros contínuos para verificar e garantir a temperatura corpórea desejada.[1]
- Suporte nutricional: iniciar alimentação o mais precocemente possível, de preferência por via enteral. Pacientes tratados com altas doses de barbitúricos podem necessitar de nutrição parenteral em razão de gastroparesia ou íleo prolongado.
- Aporte hídrico: manter controle rigoroso do débito urinário, especialmente em pacientes com uso de diuréticos, para evitar desidratação. Além disso, controlar eletrólitos e osmolaridade regularmente.[8]
- Intubação traqueal: recomenda-se a intubação do paciente com sinais clínicos de HIC, Glasgow ≤ 8, presença de sofrimento respiratório, hipercapnia ou hipoxemia refratária. Existem particularidades no ajuste da ventilação mecânica que serão discutidas mais adiante.
- Tratamento específico da HIC: visa manter a PPC > 40 mmHg em lactentes e entre 50 e 55 mmHg

em crianças maiores e adolescentes. O tratamento deve ter início quando a PIC estiver aumentada por mais de 10 minutos. Consiste em:
- Drenagem liquórica: quando o paciente possui um cateter intraventricular. Recomenda-se a retirada de alíquotas entre 3 e 5 ml de liquor e reavaliação da PIC.
- Agentes osmóticos e diuréticos: pressupõe a manutenção do paciente em euvolemia com hiperosmolaridade. O manitol é o mais usado: inicialmente, causa expansão plasmática, reduzindo o hematócrito e a viscosidade sanguínea, e o aumento do fluxo sanguíneo e do aporte de oxigênio ao cérebro, reduzindo a PIC em poucos minutos. Em um segundo momento, ocorre o aumento da osmolaridade sérica e a desidratação do parênquima cerebral (é recomendado que o manitol seja dado como infusões de *bolus* de 0,25-1,0 g/kg). Já o furosemide pode ser usado para diminuir a produção de liquor, principalmente quando a PIC continuar elevada mesmo com o uso de manitol. O uso, porém, ainda é controverso.[3,17]
- Barbitúricos: diminuem a PIC por diminuição do metabolismo cerebral e, consequentemente, do FSC. O fator limitante do seu uso está na diminuição do tônus simpático que causa vasodilatação periférica.
- Craniectomia descompressiva: embora exista na literatura a proposta de craniectomia descompressiva para HIC refratária, não existe uma recomendação padronizada quanto ao seu emprego. Estudos mostraram melhores resultados quando ela foi empregada de maneira precoce (< 48 horas) em casos selecionados. A craniectomia descompressiva pode ser considerada parte de outra cirurgia (p. ex., a evacuação de um hematoma intraparenquimatoso), ou pode ser usada como uma modalidade cirúrgica separada (Figura 16.5).
- Hiperventilação: esse assunto será detalhadamente discutido a seguir.

VENTILAÇÃO MECÂNICA

Como já foi considerado, a intubação traqueal é recomendada para aqueles pacientes com sinais clínicos de HIC, Glasgow ≤ 8, presença de sofrimento respiratório, hipercapnia ou hipoxemia refratária ao uso de oxigenoterapia.

O fato de estar com uma prótese traqueal oferece uma proteção para a via aérea no caso de rebaixamento do nível de consciência, de eventual parada cardiorrespiratória, e mesmo para o transporte desses pacientes no âmbito hospitalar para realização de exames, principalmente tomografias de crânio. A intubação também permite o manejo ventilatório, permitindo adequada troca gasosa.[17]

A modalidade e os parâmetros ventilatórios serão escolhidos individualmente, de acordo com a idade, o peso e o quadro clínico apresentado. Quando, porém, tratamos de pacientes neurológicos, existem particularidades no manejo do ventilador mecânico que merecem ser detalhadamente discutidas.

Hiperventilação

Existe uma confusão na terminologia: o que normalmente se denomina hiperventilação, na realidade, é hipocapnia. Como uma redução de $PaCO_2$ abaixo do nível normal (35 mmHg) é obtida aumentando a ventilação alveolar, os termos hiperventilação e hipocapnia acabaram virando sinônimos. Nes-

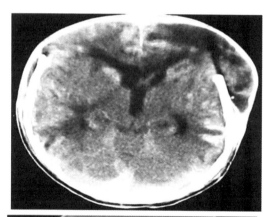

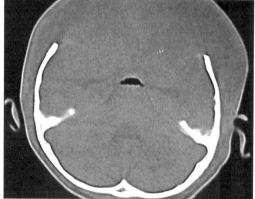

Figura 16.5 CT de crânio pós-craniectomia descompressiva para diminuição da PIC. Notar retirada da calota em região frontal.[20]

te capítulo será usado o termo menos preciso, porém mais comum, que é hiperventilação.[21]

A hiperventilação foi descrita como meio de reduzir a PIC elevada por Lundberg nos anos de 1950, e a ventilação controlada de pacientes com TCE foi aceita como padrão de cuidado desde 1971, quando estudos demonstraram um resultado mais favorável na evolução de doentes com danos cerebrais, depois da intubação e hiperventilação. Porém, a suposição do benefício da hiperventilação foi discutida desde então por meio de vários estudos.[16,22]

Como se sabe, os vasos sanguíneos cerebrais são responsivos a mudanças na pressão arterial de gás carbônico ($PaCO_2$). Esse mecanismo é mediado por mudanças no pH extracelular. Quando a $PaCO_2$ aumenta, há reflexo no pH, causando acidose respiratória, o que por sua vez leva à vasodilatação e redução de resistência vascular cerebral, conduzindo a um aumento do fluxo sanguíneo cerebral (FSC).[4]

> *Lembre-se: o inverso também é verdadeiro. Quando a $PaCO_2$ diminui, há reflexo no pH, causando alcalose respiratória, o que por sua vez leva à vasoconstrição cerebral, aumento da RVC e diminuição do FSC.*

Logo, é óbvio o raciocínio de que reduções na $PaCO_2$, que levam à redução do FSC, podem, consequentemente, diminuir a PIC. Essa redução do volume de sangue cerebral e, por consequência, da PIC é a razão para o uso de hiperventilação no tratamento de pacientes com PIC elevada.

O valor normal da $PaCO_2$ é de 35 a 45 mmHg. Considera-se hipocapnia quando esse valor fica abaixo de 35 mmHg. O modo mais apropriado para induzir hipocapnia não foi determinado, mas normalmente é efetuado com o aumento do volume-minuto. Existem várias maneiras de manipular o ventilador mecânico para hiperventilar o paciente e obter como resultado a hipocapnia.[4] São elas:

- Aumento da FR (cuidado com aumentos excessivos que possam levar à relação insp/exp invertida).
- Aumento do VC > 10 ml/kg (cuidado com o risco de volutrauma).

Uma importante pergunta a ser feita: *Até que ponto essa redução do FSC seria benéfica e não induziria ou exacerbaria a isquemia cerebral?*

Vários estudos mostram essa relação clara entre isquemia cerebral regional e hipocapnia, o que apoia as preocupações elevadas na literatura pediátrica de que hiperventilação não monitorada em crianças com um dano de cérebro agudo pode resultar em reduções perigosas do FSC, que, persistindo por algum tempo, pode levar a lesões irreversíveis (Gráfico 16.1).

Skippen et al.,[22] em 1997, realizaram um estudo com 23 crianças internadas na UTI pediátrica com TCE e Glasgow < 8, quando pretenderam avaliar o efeito da hiperventilação nas taxas de fluxo de sangue cerebrais regionais. Eles alteraram a ventilação mecânica para manter inicialmente a $PaCO_2$ entre 35 e 40 mmHg por no mínimo 15 minutos, depois alteraram novamente para conseguir $PaCO_2$ de 25 a 35 mmHg, e, por último, $PaCO_2$ menor que 25 mmHg. Após 15 minutos de cada alteração, eram feitas medidas do FSC, PIC, saturação de oxigênio venoso do bulbo jugular, PAM e saturação de oxigênio arterial. O Gráfico 16.2 mostra que obtiveram como resultado uma diminuição acentuada do FSC, e quanto menor a $PaCO_2$, maior o risco de isquemia.

Outro estudo realizado por Coles et al.,[5] em 2002, também relacionou claramente a $PaCO_2$ com o FSC, embora tenha ocorrido uma resposta heterogênea para cada indivíduo.

Esse estudo mostrou que mesmo a hipocapnia moderada (< 34 mmHg) pode reduzir o FSC global significativamente, podendo resultar em hipoperfusão, aumentando o risco de isquemia do cérebro ferido. Essa reação foi observada mesmo ante mudanças aparentemente benéficas da PIC e da PPC.[5]

Carmona et al., em 2000, também constataram em seu estudo que, após reduções pequenas de $PaCO_2$, houve diminuição da pressão de oxigênio no tecido cerebral em 84% de pacientes com dano de cabeça severo.[4]

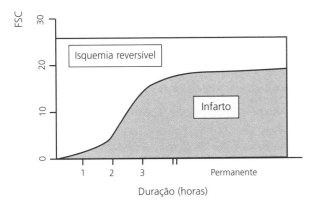

Gráfico 16.1 Gráfico ilustrando a relação entre a diminuição do FSC, a isquemia reversível e o infarto (irreversível) (Modificado de Stocchetti[21]).

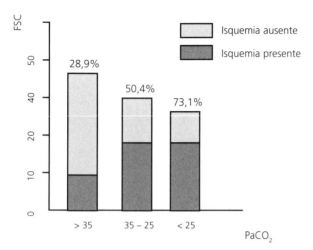

Gráfico 16.2 Medidas de fluxo de sangue cerebral (FSC) realizadas depois de alterações na $PaCO_2$. Notar que quanto menor a $PaCO_2$, menor o FSC. Números em cima das barras indicam a porcentagem de isquemia (Modificado de Skippen et al.[22]).

Em outro estudo, Marion et al., em 2002, mostraram que períodos breves de hiperventilação podem aumentar a concentração extracelular de mediadores que perpetuam o dano secundário, especialmente nas primeiras 24 a 36 horas pós-trauma.[16]

Em 1991, Muizelaar et al. mostraram que pacientes que eram hiperventilados profilaticamente durante cinco dias com uma $PaCO_2$ média de 25 mmHg tiveram resultados clínicos piores após seis meses da lesão neurológica, quando comparados com aqueles pacientes mantidos com $PaCO_2$ média de 35 mmHg.[16]

Todos esses achados não negam a possibilidade de a hiperventilação ser útil em pacientes selecionados com hipertensão de intracranial refratária, porém, as recomendações atuais dizem que a hiperventilação não deve ser usada como uma terapia rotineira para pacientes de qualquer idade depois de um dano de cabeça severo, e deve ser reservada como último recurso para o controle da HIC, sempre usando métodos seguros que monitorem a segurança do paciente.[5,22]

Vale ressaltar que, além do efeito na vasculatura cerebral, essa alcalose respiratória causada pela hiperventilação também causa outros efeitos sistêmicos, conforme ilustrado no Quadro 16.2.

PEEP x PIC

O uso da pressão expiratória final positiva (PEEP) é comum nas unidades de terapia intensiva. Atualmente, todos os benefícios proporcionados pela PEEP estão comprovados. Com a PEEP, consegue-se aumentar a oxigenação, aumentando a capacidade residual pulmonar, que previne e reverte áreas de atelectasias. Com a melhora na oxigenação é possível reduzir a FiO_2, diminuindo os efeitos da toxicidade do oxigênio. Além disso, a PEEP funciona como uma proteção do parênquima pulmonar, pois diminui o estresse cíclico, de abertura e fechamento alveolar.[18]

Não é incomum que pacientes com traumas cranianos também apresentem distúrbios respiratórios com déficits nas trocas gasosas que justifiquem o uso da PEEP. As doenças pulmonares associadas mais comuns são citadas a seguir:

- Edema pulmonar cardiogênico: representa uma variante específica da síndrome do desconforto respiratório agudo (SDRA). A descarga simpática, desencadeada por danos isquêmicos ao núcleo do trato solitário, é capaz de, por um lado, desorganizar a permeabilidade capilar, e, por outro, aumentar agudamente a pós-carga de ventrículo esquerdo, determinando súbito aumento das pressões a montante, notadamente na pressão hidrostática do capilar pulmonar.
- Edema pulmonar não cardiogênico: desencadeado por uma cascata de fatores que envolvem o

Quadro 16.2 Resumo das alterações sistêmicas causadas pela hiperventilação/alcalose respiratória

---

Efeitos sistêmicos da hiperventilação/alcalose respiratória

- Aumenta a afinidade de hemoglobina por O_2 e desloca a curva de dissociação à esquerda.

- Pode afetar o metabolismo de fármacos, através de: mudanças na distribuição desses, por variações da perfusão dos órgãos; mudanças de ionização do agente, por mudança no pH sanguíneo; mudanças na solubilidade e difusão; mudanças na ligação de proteínas e alterações na excreção urinária devido a mudanças no pH urinário.

- Vasoconstrição, diminuindo a perfusão na maioria dos órgão e sistemas: coração, fígado, intestino, músculos esqueléticos e pele. Uma redução da perfusão coronariana pode causar maior risco de isquemia miocárdica em pacientes com doença coronariana preexistente.

- Vasodilatação pulmonar, alterando a relação ventilação perfusão.

sistema de complemento e neutrófilos, ou por sobrecarga de volume.

- Embolia gordurosa: a elevada associação dos TCE com lesões ortopédicas favorece o aparecimento da embolia gordurosa. Pode levar à hipertensão pulmonar.
- Contusões pulmonares e trauma torácico: as contusões pulmonares podem levar à hipoxemia importante, independentemente da estabilidade torácica. É comum complicar com atelectasias e infecções.
- Aspiração pulmonar: é comum esses pacientes aspirarem conteúdo gástrico. Essa é uma etiologia importante no desenvolvimento da SDRA nesses pacientes.[3]

Diante de um paciente com distúrbio neurológico e respiratório concomitante, um questionamento deve ser feito: *O tratamento do distúrbio respiratório com altos níveis de PEEP pode piorar a função neurológica?*

Esse raciocínio parece óbvio: a PEEP diminui o retorno venoso, causando diminuição da pressão arterial, aumenta a pós-carga do ventrículo direito (VD) (pela compressão dos vasos capilares pulmonares) e diminui o débito cardíaco (pela diminuição do retorno venoso e da complacência pulmonar, causada pela compressão mecânica do coração quando se ventila com altos volumes). Além disso, a PEEP aumenta a pressão intratorácica, que pode ser transmitida para a pressão intracraniana, levando ao aumento da PIC.[10]

> *Lembre-se: o uso de altos níveis de PEEP pode tanto elevar a PIC quanto reduzir a PAM, afetando diretamente a PPC, pois PPC = PAM - PIC.*

Como, porém, a medicina não é uma ciência exata, esse efeito direto da PEEP na PIC e na função neurológica ainda continua controverso.[10]

Um estudo realizado por McGuire et al.[18] buscou determinar a relação entre níveis crescentes de PEEP e PIC, PPC e pontos hemodinâmicos. Foram examinados vinte pacientes com TCE e Glasgow < 8, que necessitaram de ventilação mecânica. Foram medidas a pressão venosa central (PVC), a pressão de oclusão de artéria pulmonar (PAOC), o índice cardíaco (IC), entre outros. Concluiu-se que PVC e PAOP aumentaram com valores de PEEP maiores, mas o transporte de oxigênio permaneceu inalterado (Gráfico 16.3).

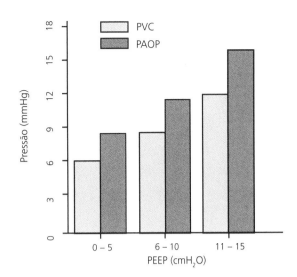

Gráfico 16.3 O gráfico mostra a correlação entre PEEP crescente e parâmetros hemodinâmicos.[10]

Vale ressaltar a explicação de que a PEEP é transmitida parcialmente aos vasos sanguíneos intratorácicos em pacientes com pulmões normais, aumentando a pressão venosa central e aumentando a PIC. Porém, nos pacientes com dano pulmonar, a transmissão de pressão da via aérea para a vasculatura intratorácica está reduzida. Assim, a repercussão hemodinâmica e neurológica nesses pacientes é menor.[18]

Na prática clínica, uma complacência pulmonar reduzida (frequentemente sendo o resultado da ocorrência concomitante de pneumonia, contusões pulmonares, ou ARDS) limitará o aumento em PIT.[21]

Não se deve esquecer de que a hipoxemia também pode perpetuar a lesão cerebral secundária por levar à isquemia; portanto, também deve ser radicalmente evitada. Assim sendo, a PEEP pode ser uma boa alternativa para incrementar a oxigenação do paciente.

Correlacionando outros fatores, um outro estudo realizado também por McGuire et al., em 1997, investigou as mudanças nos parâmetros hemodinâmicos, na PIC e na PPC, usando quatro níveis de PEEP (0, 5, 10 e 15 cmH$_2$O), comparando dois grupos: 1. pacientes neurológicos com PIC normal; e 2. pacientes neurológicos com PEEP elevada. Os autores concluíram que PEEP de 5 cmH$_2$O não teve nenhum efeito na PIC no grupo 1; porém, PEEP de 10 e 15 cmH$_2$O produziu um significante aumento na PIC nesse grupo, mas sem efeito na PPC. No grupo 2 (com PIC alta), nenhuma mudança significativa ocorreu na PIC e na PPC com quaisquer dos níveis de PEEP usados, como pode ser visto nas Tabelas 16.3 e 16.4.[18]

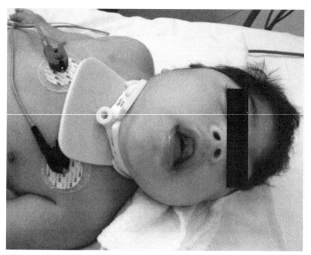

Figura 16.6 Criança traqueostomizada.

Resultado semelhante foi encontrado no estudo de Ropper et al., que mostrou que valores de PEEP de até 20 cmH$_2$O não aumentaram a PIC em pacientes com baixa complacência intracraniana.[10]

Analisando todos esses dados, pode-se concluir que:

> *PEEP pode ser usada em pacientes com indicação clínica, porém devem ser monitoradas a PIC, a PAM e a PPC cuidadosamente, e reavaliados periodicamente a necessidade e o custo-benefício de seu uso.*

Desmame ventilatório

Os índices preditivos de desmame são os mesmos para os pacientes neurológicos; porém, em alguns casos, o desmame pode ser difícil, especialmente naqueles pacientes que ficaram com alteração do nível de consciência importante (lembre-se, contudo, de que a alteração do nível de consciência não é uma contraindicação absoluta do desmame).

Dúvidas existirão a respeito da capacidade do paciente em manter uma ventilação espontânea adequada, também a respeito da função de deglutição e principalmente da eficácia da tosse, que é um importante mecanismo de proteção das vias aéreas.

Uma vez que o paciente se encontra estável do ponto de vista neurológico, com padrão radiológico de tórax satisfatório e com parâmetros mínimos na ventilação mecânica, cabe à equipe multiprofissional decidir entre extubar ou traqueostomizar o paciente. Diferentemente dos pacientes adultos, aceita-se um tempo maior de intubação antes de traqueostomizar as crianças.

A traqueostomia funciona como via segura de proteção e desobstrução de vias aéreas, porém, é também uma porta de entrada para agentes infecciosos. Portanto, o fisioterapeuta deve estar sempre atento quanto à possibilidade e ao momento ideal para decanular o paciente (Figuras 16.6 e 16.7).

Uma vez que o paciente foi extubado, o fisioterapeuta deve monitorar a troca gasosa, o padrão respiratório e o nível de consciência continuamente.

Tabela 16.3 Efeito da PEEP na PAM, PIC e PPC no grupo de pacientes com PIC normal

PEEP (cmH$_2$O)	PAM (mmHg)	PIC (mmHg)	PPC (mmHg)
0	91,9 +/- 10,4	7,6 +/- 4,0	83,9 +/- 10,4
5	92,2 +/- 11,8	8,3 +/- 4,4	83,6 +/- 11,3
10	91,2 +/- 9,7	9,5 +/- 5,2 *	81,6 +/- 10,9
15	94,3 +/- 9,2	9,1 +/- 4,2 *	86,3 +/- 9,4

*p < 0,5 quando comparado com PEEP = 0.

Tabela 16.4 Efeito da PEEP na PAM, PIC e PPC no grupo de pacientes com PIC alta[18]

PEEP (cmH$_2$O)	PAM (mmHg)	PIC (mmHg)	PPC (mmHg)
0	106,5 +/- 14,9	18,8 +/- 4,1	89,3 +/- 9,1
5	109,5 +/- 11,7	19,7 +/- 5,4	89,5 +/- 8,1
10	108,5 +/- 14,7	21,0 +/- 5,3	89,2 +/- 11,7
15	112,7 +/- 18,7	22,0 +/- 6,9	90,7 +/- 14,6

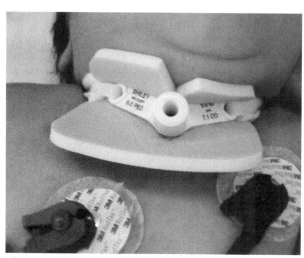

Figura 16.7 Traqueostomia pediátrica.

VENTILAÇÃO MECÂNICA NÃO INVASIVA

A indicação de ventilação mecânica não invasiva (VMNI) para pacientes neurológicos é semelhante à indicação em outras doenças. São elas:

- Insuficiência respiratória leve/moderada.
- Após extubação em pacientes que tiveram o desmame difícil.

Os parâmetros devem ser ajustados de acordo com o quadro clínico apresentado por cada paciente, porém, algumas recomendações merecem ser elucidadas:

- Pacientes com Glasgow ≤ 8 devem ser intubados. Prolongar a VMNI não beneficiará o paciente.
- Pacientes com suspeita ou sinais clínicos de HIC devem ser sedados e intubados. Nunca usar VMNI nesses pacientes.
- O nível de consciência desses pacientes pode oscilar muito (lembre-se de que a lesão do TCE pode ser progressiva – lesão secundária); portanto, deve-se continuamente estar atento ao nível de consciência e à permeabilidade das vias aéreas (é comum apresentarem "queda" de língua, causando limitação do fluxo aéreo). Nesses casos, rediscutir com o médico a indicação de ventilação mecânica invasiva.
- A VMNI é contraindicada em pacientes com pneumoencéfalo, pois há risco de aumentá-lo.
- Certifique-se de que o paciente não tenha fraturas de face quando for adaptar a máscara da VMNI.
- Cuidado com a fixação do cabresto quando houver ferimentos, laceração, hematomas ou fraturas de crânio.

FISIOTERAPIA

Os avanços nos cuidados do paciente com TCE têm aumentado significativamente a sobrevivência desses indivíduos; entretanto, muitos pacientes ainda apresentam sequelas e complicações.

As consequências dependem de vários fatores, podendo oscilar desde a completa recuperação, ou a incapacidade parcial ou total, ou até mesmo resultar em morte.[20]

Algumas complicações podem ser minimizadas ou até mesmo evitadas se o paciente receber o tratamento adequado; assim sendo, toda a equipe envolvida nos cuidados desses pacientes deve se empenhar em oferecer-lhes o melhor.

A fisioterapia é parte integrante da equipe responsável pelo tratamento desses pacientes, desde a internação na UTI até a reabilitação ambulatorial. Para tanto, é necessário que o fisioterapeuta conheça as diversas alterações provocadas pela lesão neurológica, a fim de que possa traçar a conduta ideal, tomando os cuidados necessários para obter seus objetivos.

Durante a fisioterapia, deve-se acompanhar a monitoração da PIC e, diante de qualquer sinal clínico que possa demonstrar intolerância – tais como aumento ou diminuição da frequência cardíaca e frequência respiratória, alteração do padrão respiratório, alteração da pressão arterial e da coloração do paciente, alteração no diâmetro das pupilas –, interromper imediatamente a manobra. Quando o paciente não estiver monitorado e houver suspeita de HIC, a fisioterapia só deve ser realizada em caráter de urgência e com o máximo de atenção para manobras que possam levar ao aumento da PIC.

As manobras de higiene brônquica são indicadas na presença de secreções pulmonares, mas cabe ao profissional o discernimento da técnica a ser utilizada, compreendendo a intolerância da maioria desses pacientes a técnicas que podem levar ao aumento da PIC, como a percussão torácica e as posturas de drenagem postural, por exemplo, o Trendelenburg.

Em relação ao posicionamento:

- Atenção ao posicionamento durante as manobras e ao final delas. Sempre manter decúbito elevado pelo menos a 30°.
- As mudanças de decúbito, quando realizadas, deverão necessariamente manter o alinhamento de cabeça em posição mediana. Além disso, em razão da relação cabeça/tronco ser maior na criança, pode-se usar um rolo (coxim) no ombro para manter a cabeça em posição neutra em relação ao pescoço e ao tórax.
- A posição prona deve ser evitada por aumentar a pressão intra-abdominal e intratorácica, que pode ser refletida na PIC.
- Nunca usar Trendelenburg, pois essa postura aumenta a PIC (Figura 16.8).

Em relação às manobras de higiene brônquica:

- Evitar manobras que aumentem demasiadamente a pressão intratorácica e que, portanto, podem aumentar a PIC.

- Certificar-se de que o paciente não tem fraturas de costelas, pois isso pode contraindicar algumas manobras. Essas fraturas são comuns em pacientes politraumatizados e em pacientes que necessitaram de ressuscitação cardiopulmonar.
- Extremo cuidado em relação às aspirações de secreção brônquica: com o reflexo de tosse pode ocorrer o aumento da PIC (valores acima de 40 mmHg podem causar herniações). Portanto, é recomendado que esse procedimento não seja realizado de rotina, e sim diante da necessidade de cada paciente, e ainda assim, recomenda-se o uso de sedação antes de aspirar o paciente. Se mesmo sedado ocorrer o aumento da PIC, o médico pode optar pela curarização (porém, o agente deve ser criteriosamente escolhido, pois alguns levam a repercussões hemodinâmicas que, por sua vez, podem aumentar a PIC).

Além de manter a higiene brônquica, cabe ao fisioterapeuta garantir a troca gasosa adequada, por meio de exercícios de reexpansão ou desinsuflação pulmonar (depende da necessidade de cada paciente) e por meio do manejo do ventilador mecânico para aqueles pacientes que estão intubados.

Em relação ao suporte ventilatório:

- Cuidados com o ajuste dos parâmetros ventilatórios que podem levar a hiperventilação/hipocapnia (frequência respiratória (FR), volume corrente (VC), tempo inspiratório (tinsp)). Mantenha a $PaCO_2$ sempre controlada em níveis adequados. Medidas fiéis da $PaCO_2$ são obtidas através da gasometria arterial; porém, pode-se ter uma ideia da $PaCO_2$ através da capnometria.

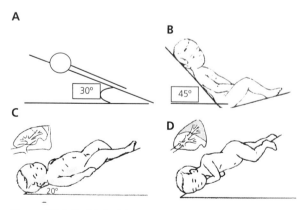

Figura 16.8 (**A**, **B**) Posicionamentos corretos a 30° ou a 45° respectivamente. (**C, D**) Posicionamentos que devem ser evitados (Trendelenburg e prona com Trendelenburg).

A medida do CO_2 expirado ($PetCO_2$) permite uma monitoração contínua da pressão parcial do CO_2 alveolar ($PACO_2$), que, na maioria das vezes, é muito semelhante à pressão parcial do CO_2 arterial ($PaCO_2$).

O capnômetro é um aparelho que deve ser adaptado entre a cânula traqueal e o circuito do ventilador mecânico, para medir e mostrar numericamente os valores do CO_2 expirado (Figura 16.9). Já o capnógrafo mostra também a forma da onda do CO_2 expirado (Figura 16.10).

A técnica consiste na absorção da luz infravermelha, que é baseada no princípio de que o CO_2 é capaz de absorver luz infravermelha dentro de uma estreita variação de comprimento de onda.

$$PetCO_2 = PaCO_2 \pm 5\ mmHg$$

O gradiente entre a $PaCO_2$ e a $PetCO_2$ é normalmente inferior a 5 mmHg.

Esse pode ser um recurso fácil e não invasivo para o fisioterapeuta ajustar os parâmetros ventilatórios e controlar a $PaCO_2$, porém, não se torna fiel em pacientes hipersecretivos e/ou com lesão pulmonar associada em que há alteração de troca gasosa, sendo sempre necessária a gasometria arterial, para confirmação do valor real da $PaCO_2$.

- Cuidado com valores altos de PEEP. Como foi mencionado, o uso de PEEP alta, especialmente em pacientes com pulmões sadios, leva ao aumento da pressão intratorácica, que pode ser transmitida à PIC.
- O correto posicionamento da cânula traqueal é muito importante para permitir a ventilação adequada e deve ser sempre checado por meio do raio X de tórax e da ausculta pulmonar. O fisioterapeuta deve também assegurar-se de que a cânula está bem fixada para evitar extubações acidentais. Porém, é importante que se tenha cuidado com a fixação, quando se amarra cadarço ou fita excessivamente apertados no pescoço, pois isso pode levar à obstrução venosa jugular, dificultando o retorno venoso do cérebro.

Outra consideração que deve ser salientada é em relação aos pacientes que estão fazendo uso da terapia com hipotermia para tratamento das lesões do SNC. O fato de manter a temperatura corpórea baixa

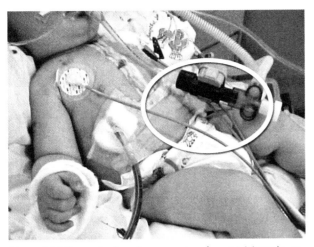

Figura 16.9 Figura ilustrando o capnógrafo – posicionado entre a cânula orotraqueal e o circuito do ventilador mecânico.

pode mascarar um critério importante no diagnóstico de infecções: a febre. É comum esses pacientes apresentarem diminuição da imunidade e inúmeras são as portas de entrada para os agentes infecciosos: cateteres, sondas, cânula traqueal, ferimentos, etc.

A infecção pulmonar secundária à ventilação mecânica corresponde a uma das mais comuns encontradas nesses pacientes e, embora existam outros critérios diagnósticos para identificá-las, a ausência da febre pode confundir ou retardar o início do tratamento.

Em relação a pacientes em uso de terapia hipotérmica:

- Atenção ao aspecto e à quantidade da secreção brônquica, que podem ser indícios de infecção pulmonar.
- Manter controle rigoroso do raio X de tórax (deve ser realizado diariamente). Comunicar o médico diante de qualquer alteração.

Uma vez sedado, o paciente requer atenção redobrada em todos os pontos de pressão do corpo e em relação ao posicionamento. Cabe ao fisioterapeuta, junto da equipe de enfermagem, posicionar adequadamente o paciente, fazendo uso de travesseiros e coxins, para evitar escaras de decúbito, aliviar dores e inibir reflexos patológicos.

Por meio de exercícios apropriados para cada quadro clínico e cada faixa etária, e sempre avaliando a repercussão hemodinâmica e da PIC, deve-se manipular o paciente para evitar deformidades articulares e encurtamentos musculares, além de evitar a perda de trofismo muscular. Assim que possível, o paciente deve participar ativamente dos exercícios.

O fisioterapeuta também deve certificar-se da presença de fraturas e da liberação médica para manipular esse paciente.

Com mobilização e exercícios metabólicos pode-se ativar a circulação sanguínea e prevenir a trombose venosa profunda, que também pode ocorrer em crianças, especialmente naquelas sedadas por longo tempo. Em crianças maiores, pode ser recomendado o uso de meias elásticas.

Uma vez o paciente extubado e com estabilidade da PIC, a terapia deve se tornar mais ativa, retirando o paciente do leito de acordo com a liberação médica. Materiais lúdicos podem ser grandes aliados para a eficácia dos exercícios.

Certamente, essas crianças estarão assustadas diante de tantos equipamentos e profissionais. Algumas vezes, elas ainda podem estar sentindo dores; portanto, o fisioterapeuta deve, com muita paciência e dedicação, estabelecer gradativamente o vínculo com o paciente, mostrando para ele e para sua família a importância de seu trabalho.

Por falar em família, ela deve ser orientada quanto aos cuidados com o paciente, posturas que devem ser evitadas, posicionamentos corretos, exercícios adequados, etc., fazendo parte e sentindo-se também responsável pela evolução do paciente.

O acompanhamento domiciliar ou ambulatorial da fisioterapia se faz necessário para aqueles pacientes com sequelas, devendo a família ser orientada no momento da alta hospitalar.

MORTE ENCEFÁLICA

Apesar de todos os conhecimentos e esforços da equipe multidisciplinar envolvida no tratamento

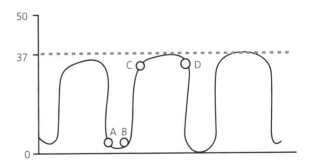

Figura 16.10 Capnografia normal (EtCO$_2$ = 37 mmHg). **A** e **B** = fase inspiratória; **C** = eliminação de CO$_2$; **D** = platô da eliminação do CO$_2$.

dessas crianças, alguma vezes o trauma causa lesões muito graves e o paciente evolui com morte encefálica.

A importância do diagnóstico da morte encefálica está em não prolongar a terapêutica e os custos envolvidos na manutenção desse paciente, além do fato de a criança ser um potencial doador para transplante de órgãos.[7]

A Comission for the Study of Ethical Problems in Medicine, USA, 1981, determinou critérios de morte encefálica para adultos e crianças maiores de cinco anos. Apesar disso, existem inúmeras evidências clínicas que permitem a aplicação dos critérios de morte encefálica para crianças menores, desde que se respeitem os períodos de observação adequados para cada faixa etária.[7]

O Comitê de Terapia Intensiva da Sociedade de Pediatria de São Paulo adotou o fluxograma a seguir:

- Na avaliação do paciente em coma profundo e com assistência cardiorrespiratória, definir o agente causal do coma.
- Afastar condições de exceção: todas as causas clínicas e/ou medicamentos de depressão neurológica reversível devem ser afastadas.
- Exame neurológico: para estabelecer se o paciente preenche os critérios clínicos de morte encefálica.
   a) Ausência de função cerebral:
      - coma não responsivo, não reativo;
      - ausência de movimentação espontânea com paralisia flácida;
      - ausência de posturas anormais (decorticação, descerebração);
   b) Ausência de reflexos de tronco cerebral:
      - pupilas fixas (não reativas à luz), médias ou midriáticas;
      - ausência dos reflexos corneopalpebral, oculocefálico, oculovestibular, de engasgo e tosse;
      - apneia: o teste deve ser realizado iniciando-se com $PaCO_2$ próxima a 40 mmHg; manter o paciente em CPAP com FiO_2 de 100% e aguardar 10 minutos ou $PaCO_2 > 60$ mmHg, certificando-se de que a apneia persiste mesmo após estímulo importante para SNC.
- Exames complementares: se a causa e a irreversibilidade estão bem estabelecidas, esses podem ser desnecessários, levando apenas um tempo

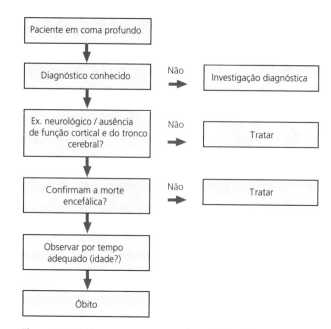

Figura 16.11 Fluxograma para o diagnóstico de morte encefálica (Modificado de Filho).[7]

maior de observação (24 horas). Verdadeiramente, existe a necessidade da realização desses exames quando o exame clínico deixou dúvidas ou por razões médico-legais, ou ainda quando há indicação de transplante de órgãos. Os exames são:
   - Eletroencefalograma (EEG): realizado para diagnosticar o silêncio elétrico cerebral (SEC).
   - Angiografia: deve ser feita nas regiões carotídea e vertebrobasilar (pode ser de difícil execução devido à anatomia das crianças).
   - Mapeamento com radioisótopos.

O fluxograma apresentado na Figura 16.11 mostra a conduta que deve ser tomada diante da suspeita de morte encefálica.

Existem recomendações em relação aos períodos de observação para a determinação de morte encefálica em crianças:

- De sete dias a dois meses de vida: dois exames clínicos e dois EEG separados por pelo menos 48 horas.
- De dois meses a um ano: dois exames clínicos e dois EEG com 24 horas de intervalo.
- Maior que um ano: quando existe causa irreversível, os exames complementares podem não ser necessários após observação de 12 a 14 horas.[7]

PERSPECTIVAS

Como já mencionado, o avanço no tratamento e o desenvolvimento de novas intervenções e recursos diagnósticos têm diminuído as taxas de mortalidade e morbidade das vítimas pediátricas com TCE nesses últimos anos.[16]

Sabe-se que os custos de atendimento a esses pacientes são altos, pois eles requerem atenção especializada e tempo prolongado de tratamento, além da possibilidade de sequelas graves e permanentes.[23]

Certamente, o cuidado desse paciente, do local do evento até a fase de internação, influenciará nos resultados e, consequentemente, na fase de reabilitação. É claro que quanto menor for a incapacidade física ou funcional do paciente, deixada pelas marcas do TCE, mais rápido será o seu retorno à produtividade e readaptação social. Um dano no cérebro de uma criança ou adolescente pode conduzir a muitos anos de má qualidade de vida.[11,20]

Sendo assim, toda a equipe envolvida no tratamento desses pacientes tem o dever de possuir pleno conhecimento das técnicas disponíveis e dos cuidados necessários para garantir um atendimento de qualidade, sempre norteado pela expectativa de não deixar sequelas.

Paradoxalmente ao declínio da morbidade e mortalidade desses pacientes, está o aumento da incidência de crianças e adolescentes vítimas de TCE. Este é um assunto preocupante, pois grande parte desses acidentes poderia ser evitada com programas de prevenção e conscientização da população.

Como se sabe, apesar de todos os avanços no tratamento, prevenir sempre foi, é e será o melhor remédio.[9]

REFERÊNCIAS BIBLIOGRÁFICAS

1. Bahir H, Clark RS, Kochanek PM. Promising strategies to minimize secondary brain injury after head trauma. Crit Care Med 2003; 31(1 suppl): 112-7.

2. Batista RA, Silva BAJ. Traumatismo cranioencefálico espinal na criança. In: Felix VN, et al. Terapia intensiva adulto pediatria/RN. São Paulo: Sarvier; 1997.

3. Brandt RA, Feres HJ, Akamine N. Traumatismo craniencefálico. In: Knobel E. Condutas no paciente grave. 2.ed. São Paulo: Atheneu; 1998.

4. Carmona SJA, Maas AL, et al. CO_2 reactivity and brain oxygen pressure monitoring in severe head injury. Crit Care Med 2000; 28(9): 3268-74.

5. Coles JP, Minhas PS, Smielewski P, et al. Effect of hyperventilation on cerebral blood flow in traumatic head injury: clinical relevance and monitoring correlates. Crit Care Med 2002; 30(9): 1950-9.

6. Doretto D. Fisiopatologia clínica do sistema nervoso: fundamentos da semiologia. Rio de Janeiro: Atheneu; 1989.

7. Filho DAD. Morte encefálica – protocolo para determinação de morte cerebral – UTI pediatria. In: Felix VN, et al. Terapia Intensiva Adulto Pediatria/RN. São Paulo: Sarvier; 1997.

8. Giugno KM, Maia TR, Kumak CL, Bizzi JJ. Tratamento da hipertensão intracraniana. J Pediatr 2003; 79(4): 287-96.

9. Goldstein B. Severe traumatic brain injury in children: the good, the bad, and the ugly. Crit Care Med 2005; 33(9): 2140-1.

10. Huynh T, Messer M, Sing RF, Miles W, Jacobs DG, Thomason MH. Positive end-expiratory pressure alters intracranial and cerebral perfusion pressure in severe traumatic brain injury. J Trauma 2002; 53(3): 488-93.

11. Keenan HT, Nocera M, Bratton SL. Frequency of intracranial pressure monitoring in infants and young toddlers with traumatic brain injury. Pediatr Crit Care Med 2005; 6(5): 537-41.

12. Lohr AJ. Conduta frente a criança com trauma craniano. J Pediatr (Rio J) 2002; 78(Supl 1): 40-7.

13. Machado A. Neuroanatomia funcional. Rio de Janeiro: Atheneu; 1998.

14. Mangia CMF. Coma em UTI pediátrica. In: Felix VN, et al. Terapia intensiva adulto pediatria/RN. São Paulo: Sarvier; 1997.

15. Manreza LA, Matamoros MR. Diagnóstico e prognóstico na UTI / Monitoração da PIC. In: Felix VN, et al. Terapia Intensiva adulto Pediatria/RN. São Paulo: Sarvier; 1997.

16. Marion DW, Puccio A, Wisniewski SR, Kochanek P, Dixon CE, Bullian L, et al. Effect of hyperventilation on extracellular concentrations of glutamate, lactate, pyruvate, and local cerebral blood flow in patients with severe traumatic brain injury. Crit Care Med 2002; 30(12): 2619-25.

17. Mazzola CA, Adelson PD. Critical care management of head trauma in children. Crit Care Med 2002; 30(11 suppl): 393-401.

18. McGuire G, Crossley D, Richards J, Wong D. Effects of varying levels of positive end-expiratory pressure on intracranial pressure and cerebral perfusion pressure. Crit Care Med 1997; 25(6): 1059-62.

19. Nakazato N, Sztajnbok J, Rocha SS, Paulis M. Abordagem inicial da criança politraumatizada. In: Marcondes, E. et al. Pediatria básica. vol II. 9.ed. São Paulo: Sarvier; 2003.

20. Sato S, Soares Jr SB. O paciente neurocirúrgico adulto. In: Sarmento GJV. Fisioterapia respiratória no paciente crítico: rotinas clínicas. Barueri: Manole; 2005.

21. Stocchetti N, Maas AIR, Chieregato A, et al. Hyperventilation in head injury: a review. Chest 2005 May; 127(5): 1812-27.

22. Skippen P, Seear M, Poskitt K, Cochrane D, Annich G, Handel J. Effect of hyperventilation on regional cerebral blood flow in head-injured children. Crit Care Med 1997; 25(8): 1402-9.

23. Tilford JM, Aitken ME, Anand KJS, et al. Hospitalizations for critically ill children with traumatic brain injuries: a longitudinal analysis. Crit Care Med 2005; 33(9): 2074-81.

17

ATRESIA DE ESÔFAGO

DENISE CARDOSO RIBEIRO PAPA

Na prática diária de uma Unidade de Terapia Intensiva Pediátrica, a equipe de saúde se depara com más-formações congênitas passíveis de tratamento cirúrgico, que requerem atenção especial dos profissionais. Esses profissionais têm papel fundamental no tratamento instituído e exercem influência direta na sobrevida do recém-nascido (RN) afetado. O termo atresia significa ausência de perfuração ou oclusão completa de um orifício ou de um conduto natural.[1]

Atresia de esôfago (AE) é considerada a má-formação congênita mais comum do esôfago. É definida como uma anomalia decorrente de um erro no desenvolvimento do órgão, que ocorre durante a 4ª e 5ª semanas de gestação, comprometendo o trato gastrintestinal e/ou respiratório.[2]

A inclusão dessa má-formação em nosso estudo se impõe não só pela anomalia traqueal decorrente da existência de fístula com o esôfago, como em consequência da complicação pulmonar frequente e importante nessa entidade patológica.

INCIDÊNCIA

A incidência dessa patologia é de 1 a cada 3.000 nascidos vivos. É uma afecção congênita que requer estudo, pois, apesar de rara, o seu conhecimento é de grande importância, uma vez que o índice de sobrevida também decorre do seu diagnóstico precoce.[3]

ETIOLOGIA

O esôfago é uma estrutura do trato gastrointestinal e a traqueia, do trato respiratório, mas ambos iniciam sua formação de um único tubo, o tubo endodérmico (Figura 17.1).

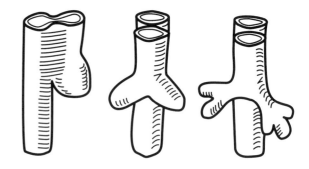

Figura 17.1 Tubo endodérmico.

No início da quarta semana de gestação, surge um sulco denominado laringotraqueal que cresce no sentido craniocaudal e, ao mesmo tempo, há uma septação lateral separando a porção traqueobrônquica e esofágica. Essas estruturas estão totalmente separadas por volta do 26º dia de gestação (Figura 17.2).

Como a traqueia e o esôfago se originam do mesmo tubo, um erro embriológico nessa fase poderá manter uma comunicação entre os dois, explican-

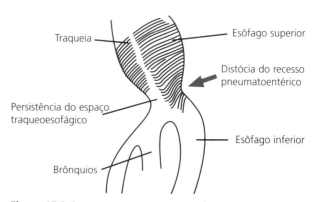

Figura 17.2 Septação com separação da porção traqueal e esofágica.

do a fístula, ou apresentar uma interrupção total da luz do esôfago, explicando a atresia.[4]

Atualmente, não se sabe ao certo o motivo pelo qual esse processo é comprometido e como isso acontece exatamente, acarretando em esôfago atrésico.

A etiologia da AE é multifatorial, na qual estão presentes fatores genéticos, ambientais ou ambos.[1]

CLASSIFICAÇÕES

Apesar de mais de 80% das atresias apresentarem fístula do segmento distal, existe uma enorme variação anatômica da anomalia, e, por esse motivo, muitas são as classificações existentes, como a de GROSS, considerada a mais completa e mais utilizada, que define 5 tipos de acordo com a anatomia.[1]

Tipo A ou I

Trata-se de atresia de esôfago sem fístula. Representa 8% dos casos e é caracterizada pela grande distância entre os cotos, aproximadamente 5 cm, o que contraindica a correção e a anastomose primária entre os cotos. O esôfago proximal termina em fundo cego no nível da região cervical ou porção superior do tórax; já o segmento distal é descrito como muito pequeno, situado a 2 a 3 cm do diafragma (Figura 17.3).

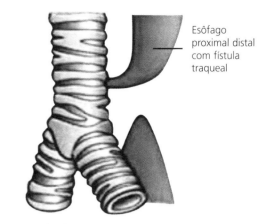

Figura 17.4 Atresia Tipo B ou II.

Tipo C ou III

Trata-se de atresia de esôfago com fístula traqueoesofágica situada no coto distal. É a mais comum e acomete 86% dos casos. O esôfago proximal termina em fundo cego, geralmente no nível da 3ª vértebra torácica, e possui musculatura hipertrofiada e dilatada em decorrência dos movimentos de deglutição do líquido amniótico durante a vida intrauterina. A porção distal comunica-se com a traqueia, em geral 1,5 cm acima da carina. A distância entre os cotos é variável, desde 0, ou seja, um coto superpondo-se ao outro, até 4 a 5 cm (Figura 17.5).

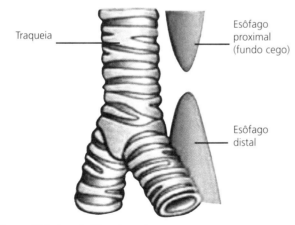

Figura 17.3 Atresia Tipo A ou I.

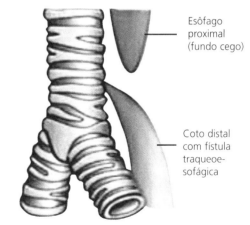

Figura 17.5 Atresia Tipo C ou III.

Tipo B ou II

Trata-se de atresia de esôfago com fístula traqueoesofágica situada no coto proximal. Considerada rara, representa cerca de 1 a 2% dos casos (Figura 17.4).

Tipo D ou IV

Trata-se de atresia de esôfago com fístula traqueoesofágica proximal e distal. Também considerada rara, representa cerca de 1% dos casos (Figura 17.6).

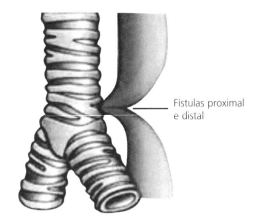

Figura 17.6 Atresia Tipo D ou IV.

Tipo E ou V

Apesar de estar inserida na classificação de atresia, há apenas a presença de fístula traqueoesofágica, sem interrupção do esôfago. Também conhecida como fístula em H. Sua incidência também é rara, acometendo aproximadamente 1% dos casos[1,6,5] (Figura 17.7).

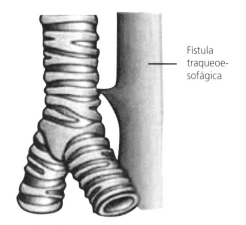

Figura 17.7 Atresia Tipo E ou V.

MÁS-FORMAÇÕES ASSOCIADAS

A verificação de uma anomalia deve sempre alertar a equipe na pesquisa de outras, uma vez que essas lesões são geralmente múltiplas e estão presentes em 30% dos casos.

A AE pode ser acompanhada de outras anomalias conhecidas como VACTER (Vertebrais, Anorretais, Cardíacas, Traqueais, Esofágicas e Renais e displasia do rádio). As alterações cardíacas são as mais comuns, entre elas: persistência do canal arterial e defeitos do septo atrial e ventricular. Seguindo as cardiopatias, estão as más-formações gastrintestinais, anomalias anorretais, atresia intestinal e estenose hipertrófica de piloro. Embora incomum, podem ocorrer anomalias musculoesqueléticas, como hemivértebras, costelas extranuméricas e defeito de extremidades, principalmente de membros superiores.

Algumas síndromes podem estar associadas à AE, como a trissomia 13, 18 e 21.[7]

As anomalias congênitas associadas podem ser consideradas importante causa de complicação e óbito no período pós-operatório.[8,9,10]

QUADRO CLÍNICO

O sinal clínico característico e clássico da AE é a salivação abundante. A saliva e as secreções mucosas acumulam-se no fundo cego do esôfago superior e, a partir dele, saem pela boca e pelas narinas com aspecto espumoso e aerado. Engasgos e cianose ocorrem com frequência, também pelo acúmulo de saliva no coto proximal.

Apesar de a má-formação ser digestiva, o quadro clínico predominante é respiratório. Inicialmente ocorrerão sinais de desconforto respiratório e tosse, por causa da aspiração de saliva para o pulmão, e com a evolução surgem os roncos pulmonares e estertores bolhosos.

Nos casos de AE sem FTE distal, o abdome do RN apresenta-se escavado em razão da ausência de ar no estômago, e o quadro respiratório é menos intenso e de início mais tardio.

Já na AE com FTE distal ocorre distensão abdominal, pela passagem contínua do ar inspirado através da fístula para o estômago. Esse aumento do volume intragástrico pode determinar insuficiência respiratória precoce por limitar a excursão diafragmática.[1,6,11,12]

COMPLICAÇÕES PULMONARES

Quanto mais tardio for o diagnóstico, maior será o grau de complicação pulmonar e pior o prognóstico. A aspiração de saliva logo nas primeiras horas de vida levam a quadros pulmonares agudos. O coto superior distendido e cheio de saliva exerce compressão sobre a parede posterior da traqueia, reduz sua luz e aumenta a resistência ao fluxo aéreo, resultando em aumento do trabalho respiratório.

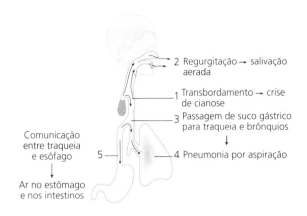

Figura 17.8 Quadro clínico da atresia do Tipo C ou III.

No entanto, nos casos em que há FTE do segmento distal, pode ocorrer refluxo do conteúdo gástrico (ácido) para a árvore brônquica, constituindo o mais grave mecanismo de agressão ao sistema respiratório. A consequência imediata é pneumonia aspirativa com lesão parenquimatosa pulmonar e posterior contaminação bacteriana que costuma se localizar no lobo superior direito, por causa da posição anatômica do brônquio, sendo muito mais grave do que aquela determinada pela aspiração de saliva. Nesse caso, os problemas pulmonares são aumentados pela distensão gástrica e de alças intestinais, em decorrência do aumento do volume do estômago (cheio de ar pela presença de fístula distal), causando compressão e elevação diafragmática, e acarretando em atelectasia de bases e maior dificuldade respiratória (Figura 17.8) As áreas atelectasiadas ou preenchidas por secreção funcionam como *shunt* pulmonar, resultando em aumento dos níveis de pressão parcial de gás carbônico ($PaCO_2$) e diminuição da pressão parcial de oxigênio (PaO_2).[1,6,13,14]

DIAGNÓSTICO

O diagnóstico precoce é o fator mais importante para o prognóstico e a sobrevida do recém-nascido. Pode ser realizado no período pré e pós-natal.[15]

Em 1976, Holder e Ashcraft descreveram que há duas condições que podem anunciar o nascimento de uma criança com AE: o poliidrâmnio materno (excesso de líquido amniótico) e a prematuridade fetal.

O poliidrâmnio é frequentemente associado às lesões obstrutivas gastrintestinais que impedem a deglutição normal e a absorção do líquido amniótico. Esse dado está fortemente associado à patologia, especialmente nos casos sem fístula, em que a incidência gira em torno de 85% dos casos. Isso ocorre pela não circulação do líquido pelo tubo digestivo do feto, e, provavelmente em decorrência desse fato, o parto prematuro pode ocorrer em 35% das crianças com AE.

A ultrassonografia materna, realizada no último trimestre de gestação, possibilita visualizar o coto superior dilatado com acúmulo de líquido e ausência de conteúdo gástrico, em casos de atresia sem fístula distal.

Logo após o nascimento, ainda na sala de parto, o diagnóstico pode ser feito por meio de um procedimento rotineiro, que é a lavagem e a remoção de resíduos do conteúdo gástrico pela introdução de uma sonda nasogástrica. Nesse momento, o diagnóstico pode ser feito diante da impossibilidade da passagem dessa sonda, confirmando a obstrução pelo coto proximal. Uma possibilidade de interpretação pode ocorrer quando a sonda (fina e maleável) se enrola na faringe e no esôfago, dando uma falsa impressão de progressão, resultando em dado falsamente negativo; portanto, é necessário realizar radiografia de tórax e abdome com a sonda em posição.

A interpretação dessa radiografia indica a posição alta da sonda no esôfago. A confirmação do diagnóstico pode ser feita, se houver dúvida, com a ingestão de pequena quantidade de contraste. Esse procedimento permite melhor visualização e avaliação do tamanho e comprimento do coto esofágico superior, bem como a presença de fístula proximal. Após a ingestão do contraste e a radiografia, a criança deve ser aspirada para retirada deste, evitando aspiração pulmonar.[16,17,18]

O tamanho e o comprimento são dados importantes para avaliar a probabilidade ou não de anastomose entre os dois segmentos esofagianos.

Na avaliação do raio X toracoabdominal, devem ser investigadas as presenças de más-formações vertebrais ou costais, o tamanho da silhueta cardíaca e dos campos pulmonares.

O diagnóstico é finalizado com o exame físico detalhado e quadro clínico compatível.[19]

GRUPOS DE RISCO E TRATAMENTO PRÉ-OPERATÓRIO

O tratamento pré e pós-operatório mais adequado foi um dos fatores que contribuíram para a melhora do prognóstico de recém-nascidos com AE.

Após a confirmação diagnóstica, todas as crianças são consideradas candidatas à cirurgia e classificadas em grupos de risco, especificando seu quadro e a expectativa de vida para tal. O grau de pneumonia junto com o peso ao nascer e associação de outras anomalias são parâmetros básicos em relação ao prognóstico. Tais fatores definem três grupos de risco.[20]

- Grupo A: RN com peso acima de 2.500 g, boas condições clínicas e ausência de más-formações clínicas. Apresentam expectativa de sobrevida de 99%, enquadrando-se na categoria para pronta correção cirúrgica.
- Grupo B: RN com peso entre 1.800 g e 2.000 g e boas condições clínicas ou peso acima de 2.500 g com complicação pulmonar e má-formação associada. Possuem aproximadamente 92% de expectativa de sobrevida.
- Grupo C: RN com peso abaixo de 1.800 g, com complicações pulmonares e más-formações associadas graves. Apresentam 71% de expectativa de sobrevida.[11,20]

A identificação do grupo de risco ao qual pertence o RN, na ocasião do diagnóstico, orienta a conduta mais apropriada. As crianças do grupo A poderão ser operadas brevemente. As crianças do grupo B e C deverão ter um preparo prévio e a cirurgia definitiva adiada até que as condições clínicas permitam.

O objetivo do tratamento pré-operatório é melhorar as condições gerais e pulmonares do RN, reduzindo as complicações e melhorando a sobrevida. A correção cirúrgica da AE não constitui uma emergência cirúrgica. Esse conceito é fundamental, pois permite o preparo adequado do RN, antes da cirurgia definitiva, o que seguramente contribuirá para o sucesso na correção da anomalia.[21]

Segundo Juliani,[22] devem ser tomadas medidas para prevenir ou diminuir as complicações secundárias à doença, restituindo ou preservando as condições respiratórias, circulatórias, temperatura corporal, balanço dos eletrólitos e equilíbrio acidobásico.[22]

O RN deve ser mantido em incubadora aquecida (mantém a temperatura cutânea neutra, ou seja, aproximadamente 36,5°C, e onde a demanda metabólica é mínima) e em jejum para evitar aspiração pulmonar. Sendo assim, recebe hidratação e oferta calórica adequada por meio da nutrição parenteral mantida até a completa correção cirúrgica. Pode ser mantida a longo prazo, o que permite a preparação do RN pelo tempo que for necessário. Assim, a AE deixou de ser uma emergência cirúrgica.[3,6,11,19]

A finalidade da nutrição parenteral é a obtenção do peso adequado para a cirurgia. A via de alimentação parenteral pode ser realizada pelas veias periféricas ou por cateter venoso central.[2]

ABORDAGEM FISIOTERAPÊUTICA NO PRÉ-OPERATÓRIO

A fisioterapia é considerada fundamental no tratamento pré e pós-operatório, pois reúne diferentes manobras que podem ser utilizadas individualmente ou combinadas entre si, tendo como objetivos a limpeza das vias aéreas, que podem encontrar-se obstruídas por secreções ou por algum material aspirado, e reexpansão de um segmento pulmonar atelectasiado para eleger a melhor postura, aumentar a capacidade respiratória, prevenir as complicações pulmonares e assegurar a transmissão adequada dos gases aos órgãos de importância vital.[23]

Atenção especial deve ser dada ao decúbito da criança. O posicionamento é um fator importante que interfere na função pulmonar, devendo-se considerar o tipo de atresia e a mecânica respiratória.

O posicionamento adequado para AE com fístula distal (Tipo III) e com ambas as fístulas (Tipo IV) é o decúbito dorsal com elevação de 45°, evitando-se, assim, o refluxo gastroesofágico (Figura 17.9). Pelo risco de broncoaspiração, devem-se evitar manobras que causem aumento da pressão ab-

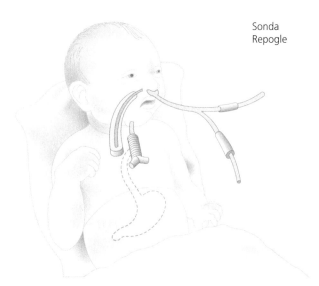

Figura 17.9 Posicionamento no pré-operatório de atresia de esôfago Tipo C ou III.

dominal e intragástrica, como aceleração de fluxo expiratório.[5]

Na ausência de fístulas (Tipo I) ou com fístula apenas do segmento proximal, adota-se uma posição retificada e cabeça sempre lateralizada, que facilita o escoamento da saliva e de secreções sem o risco de refluxo gastroesofágico, pois o coto distal não apresenta fístula com a traqueia. Alguns autores recomendam inclusive o Trendelenburg, porém devemos considerar as limitações da postura, principalmente em relação à mecânica ventilatória, insuficiência cardíaca e instabilidade hemodinâmica.

O decúbito ventral com elevação de 30° a 45° também pode ser indicado por dificultar o vômito e o refluxo, além de melhorar a ventilação dorsal pulmonar, favorecendo a troca gasosa. Merecem exceção os casos de AE com fístula distal e gastrostomia.[24,25]

Segundo Menezes,[14] para evitar maiores problemas pulmonares, pode ser colocada uma sonda nasogástrica multiperfurada no coto proximal do esôfago, que deve ser mantida sob sucção persistente e contínua através de um sistema tipo Venturi. Essa sonda também pode ser do tipo Repogle, que deixa uma sonda com orifícios fixados e permite a passagem de outra sonda por dentro para realizar aspiração, sem danificar os tecidos. Pode ser feito intermitentemente, em curtos intervalos de tempo, impedindo o transbordamento de saliva e, consequentemente, pneumonias aspirativas.[24]

A desobstrução brônquica segue, basicamente, as etapas terapêuticas de fluidificação e mobilização das secreções, por meio da drenagem postural, percussão, vibração, vibrocompressão e aspiração mecânica das secreções extrabrônquicas.[26]

A higienização e a reexpansão pulmonar devem ser focadas no lobo superior do hemitórax direito, pois é geralmente o mais acometido. Esses procedimentos são realizados pelo tempo que for necessário até a completa resolução.

A necessidade de intubação e respiração assistida orotraqueal é indicada em casos graves em que há secreção pulmonar abundante, insuficiência respiratória aguda, infecção pulmonar extensa ou másformações associadas. Evitam-se pressões intratraqueais elevadas, pelo aumento da distensão gástrica e pelo risco de escape de ar pela fístula distal.[18]

TRATAMENTO CIRÚRGICO

O tratamento da AE é obrigatoriamente cirúrgi-

co, mas ele pode ser realizado quando o RN se apresentar em boas condições clínicas e sem complicações pulmonares.

A intervenção cirúrgica pode ser enquadrada em dois planos de tratamento:

- Abordagem indireta: consiste em cirurgias paliativas em que não há correção do defeito e é utilizada na vigência de intercorrência clínica importante. A criança será submetida à gastrostomia e/ou esofagostomia.
- Abordagem direta: realiza-se a correção total do defeito. Consiste em cirurgias definitivas como toracotomia, ligadura das fístulas e anastomose primária dos segmentos esofagianos.

Em 1939, Ladd e Leven operaram e obtiveram as primeiras sobrevidas de RN com AE em vários tempos operatórios. Porém, foi em 1941 que a cirurgia sofreu maior impulso, pois obtiveram sobrevida após correção em um só tempo operatório.[21,27]

CIRURGIAS PALIATIVAS

Gastrostomia

A gastrostomia é um procedimento cirúrgico relativamente simples, indicado quando existe risco iminente de refluxo gastroesofágico, como no tipo II e III, em que o preparo pré-operatório é prolongado e a indicação é descompressiva, ou seja, com finalidade de drenar o conteúdo gástrico, evitando o refluxo e a distensão gástrica.

No tratamento da AE, a gastrostomia só pode ser realizada com o objetivo de alimentação, se for descartada a presença de fístula distal e no pós-operatório.

A gastrostomia pela técnica de Stamm é a mais utilizada atualmente, por ser mais simples, rápida e fácil. A sonda deve ser introduzida no estômago no centro da distância entre a curvatura maior e a menor, realizada no fundo gástrico para não comprometer a vascularização do órgão. A incisão é pequena e apresenta fechamento espontâneo 2 a 3 dias depois de retirado o cateter e não causa deformidade ao estômago. Por meio da gastrostomia é possível ainda realizar manobras de dilatação mais seguras, em caso de anastomose cicatricial no período pós-operatório.

A sonda da gastrostomia (Figura 17.10) deve sempre ser mantida aberta, uma vez que as tentati-

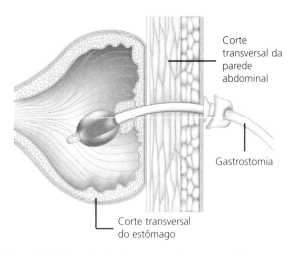

Figura 17.10 Sonda de alimentação (gastrostomia).

vas de alimentar o RN por essa via promovem quase sempre refluxo com consequente piora pulmonar. Por essa razão, quando objetivar também a alimentação do RN, mesmo no período pós-operatório, deve-se, no momento da cirurgia, introduzir duas sondas, uma direta no estômago para drenagem, e outra que vai até o duodeno, para administração de alimentos.[2,19,24]

Esofagostomia

Esofagostomia cervical é a abertura de um orifício no esôfago para retirada de secreções e escoamento da saliva, reduzindo os riscos de aspiração pulmonar.

CIRURGIAS DEFINITIVAS

A escolha da cirurgia ocorre de acordo com o tipo de atresia. Na presença de fístulas, realiza-se a esofagoplastia, na qual se fazem a sutura da fístula e a anastomose término-terminal dos cotos esofagianos, denominado esofagorrafia (Figura 17.11).

Atualmente, a via de acesso utilizada é a toracotomia direita posterior no espaço interescapulovertebral, no nível do triângulo auscultatório e abordagem extrapleural, tendo exposição adequada do esôfago atrésico. Por meio dessa técnica, é possível manter a integridade da musculatura e a ausência de abertura da cavidade pleural, obtendo melhores resultados no pós-operatório.

O passo inicial para correção do defeito é a ligadura da fístula traqueoesofágica. A fístula deve

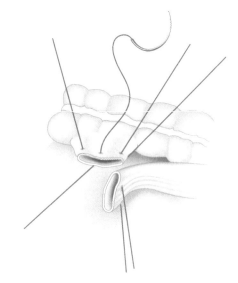

Figura 17.11 Esofagoplastia (secção da fístula).

ser seccionada e suturada com a utilização de fio inabsorvível.

Posteriormente, faz-se anastomose término-terminal, em que a porção do esôfago fistulada é retirada, e suturam-se as extremidades dos cotos (esofagorrafia) (Figura 17.12).

A identificação do coto esofágico superior pode ser feita por meio da introdução de uma sonda nasoesofágica, realizada pelo anestesista. O coto esofágico superior deve ser manipulado com delicadeza, apesar de espesso e muito vascularizado. A dissecção da face da traqueia visa o alongamento, o que permite anastomose menos tensa.

Se durante o procedimento não houver abertura acidental da pleura e anastomose sem tensão, o

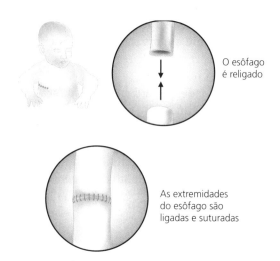

Figura 17.12 Esofagorrafia (anastomose término-terminal do esôfago).

dreno a ser utilizado deve ser localizado no mediastino posterior para acompanhar a anastomose, ou ainda um dreno extrapleural sob selo d'água. Já no caso de lesão acidental da pleura, o dreno deve ser sempre intrapleural, pois, uma vez lesada, a pleura e o dreno colocados no espaço extrapleural acarretarão em pneumotórax não drenado.[27,28,29,30]

Um fator que retarda a correção da AE é a longa distância entre os cotos esofágicos, o que impossibilita a anastomose primária, como ocorre na AE Tipo I. Nesses casos, a conduta é a realização de cirurgias paliativas e cuidados especiais; aguarda-se um determinado tempo (de oito meses a dois anos) para detectar se houve ou não crescimento dos cotos. Se for impossível a realização da anastomose, será feita a esofagocoloplastia, considerada uma cirurgia de grande porte, em que o trato digestivo é refeito tendo parte do intestino transplantado da porção abdominal para o tórax.[31]

COMPLICAÇÕES NO PÓS-OPERATÓRIO

Podemos considerar dois grupos: complicações inespecíficas, no qual se incluem pneumotórax, infecções, perfuração intestinal e sepse; e complicações ditas específicas, que são deiscência de anastomose, recidiva de fístula, estenose de anastomose e refluxo gastroesofágico.

A deiscência da anastomose é a mais grave das complicações, ocorrendo em aproximadamente 15 a 20% dos casos entre o 2º e 3º dia de pós-operatório. Pode ser decorrente de pontos suturados incorretamente ou fixados de forma insegura, anastomose sob tensão, infecção e isquemia na zona de anastomose.[7,11]

Essa complicação pode ser diagnosticada a partir da saída de saliva pelo dreno torácico ou pela gastrostomia. Quando a fístula é parcial, a quantidade de saliva retirada pelo dreno torácico é igual ou menor do que aquela que flui pela gastrostomia. Já nos casos de fístulas de grande débito ou total, o paciente permanecerá instável, e observa-se saída de material purulento pelo dreno. Em algum desses casos, há presença de sepse, empiema, mediastinite e piora do quadro pulmonar, sendo indicada nova reintervenção cirúrgica. Se não for possível nova reconstrução cirúrgica após limpeza do mediastino e cavidade pleural com reavaliação da anastomose, realizar-se-á esofagostomia com ressecção do esôfago distal.[11,26]

A estenose da anastomose é uma complicação frequente, determinada por tensão, isquemia ou pequeno calibre do segmento inferior. O tratamento consiste na dilatação da estenose por meio de balões e sondas, via endoscopia.

O refluxo gastroesofágico pode ocorrer por tração do segmento distal, alteração neurovascular e gastrostomia, e causar esofagite e episódios de infecção pulmonar. O diagnóstico é feito através de radiografia com contraste e o tratamento pode ser cirúrgico, com válvula antirrefluxo.[20]

Uma complicação cada vez menos frequente atualmente é a recidiva da fístula traqueoesofágica em razão de a ligadura ser cada vez mais cuidadosa e pela interposição de tecido conjuntivo em sua superfície. A sintomatologia depende da sua dimensão, chegando a manifestar-se geralmente por broncopneumonia, tosse durante a deglutição e maior quantidade de gases no estômago e no intestino.[1]

Nos casos de AE, acredita-se que a pressão constante da traqueia pelo coto esofágico proximal muito dilatado, durante a vida embrionária, possa provocar traqueomalácia, que consiste numa alteração estrutural e funcional da traqueia, em que os anéis cartilaginosos são menores e a porção membranosa é maior, favorecendo o colabamento anteroposterior da traqueia. Caracteriza-se por tosse rouca, expiração ruidosa e tende a melhorar com a idade.[11,20]

ABORDAGEM FISIOTERAPÊUTICA NO PÓS-OPERATÓRIO

A fisioterapia deve ser iniciada logo após a cirurgia, uma vez que há alterações na mecânica respiratória, na ventilação e na oxigenação dos alvéo-

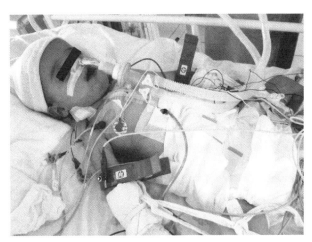

Figura 17.13 Presença de dreno torácico.

los, resultado da anestesia, decúbito e própria manipulação cirúrgica.[23,26]

As complicações respiratórias no pós-operatório de AE surgem principalmente em consequência da imobilidade pela dor e impossibilidade de estimular a tosse, pois a anastomose cirúrgica localiza-se na altura da fúrcula. Esses mecanismos fisiopatológicos predispõem ao desenvolvimento de complicações respiratórias para a criança, como formação de atelectasias por obstrução brônquica (secreção) ou presença do dreno torácico (Figura 17.3), dificultando a completa expansão torácica.

As técnicas aplicadas são semelhantes às do pré-operatório, considerando a dor e a presença de drenos. As manobras que exercem muita compressão torácica devem ser evitadas ou realizadas com menor intensidade, principalmente no lado ipsilateral à incisão e do dreno. Entretanto, se houver hipersecreção, essas manobras são imprescindíveis para desobstrução, e devemos considerar, sob prescrição médica, o uso de analgésicos antes de sua realização. É importante o enfoque na reexpansão pulmonar, pois a expansibilidade torácica se torna diminuída por causa da dor. Vale ressaltar a tendência de colapso do lobo superior direito após realização da toracotomia para correção cirúrgica. A conduta adequada, em caso de atelectasia instalada, é priorizar a permanência mais prolongada do decúbito lateral, contralateral ao pulmão acometido, para facilitar a ventilação do pulmão atingido.[5,32]

A anastomose localiza-se na altura da fúrcula, o que resulta na dificuldade de ocorrência de tosse e inabilidade de estimulá-la. A aspiração das vias aéreas superiores pode ser um procedimento agressivo (traumatismos), com risco de ocasionar sangramentos, edema e estenose, prejudicando a cicatrização. O estímulo para tosse e a aspiração de vias aéreas superiores são técnicas importantes para higienização brônquica, mas devem ser realizadas com atenção. Merecem também cuidados o posicionamento da cabeça do RN, que não deve ser estendida além de 30°, assim como a introdução da sonda no trajeto esofágico que pode acarretar rupturas da correção cirúrgica e lesão traqueal. Além disso, as técnicas de assepsia devem ser rigorosamente obedecidas.[5]

O posicionamento mais utilizado é o decúbito elevado de 30° a 45° com lateralização da cabeça, podendo ser utilizado o decúbito lateral que favoreça a função do dreno torácico. O dreno é colocado no momento da cirurgia. Se não houver presença de oscilação e saída de saliva, ele deve ser retirado num período que varia do quarto ao sétimo dias de pós-operatório.[5]

A realização adequada das condutas, considerando cada tipo de atresia e suas particularidades, é capaz de reduzir as complicações respiratórias responsáveis por aumento da morbidade e mortalidade, portanto a fisioterapia assume papel fundamental no prognóstico e na sobrevida da criança submetida à correção de atresia de esôfago.

REFERÊNCIAS BIBLIOGRÁFICAS

1. Pinus J. Atresia de esôfago. In: Martins JL, Cury EK, Pinus J. Temas de cirurgia pediátrica. São Paulo: Atheneu; 1997. p.45-55.

2. Tannuri U, Rocha RFC, Macksoud JG. Atresia de esôfago: evolução do tratamento. Pediatr (São Paulo) 1996; 18(4): 198-206.

3. Bassetto MCA, Brock R, Wajnsztejn R. Neonatologia: um convite à atuação fonoaudiológica. São Paulo: Lovise; 1998. p.15-8.

4. Carson BM. Human embryology e developmental biology. 2.ed. Mosby, 1999.

5. Silveira PR, Krebs VLJ, Freitas MR, Teixeira RR, Camargo PF. Atresia de esôfago: atuação da fisioterapia no pré e pós-operatório em Unidade de Terapia Intensiva Pediátrica. Pediatr Mod 1997; 33(4): 182, 184-6.

6. Rozov T. Doenças pulmonares em pediatria. Diagnóstico e tratamento. São Paulo. Atheneu; 1999. p.78-80.

7. Beasley SW. El manejo de las situaciones difíciles en atresia de esófago. Rev de Cir Infantil 1995; 1: 7-10.

8. Bernardy K. The child upper gastrointestinal alterations. In: Ashiwill JW, Droske SC. Nursing care of children: principles and practice. Philadelphia: WB Saunders; 1997. p.189-723.

9. Rittler M, Paz J, Castilla E. VACTERL association, epidemiologic definition and delineation. Am J Med Genet 1996; 63: 529-36.

10. Hübner ME, Nazer J, Cifuentes L. Atresia esofágica y malformaciones associadas. Rev Med Chile 1999; 127: 655-9.

11. Barbieri D, Koda YKL. Doenças gastrenterológicas em pediatria. São Paulo: Atheneu; 1996. p.103-5.

12. Tannuri U. Afecções congênitas no período neonatal. In: Rozov T. Doenças pulmonares em pediatria. São Paulo: Atheneu; 1999.

13. Santos MM, Maksoud JG. Más-formações congênitas do esôfago. In: Barbieri D, Koda YKL. Doenças gastroenterológicas em pediatria. São Paulo: Atheneu; 1997. p.103-6.

14. Menezes RTN, Dalalibera M, Peterlini MAS, Pedreira MLG, Haralda MJCS, Pereira SR. Atresia de esôfago no recém-nascido: utilização de sistema de aspiração contínua das vias aéreas com baixa pressão (sistema Venturi). Estudo de caso. Acta Paul Enf 2001; 14(1): 49-53.

15. Margotto PR, Moura JMM. Assistência ao recém-nascido de risco. 2.ed. São Paulo: Pórfiro; 2004.

16. Tubino P, Alves E, Veras L, Silva CM, Rocha MMB. Urgências cirúrgicas. In: Jácomo AJD, Joaquim MCM, Lisboa AMC. Assistência ao recém-nascido. Normas e rotinas. 3.ed. São Paulo: Atheneu; 1998. p. 189-90.

17. Falcão MC, Pacios RAS. Abordagem multidisciplinar do recém-nascido com atresia de esôfago. Rev Paul Pediatria 1997; 15(4): 181-6.

18. Tannuri U. Emergências cirúrgicas torácicas do recém-nascido. Pediatria Moderna 2000; XXXVI: 209-12.

19. Schettin ST, Zlochevsky ERM. Pré, trans e pós-operatório em cirurgia pediátrica. In: Matsumoto T, Carvalho WB, Hirschhimer MR. Terapia intensiva pediátrica. 2.ed. São Paulo: Atheneu; 1999. p.876-82.

20. Spitz L, Kiely EM, Brereton RJ, Drake DP. Esophageal atresia: at risk groups for the 1990. J Ped Surg 1994; 29: 723-5.

21. Tannuri U, Adde FC, Pinto VAC. Aspectos técnicos na correção da atresia de esôfago com fístula distal. Rev Hosp Clin Fac Med S Paulo 1997; 24: 239-41.

22. Juliani RCTP. Intervenção da fisioterapia nas cirurgias pediátricas. In: Kudo AM, Marcondes E, Lins L, Moriyama L, Guimarães M, Juliani R, Pierri S. Fisioterapia, fonoaudiologia e terapia ocupacional em pediatria. Monografias médicas, Série Pediatria, 32. São Paulo: Sarvier; 1994. p.72-80.

23. Moriyama LT, Oliva EM. Fisioterapia em unidade de recém-nascido. In: Kudo AM, Marcondes E, Lins L, Moriyama LT, Guimarães MLLG, Juliani RCTP, Pierri SA. Fisioterapia, fonoaudiologia e terapia ocupacional em pediatria. Monografias médicas. 2.ed. São Paulo: Sarvier; 1994. p.13-7.

24. Velhote CEP, Vianna RSF. Gastrostomia: um procedimento obrigatório na atresia de esôfago com pneumonia aspirativa? Revista do Colégio Brasileiro de Cirurgiões 1990; 17(1): 9-12.

25. Douglas WW, Rehder K, Beynen FN, et al. Improved oxygenation in patients with acute respiratory failure: the prone position. Am Ver Respir Dis 1997; 115: 559-66.

26. Matsumoto T, Carvalho WB, Hirschhimer MR. Terapia intensiva pediátrica. 2.ed. São Paulo: Atheneu; 1999. p. 881-2.

27. Ladd WE. The surgical treatment of esophageal atresia and tracheoesophageal fistulas. N Engl J Med 1994; 230: 625-33.

28. Miranda L, Ortiz C. Atresia de esôfago más fístula traqueoesofágica: reparación primária completa. Rev Médica IPSS 1997; 6(1-2): 38-41.

29. Goffi FS. Técnica cirúrgica. Bases anatômicas, fisiopatológicas e técnicas de cirurgia. 4.ed. São Paulo: Atheneu; 2001. p.336-46.

30. Randolph JG, Altaman RP, Anderson KS. Cirurgia do recém-nascido. In: Gordon B, Avery MD. Neonatology: pathophysiology and management of the newborn. 4.ed. Philadelphia: Lippincott; 1994. p.923-8.

31. Kudo AM, Marcondes E, Lins L, Moriyama L, Guimarães M, Juliani R, Pierri S. Fisioterapia, fonoaudiologia e terapia ocupacional em pediatria. Monografias Médicas, Série Pediatria, 32. São Paulo: Sarvier; 1994. p.83-4.

32. Marujo FOR. Fisioterapia: uma nova perspectiva em terapia intensiva pediátrica. In: Kudo AM, Marcondes E, Lins L, Moriyama LT, Guimarães MLLG, Juliani RCTP, Pierri AS. Fisioterapia, fonoaudiologia e terapia ocupacional em pediatria. Monografias Médicas. 2.ed. São Paulo: Sarvier; 1994. p.140-57.

18
TRANSPLANTE DE FÍGADO EM PEDIATRIA

JÉSSICA MOREIRA ZANQUETTA
ÂNGELA MARTINS FERNANDES
KÁTIA CRISTINA BARTOLASSI

ANATOMIA

O fígado é a maior víscera do corpo humano; ocupa grande parte do hipocôndrio D, estendendo-se até o hipocôndrio E. Sua superfície superior acomoda-se à superfície inferior do diafragma, e a inferior apoia-se sobre as vísceras do abdome. O órgão é dividido topograficamente pelo ligamento falciforme em lobo direito (maior) e lobo esquerdo (menor). Na superfície visceral inferior há várias cisuras e fossetas distribuídas em forma de "H", que demarcam outros dois pequenos lobos: o quadrado e o caudado. A barra transversal do "H" é representada pela placa biliar, por onde penetram no interior do fígado os elementos do pedículo inferior (veia porta, artéria hepática e canais biliares). Seu posicionamento é mantido principalmente pela pressão negativa subdiafragmática, por seus pedículos vasculares e pelos ligamentos (Figuras 18.1 e 18.2).[1]

O suprimento sanguíneo é duplo, venoso e arterial. A artéria hepática comum, responsável por 25% do fluxo sanguíneo hepático, provém do tronco celíaco, e origina as artérias gastroduodenal e gástrica direita, constituindo a partir daí a artéria hepática própria e seus ramos direito e esquerdo. Já o sistema porta é responsável por 75% do fluxo sanguíneo hepático. A veia porta é formada pela junção da veia mesentérica superior e da veia esplênica, e se divide em ramos direito e esquerdo. As veias hepáticas se direcionam até a veia cava inferior.[1]

O sistema biliar origina-se nos canalículos biliares localizados entre as células hepáticas, que drenam a bile para os canais biliares intralobulares e segmentares até os canais hepáticos direito e esquerdo principais. No hilo hepático, esses canais se unem

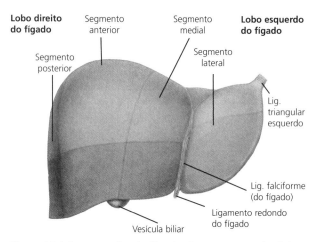

Figura 18.1 Face anterior do fígado. Os segmentos dos lobos do fígado foram definidos por tonalidades diferentes. Vista anterior. Do ponto de vista cirúrgico, os segmentos foram subdivididos em uma parte superior (em tom claro) e uma inferior (em tom escuro).

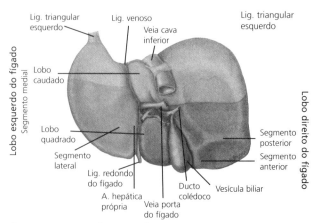

Figura 18.2 Face inferior do fígado. Segmentos dos lobos do fígado, como na Figura 18.1. Vista posterior. Os segmentos foram subdivididos, do ponto de vista cirúrgico, em uma parte superior (em tom claro) e uma inferior (em tom escuro).

para formar o canal comum, que em direção ao duodeno se une ao ducto cístico para formar o canal colédoco. O sistema biliar extra-hepático é, às vezes, sede de variações anatômicas, principalmente na relação entre o ducto cístico e o canal biliar principal.[1]

FISIOLOGIA HEPÁTICA

As funções básicas do fígado podem ser divididas em funções vasculares, para o armazenamento e a filtração de sangue; funções secretoras, para a secreção da bile no interior do trato gastrointestinal; e funções metabólicas, implicadas na maior parte dos sistemas metabólicos do organismo (Quadro 18.1).[1]

As funções metabólicas principais são numerosas. No metabolismo de carboidrato, o fígado desempenha as seguintes funções: armazenamento de glicogênio, conversão do galactato e da frutose em glicose, gliconeogênese e formação de compostos químicos, metabolização de lactato. Sendo assim, é especialmente importante na manutenção de uma concentração normal de glicemia.

No metabolismo de gordura, as funções específicas são: índice elevado de oxidação dos ácidos graxos, formação de lipoproteínas, colesterol e fosfolipídios, conversão de grandes quantidades de carboidratos e proteínas em gordura. Cerca de 80% do colesterol sintetizado é convertido em sais biliares.

Já as funções mais importantes do fígado no metabolismo proteico são: desaminação de aminoácidos, formação de ureia para remoção de amônia dos líquidos orgânicos e síntese de proteínas plasmáticas. Sem essa função, a concentração de amônia eleva-se rapidamente, excessivamente tóxica, e resulta em coma hepático e morte. As proteínas plasmáticas sintetizadas pelo fígado compreendem: albumina, fatores de coagulação, diversos tipos de antiproteases, alguns fatores do complemento e proteína C-reativa.

O armazenamento de vitaminas, principalmente A, D e K, é outra função metabólica importante do fígado. A vitamina A tem sua função mais conhecida na visão. A vitamina D e seus metabólitos ativos aumentam diretamente a reabsorção tubular renal de cálcio, estimulam a absorção intestinal de cálcio e facilitam a reabsorção óssea. A vitamina K é necessária no processo metabólico do fígado para formação da protrombina e dos fatores VII, IX e X de coagulação.

Outra importante função é a desintoxicação de vários materiais potencialmente letais, sejam toxinas endógenas, como amônia, sejam exógenas, como etanol, drogas e micro-organismos. A amônia, produzida durante o metabolismo de aminoácidos e a partir da ação das bactérias do intestino grosso, é tóxica ao organismo e, portanto, desintoxicada no fígado. As bactérias provenientes do sangue portal são filtradas "mecanicamente".

O fígado atua na manutenção do equilíbrio hidroeletrolítico, garantindo fluxo adequado para os rins.

A secreção de bile é outra importante função do fígado. A bile, além de permitir a liberação de sais biliares no intestino delgado, que facilitam a absorção de gorduras, também é a via de excreção de um grande número de produtos químicos.[2,3]

INSUFICIÊNCIA HEPÁTICA

A insuficiência hepática é definida como a perda de função do fígado, resultante de distúrbios agudos ou crônicos. O comprometimento fisiológico é extenso. As principais complicações são descritas a seguir:[2,4,5]

- Sangramento gastrintestinal (hemorragia digestiva): ocorre em cerca de 70% dos casos. Geralmente desencadeado por gastrite induzida por estresse e complicações da hipertensão portal, exacerbada pela coagulopatia e plaquetopenia decorrente do hiperesplenismo.
- Hipertensão portal: é definida como uma pressão sanguínea anormalmente elevada na veia porta. A causa mais comum de hipertensão portal é o aumento da resistência ao fluxo sanguíneo, causado pela reestruturação da trama

Quadro 18.1 Principais funções hepáticas

- Integração do metabolismo energético
  - metabolismo de carboidratos
  - oxidação dos ácidos graxos
  - síntese de lipoproteínas
- Síntese de proteínas plasmáticas
- Armazenamento e metabolismo de vitaminas
- Desintoxicação de toxinas endógenas e exógenas
- Filtração mecânica das bactérias
- Manutenção do equilíbrio hidroeletrolítico
- Secreção de bile

vascular e formação de vasos colaterais. A extremidade inferior do esôfago é um dos locais predominantes desses vasos, onde se tornam congestionados e tortuosos, sendo denominados varizes esofágicas. São frágeis e apresentam tendência ao sangramento.

- Complicações da hipertensão portal: incluem varizes gástricas e esofágicas. Comumente assintomáticas, manifestam-se com hemorragias digestivas altas e baixas. Diante da necessidade da aspiração nasotraqueal, esta deve ser realizada cuidadosamente. O erro, ou seja, a introdução da sonda no esôfago, associada ao atrito e ao vácuo, pode lesar a mucosa friável e desencadear hemorragias.
- Coagulopatia: desenvolve-se secundariamente à síntese inadequada dos fatores de coagulação, distúrbios no metabolismo da vitamina K e consumo inadequado de plaquetas. A coagulação intravascular disseminada pode ocorrer em pacientes com distúrbios agudos ou crônicos, induzida por hemorragias e infecções.
- Ascite: pode exacerbar falência renal e/ou respiratória ou constituir foco de peritonite bacteriana. Desenvolve-se como resultado do aumento da resistência hepática, diminuição da pressão oncótica causada por hipoalbuminemia e secreção alterada de aldosterona. Com a progressão da doença, ocorre aumento da resistência vascular hepática e acúmulo de líquido ascítico. Esse fluido é extravasado dos sinusoides hepáticos ou capilares intestinais. Além disso, a síntese de albumina está comprometida, resultando em diminuição da pressão oncótica. A diminuição do volume intravascular ativa receptores arteriais que estimulam a retenção de água e sódio. Essa ação é enfatizada pelo aumento na produção de renina, angiotensina e aldosterona. A distensão abdominal provocada pela ascite leva ao aumento da pressão intra-abdominal, desenvolvendo padrão respiratório restritivo e favorecendo o aparecimento de atelectasias nas bases pulmonares. Além disso, é um fator de risco para o refluxo gastroesofágico.
- Síndrome hepatorrenal: é caracterizada por desenvolvimento de insuficiência renal em pacientes com doença hepática aguda ou crônica, sem doença renal preestabelecida. É provocada por redistribuição do fluxo sanguíneo renal e alteração na taxa de filtração glomerular, sem

causa definida. A maioria dos pacientes apresenta diminuição do volume intravascular pela diminuição da síntese proteica pelo fígado.

- Infecções: pacientes com distúrbio hepático crônico são imunocomprometidos. Quatro tipos de infecções são mais comuns: sepse por diminuição da função fagocitária dos micro-organismos provenientes do sangue portal; peritonite bacteriana; infecção do trato urinário e pneumonia aspirativa.
- Encefalopatia hepática: é uma síndrome multifatorial que envolve desde alterações neurológicas até o coma, estagiada em graus I a IV. Explicada por várias teorias, pode ser causada diretamente por acúmulo de substâncias tóxicas, como a amônia, ou diminuição da síntese de glicose, responsável pela atividade cerebral normal, entre outras.
- Edema cerebral: é causa aparente de óbito em 25 a 81% dos pacientes pediátricos hepatopatas. A homeostase intracelular resulta do desequilíbrio. A vasodilatação cerebral inapropriada pode desencadear aumento da pressão intracraniana (PIC).
- Hipo/hiperglicemia: resultante do metabolismo deficiente de glicose. A presença de hipoglicemia é explicada pela ausência da gliconeogênese. Já a hiperglicemia é desencadeada pela remoção deficiente de glicose pelo fígado ou incapacidade de produzi-la.
- Altos níveis de colesterol no sangue: provocado por distúrbios no metabolismo de ácidos graxos. Comumente observado nos pacientes com obstrução mecânica dos ductos biliares ou colestase intra-hepática.
- "Cegueira noturna": provocada pela deficiência de vitamina A.
- Osteoporose, fraturas ósseas patológicas (espontâneas) e raquitismo: resultantes do metabolismo inadequado da vitamina D.
- Icterícia: característica clínica das alterações do processamento e acúmulo de bilirrubina.[2,3]

O comprometimento respiratório está associado a complicações pulmonares das doenças hepáticas avançadas. São elas: edema agudo não cardiogênico, edema pulmonar neurogênico, síndrome hepatopulmonar e hipertensão portopulmonar. Essas desordens não são imediatamente ou invariavelmente corrigidas após o transplante, podendo contribuir para a morbidade e mortalidade.[6]

Síndrome hepatopulmonar (*shunt* pulmonar) é definida como uma tríade de distúrbio hepático, hipoxemia arterial e dilatação vascular pulmonar anormal. A grande maioria dos casos é caracterizada pela dilatação difusa da microvasculatura capilar pulmonar em níveis pré-capilares e capilares, provocada pelo aumento da síntese de óxido nítrico, ativação dos canais de cálcio e potássio e liberação de endotelinas. Raramente, observa-se comunicação arteriovenosa. A dilatação microvascular difusa leva a hipoxemia por aumento da distância na barreira alveolocapilar e hiperfluxo pulmonar. Ao contrário do *shunt* verdadeiro, esse processo pode ser parcialmente corrigido com administração de oxigênio a 100%, que aumenta o gradiente de pressão, favorecendo o transporte de oxigênio dos alvéolos para os capilares ($PaO_2 > 200$ mmHg). Uma característica da síndrome hepatopulmonar é a tendência à piora da oxigenação quando em posição sentado/ereto, presumidamente uma consequência da predominância basilar das anormalidades vasculares. É responsável pela hipóxia em 40 a 60% dos pacientes hepatopatas,[2,7] e em aproximadamente 80% dos pacientes resolve-se em 15 meses após o transplante.[4]

Hipertensão portopulmonar é o desenvolvimento de hipertensão pulmonar em pacientes com doença hepática avançada e hipertensão portal. A associação de hipertensão pulmonar com cirrose e hipertensão portal foi primeiramente descrita como um subtipo de hipertensão pulmonar primária em 1981, passando a ser reconhecida como secundária em 1993, e denominada a partir de então como hipertensão portopulmonar (HPP). Seu conceito envolve a exclusão de outras causas de hipertensão pulmonar secundária. É definida como pressão pulmonar média maior que 25 mmHg e resistência vascular pulmonar acima de 120 dinas/segundo/cm², em associação com doença hepática severa e hipertensão portal. A incidência é de aproximadamente 12,5%.[8,9]

A sintomatologia relacionada à doença é geralmente decorrente da falência ventricular direita ou baixo débito cardíaco. Os sintomas mais comuns são dispneia aos esforços, fadiga e dor torácica. Menos comumente, encontram-se síncope, palpitações e edema periférico. Estes geralmente surgem quando a pressão média na artéria pulmonar excede o valor de 40 mmHg. Assim como a sintomatologia, os achados de exame físico são também relacionados à falência ventricular direita.[8,9]

A radiografia de tórax apresenta aumento de ventrículo direito, proeminência do tronco da artéria pulmonar, obliteração da vasculatura periférica e diversão cranial, em aclive, dos vasos pulmonares. O exame pode apresentar-se normal na grande maioria dos casos. Os testes de função pulmonar mostram distúrbio ventilatório restritivo leve, secundário a complicações da cirrose hepática (ascite, derrame pleural, hepatomegalia, atelectasias basais), e diminuição da capacidade de difusão de monóxido de carbono por edema intersticial pulmonar e pela síndrome hepatopulmonar.[8] Na gasometria arterial aparece hipoxemia leve e alcalose respiratória compensatória. Esses testes não são específicos para a HPP, podendo ocorrer na hipertensão portal isolada.[8] Embora a hipertensão pulmonar leve a moderada não pareça afetar o transplante de fígado, em casos graves está associada ao aumento da mortalidade pós-transplante.[7]

TRANSPLANTE DE FÍGADO

O transplante de fígado em seres humanos é recente, iniciado por Thomas E. Starzl et al. em 1963. O primeiro transplante ortotópico (doador cadáver) de fígado foi realizado em uma criança. Tratava-se de uma criança de três anos com atresia de vias biliares, que faleceu de hemorragia no pós-operatório imediato. Até a década de 1970, a sobrevida era de apenas 20% em dois anos.[10]

Desde essa data, avanços contínuos têm produzido resultados animadores. Tais avanços incluem: equipe multidisciplinar, novos sistemas de captação e preservação de órgãos, técnicas cirúrgicas inovadoras e avançada tecnologia, novos tratamentos imunossupressores, cuidados pós-operatórios, identificação e manejo de complicações e infecções, análise de efeitos a longo prazo e qualidade de vida.[11] O transplante tornou-se uma terapia eficaz, largamente aceita e utilizada para crianças com doenças hepáticas terminais.

O transplante de fígado melhorou drasticamente a sobrevida de pacientes pediátricos com hepatopatias crônicas. Atualmente, pacientes na faixa etária pediátrica que são submetidos a transplante hepático podem apresentar taxas de sobrevida que chegam a 90% nos diferentes centros.[12-14]

Como as taxas de sobrevida pós-transplante melhoraram progressivamente, o objetivo médico final é a reabilitação completa das crianças transplantadas. Fatores que contribuem para alcançar esse objetivo incluem melhorar o estado nutricional com crescimento e desenvolvimento apropriados, assim como permitir melhora nas capacidades motoras e cognitivas dos pacientes, permitindo a sua total reintegração social.

O transplante hepático pode ser analisado em três diferentes fases:

a) Fase pré-transplante.
b) Procedimento propriamente dito e o período perioperatório.
c) Fase pós-transplante:
   1. pós-operatório imediato;
   2. pós-operatório precoce;
   3. pós-operatório tardio.

Fase pré-transplante

Na fase pré-transplante, são identificadas indicações, contraindicações e preparação do paciente e de sua família para a cirurgia. A avaliação deve ser multidisciplinar. Assim, a correção das anormalidades contribuirá para a diminuição das complicações intra e pós-operatórias.

A avaliação pré-transplante tem como objetivos principais:

- Diagnóstico e indicações para o transplante.
- Análise da gravidade da doença.
- O reconhecimento de potenciais contraindicações ao transplante.
- O tratamento e a profilaxia das possíveis complicações à boa evolução do transplante (vacinação, tratamento de infecções, suporte nutricional, suporte psicossocial).
- A orientação do paciente e familiares no que se refere aos cuidados pré e pós-transplante.[15]
- O entrosamento entre o paciente, seus familiares e a equipe de transplante.[10]

A equipe multidisciplinar inclui: hepatologistas, cirurgiões, anestesistas, enfermeiras, nutricionistas, fisioterapeutas.[11] Além disso, em cada caso é analisada a necessidade de avaliação por equipes especializadas, como: cardiológica, nefrológica, neurológica, pneumológica, psiquiátrica, odontológica, otorrinolaringológica, genética e outras.

Um ponto essencial para o tratamento é a avaliação socioeconômica feita pelo serviço social. Em alguns estudos, as taxas de não adesão ao tratamento alcançam valores de 50%. As repercussões negativas são diversas: perdas dos enxertos, rejeição e reações adversas aos medicamentos.[10]

A avaliação e orientação nutricional são de grande importância, uma vez que a grande maioria das crianças e dos adolescentes com hepatopatia crônica apresenta desnutrição e deficiências de vitaminas e minerais. As crianças transplantadas em estado clínico precário evoluem com piores prognósticos.[16] Sabe-se que as boas condições nutricionais apresentadas no pré-transplante facilitam a recuperação no pós-operatório. As crianças malnutridas apresentam mais complicações e a taxa de mortalidade aumenta duas vezes.[10,17]

Indicações

As principais indicações para transplante hepático podem ser divididas em quatro categorias (Quadro 18.2):[2,10]

a) Insuficiência hepática progressiva.
b) Doença hepática não progressiva de reconhecida morbidade e mortalidade.
c) Doença sistêmica com envolvimento hepático.
d) Tumores – malignidades.

Quadro 18.2 Indicações de transplante de fígado em pediatria

Insuficiência hepática progressiva
- Atresia de vias biliares
- Hepatite fulminante – induzida por infecções, drogas ou toxinas
- Cirrose criptogênica
- Colestase progressiva
- Hepatite crônica – pós-viral, idiopática, autoimune

Doença hepática não progressiva com alta morbidade e mortalidade
- Colestase intra-hepática
- Síndrome de Alagille
- Hepatite neonatal

Doença sistêmica com envolvimento hepático
- Fibrose cística
- Doenças metabólicas
  * Deficiência de a1 – antitripsina
  * Tirosinemia
  * Doença de Wilson
  * Glicogenose tipos III e IV
  * Hemocromatose neonatal

Tumores
- Hepatoblastoma
- Hepatocarcinoma

Outra
- Cirrose secundária à nutrição parenteral prolongada

Fonte: Adaptado de Furuta et al.;[2] Ferreira et al.[10]

Nos primeiros dois anos de vida, em geral, são candidatos os pacientes com atresia de vias biliares; após essa idade, a maioria são crianças com hepatite fulminante ou cirroses de outras causas.

A atresia de vias biliares extra-hepática (AVBEH) é a maior indicação de transplante hepático na faixa etária pediátrica, respondendo por 60% das indicações das crianças com idade inferior a dois anos, e 40 a 50% das indicações gerais. Apenas 20% das crianças com AVBEH não serão candidatas ao transplante.[17-19]

Cerca de 20 a 30% das indicações ocorrem por doenças metabólicas e hepatite fulminante,[11,17,20] e menos frequentemente por formas de colestase intra-hepática. Raramente, pacientes com hepatopatias secundárias a doenças sistêmicas, como fibrose cística e doença maligna primaria, são candidatos a transplante nessa faixa etária.[16]

Os indicadores da necessidade de realização do transplante são:[10]

- colestase, prurido e/ou ascite intratáveis do ponto de vista clínico;
- hipertensão portal com sangramento de varizes sem resposta ao tratamento;
- episódios múltiplos de colangite;
- síntese hepática progressivamente deficiente (coagulopatia, hipoalbuminemia);
- repercussão no crescimento estatoponderal;
- encefalopatia hepática (graus I, II e III).

Quadro 18.3 Contraindicações ao transplante de fígado pediátrico

Absolutas
  Anti-HIV positivo
  Malignidade primária extra-hepática irressecável
  Doença metastática do fígado
  Doença extra-hepática terminal
  Sepse não controlada

Relativas
  Sepse avançada ou parcialmente tratada
  Doenças cardíacas, pulmonares e renais avançadas
  Encefalopatias
  Trombose venosa portal com extensão para os vasos mesentéricos
  Aspectos psicossociais e éticos

Fonte: Adaptado de Furuta et al.;[2] Krasko et al.;[4] Ferreira et al.[10]

Contraindicações

As contraindicações diminuíram com a prática do transplante. São relacionadas como absolutas e relativas (Quadro 18.3).

Em relação à imunização, recomenda-se a vacinação antes do transplante.

Fase perioperatória

A fase perioperatória inclui: procedimento anestésico, preparação e preservação do órgão do doador e do receptor e procedimento cirúrgico propriamente dito.

Antes da incisão cirúrgica, o posicionamento adequado e a preparação do paciente são importantes para a manutenção da temperatura corporal e prevenção de úlceras de decúbito. A hepatectomia é realizada através de laparotomia mediana ampla, envolvendo: incisão subcostal direita ampliada até o retroperitônio e subcostal esquerda até a borda externa do músculo retoabdominal.[21]

A cirurgia envolve três fases. A primeira corresponde à hepatectomia do receptor, sendo o grau de dificuldade dependente de cirurgias prévias, aderência teciduais, severidade da hipertensão portal, nível de neovascularização na área hepática e presença de alterações anatômicas. A segunda fase consiste no clampeamento das estruturas vasculares e na retirada do fígado. Durante essa fase, são feitas as anastomoses das veias cavas superior e inferior, e veia porta do fígado transplantado. A terceira fase corresponde à reperfusão do fígado doado, término das anastomoses, reconstrução biliar e estabilização homeostática.[15]

Inicialmente, os transplantes hepáticos eram realizados apenas com órgãos de cadáveres. Os tipos de transplante ortotópicos são: "*split*", em que um fígado é cirurgicamente dividido em dois, para ser utilizado em dois receptores, e "*reduced segment*" (ou "fígado reduzido"), em que um segmento é utilizado para um único receptor. Com o refinamento das técnicas cirúrgicas, foi desenvolvido o "*living donor grafts*", ou seja, o órgão proveniente de um doador vivo. Geralmente um receptor pediátrico recebe o lobo esquerdo, ou mais comumente o segmento lateral esquerdo.[22] Estudos têm demonstrado excelentes sobrevidas com transplante, ultrapassando taxas de 87 a 92% em transplantes ortotópicos em um ano, e 88,1% em três anos, assim como 90 a 92% em um ano, e 82% em cinco anos em transplantes intervivos.[19,22,23]

Quanto à preservação do órgão, o tempo de isquemia pode ser importante preditor de complicações. As lesões isquêmicas podem ser: isquemia fria, em razão da preservação prolongada do órgão; ou isquemia quente, durante a implantação do órgão, sendo um indicador indireto da dificuldade da cirurgia. Geralmente ocorre quando esse tempo ultrapassa 10 a 12 horas de isquemia fria, e 30 minutos de isquemia quente.[12,24]

As complicações que podem ocorrer durante o intraoperatório incluem: instabilidade hemodinâmica, distúrbios metabólicos (incluindo alcalose metabólica), isquemias renal e intestinal, insuficiência respiratória, pneumotórax, derrame pleural, disfunção diafragmática e atelectasias. Além disso, a necessidade de politransfusões sanguíneas predispõe a complicações, como lesão pulmonar aguda e síndrome do desconforto respiratório agudo.[15]

Fase pós-transplante

Pós-operatório

Na fase pós-transplante, alterações da função hepática, assim como disfunções extra-hepáticas requerem atenção redobrada.[24] Os procedimentos no pós-operatório imediato são:

- Monitorização em UTI nas primeiras 24 a 48 horas.
- Estabilização hemodinâmica.
- Manejo das funções renal, cardiovascular e hepática.
- Confirmação da função hepática, mediante exames laboratoriais e ultrassonografia com Doppler.
- Uso de analgésicos e sedativos, uma vez que o procedimento cirúrgico é extenso e as incisões são grandes e dolorosas.
- Balanço eletrolítico.
- Controle da coagulação. A coagulopatia é comum após transplante de fígado. Na ausência de sangramentos, a reposição de fatores de coagulação e plaquetas deve ser muito bem estudada pelo risco de tromboses vasculares. Com a melhora progressiva da função hepática, há correção da coagulação sanguínea.

As complicações desencadeadas no período pós-operatório imediato dependem de:[2]

- condição prévia do receptor (estado nutricional, infecções, ascite, insuficiência renal, encefalopatia);
- qualidade do órgão (tempo de isquemia, preservação);
- complicações cirúrgicas (sangramentos, instabilidade hemodinâmica no intraoperatório);
- efeitos secundários das drogas (insuficiência renal, infecções).

Complicações na primeira semana > Pós-operatório imediato

A detecção precoce de insuficiência hepática e alterações no pós-operatório de transplante de fígado é essencial. Um enxerto com funções inadequadas apresenta alterações nas provas de função hepática, ausência na produção de bile, acidose metabólica, aumento do potássio sérico, coagulopatia com coagulação intravascular, hipoglicemia aguda, insuficiência renal e encefalopatia. A falência hepática ocorre quando o órgão transplantado sofre períodos de isquemia grave. Hipotensão arterial e hipoxemia são, também, fatores preditivos de complicações tanto na fase do doador como após o transplante.[25]

As principais causas de complicações e perda do transplante na primeira semana são:

- não funcionamento primário do fígado;
- tromboses da artéria hepática, veia porta e veia hepática;
- hemorragias;
- infecções e sepse.

O não funcionamento primário do fígado consiste na falência em sintetizar fatores de coagulação, metabolizar amônia e excretar bile no período pós-operatório imediato. É a causa mais comum de retransplante imediato, ocorrendo em aproximadamente 12% dos casos.[13,16]

A trombose vascular é causada pela formação de trombo intramural. Pode ocorrer nas veias porta (5%) e hepática, sendo mais comum a trombose da artéria hepática, que ocorre em 10 a 25% dos casos pediátricos,[13,24] alcançando índices de mortalidade de 73% e retransplante em 27 a 58% com menor mortalidade.[24]

A hemorragia é uma complicação desencadeada pela associação entre coagulopatia e múltiplas anastomoses vasculares. Uma nova intervenção cirúrgica pode ser necessária se o sangramento persistir.[15]

Complicações que envolvem o funcionamento pulmonar e a oxigenação, como necessidade de ventilação mecânica prolongada, derrame pleural, disfunção diafragmática, síndrome do desconforto respiratório agudo, síndrome hepatopulmonar, hipertensão portopulmonar, ascite, assim como infecções, serão descritas posteriormente.

Complicações após a primeira semana > Pós-operatório precoce

Depois da primeira semana pós-transplante, as complicações mais frequentes são:

- infecção/sepse;
- rejeição;
- estenoses ou fístulas biliares.

Embora a incidência de complicações infecciosas pós-transplante tenha diminuído, como resultado da introdução de tratamentos preventivos e utilização de regimes imunossupressores mais específicos, as infecções continuam sendo as complicações mais comuns, ocorrendo em 60 a 70% dos casos.[14,22]

Os pulmões são particularmente vulneráveis; são o segundo local mais comum de infecção (depois do abdome) em pós-operatório de transplante de fígado.[8] A necessidade de ventilação mecânica invasiva prolongada é o principal fator de risco para o desenvolvimento de infecções pulmonares.

Durante o primeiro mês pós-operatório, o paciente é afetado principalmente por riscos infecciosos decorrentes da cirurgia e de cuidados intensivos, como acessos venosos, urinários e pulmonares, e menos pela utilização dos agentes imunossupressores. A infecção bacteriana predomina, sendo os patógenos Gram-positivos mais frequentes *Staphylococus aureus* e *epidermidis*. Infecções fúngicas ocorrem em 10% das crianças.

A rejeição é caracterizada por aumento dos níveis de transaminases e alterações histológicas.[26] Há três formas de rejeição descritas:[15]

- Humoral ou superaguda: ocorre de horas a dias após o transplante.
- Celular ou aguda: ocorre após dias a semanas.
- Crônica: ocorre meses ou anos após o procedimento.

A rejeição aguda é menos comum nos lactentes (20%), mas aumenta bastante nas crianças maiores (50 a 60%).[8] A rejeição crônica é bem mais rara, e ocorre em aproximadamente 3 a 10% das crianças transplantadas[27] em qualquer momento após a cirurgia;[13,24] incidência menor em crianças com idade inferior a seis meses e transplantes intervivos. A rejeição crônica está frequentemente associada a baixas doses de imunossupressores.[22]

As complicações biliares, como estenoses e fístulas, ocorrem em aproximadamente 5 a 15% dos transplantes.[13,28] A reconstrução biliar sem o uso de *stents* e o refinamento das técnicas cirúrgicas tem diminuído a incidência de complicações.[18]

Complicações tardias

As complicações consideradas tardias, ou seja, que ocorrem após as três primeiras semanas do transplante, podem acontecer a qualquer momento, e incluem:

- efeitos colaterais da imunossupressão;
- infecções virais (CMV e EBV);
- doença linfoproliferativa (PTLD);
- estenoses biliares e tromboses tardias;
- malignidades/neoplasias;
- déficit de crescimento.

O aperfeiçoamento dos agentes imunossupressores, com efeitos altamente potentes, tem resultado em menores perdas de enxertos e taxas de óbito por rejeição aguda e crônica. Os agentes mais utilizados são: ciclosporina, predinisolona e tacrolimus. No entanto, a incidência de infecções, particularmente bacteriana e fúngica, permanece alta. Futuramente, a associação entre imunossupressão e profilaxia deverá diminuir a ocorência de complicações.[16] Do segundo ao sexto mês, o período de imunossupressão máxima é caracterizado pelas infecções oportunistas. Após os seis primeiros meses, o enxerto se encontra suficientemente estável, o que permite redução do nível de imunossupressão. Nesse grupo, as infeções são causadas por patógenos adquiridos em comunidades, como *Haemophilus influenzae*, *Streptococcus pneumoniae* e *Legionella*. Em contraste à resposta pobre à terapia nos pacientes com infecções nosocomiais, a resposta nesses casos é geralmente boa, com baixas taxas de mortalidade.

As infecções virais por citomegalovírus (CMV) e vírus Epstein-Barr (EBV) são muito mais frequentes nos receptores pediátricos, apresentando incidência em aproximadamente 50% dos casos. As causas envolvem: transferência do vírus com o enxerto ou reativação do vírus latente. As infecções por CMV ocorrem a partir da quarta semana (geralmente, do primeiro ao terceiro mês após o transplante), mesmo quando se faz profilaxia com aciclovir ou com ganciclovir no pós-operatório. O risco de doença por CMV é maior quando a criança é negativa e recebe um órgão positivo. Essa infecção primária tende a ser mais severa. O tratamento, quando iniciado precocemente, em geral é eficaz.[6]

O desenvolvimento de infecção primária por EBV é um problema significativo a longo prazo, pois há uma relação estreita entre a infecção primária por EBV e a doença linfoproliferativa pós-transplante (PTLD). Aproximadamente 65% das crianças que vão a transplante são EBV-negativas, e 75% desse grupo terão infecção primária por EBV no período dos primeiros seis meses de pós-operatório. Desordens associadas ao EBV ocorrem em 13 a 57% dos receptores de transplante hepático pediátrico, acarretando problemas significativos de morbidade e mortalidade. Qualquer órgão ou tecido pode apresentar essa proliferação linfocitária, dificultando, muitas vezes, o diagnóstico. Os órgãos mais comumente atingidos são o fígado, o intestino e os tecidos linfoides da cabeça e do pescoço, podendo ir desde uma síndrome clínica, do tipo mononucleose infecciosa, ou envolvimento linfoide isolado, até o linfoma.[11,18,19]

Os agentes imunossupressores apresentam efeitos colaterais importantes, como nefrotoxicidade e distúrbios metabólicos (hipercalemia, hipocalcemia, hipomagnesemia).[19,22,29] A ciclosporina e o tacrolimus parecem ser os fatores responsáveis pela disfunção renal. Novos agentes permitem a diminuição do uso de medicamentos, minimizando os efeitos deletérios. Mention et al.[30] descreveram que após sete a dez anos, a maioria dos pacientes transplantados durante a infância desenvolve insuficiência renal leve a moderada.

O desenvolvimento de malignidades é multifatorial e depende de predisposição individual, estado da doença pré-transplante, estado viral do receptor e uso de imunossupressores. O risco é cumulativo e aumenta com o passar dos anos: 13% após cinco anos, 26% após oito anos e 30% após dez anos.[24]

Em relação ao crescimento, cerca de 20% das crianças que apresentam atraso no pré-operatório permanecerão com déficit. A má-absorção de gordura e vitaminas, e também a deterioração da síntese proteica, acabam provocando alterações no hormônio do crescimento.[17] No entanto, a maioria das crianças terá crescimento (80%) e desenvolvimento intelectual (78%) normais.[29]

Complicações pulmonares pós-transplante hepático

Transplante de fígado requer uma cirurgia abdominal alta extensa, em uma população de pacientes considerados de risco em razão de má-nutrição, debilidade e estado crítico. Sendo assim, não é surpreendente a incidência de complicações pulmonares no período pós-operatório, podendo alcançar valores de até 75%, o que contribui para morbidade e mortalidade.[4,6,31] O risco de complicações aumenta com distúrbios pulmonares prévios, ventilação comprometida antes da cirurgia e qualquer problema cirúrgico que possa interferir na respiração.[32]

As complicações subsequentes ao transplante que interferem na função pulmonar estão descritas no Quadro 18.4.

De todas as complicações pulmonares, os problemas relacionados à ventilação mecânica são os mais frequentes. A desordem ventilatória, definida como falha em manter uma ventilação alveolar adequada, normalmente é consequência de uma mecânica respiratória prejudicada. Alguns fatores podem influenciar, como capacidade pulmonar total, complacência pulmonar e função muscular respiratória, particularmente a do diafragma.

Quadro 18.4 Complicações que interferem na função pulmonar

Alcalose metabólica (após politransfusões)
Atelectasia
Calcificações
Depressão do *drive* respiratório
Sedação (lentificação do metabolismo até restabelecimento da função hepática)
Derrame pleural – hipoalbuminemia
Distensão abdominal x padrão restritivo
Dor
Edema pulmonar
Hemorragias – anemia
Hipertensão pulmonar
Paralisia – disfunção diafragmática
Pneumonias – consolidações
Pneumonite intersticial – induzida por agentes
Síndrome do desconforto respiratório agudo (SDRA) – Lesão pulmonar aguda (LPA)
Síndrome hepatopulmonar

A faixa etária pediátrica apresenta particularidades anatômicas e fisiológicas que desencadeiam diferentes repercussões perante as complicações. São elas:[34,35]

- Calibres das vias aéreas: ao nascimento, as vias aéreas estão completas em relação à quantidade. No entanto, o diâmetro e o tamanho absoluto (comprimento) são menores, conferindo resistência à passagem do ar, e, dessa forma, favorecendo quadros obstrutivos.
- Superfície alveolar: é menor que a do adulto. Os alvéolos aumentam em tamanho e quantidade em função da idade. A multiplicação alveolar ocorre durante toda a infância, cessando aproximadamente aos oito anos. Dessa forma, a cada ciclo respiratório são gerados volumes correntes pequenos, levando à necessidade de elevadas frequências respiratórias para manter a oxigenação e o volume-minuto adequados, consequentemente aumentando o gasto energético. O comprometimento do parênquima pulmonar favorece o aparecimento de *shunt* e hipoxemia.
- Imaturidade pulmonar: o sistema pulmonar está totalmente desenvolvido ao nascer. Além das alterações sofridas na circulação pulmonar (diminuição da resistência vascular pulmonar) e no aumento da superfície alveolar, também se desenvolve ventilação colateral. Até os dois anos de idade, as comunicações interalveolares e interductais (poros de Kohn e canais de Lambert) praticamente não existem. Essas estruturas são importantes por permitirem ventilação colateral de unidades alveolares em casos obstrutivos.
- Complacência torácica: é muito elevada em crianças. As costelas e as cartilagens intercostais são altamente complacentes, favorecendo dissipação de energia com a distorção do gradil costal, instabilidade torácica e aumento do gasto energético. Dessa forma, a capacidade residual funcional é reduzida, e o volume corrente torna-se totalmente dependente da movimentação do diafragma. Quando há aumento de pressão intra-abdominal, a contração diafragmática perde em eficácia e a respiração acaba sendo comprometida, pois os músculos intercostais (ainda pouco desenvolvidos) não conseguem elevar a parede torácica.
- Complacência das vias aéreas: também altamente complacente, favorecendo o colapso dinâmico. Geralmente, o colapso das vias aéreas superiores ocorre durante a inspiração e nas vias aéreas inferiores, durante a expiração.
- Resistência das vias aéreas: como as vias aéreas possuem menor calibre, a resistência encontra-se aumentada.
- Músculos respiratórios: o diafragma das crianças é composto basicamente de fibras com baixa capacidade oxidativa, pouca resistência à fadiga. Aproximadamente 75% são fibras musculares do tipo I, e somente 25% do tipo II, enquanto nos adultos encontram-se 55% de fibras tipo I e 45% de fibras tipo II. Obs: Em quadro de hipoglicemia, o fornecimento de energia para os músculos respiratórios encontra-se comprometido. Além disso, existe uma proporcionalidade entre a massa muscular sistêmica e a massa muscular diafragmática. Crianças desnutridas apresentam diafragma atrófico e/ou pouco desenvolvido, favorecendo a fadiga e o esgotamento precoce.
- Taxa metabólica: elevada em crianças, levando ao aumento da demanda de oxigênio. Na presença de apneia ou ventilação alveolar inadequada, a hipoxemia se desenvolve mais rapidamente.
- Língua, laringe e epiglote: a língua na criança, em relação a orofaringe, é maior quando comparada com a dos adultos, favorecendo a obstrução das vias aéreas quando deslocada posteriormente. A laringe adota posicionamento mais cefálico e tem forma de funil, reduzindo o diâmetro da via aérea. A epiglote é curta, estreita e angulada anteriormente, em relação ao eixo de traqueia, dificultando o procedimento de intubação orotraqueal.

Diante dessas particularidades, um único fator (como um derrame pleural ou uma obstrução de vias aéreas) pode desencadear falência ventilatória, mas geralmente a causa é multifatorial (soma de disfunção diafragmática, atelectasias, derrame pleural, edema pulmonar).[32]

Não é incomum ver crianças indo para o transplante com algum grau de desnutrição e com ascite, apresentando-se no período pós-operatório imediato com distensão abdominal, distensão intestinal ou edema. Às vezes apresentam algum grau de edema pulmonar secundário à hipoalbuminemia. Nessas circunstâncias, até na ausência de qualquer lesão nervosa, a demanda ventilatória é significativamente aumentada e a fadiga pode ocorrer a qualquer momento. As opções terapêuticas incluem ventilação contínua, plicatura do diafragma e ventilação mecânica não invasiva com máscara nasal.[32]

SUPORTE VENTILATÓRIO

O suporte ventilatório pós-operatório deve ser adaptado a cada paciente de acordo com a idade, histórico clínico prévio e evolução cirúrgica. Os pacientes sem comprometimento sistêmico prévio geralmente não apresentam complicações importantes no processo de desmame ventilatório e extubação. No entanto, alguns pacientes em estágios terminais de doença hepática submetidos ao transplante de fígado encontram-se em diferentes situações de complicações infecciosas, neurológicas, cardiovasculares, respiratórias e nutricionais, necessitando de cuidados especiais. Nessas situações, a ventilação mecânica é uma ferramenta de suporte muito importante, e deverá ser adequada a cada uma dessas situações.[35] Fatores de risco para a necessidade de suporte ventilatório prolongado incluem: falência hepática aguda pré-transplante, disfunção grave do enxerto pós-operatório e repetidos transplantes.[6]

No Hospital do Câncer (SP), as crianças submetidas a transplante de fígado geralmente são transportadas intubadas para a UTI. Sob efeito residual anestésico, são adaptadas ao ventilador, inicialmente em ventilação controlada ou assisto-controlada, nos casos em que os pacientes apresentam *drive* respiratório. Preconizamos a utilização de modos ventilatórios limitados à pressão. Os parâmetros são ajustados de acordo com a idade, oximetria, avaliação de expansibilidade pulmonar, ausculta pulmonar e sincronia com o ventilador. Conforme obtêm-se os resultados da gasometria, os parâmetros são otimizados. A frequência respiratória e o tempo inspiratório são variáveis de acordo com a idade. A fração inspirada de oxigênio (FiO_2) deve ser suficiente para manter uma PaO_2 entre 80 e 100 mmHg e uma saturação arterial de oxigênio (SaO_2) acima de 94%, garantindo adequada perfusão do enxerto. A pressão inspiratória deve ser a menor possível para mantermos a $PaCO_2$ entre 35 e 45 mmHg, desde que o pH esteja dentro dos parâmetros de normalidade. Caso contrário, preconiza-se a adequação do pH entre 7,35 e 7,45, mesmo que seja necessária a alteração dos valores de $PaCO_2$ (p. ex., hipercapnia permissiva). Enfatizamos a importância da manutenção da pressão de platô em valores inferiores a 35 cmH_2O para evitar lesões pulmonares. A pressão expiratória final positiva (PEEP) é mantida entre 3 e 5 mmHg (de acordo com a idade), com a finalidade de buscar a fisiologia pulmonar normal. A utilização de valores de PEEP elevados será descrita adiante.

Ao apresentarem condições adequadas (nível de consciência, resposta aos comandos verbais ou atividade motora em crianças menores de dois anos de idade, estabilidade hemodinâmica, ausência de bloqueador neuromuscular, função pulmonar adequada e ausência de hemorragias) é iniciado o desmame. O modo pressão de suporte é adotado e, ao alcançar parâmetros mínimos (PS: 6 a 8, PEEP: 4 a 5, FiO_2: 30%, FR correspondente para a idade, nesse caso frequentemente aumentada pela patologia e pelo procedimento), é realizada a extubação.

Extubação

A extubação é um dos passos mais críticos após o transplante hepático, e o momento da extubação ainda é um tema muito debatido. No Hospital do Câncer (SP), o desmame ventilatório e a extubação ocorrem na UTI pediátrica. O período geralmente ocorre entre uma e seis horas após a cirurgia.

Nos últimos anos, alguns estudos descreveram o uso da extubação imediata ainda no centro cirúrgico para pacientes submetidos a transplante hepático. Porém, até 2003 poucos envolveram pacientes pediátricos.[36]

Em 2003, Ulukaya et al.[36] conduziram um estudo retrospectivo para avaliar receptores pediátricos de fígado que foram extubados no centro cirúrgico. O estudo envolveu quarenta pacientes, dos quais os doze últimos foram extubados eletiva e imediatamente após o procedimento de transplante, no centro cirúrgico. Sequencialmente, todos os pacientes foram internados na UTI e monitorizados. O tratamento na UTI incluiu fisioterapia, profilaxia antibiótica, suporte nutricional, manutenção hídrica e oxigênio suplementar para manter $SatO_2 > 94\%$. Nenhum paciente necessitou de reintubação ou ventilação mecânica na UTI. Dois pacientes foram intubados para reabordagem cirúrgica por sangramento pós-operatório e complicações vasculares. Todos os pacientes desse estudo toleraram a extubação imediata, e as complicações respiratórias detectadas na UTI não necessitaram de terapia intensiva e foram tratadas com fisioterapia, inspirometria de incentivo e pressão positiva. Como resultado desse estudo, a extubação precoce é um procedimento seguro para pacientes pediátricos selecionados submetidos a transplante de fígado. Segundo o autor, esse procedimento reduz complicações respiratórias.

Entre 2002 e 2005, O'Meara et al.[37] estudaram 46 casos de transplantes hepáticos pediátricos, sendo

26 desses extubados no centro cirúrgico. O benefício na fisiologia do enxerto e redução quanto à necessidade de cuidados intensivos foi a principal conclusão do autor.

Assim, a extubação imediata no centro cirúrgico ou na unidade de recuperação pós-anestésica é uma alternativa, desde que os pacientes sejam criteriosamente selecionados.

A extubação é alcançada em praticamente todos os pacientes. Trinta e seis por cento necessitam de VMI por período superior a 24 horas, e apenas 12% dos ventilados por período inferior a 24 horas necessitam de reintubação. As indicações mais comuns de reintubação são: pneumonia, encefalopatia e hemorragia. A reintubação foi associada a pequena taxa de sobrevida.[4]

SUPORTE VENTILATÓRIO EM SITUAÇÕES ESPECÍFICAS

Insuficiência respiratória após transplante hepático

Em pacientes submetidos a transplante hepático que desenvolvem insuficiência respiratória aguda (broncoaspiração, pneumonia, LPA, SDRA) a ventilação mecânica deve ser instituída, a princípio, com os parâmetros descritos anteriormente, avaliando e corrigindo alterações hemodinâmicas em decorrência da sedação e da pressão positiva. Coleta-se gasometria arterial com o objetivo de estratificar a gravidade da insuficiência respiratória, correlacionando quadros clínico e radiológico. Se confirmada a presença de LPA ou SDRA, a PEEP deve ser ajustada com algumas considerações que serão discutidas adiante.[35]

A síndrome do desconforto respiratório agudo (SDRA) é uma causa letal de insuficiência respiratória após transplante de fígado. A incidência em adultos alcança valores de 4,5 a 15%, com mortalidade de 80%.[38] Em crianças, é relativamente incomum, porém a mortalidade também é bastante elevada.[4] A sepse é o fator de risco mais comum para desenvolvimento de SDRA, mas outros fatores potenciais incluem: transfusões sanguíneas numerosas, aspiração, retransplante precoce e uso de terapia antilinfocítica. Podem assim ocorrer no pós-operatório imediato ou em semanas, dependendo da causa.[6]

Diante dos importantes distúrbios de coagulação e plaquetopenia, esses pacientes podem desenvolver quadros de hemorragia alveolar. A ventilação mecânica é imediatamente adotada, assim como a utilização de PEEP elevada, visando estancar o sangramento. Evitam-se manipulações e aspirações traqueais até a estabilização do quadro.

UTILIZAÇÃO DA PEEP NO PÓS-OPERATÓRIO DE TRANSPLANTE HEPÁTICO

Durante a aplicação da PEEP, ocorre vasoconstrição importante da artéria hepática, que em geral está associada a altas pressões nas vias aéreas. Vários experimentos demonstraram que a aplicação da PEEP reduz o fluxo hepático, em especial do componente portal.[39]

O mecanismo pelo qual a PEEP afeta o fluxo hepático e o retorno venoso é bastante complexo. O processo envolve elevar a pressão do átrio direito por transmissão da pressão intratorácica e comprimir o fígado pelo diafragma, gerando um aumento da resistência ao fluxo hepático, que possivelmente afeta também a resistência da artéria hepática e, de outra forma, tenderia a compensar a queda no fluxo portal.[35]

Diante de uma indicação definida para o uso da PEEP, esta pode ser utilizada nos pacientes transplantados, sendo fundamental a monitorização e manutenção de débito cardíaco adequado para que se evite prejuízo à perfusão hepática.[35]

DISFUNÇÃO DIAFRAGMÁTICA

O diafragma é o músculo respiratório mais importante. Sendo um músculo esquelético, tem propriedade de contração similar e pode fadigar como qualquer outro músculo. Dessa forma, a fadiga do diafragma e dos outros músculos respiratórios tem um papel importante na falência respiratória. Após um transplante hepático, e na ausência de lesão do nervo frênico, a resistência inspiratória pode aumentar em razão da alta pressão abdominal secundária a ascites ou ao uso de enxerto hepático muito grande. O trabalho muscular respiratório pode aumentar ainda mais na presença de problemas pulmonares associados, como edema, infecção e até pequenos derrames pleurais, consequência da redução da complacência pulmonar. Além disso, os músculos ficam incapazes de compensar com aumento de esforço devido à fraqueza e à desnutrição severa.[32] Esse tipo de disfunção diafragmática não está relacionado à lesão de nervo frênico.

A disfunção diafragmática decorrente do procedimento cirúrgico ocorre em aproximadamente 8 a 12% das crianças.[8,31,40] A falência hemidiafragmática direita pode ocorrer como resultado de dissecção, estiramento, contusão e/ou lesão térmica pelo bisturi ao nervo frênico.[40]

Nos pacientes submetidos à hepatectomia, a veia cava supra-hepática não é clampeada, ao contrário do que ocorre com pacientes transplantados. Neles, a possível causa de dano nervoso ou de disfunção diafragmática é por lesão nervosa durante a dissecção subdiafragmática. Nos transplantados, a paralisia diafragmática provavelmente é resultado de uma compressão do nervo frênico. Isto sugere que o baixo esforço inspiratório em razão da paralisia diafragmática seja um fator de contribuição às complicações respiratórias associadas ao transplante hepático, uma vez que esses pacientes permanecem muito mais tempo sob ventilação mecânica e na UTI.[40]

Em um trabalho feito por Manczur et al.,[40] intitulado "Disfunção diafragmática após transplante hepático pediátrico", foi estudada uma série de transplantes decorrentes de diferentes causas de insuficiência hepática. A dependência da ventilação mecânica foi notada nos pacientes com disfunção diafragmática documentada, seguidos por aqueles transplantados por insuficiência hepática aguda e por aqueles mais jovens.

Os adultos em geral toleram mais a paralisia diafragmática, compensando o trabalho respiratório com a musculatura acessória e intercostais. Assim, a plicatura diafragmática pode ser reservada para aqueles que não conseguem lidar com a paralisia diafragmática, dependentes de ventilação mecânica e de desmame difícil. Em crianças, deve ser feita somente se houver várias tentativas e falhas na extubação, e quando as investigações indicarem que não há nenhuma chance de recuperação da função do nervo frênico.[40]

Não necessariamente a paralisia do diafragma direito resulta em falência ventilatória crônica. A fraqueza da hemicúpula direita isolada desencadeia adaptação da musculatura acessória. Quando essa complicação estiver associada a outra, como distúrbios pulmonares e cardíacos, torna-se então um fator de risco.[32] No entanto, prolongam o tempo de suporte ventilatório e UTI.

No Hospital do Câncer (SP), a ventilação mecânica não invasiva foi utilizada como suporte em dois casos de disfunção diafragmática até o restabelecimento da função desse músculo, não sendo necessária a intervenção cirúrgica (Figuras 18.3 e 18.4).

DERRAME PLEURAL

O derrame pleural é a complicação mais comum após o transplante hepático. A incidência é alta: 60 a 80%, aproximadamente.[8,31] São transudatos, geralmente localizados no hemitórax direito ou bilateral, nunca somente no lado esquerdo.[6] Várias causas são apontadas como responsáveis pelo mecanismo de formação, incluindo rejeição e infecções. No entanto, a ruptura dos linfáticos diafragmáticos durante a hepatectomia tem sido descrita como o principal mecanismo de acúmulo de líquido. Geralmente, esse acúmulo apresenta resolução espontânea, sendo reabsorvido até a terceira semana pós-operatória. Quando persiste, comprometendo a

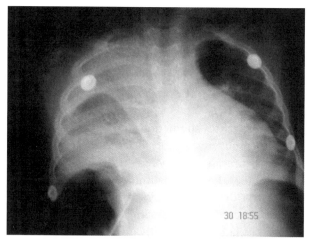

Figura 18.3 Disfunção diafragmática (paciente apresentando disfunção diafragmática em hemicúpula direita após transplante de fígado).

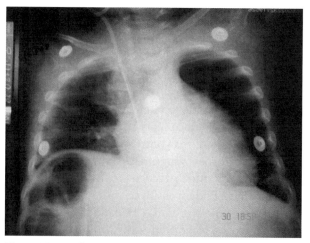

Figura 18.4 Disfunção diafragmática *versus* VMNI (utilização de ventilação mecânica não invasiva).

função respiratória, é abordado por toracocentese (19,5%), drenagem pleural (9,8 a 14%) ou aspiração guiada por ultrassom.[6,40]

ASCITE

Durante o movimento respiratório, quando o diafragma se contrai na inspiração e suas cúpulas descem, ocorre a compressão para baixo do conteúdo abdominal, e a parede abdominal se desloca para fora.[41] Quando alguma condição passa a intervir e a comprometer a integridade da parede abdominal, restringindo os movimentos, a repercussão é notada na função respiratória. A ascite é uma dessas condições.[35]

A ascite no período pós-operatório de transplante hepático é uma complicação com aproximadamente 7 a 10% de incidência. Porém, ainda é pouco entendida. Ela geralmente desaparece espontaneamente após alguns dias, e acredita-se que sua produção dependa da presença e do grau de circulação hiperdinâmica, do nível de sódio, de desnutrição, de hipertensão portopulmonar ou disfunção cardíaca. No entanto, a produção de ascite está associada às complicações pós-operatórias, como trombose ou estenose das anastomoses vasculares, ou infecção abdominal. Além disso, alguns pacientes desenvolvem ascites de grandes volumes e de longa duração no pós-operatório sem razões aparentes, permanecendo muito mais tempo hospitalizados. Em crianças, a atresia de vias biliares é a doença mais associada a ascites de longa duração no período pós-operatório.[42]

As principais repercussões da ascite observadas na função respiratória são:

* atelectasias nas bases pulmonares;
* padrão respiratório restritivo;
* diminuição da eficácia da tosse;
* aumento da incidência de refluxo gastroesofágico.

A ascite pode comprometer a perfusão pulmonar pela diminuição do fluxo sanguíneo nas áreas basais dos pulmões que se encontram atelectasiadas, sendo um fator agravante de hipoxemia nos pacientes cirróticos. Alguns trabalhos encontraram hipoxemia nos doentes ascíticos antes do tratamento e relataram aumento importante na PaO_2 após a terapia com diuréticos. Possivelmente, o uso de diuréticos diminui o edema intersticial pulmonar, acarretando uma relação ventilação/perfusão mais favorável

(Nitrini, 2004). Outros estudos demonstram os efeitos benéficos da paracentese.[43,44,45]

Durante a ventilação mecânica no paciente ascítico, observa-se redução da complacência pulmonar com necessidade de pressões maiores para ventilar o paciente, e, se estudada a mecânica respiratória do mesmo, é possível observar que existe redução da complacência da caixa torácica, bem como do pulmão.[35]

Duranti et al.[46] estudaram a mecânica respiratória em pacientes cirróticos com ascite e detectaram a existência de PEEP intrínseca, ocasionada pela pressão intra-abdominal elevada, que gera um aumento da pressão pleural ao fim da expiração e pode determinar o fechamento precoce das vias aéreas. Assim, os alvéolos das regiões pulmonares dependentes não se esvaziam totalmente durante a expiração, e uma pressão positiva permanece ao fim da expiração. No paciente transplantado, quando a ascite se associa à LPA ou à SDRA, esse mesmo mecanismo que gera PEEP intrínseca pode levar a um colapso alveolar maciço, com hipoxemia grave. Nesse caso, a utilização de PEEP pode fazer sentido, mas também associada à paracentese.[35]

Além disso, a ascite favorece o desenvolvimento de refluxo gastroesofágico em razão do aumento da pressão abdominal, levando a broncoaspiração e SDRA.

ATELECTASIA

A atelectasia é uma complicação comumente observada no pós-operatório de cirurgia abdominal alta e torácica, sendo ainda maior após o transplante de fígado na presença de ascite, derrame pleural e disfunção diafragmática. Desnutrição e diminuição do nível de consciência impedem suspiros, e a diminuição da complacência pulmonar enfatiza esse problema. A maioria dos pacientes apresenta melhora significativa com fisioterapia e utilização de pressão positiva.[38]

HIPERTENSÃO PORTOPULMONAR (HPP)

Estudos retrospectivos envolvendo pós-operatório de transplante hepático afirmavam ser a HPP uma contraindicação absoluta para o transplante, pela alta mortalidade intraoperatória. Hoje, sabe-se que as melhores avaliações pré-operatórias e melhores condições anestésicas disponíveis proporcionam novas possibilidades de tratamento. A HPP pode, assim, tornar-se mais comum nos serviços de transplante hepático. Existem poucos relatos de tratamento da HPP através do transplante hepático, alguns com resultados negativos, e outros citando resultados positivos com diminuição da pressão arterial pulmonar no pós-operatório.[8]

SÍNDROME HEPATOPULMONAR

Em pacientes com síndrome hepatopulmonar (*shunt* pulmonar "não verdadeiro"), o desmame da ventilação mecânica pode ser prejudicado pela gravidade da hipoxemia. Isto porque o distúrbio nem sempre é corrigido imediatamente, podendo ainda piorar no pós-operatório precoce.[6] Resulta, muitas vezes, em tempo prolongado de ventilação mecânica e permanência em UTI.[4]

No Hospital do Câncer (SP), em alguns casos, a melhora do quadro foi observada com a utilização de PEEP elevada (aproximadamente 10 cmH$_2$O), associada à posição prona (decúbito ventral). A diminuição da fração inspirada de oxigênio foi significativamente mais rápida, assim como a retirada da ventilação mecânica. Na literatura, um trabalho descreve a melhora da oxigenação com a postura de Trendelenburg.[47]

VENTILAÇÃO MECÂNICA NÃO INVASIVA

A eficácia da ventilação mecânica não invasiva (VMNI) em pacientes pediátricos pós-transplante hepático é desconhecida. Chin et al.[48] investigaram a eficácia dos efeitos da VMNI nesses pacientes em diferentes situações. A IPAP média foi de 7,2, e a EPAP média foi de 3,5. A duração do uso da VMNI foi de 18,5 dias em média. Concluiu-se que o tratamento com VMNI é muito útil para bebês e crianças. A administração precoce da VMNI evitou a reintubação desses pacientes e melhorou o prognóstico. Além disso, um pequeno período na VMNI foi efetivo em crianças e bebês, especialmente naqueles com atelectasias e hipercapnia.

Enquanto o paciente estiver sob ventilação mecânica, é de fundamental importância a fisioterapia respiratória com pessoal capacitado, pois são comuns as atelectasias e a paralisia diafragmática no pós-operatório imediato.[49]

FISIOTERAPIA NO TRANSPLANTE HEPÁTICO PEDIÁTRICO

Com o conhecimento sobre a cirurgia, suas complicações e repercussões para os pacientes submetidos a transplante hepático, torna-se evidente a necessidade da fisioterapia como elemento da equipe multidisciplinar. A fisioterapia tem importância curativa e profilática nas complicações respiratórias advindas do transplante hepático, contribuindo para a orientação e preparação precoces, visando favorecer o bem-estar do paciente, bem como o restabelecimento integral de sua saúde.[50]

Diante do conhecimento dos benefícios da fisioterapia respiratória nas incisões cirúrgicas abdominais, nota-se a importância de especificar sua atuação no transplante hepático, já que as estratégias de atuação do fisioterapeuta partirão de uma rigorosa avaliação dos problemas reais e potenciais. A fisioterapia, então, será adaptada em razão da gravidade desses problemas, do grau de colaboração do paciente, da presença ou não de dor e a sua intensidade, do nível de funcionalidade, dentre outros.[50]

AVALIAÇÃO FISIOTERAPÊUTICA

De acordo com Thomson et al.,[51] a fisioterapia inclui assistência, planejamento e implementação do programa de tratamento, avaliação e, posteriormente, alteração do tratamento como resultado desta. A avaliação inclui um exame e a decisão clínica consequ ente sobre a adequação do tratamento e sobre os objetivos que podem ser atingidos. O exame identifica os problemas apresentados pelo paciente como resultado de sua doença ou lesão. Ao planejar o tratamento, as técnicas devem ser meticulosamente selecionadas para preencher os objetivos, e então avaliadas e alteradas quando necessário. Não existe regime ou receita de técnicas que possa ser aplicado a qualquer condição, porque as doenças e as lesões não têm o mesmo curso em todos os pacientes.

A abordagem de um lactente ou de uma criança doente muitas vezes é uma tarefa difícil. As crianças, muitas vezes, têm medo dos procedimentos e podem estar hiperestimuladas ou cansadas por causa do ambiente hospitalar. A avaliação e o tratamento devem sempre incluir uma explicação cuidadosa dos procedimentos fisioterapêuticos para a família e para o paciente. Essa explicação deve ser feita em linguagem clara e simples. É importante conseguir a cooperação e compreensão dos membros da família e do paciente.[52]

Antes de qualquer avaliação fisioterapêutica respiratória, é importante obter um completo histórico clínico e cirúrgico mediante análise do prontuário, entrevista e comunicação com o médico. Deve-se enfatizar a história da doença respiratória, gases sanguíneos arteriais, os achados radiográficos do tórax, as provas de função pulmonar. As provas de função pulmonar geralmente não são feitas em crianças com menos de seis anos de idade por causa da falta de cooperação e compreensão dos procedimentos.[52]

Costa[53] relata que, realizados os primeiros cuidados de emergência e estabilização do quadro, o paciente é submetido a uma cuidadosa avaliação geral e respiratória pelo fisioterapeuta. Nessa avaliação, devem-se levar em consideração, entre outros aspectos, as funções vitais, o nível de consciência, a observação dos exames, a inspeção global (pele e músculos), o teste de sensibilidade, o teste articular passivo e a verificação da presença de doenças prévias associadas. Com base nessa avaliação, define-se um plano individual de cuidados, segundo o qual os objetivos do tratamento podem ser diferentes a cada terapia. Leva-se em consideração a mudança do quadro, respeitando-se as prioridades do momento.

Fase pré-operatória

A fisioterapia respiratória, quando possível, é iniciada desde o período pré-operatório, trazendo inúmeros benefícios. Não é realizada de maneira isolada, mas associada aos exercícios motores, auxiliando na prevenção ou correção de deformidades e incentivando o retorno precoce do paciente às suas atividades, preparando-o precocemente para o êxito da cirurgia, além de reduzir o tempo de internação, despesas e número de óbitos.[54,55] Quando apresenta complicações respiratórias, como pneumonias, o tratamento é enfatizado para obter a melhor condição clínica para a realização da cirurgia.

Fase pós-operatória

Ao chegar do centro cirúrgico, a criança transplantada é recebida na UTI por uma equipe multidisciplinar (equipe médica, equipe de enfermagem e fisioterapeuta). Na internação, a criança encontra-se geralmente sob efeito anestésico e intubação orotraqueal. Delega-se ao fisioterapeuta a responsabilidade de conexão do paciente à ventilação mecânica.

Processo de internação

- Montar e testar o ventilador mecânico.
- Regular os parâmetros ventilatórios.
  - inicialmente no modo pressão controlada, com PC mínima para manter volume corrente de 6 a 8 ml/kg;
  - PEEP = 4 a 5 cmH_2O;
  - FiO_2 = 60% ou ajustada para se obter uma $SatO_2$ > 94%;
  - Frequência respiratória de acordo com a idade (RN = 30-45, lactentes = 25-30, pré-escolar = ± 20, escolar = 15-20).
- Colocar a criança em ventilação mecânica e transferi-la da maca para o leito.
- Monitorar os sinais vitais.
- Posicionar a criança no leito (decúbito dorsal elevado a 30 a 45°).
- Exame físico: ausculta pulmonar, sinais vitais;
- Solicitar gasometria, exames laboratoriais e radiografia torácica.
- Verificar o número da COT e fixação. Ao receber o raio X, verificamos o posicionamento da COT. Se estiver adequada, é feita a troca da fixação por outra mais firme e também uma régua de marcação do posicionamento da COT para eventuais trocas (a confecção da régua está descrita adiante).
- Avaliar se a pressão do *cuff* está adequada.
- Quando estável, e se houver necessidade, realizar a aspiração traqueal com objetivo de manter as vias aéreas livres.
- Avaliar gasometria e função hemodinâmica do paciente, e adequar os parâmetros ventilatórios para a otimização do quadro.

Processo de evolução

Em condições estáveis, e à medida que o paciente apresenta *drive* respiratório, a ventilação mecânica é alterada para a modalidade assisto-controlada ou SIMV/PSV, e o desmame é iniciado. Para realizar a extubação, medidas de ventilometria e medidas de força muscular são realizadas, adaptando-as às crianças. Após a extubação, há a instituição de oxigenoterapia conforme a necessidade do paciente.[56]

A avaliação fisioterapêutica e o tratamento a ser efetuado, bem como sua frequência, serão realizados durante a permanência do paciente na unidade.[56]

Tratamento fisioterapêutico

No início do período pós-operatório, as necessidades do paciente variam, mas geralmente há uma indicação para fisioterapia respiratória. A drenagem brônquica com percussão e vibração pode ser muito útil na eliminação de secreções e atelectasia. Se a drenagem brônquica estiver indicada, além de considerar a contagem de plaquetas e coagulograma, o fisioterapeuta também deve observar os sinais vitais – em particular, a frequência respiratória. Um abdome dilatado pode comprometer o estado respiratório quando empurrado contra o diafragma na posição de Trendelenburg. A mobilização articular, a mobilidade no leito e o posicionamento apropriado são enfatizados para prevenir contraturas e/ou úlceras de decúbito. Além disso, os pais são orientados sobre as técnicas fisioterapêuticas, estimulação do desenvolvimento e planos de alta.[52]

A criança com doença hepática e/ou em pós-operatório de transplante hepático muitas vezes apresenta-se com distensão abdominal importante, ocasionada normalmente por ascite, como já foi descrito anteriormente. Por isso, quando existe a necessidade de se instituir a posição prona (Figura 18.5), encontramos dificuldade no posicionamento. Ao pronarmos uma criança com abdome distendido, aumentamos ainda mais a resistência pulmonar, dificultando a ventilação. Na UTI pediátrica do Hospital do Câncer em São Paulo, essas crianças são pronadas sim, mas com apoio de coxins em locais específicos. Nesses casos, é importante avaliar se o enxerto está com perfusão adequada (verificada anteriormente por exames de ultrassom) antes do posicionamento.

Uma criança intubada oferece um risco de extubação acidental maior do que um adulto, se levarmos em consideração que a criança agita-se muito mais. Outro fator importante é a intubação com cânulas sem *cuff*, o que também aumenta o risco de extubação acidental e de deslizamento da cânula, alterando a altura da fixação. No Hospital do Câncer (SP), a marca de cânula orotraqueal utilizada é a Rusch®, e a fixação é feita através de malha adesiva da marca Tensoplast®. Algumas vezes, os números impressos na cânula podem sofrer desgaste pela ação da cola do Tensoplast®, não possibilitando sua visualização e dificultando a fixação quando existe a necessidade da troca da malha. Para garantir que a fixação da cânula orotraqueal esteja sempre na posição adequada, na UTI pediátrica do Hospital do Câncer (SP) utilizamos uma técnica de medição da altura da fixação que chamamos de "régua de fixação de COT" (Figura 18.6).

Fase pós-operatória tardia

Nessa fase são realizadas avaliações periódicas para acompanhar a evolução do paciente. Os recursos terapêuticos podem ser instituídos, dependendo da necessidade do paciente. Nessa fase, promovem-se exercícios de alongamento e fortalecimento muscular, bem como treino e estimulação do desenvolvimento neuropsicomotor, marcha e coordenação.[56]

É essencial encorajar a criança e a família a retornar às atividades e à vida normal. Após decorridos seis meses do transplante, o paciente deve voltar à escola, aos esportes e à vida de relação com outras crianças, e a família deve, aos poucos, parar de tratá-

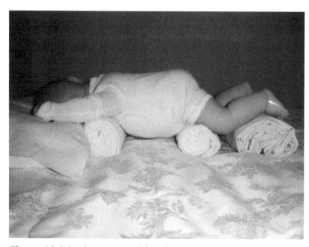

Figura 18.5 Posição prona (decúbito ventral). Criança em posição prona com apoio de coxins na altura das clavículas e na região das cristas ilíacas, mantendo o abdome livre, diminuindo assim a pressão deste contra o diafragma.

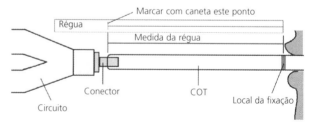

Figura 18.6 Régua de fixação. A régua de fixação pode ser confeccionada com esparadrapo. Mede-se a extremidade da COT da rima labial até o início da cânula. Utilizar a régua sempre que houver necessidade de troca da fixação para confirmar a altura.

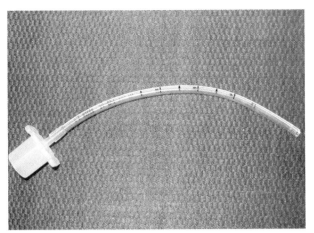

Figura 18.7 Cânula pediátrica sem *cuff*.

la como uma criança doente. Muitas famílias têm dificuldades para ultrapassar esse período e necessitam de apoio e acompanhamento psicológico.

REFERÊNCIAS BIBLIOGRÁFICAS

1. Guyton AC. Fígado e vias biliares. In: Tratado de fisiologia médica. Rio de Janeiro: Interamericama; 1990: 750-5.
2. Furuta GT, Rogers EL, Leichtner AM. Gastrointestinal and hepatic failure in the pediatric intensive care unit. In: Rogers MA, Nichols DG. Textbook of pediatric intensive care. New York: Willians & Wilkins; 1996: 1163-91.
3. Zakim D. Fisiopatologia da doença hepática. In: Smith LH, Thier SO. Fisiopatologia: os princípios básicos das doenças. São Paulo: Panamericana; 1990: 1159-200.
4. Krasko A, Deshpande K, Bonvino S. Liver failure, transplantation, and critical care. Crit Care Clin 2003; 19(2): 155-83.
5. Dhawan A, Cheeseman P, Mieli-Vergani G. Approaches to acute liver failure in children. Pediatr Transplantation 2004; 8: 584-8.
6. Kotloff RM, Ahya VN, Crawford SW. Pulmonary complications of solid organ and hematopoietic stem cell transplantation. Am J Respir Crit Care Med 2004; 170(1): 22-48.
7. Shah T, Isaac J, Adams D, Kelly D; Liver Units. Development of hepatopulmonary syndrome and portopulmonary hypertension in a paediatric liver transplant patient. Pediatr Transplant 2005; 9(1): 127-31.
8. Garcia S, Ruza F, Gonzalez M, Roque J, Frias M, Calvo C, et al. Evolution and complications in the immediate postoperative period after pediatric liver transplantation: our experience with 176 transplantations. Transplant Proc 1999; 31(3): 1691-5.
9. Hoeper MM, Krowka MJ, Strassburg CP. Portopulmonary hypertension and hepatopulmonary syndrome. Lancet 2004; 363(9419): 1461-8.
10. Ferreira CT, Vieira SMG, Silveira TR. Transplante hepático. J Pediatr 2000; 76 (Supl.2): 198-208.
11. Hendrickson RJ, Karrer FM, Wachs ME, Slater K, Bak TE, Kam I. Pediatric liver transplantation. Curr Opin Pediatr 2004; 16(3): 309-13.
12. Reding R, Gennari F, Janssen M, Jamart J, de Ville de Goyet J, Lerut J, et al. The pediatric liver transplant program at the Universite Catholique de Louvain, Cliniques Saint-Luc, Brussels: overall results in 444 children (1984-1997). Acta Gastroenterol Belg 1999; 62(3): 285-9.
13. Broering DC, Kim JS, Mueller T, Fischer L, Ganschow R, Bicak T, et al. One hundred thirty-two consecutive pediatric liver transplants without hospital mortality: lessons learned and outlook for the future. Ann Surg 2004; 240(6): 1002-12; Discussion 1012.
14. Utterson EC, Shepherd RW, Sokol RJ, Bucuvalas J, Magee JC, McDiarmid SV, et al. Research Group. Biliary atresia: clinical profiles, risk factors, and outcomes of 755 patients listed for liver transplantation. J Pediatr 2005; 147(2): 180-5.
15. Schleien LC, Cantwell GP, Tzakis AG. Liver transplantation. In: Rogers MA, Nichols DG. Textbook of pediatric intensive care. New York: Willians & Wilkins; 1996: 1193-214.
16. Martin SR, Atkison P, Anand R, Lindblad AS, SPLIT Research Group. Studies of pediatric liver transplantation 2002: patient and graft survival and rejection in pediatric recipients of a first liver transplant in the United States and Canada. Pediatr Transplant 2004; 8(3): 273-83.
17. Evans IV, Belle SH, Wei Y, Penovich C, Ruppert K, Detre KM; National Institute of Diabetes and Digestive and Kidney Diseases Liver Transplantation Database Team. Post-transplantation growth among pediatric recipients of liver transplantation. Pediatr Transplant 2005; 9(4): 480-5.
18. Austin MT, Feurer ID, Chari RS, Gorden DL, Wright K, Pinson CW. Survival after pediatric liver transplantation: why does living donation offer an advantage? Arch Surg 2005; 140(5): 465-70; Discussion 470-1.
19. McDiarmid SV, Anand R, Lindblad AS, SPLIT Research Group. Studies of Pediatric Liver Transplantation: 2002 update. An overview of demographics, indications, timing, and immunosuppressive practices in pediatric liver transplantation in the United States and Canada. Pediatr Transplant 2004; 8(3): 284-94.
20. Pall H, Jonas MM. Pediatric hepatobiliary disease. Curr Opin Gastroenterol 2005; 21(3): 344-7.
21. Silva EMC, Pieroni APT, Tobara MK. Transplante de Fígado. In: Sarmento GJV. Fisioterapia respiratória no paciente crítico. São Paulo: Manole; 2005: 314-18.
22. McDiarmid SV. Current status of liver transplantation in children. Pediatr Clin North Am 2003; 50(6): 1335-74.
23. Reding R, Chardot C, Paul K, Veyckemans F, Van Obbergh L, De Clety SC, et al. Living-related liver transplantation in children at Saint-Luc University Clinics: a seven year experience in 77 recipients. Acta Chir Belg 2001; 101(1): 17-9.
24. Washington K. Update on post-liver transplantation infections, malignancies, and surgical complications. Adv Anat Pathol 2005; 12(4): 221-6.
25. Busuttil RW, Farmer DG, Yersiz H, Hiatt JR, McDiarmid SV, Goldstein LI, et al. Analysis of long-term outcomes of 3200

liver transplantations over two decades: a single-center experience. Ann Surg 2005; 241(6): 905-16; Discussion 916-8.

26. Kim JS, Groteluschen R, Mueller T, Ganschow R, Bicak T, Wilms C, Mueller L, et al. Pediatric transplantation: the Hamburg experience. Transplantation 2005; 79(9): 1206-9.

27. Tanaka H, Verran D, Shun A, Dorney S, Stormon M, Fisher J, et al. Liver transplantation utilizing pediatric cadaver donor livers. Pediatr Transplant 2005; 9(1): 47-51.

28. Dalgic A, Ozcay F, Arslan G, Emiroglu R, Sozen H, Moray G, et al. Living-related liver transplantation in pediatric patients. Transplant Proc 2005; 37(7): 3133-6.

29. Atkison PR, Ross BC, Williams S, Howard J, Sommerauer J, Quan D, et al. Long-term results of pediatric liver transplantation in a combined pediatric and adult transplant program. CMAJ 2002; 166(13): 1663-71.

30. Mention K, Lahoche-Manucci A, Bonnevalle M, Pruvot FR, Declerck N, Foulard M, et al. Renal function outcome in pediatric liver transplant recipients. Pediatr Transplant 2005; 9(2): 201-7.

31. Mack CL, Millis JM, Whitington PF, Alonso EM. Pulmonary complications following liver transplantation in pediatric patients. Pediatr Transplant 2000; 4(1): 39-44.

32. de Ville de Goyet J, Clarke JR. Ventilatory failure after pediatric liver transplant. Transplantation 2002; 73(2): 166-8.

33. Piva JP, Garcia PCB, Santana JCB, Barreto SSM. Insuficiência respiratória na criança. J Pediatr 1998; 74(7): 99.

34. Postiaux G. Principios generales de la fisioterapia respiratoria. In: Postiaux G. Fisioterapia respiratória en el niño. Madrid: McGraw-Hill; 2000.

35. Medeiros DM, Bonrgiorno RA, Sasaki MT. Ventilação mecânica na insuficiência hepática e no transplante de fígado. In: Sarmento GJV. Fisioterapia respiratória no paciente crítico. São Paulo: Manole; 2005: 319-25.

36. Ulukaya S, Arikan C, Aydogdu S, Ayanoglu HO, Tokat Y. Immediate tracheal extubation of pediatric liver transplant recipients in the operating room. Pediatr Transplant 2003; 7(5): 381-4.

37. O'meara ME, Whiteley SM, Sellors JM, Luntley JM, Davison S, McClean P, et al. Immediate extubation of children following liver transplantation is safe and may be beneficial. Transplantation 2005; 80(7): 959-63.

38. O'Brien JD, Ettinger NA. Pulmonary complications of liver transplantation. Clin Chest Med 1996; 17(1): 99-114.

39. Matuschak GM, Pinsky MR, Rogers RM. Effects of positive end-expiratory pressure on hepatic blood flow and performance. J Appl Physiol 1987; 62(4): 1377-83.

40. Manczur TI, Greenough A, Rafferty GF, Dimitriou G, Baker AJ, Mieli-Vergani G, et al. Diaphragmatic dysfunction after pediatric orthotopic liver transplantation. Transplantation 2002; 73(2): 228-32.

41. Feltrim M. Estudo do padrão respiratório e da configuração tóraco-abdominal em indivíduos normais, nas posições sentada, dorsal e laterais, com uso de plestimografia respiratória por indutância. Reabilitação. São Paulo, 1994. Tese (Doutorado) – Escola Paulista de Medicina, Universidade Federal de São Paulo.

42. Herzog D, Martin S, Lallier M, Alvarez F. Ascites after orthotopic liver transplantation in children. Pediatr Transplant 2005; 9(1): 74-9.

43. Gupta D, Lalrothuama, Agrawal PN, Aggarwal AN, Dhiman RK, Behera D, et al. Pulmonary function changes after large volume paracentesis. Trop Gastroenterol 2000; 21(2): 68-70.

44. Byrd Jr RP, Roy TM, Simons M. Improvement in oxygenation after large volume paracentesis. South Med J 1996; 89(7): 689-92.

45. Chao Y, Wang SS, Lee SD, Shiao GM, Chang HI, Chang SC. Effect of large-volume paracentesis on pulmonary function in patients with cirrhosis and tense ascites. J Hepatol 1994; 20(1): 101-5.

46. Duranti MAS, Stirbulov R, Rolim EG. Influência da ascite na avaliação da função pulmonar em portadores de hipertensão portal. J Bras Pneumol 2004; 30(1): 14-19.

47. Meyers C, Low L, Kaufman L, Druger G, Wong LL. Trendelenburg positioning and continuous lateral rotation improve oxygenation in hepatopulmonary syndrome after liver transplantation. Liver Transpl Surg. 1998; 4(6): 510-2.

48. Chin K, Uemoto S, Takahashi K, Egawa H, Kasahara M, Fujimoto Y, et al. Noninvasive ventilation for pediatric patients including those under 1-year-old undergoing liver transplantation. Liver Transpl 2005; 11(2): 188-95.

49. Taylor R, Franck LS, Gibson F, Dhawan A. A critical review of the health-related quality of life of children and adolescents after liver transplantation. Liver Transpl 2005; 11(1): 51-60; Discussion 7-9.

50. Custódio FL, Barbosa JAF. Transplante hepático: uma abordagem fisioterapêutica nas complicações respiratórias. Goiás, 2003. Tese de Conclusão de Curso. Universidade Católica de Goiás.

51. Thomson A, et al. Fisioterapia de Tidy. 12.ed. São Paulo: Editora Santos; 1994.

52. Irwin S, et al. Fisioterapia cardiopulmonar. 2.ed. São Paulo: Manole; 1994.

53. Costa D. Fisioterapia respiratória básica. São Paulo: Atheneu; 1999.

54. David CM. Medicina intensiva – AMIB. Rio de Janeiro: Revinter; 2004.

55. Pimenta CLAV. A intervenção do fisioterapeuta no transplante hepático. Hospital Curry Cabral Lisboa Portugal. Revista Fisio e Terapia. Lisboa: 1999.

56. Laranjeira MCB, Lopes AGS, Nunes VS. Fisioterapia no transplante de fígado. In: Sarmento GJV. Fisioterapia respiratória no paciente crítico. São Paulo: Manole; 2005: 326-9.

57. Werneck H. Sobotta – Atlas de anatomia humana. Rio de Janeiro: Guanabara Koogan; 1995.

19

DOENÇAS OBSTRUTIVAS DE VIAS AÉREAS SUPERIORES

MÔNICA CARVALHO SANCHEZ STOPIGLIA
MARIA REGINA DE CARVALHO COPPO

ANATOMIA E FISIOLOGIA DAS VIAS AÉREAS SUPERIORES (VAS)

As VAS, consideradas partes das vias aéreas de condução, compreendem a cavidade nasal, naso e orofaringe, laringe e traqueia extratorácica. Os espaços adjacentes, seios paranasais e tuba auditiva (que conectam a nasofaringe ao ouvido médio) devem ser considerados partes integrantes das vias aéreas superiores. A estrutura e a função desse sistema exercem importante papel na condução do ar para os pulmões e influenciam as propriedades do ar inalado, tanto pela estrutura anatômica quanto pelas características funcionais da mucosa, cartilagens, tecido neural e linfáticos. As VAS também desempenham a função de proteção das vias aéreas inferiores, formação do som e do olfato.[1]

Recém-nascidos e lactentes possuem particularidades anatômicas e fisiológicas que diferem seu sistema respiratório do do adulto, tornando o manuseio de suas vias aéreas um desafio.[2]

O desenvolvimento da cavidade nasal data da sexta semana de idade pós-conceptual. No período pós-natal, as dimensões da cavidade nasal aumentam muito rapidamente e se correlacionam com o tamanho do corpo, sendo a correlação entre o tamanho das vias aéreas e o perímetro cefálico a mais significativa. Originalmente, como os seios estão ausentes, as estruturas faciais são pequenas se comparadas à estrutura óssea do crânio. Com o desenvolvimento dos seios paranasais e sua consequente aeração, o crescimento de toda a face é influenciado, atingindo gradualmente sua forma final.[1]

Os seios paranasais são extensões da cavidade nasal, originárias da cápsula nasal, após invaginação de seu epitélio para os ossos craniofaciais. Essas cavidades sinusais são denominadas, de acordo com o osso em que se desenvolvem e crescem, seios frontais, maxilares, etmoidais e esfenoidais. Seu crescimento ocorre pela pressão aérea, estendendo-se até o fim da adolescência.[3] Todos os seios paranasais são bilaterais e de localização paramediana, com exceção dos seios maxilares, que são totalmente separados pela cavidade nasal.

O desenvolvimento dos seios paranasais se inicia aos 2 meses de vida intrauterina, no período de transição entre embrião e feto. O crescimento é lento durante o período fetal, mas, após o nascimento, acelera-se em estirões que ocorrem na infância, puberdade e adolescência.[4]

Estudos mapeando o padrão de crescimento pós-natal das vias aéreas superiores mostraram que o crescimento dos tecidos moles que definem as vias aéreas superiores, incluindo os tecidos linfáticos, mantêm sua proporcionalidade com o crescimento do esqueleto da face, e assim assegura a patência e a estabilidade das vias aéreas ao longo de toda a infância.[1]

Apesar de a nasofaringe pediátrica ser relativamente estreita, a resistência exercida ao fluxo aéreo nas cavidades nasais contribui com aproximadamente 25% da resistência total ao fluxo aéreo no neonato, enquanto no adulto isso é estimado em cerca de 60%. Essa proporção, baixa em relação a do adulto, se deve ao fato de a maior parte da resistência se concentrar nas vias aéreas de menor calibre (periféricas) nessa faixa etária. Sangramento, edema, congestão, deformidades anatômicas ou presença de sonda nasogástrica podem aumentar significativamente a resistência nasal e comprometer a habilidade da criança em respirar.[2]

A cabeça e o occipto do recém-nascido são relativamente grandes em relação ao corpo, e o peso da cabeça pode levar à flexão excessiva, gerando obstrução aguda nas vias aéreas. Além disso, essa região não apresenta rigidez anatômica, necessitando dos diversos grupos musculares para sua estabilização. Esse fato é particularmente acentuado no recém-nascido prematuro pela falta de força muscular na região do pescoço.[2,5]

A língua do paciente pediátrico é relativamente grande em proporção ao resto da cavidade oral e repousa inteiramente dentro dela, pela sua localização mais alta na laringe. Esse fato resulta em maior facilidade de obstrução, especialmente no recém-nascido.

A epiglote do lactente é mais longa e rígida, e projeta-se num ângulo de 45° em relação à parede anterior da faringe, ficando próxima ao palato. Nesta região, projeta-se também a parte posterior da língua, causando um estreitamento na retrofaringe e, portanto, maior resistência ao fluxo aéreo. No adulto, a epiglote situa-se no nível do C3, enquanto no lactente com menos de cinco meses de idade encontra-se na altura de C1, atingindo configuração do adulto por volta dos 3 anos.

As cordas vocais da criança são mais inclinadas, de modo que os ligamentos anteriores são mais caudais que as conexões posteriores. Apresentam aspecto côncavo por causa da projeção das cartilagens aritenoides para o interior da traqueia.[6] Com o crescimento, há uma retificação das cordas vocais, e no adulto o eixo é perpendicular à traqueia.

A laringe possui forma cônica, com a parte apical do cone posicionada na altura da cartilagem cricoide. No adulto, a borda inferior dessa cartilagem está no nível do C6-C7, enquanto no recém-nascido a termo encontra-se em C4 e no prematuro em C3. A localização mais superior da laringe torna o recém-nascido um respirador nasal até o quarto ou sexto mês de vida.[6] A diferença mais significativa entre a laringe do adulto e da criança, entretanto, está no diâmetro, sendo 8 mm no adulto e 3 a 4 mm na criança. A mucosa dessa região é fina e friável, sendo facilmente edemaciada quando submetida à compressão e/ou traumatismos. A laringe compreende a estrutura mais dinâmica e multifuncional das vias aéreas superiores, sendo relacionada a 50 funções identificadas. As três mais importantes são a proteção das vias aéreas inferiores contra a aspiração de material estranho, regulação do fluxo aéreo (resistência inspiratória e expiratória durante a respiração) e fonação. A eficiência da laringe para a respiração, olfação e proteção das VAS é maior no período neonatal, por causa de sua alta localização. Entretanto, sua

descida libera, na faringe, uma cavidade espaçosa para modificação e articulação do som.[7]

As VAS, como parte do sistema respiratório que está em contato intensivo com o ambiente externo, estão equipadas com mecanismos de defesa representados por um sistema de tecido linfático. Esse sistema é conhecido como anel linfático de Waldeyer e consiste na presença de tecido linfoide na nasofaringe (tonsilas faríngeas ou adenoide), tecido linfático na base da língua (tonsilas linguais), duas tonsilas palatinas e tecido linfático livremente distribuído na parede posterior da faringe. O objetivo principal desse tecido é servir como defesa contra infecções. Entretanto, quando os mecanismos de defesa são superados, esse tecido pode até mesmo se tornar um local de infecção crônica, alterando seu tamanho sob diferentes influências.[1]

FUNÇÕES DAS VIAS AÉREAS SUPERIORES

Condução e condicionamento do ar inspirado

As VAS são responsáveis pela condução do ar inspirado para as vias aéreas inferiores. Em recém-nascidos e crianças pequenas, a respiração é quase exclusivamente nasal, e crianças maiores e adultos seguem o mesmo padrão durante a respiração normal em repouso. Nos adultos, a respiração nasal se torna insuficiente durante a atividade física e é automaticamente substituída pela respiração bucal. Isso também ocorre durante distúrbios obstrutivos das VAS (hipertrofia de adenoides, edema da mucosa nasal na rinite viral ou alérgica), em situações com selamento insuficiente da cavidade oral, em pacientes com estenose laríngea ou traqueal, ou em extrema fadiga.

A entrada do ar inspirado pela cavidade nasal forma imediatamente uma corrente paralela que percorre principalmente a passagem nasal média. A velocidade do fluxo aéreo nasal varia de acordo com o diâmetro de cada região e, portanto, mudanças na direção do fluxo aéreo, assim como as irregularidades nas paredes nasais, tendem a promover turbilhonamento, aumentando o contato entre a corrente de ar e a mucosa nasal.[3] Essa interação permite ao nariz realizar suas principais funções, que são: regulação da corrente aérea, pré-aquecimento, umidificação e filtração do ar inalado.

O nariz aquece o ar a uma temperatura de 32 a 34°C, que usualmente permanece constante mesmo em presença de variações externas do ambiente. A temperatura nasal é regulada por alterações do fluxo sanguíneo, através dos capilares da mucosa. O aquecimento final do ar que passa pelo nariz também é influenciado por outros fatores, tais como: volume e velocidade do ar, umidade do ar ambiente, presença e qualidade das secreções nasais. Na passagem do ar para a traqueia, este se torna saturado com vapor, recebendo aproximadamente metade da umidade das secreções nasais. Após a passagem nasal, a umidade do ar atinge cerca de 80% e aumenta para 95 a 98%, quando atinge a laringe e a traqueia.[1]

Transporte mucociliar – Mecanismos de defesa das VAS

O muco respiratório é composto por uma rede de glicoproteínas de alto peso molecular. Uma de suas funções principais é constituir uma barreira de proteção das células epiteliais contra invasão e lesão por micro-organismos e agentes tóxicos. A parte superficial (externa) da camada mucosa (gel) é viscosa e é transportada pela ação ciliar. A camada profunda ou periciliar (sol) não é transportada.

O muco nasal consegue reter cerca de 70% das partículas de poeira, com diâmetro aproximado de 1 μm. Partículas solúveis se dissolvem no muco, enquanto as não solúveis são retidas pela camada superficial e movidas pela atividade ciliar em direção à nasofaringe, para que sejam deglutidas.[9] As extremidades dos cílios movem a espessa camada externa de muco em direção ao batimento ativo. Esse batimento ativo do cílio é seguido por um batimento de recuperação durante o qual o cílio se move para trás somente na sua camada fina serosa interna. A frequência do batimento ciliar no nariz varia de 4 a 10 batimentos por segundo (Hz) e é influenciado por muitos fatores, tais como temperatura, viscosidade do muco e propriedades osmóticas. A direção do batimento ciliar no epitélio respiratório nos seios paranasais é sempre em direção ao óstio, trazendo as secreções dos seios para as passagens nasais.[1]

Coordenação das vias aéreas superiores e inferiores durante a respiração

A coordenação funcional das vias aéreas superiores (músculos abdutores) e dos músculos da caixa torácica (intercostais e diafragma) durante a respiração é um evento complexo. As estruturas faríngeas, parte intermediária da passagem do ar,

não têm suporte suficiente de estruturas ósseas ou cartilaginosas e tendem ao colapso, quando expostas à pressão negativa na fase inspiratória. Esse fato é compensado por uma atividade neuromuscular coordenada durante a inspiração. O tronco cerebral dispara a atividade inspiratória dos músculos respiratórios e também dos músculos que dilatam o lúmen faríngeo, como o músculo genioglosso. Porém, a contração do diafragma antecede a dos músculos abdutores das VAS e, portanto, esses músculos são obrigados a se contrair de forma mais intensa para neutralizar as forças colapsadoras e manter o equilíbrio apropriado, garantindo a patência das VAS.[10] Distúrbios dessa coordenação podem levar a maior tendência ao colapso da via aérea faríngea durante a inspiração, podendo ser causados tanto por fatores anatômicos quanto funcionais.

Um típico exemplo desse problema é a apneia obstrutiva do sono. Durante o sono, a atividade dos músculos que dilatam a via aérea está diminuída. Isso acontece principalmente durante a fase REM, mas pode ser vista em crianças sedadas. Essa obstrução pode provocar distúrbios respiratórios em vários graus, desde a presença de roncos até episódios de apneia severos com quedas de saturação. Se não detectadas e tratadas, tais hipoxemias podem provocar hipertensão pulmonar secundária, com desenvolvimento gradual de *cor pulmonale*. Outros sintomas frequentemente encontrados são dificuldade na alimentação ou perda de peso, atraso ou anormalidades no desenvolvimento psicomotor, sono extremo durante o dia e policitemia.[1]

Ao contrário do adulto, a criança demonstra com mais facilidade o estreitamento das VAS. Ocorre principalmente na hipertrofia de adenoide, tonsilas ou ambos, que provocam a obstrução das vias aéreas e o aumento da pressão inspiratória negativa, com colapso subsequente. Outras causas menos frequentes são obstrução crônica do nariz na rinite alérgica, desvio de septo nasal ou saliência velofaríngea.

DISTÚRBIOS NOS MECANISMOS DE DEFESA DE VAS[9]

Infecções recorrentes de vias aéreas são comuns em crianças, podendo ser detectados de 6 a 10 episódios por ano, o que torna difícil determinar quais necessitam de investigação imunológica.

Distúrbios da respiração nasal/condicionamento do ar

A obstrução crônica das VAS leva à respiração bucal, e isso pode causar fácies adenoideanas com arqueamento do palato alto e má oclusão dental.

É possível que a respiração crônica pela boca leve à faringite e a um aumento dos episódios de amidalite. Além disso, a respiração bucal acarreta a entrada de ar seco e frio nos brônquios, ocasionando agravamento na sintomatologia da asma.

Distúrbios na depuração mucociliar

A depuração mucociliar só pode ser efetiva se houver células epiteliais ciliadas suficientes, com cílios normais, movendo-se coordenadamente com presença de quantidade e consistência adequadas de muco. Distúrbios dessa depuração podem ser causados por fatores como redução das células epiteliais ciliares produzidas por trauma, cirurgia, infecções virais e radioterapia; e redução ou incoordenação dos movimentos dos cílios que podem ser causadas por toxinas bacterianas ou fúngicas, poluição do ar, incluindo fumaça de cigarro, medicações como atropina, antibióticos e possivelmente aditivos dos sprays nasais.

Distúrbios do muco

Em condições normais, o corpo humano produz muco nasal com propriedades ótimas. As infecções do trato respiratório, doenças alérgicas, distúrbios primários da mucosa ou drogas podem alterar essas propriedades.

Durante a infecção viral, a consistência do muco é principalmente aquosa, especialmente na camada gel superior, levando à redução do transporte mucociliar. Tal fato também ocorre nas infecções bacterianas pela alta viscosidade e elasticidade do muco hipersecretado.

Em pacientes com fibrose cística, o transporte anormal de cloro através da membrana celular apical das células epiteliais provoca secreção diminuída de água. Esse fato resulta em secreções espessas, viscosas e aderentes, que facilitam a colonização bacteriana. O maior teor de sal no muco diminui os efeitos antibacterianos das defensinas. O muco mais espesso provoca um aumento da resposta inflamatória na mucosa, acarretando uma diminuição da depuração mucociliar e um espessamento ainda maior do muco. Esses pacientes invariavelmente apresentam rinossinusite crônica que pode ser acompanhada de pólipos.

DISTÚRBIOS DO TECIDO LINFÁTICO

A hipertrofia de adenoide é o distúrbio do sistema linfático mais comumente encontrado. O aumento do tecido adenoideano pode diminuir significativamente a passagem do ar imediatamente além das coanas. Esse fato usualmente resulta na conversão da respiração nasal para bucal e provoca exclusão da influência positiva da mucosa nasal e secreções sobre o ar inspirado. O ar não condicionado é então inspirado diretamente para a laringe e a traqueia e pode provocar irritação da mucosa das vias aéreas inferiores. Além disso, o aumento da adenoide pode ocluir os orifícios das tubas auditivas, sendo uma razão para alterações na audição e inflamação recorrente do ouvido médio. A passagem nasal prejudicada também leva frequentemente à sinusite de repetição. O aumento da adenoide associado ao aumento das tonsilas é a causa mais frequente de síndrome da apneia obstrutiva do sono na fase pediátrica. Se cronicamente infectadas, as adenoides usualmente se tornam um reservatório de secreções e podem ser a causa de infecções recorrentes de vias aéreas inferiores ou tosse crônica.[1]

O prognóstico e a escolha do tratamento envolvem a determinação do grau de obstrução, que é expresso pela relação entre o tamanho da faringe, sua estabilidade muscular e o tamanho das adenoides e amígdalas. Em alguns casos, pode ser indicada a retirada cirúrgica das adenoides e amígdalas para desobstrução adequada da via aérea.[11]

APNEIA OBSTRUTIVA NO RECÉM-NASCIDO

As VAS são um componente essencial das apneias mistas/obstrutivas. Além de anormalidades congênitas (más-formações cérvico-faciais, laringomalacia, paralisia de cordas vocais), dois diferentes mecanismos estão envolvidos nas apneias do recém-nascido. O mais frequente é o colapso faríngeo passivo durante a inspiração, favorecido pela flexão cervical, obstrução nasal ou falta de coordenação dos músculos faríngeo-diafragmáticos, secundário à imaturidade neural e/ou a anormalidades. O segundo mecanismo envolve o fechamento ativo da glote que pode ocorrer como parte dos quimiorreflexos laríngeos. Esses reflexos são desencadeados pela estimulação dos receptores da mucosa laríngea por líquidos, ácidos ou não ácidos. Os quimiorreflexos laríngeos no recém-nascido imaturo possuem um componente eferente vagal que inclui laringoespasmo, apneias centrais ou mistas/obstrutivas, quedas de saturação de oxigênio e bradicardia; e um componente eferente simpático que inclui hipertensão sistêmica e redistribuição do fluxo sanguíneo para órgãos vitais, tais como coração e cérebro. São observados refluxo gastroesofágico e períodos de alimentação, em resposta ao acúmulo de secreções salivares ou respiratórias.[12,13,14]

OBSTRUÇÕES CONGÊNITAS DAS VAS

São relativamente raras, porém causa de alterações respiratórias graves no período neonatal. Algumas anomalias se refletem como problemas respiratórios agudos, imediatamente após o nascimento ou nos primeiros dias e semanas de vida. Muitos bebês com obstrução congênita das VAS apresentam dificuldades de alimentação secundárias à obstrução e incoordenação da deglutição. Isso pode provocar falência na alimentação e, frequentemente, aspirações recorrentes com potencial para lesão a curto e longo prazo no tecido pulmonar.

As anomalias são classificadas pelo nível de impacto na função da via aérea em: tipicamente nasal, faríngea, laríngea ou na traqueia extratorácica.[15]

Atresia de coanas

Descrita como uma das anomalias mais comuns de VAS, pode ser uni ou bilateral. A obstrução unilateral pode passar despercebida até a primeira infância, quando sintomas como rinorreia persistente e dificuldades de alimentação podem ocorrer, principalmente associados a quadros de infecção. A atresia bilateral causa desconforto respiratório imediato após o nascimento, requerendo suporte com viabilização de via aérea oral até o tratamento.

A maior parte é causada por oclusão óssea e somente 10% por obstrução membranosa. Outras anomalias congênitas estão associadas em 60 a 70% dos pacientes, e o refluxo gastroesofágico é uma complicação frequente. O diagnóstico é realizado preferencialmente por meio da tomografia computadorizada, que mostra o local exato da obstrução e distingue a óssea da membranosa. Deve-se assegu-

rar que as VAS estejam livres de secreção no momento da investigação, pois a presença de muco excessivo pode mascarar o resultado.[15]

Massa nasal

A presença de massa congênita provoca obstrução das passagens nasais. Ainda que raras, são de extrema significância funcional e fisiopatológica. Variam em severidade desde simples pólipos a encefaloceles, as quais podem se comunicar diretamente com o liquor. São divididas em císticas – meningoencefalocele, meningocele, cisto dermoide e cisto epidermoide – e sólidas – hemangioma, neurofibroma, glioma, linfangioma, neuroblastoma, craniofaringioma, rabdomiossarcoma e cordoma.

A sintomatologia usual inclui estase de secreção espessada, constante ou progressiva.

O diagnóstico é realizado através da tomografia computadorizada ou ressonância magnética para delinear o tamanho e o local preciso da lesão.

Sequência de Pierre-Robin

Uma das anomalias congênitas mais comuns das VAS é a sequência de Pierre-Robin (Figura 19.1), que consiste em micrognatia, glossoptose e fenda palatina posterior, resultando em obstrução da via aérea e dificuldades na alimentação. A obstrução da via aérea é mais evidente em supino, especialmente durante o sono. A língua curta cai para trás e obstrui a faringe resultando em hipóxia e hipercapnia, que podem provocar falência cardíaca direita. A severidade da obstrução é variável. Algumas crianças não requerem quase nenhuma intervenção, enquanto outras necessitam de suporte para as VAS. Com o crescimento da mandíbula, particularmente durante os primeiros 6 meses de vida, o problema usualmente se resolve. Em alguns casos, existe recorrência na época do reparo da fenda palatina, sendo necessário reintroduzir o tubo nasofaríngeo.

Essas crianças podem apresentar alterações de crescimento em razão do gasto energético despendido com a respiração e a dificuldade alimentar causada pela incoordenação, sucção, deglutição e respiração.

Os pacientes que apresentam obstrução significativa necessitam frequentemente de suporte para as VAS. Esse suporte consiste na colocação de tubo nasofaríngeo, para reduzir os episódios de hipóxia com normalização dos gases sanguíneos e melhorar o ganho ponderal. A posição ideal do tubo nasofa-

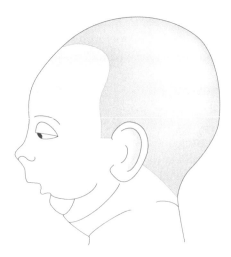

Figura 19.1 Face característica da criança com sequência de Pierre-Robin.

ríngeo deve ser logo acima da epiglote, necessitando ser confirmada por radiografia de pescoço em incidência lateral.

Síndromes dismórficas

Algumas anomalias sindrômicas craniofaciais podem afetar as VAS, tendo como consequência a obstrução da respiração. Pode resultar em hipóxia e hipercapnia aguda ou crônica e, nos casos mais graves, aumento da pressão intracraniana.

O alívio da obstrução é conseguido por meio da utilização de tubo nasofaríngeo, especialmente na criança mais jovem. A CPAP através de máscara facial é extremamente benéfica. A cirurgia específica para correção das anomalias craniofaciais só pode ser realizada mais tarde, uma vez que existe a necessidade de esperar o desenvolvimento específico do crânio, da face e dos tecidos dentais.

Laringomalacia

É a anomalia congênita de maior incidência na via aérea superior, a qual ocorre como resultado do amolecimento anormal dos tecidos laríngeos. É a causa mais comum de estridor na infância. A apresentação clássica é o estridor inspiratório visto usualmente nos primeiros dias ou semanas de vida. Sua severidade pode variar de acordo com o grau de obstrução e o estado da criança (quieta, ativa, chorando ou se alimentando). O estridor piora na presença de infecções do trato respiratório. Os sintomas de dificuldade respiratória pioram nos primeiros meses de vida, mas depois tendem a se resolver durante os primeiros 2 anos de idade.

Paralisia de cordas vocais

A paralisia de cordas vocais pode ser uni ou bilateral, congênita ou adquirida. A maior parte dos casos de paralisias congênitas é detectada no período neonatal ou durante os primeiros meses de vida. Nesse período, a paralisia bilateral é sintomática, porém a unilateral pode passar despercebida. A lesão unilateral provoca maior incidência de choro fraco do que a bilateral, a qual, mais comumente, evidencia a obstrução. As crianças podem apresentar estridor associado a vários graus de obstrução das vias aéreas.

Por causa da alteração no fechamento da laringe durante alimentação, podem ser observadas dificuldades no controle de secreções e na deglutição, associadas com aspiração recorrente. O recém-nascido pode apresentar episódios de tosse, sufocação, som sibilante e dificuldade respiratória durante a alimentação.

Episódios de sibilos e infecções recorrentes do trato respiratório inferior são sugestivos de aspiração. Uma proporção significativa de crianças que aspiram o faz de maneira silenciosa, sem apresentar tosse. As razões para isso não são bem definidas, mas podem ser decorrentes da insensibilidade dos receptores de tosse ou da relativa dessensibilização após estímulos recorrentes de episódios repetidos de aspiração.

Deve-se considerar o diagnóstico de paralisia de cordas vocais em qualquer criança com sintoma de choro fraco ou ausente, estridor significativo, dificuldades de deglutição e alimentação e evidências de aspirações recorrentes. O diagnóstico é realizado através da visualização direta das cordas vocais, e a investigação complementar envolve a avaliação completa da alimentação.

As crianças com paralisia unilateral têm melhor prognóstico e usualmente convivem bem com a doença, utilizando alimentação espessada administrada cuidadosamente, com intervalo de tempo para que a deglutição possa ocorrer. Na fase inicial, durante a inspiração, a corda vocal flácida se aduz na linha média obstruindo o fluxo aéreo. Com o passar do tempo, a corda vocal se torna "congelada" em sua posição de repouso e para de aduzir, diminuindo a restrição ao fluxo aéreo.[15,16]

Os casos mais graves de paralisias bilaterais requerem alimentação por sonda gástrica ou gastrotomia, e, quando os sintomas respiratórios são persistentes, é necessária a realização de traqueostomia. Nesses casos, o prognóstico depende do grau de paralisia e da presença de outras anomalias congênitas.[15]

OBSTRUÇÕES ADQUIRIDAS DAS VAS[16,17,18]

A obstrução adquirida aguda de VAS é comum em crianças. As causas são inúmeras, porém predominam as infecciosas. As obstruções nasais podem ser iatrogênicas ou causadas por rinites, desvios do septo nasal, ingestão de drogas pela mãe, entre outras. Nos seios paranasais, os processos inflamatórios são uma reação à agressão e são denominados sinusites. A área subglótica, porção mais estreita da via aérea pediátrica, é particularmente vulnerável à obstrução, em razão do anel formado pela cartilagem cricoide que restringe sua expansão. O tecido submucoso frouxo dessa área contém um grande número de glândulas mucosas e pode rapidamente diminuir o calibre da via aérea na ocorrência de inflamação e edema. A importância clínica das obstruções agudas das VAS deriva do fato de que, em alguns casos, existe rápida progressão para hipóxia severa e falência cardiorrespiratória. Os principais processos localizados nessa área são crupe e epiglotite e, com menor frequência, encontramos mononucleose infecciosa, abcessos retrofaríngeos e peritonsilares, e aspiração de corpo estranho. Participam das obstruções adquiridas as lesões traumáticas e neoplásicas que acometem essa área. Descreveremos a seguir as mais comuns.

Rinites[8]

Referem-se à reação inflamatória da mucosa nasal, que se manifesta por edema, causando obstrução dessa região. Podem ser acompanhadas de rinorreia hialina, coriza e rinorreia aquosa ou mucopurulenta.

A criança é mais suscetível às infecções das VAS de etiologia viral. Ela pode apresentar de 7 a 10 crises por ano, cursando com obstrução nasal importante e rinorreia aquosa. As rinites virais têm início súbito, geralmente após a criança ter sido exposta a pequenas modificações da temperatura ambiente ou ter entrado em contato com adultos com resfriado comum ou gripe.

A rinite alérgica na criança é muito comum, geralmente acompanhada de espirros e prurido nasal. Algumas crianças menores podem apresentar rini-

tes causadas por alergia a alimentos, como leite de vaca, cereais e clara de ovo.

As rinites virais têm sintomatologia muito semelhante à da rinite alérgica. Esta, porém, não é contagiosa, não apresenta sinais de comprometimento geral e seus sintomas podem aparecer por causas mínimas ou desaparecer bruscamente.

As rinites purulentas não são habituais (menos de 10% dos casos), porém, quando ocorrem, devem ser tratadas rapidamente para impedir a disseminação da infecção para as vias aéreas inferiores.

As rinites bacterianas são geralmente complicações do resfriado comum e da gripe ou das rinites alérgicas. Nessa situação, no exame da cavidade nasal, observa-se mucosa com edema e hiperemia intensa e grande quantidade de secreção purulenta nas fossas nasais.

A criança com rinite geralmente apresenta ronco leve decorrente da obstrução e secreção estagnada na pequena nasofaringe. Por tratar-se de doença autolimitada, o tratamento indicado é a limpeza das fossas nasais com solução fisiológica para prevenir infecção secundária e, diante de persistência do quadro, inicia-se a antibioticoterapia.

Sinusites[3]

Referem-se à inflamação dos seios paranasais e são classificadas em aguda ou crônica, com base na duração dos sintomas clínicos. A forma aguda envolve reações inflamatórias ou sintomas que perduram por dias ou semanas. A sinusite crônica persiste por período superior a um mês, podendo chegar a anos.

O processo se inicia usualmente com uma oclusão do óstio do seio propiciando uma sinusite aguda que, se tratada de forma inadequada, ou não tratada, pode tornar-se crônica. As causas possíveis de obstrução ostial incluem edemas localizados da mucosa, agressão local e obstrução mecânica. Este bloqueio do óstio dá início a um círculo vicioso que leva à sinusite e, para ser quebrado, é essencial a reabertura e a drenagem do óstio.

A obstrução do óstio reduz a tensão de oxigênio dentro do seio envolvido e a hipóxia resultante pode provocar alterações da flora bacteriana predominante (de aeróbia para anaeróbia). Tal fato é causado pela formação de um meio ácido nesse reservatório de secreções, afetando a atividade metabólica e a multiplicação bacteriana. Esses eventos comprometem a função de proteção ciliar, a mucosa sinusal e a função bactericida dos granulócitos. O dano da mucosa compromete a resolução do processo de infecção aguda e leva à posterior contração e oclusão do óstio.

Os fatores predisponentes para o desenvolvimento da sinusite aguda incluem a resistência do hospedeiro, a virulência do agente infeccioso e o número de germes a que o hospedeiro foi exposto, e apenas a presença da bactéria não significa a existência da infecção.

A presença da bactéria, a disfunção ciliar e a retenção de secreções favorecem a infecção, pois a obstrução do óstio isola a bactéria em um local preenchido por gás e líquido, propiciando seu crescimento rápido e resultando em sinusite aguda.

Doenças sistêmicas e síndromes, como fibrose cística, imunodeficiência, bronquiectasia e síndrome dos cílios imóveis, podem predispor a sinusite, infecções de vias aéreas superiores e rinite alérgica.

A infecção aguda se caracteriza por alterações vasculares e exsudação, enquanto a crônica se distingue por proliferação de tecido conjuntivo na submucosa e necrose.

A sintomatologia das sinusites agudas inclui sinais de infecção das VAS com período superior a 10 dias, febre baixa, irritabilidade, rinorreia e tosse que piora no período noturno. Pode estar associada a alterações na consistência, odor ou gosto das secreções nasais, dor em face, cabeça ou dentes e alterações do estado geral.

Os sintomas da sinusite crônica são discretos e pobremente localizados. A secreção nasal é um sintoma frequente e pode ser de intensidade variada, com alterações de coloração e odor. Essa secreção é geralmente viscosa e pode ser eliminada pelo paciente ou drenada para a faringe, levando a gotejamento retronasal, dor de garganta e tosse crônica, acompanhada ou não de rouquidão. A obstrução nasal é outro sintoma predominante, e podem ser relatadas alterações do olfato e do paladar.

O diagnóstico é realizado através da anamnese, exame otorrinolaringológico, radiografia dos seios da face e ressonância magnética.

O tratamento clínico inclui controle da infecção, redução do edema, facilitação da drenagem e manutenção da permeabilidade do óstio. Os objetivos compreendem eliminação dos germes patogênicos, adequação da drenagem e restauração das condições de arejamento, possibilitando o retorno da mucosa ao seu estado normal de atividade e vitalidade.

Crupe

O termo crupe descreve uma síndrome clínica aguda de rouquidão, tosse ladrante e estridor. Utilizado no passado para descrever a difteria, hoje se refere quase exclusivamente à laringotraqueobronquite aguda viral, causa de obstrução adquirida de VAS em crianças. A crupe ocorre mais frequentemente nas estações frias do ano[16] e usualmente afeta crianças de 6 meses a 4 anos, com pico de ocorrência aos 2 anos de idade. O vírus parainfluenza do tipo I é o patógeno mais comum.

O quadro fisiopatológico é caracterizado por edema inflamatório da parede da via aérea na região subglótica. A apresentação clínica inclui quadro agudo de estridor inspiratório, rouquidão e tosse ladrante, semelhante à tosse de foca, frequentemente precedida por rinite ou rinofaringite. A necessidade de internação vai ser determinada pelo grau de dificuldade respiratória, evolução da doença e resposta ao tratamento. A progressão dos sinais clínicos, como presença de estridor bifásico, taquipneia, aumento do trabalho respiratório com retrações, batimentos de asa de nariz, pulsos paradoxais, diminuição da saturação de oxigênio e apatia, é o melhor preditor para identificação de falência respiratória.

O tratamento envolve a utilização de nebulização com adrenalina levógera 1% ou adrenalina racêmica 2,25%, na tentativa de reduzir o edema subglótico por meio de suas propriedades vasoconstritoras; esteroides, para redução do edema submucoso e diminuição do processo inflamatório; e utilização de nebulização tépida ou vapor do chuveiro, para aliviar a mucosa inflamada e fluidificar as secreções, permitindo sua expectoração.

Epiglotite

A epiglotite é uma séria infecção que ameaça a vida, sendo considerada caso de urgência das vias aéreas. É caracterizada por edema inflamatório agudo e hiperemia, envolvendo as estruturas supraglóticas. O aumento do edema supraglótico força a epiglote posteriormente, causando obstrução progressiva da via aérea.[17]

Pode ser causada por vários agentes bacterianos ou virais. Os sintomas clínicos característicos incluem febre alta, dor de garganta, disfonia, rouquidão, voz abafada, salivação, disfagia, estridor, ansiedade e desconforto respiratório. A instalação é geralmente abrupta e os sintomas podem progredir rapidamente em horas. A criança com epiglotite tem aparência tóxica e dificuldade para lidar com as secreções orais, por severa odinofagia, ou para ficar em posição horizontal. Esses pacientes geralmente adotam a posição de tripé, sentados com o pescoço estendido e inclinados para frente, boca aberta, com protusão de cabeça e queixo, para maximizar a abertura laríngea. Falência respiratória por completa obstrução da via aérea pode ocorrer repentinamente, podendo ser provocada por tentativas de visualizar a epiglote ou por forçar a criança a ficar na posição supina. Deve-se permitir que a criança fique na posição mais confortável possível, até que uma via aérea segura possa ser estabelecida. Procedimentos que provoquem ansiedade devem ser evitados ou adiados.

O diagnóstico e o tratamento precoces são fundamentais na evolução da doença. O primeiro é realizado através da história e do exame clínico e confirmado pela laringoscopia e radiografia. O tratamento usualmente envolve intubação e utilização de antibióticos, com manutenção de cuidados intensivos nos primeiros dias de evolução.

LESÕES TRAUMÁTICAS[11,16]

Lesão causada por introdução de sonda nasotraqueal ou nasogástrica

É uma lesão iatrogênica da mucosa nasal causada por traumatismo constante. Os sintomas clínicos incluem rinorreia mucossanguinolenta, podem evoluir com fibrose e provocar estenose da cavidade e até mesmo do vestíbulo nasal.[3]

A aspiração frequente de secreções da nasofaringe também contribui para o traumatismo dessa mucosa, levando a edema e/ou sangramento com graus variados de obstrução.

Lesão provocada por intubação endotraqueal e traqueostomia

A estenose subglótica adquirida se tornou um problema bem reconhecido após a introdução da intubação endotraqueal prolongada, para crianças que necessitam de suporte ventilatório. As complicações são usualmente decorrentes de escolha incorreta do tamanho do tubo endotraqueal, intubações traumáticas ou múltiplas, movimentação laterolateral do tubo, analgesia e sedação inade-

quadas. Outros fatores que influenciam o desenvolvimento do estridor pós-extubação são a duração da intubação, refluxo gastroesofágico e infecção traqueobrônquica. A maior parte das lesões é superficial e inclui alterações não específicas, como edema de laringe, formação de tecido de granulação e ulcerações.

Os sintomas são evidentes no pós-extubação e, por alguns autores, é denominada laringite pós-extubação. O tratamento preconizado é similar ao da crupe em razão da semelhança dos sintomas e, em alguns serviços, utiliza-se uma mistura de gases (79% de hélio e 21% de oxigênio) denominada heliox, cujo mecanismo de ação reside na dependência do fluxo aéreo à densidade do gás, relacionada à queda da pressão, através das vias aéreas superiores. Por ser um gás de baixa densidade, o hélio permite um fluxo laminar em situações em que o fluxo é elevado. Sendo assim, a mistura heliox é benéfica na redução da resistência em grandes vias aéreas, onde o fluxo turbulento predomina.[19]

FISIOTERAPIA APLICADA À DOENÇA

Técnicas de remoção de secreção de vias aéreas superiores[20,21]

A fisioterapia respiratória para o tratamento de VAS atua diretamente na remoção de secreções que possam estar localizadas nessa região, com o objetivo de melhorar sua permeabilidade e facilitar a respiração nasal da criança. Com essa finalidade, as técnicas propostas atualmente na literatura são descritas a seguir.

Desobstrução rinofaríngea retrógrada (DRR)

A DRR é uma manobra inspiratória forçada indicada para a remoção de secreções da rinofaringe. O efeito de Venturi provocado por essa técnica diante dos orifícios sinusais e da trompa de Eustáquio tende a favorecer a mobilização das secreções dessas cavidades para o conduto rinofaríngeo principal.

É realizada de forma passiva em lactentes e crianças pequenas, ou ativa nas acima de 4 a 5 anos, em adolescentes e adultos. Passiva ou ativa, a técnica aproveita o reflexo inspiratório originado pelo choro, ou após uma manobra de ELPr, AFEL, ou tosse provocada.

Para a aplicação da técnica na forma passiva, a criança deve estar posicionada em decúbito dorsal, elevado a aproximadamente 30°. O fisioterapeuta pode posicionar-se atrás da maca e, com uma das mãos, elevar a mandíbula, apoiando os dedos indicador e médio na base da língua ao final do tempo expiratório, obrigando a criança a inspirar profundamente pelo nariz (Figura 19.2).

Quando a obstrução das vias aéreas extratorácicas é evidente, essa técnica também pode ser repetida várias vezes durante a higiene brônquica, entre as manobras de AFEL e/ou ELPr. Posicionado lateralmente ao leito, o terapeuta deve ocluir a boca do paciente com o dorso da mão que acaba de concluir o apoio torácico, elevando a mandíbula e obstruindo rapidamente o orifício bucal (Figura 19.3). Ou ainda realizar o movimento com a mão que dava apoio abdominal, fazendo-a sustentar a mandíbula e fechar a boca, forçando a criança a realizar uma nasoaspiração.

A forma ativa pode ser realizada em três tempos que vão ser modulados de acordo com o quadro clínico do paciente:[21]

- Nasoaspiração com a boca aberta, que faz vibrar o véu do palato e permite eliminar as secreções localizadas na região posterior da nasofaringe.
- Nasoaspiração com a boca semiaberta, que não permite vibrar o véu do palato. Está indicada para as secreções localizadas na região média da nasofaringe.
- Nasoaspiração com a boca fechada, que facilita a mobilização de secreções localizadas na região anterior da nasofaringe.

A técnica pode ser completada por instilação local de solução de cloreto de sódio a 0,9% ou de substância medicamentosa (por indicação médica), que permite sua penetração até a região do cavum. Neste caso, passa a ser denominada DRR+I, que foi descrita por Postiaux[20] em quatro fases:

- *Fase preparatória*: o fisioterapeuta sustenta com uma das mãos, diante da narina a ser instilada, um conta-gotas com a solução previamente preparada. O antebraço é apoiado sobre o tronco, para perceber o ritmo respiratório. A palma da outra mão é apoiada sobre a boca do paciente, permitindo a expiração bucal por meio dos dedos mínimo e anular ligeiramente separados. Essa mesma mão permite ao terapeuta imobili-

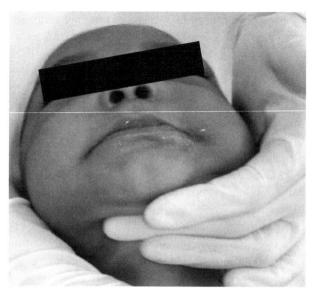

Figura 19.2 Posição da mão no momento da manobra de DRR realizada durante a higiene nasal.

zar a cabeça da criança e colocá-la em ligeira hiperextensão e rotação ipsilateral ao local da instilação, de forma que a narina fique posicionada verticalmente na direção do lobo da orelha homolateral. Essa posição favorece a penetração da solução na região do cavum.

- *Fase de instilação*: durante o curto tempo inspiratório que se segue à expiração prolongada, induzida pelo choro, os dedos se juntam para fechar o orifício bucal e impor uma inspiração nasal repentina. Neste momento, o produto de-

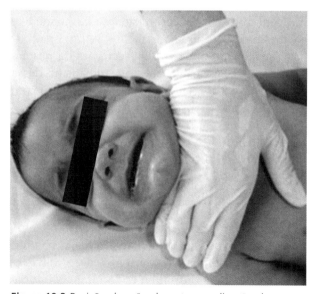

Figura 19.3 Posição da mão durante a realização da manobra de DRR após as manobras de AFEL ou ELPr.

ve ser instilado, aproveitando a velocidade do ar inspirado como vetor.

- *Fase de mobilização das secreções*: após ter realizado o procedimento nas duas narinas, a criança deve ser mantida em decúbito dorsal por aproximadamente um minuto, durante o qual o terapeuta exerce leves pressões na base da língua, com o polegar. Dessa forma, a língua é empurrada contra o palato, obstruindo a via respiratória bucal. Essa manobra causa desconforto respiratório, traduzido por movimentos ventilatórios nasais de vaivém rápidos e desordenados, que permitem agitar as secreções e a medicação contidas no cavum.

- *Fase de expulsão*: após 1 ou 2 minutos, as secreções podem ser eliminadas de três formas: 1. espontaneamente, por meio de uma "tosse nasal" que as projeta para o exterior; 2. por deglutição ou 3. por expulsão, durante uma manobra de retorno.[20] Nessa posição, o conteúdo do cavum, submetido à ação da gravidade, desloca-se para frente e para baixo, irritando os receptores mecânicos laríngeos e desencadeando a tosse. Quando esta não ocorre espontaneamente, o fisioterapeuta pode recorrer à tosse provocada.

Outra maneira de realizar a DRR+I em crianças acima de 4 a 5 anos, quando somente o soro fisiológico é indicado, é posicionar a cabeça do paciente em ligeira hiperextensão, rodando-a para o lado da narina que vai ser instilada. Instila-se, em geral, ½ ml de soro fisiológico a 0,9% nessa narina. Com a cabeça ainda nessa posição, massageia-se ao redor da aleta nasal e sobre a região dos seios maxilares por aproximadamente 30 segundos, para que haja tempo de o soro instilado penetrar pelo óstio e banhar o seio dessa hemiface. A seguir, peça à criança que realize a DRR, como se imitasse o "ronco de um porquinho". Drenadas as secreções dessa narina, repita os mesmos passos, agora virando a cabeça da criança para o outro lado. Esse procedimento pode ser repetido enquanto persistirem as secreções nasais e deve ser ensinado progressivamente à criança, visando a sua autonomia.

Observam-se, frequentemente, após a aplicação desses procedimentos, a sedação da tosse, a diminuição da temperatura corporal, o desaparecimento do ronco, o restabelecimento da respiração nasal, o retorno do apetite e o bem-estar geral do lactente.

A DRR, associada ou não à instilação local, é indicada no lactente com hipersecreção. Além disso, é

um elemento importante na avaliação específica do fisioterapeuta, pois, com a eliminação das secreções de vias aéreas superiores, a ausculta pulmonar passa a ser mais fidedigna, sem apresentar roncos de transmissão nasal que podem mascará-la.

A DRR+I é especialmente indicada nas afecções de vias aéreas extratorácicas de qualquer etiologia.

As contraindicações estão associadas à ausência de tosse reflexa ou eficaz, como a que encontramos em crianças com doenças neurológicas, por exemplo. A presença de estridor laríngeo também contraindica esta e todas as outras técnicas de fisioterapia respiratória, já que o choro provocado pela manipulação pode aumentar o edema da mucosa, diminuindo ainda mais o diâmetro da laringe e piorando o desconforto respiratório.

Quando grandes volumes de solução são instilados, a criança pode apresentar um breve episódio de sufocação. A posição sentada deve normalizar essa situação.

Tosse

A tosse é um mecanismo de defesa ao qual se recorre quando é necessário expulsar o muco da árvore traqueobrônquica proximal. São descritos dois tipos de tosse em razão da idade e da cooperação do paciente: a tosse provocada (TP), estimulada na criança pequena ou no indivíduo incapaz de realizar a tosse espontaneamente, e a tosse voluntária, também chamada tosse dirigida (TD), que pode ser solicitada ao paciente colaborativo.

Tosse provocada (TP)

É uma tosse reflexa desencadeada na criança pequena incapaz de cooperar.

Está fundamentada no mecanismo da tosse reflexa, induzida pela estimulação dos receptores mecânicos, situados na parede da traqueia extratorácica. Seus princípios se baseiam no aumento da velocidade das partículas de ar, no segmento a fluxo limitado, resultante da existência do ponto de igual pressão sobre o trajeto brônquico.

Esse reflexo é imaturo ao nascimento (menos da metade dos recém-nascidos tosse espontaneamente durante a estimulação traqueal ou laríngea) consolidando-se após algumas semanas e mantendo-se até 3 ou 4 anos, quando começa a se atenuar.

O decúbito dorsal ou elevado a 30° é o mais utilizado para a aplicação da técnica. Coloca-se o pole-

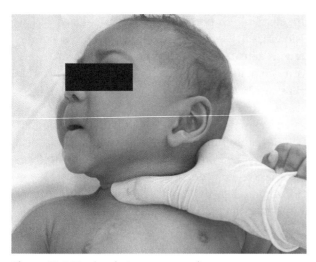

Figura 19.4 Técnica de tosse provocada.

gar perpendicularmente à traqueia, na região da fúrcula esternal. Com o dedo posicionado, mas sem exercer pressão, tenta-se perceber a posição da traqueia, procurando sua porção extratorácica mais baixa. O estímulo deve ser desencadeado preferencialmente ao final da inspiração ou no início da expiração, por serem estes os momentos de maior volume pulmonar. A pressão deve ser suave, mas aplicada de uma só vez (Figura 19.4).

Frequentemente, a criança adota uma postura de defesa com flexão do pescoço, que dificulta o acesso à traqueia. Nesses casos, a partir dos 3 meses de idade, podemos colocá-la em decúbito ventral. A partir dessa idade, o lactente apresenta uma reação postural de retificação e extensão do pescoço, que libera e alonga a traqueia extratorácica. Nessa posição, os receptores extratorácicos da traqueia respondem mais facilmente à pressão, que deverá ser realizada pelo dedo médio, uma vez que o polegar estará posicionado na região cervical, em contra-apoio (Figura 19.5). Além disso, esse alongamento faz com que a traqueia se torne um pouco mais rígida, diminuindo sua tendência ao colapso.

Como no lactente e/ou na criança pequena a cinta abdominal ainda é pouco tônica, no momento da tosse, há uma dissipação energética via abdominal baixa (mais complacente), em detrimento da região traqueal. Em razão de sua pequena área de secção transversal, essa região oferece maior resistência à passagem do ar à grande velocidade. Sendo assim, a criança "tosse em seu ventre". Para evitar esse efeito, o fisioterapeuta deve sustentar o abdome do paciente com uma das mãos, como se fosse uma cinta, direcionando o fluxo de ar para a região da traqueia e potencializando a tosse.

A TP está indicada quando as secreções, independentemente de sua etiologia, estão localizadas em vias aéreas proximais ou traqueia, em pacientes não colaborativos. Pode ser aplicada do nascimento até os 3 ou 4 anos, pois, a partir dessa idade, a pressão traqueal passa a ser dolorosa, por causa do enrijecimento dos anéis cartilaginosos traqueais.

Assim como outras técnicas de fisioterapia respiratória, a TP só deve ser realizada após dois terços do tempo depois da última alimentação, em razão do risco de vômito e broncoaspiração. Pode ser continuada até a eliminação das secreções, mas é limitada pelo esgotamento do reflexo.

A tosse desencadeada a baixo volume pulmonar, ou seja, iniciada na capacidade residual funcional, deve ser evitada, pois é menos eficaz e pode ter risco de sufocação.

A TP é formalmente contraindicada em casos de afecções laríngeas, com estreitamento dessa região. Também não está indicada a prematuros, pois o refle-

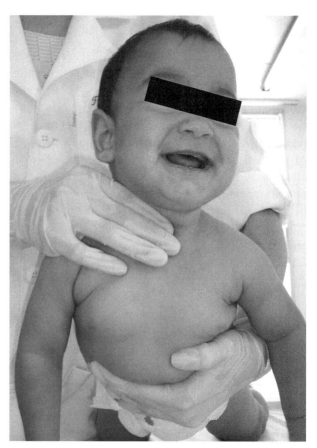

Figura 19.5 Técnica de tosse provocada realizada em decúbito ventral.

xo ainda não está presente e existe risco de colabamento da traqueia e variações do fluxo sanguíneo cerebral.

As respostas das crianças ao estímulo são de intensidade variável. Algumas reagem com tosse violenta somente quando o polegar roça a pele da região traqueal. Outras necessitam de pressão um pouco mais forte. É necessário conhecer a criança para exercer o apoio adequado. Para isso, sugere-se que a pressão seja sempre iniciada de forma mais suave, aumentando-se a intensidade, se necessário.

Tosse dirigida (TD)

É um esforço de tosse voluntária que o fisioterapeuta obtém quando solicita ao paciente cooperante.

O princípio de depuração brônquica é o mesmo da TP.

A técnica necessita da cooperação do paciente, embora não alcance imediatamente a força necessária na criança pequena, mesmo que ela colabore.

Tanto a TD quanto a TP são mais eficazes com a ajuda do terapeuta, que realiza uma pressão manual abdominal de contenção, otimizando o efeito de expulsão do ar dos pulmões (Figuras 19.6 e 19.7).

Na medida em que a criança cresce e compreende as ordens, a TD pode ser desencadeada em diferentes volumes pulmonares.

A tosse deve ser solicitada sempre que as secreções estiverem localizadas em vias aéreas proximais e na traqueia. Seu modo de ação está ligado principalmente à interação gás-líquido, entre os elementos de ar que circulam em grande velocidade, interferindo na interface líquida que cobre a mucosa brônquica.

A tosse pode ser realizada na mesma postura indicada para as técnicas de mobilização de secreção eleitas para a terapia. Entretanto, na criança acima de 8 a 10 anos, é recomendada a tosse posicional, ou seja, no momento da tosse, coloca-se o pulmão acometido em decúbito infralateral, com o objetivo de mobilizar secreções localizadas nessa região.

Os efeitos da TD se manifestam principalmente nas vias aéreas proximais, até a 5ª ou 6ª gerações brônquicas, mas um efeito secundário de mobilização das secreções mais periféricas pode ser obtido através dos movimentos respiratórios amplos induzidos por esse tipo de tosse.

Glossopulsão retrógrada (GPR)

A GPR é uma manobra aplicada no lactente ou na criança pequena, na tentativa de compensar sua

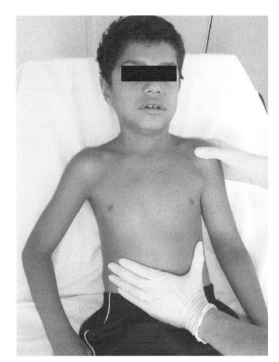

Figura 19.6 Técnica de tosse dirigida.

incapacidade de expectorar. Seu objetivo é conduzir as secreções eliminadas pela tosse, do fundo da cavidade bucal até a comissura labial, para que sejam expelidas. Sua denominação é baseada em seu mecanismo de ação.

Depois que as secreções forem projetadas pela tosse para o fundo da cavidade bucal, o fisioterapeuta segura, com uma das mãos, a cabeça do paciente. O polegar deve ser apoiado sob o maxilar, na base da língua, impedindo a deglutição. Os outros quatro dedos são suavemente apoiados sobre o crânio, sustentando a cabeça. Durante o tempo expira-

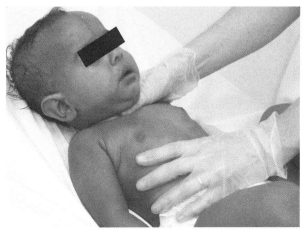

Figura 19.7 Técnica de tosse provocada com apoio abdominal.

tório, o estreitamento provocado pelo apoio do polegar aumenta a velocidade do ar expirado impulsionando a secreção até a comissura labial (Figura 19.8). O muco poderá então ser coletado em um lenço de papel ou em um recipiente transparente, permitindo um exame macroscópico.

Embora eficaz, é um procedimento muito desconfortável para o paciente e não tem outra utilidade prática a não ser permitir ao fisioterapeuta uma apreciação da coloração, consistência, das qualidades reológicas e a verificação de eventual presença de sangue nas secreções coletadas.

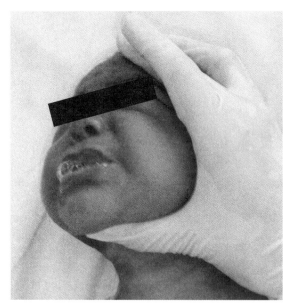

Figura 19.8 Técnica de glossopulsão retrógrada.

REFERÊNCIAS BIBLIOGRÁFICAS

1. Pohunek P. Development, structure and function of upper airways. Paediatric Respiratory Reviews 2004; 5: 2-8.
2. Hanowell LH, Waldron RJ. Airway management. Philadelphia: Lippincott-Raven Publishers, 1996.
3. Lopes Filho O, Campos CAH. Tratado de otorrinolaringologia. São Paulo: Roca; 1994.
4. Campos CAH, Costa HOO. Tratado de otorrinolaringologia. São Paulo: Roca, 2002. v.1
5. Alves Filho, Trindade, Kopelman BI. Clínica de perinatologia. Aparelho respiratório em neonatologia. Parte I. Rio de Janeiro: Editora Médica e Científica; 2001.
6. Ellovitch MEF. Insuficiência respiratória aguda. In: Carvalho WB. Terapia intensiva pediátrica. 2ª ed. São Paulo: Atheneu, 1997. p. 254-84.
7. Myer CM, Cotton RT, Shott SR. The pediatric airway. An interdisciplinary approach. Philadephia: J. B. Lippincott Company; 1995.
8. Campos CAH, Costa HOO. Tratado de otorrinolaringologia. São Paulo: Roca, 2002. v.3
9. Fokkens WJ, Scheeren RA. Upper airway defense mechanisms. Paediatric Respiratory Reviews 2000; 1: 336-41.
10. Kopelman BI, Santos AMN, Goulart AL, Almeida MFB, Miyoshi MH, Guinsburg R. Diagnóstico e tratamento em neonatologia. São Paulo: Atheneu, 2004.
11. Nicolai T. Therapeutic concepts in upper airway obstruction. Paediatric Respiratory Reviews 2004; 5: 34-9.
12. Milner AD, Greenough A. The role of the upper airway in neonatal apnea. Semin Neonatol 2004; 9: 213-9.
13. Praud JP, Reix P. Upper airways and neonatal respiration. Respiratory Physiology and neurobiology 2005; 149: 131-41.
14. Polin RA, Fox WW, Abman SH. Fetal and neonatal physiology. Philadelphia: Saunders; 2004. v.2.
15. Dinwiddie R. Congenital upper airway obstruction. Paediatric Respiratory Reviews 2004; 5: 17-24.
16. Hammer J. Acquired upper airway obstruction. Paediatric Respiratory Reviews 2004; 5: 25-33
17. Stroud RH, Friedman NR. An update on inflammatory disorders of the pediatric airway: epiglottitis, croup and tracheitis. Am J Otolaryngol 2001; 22: 268-75.
18. West JV. Acute upper airway infections. British Medical Bulletin 2002; 61: 215-30.
19. Telles Fiho PA. Asma brônquica/tratamento hospitalar da asma. Disponível em <http://www.asmabronquica.com.br/medical/tratamento_asma_hospitalar.html>.
20. Postiaux G. Fisioterapia respiratória pediátrica. O tratamento guiado por ausculta pulmonar. 2ª ed. São Paulo: Artmed, 2004.
21. Barthe J, Binoche C, Brossard V. Pneumokinésithérapie. Paris: Doin; 1990.

20

SÍNDROME DO DESCONFORTO RESPIRATÓRIO

ANA PAULA CAMPELO CAVALCANTE

PATOLOGIA

Introdução

A síndrome do desconforto respiratório (SDR), também conhecida por doença da membrana hialina (DMH), é uma doença caracterizada por uma piora progressiva do desconforto respiratório nas primeiras horas de vida, decorrente da deficiência primária do surfactante pulmonar, que leva a um aumento da tensão superficial com consequente colabamento alveolar.

Acomete particularmente recém-nascidos prematuros (RNPT) com baixo peso (< 1.500 gramas), que se encontram ainda em seu estágio canalicular ou sacular do desenvolvimento pulmonar, ou seja, possuem desenvolvimento estrutural incompleto dos pulmões.

Todas as situações clínicas que aumentam o risco de parto prematuro são fatores de risco para a SDR: diabetes materno, asfixia, descolamento prematuro de placenta, gemelaridade, alterações metabólicas e cesárea eletiva.[1,2,3]

Etiopatogenia

O surfactante pulmonar é sintetizado pelo pneumócito II por volta de vinte semanas de gestação, atingindo seu pico de produção e ação por volta de 35 semanas; portanto, quanto menor a idade gestacional, maior a incidência e a gravidade da SDR. Trata-se de uma substância composta, de maneira geral, por lipídios (lípides neutros e fosfolípides) e proteínas (SP-A, SP-B, SP-C e SP-D). Dentre os fosfolípides de sua composição, a fosfatidilcolina é a molécula mais abundante e a principal responsável pela diminuição da tensão superficial. As proteínas A e D são moléculas hidrossolúveis e imunomoduladoras, não representando um papel fundamental na ação do surfactante. Já as proteínas B e C são hidrofóbicas e fundamentais para a adsorção da fosfatidilcolina e eficácia do surfactante pulmonar.[4,5]

A deficiência do surfactante leva ao aumento da tensão superficial e a consequente quadro de instabilidade e colapso alveolar. A hipoxemia e a hipoperfusão pulmonar provocadas pelas atelectasias lesam o epitélio alveolar. Ocorre assim um aumento de permeabilidade dos capilares e extravasamento de plasma e sangue para os espaços alveolares, levando à formação da clássica membrana hialina (visível apenas em necropsia pulmonar).[1]

Com a formação das atelectasias, o RNPT com quadros de hipoxemia pode cursar hipercapnia, acidose, *shunt* intrapulmonar, *shunt* D-E, diminuição da CRF e alteração da V/Q. Essas alterações geram sinais e sintomas típicos de insuficiência respiratória, como: taquipneia, batimento de asa nasal, retrações de caixa torácica, cianose, gemido expiratório e ausculta pulmonar com diminuição global do murmúrio vesicular, presença de estertores e sibilos expiratórios.[6]

O grau de desconforto respiratório pode ser avaliado através do Boletim de Silverman-Andersen (BSA – Figura 20.1), que avalia o grau do desconforto respiratório por meio de nota que varia de 0 a 10; quanto maior a nota, mais grave é considerado o desconforto.

Classificação radiológica

Do ponto de vista radiológico, a SDR pode ser classificada em: Grau I ou Leve, Grau II ou Modera-

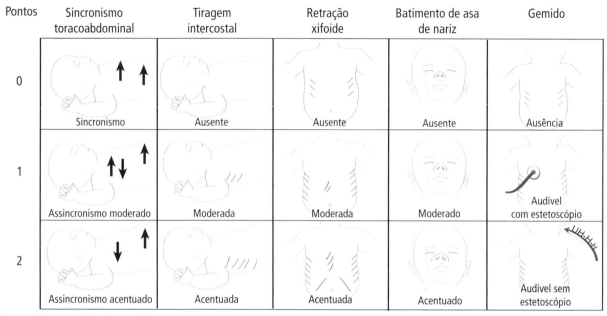

Figura 20.1 Modelo de BSA.[27]

do, Grau III ou Grave e Grau IV ou Opacidade Total. A imagem de infiltrados reticulogranulares e a presença de broncogramas aéreos aumentam de acordo com a gravidade da doença, evoluindo da região peri-hilar para a periferia dos pulmões (Graus I e II), provocando borramento da silhueta cardíaca (Grau III) e opacidade total dos campos pulmonares em situações mais graves (Grau IV).[6,7,9]

Tratamento

A evolução da doença é autolimitada, podendo chegar a até 72 horas. As devidas intervenções médicas devem ser realizadas o mais precocemente, para interrupção da progressão da doença e possível óbito do RN.

O tratamento da SDR consiste em cuidados intensivos e em uma equipe multiprofissional especializada, além de um setor com infraestrutra adequada para o perfeito acompanhamento do RN. As medidas gerais são manutenção térmica, hídrica e calórica, suporte hemodinâmico e controle de processos infecciosos. Na maioria dos casos há necessidade de oxigenoterapia ou suporte ventilatório, através de ventilação mecânica invasiva ou não invasiva.

A reposição com surfactante exógeno é uma terapêutica amplamente utilizada na UTI neonatal. Desde sua descoberta na década de 1980, a sobrevida de RNPT tem aumentado muito. O surfactante exógeno pode ser administrado com finalidade profilática até a terceira hora de vida, ou mais frequentemente no tratamento da doença já estabelecida. A administração é feita por via endotraqueal, com o RN na posição horizontal e com o circuito do ventilador fechado para uma melhor distribuição. A dose e o número de doses administradas variam de acordo com o critério médico, baseado na concentração de cada fabricante e na necessidade de cada RN. Estudos atuais demonstram melhores resultados na oxigenação e no tempo de ventilação mecânica com doses de 100 mg/kg, sendo feitas por meio de uma ou até quatro alíquotas.[4,5,8]

O surfactante exógeno mais comumente utilizado, por apresentar melhor resultado em menos tempo, é o de origem animal bovino ou porcino. Este possui proteínas B e C, além de ser suplementado com fosfolípides e seus componentes. Existe também o surfactante de origem humana, que é isolado do líquido amniótico de fetos a termo (ainda pouco difundido) e o surfactante sintético, que não possui proteínas em sua composição, além de apresentar resultados mais lentos.[5,8]

Complicações

Mesmo com o emprego de uma terapêutica adequada e precoce, o RNPT acometido pela SDR pode evoluir com algumas complicações, também pela imaturidade geral de seus sistemas. As complicações mais comuns são: displasia broncopulmonar e retinopatia da prematuridade (pela necessidade de oxigênio por tempo prolongado), barotrauma (por necessidade de pressões elevadas), persistência do canal arterial (por *shunt*), hemorragia intracraniana (alteração de fluxo sanguíneo e fragilidade dos capilares).

Profilaxia

Atualmente, a administração de corticoides à mãe no período pré-natal pode diminuir a incidência e gravidade da SDR, pois os corticoides agem na maturidade estrutural pulmonar e na síntese dos componentes do surfactante. Podem ser administrados quando houver risco de parto prematuro entre 24 e 34 semanas de gestação, e os efeitos começam após 24 horas da administração.

Estudos atuais procuram demonstrar que o emprego da CPAP nasal imediatamente após a administração do surfactante também pode diminuir a evolução e gravidade da doença, assim como as complicações associadas (DBP e ROP).[23,25,26]

Contudo, a melhor prevenção da SDR é a realização de um acompanhamento pré-natal adequado para diminuir os riscos de um parto precoce. [1,9]

OXIGENOTERAPIA E SUPORTE VENTILATÓRIO

Oxigenoterapia

Nos casos mais leves da SDR, quando o RN é capaz de respirar espontaneamente com adequada ventilação, necessitando apenas de $FiO_2 \leq 40\%$ para manter a PaO_2 entre 50 e 70 mmHg, não há necessidade de suporte ventilatório, sendo a oxigenoterapia suficiente. Para os RNPT, o oxigênio pode ser ad-

Tabela 20.1 Escala do tamanho do *prong* nasal, de acordo com o peso do RN

Prong	Peso
0	Até 1.000 g
1	Até 2.000 g
2	Até 3.000 g
3	Até 4.000 g
4	Até 5.000 g
5	Mais de 5.000 g

ministrado pela incubadora, através de cateter nasal ou através de halo (capacete).[9]

Das três formas citadas, a mais indicada, pelo conforto para o RN é a oxigenoterapia pela incubadora, em que o fluxo de oxigênio é ofertado de acordo com a necessidade da concentração do gás através de uma tabela existente na própria incubadora. O efeito indesejado é que ocorrem oscilações na concentração do gás a cada abertura da isolete para manipulação do RN.

O cateter nasal permite uma oferta mínima de fluxo de oxigênio (1-2 L) pela grande resistência do circuito, além de ser incômodo ao ser fixado à face do RN. Já o halo, mistura oxigênio (O_2) e ar comprimido (AC) de acordo com a concentração desejada, porém, devido ao barulho contínuo, é extremamente desconfortável para o RN. A fórmula para calcular a fração aproximada de oxigênio é:

$$FiO_2 = (O_2 \, L/m \times 100) + (AC \, L/m \times 21)/$$
$$(O_2 \, L/m + AC \, L/m)$$

Por tratar-se de RNPT, o emprego do oxigênio deve ser cauteloso, e por ser a SDR uma doença progressiva nas primeiras horas de vida, o RN deve ser rigorosamente acompanhado.

Ventilação mecânica não invasiva

Quando o RN necessitar de uma concentração de oxigênio $\geq 60\%$ e apresentar um desconforto respiratório moderado a grave, pode-se indicar uma ventilação mecânica não invasiva (VMNI). Em RN, a CPAP (pressão positiva com fluxo contínuo nas vias aéreas) através de *prong* nasal é o modo mais indicado.

Atualmente, essa modalidade ventilatória tem sido utilizada com grande frequência por aparentemente diminuir a necessidade de intubação e o emprego de VMI. Os riscos e as complicações como a DBP e a ROP são menores em RNPT assistidos pela CPAP nasal nas pimeiras horas de vida, imediatamente após a administração do surfactante. Porém, alguns estudos ainda demonstram uma alta incidência de barotrauma.[23,25,26]

Nessa forma de ventilação utiliza-se um fluxo em torno de 6 L/m a 8 L/m, e a PEEP em média 5 cmH_2O, variando de acordo com a necessidade individual de cada RN.[10]

O tamanho do *prong* varia de acordo com o peso do RN, seguindo a Tabela 20.1 como parâmetro.

Ventilação mecânica invasiva

Quando for necessária uma concentração de oxigênio maior que 60% e o RN apresentar um desconforto respiratório grave, ou ainda não responder à terapêutica com CPAP, está indicada a IOT com emprego de ventilação mecânica invasiva (VMI). Normalmente, os RNPT extremos necessitam de VMI logo ao nascimento, ainda na sala de parto, pois, além da deficiência primária do surfactante, eles apresentam características físicas e anatômicas que os impedem de manter uma ventilação espontânea adequada.

Os aparelhos de ventilação mecânica neonatal convencionais são ainda os mais encontrados na maioria das UTIs. São ventiladores ciclados a tempo, limitados a pressão e com fluxo contínuo. A modalidade IMV (ventilação mandatória intermitente) é a mais empregada por permitir que o RN respire entre as respirações mandatórias. Porém, nessa modalidade, além do VC não ser controlado, não há sincronia entre as respirações ventilador/paciente, o que pode acarretar em uma ventilação inadequada.[11,7]

Na modalidade SIMV (ventilação mandatória intermitente sincronizada), ocorre uma sincronia entre as respirações mandatórias e espontâneas, o que permite uma ventilação mais harmoniosa. Porém, seu emprego em prematuros ainda é controverso. Para o adequado funcionamento da modalidade, o RN deve provocar o disparo do aparelho. Este disparo ocorre através do parâmetro sensibilidade, que nos aparelhos convencionais são gerados à pressão. Em razão das características físicas e anatômicas das vias aéreas, os prematuros não conseguem disparar o aparelho adequadamente, acarretando uma ventilação deficiente. Aparelhos que possuem o modo SIMV com sensibilidade a fluxo respeitam melhor as peculiaridades do prematuro. Portanto, na ausência desse tipo de ventilador mecânico, o melhor é usar a IMV.[11,12,13]

A ventilação de alta frequência (VAF) é uma recente técnica ventilatória, que consiste em baixo volume corrente e alta frequência respiratória. A vantagem dessa técnica sobre a ventilação convencional reside na possibilidade de ofertar um volume minuto adequado com baixas pressões, diminuindo assim as lesões pulmonares comuns nos neonatos. Seu emprego na SDR ainda é controverso. Em razão da deficiência de evidências clínicas, a literatura indica a ventilação mecânica convencional como conduta primária, e a VAF somente em situações mais graves que não responderem à terapêutica inicial.[9,13]

Parâmetros ventilatórios

De maneira geral, os RNPT com SDR apresentam diminuição da complacência pulmonar e do tempo inspiratório, aumento da resistência das vias aéreas e retenção de CO_2 por causa da hipoventilação. Todos esses fatores levam à necessidade de altas pressões inspiratórias e expiratórias (PIP e PEEP) e elevada FiO_2 e frequência respiratória.[11]

Vale a pena lembrar que os parâmetros ventilatórios não devem ser trabalhados isoladamente. Quando ofertamos uma PIP maior, ocorre um aumento do VC com consequente eliminação de CO_2. A PEEP, além de manter os alvéolos mais abertos facilitando a troca gasosa, também permite uma melhor absorção do surfactante. A MAP (pressão média das vias aéreas) é o parâmetro que determina o nível de oxigenação; baseado na fórmula MAP = (PIP x T insp) + (PEEP x Texp) / (Tins + Texp), podemos dizer que a oxigenação pode ser alterada não só pela FiO_2, mas sim por mudança na PIP, PEEP ou tempo inspiratório.[9]

As pressões e a FiO_2 são os primeiros parâmetros a serem diminuídos logo após a administração do surfactante exógeno, a fim de evitar barotrauma e maior toxicidade pelo oxigênio.

Os parâmetros ventilatórios aqui sugeridos não devem ser considerados como regra para todos os casos. O fisioterapeuta, juntamente com a equipe médica, deve reconhecer a necessidade individual de cada RN e as características fisiopatológicas da SDR para o emprego correto da ventilação mecânica. Em média, pode-se utilizar:

- PEEP: em torno de 5 a 8 cmH_2O.
- PIP: em torno de 20 cmH_2O; a menor possível até que o tórax expanda cerca de 0,5 cm.
- FR: em torno de 40 rpm; deve ser controlada de acordo com a $PaCO_2$.
- Fluxo: fluxos baixos em torno de 6 L/m são mais fisiológicos e menos lesivos aos pulmões. Um fluxo mínimo de duas a três vezes o volume-minuto é necessário para evitar a reinalação de CO_2.
- Tempo inspiratório: em torno de 0,4 a 0,5 segundo em razão da baixa complacência pulmonar no início da doença; com a melhora da doença, pode-se aumentar o tempo para até 0,6 segundo.
- FiO_2: procurar a menor possível, tolerando uma PaO_2 de até 50 mmHg e uma saturação de até 88%.

FISIOTERAPIA RESPIRATÓRIA

Antes de falarmos da fisioterapia propriamente, devemos ressaltar que o fisioterapeuta, assim como qualquer outro profissional da área da saúde, deve, antes de traçar e aplicar condutas, considerar as limitações e peculiaridades do prematuro, tratando-o, acima de tudo, com carinho, respeito e responsabilidade.

O fisioterapeuta deve ser profundo conhecedor das particularidades anatômicas e fisiológicas do RN, além de saber sobre a fisiopatologia e o curso da doença em questão, para que a conduta eleita seja correta e segura. Contudo, desde que aplicada com critérios, a fisioterapia é um procedimento adequado para prematuros, não comprometendo a estabilidade clínica e hemodinâmica.[22]

A SDR é uma afecção consequente da imaturidade pulmonar, ou seja, de origem estrutural. Sendo assim, a atuação do fisioterapeuta deve ser restrita à prevenção e ao tratamento das possíveis complicações decorrentes da doença e da própria terapêutica empregada (atelectasias, DBP, alteração de mecânica ventilatória, acúmulo de muco).[1,14] Quando for necessária administração de surfactante exógeno, o atendimento só deve ser feito 12 horas após sua administração. Por isso, recomenda-se que a fisioterapia seja indicada somente após as primeiras 24 a 48 horas de vida.

Os RNPT apresentam flutuações em seu estado geral, especialmente quando são manipulados. Frequentemente podem ocorrer: hipoxemia, bradicardia, taquicardia, taquipneia, apneia, alteração de fluxo sanguíneo cerebral, perda de calor, aumento de gasto energético, entre outras. Diante desses fatos, para a eleição da conduta mais adequada, o fisioterapeuta deve realizar uma avaliação minuciosa do RN antes de cada atendimento, sempre restringindo a manipulação ao menor tempo possível.[1]

Não existe tempo determinado para cada procedimento. Sabe-se que a aplicação da drenagem postural associada a outra manobra de higiene brônquica apresenta resultado satisfatório em cerca de 3 a 5 minutos.[1,15] Assim, a manipulação por mais de 10 minutos torna-se desnecessária, mas isso deve variar de acordo com a necessidade de cada paciente. O próprio RN expressa sua tolerância mediante alterações, como as já citadas anteriormente, sendo queda de saturação e aumento do trabalho respiratório as mais frequentes.

Apesar das muitas limitações, o fisioterapeuta pode intervir por meio de técnicas específicas no progresso clínico do RN, sendo um profissional imprescindível na maioria das vezes. O RNPT normalmente apresenta baixa complacência pulmonar, instabilidade de caixa torácica, maior resistência das vias aéreas, diafragma pouco resistente à fadiga, hipotonia muscular, impossibilidade de manter uma ventilação espontânea adequada e reflexo de tosse ausente. Todas essas características colaboram para um maior depósito de muco nas vias aéreas, aumento do trabalho respiratório com piora do desconforto, formação de atelectasias e necessidade de ventilação mecânica. Assim, faz-se necessária a intervenção fisioterapêutica.[15,16]

Objetivos gerais

Podemos destacar o papel do fisioterapeuta em RN com SDR nas seguintes situações:

- Manutenção da permeabilidade das vias aéreas: RN podem apresentar obstrução da COT ou das vias aéreas superiores por muco ou mesmo por posicionamento inadequado.
- Prevenção e tratamento de atelectasias: deve-se primeiro saber a causa da atelectasia, pois nos casos de atelectasia adesiva (pela falta do surfactante) o fisioterapeuta nada tem a fazer; casos de atelectasia obstrutiva (por muco) são muito frequentes e o fisioterapeuta exerce papel fundamental.[17]
- Infecções pulmonares: é muito comum os RN evoluírem com infecções pulmonares e, consequentemente, acúmulo de muco, atelectasias e desconforto respiratório.
- Prevenção e tratamento da displasia broncopulmonar: prevenindo complicações e otimizando o desmame ventilatório, o fisioterapeuta pode, se não evitar, ao menos diminuir a gravidade dessa afecção muito frequente nos RN com SDR; nos casos da DBP já instalada, a terapêutica objetiva principalmente a higiene brônquica e a normalização da mecânica ventilatória.
- Diminuir o trabalho respiratório: por meio de suporte ventilatório adequado, propriocepção diafragmática, posicionamento e via aérea pérvia.[2]
- Melhorar e manter a expansibilidade pulmonar: especialmente após a extubação; quando o RN não possui mais o auxílio da pressão positiva, a manutenção da expansibilidade pulmonar diminui a necessidade de reintubação.[17]

- Otimizar o desmame ventilatório e evitar reintubações: o fisioterapeuta deve estar atento aos gases arteriais e à saturação de oxigênio, a fim de manter parâmetros ventilatórios mínimos. Quando trabalhamos a manutenção da higiene brônquica e a otimização da mecânica ventilatória espontânea, podemos diminuir o tempo de suporte ventilatório. Após a extubação, as mesmas condutas devem ser intensificadas, a fim de evitar a formação de atelectasias e provável retorno à VMI. Cada serviço segue um protocolo próprio de desmame ventilatório e de extubação. Estudos recentes sugerem administração de dexametasona para melhorar a função pulmonar e diminuir reintubação, administração de cafeína para melhorar função diafragmática e prevenir apneia, uso de CPAP nasal após extubação para RN com menos de 2.500 gramas, e inalação com adrenalina para evitar edema de glote. Os parâmetros ventilatórios devem ser mínimos, sendo $FiO_2 < 40\%$, pressão inspiratória < 15 cmH_2O e FR < 15 rpm.[18]
- Controle adequado dos parâmetros ventilatórios pré e pós-surfactante: o surfactante provoca uma abertura dos alvéolos colapsados imediatamente após sua administração; portanto, a necessidade de altas pressões e concentração de oxigênio deve ser diminuída o quanto antes, para evitar barotrauma e toxicidade pelo oxigênio.[4]

Técnicas fisioterapêuticas

Para o alcance de todos os objetivos citados anteriormente, o fisioterapeuta dispõe de alguns recursos. Lembramos que, por tratar-se de RNPT com particularidades e tempo de manipulação limitado, algumas técnicas tornam-se inviáveis. As técnicas sugeridas são:

- Vibração torácica: é uma manobra de higiene brônquica que auxilia na fluidificação do muco, facilitando sua mobilização para vias aéreas mais proximais. É mais eficiente quando associada à drenagem postural. Por tratar-se de RN muito pequenos, utiliza-se o apoio dos dedos na região torácica, realizando uma contração isométrica do braço. Deve-se evitar a compressão, em razão da alta complacência torácica com maior risco de deformidade. É contraindicada em casos de osteopenia, hemorragia pulmonar e enfisema subcutâneo.[19]

- Drenagem postural: desloca secreção para vias aéreas mais proximais pelo auxílio da ação da gravidade, colocando o paciente em determinadas posições baseadas na anatomia dos segmentos pulmonares. Além disso, favorece a expansão de regiões atelectasiadas quando o pulmão comprometido é colocado no lado não dependente. Torna-se mais eficiente quando associada a outras manobras de higiene, como a vibração. Algumas posturas de drenagem são restritas no RNPT pela presença de COT, drenos, cateteres e pela própria estrutura física, sendo necessário bom senso e adaptação das posturas clássicas. O tempo em cada postura varia de 2 a 5 minutos, quando associada a outra manobra. Como regra, a posição de Trendelenburg é contraindicada, em razão do alto índice de hemorragia intraventricular.
- *Bag squeezing*: essa manobra consiste na utilização de um AMBU® associada à vibração torácica; o AMBU® conectado à COT gera um fluxo turbulento com intuito de descolar a secreção e provocar um aumento da expansibilidade pulmonar, enquanto a vibração torácica mobiliza a secreção para vias aéreas proximais. Essa manobra, embora bastante eficiente para higiene brônquica e expansão pulmonar, deve ser cercada de alguns cuidados em razão das peculiaridades do RNPT (maior risco de barotrauma e sangramento pulmonar e intracraniano). O *bag squeezing* é recomendado somente quando houver tampão de muco nas vias aéreas, atelectasia extensa, ou quando a terapia convencional não surtir efeito. É contraindicada em casos de instabilidade hemodinâmica, hemorragia intracraniana, hemorragia pulmonar e prematuridade extrema (comum nos casos de SDR).[19,20]
- Posicionamento: a posição prona é a mais indicada para melhor estabilidade da caixa torácica e movimento diafragmático, além de propiciar uma melhor expansão e ventilação. Porém, é um posicionamento restrito para o RNPT por causa do uso de COT, cateteres e acesso venoso. A posição supina é mais utilizada, principalmente pela melhor visualização e facilidade de manipulação do RN. O mais importante é a alternância dos decúbitos, para melhor função pulmonar, estimulação neurossensorial e prevenção de escaras.
- Estimulação da musculatura respiratória: propriocepção diafragmática e de intercostais, contenção das últimas costelas, apoio abdominal e *tapping* ab-

dominal e alongamento da musculatura acessória (em situações mais crônicas como DBP).[2]

- Aspiração das vias aéreas: o RNPT possui reflexo de tosse diminuído quando não está ausente, especialmente quando encontra-se intubado. Portanto, faz-se necessária a aspiração da secreção mobilizada após a fisioterapia sempre que o RNPT estiver em ventilação mecânica, e se estiver extubado, somente quando necessário. O procedimento deve ser estéril, com a utilização de sondas de aspiração em média número 6. O procedimento deve ser rápido, porém delicado para não causar trauma na narina do RN e não deixá-lo mais de 15 segundos fora do ventilador mecânico. Por se tratar de um procedimento estressante e desconfortável, a aspiração pelas narinas deve ser feita somente quando necessária, baseado na ausculta pulmonar e no desconforto respiratório. Pode-se instilar soro fisiológico 0,9% na COT e nas narinas, para facilitar a entrada da sonda e a fluidificação do muco. Não é recomendado estímulo de fúrcula em recém-nascidos.[21]

CONSIDERAÇÕES FINAIS

Este capítulo abrange de maneira geral a afecção síndrome do desconforto respiratório e a atuação do fisioterapeuta em seu curso. Porém, cada recém-nascido deve ser avaliado e tratado individualmente, considerando não só a doença que o acomete, mas também suas limitações e sensações de dor, frio, sono e medo. Não existem regras, receitas, indicações ou contraindicações absolutas quando falamos de fisioterapia, mas sim bom senso. O fisioterapeuta e toda a equipe multiprofissional que atua em um setor neonatal, além de serem capacitados profissionalmente, devem ser, acima de tudo, humanos.

REFERÊNCIAS BIBLIOGRÁFICAS

1. Kopelman BI, Miyoshi MH, Guinsburg R. Diagnóstico e tratamento em neonatologia. São Paulo: Atheneu, 2004.
2. Kopelman B, Myioshi M, Guinsburg, R.Distúrbios respiratórios no período neonatal. São Paulo: Atheneu, 1998.
3. Diniz EMA, Vaz FAC. Doença das membranas hialinas. Pediatria Moderna. vol 36. Ed. Especial. São Paulo, 2000.
4. Jobe A. Pulmonary surfactant therapy. N England J. Med 1993; 328: 861.
5. Jobe AH, Troster EJ, Proença RSM, Rebello CM. Terapia com surfactante pulmonar exógeno – o que é estabelecido e o que

necessitamos determinar. J Pediatr 2002; 78 (Supl.).

6. Avery ME, Fletcher BD, Williams RG. Hyaline membrane disease. In: The lung and its desordery in the newborn infant. Philadelphia: WB Saunders, 1981.
7. Harris TR, Wood BR. Physiologic principles. In: Goldsmith JP, Karotkin. Assisted ventilation of the neonate. Philadelphia: WB. Saunders, 1996.
8. Miyoshi MH, Guinsburg R, Kopelman BI. Avanços na terapêutica da DMH. Rev Ped Ceará 2000; 1: 3-17.
9. Carvalho WB, Troster EJ, Freddi NA, Proença JO. Ventilação pulmonar mecânica em pediatria e neonatologia. São Paulo: Atheneu, 2004.
10. Martinez FE, Rego MAC. Repercussões clínicas e laboratoriais do CPAP nasal em RNPT. Jornal de Pediatria 2000; 76(5).
11. Carvalho WB, Oliveira NF. Ventilação pulmonar mecânica em pediatria. Revista Pediatria Moderna, 1999; 35(7).
12. Bernstein G, et al. Randomized multicenter trial comparing synchronized and conventional intermittent mandatory ventilation in neonate. J Pediatr 1996; 128(4): 453-63.
13. Down S, Nicks J. Specialventilatory techniques and modalities: Patient Triggered ventilation. In Goldsmith JP, Karotkins EH. Assisted ventilation of neonate. Philadelphia: WB Saunders, 1996.
14. Cuevas D, Mora A, Yeh TF, Pildes RS. The efficacy os chest physiotherapy on the first postnatal day in infants with RDS. Pediatr Res 1985; 19: 359A.
15. Crane L. Physical Therapy for neonates with respiratory dysfunction. Physical Therapy 1981; 61(12).
16. Tudehope D, Bagley C. Techniques of physiotherapy in intubated babies with the respiratory distress syndrome. Aust Paediatr J 1980; 16: 226-8.
17. Bloomfield FH, Teele RL, Voss M, Knight DB, Harding JE. The role of neonatal chest physiotherapy in preventing postextubation atelectasis. J Pediatr 1998; 133: 269-71.
18. Markovits BP, Randolph AJ. Corticosteroid for the prevention of reintubation and postextubation, estridor in pediatric patients: a meta-analysis. Revista Pediatric Crit Care Med 2002;3(3).
19. Hussey J. Effects of chest physiotherapy for children in intensive care after surgery. Physiotherapy 1992; 78(2).
20. Ciesla ND. Chest physical therapy for patients in the intensive care unit. Physical Therapy 1996; 76(6).
21. Day T, Farnell S, Wilson – Barnett T. Suctioning: a review of current research recommendations. Intensive Crit Care Nurs 2002; 18: 79-89.
22. Efeitos da fisioterapia sobre a frequência cardíaca em RNPT com DPMH pós reposição de surfactante. Arq Méd ABC. 2006; 31(1).
23. DG Sweet, HL Hallday .The use of surfactants in 2009. Arch dis Child Educ Pract Ed 2009.
24. Grenville Fox, Uma Sothenathan. The choice of surfactant for treatment of RDS in preterm infants. Respiratory Therapy 2005.
25. Early CPAP and lower rates of BPD and ROP. J Perinatal Med 2005.
26. Nasal CPAP or intubations at birth. New Eng J Med 2008.
27. Cuello AF, Aquim EE, Masciantonio L. Terapêutica runcional del recém-nascido. Buenos Aires:Intramédica, 1993.

21

SÍNDROME DE ASPIRAÇÃO DE MECÔNIO

MILTON HARUMI MIYOSHI
GRAZIELA MARIA MACCARI

Os avanços nos conhecimentos sobre a maturação do pulmão fetal alcançados nas últimas décadas permitiram o desenvolvimento de medidas mais efetivas para o controle da insuficiência respiratória do bebê prematuro. No entanto, os transtornos respiratórios constituem, ainda, a principal causa de morbidade e mortalidade no período neonatal,[1] em especial entre os recém-nascidos a termo que cursam com a síndrome de aspiração de mecônio (SAM).

A SAM é considerada uma das principais doenças respiratórias em neonatos a termo. Tal importância se deve à sua alta taxa de mortalidade, que, ainda hoje, varia de 4 a 37%, de acordo com a gravidade da lesão pulmonar, sendo a mortalidade maior entre os recém-nascidos que evoluem com hipertensão pulmonar.

INCIDÊNCIA

Sabe-se que entre 10 a 20% das gestantes podem apresentar líquido amniótico contaminado com mecônio. Apenas 5% desses conceptos aspiram esse material para o interior das vias aéreas, desenvolvendo o quadro da SAM. O quadro aspirativo pode ocorrer em 35% ou mais das gestações que ultrapassam 42 semanas. Aproximadamente um terço dos neonatos sintomáticos necessita de alguma assistência ventilatória, dos quais aproximadamente 35% apresentam insuficiência respiratória grave e requerem suporte vital extracorpóreo (ECMO) ou evoluem para o óbito.[2]

Portanto, a SAM é assunto de grande interesse não só entre obstetras e neonatologistas, mas também de todos os profissionais preocupados com o cuidado de recém-nascidos criticamente doentes. O entendimento da fisiopatologia desse quadro aspirativo, embora com pontos ainda controversos, tem proporcionado importantes avanços para o tratamento desses recém-nascidos, em especial na assistência respiratória.

ETIMOLOGIA

O termo mecônio provém da palavra grega *meconium-arion*, que indica semelhança ao ópio. Aristóteles deu esse nome ao material do trato gastrintestinal porque acreditava que ele induzia ao sono fetal.

O mecônio é encontrado no trato gastrintestinal fetal a partir da décima semana de gestação. É um líquido viscoso de cor esverdeada composto de secreções gastrintestinais, bile, ácidos biliares, muco, suco pancreático, detritos celulares, líquido amniótico, vérnix caseosa deglutida, lanugem e sangue.

ETIOLOGIA

Os motivos que levam o feto a eliminar o mecônio para o líquido amniótico permanecem ainda controversos. Tal evento poderia decorrer de um processo asfíxico, associado ou não à compressão da cabeça fetal ou do cordão umbilical, que geraria um estímulo vagal, provocando aumento da peristalse intestinal e relaxamento do esfíncter anal, com consequente eliminação de mecônio.[3] Acredita-se que a eliminação de mecônio intraútero poderia representar um evento maturacional do feto,[4] já que tal fato ocorre raramente antes de 37 semanas e é frequente após 42 semanas de idade gestacional, quando o nível de motilina, hormônio responsável pela peristalse e defecação, encontra-se mais elevado.

Quando está presente no líquido amniótico, o mecônio pode ser aspirado para os pulmões em dois momentos: ainda intraútero, por meio de movimentos respiratórios tipo *gasping*, desencadeados pelo próprio processo asfíxico que levou à eliminação do mecônio, pois nessa situação há inversão do fluxo do líquido pulmonar fetal, que passa a ser de fora para dentro dos pulmões, permitindo a aspiração do líquido amniótico meconial; ao nascimento, por meio dos primeiros movimentos respiratórios apresentados pelo neonato, logo após o desprendimento do polo cefálico, com aspiração do material presente nas vias superiores.

FISIOPATOLOGIA

Ao atingir o interior do trato respiratório, o mecônio provoca inicialmente obstrução parcial ou completa das vias aéreas. A obstrução completa em nível de grandes vias aéreas leva a um quadro de sufocação com evolução letal, muitas vezes, na própria sala de parto. Se acomete pequena via aérea, no caso de uma obstrução parcial, cria-se um mecanismo valvular que permite a entrada de ar, mas não a sua saída. O aprisionamento progressivo de ar nessas unidades ocasiona a formação de áreas de hiperinsuflação pulmonar com aumento da capacidade residual funcional (CRF), que pode provocar o rompimento das vias aéreas com aparecimento de vários quadros de extravasamento de ar, como enfisema intersticial pulmonar, pneumotórax e pneumomediastino. Se a obstrução for total, após a absorção do ar residual surgirá o quadro de atelectasia. No decorrer do processo, soma-se ao quadro de obstrução um processo inflamatório intenso com a presença de neutrófilos, macrófagos e mediadores químicos, que desencadeiam edema pulmonar e pneumonite química e aumentam o risco de infecção secundária, uma vez que o mecônio parece interferir na ação bactericida dos neutrófilos.[5]

Tudo isso acarreta piora do processo atelectático. Além disso, a inibição da produção e da função do surfactante, bem como seu deslocamento por ação do

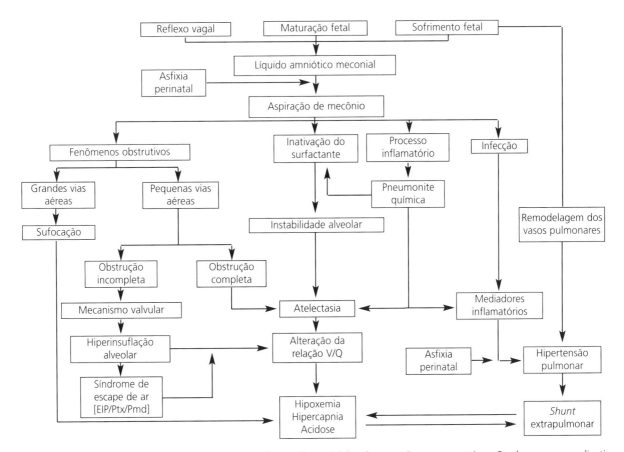

Figura 21.1 Esquema fisiopatológico da SAM. EIP: enfisema intersticial pulmonar; Ptx: pneumotórax; Pmd: pneumomediastino.

próprio mecônio e do processo inflamatório, provoca novas atelectasias. A presença de atelectasias, associada a áreas de hiperinsuflação pulmonar, ocasiona um desbalanço na relação ventilação/perfusão e, consequentemente, hipoxemia, hipercapnia e acidose.

Como resultado da presença da hipoxemia e da acidose, da ação dos mediadores inflamatórios e da muscularização excessiva das artérias intra-acinares, decorrentes da hipóxia intraútero, pode acontecer vasoconstrição pulmonar com hipertensão pulmonar,[6] o que piora ainda mais as trocas gasosas, criando, assim, um ciclo vicioso que pode culminar com a morte do recém-nascido (Figura 21.1).

DIAGNÓSTICO

Quadro clínico

Os recém-nascidos que apresentam a doença exibem frequentemente sinais de pós-maturidade e de impregnação meconial em pele, unhas e cordão umbilical. O paciente pode ser totalmente assintomático ou apresentar, apenas, um desconforto respiratório leve, com taquipneia e retrações intercostais que duram de 24 a 72 horas, sem necessidade de intervenções terapêuticas mais agressivas. A insuficiência respiratória costuma aumentar com o passar do tempo, evoluindo para sinais clássicos da doença que é a presença de retrações da caixa torácica, batimento de asa nasal, gemido expiratório, aumento do diâmetro anteroposterior do tórax, acompanhados de cianose.

Esse quadro pode ser agravado com o surgimento da hipertensão pulmonar, quando o paciente apresenta cianose intensa e uma labilidade na manutenção da oxigenação arterial. A ausculta pulmonar é inespecífica, podendo-se detectar estertores creptantes e subcreptantes difusos e áreas de diminuição do murmúrio vesicular, seja por atelectasia seja por pneumotórax.

Quando não há complicações como a síndrome de escape de ar ou hipertensão pulmonar, o mecônio vai sendo gradativamente absorvido e o processo inflamatório vai se atenuando, com resolução do quadro em 5 a 7 dias. Deve-se lembrar que o boletim de Silverman-Andersen, idealizado para avaliar clinicamente prematuros com síndrome do desconforto respiratório, tende a subestimar a gravidade do quadro pulmonar, uma vez que o grupo predominantemente atingido pela SAM é o bebê mais maduro, no qual a retração torácica pode não ser tão marcante.

O restante dos achados clínicos depende da gravidade da asfixia perinatal e de suas consequências, que, muitas vezes, são importantes elementos na determinação do prognóstico dos pacientes que cursam com a SAM. Assim, deve-se estar atento para o diagnóstico precoce do comprometimento de múltiplos órgãos que podem decorrer do processo asfíxico.

Quadro radiológico

As alterações radiológicas características incluem o comprometimento heterogêneo do parênquima pulmonar, com áreas de atelectasia entremeadas a áreas de hiperinsuflação e presença de infiltrado alveolar grosseiro afetando todos os campos pulmonares (Figura 21.2). São comuns, também, imagens de condensação lobar (Figura 21.3) e de extravasamento de ar, como pneumotórax, pneumomediastino e enfisema intersticial (Figura 21.4).

Deve-se lembrar que as imagens radiológicas podem não se relacionar diretamente com o quadro clínico. Assim, pacientes com radiografia de tórax muito alterada podem apresentar desconforto respiratório leve e de boa evolução e vice-versa.

Diagnóstico

Os critérios diagnósticos para a definição de um caso de SAM são:

- História de líquido amniótico contaminado com mecônio.

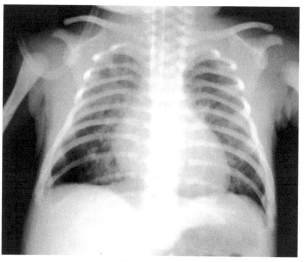

Figura 21.2 Imagem radiológica de um quadro clássico de SAM mostrando regiões pouco ventiladas com infiltrado reticulonodular grosseiro e áreas com hiperinsuflação pulmonar.

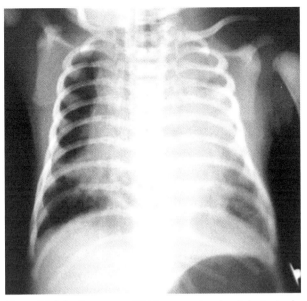

Figura 21.3 Paciente com SAM apresentando atelectasia de todo pulmão esquerdo e hiperinsuflação do pulmão direito.

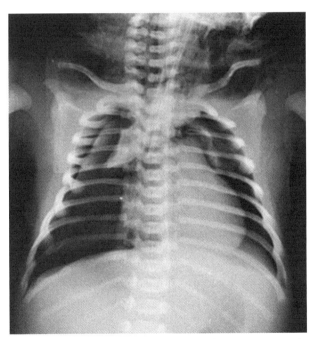

Figura 21.4 Paciente com SAM complicada com pneumotórax bilateral, pneumomediastino e enfisema subcutâneo.

- Presença de mecônio na traqueia do neonato, ao nascimento.
- Recém-nascido cursando com sinais de insuficiência respiratória.
- Alterações radiológicas compatíveis com a da SAM.
- Ausência de outras causas que expliquem o desconforto respiratório.

PREVENÇÃO

A SAM pode ser evitada na grande maioria dos casos por meio de:

- Pré-natal: acompanhamento cuidadoso das gestantes de risco, controlando as doenças maternas que possam levar à hipóxia fetal, monitorizando periodicamente a vitalidade fetal e prevenindo a pós-maturidade, de modo a evitar agravos às condições do concepto.
- Parto cesáreo: a indicação desse tipo de parto deveria restringir-se aos casos em que, além da presença de mecônio, são observadas anormalidades no traçado cardiotocográfico e/ou acidose em pH de couro cabeludo.
- Amnioinfusão: é a infusão de solução salina aquecida na cavidade amniótica. Sua indicação ainda não faz parte da rotina dos cuidados às gestantes que cursam com líquido amniótico meconial, pois têm sido atribuídas várias complicações ao procedimento, mas parece ser um recurso promissor, na tentativa de diluir o mecônio, diminuindo o risco da sua aspiração e a gravidade do acometimento pulmonar quando há aspiração do líquido pelo concepto.
- Aspiração de vias aéreas superiores: é o procedimento mais utilizado na prevenção da aspiração de mecônio realizado por obstetras ou pediatras.[7,8,9,10] A prática rotineira de o obstetra aspirar as vias aéreas superiores de todos os neonatos com líquido amniótico meconial imediatamente após o desprendimento da cabeça e antes da liberação das espáduas atualmente não é recomendada.[11] Após o nascimento, caso o recém-nascido encontre-se deprimido, deve-se proceder à aspiração traqueal sob visualização direta. Define-se a presença de depressão por meio de três sinais: ausência de esforço respiratório efetivo, frequência cardíaca menor do que 100 batimentos por minuto e hipotonia muscular. A aspiração deve ser realizada através de laringoscopia com cânula traqueal ligada ao vácuo de parede com pressão máxima de 100 mmHg. Não se deve utilizar sonda gástrica ou traqueal para realizar a aspiração, pois não são efetivas para a retirada do mecônio. Caso seja necessário, a ventilação com pressão positiva deve ser iniciada logo após a aspiração da máxima quantidade possível de mecônio das vias aéreas. Deve-se lembrar que, atualmente, não se

preconiza a instilação endotraqueal de solução salina para a fluidificação do mecônio presente nas vias aéreas do recém-nascido. Dessa forma, em todo atendimento ao parto no qual o líquido amniótico está contaminado por mecônio é fundamental a presença de um profissional médico treinado em técnicas de reanimação neonatal. A sala de parto deve estar equipada com todo o material necessário para tal procedimento, desde o berço aquecido até os dispositivos para aspiração e intubação do recém-nascido.[12]

TRATAMENTO

Como o tratamento de qualquer doença no período neonatal, o da SAM inicia-se com a adoção de medidas gerais, como a monitoração e a estabilização hemodinâmica e hidroeletrolítica e o fornecimento de aporte hídrico e calórico adequados, visando manter as condições clínicas equilibradas, pois são pontos fundamentais no manejo do paciente com a síndrome aspirativa.

Deve-se lembrar que a insuficiência respiratória causada pela SAM é apenas um dos marcadores de um grande número de problemas associados ao processo asfíxico que, muitas vezes, determinam o prognóstico desses recém-nascidos. Assim, é fundamental estar atento às complicações causadas pela asfixia perinatal, procurando antecipá-las para a correção precoce dos distúrbios metabólicos, cardiovasculares, gastrintestinais, renais e neurológicos. Afora isso, esses recém-nascidos devem ser manipulados o mínimo possível para evitar períodos de hipoxemia que podem agravar um quadro incipiente ou já instalado de hipertensão pulmonar.

CUIDADOS RESPIRATÓRIOS

O objetivo do suporte respiratório é a manutenção dos gases sanguíneos pré-ductais nos seguintes valores: $PaCO_2$ entre 40 e 65 mmHg, PaO_2 entre 50 e 70 mmHg, saturação de oxigênio entre 86 e 93% e o pH entre 7,20 e 7,45. É importante frisar que o suporte ventilatório visa manter os valores de gases sanguíneos dentro de limites aceitáveis para a doença e não corrigi-los para padrões normais, esperados em lactentes e adultos.

Para que o controle gasométrico se faça com facilidade e o mínimo de estresse à criança, além de

possibilitar a monitoração hemodinâmica, indica-se a cateterização da artéria umbilical em todo recém-nascido com SAM que esteja necessitando de ventilação mecânica com concentrações de oxigênio superiores a 40%. Deve-se lembrar que os valores encontrados em amostras retiradas dos cateteres umbilicais refletem os níveis dos gases pós-ductais.

O uso de oxímetros de pulso, com os sensores colocados nas regiões pré e pós-ductais, é de grande auxílio na avaliação da magnitude do *shunt* direita-esquerda, através do canal arterial. Se apenas um oxímetro puder ser utilizado, recomenda-se a monitoração contínua da saturação de oxigênio em sítios pré-ductais, que, em última análise, representa a oxigenação coronariana e cerebral. Além disso, os ajustes do suporte respiratório devem ser realizados de acordo com os valores de saturação pré-ductais, enquanto os níveis pós-ductais são úteis para a manipulação da terapia com vasodilatadores pulmonares. A capnografia deve ser usada com cuidado para a avaliação contínua do CO_2 expirado, dada a heterogeneidade do acometimento pulmonar na SAM.

Oxigenoterapia inalatória (Halo)

A administração do oxigênio sob a forma inalatória apenas melhora a hipoxemia sem interferir nos seus mecanismos geradores. Assim, só está indicada nos casos em que o paciente consiga manter a respiração espontânea e a CRF através do aumento da frequência respiratória e do gemido expiratório. Em qualquer outra situação, a administração de oxigênio sob essa forma será inefetiva e poderá retardar a instituição de uma terapêutica mais adequada.

Deve-se oferecer oxigênio inalatório (FiO_2 máxima de 0,60) para manter a PaO_2 entre 50 e 70 mmHg ou $SatO_2$ entre 89 e 93%. Os ajustes posteriores e a necessidade de maior suporte respiratório dependem da evolução clínica e do controle dos gases sanguíneos.

Pressão positiva contínua em vias aéreas (CPAP nasal)

Deve-se indicar precocemente nos casos de desconforto respiratório menos acentuado, com o intuito de estabilizar as vias aéreas terminais e evitar a formação de atelectasias. O método de eleição para a aplicação da pressão de distensão contínua no período neonatal é sob forma de dispositivos nasais. Deve-se indicar a CPAP nasal se o recém-nascido mantiver valores de PaO_2 abaixo de 50 mmHg ou de

SatO$_2$ inferiores a 85%, apesar da utilização de concentrações de oxigênio acima de 40%. Iniciar com níveis de pressão entre 4 e 6 cmH$_2$O e FiO$_2$ de 0,40.

É importante lembrar que na SAM a lesão pulmonar é extremamente heterogênea e a aplicação dessa técnica eleva ainda mais a CRF, distendendo os alvéolos já abertos, sem reverter as áreas atelectáticas. Esses fatores, além de agravar o desequilíbrio da relação ventilação/perfusão, aumentam o risco da ocorrência da síndrome de escape de ar e do comprometimento do débito cardíaco. Portanto, ao instalar a CPAP é preciso estar atento para o aparecimento de possíveis complicações. A qualquer sinal de piora da oxigenação ou das condições hemodinâmicas, deve-se optar pela instituição da ventilação pulmonar mecânica. Nos casos de suspeita de hipertensão pulmonar, a pressão de distensão contínua deve ser utilizada com cautela, para não postergar o início de terapêuticas mais apropriadas para o seu controle.

Ventilação pulmonar mecânica convencional

Indica-se a ventilação mecânica convencional nas situações em que ocorre falha da CPAP nasal ou nos casos de desconforto respiratório mais acentuado, quando há necessidade de recrutamento alveolar e de maiores ofertas de oxigênio, ou, ainda, nos casos acompanhados de hipertensão pulmonar. De maneira geral, utiliza-se o suporte ventilatório convencional sob forma de ventilação mandatória intermitente (IMV) com os aparelhos de fluxo contínuo e limitados a pressão ou as novas modalidades como o assistido-controlado (A/C), ventilação mandatória intermitente sincronizada (SIMV) associada a pressão de suporte (PS).

A característica principal da SAM é o acometimento pulmonar heterogêneo, apresentando áreas com predomínio de alterações obstrutivas e aumento da CRF, cercadas por regiões de complacência pulmonar e CRF diminuídas ou pouco alteradas. Esses fatos dificultam a manipulação dos parâmetros ventilatórios, pois a expansão das áreas atelectáticas leva à hiperinsuflação das regiões pouco ou não comprometidas, com riscos da ocorrência de baro/volutrauma e agravamento do estado hemodinâmico. Dessa maneira, o ajuste dos parâmetros do respirador no paciente com SAM é extremamente delicado e discutível, não havendo um consenso nem tampouco evidências conclusivas de que uma ou outra estratégia seja superior. Em relação aos parâmetros iniciais do respirador,

como uma orientação geral, recomendam-se os seguintes ajustes:

- Fração inspirada de oxigênio (FiO$_2$): o suficiente para manter a SatO$_2$ (oxímetro de pulso) entre 86 a 93%.
- Pico de pressão inspiratória (PIP): deve ser o suficiente para promover uma elevação da caixa torácica em torno de 0,5 cm em nível do terço médio do esterno. Deve-se lembrar que na SAM, pelo aumento da CRF, muitas vezes a avaliação clínica da expansibilidade está prejudicada pela hiperinsuflação pulmonar. Se a monitoração contínua do volume corrente for disponível, procurar ajustar os níveis da PIP para manter o volume entre 4 a 6 ml/kg.
- Pressão expiratória final positiva (PEEP): de maneira semelhante à descrita para a aplicação de CPAP, pressões baixas ou intermediárias melhoram as trocas gasosas, enquanto pressões positivas finais elevadas aumentam muito o risco de lesão pulmonar e comprometimento hemodinâmico. Dessa maneira, em geral, o uso de pressões entre 4 e 6 cmH$_2$O nas fases iniciais pode ser benéfico para o paciente, mas a monitoração contínua de possíveis complicações é mandatória.
- Tempo inspiratório (Ti): recomenda-se utilizar um tempo inspiratório de aproximadamente 0,5 segundo, uma vez que a constante de tempo inspiratória, em geral, está um pouco prolongada, dada a heterogeneidade do acometimento pulmonar, com áreas de baixa complacência pulmonar, cercadas por regiões onde há o predomínio do componente obstrutivo (resistência alta). Se a monitoração gráfica da curva de fluxo em vias aéreas for disponível, procurar ajustar o Ti para manter o mínimo de tempo possível o fluxo inspiratório em zero.
- Tempo expiratório (Te): como a SAM caracteriza-se por ser uma doença predominantemente obstrutiva, é fundamental manter o tempo expiratório prolongado, pelo menos acima de 0,5 segundo. O uso de tempos expiratórios mais curtos pode levar à retenção de gás no alvéolo ao final da expiração (fenômeno do auto-PEEP), aumentando o risco de baro/volutrauma e de comprometimento hemodinâmico. Portanto, deve-se sempre dar prioridade à manutenção de um tempo expiratório adequado, em detrimento do tempo inspiratório e da frequência respiratória. Se a monitoração gráfica da curva

de fluxo em vias aéreas estiver disponível, ao contrário do ajuste do Ti, procurar ajustar o Te para alcançar ou manter pelo máximo de tempo possível o fluxo expiratório em zero.

- Frequência respiratória (FR): inicialmente pode-se ajustá-la entre 30 a 40 movimentos por minuto, respeitando-se os preceitos já citados para a escolha dos tempos inspiratório e expiratório.

- Fluxo: o uso de fluxos baixos (< 6 L/min) que não atingem o limite da pressão inspiratória preestabelecido e que se mantêm constantes até o final da inspiração pode melhorar a distribuição da ventilação nas doenças com comprometimento pulmonar heterogêneo. Tal estratégia pode ser uma escolha inicial adequada na SAM. Fluxos elevados (de 5 a 10 L/min) promovem um aumento rápido das pressões em vias aéreas proximais, até que o limite da pressão inspiratória seja atingido. A partir daí, a pressão se mantém em platô e o fluxo nas vias aéreas se reduz de maneira gradativa, até o final do tempo inspiratório. Dessa maneira, o respirador gera uma curva de pressão proximal do tipo quadrada, prolongando o tempo de exposição das vias aéreas ao pico de pressão inspiratória. Em geral, essa estratégia pode ser indicada nos casos de hipoxemia de difícil controle, em que há necessidade de reverter atelectasias, podendo, entretanto, predispor à lesão pulmonar e ao comprometimento do débito cardíaco.

Após os ajustes iniciais, para as manipulações subsequentes dos parâmetros ventilatórios é imprescindível a monitoração dos gases sanguíneos. O exame gasométrico pode melhorar, indicando a necessidade de diminuição do suporte respiratório, pode se manter inadequado ou ainda piorar. Essas duas últimas situações podem decorrer de um desequilíbrio importante na relação ventilação/perfusão, da piora da função cardíaca, da presença de síndrome de escape de ar ou de hipertensão pulmonar.

Se os valores de $PaCO_2$ se mantiverem acima de 65 mmHg, lançar mão das seguintes opções: aumentar a FR, PIP ou, eventualmente, diminuir a PEEP. Nas situações em que há necessidade de frequências acima de 60 ciclos por minuto, pode-se optar por manter os valores de PEEP próximos de zero para não agravar o aumento da CRF decorrente do auto-PEEP. Caso não haja resposta, considerar o uso do surfactante exógeno e ventilação de alta frequência.

Diante de quadros de hipoxemia refratária (PaO_2 abaixo de 50 mmHg ou $SatO_2$ inferiores a 86%), pode-se aumentar a concentração de oxigênio, PIP ou PEEP. Se não houver resposta, considerar uso do surfactante exógeno, óxido nítrico inalatório e ventilação de alta frequência.

Em ambos os casos, é fundamental afastar a presença de algum quadro de síndrome de escape de ar. Diante de enfisema intersticial pulmonar, procurar diminuir o PEEP, o Ti (manter entre 0,2 a 0,3 segundo) e a PIP (ajustar para manter volume-corrente por volta de 4 ml/kg). Diante de pneumotórax hipertensivo, é fundamental drená-lo adequadamente. Aliás, em todos os pacientes que apresentam SAM, deve-se dispor de material para drenagem torácica de urgência próxima ao leito. Caso não ocorra resposta positiva a essas medidas, pode-se lançar mão da ventilação de alta frequência. Além disso, deve-se avaliar a função cardíaca procurando corrigir as repercussões hemodinâmicas, seja com uso de expansores de volume seja com vasopressores. Finalmente, quando o paciente não melhora com o suporte ventilatório convencional, supõe-se que a pneumonia aspirativa está acompanhada por hipertensão pulmonar e que medidas terapêuticas mais agressivas se farão necessárias, como a ventilação de alta frequência e o óxido nítrico inalatório.

Hiperventilação e alcalinização

Com o advento do óxido nítrico inalatório e da ventilação de alta frequência, além de evidências clínicas e experimentais do papel da ventilação mecânica em induzir lesão pulmonar, o uso dessa estratégia para o controle da insuficiência respiratória na SAM tem sido abandonada.[13] Atualmente, tanto a hiperventilação como a alcalinização têm sido utilizadas somente como um recurso de exceção, quando não se dispõe de terapias mais efetivas. A técnica consiste na utilização de frequências respiratórias entre 60 e 150 movimentos por minuto através de ventiladores convencionais, com Ti e Te de 0,2 a 0,3 segundo, associados a PIP acima de 30 cmH_2O e baixos níveis de PEEP (próximas a zero). Tal estratégia visa induzir a alcalose respiratória e o relaxamento do leito vascular pulmonar. No entanto, os distúrbios hemodinâmicos e o baro/volutrauma são um obstáculo ao sucesso de sua utilização. Hoje em dia, tem sido dada maior importância à presença do pH alcalino, comparado ao $PaCO_2$ baixo, como responsável pela dilatação do leito vascular pulmonar.

Dessa maneira, em vez de hiperventilar o paciente, as condutas mais utilizadas, ainda que sem evidências, nos casos de SAM associada à hipertensão pulmonar são a ventilação convencional conservadora e a administração de bicarbonato de sódio. Tenta-se, dessa forma, atingir um pH "crítico", em geral acima de 7,50, que desencadeie a dilatação do leito vascular pulmonar e a reversão da hipertensão pulmonar.

Ventilação convencional sincronizada

É uma modalidade ventilatória na qual o paciente desencadeia o início do ciclo inspiratório controlado. São descritas duas formas: a assistida e a controlada (A/C) e a ventilação mandatória intermitente sincronizada (SIMV). Entre as vantagens desse modo de ventilação, cita-se o maior conforto ao paciente, melhora das trocas gasosas e menor incidência de síndrome de escape de ar. Os pacientes que cursam com SAM, pelo fato de serem mais maduros, com frequência "brigam" com o aparelho. A assincronia entre as ventilações mandatórias e espontâneas desencadeia uma série de efeitos adversos, tais como maior necessidade do uso de drogas sedativas e analgésicas, diminuição do volume-corrente efetivo, piora das trocas gasosas, necessidade de aumento do suporte ventilatório e síndrome de escape de ar. Além disso, observam-se alterações da pressão arterial sistêmica e do fluxo sanguíneo cerebral.

Esses fatos ratificam o uso da ventilação sincronizada na SAM, no entanto não existem evidências conclusivas em relação aos efeitos benéficos dessa modalidade na pneumonia aspirativa. De uma forma empírica, recomenda-se o uso dessa estratégia nos recém-nascidos portadores de SAM que cursam com agitação, apesar da adequação do volume pulmonar e do uso de drogas analgésicas e sedativas. Pode-se optar pelo modo A/C na fase aguda da doença e pelo SIMV no período de retirada da ventilação mecânica.

Ventilação de alta frequência (VAF)

A VAF é uma modalidade ventilatória na qual se empregam frequências respiratórias acima da fisiológica associadas a volumes correntes inferiores ou próximos do espaço morto anatômico.[14] Dentre as várias categorias de VAF, a mais utilizada na prática clínica é a do tipo oscilatória. Na SAM, a eficácia dessa modalidade ventilatória é limitada pelo comprometimento

pulmonar heterogêneo. Por exemplo, em neonatos que cursam com síndrome do desconforto respiratório grave, a VAF previne a necessidade de ECMO em cerca de 80 a 90% dos casos, enquanto nos portadores de SAM esses níveis atingem somente 50%.

Essa estratégia ventilatória permanece como uma opção terapêutica de resgate, sendo indicada nas situações de falha da ventilação pulmonar mecânica convencional, que ocorre com maior frequência quando a pneumonia aspirativa está acompanhada de síndrome de escape de ar ou de hipertensão pulmonar. De forma geral, indica-se a VAF quando o paciente apresenta algumas das seguintes condições:

- Índice de oxigenação $(IO = MAP \times FiO_2 / PaO_2) \geq 20$, onde MAP = pressão média de vias aéreas.
- Presença de síndrome de escape de ar grave, como enfisema intersticial pulmonar bilateral ou pneumotórax com fístula de alto débito sem resposta a drenagem pleural.
- Necessidade de PIP acima de 28 cmH_2O na ventilação convencional para manter os seguintes níveis de gases sanguíneos pré-ductais: PaO_2 entre 50 e 70 mmHg ou $SatO_2$ entre 86 e 93% ou $PaCO_2$ entre 40 e 60 mmHg.

Antes da instalação da VAF, é fundamental a avaliação cuidadosa do grau e do tipo de comprometimento pulmonar, da presença ou não de hipertensão pulmonar e da adequação da função cardíaca. Essa avaliação é importante, pois a escolha da estratégia a ser adotada na VAF pode diferir conforme o caso. Por exemplo, nas situações de lesão pulmonar heterogênea, devem-se utilizar com cautela as manobras de recrutamento alveolar. Da mesma forma, o paciente com as reservas cardíacas no limite pode ter os sinais vitais agravados após a instalação da VAF, por causa das repercussões hemodinâmicas.

É fundamental ajustar os parâmetros da alta frequência com objetivo de melhorar as trocas gasosas com o mínimo de suporte de pressão. Deve-se utilizar com cuidado a estratégia de recrutamento alveolar, para evitar a hiperinsuflação. Os parâmetros iniciais utilizados são fluxos ao redor de 10 a 15 litros por minuto, frequência respiratória entre 8 e 10 Hz (1 Hz = 60 ciclos por minuto), pressão média de vias aéreas igual ou inferior à pressão que estava sendo fornecida com a ventilação convencional, amplitude suficiente para que a oscilação atinja a cicatriz umbilical e concentração de oxigênio inspirado ao redor de 100%.

Os ajustes posteriores são realizados de acordo com o volume pulmonar observado na radiografia de tórax (cúpula diafragmática direita no nível da linha hemiclavicular entre oito e nove costelas posteriores), a saturação de oxigênio no segmento pré-ductal e a gasometria arterial. Deve-se procurar manter a saturação de oxigênio entre 89 e 93%, a PaO_2 entre 50 e 70 mmHg, a $PaCO_2$ entre 45 e 65 mmHg e pH acima de 7,25. Além disso, as condições hemodinâmicas devem ser monitoradas continuamente, e, a qualquer sinal de deterioração desses parâmetros, o paciente deve retornar para a ventilação convencional.

Oxigenadores de membrana extracorpórea (ECMO)

São utilizados em crianças com insuficiência respiratória refratária às terapias respiratórias habituais, como ventilação convencional, ventilação de alta frequência, óxido nítrico e surfactante exógeno. Trata-se de uma técnica extremamente agressiva e de alto custo. Em países onde os pacientes graves podem ser transportados para centros especializados em ECMO, esse recurso tem mostrado resultados positivos quanto à diminuição da mortalidade de recém-nascidos portadores de SAM e hipertensão pulmonares.

O maior problema relacionado à aplicação da ECMO nesses pacientes é o fato de que, em geral, tratam-se de neonatos submetidos à asfixia perinatal grave, e a presença de alterações neurológicas é critério de exclusão para a realização da oxigenação de membrana. Em nosso meio, poucos centros estão habilitados para realizar tal terapêutica.

TERAPIAS RESPIRATÓRIAS AUXILIARES

Surfactante exógeno

O emprego do surfactante na SAM baseia-se no fato de que os ácidos graxos, colesterol e bilirrubinas presentes no mecônio são capazes de inativar e deslocar a película tensoativa que reveste a superfície alveolar, levando à atelectasia e à diminuição da complacência pulmonar. Apesar dessas bases fisiopatológicas que justificam o uso do surfactante na pneumonia aspirativa, os resultados dos estudos tanto em modelos experimentais como em seres humanos são discordantes. Até o momento, existem poucos estudos controlados com a aplicação de surfactante em recém-

nascidos humanos portadores de SAM. Os resultados indicam que a reposição de surfactante natural em altas doses (por volta de 150 mg de fosfolípides por kg) e em regime de múltiplas doses (4 doses) possa melhorar as alterações da relação ventilação-perfusão, a oxigenação arterial e a mecânica pulmonar, reduzindo a necessidade de estratégias terapêuticas mais agressivas como a ECMO.[15,16,17]

Deve-se indicar a reposição de surfactante nos neonatos com SAM que necessitem de ventilação mecânica com FiO_2 acima de 0,40 para manter a PaO_2 entre 50 e 70 mmHg ou a $SatO_2$ entre 86 e 93%. Procurar administrar o surfactante precocemente e em altas doses (150 mg de fosfolípides por kg) em razão do intenso processo inflamatório pulmonar que tende a inativar a substância tensoativa instilada. Muitas vezes, é necessário repetir a dose para obter um melhor resultado. Além disso, o comprometimento pulmonar na SAM é heterogêneo, com alterações tanto na complacência como na resistência pulmonar. Esse fato faz que a distribuição do surfactante instilado não seja uniforme, resultando em respostas clínicas variáveis.

Para facilitar a remoção do mecônio e possivelmente dos mediadores inflamatórios, alguns pesquisadores têm examinado o uso do surfactante exógeno diluído como um meio para lavagem broncoalveolar. Os estudos sugerem que essa abordagem pode ser benéfica no tratamento de neonatos com SAM, promovendo uma melhor distribuição do surfactante ofertado e uma melhor resposta clínica. No entanto, são necessários mais estudos para que esse método possa ser introduzido na prática clínica.

Óxido nítrico inalatório

No curso da SAM, para o controle da insuficiência respiratória pode ser necessária a administração de vasodilatadores pulmonares. Dentre as várias substâncias utilizadas na prática clínica, a tolazolina foi a mais popular por tratar-se de um vasodilatador mais específico para o pulmão, se comparado aos outros fármacos. A partir da metade da década de 1990, os vasodilatadores de uso sistêmico foram substituídos pelo óxido nítrico inalatório (NOi).

O NO é produzido naturalmente pelas células endoteliais e age localmente sobre a musculatura lisa vascular, provocando seu relaxamento e a vasodilatação. A ação seletiva nos vasos pulmonares, quando inalado, relaciona-se à propriedade do gás de se difundir através da membrana alveolocapilar e a sua imediata inativação quando em contato com o sangue, através da ligação com a hemoglobina, formando a metemoglobina.[18] Por essas propriedades, uma série de trabalhos em modelos experimentais e em humanos demonstrou de maneira irrefutável que o NO, quando administrado por inalação, é potencialmente útil no tratamento de neonatos que cursam com hipertensão pulmonar. Os vários estudos clínicos prospectivos e randomizados utilizaram o NO para um grupo de recém-nascidos a termo ou próximos do termo com idade gestacional acima de 34 semanas, os quais cursaram com hipoxemia grave, independentemente da doença pulmonar de base.

A análise conjunta desses estudos, excluindo os pacientes portadores de hipoplasia pulmonar, demonstrou que o NOi melhora a oxigenação arterial e diminui a necessidade de ECMO, entretanto não reduz a mortalidade. Esses efeitos são menos evidentes nos casos que cursam com grandes alterações da relação ventilação/perfusão, incluindo-se aí os pacientes portadores de SAM. Esses fatos demonstram a importância da otimização do volume pulmonar para melhorar a resposta ao NOi. Com essa premissa, alguns pesquisadores que utilizam o NOi em conjunto com a ventilação de alta frequência do tipo oscilatória têm constatado bons resultados nos pacientes portadores de SAM associada à hipertensão pulmonar, diminuindo a necessidade de ECMO e a mortalidade nesse grupo de recém-nascidos de alto risco. Portanto, existem evidências razoáveis para o uso do NOi na SAM que cursa com hipertensão pulmonar.[19]

Antes da instalação do NOi, recomenda-se uma avaliação cuidadosa do tipo e do grau de comprometimento dos campos pulmonares e da função cardíaca, através do exame radiológico e ecocardiográfico. Nas situações que cursam com diminuição do volume pulmonar ou com grandes alterações da relação ventilação/perfusão (atelectasia e hiperinsuflação), procurar recrutar o volume pulmonar através do ajuste dos parâmetros da ventilação convencional ou da mudança na estratégia de ventilação para alta frequência ou do uso de surfactante exógeno. Tais manobras visam à otimização da terapêutica com o NOi, já que os melhores efeitos são conseguidos quando o gás atinge as vias aéreas distais. Além disso, o estudo ecocardiográfico é fundamental para detectar a causa da hipoxemia e direcionar a terapêutica com NOi, afastando lesões estruturais cardíacas, avaliando a intensidade do *shunt* extrapulmonar e a *performance* do ventrículo esquerdo.

Sabe-se que a resposta ao NOi é superior nos casos em que a hipoxemia decorre predominantemente do *shunt* extrapulmonar. Afora isso, nos pacientes que apresentam reserva cardíaca diminuída, em particular do ventrículo esquerdo, a vasodilatação pulmonar seguida de aumento do fluxo sanguíneo para as câmaras esquerdas pode precipitar a falência miocárdica. Essa possibilidade deve ser lembrada, já que a SAM é normalmente um marcador de asfixia perinatal grave e de suas consequências, ou seja, da miocardiopatia pós-asfíxica. Nessas situações, é fundamental a estabilização das condições hemodinâmicas através do uso de drogas inotrópicas.

Com base nos dados da literatura e na nossa experiência clínica, indica-se NOi nos neonatos que evoluem com SAM associada à hipertensão pulmonar que mantém os valores de índice de oxigenação acima de 25, em ventilação convencional.

Recomenda-se iniciar com dose de 5 partes por milhão (ppm), aumentando-a em 5 ppm a cada 4 a 6 horas, até o máximo de 20 ppm, de acordo com a resposta. Considerar resposta positiva se houver redução de 10 a 30% no índice de oxigenação ou se a PaO_2 ou a $SatO_2$ pré-ductais se mantiverem acima de 50 mmHg e 85%, respectivamente. Manter a dose que apresentou resultado positivo, procurando reduzir inicialmente a FiO_2 até 0,60. A seguir, diminuir gradualmente (cerca de 5 ppm a cada 6 horas) a oferta de óxido nítrico até o mínimo com o que ainda se obtenha a melhora da oxigenação. Essa dose deverá ser mantida até a remissão do quadro de hipertensão pulmonar, que, em geral, ocorre entre o terceiro e o quinto dias de vida.

Após alcançar a dose de 20 ppm, se não houver resposta positiva, checar as seguintes possibilidades:

- Volume pulmonar inadequado: ajustar os parâmetros ventilatórios, seja na ventilação convencional através da PEEP, seja na alta frequência através da MAP até que a cúpula diafragmática direita, no nível da linha hemiclavicular, alcance entre oito e nove costelas posteriores na avaliação radiológica.
- Afastar pneumotórax hipertensivo.
- Considerar o uso do surfactante exógeno para otimização do volume pulmonar.
- Certificar-se de que as condições hemodinâmicas estão adequadas.

Caso não ocorra melhora da oxigenação após a regularização desses itens, pode-se aumentar a concentração de NOi em 5 ppm, a cada 30 minutos, até no máximo 40 ppm. Tal prática deve ser efetuada com cautela, pois os estudos indicam que o incremento da dose acima de 20 ppm traz poucos benefícios em termos de aumento do percentual de resposta positiva ao NOi. Além disso, doses acima de 20 ppm por tempo prolongado relacionam-se com o aumento da produção de metemoglobina e de dióxido de nitrogênio.

Se mesmo chegando à dose de 40 ppm não houver resposta, suspender o NO inalatório. Afora isso, a administração do gás deve ser interrompida ou a sua concentração diminuída se os níveis de metemoglobinemia alcançarem 5% ou se a concentração de dióxido de nitrogênio superar 1 ppm ou, ainda, na presença de sangramento ativo.

Cuidados anti-infecciosos

Apesar de o uso profilático de antibióticos ser controverso, pelo alto risco de infecção da árvore respiratória preenchida por mecônio e pelo risco de associação com a infecção por *Listeria monocytogenis*, indicamos a antibioticoterapia (penicilina e aminoglicosídeo) nos pacientes que evoluem com SAM e que necessitam de ventilação mecânica. Se após um período de 3 a 5 dias o recém-nascido apresentar-se estável sob ponto de vista respiratório, sem indícios laboratoriais (leucograma e proteína C reativa) de processo infeccioso e sem crescimento bacteriano na hemocultura, pode-se considerar a suspensão da antibioticoterapia.

Corticoterapia

As evidências, até o momento, não indicam vantagens do uso de corticoide para o tratamento da SAM, mesmo nos casos que cursam com processo inflamatório intenso.[20] Portanto, não se recomenda o seu uso para o tratamento da SAM.

PAPEL DO FISIOTERAPEUTA

Como visto, o recém-nascido que cursa com a SAM, em particular, aqueles que necessitam de ventilação pulmonar mecânica, apresenta grande risco para desenvolver complicações respiratórias relacionadas à presença do mecônio em vias aéreas e ao acúmulo de secreção causado pela lesão pulmonar. A princípio, a aplicação das manobras de higiene

brônquica para auxiliar na remoção do mecônio das vias aéreas e prevenir o aparecimento de fenômenos obstrutivos parece trazer apenas benefícios para o paciente, podendo abreviar o curso clínico da doença. Deve-se lembrar, entretanto, que a insuficiência respiratória causada pela SAM é consequência da lesão do parênquima e dos vasos pulmonares. Assim, nos pacientes que apresentam quadros mais graves, a coexistência da hipertensão pulmonar é comum. Além disso, o comprometimento pulmonar na SAM pode ser apenas um marcador de lesão de múltiplos órgãos associados ao processo asfíxico, em especial do sistema nervoso central. Dessa maneira, as técnicas de fisioterapia respiratória, pela manipulação do paciente, podem agravar os níveis de oxigenação arterial e apresentar risco potencial para desencadear ou agravar as lesões do sistema nervoso central causadas pela asfixia perinatal, principalmente quando realizadas por profissionais pouco experientes.

Portanto, diante de um recém-nascido com SAM, é crucial saber indicar o momento certo para iniciar a terapia. Deve-se identificar corretamente as disfunções pulmonares e neurológicas e sempre individualizar as manobras, realizando-as apenas quando claramente indicadas e com objetivos bem definidos.[21]

Desde que considerados esses aspectos, as manobras de higiene brônquica são indicadas para remover o mecônio das vias aéreas, a fim de prevenir fenômenos obstrutivos e corrigir alterações da relação ventilação/perfusão. Não há um consenso na literatura sobre o melhor critério para indicar as manobras de higiene brônquica. De maneira geral, inicia-se a fisioterapia respiratória quando o paciente apresenta os seguintes critérios:

- secreção visível em vias aéreas ou na cânula traqueal;
- presença de roncos e estertores grossos localizados ou difusos na ausculta pulmonar;
- imagens radiológicas sugestivas de retenção de secreção em vias aéreas, como atelectasia;
- antes e após a extubação traqueal;
- deterioração aguda da função pulmonar acompanhada de sinais clínicos de aumento do trabalho respiratório.

Nos neonatos que apresentam a SAM, deve-se respeitar os seguintes pontos:

- SAM associada com hipertensão pulmonar: esses pacientes cursam com uma extrema labilidade na manutenção dos níveis de oxigenação arterial, mais evidente nas primeiras 72 horas de vida. Portanto, nessa fase, recomenda-se manipular o recém-nascido apenas o necessário, procurando indicar as manobras menos invasivas, como a drenagem postural, sob o risco de piorar ainda mais o quadro.

- Encefalopatia hipóxico-isquêmica: esses pacientes cursam com a perda da autorregulação do fluxo sanguíneo cerebral, e as manipulações que provocam flutuações na pressão arterial sistêmica podem agravar a lesão. Logo, as manobras de higiene brônquica devem ser indicadas com cautela na fase aguda do processo, ou seja, nas primeiras 72 horas de vida. Se for necessário, procurar utilizar as manobras menos invasivas.

No recém-nascido criticamente doente, como nos casos de SAM grave, é fundamental adotar procedimentos que evitem a necessidade de manobras mais agressivas. Assim, de forma geral, recomendam-se os seguintes cuidados com o recém-nascido em ventilação mecânica:

- Umidificação e aquecimento do gás inspirado: a umidificação e o aquecimento do gás inspirado têm como objetivo diminuir a lesão pulmonar associada à ventilação mecânica, reduzindo, assim, a formação de secreção em vias aéreas e suas consequências. Verificar os seguintes pontos para manter o gás umidificado e aquecido:
  - checar o nível de água do jarro umidificador a cada 6 horas;
  - checar se a umidificação do gás inspirado está adequada;
  - verificar a cada 6 horas a presença ou não de água condensada no circuito;
  - verificar a temperatura de ajuste a cada 6 horas, procurando mantê-la por volta de 34°C.
- Cuidados com a estabilidade da cânula traqueal: a manutenção da estabilidade da cânula traqueal visa prevenir os seus deslocamentos frequentes, evitando, assim, a ocorrência de extubações não planejadas e de intubações seletivas de brônquios. Os seguintes cuidados devem ser adotados para manter a estabilidade da cânula traqueal:
  - Examinar as condições de fixação da cânula traqueal à face do recém-nascido a cada 6 horas.
  - Checar a marca, em cm, da cânula traqueal no nível do lábio superior, a cada 6 horas ou após cada manipulação do neonato. Tal marca deve obedecer à seguinte regra: peso do paciente + 6.
  - Observar a posição da ponta da cânula traqueal em todas as radiografias de tórax. Se necessário, reposicionar a ponta da cânula, procurando mantê-la 0,5 a 1,0 cm acima da carina ou entre a primeira e a terceira vértebra torácica.

PROGNÓSTICO

Nos países desenvolvidos, onde a incorporação dos avanços científicos na prática clínica se faz de maneira mais rápida, a mortalidade dos recém-nascidos com SAM vem caindo de maneira importante, citando-se taxas inferiores a 10% a partir da década de 1990.[2,10] Em nosso meio, a taxa de mortalidade pela pneumonia aspirativa é ainda muito alta, de 35 a 60% dos recém-nascidos, o que sugere que ela está relacionada à associação da SAM com a presença de hipertensão pulmonar. Além disso, existem evidências de aumento da incidência de complicações neurológicas e pulmonares nos recém-nascidos que apresentam SAM.

Nos pacientes que sobrevivem ao período neonatal, o prognóstico em relação à qualidade de vida parece depender fundamentalmente da gravidade e da duração da asfixia perinatal. A agressão à árvore respiratória em crescimento e desenvolvimento pode ter consequências futuras em termos de hiper-reatividade brônquica e maior suscetibilidade às infecções de repetição das vias aéreas. Tais pacientes têm risco de apresentar convulsão sete vezes maior do que aqueles sem líquido meconial. Aproximadamente 9% dos recém-nascidos com líquido amniótico meconial e boletim de Apgar no quinto minuto inferior a 5 evoluem com paralisia cerebral. A possibilidade de encefalopatia hipóxico-isquêmica em crianças submetidas à asfixia perinatal e a períodos prolongados de hipoxemia deve estar sempre presente. Em geral, o acompanhamento dessas crianças em longo prazo deve ser bastante cuidadoso, especialmente quanto às complicações respiratórias e neurológicas.

É preciso permanecer atento para a presença de alterações do desenvolvimento neuropsicomotor, de tal forma que a reabilitação, quando necessária, seja iniciada precocemente e que a orientação à família se faça de maneira segura e realista.

REFERÊNCIAS BIBLIOGRÁFICAS

1. Angus DC, Linde-Zwirble WT, Clermont G, Griffin MF, Clark RH. Epidemiology of neonatal respiratory failure in the United States. Projections from California and New York. Am J Respir Crit Care Med 2001; 164: 1154-60.

2. Cleary GM, Wiswell TE. Meconium-stained amniotic fluid and the meconium aspiration syndrome: An update. Pediatr Clin North Am 1998; 45: 511-29.

3. Thureen PJ, Hall DM, Hoffenberg A, Tyson RW. Fatal meconium aspiration in spite of appropriate perinatal airway management: pulmonary and placental evidence of prenatal disease. Am J Obstet Gynecol 1997; 176: 967-75.

4. Kimble RM, Trudenger B, Cass D. Fetal defaecation: Is it a normal physiological process? J Paediatr Child Health 1999; 35: 116-9.

5. Tran N, Lowe C, Sivier EM, Shaffer TH. Sequential effects of acute meconium obstruction on pulmonary function. Pediatr Res 1980; 14: 34-8.

6. Pearlman EJ, Moore W, Hutchins GM. The pulmonary vasculature in meconium aspiration. Hum Pathol 1989; 20: 701-6.

7. Halliday HL, Sweet D. Endotracheal intubation at birth for preventing morbidity and mortality in vigorous, meconium-stained infants born at term. In: Sinclair J, Bracken M, Soll RF, Horbar JD (Ed.). Neonate Module of the Cochrane Database of Systematic Reviews [updated 01 Nov 2002]. Disponível em: The Cochrane Library: http:www.nichd.nih.gov/cochraneneonatal.

8. Rossi C, Almeida MFB, Guinsgurg R, Miyoshi MH, Santos AMN. Delivery room management of meconium stained neonates: risk factors for meconium aspiration syndrome. Pediatr Res 2000; 47: 430A.

9. Wiswell TE. Handling the meconium-stained infant. Semin Neonatol 2001; 6: 225-31.

10. Yoder BA, Kirsch EA, Barth Jr WH, Gordon MC. Changing obstetric practices associated with decreasing incidence of meconium aspiration syndrome. Obstet Gynecol 2002; 99: 731-9.

11. Vain NE, Szyld EG, Prudent LM, Wiswell TE, Aguilar AM, Vivas NI. Oropharyngeal and nasopharyngeal suctioning of meconium-stained neonates before delivery of their shoulders: multicentre, randomized controlled trial. Lancet. 2004; 364: 597-602.

12. Kattwinkell J. Textbook of neonatal resuscitation. 4.ed. Elk Grove Village, Illinois: American Academy of Pediatrics,

2000. (Edição em português: Manual de reanimação neonatal. São Paulo: Escola Paulista de Medicina da Universidade Federal de São Paulo, 2003).

13. Wung JT, James LS, Kilchevsky E, James E. Management of infants with severe respiratory failure and persistence of the fetal circulation, without hyperventilation. Pediatrics 1985; 76: 488-94.

14. Miyoshi MH. Ventilação de alta freqüência oscilatória. In: Kopelman BI, Santos AMN, Almeida MFB, Goulart AL, Guinsburg R, Miyoshi MH (Ed.). Diagnóstico e tratamento em neonatologia. 1.ed. São Paulo: Atheneu, 2004.

15. Miyoshi MH. Terapêutica de reposição de surfactante. J Pediatr (Rio J) 2001; 77: 3-16.

16. Soll RF, Dargaville P. Surfactant for meconium aspiration syndrome in full term infants. In: Sinclair J, Bracken M, Soll RF, Horbar JD (Ed.). Neonate Module of the Cochrane Database of Systematic Reviews [updated 18 Feb 2000]. Disponível em: The Cochrane Library: http:www.nichd.nih.gov/cochraneneonatal.

17. Wiswell TE, Knight GR, Finer NN, Donn SM, Desai H, Walsh WF, et al. A multicenter, randomized, controlled trial comparing Surfaxin (Lucinactant) lavage with standard care for treatment of meconium aspiration syndrome. Pediatrics 2002; 109: 1081-7.

18. Miyoshi MH. Óxido nítrico inalatório. In: Kopelman BI, Santos AMN, Almeida MFB, Goulart AL, Guinsburg R, Miyoshi MH (Ed.). Diagnóstico e tratamento em neonatologia. 1.ed. São Paulo: Atheneu, 2004.

19. Finer NN, Barrington KJ. Nitric oxide for respiratory failure in infants born at or near term. In: Sinclair J, Bracken M, Soll RF, Horbar JD (Ed.). Neonate Module of the Cochrane Database of Systematic Reviews [updated 03 Jun 2001]. Disponível em: The Cochrane Library: http://www.nichd.nih.gov/cochraneneonatal.

20. Ward M, Sinn J. Steroid therapy for meconium aspiration syndrome in newborn infants. In: Sinclair J, Bracken M, Soll RF, Horbar JD (Ed.). Neonate Module of the Cochrane Database of Systematic Reviews [updated 14 Jul 2003]. Available in The Cochrane Library: http://www.nichd.nih.gov/cochraneneonatal.

21. Maccari GM, Abreu CF, Miyoshi MH. Papel da fisioterapia respiratória nas doenças respiratórias neonatais. In: Alves NF, Trindade OF, Kopelman BI (Org.). Clínica de perinatologia. Aparelho respiratório em neonatologia – Parte I. Rio de Janeiro: Medsi, 2001. p.145-67.

22

TAQUIPNEIA TRANSITÓRIA DO RECÉM-NASCIDO

ALESSANDRA FREITAS

O distúrbio respiratório de evolução benigna, a taquipneia transitória do recém-nascido (TTRN) – também denominada dificuldade respiratória benigna do recém-nascido,[1] pulmão úmido ou síndrome do desconforto respiratório tipo II,[2] – foi descrito primeiramente por Avery et al., em 1966, que relataram a ocorrência de desconforto respiratório precoce e de moderada intensidade, com resolução na maioria dos casos nas primeiras 24 horas de vida.[3] A TTRN passou a fazer parte dos distúrbios respiratórios comuns do período neonatal, juntamente com a doença da membrana hialina, displasia broncopulmonar, síndrome de aspiração de mecônio ou líquido amniótico, hipertensão pulmonar persistente e pneumonias congênitas.

DEFINIÇÃO

A TTRN pode ser definida como síndrome clínica de caráter benigno, caracterizada por desconforto respiratório de leve a moderada intensidade, manifestado por sinais clínicos não específicos e constituído de taquipneia superior a 60 movimentos por minuto, retração intercostal e esternal, gemido expiratório e, menos frequentemente, cianose.[4]

É uma entidade clínica bastante frequente na prática médica pediátrica e está relacionada a recém-nascidos a termo ou pré-termo limítrofes;[5] sendo autolimitada, os sinais clínicos surgem precocemente, já ao nascimento ou nas primeiras 6 a 8 horas, desaparecendo completamente até o quarto ou quinto dia de vida pós-natal.[4]

Sua patogenia, ainda discutida, é atribuída ao atraso na reabsorção do líquido pulmonar, com re-pleção dos linfáticos hilares, o que fez Kuhn et al., em 1969, associarem ao quadro radiológico a presença de espessamento da cisura interlobar, em virtude de edema subpleural e edema intersticial perivascular, o que reforçou a hipótese atualmente aceita.[6]

INCIDÊNCIA

A TTRN é um distúrbio respiratório bastante frequente, sendo a sua incidência maior que a da doença de membrana hialina, com a qual pode ser clinicamente confundida, o que dificulta uma estimativa precisa de sua incidência. Sendo o distúrbio respiratório mais comum do período neonatal, a TTRN apresenta incidência de 11 a 15 casos para cada mil nascidos vivos.[5] Apresenta uma discreta prevalência estatística no sexo masculino e em recém-nascidos com idade gestacional superior a 34 semanas e peso superior a 2.000 g.

A incidência da TTRN é maior em recém-nascidos submetidos a asfixia perinatal[7] e naqueles nascidos por parto cesáreo,[7] quando comparados a recém-nascidos de menor risco.[8] Nesses casos, ela é definida como frequências respiratórias acima de 60 movimentos respiratórios por minuto com duração de 3 horas e ausência de outros sinais de desconforto, apresentando como incidência 5% em recém-nascidos a termo e 16% em recém-nascidos de baixo peso.[4]

Observa-se uma incidência maior de TTRN em RN provindos de gestações de alto risco (2%), RN submetidos a asfixia perinatal e nos submetidos a parto cesáreo quando comparados com RN de menor risco.

ETIOPATOGENIA

Atualmente, a hipótese mais aceita na etiologia da TTRN é a do retardo na absorção do líquido pulmonar fetal pelo sistema linfático pulmonar, proposto por Avery, e hoje aceito pela maioria dos autores. O aumento desse fluido causa uma redução da complacência pulmonar.

Dinâmica dos líquidos pulmonares

O pulmão fetal contém líquido em seu interior, produzido pelo epitélio respiratório (alvéolos fetais) a partir da vigésima semana de gestação. Esse líquido está também presente na árvore traqueobrônquica e colabora com o desenvolvimento das vias aéreas distais (ácinos), além de ser responsável pelo não colabamento pulmonar quando da primeira respiração, época em que passa a ser substituído pelo ar inspirado.[10] A existência de líquido alveolar fetal foi confirmada por numerosos trabalhos experimentais.

A composição do líquido alveolar é diferente do plasma, pois possui grande quantidade de íons cloreto e baixas concentrações de bicarbonato e proteínas, uma vez que há células controlando a passagem seletiva e ativa de seus elementos do setor intersticial para o espaço alveolar. É produzido numa velocidade de 4 a 5 ml/kg/h e alcança um volume de 25 a 30 ml/kg ao final da gestação.[3,6,11]

Cerca de dois a três dias próximo ao termo da gestação, a concentração de potássio no líquido pulmonar se eleva em resposta à produção de surfactante pelas células epiteliais do tipo II. Inicia-se a redução da secreção do líquido intra-alveolar e importantes adaptações cardíacas e pulmonares ocorrem, culminando com sua reabsorção, principalmente durante a transição intra para extrauterina, sendo substituído por ar nos espaços aéreos.[3,4,12]

A eliminação do líquido pulmonar decorre de sua saída pelas vias aéreas superiores (VAS) e da sua reabsorção por intermédio doa capilares pulmonares. Nessa transição, 65% do líquido pulmonar são eliminados através das VAS e da cavidade oral: 30% durante o trabalho de parto, por mecanismos ainda não bem conhecidos, provavelmente porque com o início do trabalho de parto a secreção ativa de cloreto cesse, assim como cessa a formação de líquido pulmonar; e 35% são eliminados durante a passagem pelo canal de parto, pela compressão torácica, observando-se saída de líquido pela cavidade oral e nasal.[3,4,13] Os 35% restantes são reabsorvidos primei-

ramente por ação mecânica do ar inspirado. Após a saída do corpo do canal de parto, o tórax retorna ao seu volume de repouso e o ar passa a entrar passivamente na VA, o que desloca o líquido através do epitélio pulmonar para o espaço intersticial e, posteriormente, para a circulação, por intermédio dos capilares pulmonares, sobretudo pelos linfáticos pulmonares. Essas modificações desempenham papel fundamental para a preparação das VAS e para a aeração pulmonar, mas não são exclusivas ao RN nascido de parto normal. A aeração pulmonar ao nascimento e a reabsorção do líquido pulmonar ocorrem paralelamente findando-se o processo de transição quando o volume de líquido for totalmente substituído por ar, cerca de 30 ml/kg de peso.

Nos nascidos de parto cesáreo, quando o movimento respiratório inicia-se prontamente ao nascimento, pouca quantidade de líquido é drenada por ação da gravidade; assim sendo, cabe ao organismo do RN reabsorver uma maior quantidade de líquido pela via pulmonar.[4]

A absorção do líquido pulmonar ocorre em uma primeira etapa por ação mecânica do ar inspirado, que desloca o líquido através do epitélio pulmonar para o espaço intersticial e na segunda fase ocorre a drenagem pelos canais linfáticos e paredes dos vasos e capilares. Os mecanismos de absorção do líquido pulmonar são: modificação na pressão hidrostática e oncótica, permeabilidade do epitélio aos solutos e transporte ativo de íons. Com o deslocamento do líquido pulmonar para o espaço intersticial, ocorre redução da concentração proteica, modificando a pressão oncótica e hidrostática, favorecendo sua reabsorção. Além disso, o transporte ativo de íons, do qual a secreção de líquido pulmonar depende, é interrompido, alterando a pressão osmótica e, desse modo, favorecendo a absorção pelos capilares pulmonares.[5,6,8]

Existe um equilíbrio de forças (pressão hidrostática e oncótica) interagindo entre um capilar pulmonar, um alvéolo e um linfático, que drena o espaço intersticial situado entre o capilar e o alvéolo (Figura 22.1). Como consequência, provoca um fluxo discreto, porém contínuo, de líquidos, dos capilares pulmonares para os espaços intersticiais, e posteriormente esse líquido é eliminado para a circulação, pelo sistema linfático dos pulmões.

Outra hipótese se refere à insuficiência de secreção de catecolaminas (hormônios facilitadores da reabsorção do líquido pulmonar). Geralmente, em partos prematuros ou cesáreas, há baixa produção desses hormônios, que são estimulados pelo estresse do trabalho de parto; com isso haveria uma maior produção de líquido, dificultando sua reabsorção.

Os principais fatores de retardo dos mecanismos descritos (Figura 22.2), favorecendo a TTRN, são o parto cesáreo, o diabetes materno,[14] a sedação e hidratação[16] maternas excessivas, sexo masculino, hipoproteinemia, trabalho de parto prolongado, policitemia,[16] prematuridade,[17] clampeamento tardio do cordão umbilical,[18,19] asfixia fetal (Apgar menor que sete no primeiro minuto) e, como descoberta recente, as gestantes asmáticas.[20]

Dentre as inúmeras causas, vale ressaltar a importância do parto cesáreo[16] como fator de risco comprovado na incidência de TTRN. No parto cesáreo ocorre menor compressão da caixa torácica em relação ao parto vaginal, com persistência de grandes volumes de fluidos intersticial e alveolar nas primeiras horas de vida. A compressão é responsável pela eliminação de líquido e sua substituição pelo ar. Outro fato é que, ao contrário do parto vaginal, no parto cesáreo não há o auxílio da gravidade, que facilita a eliminação do líquido pela boca e pelo nariz. O acúmulo de líquido diminui transitoriamente o volume aéreo pulmonar, produzindo o quadro respiratório.[4,6]

Sundell et al.[22] observaram que em 36 RN portadores de TTRN, um terço dos casos era nascido de parto cesáreo, sendo a maior parte deles eletivo.

A asfixia, quando associada ao parto cesáreo, predispõe ao aparecimento da TTRN, quer pelo aumento da permeabilidade capilar pulmonar quer favorecendo a aspiração do líquido amniótico, cujo teor proteico é mais elevado do que o do líquido alveolar. Essa quantidade maior de proteína apresenta dificuldade em passar para a circulação pulmonar, devendo ser removida pelos linfáticos pulmonares, sendo esse processo bastante lento, retardando sua reabsorção.[6]

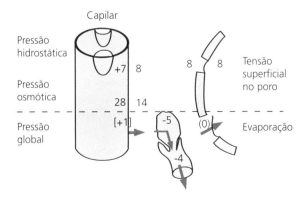

Figura 22.1 Estruturas envolvidas no mecanismo de reabsorção do líquido pulmonar.[6]

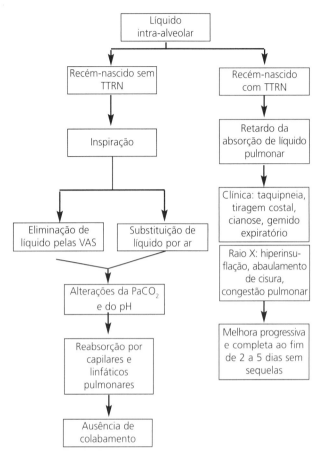

Figura 22.2 Etiopatogenia da taquipneia transitória do recém-nascido.

Na demora do clampeamento do cordão umbilical há elevação da pressão venosa central (PVC), por causa da transfusão sanguínea da placenta para o recém-nascido, levando a diminuição da absorção de líquido pelo sistema linfático e capilares pulmonares.

A história de sedação materna e depressão intraparto, em RN um tanto imaturo, pode resultar na dificuldade de limpar as vias respiratórias do muco e de outros resíduos acumulados, dificultando a reabsorção. A hipoproteinemia favorece a TTRN pela redução causada na pressão oncótica dos linfáticos e capilares, causando retardo na reabsorção do fluido alveolar.[24] Na TTRN, o volume pulmonar é normal, pois a ventilação alveolar encontra-se preservada, mas há um aumento na ventilação total, volume vital menor, complacência dinâmica reduzida, podendo, nos casos mais graves, originar *shunts* direita-esquerda, por causa da hipóxia alveolar, que induz a constrição dos vasos pré-capilares, resultando em desvio do fluxo sanguíneo pulmonar para fora dos alvéolos mal ventilados.

QUADRO CLÍNICO

Em geral, as crianças nascem em boas condições, sem grandes evidências de asfixia, sem dificuldades para iniciar os movimentos respiratórios e com bom Apgar. Outros RN demonstram alterações respiratórias precocemente já na sala de parto. Entre 2 e 4 horas após o nascimento, ou mesmo antes, surgem taquipneia moderada, com frequência respiratória entre 60 e 80 movimentos por minuto (mpm), podendo ocorrer valores superiores a 100 mpm.[4,24,25]

Os RN apresentam dispneia de grau leve a moderado, batimento de alares, retrações intercostais, gemido expiratório diretamente relacionado à expiração forçada (tentativa de aumentar a pressão intrapulmonar no final da expiração, mantendo o volume gasoso alveolar em pulmões sobrecarregados de líquido) que pode ser intenso nas primeiras horas e cianose em graus variáveis. Geralmente não são encontradas manifestações neurológicas ou cardíacas e o eletrocardiograma costuma ser normal.

O equilíbrio acidobásico geralmente é normal e a PaO_2 pode estar discretamente baixa, porém se corrige facilmente com a administração de O_2. No período crítico da doença alguns recém-nascidos podem apresentar acidose mista, com pH arterial baixo, BE entre 7 e 15 e moderada elevação de $PaCO_2$ (aproximadamente 25% dos casos cursam com discreta hipercapnia), que desaparece antes de 24 horas. A ausculta pulmonar pode ser normal ou mostrar estertores subcrepitantes finos. Na maioria dos casos, a frequência respiratória diminui durante os primeiros cinco dias de vida e os neonatos podem receber alta quase ao mesmo tempo que suas mães. A evolução é autolimitada e benigna, resolvendo-se o quadro dentro de três a cinco dias (geralmente não ultrapassa 72 horas), não restando complicações respiratórias residuais.

DIAGNÓSTICO RADIOLÓGICO

Deve-se considerar a taquipneia transitória do recém-nascido como uma doença, cujo diagnóstico é feito sob exclusão, pela sua semelhança com outras causas que determinam quadro de dificuldade respiratória no período neonatal. Dessa forma, além dos sinais clínicos, os achados radiológicos permitem um auxílio importante no diagnóstico da doença. Os achados radiológicos acompanham a evolução clínica da doença iniciando e desaparecendo com os sinais da doença.[28]

Cerca de 90% das radiografias no início do quadro não apresentam nenhuma alteração (raio X normal), as quais surgem com a evolução clínica, iniciando-se e desaparecendo com os sinais da doença (Figura 22.3). Em alguns casos, ocorre apenas um sugestivo aumento nas tramas broncovasculares, enquanto em outros há nítida evidência de sinais radiológicos, geralmente simétricos e mais evidentes à direita. Os principais são o aumento da trama broncovascular, secundária ao ingurgitamento dos linfáticos, a hiperinsuflação e hiperexpansão dos campos pulmonares, o rebaixamento do diafragma e, ocasionalmente, discreta cardiomegalia.[29]

O excesso de líquido é traduzido por diminuição da transparência pulmonar, de grau variável e localizada nos ápices e bases, sendo fugaz e encontrada nas primeiras horas de vida. Além disso, ocorrem imagens radiopacas lineares – convergindo da periferia para o hilo, persistindo por maior tempo – que são a expressão do estado de congestão dos espaços intersticiais perivasculares, espessamento das cisuras interlobares à direita e derrame pleural.[4,29]

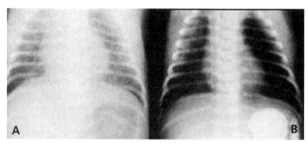

Figura 22.3 Radiografia de tórax de um recém-nascido em posição supina após 6 horas de seu nascimento. (**A**) Cardiomegalia moderada e densidades reticulonodulares bilaterais, que irradiam do hilo. Há atelectasias nos lóbulos superiores. (**B**) Radiografia de tórax do mesmo paciente 24 horas após seu nascimento, com nítida melhora dos sinais radiológicos.

DAGNÓSTICO DIFERENCIAL

Entre as afecções respiratórias que devem ser afastadas estão a doença de membrana hialina (Tabela 22.1), sobretudo nas formas moderadas, a aspiração de líquido amniótico e/ou síndrome de mecônio e a pneumonia por estreptococo do grupo B.

Na doença da membrana hialina (DMH) encontra-se a maior dificuldade quanto ao diagnóstico diferencial, pois o quadro clínico nas primeiras horas nas formas iniciais e os dados da história clínica são praticamente semelhantes, além de que, radiologicamente, pode apresentar, além do aspecto reticulogranular e do aerobroncograma, imagens de edema intrapulmonar que são peculiares à TTRN. Sundell et al.,[22] em seu estudo, observaram que os antecedentes maternos da TTRN e DMH eram semelhantes; entretanto, o peso médio e a idade gestacional nos RN acometidos pela TTRN eram maiores.

A DMH é frequente em recém-nascidos pré-termo com deficiência de surfactante pulmonar, o qual é produzido pelos pneumócitos tipo II que recobrem os espaços alveolares e que têm como característica a capacidade de diminuir a tensão superficial no pulmão, impedindo o colabamento dos alvéolos no momento da expiração.[6] No recém-nascido que apresentar deficiência de surfactante pulmonar haverá microatelectasias disseminadas por ambos os pulmões. Ocorre desequilíbrio na relação ventilação/perfusão pulmonares, resultando em alvéolos não ventilados, mas perfundidos. O sangue bem oxigenado que vem dos alvéolos, com uma boa relação ventilação/perfusão, mistura-se com o sangue mal-oxigenado que vem dos alvéolos não ventilados, ocasionando um *shunt* direita-esquerda intrapulmonar; dessa forma, sangue bem saturado de oxigênio se mistura com sangue não saturado, resultando num sangue com um teor de oxigênio abaixo do normal e retenção de CO_2, provocando acidose (Tabela 22.1).

O diagnóstico diferencial com aspiração de líquido amniótico, na maioria das vezes, é difícil, uma vez que o líquido amniótico será absorvido pelo sistema linfático e sua estagnação nos espaços intersticiais pode produzir o mesmo quadro clínico e radiológico da TTRN. A asfixia favorece a aspiração de líquido amniótico; entretanto, deverá ser prolongada e grave para que o líquido amniótico penetre nos alvéolos pulmonares.[4,6]

A síndrome da aspiração de mecônio em geral é grave, e mais frequente em RN de termo, pós-termo com história de asfixia perinatal e crescimento intrauterino retardado (CIUR). Assim sendo, além da história clínica, os dados radiológicos poderão fornecer dados para a indicação do diagnóstico. Os sintomas respiratórios, como taquipneia, batimento de asa nasal, retração intercostal, cianose e aumento do diâmetro anteroposterior do tórax, são de início precoce. Nos casos leves duram de 24 a 48 horas, sem necessidade de grandes intervenções terapêuticas. De maneira geral, o desconforto respiratório é progressivo, acompanhado de cianose grave. Quando não há complicações, o mecônio vai sendo gradativamente absorvido, com resolução do quadro em cinco a sete dias. Em geral, o líquido amniótico tinto de mecônio, a presença de mecônio na traqueia do RN e o aspecto radiográfico compatível com SAM ajudam no diagnóstico diferencial. O padrão radiológico consiste

Tabela 22.1 Diferenças entre TTRN* e DMH**

Dados clínicos	DMH	TTRN
Duração da gravidez	AIG prematuros	AIG geralmente a termo
Índice de Apgar	Baixo	Normal ou baixo
Antecedentes maternos	Hemorragia, diabetes, anóxia	Analgesia ou anestesia
Edema	Muito frequente	Frequente
Efeito benéfico de O_2 100%	Pouco acentuado ou nulo	Muito acentuado
Situação após 48 horas do nascimento	Grave	Muito melhorada ou normal
Dados radiológicos	Padrão reticulogranular difuso com broncograma	Hiperinsuflação, sinais de edema pulmonar
Shunts direita-esquerda	Acentuados	Fracos ou ausentes
pH	Baixo	Praticamente normal
Mortalidade	Entre 20 e 50%	A maioria sobrevive
Hipovolemia	Comum	Incomum
Assistência ventilatória	Muito necessária	Raramente necessária

*Taquipneia transitória do recém-nascido; **Doença da membrana hialina.

em áreas de atelectasias com aspecto granular grosseiro, alternado com áreas de hiperinsuflação em ambos os campos pulmonares, além de consolidações lobares ou multilobares, enfisema intersticial, pneumotórax ou pneumomediastino.[4,6]

Na pneumonia por estreptococo do grupo B o diagnóstico do quadro clínico, bem como radiológico podem ser semelhantes ao observado na dificuldade na TTRN. A análise de fatores predisponentes como ruptura prolongada de membranas, febre materna, bacterioscopia do lavado gástrico, culturas positivas e ou alterações hematológicas e corioamniotite são fundamentais ao diagnóstico diferencial.[4,6]

Nas cardiopatias, principalmente a insuficiência cardíaca, faz-se o teste do oxigênio a 100%, com melhora caso seja TTRN. Já na hiperventilação cerebral, a gasometria mostra alcalose metabólica.[6]

MANEJO TERAPÊUTICO

O mais importante no tratamento é, sem dúvida, a realização da profilaxia da TTRN, com medidas que visem diagnosticar e atenuar os efeitos da excessiva sedação e hidratação materna, da asfixia intrauterina e do parto cesáreo.[4]

Não há tratamento específico em razão do caráter autolimitado da doença; porém, devemos considerar a assistência e o suporte ao RN para sua estabilização ainda na sala de parto; uma adequada reanimação e cuidados de enfermagem são fundamentais. O objetivo do tratamento é baseado na avaliação clínica permanente e monitorização dos sinais vitais, instalando-se medidas de suporte, tais como:[6,26,27]

1. Hidratação endovenosa adequada, em torno de 70 ml/kg/dia.
2. Oxigenoterapia em que, na grande maioria dos casos, somente o O_2 inalatório já é suficiente.[30] O oxigênio deve ser suficiente para manter a PaO_2 entre 50 a 70 mmHg. Caso a oxigenoterapia não apresente resultados satisfatórios, indica-se o uso do capacete hiperbárico ou capuz com FiO_2 de 0,4, utilizando a mistura de O_2 puro com ar ambiente. Se mesmo com essas medidas o RN persistir com desconforto respiratório e hipoxemia ($PaO_2 < 50$ mmHg em FiO_2 0,60), deve-se instalar a CPAP e ou ventilação mecânica invasiva.
3. Dieta zero no tratamento do quadro agudo inicial e introdução da alimentação de acordo com a evolução do quadro. A alimentação deve ser prescrita por via oral, caso a frequência respiratória não ultrapasse 60 movimentos por minuto; caso contrário, indica-se alimentação por sonda nasogástrica, se estiver entre 60 e 80 movimentos por minuto, e nutrição parenteral com glicose, se estiver acima de 80 movimentos respiratórios. Juntamente com a dieta, deve ser feito cálculo rigoroso do balanço hídrico e calórico.
4. Manutenção da temperatura corporal deve ser feita com rigor, para que haja diminuição do consumo energético.
5. Antibióticos não são indicados, salvo na suspeita de infecções.
6. Monitorização de gases sanguíneos durante a evolução do quadro.[4,6]

TRATAMENTO FISIOTERAPÊUTICO

As manobras de fisioterapia relacionadas aos cuidados respiratórios consistem em técnicas manuais, posturais e cinéticas dos componentes toracoabdominais que podem ser aplicadas isoladamente ou em associação com outras técnicas que, de uma forma genérica, têm como objetivos: mobilizar e eliminar as secreções pulmonares, melhorar a ventilação pulmonar, promover a reexpansão pulmonar, melhorar a oxigenação e trocas gasosas, diminuir o trabalho respiratório, diminuir o consumo de oxigênio, reeducar a musculatura respiratória, promover a independência respiratória funcional, prevenir complicações e acelerar a recuperação.

É importante ressaltar que, para atingir resultados positivos, é primordial um amplo estudo do quadro patológico apresentado pelo paciente, além de uma criteriosa avaliação das condições clínicas desse indivíduo e do traçado de um plano de tratamento condizente com suas necessidades atuais.

Por tratar-se de uma doença de evolução normalmente benigna e autolimitada, o tratamento fisioterapêutico em relação a TTRN será profilático, atuando como suporte. Geralmente, esses RN não apresentam hipersecreção pulmonar, porém frequentemente apresentam hiperinsuflação, sendo importantes as manobras de desinsuflação pulmonar e posicionamento visando à melhora do padrão respiratório do RN.

Se a oxigenoterapia não for suficiente para manter as trocas gasosas e houver necessidade do uso de ventilação não invasiva, o CPAP nasal pode ser utilizado com pressões moderadas, iniciando com pressão de 5 a 6 cmH_2O e FiO_2 0,40 a 0,60 para evitar maior hiperinsuflação. A CPAP atuará desfazendo possíveis atelectasias por compressão e impedindo o colapso das vias aéreas terminais estabilizando-as. Tudo isso deve ser rigorosamente monitorizado, para se evitar distúrbios, principalmente em relação ao pH e à PCO_2. Com a ineficiência de todas essas medidas, intuba-se o recém-nascido e inicia-se a ventilação mecânica invasiva, que também deve ser realizada com parâmetros mais próximos ao fisiológico.

REFERÊNCIAS BIBLIOGRÁFICAS

1. Taylor PM, Allen AC, Stinson DA. Benign unexplained respiratory distress of the newborn infant. Pediatr Clin North Am 1971; 18: 975-1004.

2. Prod 'Hom LS, Levison H, Cherry RB, Smith CA. Adjustement of ventilation, intrapulmonary gas exchange and acid-base balance during the first day of life. Infants with early respiratory distress. Pediatrics 1975; 35: 662-76.

3. Segre CMA, Armellini PA, Marino WT. "RN". São Paulo: Sarvier; 1995.

4. Kopelman B. Distúrbios Respiratórios no Período Neonatal. São Paulo: Atheneu; 1998.

5. Rawlings JS, Smith FR. Transient tachypnea of the newborn: an analysis of neonatal and obstetric risk factors. Am J Dis Child 1984; 138: 869-71.

6. Maluf ID, Chiaradia MV, Junqueira AGF. Taquipnéia transitória do recém-nascido: atualização. Pediatr Mod 2003; 39: 225-31.

7. Taylor PM, Allen AC, Stinson DA. Benign unexplained respiratory distress of the newborn infant. Pediatr Clin North Am 1981; 18: 975-1004.

8. Costa CF, Silva AV. Estudo comparativo de 37 casos de taquipnéia transitória em duas faixas de peso na operação cesariana. CCS 1984; 6(1): 7-11.

9. Kumar A, Bhat BV Epidemiology of respiratory distress of newborns. Indian J Pediatr 1996, Jan-Feb; 63(1): 93-8.

10. Strang LB Neonatal respiration. Physiological and clinical studies. London: Blackwell Scientific Publ, 1977: 305.

11. SolianiM, Moretti R, Del Ponte P, Silvestri G, Pallecchi E, Magnaguagno G. Tachipnea transitória di origene polmonare nel neonato. Minerva Pediatr 1976; 28: 1609-20.

12. Bland RD. Pathogenesis of pulmonary edema after premature birth. Adv Pediatr 1987; 34: 175-222.

13. Sadeck LSR, Calil VML, Ramos JLA, Leone CR. Insuficiência respiratória aguda no período neonatal. J Pediatr 1990; 66: 121-6.

14. Persson B, Hanson U. Neonatal morbidities in gestational diabetes mellitus. Diabetes Care 1998; 21(Suppl 2): B79-84. Review. PMID: 9704232; UI: 98369855.

15. Teixeira ALP, Queiroz Filho HS, Silva MFC, Santos VL, Almeida JTA, Jorge BEM, et al. Administração de líquidos intra-parto e ocorrência de taquipnéia transitória neonatal. Rev Med Bahia 1989; 30(1): 21-3.

16. Swischuk LE. Radiology of the newborn and young infant. 2.ed. Baltimore: Williams & Wilkins; 1980: 896.

17. Fox MD, Allbert JR, McCaul JF, Martin RW, McLaughlin BN, Morrison JC. Neonatal morbidity between 34 and 37 weeks gestation. J Perinatol 1993 Sep-Oct; 13(5): 349-53.

18. Spears RL, Anderson GV, Brotman S. The effect of early versus late cord clamping on signs of respiratory distress. Am J Obstet Gynecol 1996; 95: 564-8.

19. T Kurl S, Heinonen KM, Kiekara O. The first chest radiograph in neonates exhibiting respiratory distress at birth. Clin Pediatr (Phila) 1997; 36(5): 285-9.

20. Schatz M, Zeiger RS, Hoffman CP, Saunders BS, Harden KM, Forsythe AB Increased transient tachypnea of the newborn in infants of asthmatic mothers. Am J Dis Child 1991 Feb; 145(2): 156-8.

21. Chasen ST, Madden A, Chervenak FA. Cesarean delivery of twins and neonatal respiratory disorders. Am J Obstet Gynecol 1999; 181(5Pt1): 1052-6.

22. Sundell H, Garrott J, Blankenship WJ, Shepard FM, Stahlman MT. Studies on infants with type II respiratory distress syndrome. Pediatrics 1971; 78: 754-64.

23. Wesenberg RL, Graven SN, McCare EB, Radiological findings in wet-lung disease. Radiology 1971; 98: 69-74.

24. Dehan M. Diagnostic de la détresse respiratoire transitorie du nouveau-né. Nouv Presse Med 1993; 2: 1053-6.

25. Polin RA, Burg FD, Yoder MC. Neonatologia Prática. 2.ed. Porto Alegre: Artes Médicas; 1996.

26. Swischuk LE. Radiology of the newborn and young infant. 2.ed. Baltimore: Willians&Wilkins; 1980: 896.

27. Somella TL. Neonatologia. 2.ed. Porto Alegre: Artes Médicas; 1994.

28. Diniz EMA. Manual de Neonatologia. Rio de Janeiro: Revinter; 1994: 37-51.

29. Miura E. Neonatologia - Princípios e Práticas. 2.ed. Porto Alegre: Artes Médicas; 1997: 101-2.

30. Heinonen K. Initial systolic time intervals as predictors of the severity of transient tachypnea in term neonates. Acta Paediatr Scand 1983 Jan; 72(1): 111-4.

23

DISPLASIA BRONCOPULMONAR

GRAZIELA MARIA MACCARI
SABRINA PINHEIRO TSOPANOGLOU

Nas últimas décadas, houve uma sobrevida de recém-nascidos (RN) cada vez mais prematuros e com menor peso ao nascimento. Tal fato se deve ao progresso ocorrido na assistência neonatal com o advento do surfactante exógeno, a terapia com corticoide antenatal e as novas estratégias ventilatórias. A partir desses acontecimentos, houve uma redução na mortalidade e elevação da morbidade neonatal, sendo a displasia broncopulmonar (DBP) a doença respiratória mais frequente, gerando complicações respiratórias decorrentes da alteração estrutural do pulmão e das funções respiratórias, as quais podem deixar sequelas durante a infância e até mesmo na vida adulta.

O aumento da sobrevivência de prematuros cada vez menores e mais imaturos impõe o questionamento quanto à qualidade de vida futura desses bebês, aos aspectos éticos dos limites de investimento, ao elevado custo da assistência neonatal e aos custos econômicos e sociais dos cuidados pós-alta aos recém-nascidos que evoluem com sequelas. Essas preocupações têm sido amplamente expressas na literatura e os estudos sobre seguimento de prematuros mostram que as taxas de problemas no neurodesenvolvimento não têm se alterado significativamente nos últimos anos, especialmente nos recém-nascidos com peso inferior a 750 g e com idade gestacional igual ou inferior a 25 semanas.[1]

Quando descrita por Nortway, em 1967, a DBP tinha a característica de acometer os neonatos em ventilação mecânica que necessitavam de concentrações de oxigênio (O_2) muito elevadas, próximo a 100%.[2] Desde então, vários estudos foram surgindo para investigar tanto a etiologia quanto a fisiopatologia, o tratamento e a prevenção da doença. Em 1979,

Bancalari definiu a DBP como uma doença respiratória presente no neonato que fosse submetido à ventilação com pressão positiva intermitente (VPPI) nas primeiras três semanas de vida, acompanhado de sinais de desconforto respiratório e necessidade de oxigenoterapia por mais de 28 dias de vida, somados a alterações na radiografia de tórax.[3] Esse conceito foi o mais utilizado na década de 1980, até surgir a definição de doença pulmonar crônica do prematuro (DPC) em 1988, por Shennan et al., a qual consistia na persistência dos sinais e sintomas de aumento do trabalho respiratório, associados a alterações na radiografia de tórax e necessidade de oxigenoterapia além de 36 semanas de vida pós-conceptual.[4,5]

Com o objetivo de melhor definir a DBP e diferenciá-la da doença pulmonar crônica (DPC), em 2000 houve uma Conferência de Consenso nos EUA, onde se definiu a DBP como a lesão pulmonar presente em todo o neonato que necessitou de concentrações de oxigênio acima de 21% por mais de 28 dias de vida. O RN deve ser submetido a uma reavaliação para definir a gravidade da doença, conforme mostra a Tabela 23.1.

INCIDÊNCIA

A DBP possui incidência inversamente proporcional à idade gestacional e ao peso de nascimento, sendo mais frequente em neonatos prematuros, e raramente acomete recém-nascido a termo (RNT).[5,6,7] Com os avanços na assistência pré, peri e pós-natal, a incidência da doença diminuiu nos neonatos com idade gestacional maior do que 30 semanas e com peso de nascimento maior que 1.200 g.[4,5,6]

Assim como outras doenças pulmonares neonatais, a DBP acomete principalmente pessoas do sexo masculino, da raça branca, filhos de mãe diabética e/ou hipertensa.

Atualmente existe uma grande associação da DBP com as infecções pré-natais, como a corioamnionite e a infecção neonatal pelo *Ureaplasma urealyticum*.[8]

ETIOPATOGENIA

A etiologia da DBP é multifatorial, e atualmente existem fatores pré-natais que podem tornar o neonato mais suscetível ao desenvolvimento da doença. Dentre os principais fatores etiológicos da DBP estão os parâmetros elevados na ventilação pulmonar mecânica (VPM) ou oxigenoterapia, deixando o pulmão exposto aos mediadores químicos gerados pelo processo inflamatório, a deficiência nutricional, infecções, e doenças associadas como a persistência do canal arterial (PCA).

Hoje, sabe-se que a lesão pulmonar ocorrida na DBP tem como característica principal a alteração e a interrupção do crescimento e do desenvolvimento pulmonar pós-natal.[4,5,6,7]

Toxicidade pelo oxigênio

As elevadas concentrações de O_2 produzem radicais tóxicos como superóxido, peróxido de hidrogênio e radicais livres, os quais são geralmente dismutados pelos antioxidantes existentes no organismo, podendo estes ser de origem enzimática ou não enzimática. Os RNPT apresentam deficiência destes antioxidantes, portanto, quando expostos a elevadas concentrações de O_2, podem apresentar uma série de alterações pulmonares, como produção de membrana hialina, edema, vasodilatação e lesão dos capilares pulmonares com aumento da permeabilidade capilar, inflamação e necrose epitelial, com diminuição da síntese do surfactante pulmonar. Esses fatores associados levam à diminuição do volume e da complacência pulmonar, com consequentes áreas de atelectasias.

Todas as alterações pulmonares ocorrem em razão da lesão tecidual pela oxidação de enzimas, quebra da estrutura do DNA, inibição de proteínas e peroxidação lipídica, desencadeando uma reação inflamatória com recrutamento pulmonar de polimorfonucleares e neutrófilos. A associação dessas modificações na estrutura pulmonar provoca a inibição da alveolização pulmonar.[5,6,7,9]

Imaturidade pulmonar

Como já visto, a incidência da DBP é inversamente proporcional à idade gestacional, portanto os prematuros são sujeitos à lesão por apresentarem várias peculiaridades em relação ao seu crescimento pulmonar, variando com a idade gestacional indi-

Tabela 23.1 Critérios de avaliação da gravidade da DBP

Idade gestacional	RN < 32 semanas	RN ≥ 32 semanas
Época de avaliação	36 semanas de IPM ou na alta hospitalar (o que vier primeiro)	56 dias de vida ou na alta hospitalar (o que vier primeiro)
DBP leve	Ar ambiente	Ar ambiente
DBP moderada	Necessidade* de $FiO_2 < 0,30$	Necessidade* de $FiO_2 < 0,30$
DBP grave	Necessidade* de $FiO_2 \geq 0,30$ ou CPAPn ou IMV	Necessidade* de $FiO_2 \geq 0,30$ ou CPAPn ou IMV

Adaptado de Jobe A. H. e Bancalari E., 2001.
IPM = idade pós-menstrual; CPAPn = CPAP nasal; IMV = ventilação mandatória intermitente.
Não considerar os RN que recebem oxigênio e/ou suporte ventilatório suplementar para o tratamento de distúrbios não respiratórios (p.ex.apneia central, paralisia diafragmática, etc.), a menos que desenvolvam alterações no parênquima pulmonar acompanhadas de desconforto respiratório. Além disso, na data da avaliação, a necessidade de oxigênio e/ou suporte ventilatório (CPAPn ou IMV) suplementar não deve refletir um evento agudo, mas um estado basal em que o paciente esteja recebendo a terapia por vários dias.
(*) Recomenda-se a realização de um teste fisiológico para confirmar a real necessidade da oxigenoterapia e/ou do suporte ventilatório suplementar. Não há, ainda, um consenso sobre a melhor técnica para realizar tal teste. Walsh MC et al., 2003, sugerem reduzir a oferta de oxigênio em 1 a 2% a cada hora, monitorizando rigorosamente as condições de oxigenação pelo oxímetro de pulso e os sinais vitais. Se a cada redução o paciente mantém-se estável quanto à oxigenação ($SpO_2 > 88\%$) e aos sinais vitais, seguir o processo até a retirada completa do suporte ou até o instante em que a modificação desencadeia piora do quadro respiratório e/ou dos sinais vitais.

vidual. Dessa forma, a DBP possui forte relação com a diminuição do crescimento e do desenvolvimento pulmonar.[4,6,9] O nascimento prematuro antes do último trimestre de gestação, fase na qual ocorre a síntese de antioxidantes, impede o desenvolvimento dos mecanismos de defesa contra lesões pulmonares agudas, tornando-os mais suscetíveis às agressões no tecido pulmonar, evoluindo para a DBP.

Como consequência desta diminuição do desenvolvimento pulmonar, o prematuro evolui com diminuição da capacidade residual funcional (CRF), facilitando o desenvolvimento de áreas colapsadas no pulmão, a diminuição qualitativa e quantitativa do surfactante pulmonar, com consequente diminuição do volume pulmonar, dando às vias aéreas distais características restritivas. A imaturidade também promove alterações nas vias aéreas proximais, as quais se tornam mais calibrosas e complacentes, com características obstrutivas. Esse desbalanço ventilatório torna a ventilação do prematuro menos homogênea e mais suscetível ao barovolutrauma.[4,5,6,7]

Lesões associadas à ventilação pulmonar mecânica

A ventilação pulmonar mecânica (VPM) causa lesões pulmonares antes que ocorra o escape de ar pelo barovolutrauma. Essas lesões ocorrem em razão dos efeitos citotóxicos e edematogênicos da VPM, pois a citotoxicidade provoca alteração do transporte mucociliar, necrose do epitélio ciliado e broncoalveolar, com posterior metaplasia escamosa. A elevação do fluxo linfático pulmonar associada ao aumento da permeabilidade da membrana alveolocapilar constitui os efeitos edematogênicos da VPM.[4,6,7]

Sabe-se que os efeitos nocivos da VPM podem ocorrer nos dois níveis extremos de volume pulmonar, gerando lesões denominadas atelectrauma e volutrauma. O atelectrauma consiste na lesão pulmonar pelo cisalhamento, isto é, quando se utilizam baixos níveis de pressões positivas ao final da expiração (PEEP), fazendo com que a cada expiração o pulmão retorne a um volume pulmonar abaixo da CRF, para ser novamente insuflado. Já o volutrauma consiste na hiperdistensão alveolar das vias aéreas e da membrana basal, ocorrido pelo volume excessivo decorrente de elevados diferenciais pressóricos. Acreditava-se que o barotrauma (lesão alveolar pelo excesso de pressão) era mais nocivo do que o volu-

trauma, mas atualmente temos conhecimento que tanto o volutrauma quanto o atelectrauma são mais lesivos e predispõem à DBP.[5,6,7]

Com a lesão pulmonar há o aumento da permeabilidade capilar, ocorrendo o extravasamento de fluidos, sangue e proteínas para o interstício e alvéolos, ocasionando edema pulmonar e uma reação inflamatória. Essa inflamação pode destruir a membrana alveolocapilar, provocar o fluxo de bactérias na circulação sistêmica, ocasionando a disfunção de múltiplos órgãos.[5,6,7]

Infecção

As infecções, tanto congênita quanto nosocomial, podem causar lesão pulmonar com evolução para a DBP. Estudos mostram que a exposição antenatal a infecções, como filhos de mãe com corioamnionite, está associada à diminuição da incidência de síndrome do desconforto respiratório neonatal (SDR), mas a inflamação pulmonar precoce está relacionada ao aumento na incidência da DBP. A infecção pré-natal causa uma resposta inflamatória pulmonar fetal, fazendo com que ocorra uma lesão tecidual precoce, infecção esta geralmente ocasionada pelo *Ureaplasma urealyticum*.[8,9]

A infecção pós-natal pode aumentar as chances de evolução para a DBP devido à liberação de mediadores inflamatórios e lesão pulmonar precoce, já que esta gera uma reação inflamatória, a qual promove a liberação de mediadores pró-inflamatórios e citocinas quimiotáticas, como TNF-α, IL- 1, IL-6 e IL-8, que podem estar presentes nos primeiros dez a quatorze dias de vida. Esses mediadores induzem a produção de macrófagos e diminuição da atividade enzimática antioxidante, levando ao aumento da permeabilidade alveolocapilar e diminuindo a defesa pulmonar a elevadas concentrações de O_2. Ambos, TNF-α e IL-1, induzem à produção de fibroblastos e colágeno, causando fibrose pulmonar. Estudos mostram que as citocinas podem estar associadas tanto ao desenvolvimento pulmonar normal quanto à lesão e ao processo de cicatrização pulmonar.[5,6,7,8,9]

Doenças associadas

Alguns estudos relatam que a PCA está relacionada à DBP, pois essa cardiopatia leva ao *shunt* esquerdo-direito com hiperfluxo pulmonar e consequente edema intersticial e alveolar, promovendo diminuição da complacência pulmonar e aumento da resistência das vias aéreas, sendo necessário muitas vezes lançar mão da ventilação pulmonar mecânica com parâmetros elevados.[5,6,7]

Desnutrição

O neonato prematuro geralmente evolui com quadro de desnutrição, pois seu trato gastrintestinal não está apto a realizar todo o processo de digestão e absorção dos nutrientes ofertados. A desnutrição é acentuada quando associada a um quadro de inflamação ou infecção, em que o prematuro terá diminuição de nutrientes, principalmente de vitamina A, a qual é um importante antioxidante não enzimático; a falta deste torna o pulmão do RNPT mais suscetível às agressões pelos radicais livres.[5,6,7]

Predisposição genética

Ainda não está bem esclarecida a relação genética entre a asma e a DBP, mas acredita-se que, naqueles neonatos cujos familiares apresentam histórico de asma, possa ocorrer maior predisposição à DBP quando nascidos prematuramente.[6,7]

FISIOPATOLOGIA

Com os avanços tecnológicos no tratamento da insuficiência respiratória do neonato, houve uma alteração na apresentação fisiopatológica da DBP, mas não ocorreu diminuição na incidência da doença. Atualmente, de acordo com a patologia, podemos classificá-la em DBP clássica e DBP nova ou atípica.[6,7,10]

DBP clássica

Geralmente ocorre em neonatos com idade gestacional menor e que são expostos a lesão pulmonar precoce, como a SDR, sendo necessário a utilização de recursos como a VPM e O_2 de maneira excessiva. Esse processo gera graus variados de fibrose e necrose nas vias aéreas proximais e distais; hipertrofia da mucosa peribrônquica; metaplasia escamosa; diminuição do epitélio ciliado; diminuição do transporte mucociliar e hipertrofia das glândulas mucosas, fatores que levam ao acúmulo de secreção; hipertrofia da musculatura lisa vascular e lesão das células tipo I.

Todas essas lesões contribuirão para o surgimento de atelectasia e enfisema, com alteração da relação ventilação/perfusão. Essa forma de DBP é caracterizada pela lesão pulmonar grave, com maior destruição alveolar e fibrose.[5,6,7,10,11]

DBP nova ou atípica

É caracterizada pela lesão pulmonar mais leve, hiperdistensão mais uniforme das vias aéreas e alvéolos, com menor grau de fibrose, de proliferação celular e de hipertrofia da musculatura lisa. Esse tipo de DBP é frequentemente causada por uma lesão prévia mais leve, geralmente uma infecção antenatal, como a corioamnionite. A lesão pulmonar predominante é a hipoalveolização associada à diminuição e alteração da vascularização pulmonar. Acredita-se que a estagnação no desenvolvimento da vasculatura pulmonar ocorra devido à diminuição, nos RNPT, do fator de crescimento dos vasos endoteliais (FCVE), fazendo com que estes sofram com as alterações na angiogênese vascular e também deixe os pulmões mais suscetíveis às lesões causadas pela hiperóxia, pois o FCVE atua também como protetor pulmonar. Já a hipoalveolização ocorre pela diminuição da septação alveolar, decorrente da estagnação do crescimento e do desenvolvimento pulmonar. Em nível alveolar, também há um aumento do tecido elástico pulmonar, decorrente das alterações ocorridas na vasculatura pulmonar.[5-7,10-13]

QUADRO CLÍNICO

O quadro clínico varia de acordo com a gravidade da doença, podendo caracterizar-se por sinais acentuados de desconforto respiratório, como tiragens, retrações, taquipneia e cianose central.[4-7,10]

Em geral, os neonatos que desenvolvem a DBP clássica devido à lesão pulmonar mais avançada cursam com diminuição da saturação periférica de oxigênio arterial (SpO_2) durante a manipulação, crises de broncoespasmos, atelectasias e infecções de repetição. Podem também apresentar complicações sistêmicas como *cor pulmonale* e, consequentemente, dependência de O_2, desnutrição e atraso no desenvolvimento neuropsicomotor.[5-7] Já os neonatos que evoluem com a forma de DBP nova ou atípica apresentam sinais e sintomas mais discretos.[5-7,10]

QUADRO RADIOLÓGICO

O quadro radiológico da DBP varia de acordo com o grau da doença. Geralmente, são visualizadas linhas de fibrose que podem estar visíveis até a região periférica do pulmão, sendo o acometimento pulmonar bilateral, com sinais de hiperinsuflação, áreas de enfisema intersticial pulmonar, atelectasia e cardiomegalia com visualização ou não do tronco da artéria pulmonar, o que depende da existência de doenças associadas.[4,5,7]

REPERCUSSÕES SISTÊMICAS DA DISPLASIA BRONCOPULMONAR

Algumas alterações características de DBP foram observadas em estudos histopatológicos, como redução do número de alvéolos, espessamento do septo interalveolar, desarranjo do tecido elástico e fibroso, dilatação de ductos e hiperdistensão alveolar, além de redução do calibre e hipertrofia do músculo liso das vias aéreas, atelectasias e espessamento capilar. Alterações semelhantes, embora de extensões menores, foram encontradas em pacientes que necessitaram de suporte pressórico mínimo na ventilação pulmonar mecânica.[14] Essa sequência de danos afeta o crescimento e o desenvolvimento pulmonar, levando às alterações clínicas e funcionais observadas a seguir.

Função respiratória

As lesões estruturais decorrentes do barovolutrauma e do processo inflamatório produzem diversas alterações na função pulmonar, as quais podem persistir em graus variados por anos ou décadas. A função pulmonar é alterada devido ao comprometimento na estrutura elástica e resistiva do pulmão, assim sabemos que os valores da complacência dinâmica estão diminuídos em lactentes e crianças que tiveram DBP. Isso se deve às mudanças nas propriedades elásticas do pulmão decorrentes da fibrose, à retenção de líquido intersticial, às alterações do metabolismo do surfactante, aumento da resistência de pequenas vias aéreas, hiperinsulflação e ao colapso alveolar em alguns locais do pulmão.[4,6,16]

Dessa forma, a complacência entre dois e quatro meses de vida é de apenas 35 a 50% do normal, aos dez meses aumenta para 60%, normalizando por volta dos dois a três anos de vida.[5,6]

Uma das principais e mais persistente alterações da função pulmonar na DBP é o aumento da resistência das vias aéreas. Os mecanismos responsáveis por esse evento incluem vários fatores que contribuem para a lesão e obstrução de pequenas vias aéreas, como: hiperplasia e metaplasia escamosa do epitélio respiratório, aumento de secreção mucosa resultante da reação inflamatória e/ou depressão da atividade ciliar, hipertrofia da musculatura lisa brônquica.[6] Além disso, pode haver fatores associados de extrema importância, como a hiper-responsividade das vias aéreas caracterizada pela resposta exacerbada a estímulos farmacológicos ou físicos, que podem estar presentes desde cedo e persistirem ao longo dos anos, podendo ser observada nas crianças e adolescentes com antecedentes de doença pulmonar crônica neonatal.[17,18]

Como consequência das alterações discutidas, a função pulmonar de crianças nascidas prematuras é alterada já no início da infância. Estudos mostram que a capacidade pulmonar total (CPT) é normal, enquanto a CRF e o volume residual (VR) podem estar diminuídos no primeiro mês de vida, melhorando até os 24 meses de vida e os fluxos aéreos podem estar diminuídos significativamente do primeiro ao quinto ano de vida, caracterizando sinais de obstrução leve ou moderada e aprisionamento de ar.[15,19,29]

Estudos mostram uma diminuição da complacência pulmonar de crianças nascidas prematuras e que tiveram DBP, mas quando comparada à complacência pulmonar das crianças nascidas prematuras com e sem DBP às crianças nascidas a termo, todas as prematuras apresentaram diminuição da complacência e aumento da resistência das vias aéreas, independente de terem ou não DBP.[21]

As alterações observadas na função pulmonar decorrentes da DBP podem comprometer a capacidade física e funcional da criança, pois estudos mostram que as crianças com DBP apresentam menor pico de VO_2 no teste de esforço. Isso ocorre principalmente nas crianças com a DBP clássica, pois o pulmão apresenta maior área de fibrose, o que funciona como espaço morto em relação ao nível ventilatório, ocasionando hipoventilação alveolar e diminuição da complacência pulmonar, fatores que prejudicam a performance física do indivíduo.[22] Porém existem estudos que mostram um resultado semelhante relacionado à capacidade aeróbia das crianças com DBP e as crianças nascidas a termo, mas as crianças displásicas conseguem atingir um nível adequado de capacidade física à custa de uma limitação ventilatória, com diminuição do volume corrente, dessaturação ao exercício e aumento da pressão parcial de gás carbônico no sangue arterial ($PACO_2$), resultados que se devem, provavelmente, à hipoventilação alveolar presente nestes indivíduos.[23]

Um estudo de Jacob et al. relatou uma reduzida tolerância ao exercício em crianças de dez anos com histórico de DBP. Esse grupo utilizava 93% da sua reserva ventilatória durante o exercício, em comparação aos 59% utilizados por um grupo controle a termo.[24] Outros estudos com crianças displásicas em fase escolar demonstram uma resposta ventilatória anormal durante o exercício, como diminuição do volume-minuto (VE), aumento do dióxido de carbono (CO_2), diminuição do consumo de oxigênio (VO_2), aumento da hiper-reatividade brônquica e hipoxemia.[25] Crianças com DBP podem apresentar maior limitação ao exercício quando comparadas àquelas sem DBP, pois durante a sua realização, apresentam aumento da ventilação voluntária máxima (VVM) e do volume-minuto máximo (VEmáx), diminuição da fração expirada de CO_2 e saturação do oxigênio nos casos severos e aumento da frequência respiratória.[26] Isso refletirá em uma alteração persistente e significativa do desenvolvimento da superfície de trocas gasosas.[27]

Existem relatos de que crianças nascidas prematuras e que tiveram DBP apresentam sibilância com maior frequência do que os prematuros sem DBP.[15,28,29] O que pode contribuir para a sibilância é o fato que, nas crianças com DBP ocorre a redução do crescimento das vias aéreas durante a fase rápida de crescimento pulmonar pós-natal, contribuindo para um subcrescimento desproporcional do diâmetro lumial das vias aéreas, resultando em um persistente aumento na resistência das mesmas.[28,30]

Como consequência de todas estas complicações pulmonares, é comum que os RNPT com DBP evoluam com hipoxemia importante, a qual se agrava em momentos de agitação, choro, durante a alimentação, sono e em episódios de infecção ou edema pulmonar. Além disso, a alteração das relações V/Q pode ainda contribuir para a hipercapnia frequentemente observada, cuja causa principal é a hipoventilação alveolar.[31] A hipercapnia crônica geralmente contribui para o aumento da concentração do bicarbonato sérico, o qual tende a compensar a acidose respiratória.[32]

As alterações na função pulmonar podem estar relacionadas à mecânica pulmonar e aos gases sanguíneos arteriais,[5,6,7] como mostra a Tabela 23.2.

A lesão estrutural no pulmão dos neonatos faz com que eles tenham maior morbidade respiratória, principalmente nos primeiros anos de vida.

Diversos estudos descrevem alterações pulmonares a longo prazo em crianças nascidas prematuramente, incluindo incidência elevada de pneumonias e bronquiolite,[33] re-hospitalização frequente por doenças respiratórias,[34,35] tosse e sibilância crônicas e recorrentes[35,36] e hiper-reatividade brônquica.[34,37]

A principal causa de internação é a infecção do trato respiratório inferior, especialmente de etiologia viral, daí a importância da higiene anti-infecciosa, mencionada no tratamento.[4,38] Essas crianças tendem a ser mais suscetíveis à hiper-responsividade das vias aéreas e a infecções de repetição, portanto, apresentam um risco maior de re-hospitalização nos primeiros dois anos de vida.[4] O risco de recorrência de sintomas respiratórios aumenta se o paciente tiver irmãos, histórico familiar de atopia ou exposição ao fumo.

As crianças com DBP podem apresentar melhora progressiva da função respiratória com o avançar da idade, de acordo com o crescimento do parênquima pulmonar através da multiplicação dos alvéolos.[6,39]

Tabela 23.2 Alterações na função pulmonar

Variáveis alteradas	Causas
Diminuição da complacência pulmonar	Hipoalveolização, diminuição do surfactante, fibrose e edema alveolar
Aumento da resistência das vias aéreas	Hipersecreção, broncoconstrição
Aumento do volume residual e diminuição da CRF	Obstrução das vias aéreas proximais e distais
Aumento da constante de tempo	Aumento da resistência das vias aéreas
Hipoxemia	Atelectasia, fibrose, hipertensão pulmonar, edema
Hipercapnia	Hipoventilação e aumento do espaço morto

Alterações cardiovasculares

Das alterações cardiovasculares mais importantes que ocorrem em recém-nascidos com DBP, podemos citar a hipertensão arterial sistêmica, hipertrofia de ventrículo esquerdo ou biventricular, hipertensão pulmonar e *cor pulmonale*.[40,41] A hipertensão arterial sistêmica pode ocorrer como consequência de fenômenos tromboembólicos, altos níveis circulantes de catecolaminas e uso prolongado de corticosteroides, e ainda de forma transitória, durante a terapêutica com dexametasona,[42] cujo tratamento deve ser feito com diurético e anti-hipertensivo. Já as hipertrofias podem estar relacionadas à hipertensão arterial sistêmica e ao uso da dexametasona.[43]

Quanto à hipertensão pulmonar, o principal recurso terapêutico é o uso do oxigênio, que é um dos mais potentes vasodilatadores da circulação pulmonar. O uso do óxido nítrico está indicado como recurso terapêutico de resgate de pacientes com deterioração aguda da função pulmonar e acentuação da hipertensão pulmonar,[44] mas é um recurso reservado para pacientes sob suporte ventilatório pulmonar mecânico.

Repercussões neurológicas e no desenvolvimento

Os pacientes com DBP apresentam mais sequelas neurológicas em comparação às crianças sem a doença. Tais sequelas manifestam-se como paralisia cerebral, principalmente a diplegia espástica, e atraso no desenvolvimento neuropsicomotor. O prognóstico neurológico depende da gravidade da DBP e de outros fatores de risco que frequentemente ocorrem nessas crianças, como a hemorragia peri-intraventricular, leucomalacia periventricular, retinopatia da prematuridade, perda auditiva, entre outros.

O crescimento dos lactentes com diagnóstico de DBP pode estar comprometido devido a vários fatores, como trabalho respiratório elevado, episódios de hipoxemia, uso de corticoides pós-natal, restrição hídrica, diminuição de ingesta alimentar, elevada morbidade respiratória e infecciosa nos primeiros anos de vida, além das frequentes reinternações. Esses fatores podem levar também a repercussão negativa no crescimento somático destes indivíduos nos primeiros três anos de vida.[45]

A presença da má nutrição pela dificuldade em alimentar essas crianças e as alterações importantes das estruturas e funções do sistema respiratório podem provocar perda de massa muscular e consequente fraqueza muscular, o que compromete ainda mais a função ventilatória e prejudica a sua recuperação nutricional.[46]

Os lactentes com DBP têm um consumo de energia elevado por causa do trabalho respiratório aumentado, estimado em 15 a 25% do gasto energético basal, o que significa de 10 a 18 Kcal/kg por dia. Esse gasto ocorre principalmente durante o sono e as atividades diárias.[6,46]

Atualmente considera-se que o atraso no crescimento relaciona-se mais com a prematuridade e baixo peso ao nascer do que com o fato de esses pacientes serem portadores de DBP.[30,47]

Além das alterações relacionadas ao desenvolvimento destes neonatos, as alterações neurológicas em crianças que com DBP, variam de 0 a 60% aos 24 meses de vida. Essa alta taxa de variabilidade reflete as divergências quanto à definição utilizada para a DBP, variações socioeconômicas e diferentes práticas na assistência perinatal, além do espectro de gravidade da doença. Sabe-se que os pacientes com doença mais grave, especialmente os que precisaram de longo tempo de ventilação mecânica e de corticosteroide sistêmico, evoluem de forma menos satisfatória.[48] Apesar da presença das alterações cognitivas, sensoriais, motoras e de linguagem, as crianças geralmente melhoram com o avançar da idade. Dessa forma, é importante o acompanhamento neurológico dos pacientes com DBP.[49]

PREVENÇÃO

Para prevenir a DBP, é fundamental a realização do pré-natal adequado, com triagem das gestantes de risco ao parto prematuro ou com doença associada.

Algumas terapêuticas que podem ser implantadas para prevenir a doença são apontadas a seguir.

Corticoterapia

A terapia com corticoide materno pode acelerar a maturação pulmonar e diminui as chances do RN evoluir com SDR grave e, consequentemente, diminui a necessidade do neonato ser ventilado com elevados parâmetros. Geralmente, a administração do corticoide deve ser realizada em gestantes com idade gestacional entre 24 e 34 semanas.[4-7,11]

Surfactante exógeno

O uso do surfactante exógeno como agente preventivo direto da DBP não possui eficácia comprovada. Mas, pelas melhoras que o surfactante promove na mecânica pulmonar, pode haver uma diminuição na gravidade da doença, principalmente quando administrado precocemente nas duas primeiras horas de vida.[4-7,11]

Superóxido dismutase (SOD)

Visto que o neonato possui deficiência no sistema antioxidante, com predisposição às lesões tóxicas do O_2, a administração do SOD consiste em uma terapia antioxidante com o objetivo de diminuir a incidência dessas lesões. Porém, estudos experimentais, principalmente com o SOD humano recombinado, são realizados para melhor avaliar seu papel na prevenção e no tratamento da DBP.[4,5,7]

Vitamina A

O recém-nascido prematuro apresenta deficiência de vitamina A em razão de sua maior chance de ser desnutrido. Portanto, a administração de vitamina A em altas doses pode ser importante para a prevenção da DBP, já que atua no crescimento celular pulmonar promovendo a diferenciação das células epiteliais das vias aéreas.[4-7]

Estratégias ventilatórias

Estudos mostram que baixos níveis de PEEP e um volume corrente elevado são os principais fatores causadores da lesão pulmonar associada à ventilação mecânica. Dessa forma, o emprego de estratégias ventilatórias visando à hipercapnia permissiva parece ser benéfico para a prevenção da DBP, bem como a utilização da ventilação mecânica de alta frequência oscilatória (VAFO).[4,6,11]

Em relação à ventilação mecânica não invasiva, estudos relatam que o uso da pressão positiva contínua nas vias aéreas (CPAP) nasal logo após o nascimento diminui a incidência de DBP. Porém, certa atenção deve ser dada aos neonatos nessas condições ventilatórias, pois eles podem apresentar baixa resposta do centro respiratório em razão da imaturidade do sistema nervoso central, ocasionando retenção do gás carbônico (CO_2), com piora do quadro clínico.[6,11]

Atualmente recomenda-se o uso de estratégias ventilatórias "gentis", isto é, a utilização de parâmetros basais com o objetivo de causar menor lesão pulmonar, mas mesmo a instituição desse tipo de ventilação pode promover o afluxo de neutrófilos e citocinas pró-inflamatórias para o parênquima pulmonar.[4,6,10,11]

TRATAMENTO

Por causa da multifatoriedade da etiologia da DBP, o tratamento deve ser amplo para diminuir ao máximo a atuação dos fatores causadores e melhorar os sinais e sintomas clínicos.

Corticosteroide

Em razão de a DBP possuir forte relação com o processo inflamatório, o uso do corticoide para o tratamento da doença parecia benéfico, mas sua administração é controversa. Atualmente, a administração do corticoide sistêmico no tratamento da DBP em RN de muito baixo peso ao nascimento não é recomendado, por apresentar limitados benefícios a curto tempo e várias complicações a longo prazo.

O uso dessa terapêutica nos neonatos deve ser cauteloso, com criteriosa avaliação dos riscos e benefícios a serem atingidos, pois existem estudos que mostram benefícios do tratamento da DBP com hidrocortisona em baixas doses. Também pode ser utilizado o corticoide inalatório, mas este parece não mostrar benefícios a curto e longo prazo, portanto estudos controlados, randomizados e cegos devem ser realizados para comprovar a real eficácia desse medicamento.[5-7,11,13]

Diuréticos

A utilização de diuréticos se faz necessária em razão da grande probabilidade de ocorrer edema pulmonar, piorando o quadro de insuficiência respiratória. Os diuréticos promovem melhora da complacência pulmonar, diminuição da resistência das vias aéreas, com diminuição do trabalho respiratório. Os mais utilizados são a espironolactona, os tiazídicos e a furosemida. Seu uso não deve ser prolongado, sendo importante a avaliação dos efeitos colaterais até que ocorra a melhora do quadro pulmonar.[4-7,11]

Broncodilatadores

São frequentemente utilizados para os pacientes que cursam com crises de broncoespasmo decorrente do aumento do tônus da musculatura lisa e da hiper-reatividade brônquica. Entretanto, deve-se avaliar a necessidade individual dos broncodilatadores, já que esses medicamentos possuem vários efeitos colaterais, principalmente cardiovasculares.

O ideal é a utilização do broncodilatador por via inalatória com o uso de espaçadores, mas nem sempre isso é suficiente para a melhora clínica dos neonatos com DBP. Em pacientes ventilados mecanicamente, a aplicação de broncodilatadores por via inalatória é controversa, pois grande parte do medicamento pode permanecer impactada no circuito do ventilador ou no conector da cânula traqueal. No entanto, indica-se esse tipo de aplicação quando o paciente apresenta crise aguda de broncoespasmo, que gera sinais de desconforto respiratório intenso e aumento evidente do trabalho respiratório, visualizado através do aumento da fase expiratória da respiração e uso da musculatura acessória.[4-7,11]

Nutrição

A nutrição adequada é fundamental para otimizar o crescimento e o desenvolvimento do neonato com DBP. Porém, esta é dificultada pela restrição hídrica a qual o neonato é submetido, com consequente limitação da oferta calórica. Mas deve-se instituir, na medida do possível, uma dieta hipercalórica e diminuição da oferta de carboidratos àqueles pacientes retentores de CO_2. Associado à nutrição adequada, o neonato com DBP deve manter uma SpO_2 dentro dos valores ideais para sua oxigenação tecidual, sendo esta variável de acordo com a literatura, utilizando-se de rotina valores próximos a 95%.

Oxigenoterapia

Um dos pontos mais importantes no tratamento dos lactentes com DBP é a manutenção dos níveis adequados de oxigenação arterial. Eles apresentam hipoxemia crônica secundária ao desequilíbrio da relação ventilação/perfusão (V/Q), podendo ser agravada durante momentos de agitação, de choro, durante a alimentação, sono e episódios recorrentes de infecção.[50,51] A hipoxemia é a principal causa das alterações cardiovasculares (hipertensão pulmonar e *cor pulmonale*), além de influenciar no ganho ponderal e no desenvolvimento neurológico. Quando não corrigida, a hipoxemia também se correlaciona com um maior risco para ocorrência de morte súbita e episódios de apneia.[51,52]

Portanto, os objetivos da suplementação de oxigênio são basicamente corrigir hipoxemia, contribuir para a recuperação do paciente com hipertensão pulmonar e/ou *cor pulmonale* e propiciar um adequado crescimento ponderoestatural.[53,54,55]

A suplementação de oxigênio deve ser realizada preferencialmente através de cateter nasal, com o fluxo de oxigênio necessário para manter os níveis de saturação da oxiemoglobina entre 92 e 95%. Nos pacientes portadores de *cor pulmonale*, são recomendados valores maiores, entre 95 e 96%.

Apesar de haver certa controvérsia a respeito do melhor nível de oximetria desejável para os pacientes com DBP, sabe-se que esses valores devem ser mantidos estáveis durante a alimentação, o sono ou a vigília, evitando-se, portanto, a suplementação intermitente do oxigênio.[51,52]

O tempo de oxigenoterapia dependerá da gravidade da DBP, embora a grande maioria dos displásicos graves utilize e permaneça com necessidade de oxigênio durante o primeiro ano de vida.[14] Isso se deve ao crescimento pós-natal, que proporciona novas unidades de troca gasosa, revertendo a dependência de oxigênio na maioria das crianças.[5]

Nievas e Chernick[51] sugerem um algoritmo para o uso de oxigênio na DBP, como demonstrado na Figura 23.1.

Inicialmente, avalia-se a necessidade de oxigênio com o paciente em estado de alerta. A oxigenação deve ser avaliada a cada 2 ou 3 semanas através do oxímetro de pulso, verificando a saturação durante 10 minutos em ar ambiente. Se a saturação permanecer igual ou superior a 92% (ou 95%, na presença de hipertensão pulmonar), a suplementação de oxigênio poderá ser suspensa durante os períodos de vigília, mantendo-se ainda durante o sono. Caso o paciente apresente queda de saturação durante a alimentação e agitação, a retirada do oxigênio deve ser suspensa. A seguir, deve-se avaliar a saturação de oxigênio durante o sono. Se o lactente apresentar valores maiores ou iguais a 92% (ou 95%, na presença de hipertensão pulmonar), o oxigênio pode ser retirado. Geralmente, a suspensão da oxigenoterapia noturna ocorre posteriormente à retirada da suplementação diurna.[45,51,52]

Caso haja baixo ganho ponderal em qualquer etapa descrita anteriormente, a oxigenoterapia deverá ser reintroduzida, pois é provável a presença de episódios intermitentes de hipoxemia significante.

Recomenda-se manter a suplementação de oxigênio até que seja possível a suspensão de medicamentos, como diuréticos, e o paciente permaneça estável clinicamente.[5]

Higiene anti-infecciosa

Todos os recém-nascidos portadores de DBP devem receber o esquema completo de vacinação, inclusive vacina antipneumocócica, vacina anual anti-influenza, em razão da maior vulnerabilidade de infecções recorrentes do trato respiratório.

Existe também maior risco de infecção pelo vírus respiratório sincicial (VRS) nos prematuros, quando comparados às crianças nascidas a termo.

Portanto, o uso da imunoglobulina intravenosa anti-VRS durante as estações outono e inverno também é recomendado, pois vários estudos demonstraram que seu uso profilático diminui o risco de internações e a gravidade das infecções por esse agente.[5,45]

PAPEL DA FISIOTERAPIA NA DBP

Para atuar com neonatos, principalmente com DBP, é necessário que o profissional tenha conhecimento da fisiopatologia da doença; ser, portanto, um profissional habilitado e capacitado para determinar a real necessidade da fisioterapia, assim como as condutas de tratamento adequadas.

A elaboração das condutas terapêuticas na DBP deve considerar o acúmulo de secreções brônquicas, as alterações mecânicas da caixa torácica que contribuem para a acentuação dos distúrbios ventilatórios e os distúrbios sensoriais, posturais, motores e ocupacionais que a doença pode causar.

A intervenção e os cuidados fisioterapêuticos se fazem necessários tanto na fase aguda como na fase crônica da doença, independente se o paciente estiver hospitalizado ou em tratamento ambulatorial. É de fundamentel importância um tratamento individualizado e com objetivos definidos de acordo com a evolução clínica de cada recém-nascido com diagnóstico de DBP.

Vários pesquisadores constataram que manobras fisioterápicas podem ser benéficas em alguns momentos, mas essa questão não está totalmente esclarecida na prática, pois são escassos os trabalhos científicos que comprovam esses resultados a curto e longo prazo. Dessa forma, sabendo que a DBP é uma patologia decorrente da prematuridade e que o paciente pode apresentar várias outras morbidades, o programa de tratamento deve envolver aspectos relacionados à prevenção e ao tratamento de complicações pulmonares e extrapulmonares, sempre pensando no paciente como um todo.[56]

Os objetivos da fisioterapia durante a fase hospitalar são:

- manter a saturação de oxigenação adequada;
- reduzir o trabalho respiratório;
- manter as vias aéreas pérvias;
- adequar a mecânica respiratória;
- promover interação entre as atividades musculares respiratórias e não respiratórias.

Os neonatos com DBP evoluem com hipersecreção pulmonar na fase aguda da doença, quan-

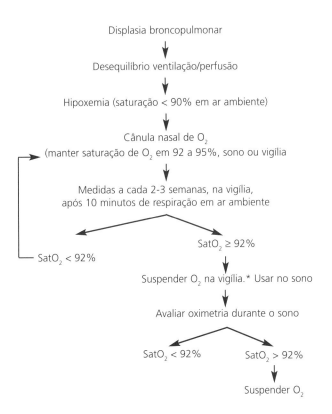

* Suspender O_2 somente após a suspensão dos diuréticos e esteroides.
† Se ganho de peso inadequado (< 15-30 g/dia): reiniciar oxigênio no sono e na vigília.

Figura 23.1 Uso de oxigênio na DBP.

do os mecanismos desencadeantes dessa patologia começam a atuar sobre um pulmão imaturo. Com a evolução do processo de lesão, as células do interstício pulmonar se descamam e as secreções alveolares causam obstrução não homogênea das vias aéreas periféricas, criando áreas de colapso e hiperdistensão pulmonar.

As peculiaridades estruturais e funcionais como mecânica respiratória pouco eficiente na manutenção do volume pulmonar, vias aéreas mais estreitas, deficiência de ventilação colateral (menor quantidade de poros de Kohn, canais de Lambert e de Martin) e imaturidade dos mecanismos da tosse, dificultam a eliminação de secreção das vias aéreas. Daí a importância da aplicação de técnicas para ajudar na remoção das secreções brônquicas, como drenagem postural, percussão, vibração ou vibrocompressão, aumento do fluxo expiratório (AFE) e *bag squeezing* (para pacientes com via aérea artificial).

Além dos objetivos fisioterapêuticos relacionados à higiene brônquica, outros objetivos devem ser focados, pois a DBP é uma doença que ocasiona alterações também no nível da mecânica respiratória.

As alterações na função pulmonar provocam um desequilíbrio de forças musculares entre o tórax (músculos inspiratórios) e o abdome (músculos expiratórios), alterando o ponto de equilíbrio do tórax e provocando alterações mecânicas (bloqueio inspiratório e encurtamento dos músculos acessórios da inspiração), comuns nas patologias obstrutivas.

A necessidade de hospitalização prolongada contribui para um atraso no desenvolvimento sensório-motor pela modificação de seu estado geral, pelo meio hospitalar e pela postura adquirida em razão da doença. É comum a presença de fixação de reflexos primitivos e vivência insuficiente de experiência sensorial, a ponto de não haver possibilidade de evolução motora normal, o que prejudica a autocorreção de sequelas torácicas.

O método reequilíbrio tóraco-abdominal (RTA), idealizado pela fisioterapeuta Mariângela Pinheiro de Lima, tem trazido bons resultados com relação às alterações ocorridas na mecânica tóraco-abdominal. O método se resume basicamente na reestruturação da mecânica respiratória, na redução do esforço muscular respiratório, na higiene brônquica, no desbloqueio do tórax e na integração entre a respiração e as atividades não respiratórias do bebê, de acordo com sua faixa etária.[56]

O enfoque nessas alterações deve ser voltado tanto para o tempo que o lactente permanecer internado como para o período pós-alta hospitalar, em que a criança é acompanhada ambulatorialmente.

Alterações no neurodesenvolvimento

A gravidade da DBP e de outras morbidades decorrentes da prematuridade estão relacionadas com a idade gestacional e o peso ao nascimento. Crianças nascidas com menos de 26 semanas de idade gestacional são mais suscetíveis a sequelas neurossensoriais graves, representadas pela paralisia cerebral, cegueira e surdez, que normalmente são identificadas nos primeiros dois anos de vida. Algumas vezes, esses problemas são precoces e definitivos, outras vezes, podem surgir posteriormente e progredir.

A importância da fisioterapia se estende no período de internação, em que se observa frequentemente alterações musculoesqueléticas transitórias. Além disso, devido ao fato de ocorrer disfunções que podem não ser detectadas nesse período, é importante o acompanhamento após a alta hospitalar.

Com o intuito de reduzir a morbidade e consequentemente melhorar a qualidade de vida das crianças portadoras de DBP, a reabilitação pulmonar pode ser uma intervenção terapêutica benéfica nesse tipo de paciente, mas não é uma prática muito bem estabelecida, e poucos estudos são disponíveis nessa população.[57]

Os objetivos gerais do tratamento nessa fase estão apresentados a seguir:

- promover o controle da sintomatologia;
- manter níveis de atividade de vida diária normais;
- manter a normalidade da função pulmonar;
- minimizar as exacerbações da doença;
- prevenir e intervir precocemente nas infecções respiratórias;

A abordagem sensório-motora não pode ser esquecida, pois visa a recuperação global do paciente e previne o déficit ventilatório crônico, já que o desenvolvimento dos músculos respiratórios acompanha o desenvolvimento neuropsicomotor.[56] O tratamento deve ser individualizado e baseado no desenvolvimento normal da criança, correspondente à sua faixa etária.[4,15,45,58]

Prematuros de DBP podem ter uma vida normal, mas precisam ser acompanhados em programas de *follow-up*, no qual serão avaliados e acompanhados por equipe multiprofissional, incluindo o neonatologista e outras subespecialidades pediátricas, como pneumologia, cardiologia, oftalmologia e neurologia, além do fisioterapeuta, nutricionista, fonoaudiologista e, eventualmente, outros profissionais. Suas famílias devem receber todo o suporte necessário para favorecer seu crescimento e desenvolvimento adequado.

CRITÉRIOS PARA ALTA HOSPITALAR

Diversos aspectos devem ser observados ao se considerar a possibilidade de alta hospitalar para um paciente portador de DBP. Sugere-se, portanto, os seguintes critérios:

- saturação de oxiemoglobina em torno de 95%, um fluxo de oxigênio estável em diminuição, pelo menos nas últimas duas semanas;
- ganho de peso satisfatório;
- ausência de episódios de apneia pelos menos nas últimas duas semanas;
- medicações mantidas na última semana;
- pais seguros em relação aos cuidados do lactente, inclusive no uso do oxigênio e/ou manipulação da sonda gástrica, em casos específicos, além da capacidade para o reconhecimento de sinais de piora e de como proceder em caso de emergência.

É importante a realização de visita domiciliar da equipe antes da alta do lactente, para que se possam verificar os equipamentos necessários e também avaliar o conhecimento dos cuidadores. As condições socioeconômicas da família, condições de moradia, acesso a telefone, transporte e proximidade a hospitais de referência devem ser consideradas.[52,45]

CONSIDERAÇÕES FINAIS

Apesar de a DBP ser uma das patologias mais importantes dentro da pediatria neonatal, ainda não existe na literatura trabalho científico voltado especificamente para a fisioterapia e reabilitação deste tipo de paciente.

REFERÊNCIAS BIBLIOGRÁFICAS

1. Hack M, Fanaroff AA. Outcomes of children of extremely lowbirthweight and gestational age in the 1990s. Semin Neonatol 2000; 5: 89-106.

2. Northway WH, et al. Pulmonary disease following respirator therapy of hyaline-membrane disease – bronchopulmonary dysplasia. N Engl J Med 1967; 276: 357-68.

3. Bancalari E, et al. Bronchopulmonary dysplasia: clinical presentation. Journal of peditrics 1979; 95: 819-51.

4. Jobe AH, Bancalari E. Bronchopulmonary dysplasia. Am J Respir Crit Care Med 2001; 163: 1723-9.

5. Monte LF et al. Displasia broncopulmonar. J Pediatr 2005; 81:9-110.

6. American thoracic society documents. Statement on the care of the child with chronic lung disease of infancy and childhood. Am J Respir Crit Care Med 2003; 168: 356-96.

7. Nascimento SD. Displasia broncopulmonar. In: Kopelman B, et al. Diagnóstico e tratamento em neonatologia. São Paulo: Atheneu; 2004. p.115-26.

8. Watterberg KL, et al. Chorioamnionitis and early lung inflammation in infants in whom bronchopulmonary dysplasia develops. Pediatrics 1996; 97: 210-5.

9. Thibeault DW, et al. Lung elastic tissue maturation and perturbations during the evolution of chronic lung disease. Pediatrics 2000; 106: 1452-59.

10. Jobe AL. The new BPD: an arrest of lung development. Pediatric Research 1999; 46: 641-3.

11. Jobe AL, Ikegami M. Prevention of bronchopulmonary dysplasia. Curr Opin Pediatr 2001; 13: 124-9.

12. Groneck P, et al. Association of pulmonary inflammation and increased microvascula permeability during the development of bronchopulmonary dysplasia: a sequential analusis of inflammatory mediators fluids of high-risk preterm neonates. Pediatrics 1994; 93: 712-8.

13. Abman SH. Bronchopulmonar displasia. "A vascular hypothesis". Am J Respir Crit Care Med. 2001, 164:1755-1756.

14. Kotecha S, Allen J. Oxygen therapy for infants with chronic lung didease. Arch Dis Fetal Neonatal 2002; 87:11-4.

15. Robin B, Kim Y, Huth J, Klocksieben J, Torres M, Tepper RS, et al. Pulmonary function in bronchopulmonary dysplasia. Pediatr Pulmonol 2004; 37: 236-42.

16. Gerhardt T, Hehre D, Feller R, Reifenberg L, Bancalari E. Serial determination of pulmonary function in infants with chronic lung disease. J Pediatr 1987; 110: 448-56.

17. Smyth JA, Tabachnik E, Duncan WJ, Reilly BJ, Levison H. Pulmonary function and bronchial hyperreativity in long-term survivors of bronchopulmonary dysplasia. Pediatrics 1981; 68: 336-40.

18. Koumbourlis AC, Motoyama EK, Mutich RL, Mallory GBJ, Walczak AS, Fertal K. Longitudinal follow-up of lung function from childhood to adolescence in prematurely born patients with neonatal chronic lung disease. Pediatr Pulmonol 1996;21: 28-34.

19. Talmaciu I, Clement LR, Susan MK, Hickey E, Panitch HB. Pulmonary function in technology-dependent children 2 years and older with bronchopulmonary dysplasia. Pediatr. Pulmonol 2002; 33: 181-8.

20. Hofhuis W, Huysman MW, Van Der Wiel EC, Holland WP, Hop WC, Brinkhorst G, et al. Worsening of V'maxFRC in infants with chronic lung disease in the first year of life: a more favorable outcome after high-frequency oscillation ventilation. Am J Respir Crit Care 2002; 166: 1539-43.

21. Vrijlandt E.J.L.E, Boezen H.M. Gerritsen J, Stremmelaar E.F, Duiverman E.J. Repiratory Health in prematurely born preschool children with and without bronchopulmonary dysplasia. J Pediatr 2007; 150:256-61.

22. Kriemler S., Keller H., Saigal S, Bar-Or O. Aerobic and lung performance in premature children with and without chronic lung disease of prematurity. Clin J Sport Med 2005; 15:349-355.

23. Karila C. et al. Hypoventilation alvéolaire à l'exercice chez des enfanets avec dysplasie bronchopulmonaire. Rez Mal Respir 2008;25:303-12.

24. Jacob SV, Lands L, Coates AL, Davis GM, MacNeish CF, et al. Exercise ability in survivors of severe bronchopulmonary dysplasia. Am J Respir Crit Care Med 1997; 155: 1925-9.

25. Mitchell SH, Teague WG. Reduced gas transfer at rest and during exercise in school-age survivors of bronchopulmonary dysplasia. Am J Respir Crit Care Med 1998; 157: 1406-12.

26. Pianosi PT, Fisk M. Cardiopulmonary exercise performance in prematurely born children. Pediatr Research 2000; 47: 653-8.

27. Jobe AH. An unknown: lung growth and development after very preterm birth (editorial). Am J Respir Crit Care Med 2002; 166: 1529-30.

28. Mello RR, Dutra MVP, Lopes JMA. Morbidade respiratória no primeiro ano de vida de prematuros egressos de uma unidade pública de tratamento intensivo neonatal. J Pediatr 2004; 80(6): 503-10.

29. Pérez GP; Merino MN, Pérez MR Reguera CS, Tubio AP, Padillo JP. Morbidade respiratória trás el alta hospitalaria em prematuros (< 32 semanas) com displasia broncopulmonar. Na Pediatr 2004; 60(2): 117-24.

30. Eber E, Zach MS. Long term sequelae of bronchopulmonary dysplasia (chronic lung disease of infancy). Thorax 2001; 56(4): 317-23.

31. Silva Filho LVF. Doença pulmonar crônica neonatal. J Pediatr 1998; 74: 265-74.

32. Kopelman BI, Santos AMN, Goulart AL, Almeida MFB, Miyoshi MH, Guinsburg R. Diagnóstico e tratamento em neonatologia. São Paulo: Atheneu, 2004. p.115-26.

33. Stahlman M, Hedvall G, Dolanski E, Faxelius G, Burko H, Kirk V. A six-year follow-up of clinical hyaline membrane disease. Pediatr Clin North Am 1973; 20: 433-46.

34. McCormick MC, Workman DK, Brooks-Gunn J, Peckham GJ. Hospitalization of very low birthweight children at achool age. J Pediatr 1993; 122: 360-5.

35. McLeod A, Ross P, Mitchell S, Tay D, Hunter A, Paton J, et al. Respiratory health in a total very low birthweight cohort and their classroom controls. Arch Dis Child 1996; 74: 188-94.

36. Chan KN, Elliman A, Bryan E, Silverman M. Respiratory symptoms in children of low birth weight. Arch Dis Child 1989; 64: 1294-304.

37. Chan KN, Elliman A, Bryan E, Silverman M. Clinical significance of airway responsiveness in children of low birth weigt. Pediatr Pulmonol 1989; 7: 251-8.

38. Kitchen W, Ford G, Doyle L, Rickards A, Kelly E. Health and hospital readmissions of very low birthweight and normal birthweight children. Am J Dis Child 1990; 144: 2213-8.

39. Friedrich L, Corso AL, Jones MH. Prognóstico pulmonar em prematuros. J Pediatr 2005; 81(1): 79-88.

40. Abman SH, Groothius, JR. Pathophysiology and treatment of bronchopulmonary dysplasia. Pediatr Clin North Am 1994; 41(2): 277-315.

41. Bancalari E. Neonatal chronic lung disease. In: Fanaroff AA, Martin RJ (Ed.). Neonatal perinatal medicine. Diseases of the fetus and infant. 6.ed. St. Louis, Mo: Mosby-Yearbook, Inc., 1997. p.1074-89.

42. Marinelli KA, Burke GS, Herson VC. Effects of dexamethasone on blood pressure in premature infants with bronchopulmonary dysplasia. J Pediatr 1997; 130: 594-602.

43. Werner JC, Sicard RE, Hansen TWR, Solomon E, Cowett RM, Oh W. Hypertrophic cardiomyopathy associated with dexamethasone therapy for bronchopulmonary dysplasia. J Pediatr 1992; 120: 286-91.

44. Mariani G, Barefield ES, Carlo WA. The role of nitric oxide in the treatment of neonatal pulmonary hypertension. Curr Opin Pediatr 1996; 8: 118-25.

45. Silva Filho LVF. Doença pulmonar crônica neonatal. J Pediatr 1998; 74: 265-74.

46. Mena PN, Llanos AM, Uauy RD. Nutricion y patologia pulmonar en el neonato de bajo peso el nacer. Rev Chil Pediatr 2005; 76 (1): 12-24.

47. Primhak RA. Discharge and aftercare in chronic lung disease of the newborn. Semin Neonatol 2003; 8: 117-25.

48. Gibson AT, Pearse RG, Wales JK. Growth retardation after dexamethasone administration: assessment by knenometry. Arch Dis Child 1993; 69: 505-9.

49. Greenough A. Measuring respiratory outcome. Semin Neonatol 2000; 5: 119-26.

50. American academy of pediatrics – Commitee on fetus and newborn. Postnatal corticosteroids to treat or prevent chronic lung disease in preterm infants. Pediatrics 2002; 109: 330-8.

51. Christou H, Brodsky D. Lung injury and bronchopulmonary dysplasia in newborn infants. J Intensive Care Med 2005; 20: 76-87.

52. Primhak RA. Discharge and aftercare in chronic lung disease of the newborn. Semin Neonatol 2003; 8: 117-25.

53. Abman SH, Groothius, JR. Pathophysiology and treatment of bronchopulmonary dysplasia. Pediatr Clin North Am 1994; 41(2): 277-315.

54. Bancalari E. Neonatal chronic lung disease. In: Fanaroff AA, Martin RJ (Ed.). Neonatal perinatal medicine. Diseases of the fetus and infant. 6.ed. St. Louis, Mo: Mosby-Yearbook, Inc., 1997. p.1074-89.

55. Moyer-Mileur LJ, Nielson DW, Pfeffer KD, Witte MK, Chapman DL. Eliminating sleep-associated hypoxemia improves growth in infants with bronchopulmonary dysplasia. Pediatrics 1996; 98: 779-83.

56. Lima MP, Cunha CC. Apostila do curso básico do método reequilíbrio tóraco-abdominal. São Paulo, 2002.

57. Buschbacher B. Outcomes and problems in pediatric pulmonary rehabilitation. Am. J Phys Med Reahabil 1995; 74(4): 287-93.

58. Hodgkin JE, Hilling L, Hoberty PD, Hoberty RJ, et al. AARC Clinical practide guideline – Pulmonary rehabilitation. Repir Care 2002; 47(5): 617-25.

24

HIPERTENSÃO PULMONAR PERSISTENTE DO RECÉM-NASCIDO

CLAUDIA TALERMAN
NAIANA VALÉRIO
SILVANA ALVES PEREIRA

A hipertensão pulmonar persistente do recém-nascido (HPPN) foi descrita inicialmente em 1969, por Gersony et al., como a "persistência das características fisiológicas da circulação fetal na ausência de doenças cardíacas, pulmonares, hematológicas ou do sistema nervoso central" e depois nomeada persistência da circulação fetal.[1]

Atualmente, a HPPN é considerada uma síndrome multietiológica que ocorre particularmente no recém-nascido de termo ou pós-termo, com incidência de 1,9 por mil nascidos vivos, e está caracterizada, principalmente, pelo aumento da resistência vascular pulmonar (RVP) com consequente elevação da pressão da artéria pulmonar, ocasionando um *shunt* direita-esquerda (D-E) pelo canal arterial e forame oval, resultando em hipoxemia grave.[2,3,4]

Durante a vida intrauterina, a RVP é elevada, e apenas 5 a 10% do débito cardíaco alcançam a circulação pulmonar, e a sua maior parte passa do ventrículo direito para a aorta, através do canal arterial. Na gestação, a pressão da artéria pulmonar e o fluxo sanguíneo aumentam, causando elevação do tônus vascular pulmonar modulado pela baixa tensão de oxigênio. Com o nascimento, ocorre uma queda da pressão na artéria pulmonar, ocasionado por eventos como:

- Expansão pulmonar, propiciada pelos primeiros movimentos respiratórios, ocasionando uma abertura mecânica dos vasos pulmonares e iniciando o processo de reabsorção do líquido que preenche os alvéolos.
- Aumento de prostaglandinas vasodilatadoras circulantes e liberação de óxido nítrico pelo endotélio vascular.
- Maior oxigenação, garantida pelo início do uso do pulmão como órgão responsável pela capta-

ção de oxigênio diretamente do ambiente, em lugar da placenta.

- Reversão da acidose antenatal, à custa de melhor oferta de oxigênio aos tecidos, e da ventilação pulmonar.
- Adaptação circulatória, com aumento da pressão arterial sistêmica por causa da retirada da placenta, um sistema de alta capacidade e baixa resistência, favorecendo o fechamento do forame oval e a inversão do fluxo pelo canal arterial, que passa a ser da E-D.[1,2]

Esses mecanismos permitem que ocorra a transição da circulação dita "fetal" para a circulação do tipo "adulto", caracterizada por pressões de artérias pulmonares inferiores à sistêmica e pela passagem do sangue venoso do coração direito pelo leito vascular pulmonar e retorno desse, já oxigenado, ao coração esquerdo, para que seja oferecido aos diversos órgãos e sistemas.

Qualquer alteração nesses fatores pode interferir na transição da circulação fetal para a circulação do recém-nascido, levando a HPPN.

ETIOLOGIA

Várias doenças pulmonares e/ou cardíacas, além de drogas, podem causar hipertensão pulmonar e aumento na RVP, podendo estar presentes tanto na vida intrauterina como no período perinatal ou pós-natal.

Dentre os fatores que podem levar a HPPN na vida intrauterina destacam-se: hipóxia crônica, hérnia diafragmática, anencefalia, síndrome de Potter, oligoidrâmnio e ingestão materna de aspirina e anti-inflamatórios não-corticoesteroides (Indometacina), os quais são potentes inibidores da síntese de prostaglandinas. No período perinatal, temos: asfixia grave, síndromes aspirativas (aspiração de mecônio) e pós-maturidade. Já no período pós-natal: doenças pulmonares primárias, problemas metabólicos (hipoglicemia e hipocalcemia), retardo da reabsorção do líquido pulmonar (taquipneia transitória), hipotermia, hiperviscosidade sanguínea, acidose, infecção bacteriana (*Streptococcus* β-hemolítico do grupo B), septicemia por bactérias Gram-negativas e ventilação mecânica prolongada.[6,7]

Além dessas doenças, existem grupos de recém-nascidos que apresentam uma síndrome primária de vasoconstrição vascular pulmonar, *shunt* D-E e hipoxemia perinatal caracterizada pela manutenção da circulação fetal.[6]

A hipoxemia perinatal constitui um denominador comum em todos os períodos anteriormente citados como fator agravante, propiciando a HPPN e a vasoconstrição pulmonar secundária. A hipoxemia pode levar a *shunt* D-E através do forame oval e/ou do canal arterial, por uma síndrome primária ou secundária a outras doenças neonatais.[6,7]

FISIOPATOLOGIA

A não transição da circulação fetal para o tipo adulto determina o quadro de hipertensão pulmonar no recém-nascido (RN). A elevada pressão em artérias pulmonares mantém a passagem de fluxo sanguíneo pobre em oxigênio, através do forame oval e do canal arterial, gerando uma mistura de sangue venoso com sangue arterial, fornecendo à circulação sistêmica uma menor quantidade de sangue oxigenado. A pós-carga aumentada para o coração direito provoca disfunção do ventrículo direito e regurgitação da valva tricúspide, podendo evoluir para insuficiência de ventrículo direito, tornando ainda mais difícil vencer a elevada resistência ao fluxo pulmonar.[8]

A baixa oferta de oxigênio predispõe à persistência do canal arterial (PCA), com fluxo D-E, assim como a hiper-resistência pulmonar. O gradiente de pressão, com pressão pulmonar suprassistêmica, mantém o fluxo também da D-E pelo forame oval, gerando, em conjunto com o canal arterial, um ciclo vicioso, onde o sangue que retorna ao coração direito atravessa para a circulação sistêmica sem ser oxigenado pelos pulmões. Assim, surgem dois locais de *shunt* extrapulmonar, um intracardíaco e outro extracardíaco, que mantêm uma menor oferta de oxigênio aos tecidos, predispondo à acidose mista e fechando o ciclo, que tende a se autoperpetuar[8,9] (Figura 24.1).

Ao mesmo tempo que a falha na adaptação pós-natal gera hipoxemia e acidemia ao RN, ela permite que não ocorra, ao menos de imediato, um colapso cardiocirculatório que poderia ser letal. A pós-carga excessiva ao ventrículo direito poderia predispô-lo à sua falência e, por sua vez, a baixa pré-carga para o coração esquerdo poderia gerar hipotensão sistêmica e choque.

QUADRO CLÍNICO

Clinicamente, esse RN mostrará sinais de desconforto respiratório como cianose, gemência, batimento de asa de nariz, retrações e aumento do diâmetro anteroposterior do tórax. A medida da pressão arterial sistêmica se mostrará normal ou diminuída, e na ausculta cardíaca poderá existir sopro de insuficiência de válvula tricúspide. Sinais de in-

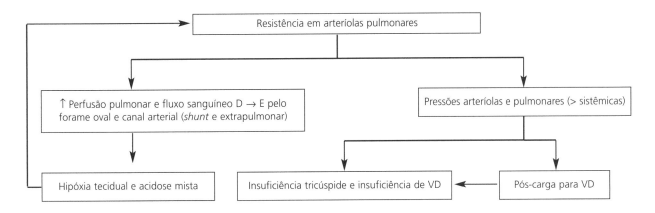

Figura 24.1 Orientação esquemática da fisiopatologia da hipertensão pulmonar persistente neonatal.[8]

suficiência cardíaca podem estar presentes em recém-nascidos com disfunção miocárdica. A gravidade dos sintomas clínicos dependerá da doença de base, sendo a condição clínica mais evidente a desproporção entre a intensidade da hipoxemia e o grau de comprometimento pulmonar.[10]

A forma mais leve pode estar presente logo após o nascimento, e o sintoma predominante, além da cianose, é a taquipneia. As formas mais severas são caracterizadas por extrema labilidade ao oxigênio, cianose intensa, taquipneia, retração costal, gemência, assincronismo toracoabdominal (sinais de insuficiência respiratória), com ausculta cardíaca com hiperfonese de segunda bulha e sopro sistólico (insuficiência da válvula tricúspide). A cianose pode ser generalizada ou com distribuição pós-ductal (membro superior direito e cabeça róseos por irrigação pré-ductal, demais áreas cianóticas por irrigação pós-ductal).[3]

DIAGNÓSTICO

O diagnóstico da HPPN deve ser rápido e preciso. É importante o conhecimento dos antecedentes obstétricos para identificar as doenças que podem levar a hipertensão pulmonar, a utilização de drogas pela mãe, como os inibidores de prostaglandinas, além dos antecedentes neonatais como história de asfixia intraparto (causa mais frequente), com ou sem aspiração de mecônio, tempo de início da cianose e evolução do quadro clínico.[11]

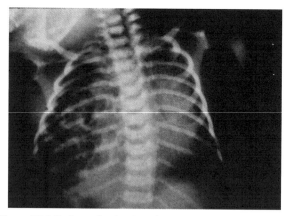

Figura 24.3 Radiografia de tórax de um recém-nascido a termo demonstrando uma hérnia diafragmática, terceira causa mais frequente de hipertensão pulmonar persistente neonatal[23].

As manifestações clínicas e o exame físico do recém-nascido são de grande importância na constatação de doenças que estão associadas a HPPN, como a septicemia pelo *Streptococcus* β-hemolítico do grupo B (segunda opção clínica mais frequente como causa de HPPN) e hipoplasia pulmonar associada a hérnia diafragmática que constitui a terceira causa mais frequente, além das cardiopatias congênitas.[1,2,3]

No diagnóstico laboratorial e radiológico, podem ser realizados os seguintes exames: hemograma completo com contagem de plaquetas, cultura de secreção vaginal materna, hemocultura, dosagem de cálcio, glicemia e magnésio, além da radiologia de tórax.[2]

O raio X de tórax (Figura 24.3) revela mais frequentemente uma cardiomegalia, e as alterações dos campos pulmonares dependerão do grau da doença pulmonar. A circulação pulmonar pode apresentar-se aumentada, normal ou diminuída, com a presença de um padrão de congestão venosa pulmonar com um aumento importante da área cardíaca, sugerindo uma disfunção ventricular esquerda. Podem-se encontrar ainda pequenos pneumotórax apicais e derrames pleurais.

As análises dos gases sanguíneos também podem auxiliar no diagnóstico da HPPN, principalmente nos casos associados a cardiopatias congênitas cianóticas. Essa análise pode ser realizada por meio de exames distintos.[12]

Saturometria ou diferenças de PaO$_2$ por gasometria

A avaliação da saturação de hemoglobina, feita de maneira não invasiva, pode ser útil no diagnóstico

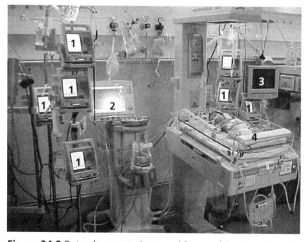

Figura 24.2 Foto de um recém-nascido com hipertensão pulmonar persistente neonatal na UTI Neonatal (4). A foto evidencia a gravidade do recém-nascido com uso de drogas (1), ventilação mecânica convencional (2) e monitorização transcutânea pré e pós-ductal (3).[22]

da HPPN. Quando ocorre *shunt* importante pelo canal arterial, a comparação dos valores obtidos em região pré-ductal (região pré-desembocadura do canal na artéria aorta), como a mão direita, com regiões pós-ductais, os pés, podem revelar diferenças de 10 a 15% nas medidas de saturação, sendo mais altas na região pré-ductal, sugerindo a presença de HPPN. Porém, quando o fluxo é predominante pelo forame oval, essa diferença não será evidenciada, embora a situação de persistência da circulação fetal esteja presente. O mesmo vale para as coletas de gasometria e avaliação de PaO_2, comparando-se as regiões pré e pós-ductais. Devem-se colher amostras de sangue arteriais pré-ductal (artéria radial direita ou artéria temporal) e pós-ductal (artéria radial esquerda, artéria femoral, artéria tibial posterior ou artéria umbilical) simultaneamente. São consideradas diferenças significativas gradientes acima de 20 mmHg, sendo a PaO_2 pós-ductal inferior à pré-ductal. Essa diferença sugere *shunt* através do canal arterial, sugestivo de HPPN.[1]

Teste de hiperoxia

Utilizado para diferenciar um *shunt* D-E, provocado por doenças cardíacas ou por hipertensão pulmonar, de uma desproporção da relação ventilação/perfusão, observadas nas doenças do parênquima pulmonar. Deve ser realizado na sequência da gasometria anterior. O teste consiste em oferecer por 5 a 10 minutos FiO_2 de 100% ao RN, colhendo-se uma nova gasometria a seguir. Se a PaO_2 alterar de menos de 50 mmHg para mais de 100 mmHg, provavelmente não existe *shunt* D-E, sendo sugestivo de doença do parênquima pulmonar. Porém, se a alteração for menor que 20 mmHg, é sugestiva a existência de *shunt* D-E, porém questionável se secundário a uma cardiopatia congênita cianótica ou a hipertensão pulmonar.[13]

Teste da hiperoxia-hiperventilação

Esse teste consiste em oferecer ao RN intubado, FiO_2 de 100% e frequências respiratórias acima de 100 ciclos por minuto por 5 a 10 minutos, buscando uma hiperventilação e uma $PaCO_2$ menor que 30 mmHg, ocorrendo uma reversão da hipertensão pulmonar e, consequentemente, melhora da oxigenação. Durante o teste, deve-se observar a coloração da pele do RN, o pico de pressão inspiratória (PIP) e os níveis de PaO_2 e PCO_2. Os gases arteriais podem ser monitorados por análise transcutânea, ou por amostras sanguíneas. Com a adequada hiperventilação observa-se um aumento significativo do pH sanguíneo e da PaO_2, afastando a hipótese de cardiopatia congênita cianótica, sendo provável a existência de hipertensão pulmonar.[13]

Embora mencionados neste capítulo, os testes de hiperoxia, hiperoxia-hiperventilação e FiO_2 a 100% devem ser evitados. Em cardiopatias cianogênicas canais dependentes (exemplo: atresia grave pulmonar, transposição das grandes artérias com comunicação intra-atrial restritiva) a FiO_2 100% pode predispor ao fechamento do canal e determinar evento fatal para o RN. Atualmente são utilizados métodos não-invasivos para a confirmação da HPPN, como o ecocardiograma.[13]

O uso da ecocardiografia bidimensional, aliado ao Doppler, permite a avaliação das estruturas do coração e seus vasos, bem como a direção dos fluxos intracavitários e avaliação do canal arterial e forame oval à beira do leito e com mínima manipulação do RN. Pode-se visualizar a presença de *shunt* D-E, estimar a pressão da artéria pulmonar, afastar ou identificar anormalidades anatômicas que possam ser causa (p. ex., drenagem anômala parcial ou total de veias pulmonares) ou diagnósticos diferenciais da HPPN (exemplo: transposição das grandes artérias). O exame pode ser utilizado tanto no diagnóstico como na sua evolução, evidenciando, em fase de resolução, a inversão dos fluxos (E-D) e o fechamento do forame oval, do canal arterial e a queda da pressão pulmonar.[14]

Cateterismo

Método invasivo pouco utilizado e indicado nos casos de dúvida no fechamento do diagnóstico, sendo determinante entre persistir com o tratamento clínico ou identificar-se cardiopatia passível de correção cirúrgica.

TRATAMENTO

Fisioterapia na HPPN

Apesar dos avanços da assistência perinatal nas últimas décadas, a HPPN continua a ser um problema clínico muito importante que contribui significantemente para a mortalidade e morbidade dos recém-nascidos prematuros e de termo. Para que se possa oferecer o tratamento fisioterapêutico adequado, é fundamental conhecer os mecanismos que regulam o tônus vascular pulmonar fetal e pós-natal.[3,8,9] As chances de sobrevivência aumentam consideravelmente quando esses recém-nascidos são adequadamente tratados, sem que ocorram agravos por lesão de parênquima pulmonar.[3]

A relação ventilação/perfusão pode estar alterada nesses RN e o desmame do ventilador muitas vezes é difícil, pois o uso de sedação gera paralisia muscular dificultando o *drive* respiratório. Recentemente, um estudo do Instituto Nacional de Saúde (NIH) analisou os fatores que contribuíram para a mortalidade nos pacientes com HPPN que não foram tratados com óxido nítrico e verificou que a mortalidade foi menor nas UTI neonatais que usaram significantemente menos sedação nos pacientes ventilados. Portanto, a indicação da sedação deve ser limitada aos pacientes em que não ocorre sincronia com o ventilador, apesar de estarem recebendo adequada assistência respiratória e todas as medidas gerais (sedação e minimização dos fatores ambientais).[3]

Mesmo com diversos fatores contribuindo para uma ventilação mais prolongada e, consequentemente, ineficiência da musculatura respiratória, a fisioterapia ativa (manobras de higiene brônquica, reexpansão pulmonar, mecânica pulmonar, etc.) está contraindicada na HPPN, sendo recomendável a menor manipulação tátil possível.

O posicionamento deve ser utilizado como uma técnica para evitar ou amenizar complicações respiratórias e/ou osteomusculares, visto a impossibilidade de manobras respiratórias mais efetivas, podendo fazer uso de coxins para facilitar a mecânica respiratória, melhorando a ventilação pulmonar.

A aspiração traqueal em sistema fechado e com contenção (Figura 24.4) deve ser realizada sempre que necessário. O recém-nascido com HPPN geralmente não apresenta quantidades excessivas de secreção pulmonar; portanto, a aspiração traqueal não deve ser realizada como rotina na UTI neonatal e a despressurização do sistema de ventilação mecânica deve ser evitada.

O fisioterapeuta deve ter uma atenção especial com esses pacientes, prevenindo o aparecimento de artefatos que dificultem a ventilação, como rolhas de secreção, cânulas mal-posicionadas e/ou dobradas, circuitos respiratórios não adequados e/ou tracionados, ou seja, qualquer condição que interfira na passagem de fluxo para o recém-nascido. Os circuitos respiratórios devem ser aquecidos, mesmo com a utilização de óxido nítrico, visto o diâmetro das cânulas endotraqueais destes pacientes.

Medidas para o controle de infecção respiratória, como a instalação de filtros bactericidas e sistema de aspiração traqueal fechado, devem ser controlados pelo fisioterapeuta e estendidos a toda equipe de enfermagem.

Além dos cuidados citados, o fisioterapeuta deverá participar ativamente do processo de desmame ventilatório desses pacientes em conjunto com a equipe médica, acompanhando-os posteriormente até a alta hospitalar.

No tratamento da HPPN, os cuidados gerais, como tratamento clínico e fisioterápico, são tão importantes quanto o tratamento específico da vasodilatação pulmonar. É importante, sempre que possível, corrigir a causa básica que está produzindo HPPN; por exemplo, se o recém-nascido tem história sugestiva de infecção e radiografia compatível com o diagnóstico de pneumonia, devem ser administrados antibióticos. Problemas metabólicos como hipoglicemia, hipocalcemia e hipomagnesemia, entre outros, devem ser corrigidos, e também é fundamental que seja minimizada a estimulação ambiental. Os recém-nascidos com hipertensão pulmonar, durante a ventilação mecânica, frequentemente são sedados para minimizar os efeitos da

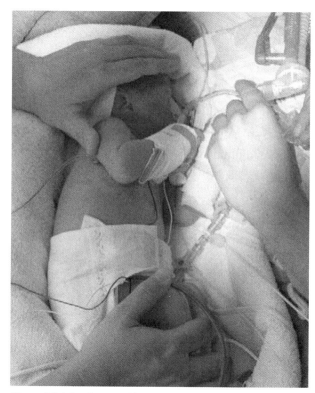

Figura 24.4 Recém-nascido com sistema de aspiração fechado. Demonstração da sonda do sistema de aspiração fechado e ampola de soro anexa ao sistema utilizada para lavagem do sistema.[25]

estimulação ambiental, da dor e do desconforto inerente ao tratamento.[3]

VENTILAÇÃO MECÂNICA CONVENCIONAL

Durante muitos anos, a hiperventilação pulmonar foi usada para causar hipocapnia com alcalose respiratória e consequente melhora da oxigenação sistêmica e redução da pressão arterial pulmonar. No entanto, estudos experimentais, em cordeiros ventilados mecanicamente, sugeriram que é o aumento do pH, e não a hipocapnia, que induz a dilatação dos vasos pulmonares.[13] Além desse achado, tem sido demonstrado, em pacientes com acentuada hipocapnia, um aumento de problemas relacionados ao volutrauma e alterações de desenvolvimento neuropsicomotor.[15] Portanto, na maioria das UTI neonatais, a prática da hiperventilação tem sido abandonada, como primeira estratégia para o tratamento da HPPN. A utilização da ventilação conservadora deve ser a abordagem inicial do tratamento da HPPN, juntamente com a correção dos distúrbios associados.[8,9] Apenas quando essa não for suficiente, deve-se associar o uso do NO (óxido nítrico) a ventilação convencional e/ou iniciar modo de ventilação não-convencional (ventilação de alta frequência), como discutiremos a seguir.

VENTILAÇÃO DE ALTA FREQUÊNCIA

A ventilação de alta frequência (HFV) é um modo não-convencional de suporte ventilatório que possui, na sua essência, o conceito de uso de volume corrente menor que o volume de espaço morto, associado ao uso de altas frequências que são quantificadas em hertz (Hz). A ventilação oscilatória de alta frequência tem sido utilizada em pacientes com HPPN nas UTI neonatais, porém poucos estudos têm avaliado essa questão de forma randomizada e controlada.[3]

Em doenças que cursam com comprometimento parenquimatoso importante, a melhora do quadro de HPPN só ocorre quando há recrutamento alveolar e redução do *shunt* intrapulmonar.[8,9]

No tratamento dos pacientes com HPPN, é indicado iniciar a assistência respiratória com a ventilação convencional e instituir a ventilação oscilatória de alta frequência nos casos que não responderem à ventilação convencional[8,21] (Figura 24.5).

ÓXIDO NÍTRICO (NO)

O NO inalado pode atingir as regiões ventiladas do pulmão promovendo a redução da resistência pulmonar local com consequente melhora das trocas gasosas. A administração de NO deve ser titulada de acordo com os dados clínicos e também pela monitorização da pressão da artéria pulmonar. A concentração administrada de NO varia entre 1 e 20 ppm[16,17,18,19] (Figura 24.6).

Existem alguns efeitos tóxicos descritos com a administração de NO. Os maiores problemas decorrem da formação de dióxido de nitrogênio (NO_2) e da meta-hemoglobina. No entanto, tem sido descrita a presença de efeito rebote.[16] A retirada gradual de NO inalado por melhora importante dos índices de oxigenação pode levar a um aumento da resistência vascular pulmonar, resultando na necessidade da elevação da fração inspirada de oxigênio (FiO_2) e reinstalação do NO inalado. A incidência descrita de efeito rebote é de aproximadamente 10%. As explicações sobre esse fenômeno não estão totalmente esclarecidas.[16]

A fisioterapia ativa durante a ventilação com óxido nítrico é contraindicada e a aspiração deve ser realizada em sistema fechado.

OXIGENAÇÃO POR MEMBRANA EXTRACORPÓREA (ECMO)

ECMO é uma terapia de resgate, quando todas as outras medidas falharam no tratamento da

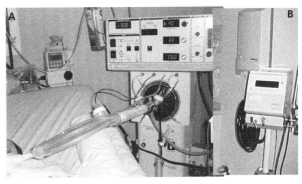

Figura 24.5 Demonstração de dois aparelhos usados para ventilação de alta frequência. (**A**) Demonstração de um aparelho de ventilação de alta frequência oscilatória utilizado para recém-nascidos com mais de 3 kg e (**B**) demonstração de um aparelho de ventilação de alta frequência por interrupção de fluxo utilizado para recém-nascidos com menos de 3 kg.[24]

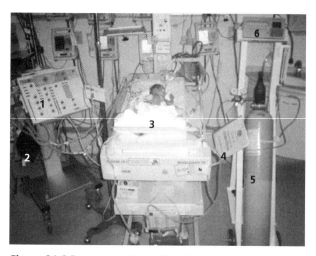

Figura 24.6 Demonstração prática do óxido nítrico inalado dentro da UTI neonatal: (**1**) ventilador convencional; (**2**) sistema de evacuação de gases; (**3**) recém-nascido com hipertensão pulmonar persistente neonatal; (**4**) manual de instrução; (**5**) cilindro de óxido nítrico 500 ppm; (**6**) analisador de gases (NO e NO_2)[16].

HPPN. O uso de ECMO baseia-se na ideia de que o vasoespasmo pulmonar é transitório e que, até a sua resolução, pode ser mantida uma adequada oxigenação. Resumidamente, a ECMO é uma técnica de *bypass* sanguíneo em que um cateter é introduzido pela veia jugular até alcançar o átrio direito, para retirar o sangue dessaturado, que é anticoagulado e bombeado para uma membrana de oxigenação onde se acrescenta oxigênio e se remove CO_2. O sangue oxigenado retorna ao paciente através da artéria carótida. Atualmente, dispõe-se de ECMO do tipo venovenoso, em que o sangue é retirado e reinfundido pela veia, evitando assim a cateterização da artéria carótida.[20]

A ECMO é a única terapia em que a fisioterapia ativa e/ou passiva é contraindicada.

REFERÊNCIAS BIBLIOGRÁFICAS

1. Segre CAM. Hipertensão pulmonar neonatal. In: Segre CAM. RN. 3ed. São Paulo: Sarvier; 1991: 234-7.
2. Segre CAM. Perinatologia – Fundamentos e prática. São Paulo: Sarvier, 2002.
3. Suguihara C. Tratamento da hipertensão pulmonar persistente do recém-nascido. J Ped 2001; 77 (Supl.1): S17- S24.
4. Abman SH, Stevens T. Perinatal pulmonary vasoregulation: implications for the pathophysiology and treatment of neonatal pulmonary hypertension. In: Haddad G, Lister G, (ed.) Tissue oxygen deprivation: developmental, molecular and integrative function. 1st ed. New York: Marcel Dekker; 1996: 367-432.
5. Alameh J, Bachiri A, et al. Alveolar capillary dysplasia: a cause of persistent pulmonary hypertension of the newborn. Eur J Pediatr 2002; 161: 262.
6. Miyoshi MH. Hipertensão pulmonar persistente neonatal. In: Miyoshi MH, Guinsburg R. (org.) Diagnóstico e tratamento em neonatologia. São Paulo: Atheneu; 2004: 1: 91-100.
7. Kopelman BI, Santos AMN, Goulart AL, Almeida MFB, Miyoshi MH, Guinsburg R. Diagnóstico e tratamento em neonatologia. São Paulo: Atheneu; 2004: 1: 694p.
8. Rossi FS, Rebello CM, Deutsch AA. Hipertensão pulmonar persistente do récem-nascido. In: Knobel E. Terapia intensiva – pediatria e neonatologia. São Paulo: Atheneu; 2005: 39-48.
9. Rossi FS. Hipertensão pulmonar no recém-nascido. In: Carvalho WB, et al. Ventilação Pulmonar Mecânica em Pediatria e Neonatologia. 2. ed. São Paulo: Atheneu; 2004: 295-304.
10. Ibide SM, Lyra SJC, Marisa VS. Hipertensão pulmonar persistente neonatal. Pediatria Moderna 1997; 32(6): 374-83.
11. Walsh-Sukys MC, Tyson JE, Wright LL, Bauer CR, Korones SB, Stevenson DK, et al. Persistent pulmonary hypertension of the newborn in the era before nitric oxide practice variations and outcomes. Pediatrics 2000; 105: 14-20.
12. Peckman GJ, Fox WW. Physiologic factors affecting pulmonary artery pressure in infants with persistent pulmonary hypertension. J Pediatr 1978; 93: 1005-10.
13. Schreiber MD, Heymann MA, Soifer SJ. Increased arterial pH, not decreased $PaCO_2$ attenuates hypoxia-induced pulmonary vasoconstriction in newborn lambs. Pediatr Res 1986; 20: 113-7.
14. Kinsella JP, Abman SH. Recent developments in the pathophysiology and treatment of persistent pulmonary hypertension of the newborn. J Pediatr 1995; 126: 853-6.
15. Lipkin PH, et al. Neurodevelopmental and medical outcomes of persistent pulmonary hipertension in term newborns treated with nitric oxide. J Pediatric 2002; 140(3): 306-10.
16. Alves S, Ishiki LS. Atuação do oxido nítrico fora do sistema nervoso. Rev Neurociências 2005; 13(2): 105-9.
17. Fiori HH, Fiori RM. Óxido nítrico na hipertensão pulmonar persistente do recém-nascido. J Pediatric 1996; 72(3): 121-2.
18. Rosemberg AA. Outocomes in terms infants treated with inhaled nitric oxide. J Pediatric 2002; 140(3): 284-87.
19. Fioretto, JR. Uso do óxido nítrico em pediatria. J Pediatr, 2003; 2: 177-86.
20. Rais-Bahrami K, Short BL. The current status of neonatal extracorporeal membrane oxygenation. Sem Perinatol 2000; 24: 406.
21. Kinsella JP, Truog WE, Walsh WF, Goldberg RN, Bancalari E, Mayock DE, Redding GJ, Lemos RA, Sardesai S, McCurnin DC, et al. Randomized, multicenter trial of inhaled nitric oxide and high-frequency oscillatory ventilation in severe, persistent pulmonary hypertension of the newborn. J Pediatr 1997; 131: 55-62.
22. Pereira AS. Impacto da fisioterapia na ventilação mecânica do

RNPT. [Apresentado no II Simpósio de Ventilação Mecânica em Neonatologia e Pediatria do Hospital Israelita Albert Einstein] 2005 Julho 31; São Paulo, Brasil.

23. Pereira SA. Avaliação do raio X de tórax e o trabalho da fisioterapia na unidade neonatal [Aula ministrada ao Curso de Especialização em Enfermagem Neonatal] 2002 Setembro 21; Santo André, Brasil.

24. Valério N. Ventilação mecânica em pediatria [Aula ministrada no curso de Pós-Graduação Latu Sensu em Fisioterapia Hospitalar do Hospital Israelita Albert Einstein] 2004 Setembro 14; São Paulo, Brasil.

25. Pereira AS, Yagui ACZ, Suemi L, Harumi S, Guimarães VCP. A fisioterapia respiratória altera o estado hemodinâmico do RNPT – MBP? [Apresentado no XI Congresso Brasileiro de Medicina Intensiva] 2004 Junho 10-14; Curitiba, Brasil.

25

HEMORRAGIA PERI-INTRAVENTRICULAR

RENATA BRANCO VASQUES
FABIANE ALVES DE CARVALHO
ELIZANGELA NAVARRO DE OLIVEIRA

A hemorragia peri-intraventricular (HPIV) é uma das complicações mais frequentes em recém-nascidos (RN) prematuros e com baixo peso ao nascer, sendo uma das principais causas de morte nessa faixa etária. Também denominada hemorragia da matriz germinativa (HMG), é a variedade mais comum de hemorragia intracraniana no período neonatal. Trata-se de um evento frequente entre recém-nascidos com menos de 32 semanas de vida gestacional, especialmente entre aqueles com menos de 30 semanas e peso inferior a 1.500 g.[1,6]

A hemorragia peri-intraventricular do RN prétermo origina-se da matriz germinativa subpendimária, que está localizada próxima à parede dos ventrículos laterais. Pode ficar limitada a esta ou romper a parede ependimária e inundar os ventrículos laterais subjacentes; mais raramente, estende-se pelo parênquima cerebral formando verdadeiros hematomas parenquimatosos.[7,8]

Com os avanços nas técnicas de suporte empregadas na atualidade, tem-se observado cada vez mais um aumento na viabilidade dos RN pré-termos extremos. Em razão do aumento da sobrevivência desses RN, a hemorragia peri-intraventricular é de grande importância clínica por sua alta incidência, sendo relevante causa de óbitos e sequelas neurológicas, cognitivas e motoras, associadas a um aumento no índice de mortalidade nessa faixa etária. A maioria dos casos (mais de 50%) ocorre nas primeiras 24 horas de vida, com uma incidência menor que 5% aos 4 ou 5 dias de vida.[9,10]

Vários estudos realizados tentam correlacionar os fatores de risco e o aumento da incidência da HPIV, porém muitos deles ainda encontram-se inconclusivos.[9,11]

INCIDÊNCIA

A incidência está relacionada à prematuridade, ao aumento da sobrevivência nos RN com peso ao nascer abaixo de 1.000 g e, sobretudo, às práticas obstétricas e neonatais. Atualmente, as formas mais severas de HPIV ocorrem nos RN abaixo de 1.000 g; aproximadamente 26% nos RN entre 500 e 750 g e 12% nos RN com peso ao nascer entre 750 e 1.000 g. A importância dessa informação deve-se a duas razões: 1. a sobrevivência desses RN nessa faixa de peso aumenta cada vez mais; e 2. tanto a mortalidade como os déficits neurocomportamentais ocorrem com maior probabilidade nos RN com severa HPIV.[12]

FISIOPATOLOGIA

O sítio da hemorragia ocorre na matriz germinativa (MG) subependimária, uma região celular ventrolateral ao ventrículo lateral que serve como fonte de neuroblastos (entre a décima a vigésima semana de gestação) e glioblastos (terceiro trimestre) que se tornarão oligodendróglios e neuroblastos. A MG diminui progressivamente de tamanho, involuindo completamente por volta da 36ª semana. Ela é mais proeminente no sulco caudotalâmico no nível da cabeça do núcleo caudado, sendo este o local mais comum de ocorrência da HPIV (Figura 25.1).[12]

Antes da 28ª semana de gestação, pode ocorrer sangramento na matriz acima do corpo do núcleo caudado.[13]

A MG é irrigada por um rico e frágil leito vascular (existe uma pletora sanguínea na MG entre as idades gestacionais de 24ª a 32ª semana). O leito capilar da MG é facilmente rompível, imaturo, com vasos cuja morfologia é composta de apenas uma camada endotelial sem tecido muscular elástico ou colágeno.[12]

Associada a essas características da MG, existe uma flutuação do fluxo sanguíneo cerebral, decorrente de uma deficiência de autorregulação, na qual a hipercapnia, a acidose láctica, a asfixia perinatal grave e as prostaglandinas desempenham papel importante.[12]

O aumento da pressão venosa cerebral pode contribuir para a ocorrência da HPIV, e a sua importância deve-se à anatomia na região da MG: a junção da veia coroidal tálamo-estriada e medulares para formar a veia cerebral interna é particularmente angulada nos prematuros, e isso ocorre na região do forame de Monro, que é o sítio mais comum de HPIV. Essa anatomia peculiar predispõe à estase e à formação de trombos com aumento sanguíneo retrógrado nos capilares da MG.[12]

O plexo coroide também pode ser fonte de sangramento, porém mais raramente e em RN a termo.[12]

Os prematuros sofrem essencialmente um episódio de injúria isquêmica nas primeiras 12 a 24 horas de vida. À medida que o miocárdio se adapta a essa vida pós-natal ou quando se inicia o tratamento efetivo desse baixo débito cardíaco, acontece um aumento deste fluxo, e é neste momento que ocorre a HPIV. Assim, ocorre um insulto isquêmico, seguido de uma lesão de reperfusão nos bebês que apresentam HPIV.[12]

FATORES DE RISCO

Vários fatores de risco têm sido atribuídos ao aumento da incidência da HPIV, dentre eles podemos citar:

- Vasculares: fragilidade da matriz germinativa, vulnerabilidade a lesões hipóxicas e necessidade de alto metabolismo.
- Maternos: fertilidade *in vitro* utilizada no processo de fertilização, ruptura prematura das membranas, infecções maternas (corioamnionite) e ausência de corticoterapia antenatal.
- Fatores do RN: idade gestacional, peso ao nascer, presença de hipertensão arterial, persistência de canal arterial, infusão de coloides, distúrbios de coagulação, sepse, uso de bicarbonato em velocidades de infusão elevadas, aspiração de cânulas repetidas e de longa duração, convulsão, presença de pneumotórax, doença de membrana hialina, asfixia perinatal grave, elevadas frações inspiradas de oxigênio e hipercapnia.[9]

DIAGNÓSTICO

O diagnóstico de HPIV depende inicialmente do reconhecimento de uma população de risco, que é composta por qualquer recém-nascido pré-termo (RNPT), a partir da história e das manifestações clínicas. Em seguida, depende de um exame por imagem efetivo. O exame de escolha para o diagnóstico de HPIV é a ultrassonografia (US) transfontanelar, que deve ser realizada de rotina em todos os RNPT.[13]

A US transfontanelar apresenta vantagens em razão de seu baixo custo econômico, pela versatilidade e mobilidade do aparelho, que pode deslocar-se fisicamente, tornando factível o exame à beira do leito, e por sua inocuidade, uma vez que nesse método não existe emissão de radiação (Figura 25.2).[14,15]

A tomografia computadorizada de crânio (TC) e a ressonância magnética (RM) também são altamente eficazes na demonstração de todo o espectro da hemorragia da matriz germinal e do ventrículo, porém a necessidade de transporte dos RNPT, já gravemente doentes, e a exposição à radiação, além do alto custo do exame, fazem desses exames menos desejáveis do que a US.[13]

DIAGNÓSTICO DIFERENCIAL

A hidrocefalia deve ser diferenciada da dilatação ventricular. Ventriculomegalia indica um aumento estático no tamanho ventricular, sem elevação da pressão intracraniana (PIC) que ocorre na

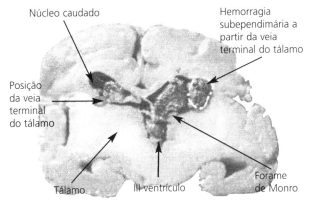

Figura 25.1 Hemorragia subependimária a partir da via terminal do tálamo.[27]

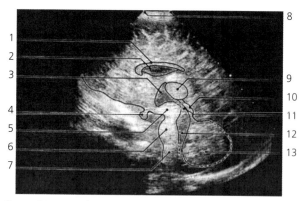

Figura 25.2 Encéfalo, recém-nascido, US mediano; 1 = corpo caloso, 2 = septo pelúcido (com cavidade), 3 = terceiro ventrículo, 4 = hipófise, 5 = mesencéfalo, 6 = ponte, 7 = bulbo, 8 = fontículo anterior, 9 = tálamo, 10 = teto do mesencéfalo, 11 = aqueduto do mesencéfalo, 12 = quarto ventrículo e 13 = cerebelo.[26]

hidrocefalia. Hidrocefalia indica um estado de expansão progressiva dos ventrículos ou ventrículos alargados com aumento da PIC (PIC > 5 cmH$_2$O).[3]

A hidrocefalia pode ocorrer imediatamente após a hemorragia, mas geralmente se manifesta uma semana após a HPIV.[3]

O abaulamento da fontanela anterior, o aumento rápido da circunferência da cabeça e os sinais de comprometimento do tronco cerebral, como olhos em "sol poente" (desvio do olhar para baixo), são geralmente sinais tardios. Sinais clínicos mais brandos, tais como letargia e fraqueza da extremidade inferior, são frequentemente muito difíceis de identificar nos prematuros doentes.[3]

CLASSIFICAÇÃO

Não há um sistema universalmente aceito para os graus de HIPV, mas os sistemas de Papile e de Levene são os mais frequentemente utilizados (Tabelas 25.1 e 25.2).[3]

Uma vez que nenhum dos sistemas de classificação é completamente satisfatório, é mais útil a descrição ultrassonográfica, que deve incluir:

- presença ou ausência de sangue na matriz germinativa;
- lateralidade (ou bilateralidade) da hemorragia;
- presença ou ausência de sangue nos ventrículos e sua localização e quantidade;
- presença ou ausência de sangue no parênquima, com sua localização específica;
- presença ou ausência de dilatação ventricular;
- presença ou ausência de alterações de ecogenicidade.

As anormalidades à ultrassonografia correlacionam-se muito com deficiências motoras subsequentes ou de desenvolvimento.[3]

QUADRO CLÍNICO

Muitas vezes, o RN com HPIV é assintomático ou apresenta um quadro clínico inespecífico. Mas os primeiros sinais clínicos costumam manifestar-se 12 a 48 horas após o nascimento, e distinguem-se três tipos de síndromes clínicas:

- Catastrófica: deterioração neurológica rápida com índice de mortalidade elevado (de 50 a 60%) e sequelas graves a longo prazo. Caracteriza-se por evolução rápida em minutos ou horas, estupor, coma, apneia, convulsões tônicas, postura de descerebração, ausência de reflexos pupilares à luz, olhar fixo a estimulação vestibular e tetraparesia flácida.
- Saltatória: associada geralmente a hemorragias

Tabela 25.1 Sistema de Papile[3]

Grau I	Hemorragia subependimária isolada
Grau II	HIPV sem dilatação ventricular (sangramento ocupando até 50% do volume ventricular)
Grau III	HIPV com dilatação ventricular (sangramento ocupando mais de 50% do volume ventricular)
Grau IV	HIPV com extensão parenquimatosa

Tabela 25.2 Sistema de Levene[3]

Grau I	HSE sem extensão inferior ou lateral de sangue além dos limites dos ventrículos laterais
Grau II	Extensão da hemorragia em direção central para os núcleos da base em pelo menos um dos lados ou envolvimento do caudado para o ventrículo (posteriormente ou em "scan" sagital)
Grau III	Hemorragia grande com qualquer grau de extensão lateral ou superiormente dentro do parênquima cerebral

menos extensas. A instalação e a duração dos sinais neurológicos são de horas ou dias, alternando períodos de aparente normalidade, seguidos de nova piora do quadro neurológico. Os principais sinais são alterações do nível de consciência, alternância no padrão de movimentos espontâneos ou provocados, hipotonia, desvio conjugado do olhar e manobras oculocefálicas alteradas.

- Silenciosa: assintomática, representada pelos casos em que o diagnóstico é feito por exames radiológicos de rotina, ocorre em aproximadamente 50 a 60% dos prematuros com menos de 1.500 g.[3]

TRATAMENTO

Intervenções pré-natais

- Prevenção de parto prematuro: o caminho decisivo para que não ocorra HPIV é a prevenção do parto prematuro, pois os fatores patogenéticos referentes à anatomia e neurofisiologia da matriz germinativa não podem ser alterados após o nascimento.[13]
- Transporte da gestante: se o trabalho de parto prematuro não pode ser evitado, a gestante deve ser transferida para centros especializados em gestação de alto risco.[13]
- Intervenção farmacológica pré-natal: os RNPT exibem alteração dos fatores de coagulação vitamina K dependentes. A vitamina K pode ser administrada via intramuscular em mulheres em trabalho de parto prematuro pelo menos 4 horas antes do período expulsivo, para tentar prevenir HPIV.[13]
- Manejo adequado do trabalho e do período expulsivo do parto: o parto normal tem efeitos potencialmente deletérios por promover uma deformidade na cabeça do RN durante a passagem pelo canal vaginal e provocar uma elevação da pressão venosa cerebral, fator determinante para HPIV.[13]

O papel preciso da cesariana como método de prevenção da HPIV permanece indefinido.[13]

Intervenções pós-natais

- Reanimação do RN: evitar a ocorrência de hipóxia, de hipercapnia e acidose, e tratá-las rápida

e adequadamente quando já instaladas. Deve-se ter muito cuidado na administração de expansores e soluções hipertônicas.[13,16]

- Correção do fluxo sanguíneo cerebral flutuante: a relação entre o fluxo sanguíneo cerebral padrão flutuante em RNPT com síndrome do desconforto respiratório e o aparecimento da HPIV fez que se pesquisassem técnicas que pudessem prevenir esses distúrbios hemodinâmicos. Alguns estudos sugerem o uso de bloqueadores neuromusculares nos primeiros dias de vida nesses RN, para a indução de um fluxo sanguíneo estável, diminuindo assim a incidência de HPIV.[13]
- Correção ou prevenção de outros distúrbios hemodinâmicos: atenção para não elevar o fluxo sanguíneo cerebral com manipulação excessiva, aspiração traqueal exagerada e infusão inadequada de sangue e coloides. Deve-se prevenir e tratar apneias, convulsões, pneumotórax, hipercapnia e distúrbios da coagulação.[16]

Cuidados com a pressão arterial são importantes para prevenir hipotensão e isquemia da matriz germinal com subsequente reperfusão e hemorragia.[13]

Intervenções farmacológicas

- Fenobarbital: previne os aumentos do fluxo sanguíneo cerebral e a vasodilatação ocasionada por hipóxia, e tem ação protetora contra radicais livres formados durante o processo asfíxico, que pode determinar lesão cerebral.
- Indometacina: diminui o fluxo sanguíneo cerebral prevenindo a HPIV nos momentos de aumento e de queda de pressão arterial, além de ter ação na maturação dos vasos da matriz germinativa.
- Etansilato: tem ação protetora nos capilares, diminuindo a ruptura de vasos da matriz germinativa.
- Vitamina E: tem ação oxidante na retirada dos radicais livres.[16]

PROGNÓSTICO

Quando a hemorragia é leve ou moderada, a mortalidade é baixa, bem como a incidência de hidrocefalia pós-hemorrágica. Nas hemorragias extensas, a mortalidade é de aproximadamente 50% e mais da metade dos sobreviventes desenvolve hidrocefalia. O prognóstico a longo prazo dos RN a termo com HPIV não está bem definido. Na ausência de fatores predisponentes, os estudos iniciais relatam substancial porcentagem de RN com evolução normal. No entanto, o período do *follow-up* desses estudos raramente foi maior do que um ano.[16,17,18]

Na experiência de Murphy et al., que envolveu 248 RN com idade gestacional média de 26,8 ± 2,6 semanas com HPIV (incidência de 22%), 1/4 apresentou dilatação ventricular pós-hemorrágica e 38% apresentaram uma parada da dilatação; dos 62% restantes, 48% não necessitaram de intervenção cirúrgica e 34% receberam drenagem ventricular externa ou *shunt* ventrículo-peritoneal; 18% evoluíram para óbito. O maior preditor de prognóstico adverso foi a severidade da hemorragia (Tabela 25.3).[12]

O prognóstico dos RNPT com HPIV depende, portanto, da severidade da hemorragia intraventricular.[13]

Quanto às sequelas neurológicas, estas se relacionam diretamente com o grau de comprometimento parenquimatoso cerebral e com o desenvolvimento de hidrocefalia pós-hemorrágica. Geralmente, a lesão é assimétrica, com destruição da substância branca periventricular acometendo as fibras motoras do trato corticoespinhal descendente. Assim, no que diz respeito à distribuição das fibras motoras da região, a maior expressão clínica desse infarto hemorrágico são as hemiparesias espásticas ou quadriparesias assimétricas. Menos frequentes, porém não menos graves, são os distúrbios intelectuais ou cognitivos.[16]

VENTILAÇÃO MECÂNICA

Muitos são os estudos em ventilação mecânica (VM) em recém-nascidos prematuros com o objetivo de diminuir os efeitos deletérios sobre o pulmão. Da mesma forma, a associação da manipulação da VM, modos ventilatórios e complicações da VM (ruptura alveolar), como fatores de risco para HPIV, também são alvos de alguns estudos.[19]

Nos RN prematuros que estão em uso de ventilação convencional, estratégias ventilatórias que evitam o uso de pressão média de vias aéreas (MAP) alta reduzem o risco de ruptura alveolar e, consequentemente, diminuem o risco de HPIV. As variáveis que determinam a MAP são: pressão inspiratória (PIP), pressão positiva expiratória final (PEEP), tempo inspiratório e taxa de fluxo (Figura 25.3).[20]

Estudo avaliando a ventilação de alta frequência (VAF) em RN prematuros para redução do uso de surfactante exógeno relacionou esta modalidade

Tabela 25.3 Classificação da dilatação ventricular segundo Volpe

Dilatação ventricular lenta
   Duração menor que 4 semanas
   Sem sinais de aumento da PIC
   Dilatação ventricular moderada
   Vigilância com US, perímetro cefálico e clínico

Dilatação ventricular lenta persistente
   Duração ultrapassa 4 semanas
   É discutida a efetividade de drogas que diminuem a produção liquórica, principalmente nas hidrocefalias não comunicantes

Dilatação ventricular rapidamente progressiva
   Aumento ventricular severo
   Sinais de aumento da PIC (abaulamento da fontanela e disjunção de suturas)
   Diâmetro ventricular pela US (plano sagital no corpo do ventrículo lateral): > 15 mm
   Aumento do PC: > 2 cm/semana

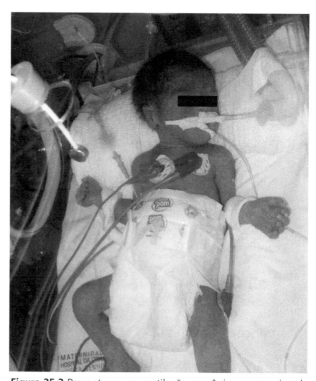

Figura 25.3 Prematuro em ventilação mecânica convencional.

ventilatória com o aumento da incidência de HPIV severa.[21,22]

Porém, um outro estudo, que comparou o fluxo da veia cava superior e o débito cardíaco de ventrículo direito no primeiro dia após o nascimento em RN prematuros com VAF e ventilação convencional, concluiu não haver diferença significante na velocidade desse fluxo com os dois modos ventilatórios. O fluxo lento da veia cava superior e o débito de ventrículo direito são comuns em crianças prematuras no primeiro dia de vida; esse fluxo está associado com a HPIV.[23]

Outro cuidado em RN prematuros que estão sob VM no intuito de minimizar os riscos para HPIV parece ser o aumento na oxigenação antes de procedimentos como aspiração endotraqueal. A implicação desse pensamento é que o suplemento insuficiente de oxigênio é parte da causa da queda de pressão arterial, o que poderia provocar uma descompensação e promover um estresse para os tecidos, provocando lesão tecidual, incluindo o cérebro.[24]

FISIOTERAPIA

Alguns estudos sugerem evitar o manuseio da fisioterapia no intuito de minimizar os riscos de sangramento peri-intraventricular, porém nenhum estudo comprova o risco potencial da fisioterapia respiratória para esses pacientes.[22, 24]

Assim, um programa de fisioterapia bem elaborado, respeitando a fisiologia do fluxo sanguíneo cerebral e suas possíveis alterações, pode prevenir alguns dos fatores que causam o sangramento, uma vez que reduz os episódios de hipóxia causados pelo acúmulo de secreção e suas complicações, bem como reduz o tempo de ventilação assistida.[25]

Por sua vez, a utilização de técnicas fisioterapêuticas inadequadas e a sua consequente influência nas flutuações do fluxo sanguíneo cerebral podem aumentar a vulnerabilidade do recém-nascido prematuro a HPIV.[25]

A fisioterapia respiratória visa promover a permeabilidade das vias aéreas, mantendo a integridade da função pulmonar e proporcionando uma melhor ventilação alveolar, bem como a melhora nos níveis gasométricos e radiológicos dos campos pulmonares, por contribuir para uma involução das moléstias respiratórias.[1]

Em relação às manobras de drenagem postural, a posição de Trendelenburg causa aumento na pressão intracraniana e diminuição no retorno venoso, resultando em maior instabilidade hemodinâmica e aumento na probabilidade de instalação e agravamento da HPIV.[25]

A rotação abrupta da cabeça para o lado em decúbito causa obstrução da veia jugular ipsilateral e aumento da pressão intracraniana. Assim, deve-se evitar a rotação abrupta da cabeça em decúbito ventral. É importante sempre observar a pressão intracraniana, que é menor com a cabeça posicionada na linha média e elevada a cerca de 30°.[25]

Levando em consideração a técnica de vibrocompressão, deve-se lembrar que esta deve ser realizada de maneira leve e durante um curto período de tempo naqueles RN com risco para HPIV, pelos possíveis aumentos na pressão arterial sistêmica. Na técnica de vibração, a pressão expiratória que acompanha a vibração manual aumenta a pressão intratorácica causando diminuição do retorno venoso. Além disso, provoca esforços ventilatórios fora de sincronia com o ventilador mecânico. Não se deve realizar vibração manual em recém-nascido com risco para HPIV.[25]

A percussão ou tapotagem torácica em alta intensidade pode provocar agitação e consequente esforço ventilatório fora de sincronia com o ventilador mecânico, além de causar episódios frequentes de hipóxia em razão do choro.[25] Entretanto, muitas vezes, quando em intensidade e ritmo adequados, acaba acalmando o RN.[25]

A estimulação da tosse provoca congestão aguda nas veias cerebrais pela redução abrupta do retorno venoso, provocando aumento na pressão intracraniana, aumento na pressão de perfusão cerebral e flutuação no fluxo sanguíneo cerebral. Dessa forma, a estimulação da tosse é contraindicada para aqueles RN com risco para HPIV.[25]

É bastante frequente o estabelecimento de episódios de hipoxemia com o procedimento de aspiração de secreções brônquicas. Essa hipoxemia causa aumento na pressão sanguínea, aumento abrupto na velocidade do fluxo sanguíneo cerebral e aumento na pressão intracraniana. Além disso, a tosse provocada pela aspiração é muito mais abrupta. Deve-se avaliar, então, a necessidade do procedimento, a fim de evitar manipulação excessiva. Quando o procedimento de aspiração se fizer necessário, deve-se realizá-lo com curta duração, podendo-se pré-oxigenar o RN. Entre as aspirações, o RN deve ser ventilado para que a velocidade do fluxo sanguíneo cerebral retorne para os valores normais.[25]

REFERÊNCIAS BIBLIOGRÁFICAS

1. Abreu LC. Efeitos terapêuticos da fisioterapia pulmonar e motora em recém-nascidos pré-termo com hemorragia periventricular-intraventricular. Dissertação (Mestrado). São Paulo: Escola Paulista de Medicina da Universidade Federal de São Paulo; 1998.

2. Feitosa TLMO. Hemorragia periventricular-intraventricular no recém-nascido pré-termo: fatores de risco, diagnóstico ultra-sonográfico e evolução intra-hospitalar. Dissertação (Mestrado). São Paulo: Escola Paulista de Medicina da Universidade Federal de São Paulo; 1992.

3. Carvalho MF, Scaramuzi V. Hemorragia intracraniana. In: Atualização em terapia intensiva pediátrica. Rio de Janeiro: Interlivros; 1996.

4. Antoniuk AS, Silva RPGVC. Hemorragia periventricular e intraventricular em recém-nascidos prematuros. Jornal Paranaense de Pediatria 2001; 2: 1-8.

5. Volpe JJ. Intraventricular hemorrhage and brain injury in the premature infant. Neuropatology and pathogenesis. Clin. Peritanol 1989; 16: 361-86.

6. Volpe JJ. Intraventricular hemorrhage and brain injury in the premature infant. Diagnosis, prognosis and prevention. Clin Peritanol 1989; 16: 387-411.

7. Gherpelli JDL, Filho ASS, Silveira JD, Tani MES, Costa HPF. Incidência de hemorragia peri-intraventricular em recém-nascidos pré-termo com peso ao nascimento inferior a 1500 gramas. Arq Neuro-Psiquiat 1992; 50: 184-288.

8. Ahmann PA, Lazzara A, Dykes FD, Brann AW, Schwarz JF. Intraventricular hemorrhage in the high-risk preterm infant: incidence and outcome. Ann Neurol 1980; 118-24.

9. Telles FMD. Fatores de risco associados à ocorrência de hemorragia intra/periventricular em recém-nascidos prematuros com peso de nascimento abaixo de 1.500g. Monografia. Brasília: Hospital Regional da Asa Sul; 2003.

10. Tavares EC, Corrêa FF, Viana MB. Fatores de risco para hemorragias peri-intraventriculares em recém-nascidos com peso menor de 2000 gramas. J Pediatr 1998; 74: 17-24.

11. Papile LA, Burstein J, Burstein R, Koffler H. Incidence and evolution of subependymal and intraventricular hemorrhage: a study of infant with birth weights less than 1500g. J Pediatr 1978; 92: 529.

12. Margotto PR. Hemorragia peri/intraventricular. In: _____. Assistência ao recém-nascido de risco. 2.ed. Brasília: Pórfiro; 2004.

13. Carvalho WB, Ho LJ, Mângia CMF. Temas em terapia intensiva pediátrica. Cuidados neurológicos em terapia intensiva pediátrica. São Paulo: Lovisse Científica; 1998.

14. Farage L, Assis MC. Achados ultra-sonográficos da hemorragia intracraniana em recém-nascidos prematuros. Arq Neuropsiquiatr 2005; 63: 814-6.

15. Gherpelli JLD. Achados incomuns na ultra-sonografia de crânio no período neonatal: importância clínica. J Pediatr 2002; 78: 355-6.

16. Júnior MS. Manual de neonatologia. Rio de Janeiro: Revinter; 1994.

17. Behrman RE, Kliegman RM, Jenson HB. Nelson – Tratado de pediatria. 16.ed. Rio de Janeiro: Guanabara Koogan; 2002.

18. Margotto PR. Hemorragia peri/hemorragia intraventricular. Boletim Informativo Pediátrico (BIP) (Brasília) 1982; 27.

19. Mancini MC, Barbosa NE, Banwart D, et al. Intraventricular hemorrhage in very low birth weight infants: associated risk factors and outcome in the neonatal period. Rev Hosp Clin Fac Med S Paulo 1999; 54: 151-4.

20. Dykes FD, Lazzara A, Ahman P, Blumenstein B, Schwartz J, Brann AW. Intraventricular hemorrhage: a prospective evaluation of etiopathogenesis. Pediatrics 1980; 66: 42-9.

21. Moriette G, et al. Prospective randomized multicenter comparision of high-frequency oscilatory ventilation and conventional ventilation in preterm infants of less than 30 weeks with respiratory distress syndrome. Pediatrics 2006; 107: 363-72.

22. Carteaux P, et al. Evaluation and development of potentially better practices for the prevention of brain hemorrhage and ischemic brain injury in very low birth weight infants. Pediatrics 2006; 111: 489-96.

23. Osborn DA, Evans N. Randomized trial of high-frequency oscillatory ventilation versus conventional ventilation: effect on systemic blood flow in very preterm infants. J Pediatr 2003; 143: 192-8.

24. Omar SY, Greisen G, Ibrahim MM, Youssef AM, Friss-Hansen B. Blood pressure responses to care procedures inventilated preterm infants. Acta Paediatr Scand 1985; 74: 920-4.

25. Sanchez MC. Hemorragia periventricular-intraventricular: alterações do fluxo sanguíneo cerebral e sua relação com técnicas fisioterápicas. Rio de Janeiro: Interlivros; 1996.

26. Fleckenstein P, Tranum-Jensen J. Anatomia em diagnóstico por imagens. 2.ed. Barueri: Manole; 2004.

27. Disponível em: <www.fcm.unicamp.br/departamentos/anatomia/pecasneuro30.html>.

28. Margotto PR. Assistência ao recém-nascido de risco. 2.ed. Brasília: Pórfiro; 2004.

26

APNEIA DA PREMATURIDADE

DANIELA MARCONI HERNANDEZ MARCONDES
MAURÍCIO MARCONDES MACHADO

Os avanços no tratamento dos recém-nascidos a termo e, em especial, dos recém-nascidos pré-termo vêm a cada dia tornando as UTI neonatais e toda a equipe que nelas trabalha mais preparadas para receber esse grupo peculiar de pacientes e, consequentemente, suprindo a necessidade de um diagnóstico adequado para um tratamento específico.[7]

Quando o assunto é o recém-nascido pré-termo, em especial aqueles pequenos para a idade gestacional, com baixo peso, geralmente os distúrbios do controle respiratório são tradados como a apneia da prematuridade, o problema mais comum em bebês prematuros.

Estima-se que a magnitude dessa situação chegue a atingir 25% dos bebês nascidos vivos com peso inferior a 2.500 gramas, e 84% daqueles com peso inferior a 1.500 gramas. Dessa forma, conclui-se que quanto menor a idade gestacional, maiores são os riscos de o bebê apresentar apneia da prematuridade.[14,16,23]

CONCEITO

Antes de conhecer a apneia da prematuridade, é primordial que se compreenda as diferenças entre apneia e respiração periódica.

Os recém-nascidos pré-termo apresentam um padrão respiratório denominado *respiração periódica*, caracterizado pela presença de movimentos respiratórios por um período de 10 a 15 segundos, intercalados por pausa respiratória com duração de 5 a 10 segundos, ocorrendo três vezes consecutivas.

Como a respiração periódica é um evento que pode ser considerado aceitável ou normal, geralmente não é acompanhada de bradicardia e/ou cianose. Esse distúrbio possui prognóstico excelente e, via de regra, nenhum tratamento é necessário.[12]

Considera-se apneia a pausa respiratória superior a 20 segundos, ou inferior a 20 segundos, porém acompanhada de bradicardia com diminuição da frequência cardíaca em 20% dos valores normais, e queda da saturação de oxigênio menor que 85% por mais de cinco segundos. Essas alterações raramente ocorrem em bebês prematuros com idade gestacional maior que trinta semanas.[12]

Em suma, a importância da diferenciação entre as duas entidades – respiração periódica e apneia – está na possibilidade de a apneia levar a alterações na homeostase dos gases sanguíneos e, em especial, a alterações na oxigenação.

CLASSIFICAÇÃO

A apneia da prematuridade é classificada segundo o quadro clínico apresentado pelo prematuro, e deve ser avaliada de forma adequada, devendo ser dividida em três tipos: apneia central, apneia obstrutiva e a apneia mista.[9,22,23]

Apneia central

Ocorre por uma depressão proveniente do centro respiratório, a qual leva à parada simultânea do fluxo aéreo, não existindo nenhum movimento respiratório.

Apneia obstrutiva

Os movimentos respiratórios persistem; porém, o fluxo gasoso é *interrompido*, não permitindo a passagem do ar, tendo a troca gasosa prejudicada e o esforço respiratório predominante.[18]

Apneia mista

Os dois componentes estão presentes, podendo ser primeiramente obstrutiva, evoluindo para central e/ou vice-versa.

A classificação é necessária para o tratamento adequado e a fisiopatologia citada adiante poderá auxiliar no entendimento do mecanismo da apneia em relação aos três tipos especificados.

FISIOLOGIA

A prematuridade é a principal causa da apneia central nos neonatos. Como já citado, a apneia da prematuridade é inversamente proporcional à idade gestacional, sugerindo que essa tem relação com um controle respiratório imaturo e alterações anatômicas e fisiológicas que irão aumentar ainda mais a probabilidade da mesma.

Vários distúrbios no período neonatal podem provocar apneia do recém-nascido. Somente depois de descartadas todas as situações é que podemos considerar a apneia como de origem "idiopática", própria do prematuro.[1,16]

Apesar de frequentes os episódios de apneia que ocorrem por causa da prematuridade, existem outros fatores que devem ser descartados.

As principais patologias causadoras de apneia e que necessitam de diagnóstico diferencial são:[19,24]

- Hipoxemia – causada por problemas pulmonares (síndrome do desconforto respiratório, pneumonia, displasia broncopulmonar), problemas cardíacos e anemia.
- Distúrbios metabólicos – hipoglicemia, hiponatremia, hipocalcemia, hipomagnesia e hipernatremia.
- Infecção – sepse, meningite, enterocolite necrotisante e hipotermia.
- Patologias neurológicas – hemorragia intracraniana, encefalopatia hipóxica ou isquêmica, convulsões e má-formação.

Para o diagnóstico adequado é necessária uma avaliação precisa, como mostra a Tabela 26.1.

Controle respiratório

Para maior compreensão das alterações provenientes da imaturidade na formação e no funcionamento do sistema neurológico e cardiorrespiratório, é necessário compreender o seu funcionamento e da sua fisiologia normal.

Tabela 26.1 Diagnóstico diferencial em relação à apneia[19]

Causas possíveis	Fatores associados	Investigação
Infecção	Letargia, dificuldades respiratórias, instabilidade de temperatura	Hemograma completo, avaliação da sepse
Distúrbio metabólico	Má alimentação, letargia e/ou agitação	Glicose, cálcio Nível dos eletrólitos
Comprometimento da oxigenação	Dificuldade respiratória Taquipneia e cianose	Monitoração do O_2 Gasometria arterial Raio X torácico
Drogas utilizadas pela mãe Patologia intracraniana Ambientais	Histórico materno Hipotonia Depressão do SNC Exame neurológico anormal Convulsões, letargia	Nível de magnésio Investigação de drogas na urina Ultrassonografia de crânio Monitorização da temperatura (do neonato e no meio ambiente)
RGE	Dificuldade de alimentação	Observação específica Deglutição de bário

A respiração é uma atividade motora complexa e de seu controle participam diferentes segmentos do SNC, desde o cérebro até a medula espinal.

O centro respiratório é um conjunto de neurônios que estão localizados na formação reticular do bulbo, e esses recebem informações e/ou aferências provenientes do córtex, mesencéfalo e da medula.

Essa atividade complexa envolve músculos da caixa torácica (diafragma e intercostais), como também a coordenação e ação dos músculos da laringe, faringe, língua e músculos faciais, os quais controlam a patência e a manutenção das vias aéreas superiores e dos brônquios.[16]

As interconexões dos neurônios do centro respiratório permitem a integração entre os impulsos químicos e mecânicos com a atividade motora dos músculos da caixa torácica e da via aérea superior.

Os impulsos químicos e mecânicos são provenientes de receptores centrais e periféricos. Acredita-se que os impulsos oriundos desses receptores cheguem ao centro respiratório através dos tratos nervosos, estimulando as musculaturas intercostal e diafragmática, gerando atividade inspiratória e propiciando uma respiração rítmica.[16, 21]

Com a entrada de ar nos pulmões, ocorre a estimulação dos receptores vagais, localizados na via aérea inferior (brônquios e bronquíolos). Com a insuflação pulmonar, esses receptores são ativados, promovendo a inibição da inspiração e o início da expiração.

A expiração ocorre em duas fases, sendo a fase inicial marcada por uma desativação gradual da musculatura inspiratória, a qual tem o objetivo de retardar o fluxo respiratório. E a segunda fase é passiva, na qual o fluxo de ar depende das forças elásticas pulmonares e da caixa torácica para retornar à posição inicial.

O controle vagal transmite informações para o centro respiratório sobre as alterações de volume pulmonar. As informações são transmitidas para o tronco cerebral através de três tipos de receptores, que são os receptores de estiramento pulmonar, os receptores irritativos ou expiratórios e os receptores J, ou justapulmonares capilares.[21]

Os receptores de estiramento pulmonar e os receptores irritativos ou expiratórios são responsáveis pelos reflexos de insuflação e deflação de Hering Breuer.

Esses reflexos controlam o tempo inspiratório e expiratório do ciclo respiratório, evitando, dessa forma, uma hiperinsuflação ou um colabamento excessivo, mecanismo falho na fisiopatologia da prematuridade (Tabela 26.2).

Além do controle vagal, existe também o controle químico. Esse controle regula a respiração por meio da concentração de íons de hidrogênio, $PaCO_2$ e PaO_2.[11]

Aumentos na concentração de $PaCO_2$ estimulam quimiorreceptores centrais, os quais desencadeiam a inspiração.

A diminuição na concentração da PaO_2 estimula quimiorreceptores periféricos localizados no corpo carotídeo e aórtico, e chega ao centro respiratório através dos nervos glossofaríngeo e vago, respectivamente, propiciando o início da inspiração.[4,11,19]

FISIOPATOLOGIA

A imaturidade leva a alterações histológicas e fisiológicas sérias que demonstram a fragilidade do recém-nascido pré-termo.

A associação de todas as alterações que serão descritas torna os prematuros frágeis e propensos a patologias do período neonatal, entre elas a apneia da prematuridade.

Tabela 26.2 Receptores respiratórios[21]

Receptor	Localização	Estímulo	Resposta
Receptor de estiramento Insuflação Hering Breuer	Musculatura lisa das vias aéreas	Aumento do volume corrente no pulmão	Inibição da resposta inspiratória
Receptor irritativo ou expiratório Deflação Hering Breuer	Células epiteliais das vias aéreas	Agentes químicos, mecânicos e diminuição da CRF	Aumento da frequência respiratória e broncoconstrição
Receptores J ou justapulmonares capilares	Parede alveolar junto aos capilares	Insuflação ou fluxo pulmonar intersticial	Taquipneia Respiração superficial ou dispneia

Centro respiratório

O sistema nervoso do recém-nascido pré-termo caracteriza-se por alterações histológicas como: menor número de conexões sinápticas entre os neurônios; arborização dendrítica escassa e mielinização incompleta, dificultando a despolarização dos neurônios, sugerindo um problema de desenvolvimento, tornando letárgica a propagação do estímulo nervoso.

O tempo de condução no tronco cerebral é mais rápido, à medida que o bebê atinge idade gestacional maior, estando esse fato associado a uma menor mielinização.[22]

Além disso, notamos que no prematuro as respostas dos receptores vagais são alteradas, respondendo os bebês com reflexos diminuídos de Hering Breuer, decorrentes de uma menor eficiência de transmissão dos impulsos nervosos; além disso, muitas vezes os mecanismos de compensação não são sustentados, evoluindo com apneia em vez de taquipneia, como seria observado no adulto.

Alterações anatômicas e funcionais das vias aéreas

Como é visualizado na Figura 26.1, em relação a um adulto, a cabeça de um recém-nascido é maior e mais pesada, causando flexão da coluna cervical, principalmente quando há diminuição do tônus muscular, podendo causar obstrução aguda das vias aéreas. Contraditório a isso, as cavidades nasais são pequenas, a mandíbula é mais arredondada e a língua é maior que a cavidade oral, aumentando a possibilidade de obstrução das vias aéreas, principalmente com a perda do tônus muscular que é frequente no recém-nascido pré-termo.[18]

A epiglote é mais longa e menos flexível, está em local mais alto e mais horizontalizado e pode gerar apneias mais prolongadas. A faringe é um tubo muscular sem suporte rígido, apresentando maior tendência ao colabamento.

Por todas essas alterações, a função e a capacidade da patência das vias aéreas superiores tornamse prejudicadas. Os músculos adutores e abdutores não possuem sinergismo.

Em uma respiração normal, durante a inspiração, observa-se abdução ativa da laringe, enquanto na expiração é passiva. No recém-nascido, a glote se fecha no final da expiração, aumentando a pressão subglótica com o objetivo de manutenção dos volu-

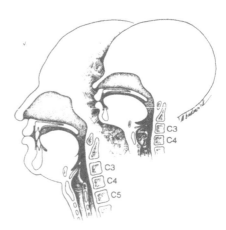

Figura 26.1 Comparação das vias aéreas do adulto e da criança. (De Finucane BT, Santora AH: Principles of airway management, Philadelphia, 1988, FA Davis.)

mes pulmonares, prejudicando ainda mais a mecânica respiratória.

O músculo do diafragma se contrai antes da abertura das vias aéreas superiores, gerando uma pressão negativa intratorácica, que propicia forças colapsadoras. Para evitar o colapso, seria necessária a contração mais intensa dos músculos abdutores para neutralizar o colapso e manter a patência da via aérea. Por essas razões, existe maior facilidade de obstrução das vias aéreas, como mostra a Figura 26.2.

Alterações da caixa torácica

A mecânica ventilatória é pouco eficiente no prematuro. A criança sofre a influência de um pulmão duro, pouco complacente, que possui um menor número de alvéolos e não possui ventilação colateral, diante de uma caixa torácica muito maleável e complacente, à custa de pouca estrutura óssea e arcabouço torácico predominantemente cartilaginoso. Essas alterações tornam tais estruturas suscetíveis ao colapso, aumentando o trabalho respiratório e a fadiga.[16]

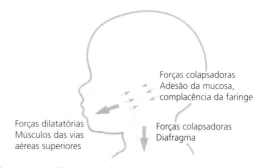

Figura 26.2 Obstrução das vias aéreas.

O diafragma, por sua vez, tem inserção perpendicular que permite, durante a inspiração, menor maleabilidade e retração dos arcos costais, com distorção da caixa torácica. Para manutenção do volume corrente, o diafragma tem que aumentar sua força de contração, gerando, também, aumento do trabalho muscular. O menor número de fibras resistentes a fadiga também favorece a apneia.

Controle humoral

Nos recém-nascidos pré-termo, as respostas ao aumento da $PaCO_2$ ou à diminuição da PaO_2 são diferentes das encontradas no adulto e podem ser observadas na Tabela 26.3.

Como visto na Tabela 26.3, essa resposta bifásica da criança perante a hipoxemia demonstra pouca tolerância e capacidade compensatória. A apneia na segunda fase (Figura 26.3) talvez seja explicada pela hipoxemia do centro respiratório, a qual estimula neuromoduladores do centro respiratório como a adenosina, a qual é um depressor da respiração, e nesse momento encontra-se em altas concentrações.[21]

Sono REM × Sono não REM

O sono também é responsável pela maior probabilidade de apneia e piora das alterações na fisiologia normal já citadas.

Existem dois estados de sono que são classificados como *sono REM* e *sono não REM*. O sono não REM é definido por sono profundo, em que a respiração é mais regular e com poucas mudanças do volume corrente e frequência respiratória. Esse sono ocorre em maior proporção com o aumento da idade gestacional.

O sono REM é definido como sono ativo, ocorrendo em 90% dos recém-nascidos entre 30 e 31 semanas. Esse sono possui características que dificultam a qualidade respiratória, facilitando a vulnerabilidade para a apneia.[2,3,16,21,22]

As características encontradas no sono REM são:

- irregularidade do padrão respiratório, ocorrendo alterações na frequência respiratória e volume corrente;
- diminuição do tônus e da atividade da musculatura respiratória;
- diminuição do tônus das vias aéreas superiores;
- diminuição da ventilação alveolar;
- diminuição da CRF, com diminuição da PaO_2 de 6 a 10 mmHg;
- diminuição da intensidade dos reflexos de Hering Breuer;
- diminuição da sensibilidade ao aumento do CO_2;
- respiração mais paradoxal por relaxamento dos músculos intercostais.

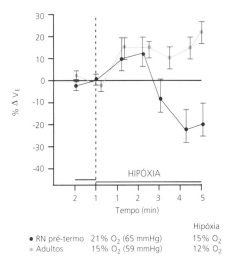

Figura 26.3 Apneia na segunda fase; hipoxemia do centro respiratório.

Tabela 26.3 Controle humoral da criança em relação ao adulto

Concentração	Quimiorreceptores estimulados	Resposta no adulto	Resposta na criança
Diminuição da PaO_2	Estimula quimiorreceptores periféricos	Taquipneia	Resposta bifásica (dois primeiros min) – Taquipneia e posterior apneia
Aumento da $PaCO_2$	Estimula quimiorreceptores centrais	Aumento da frequência respiratória ou volume corrente	Diminuição da recepção ao aumento do CO_2, com tendência a apneia

TRATAMENTO

O tratamento da apneia da prematuridade inicia-se desde medidas preventivas, como a sua simples observação e classificação exata, monitorização adequada, oxigenoterapia, posicionamento e estímulos táteis, até medidas mais complexas, como associação medicamentosa e ventilação por pressão positiva, invasiva ou não invasiva.

O posicionamento é primordial na prevenção e no tratamento de patologias respiratórias e centrais, pois é o facilitador de uma mecânica respiratória mais adequada e uma estimulação neurológica para um desenvolvimento motor normal (Tabela 26.4).[23,24]

Dessa forma, os prematuros devem ser posicionados buscando melhora na mecânica respiratória e sincronismo da caixa torácica com uma oxigenação adequada.

A estimulação tátil e proprioceptiva também auxilia na diminuição do quadro de apneia, e deve ser valorizada. É necessário ter cuidado quanto ao manuseio excessivo, que nessa fase do desenvolvimento pode ser deletério.[24]

Outro fator importante é evitar alterações térmicas e buscar um ambiente na isolete termoneutra. Se o recém-nascido apresenta apneia com uma temperatura de 32°C na isolete e tem 36,8°C corporal, deve-se diminuir a temperatura dessa para 30° ou 31°C visando diminuir a temperatura corporal para 36,2°C, objetivando menor probabilidade de apneia.[23,24]

Deve-se buscar oxigenação adequada (entre 92% e 95%), evitando hipoxemia e, consequentemente, redução dos episódios de apneia. Deve-se usar o bom senso na quantidade ofertada de oxigênio para evitar os efeitos deletérios.[6,10]

A monitorização adequada é necessária para um melhor acompanhamento da frequência cardíaca, pressão arterial e oximetria e é primordial para acompanhar os episódios de apneia seguidos de bradicardia, cianose e hipoxemia (Figura 26.4).

Em casos de apneia refratária a tratamentos profiláticos, deve-se lançar mão de administração medicamentosa, e geralmente o tratamento de escolha são as metilxantinas, entre elas aminofilina, cafeína e teofilina. Esses agentes diminuem a incidência da apneia por mecanismos descritos a seguir:[16,17,23,24]

- o aumento dos níveis de AMP cíclico que atuam junto aos neurotransmissores e estimulam o centro respiratório;
- o bloqueio dos receptores da adenosina, que é um neuromodulador inibitório, a qual leva a depressão respiratória;
- estimulação dos reflexos de Hering Breuer;
- aumento da sensibilidade dos quimiorreceptores ao CO_2;
- aumento da capacidade diafragmática;
- diminuição da obstrução das vias aéreas por melhora da coordenação dos músculos adutores e abdutores da laringe.

Tabela 26.4 Posicionamento *versus* facilitação neurológica e respiratória[23,24]

Posicionamento	Facilitação neurológica	Facilitação respiratória
Ventral	Favorece o padrão flexor e alinhamento corporal	Maior suporte diafragmático
		Estabilização da caixa torácica, melhorando o seu trabalho
		Evitar flexão de cabeça e obstrução das vias aéreas
Supino	Menos adequado por manter posturas de extensão excessiva	A ação da gravidade dificulta a mecânica respiratória e causa uma diminuição da movimentação diafragmática
		Maior risco de obstrução de vias aéreas e maior risco de broncoaspiração
Lateral	Facilita a busca para padrão mais flexor	Facilita a passagem de ar
	Medialização de mãos e pés	Menor risco de obstrução das vias aéreas e de broncoaspiração
	Melhor visualização das mãos	

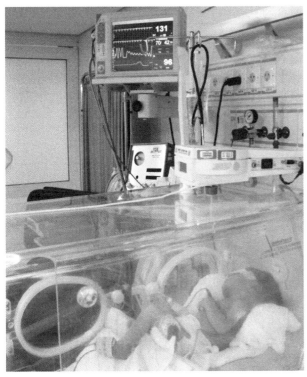

Figura 26.4 Recém-nascido em UTI com monitoração adequada.

Todos esses agentes possuem efeitos colaterais que devem ser monitorados. Os principais efeitos colaterais das metilxantinas são:

- taquicardia, arritmias, labilidade pressórica.
- sonolência, irritabilidade, hiper-reflexia, convulsões e tremores;

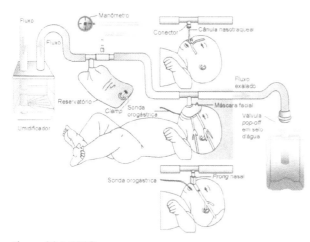

Figura 26.5 CPAP.

Tabela 26.5 *Prongs* nasais

Número do *prong*	Peso do recém-nascido (g)
0	< 700
1	700–1.000
2	1.001–2.000
3	2.001–3.000
4	> 3.000

- hiperglicemia, glicosúria, náuseas, vômitos, hematêmese.

Esses agentes, portanto, devem ser devidamente indicados por não serem inócuos, gerando efeitos sobre o SNC, aumentando o fluxo sanguíneo cerebral e alterando a sua hemodinâmica.

O analéptico doxapran é um potente estimulante respiratório de efeito central e periférico, com efeitos colaterais severos, que deve ser indicado somente quando não responsivo às xantinas.[4]

VENTILAÇÃO MECÂNICA NÃO INVASIVA

A CPAP é um sistema artificial que cria uma pressão transpulmonar positiva durante a fase expiratória da respiração espontânea. Essa ventilação não invasiva está indicada nos casos de apneia por prevenir a atelectasia, diminuir o trabalho respiratório e melhorar as trocas gasosas. A pressão contínua gerada proporciona efeitos que evitam a obstrução das vias aéreas, aumentando o diâmetro dessas, promovem a melhora dos volumes e a complacência pulmonar, bem como a estimulação dos receptores vagais, diminuindo, portanto, os episódios de apneia.[15]

Para utilização adequada da CPAP é necessário escolher precisamente a interface mais adequada e com parâmetros de fluxo congruentes a 7 lpm, PEEP 5 cmH$_2$O e FiO$_2$ entre 21 e 100% (Figura 26.5).

A obtenção de resultados depende de indicação correta e administração precoce do método, antes que a criança apresente sinais de insuficiência respiratória aguda.

Quando se faz necessária a utilização do *prong* nasal, esse deve ser escolhido corretamente, evitando lesões das narinas, necrose do septo nasal, ou até mesmo vazamentos que tornem insuficiente a pressão para expansão pulmonar (Tabela 26.5).

Tabela 26.6 Vantagens e complicações da ventilação mecânica pulmonar

Vantagens	Complicações
- Reduzir as alterações da relação V/Q	- Doença pulmonar crônica
- Manter a PaO_2 normal	- Retinopatia da prematuridade
- Diminuir o trabalho respiratório, evitando fadiga muscular	- Hiperventilação
- Reexpandir as áreas atelectásicas	- Barotrauma
	- Aumento da resistência das VAS
	- Supressão da respiração espontânea
	- Superdistensão alveolar e diminuição da perfusão pulmonar
	- Diminuição do retorno venoso e do débito cardíaco

A CPAP tem seu papel quando falamos em apneia obstrutiva e mista, não interferindo na incidência da apneia central (Gráfico 26.1).

As complicações da CPAP, encontradas em porcentagens pequenas, são: pneumotórax, obstrução nasal por secreções ou aplicação imprópria do *prong* nasal, distensão gástrica por deglutição de ar quando utilizado máscara facial e lesões cutâneas e do septo nasal.[15,24]

Por ser um método não invasivo, seu uso é de grande valia, por diminuir as complicações e riscos de infecções que ocorrem geralmente em métodos invasivos.

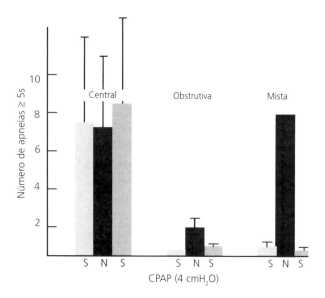

Gráfico 26.1 A CPAP diminui a frequência da apneia obstrutiva e da apneia mista, porém não exerce efeito sobre a apneia central (Modificado de De Miller, Carlo, Martin, 1985).

VENTILAÇÃO PULMONAR MECÂNICA INVASIVA

A ventilação pulmonar mecânica convencional nas unidades de terapia intensiva neonatais aumenta a sobrevida dos recém-nascidos com insuficiência respiratória e diminui a mortalidade, ainda que aumente a incidência das sequelas pulmonares.[5,20]

Na Tabela 26.6 pode ser observada a descrição das vantagens e as complicações da ventilação mecânica invasiva no período neonatal.

Por ser a ventilação mecânica invasiva um método necessário, mas que pode gerar várias complicações e consequências indesejadas, sua indicação e seu uso devem ocorrer somente quando métodos não invasivos e medicamentosos não reverterem o quadro que levou à necessidade da utilização da pressão positiva.

Não se faz necessária a utilização de altas pressões ou elevadas frações inspiradas de oxigênio durante a ventilação mecânica invasiva na apneia da prematuridade, por não existirem patologias pulmonares prévias.[5,20]

Em geral, os parâmetros utilizados são:

- FiO_2 mínima necessária para manter a PaO_2 entre 50 e 70 mmHg;
- PIP ≅ 10 a 18 cmH_2O;
- PEEP ≅ 3 a 5 cmH_2O;
- FR ≅ 20 a 30 ciclos/min;
- Fluxo ≅ 6 a 8 L/min;
- Ti ≅ 0,5 s.

O acompanhamento com gasometria é necessário para ajuste dos parâmetros, evitando complicações.

FISIOTERAPIA APLICADA

A ação da fisioterapia hospitalar cada dia tem seu papel mais reconhecido em unidades de terapia intensiva neonatais, e seu trabalho é de fundamental importância desde a prevenção, o tratamento específico e o auxílio para a alta hospitalar mais precoce.

Na apneia da prematuridade, o fisioterapeuta é essencial desde o momento do diagnóstico até as orientações familiares.

São de suma importância os procedimentos realizados por esse profissional e eles devem ser realizados adequadamente, visando melhora na qualidade do atendimento e da qualidade de vida. Os procedimentos são:

- Avaliação detalhada do recém-nascido prematuro.
- Observação de sinais clínicos que indiquem apneia.
- Observação do padrão respiratório para identificação do tipo de apneia.
- Auxílio no diagnóstico precoce.
- Auxílio na monitorização adequada dos sinais vitais e dos gases sanguíneos.
- Auxílio no diagnóstico diferencial de outras patologias.
- Manutenção de vias aéreas através de sua desobstrução.
- Posicionamentos adequados com utilização de rolos e coxim, com o intuito de buscar posições mais adequadas, visando melhora na mecânica pulmonar, e evitar a obstrução das vias aéreas.
- Evitar posicionamentos que geram encurtamentos e retrações, propiciando posturas mais fisiológicas que facilitem o desenvolvimento motor.
- Manutenção da oxigenação adequada, evitando hipóxia e/ou hiperóxia e seus efeitos deletérios.
- Administração do oxigênio umidificado, evitando ressecamento das secreções.
- Indicação precoce e correta junto aos médicos para uso da CPAP.
- Adaptação do *prong* do tamanho ideal e na posição adequada, evitando vazamentos e lesões nasais.
- Quando utilizada máscara facial, cuidados com aerofagia e lesões cutâneas.
- Monitorização ventilatória e auxílio na adaptação adequada dos parâmetros respiratórios.
- Cuidados com tubo orotraqueal, visualizando sua altura no raio X e a sua higienização adequada.
- Acompanhamento radiológico e laboratorial.
- Evitar manuseio excessivo.
- Humanizar o ambiente.
- Orientação aos familiares.

Esse profissional, como qualquer outro da equipe multidisciplinar, deve tentar amenizar as consequências deletérias da internação, buscando melhora da qualidade de vida dessas crianças, que, quando prematuras, tornam-se muito indefesas.

REFERÊNCIAS BIBLIOGRÁFICAS

1. Alvaro R, Rigatto H, Almeida V. A placental extract inhibits breathing inducced by umbilical cord occlusion in the fetal sheep. Pediat Res 1993; 33: 2243.

2. Azerinsky E. Periodic respiratory pattern occuring in conjunction with eye movement during sleep. Science 1965; 150: 763-6.

3. Azerinsky E, Kleitman N. Regularity occurring periods of motility, and concomitant phenomena, during sleep. Science 1953; 118: 273.

4. Alpan G, Eyal F, Sagi E, Springer C, Patz D, Goder K. Doxapran in the treatment of idiopatic apnea of prematurity unresponsive to aminophylline. J Pediatr 1984; 104: 634-7.

5. American Thoracic Society: Respiratory mechanics in infants: physiological evaluation on health and disease. Am Rev Respir Dis 1993; 147: 474-96.

6. American association for respiratory care: clinical practice guideline. Oxigen therapy in the acute care hospital. Respir Care 1991; 36(12): 1410-13.

7. Baird TM. Clinical correlates, natural history and outcome of neonatal apnoea. Semin Neonatol 2004 Jun; 9(3): 205-11.

8. Barrington KJ, Finer N, Li D. Predischarge respiratory recordings in very low birth weight newborn infants. J Pediatr 1996 Dec; 129(6): 934-40.

9. Brooks JG. Apperent life-threatening events and apnea of infancy. Clin Perinatol 1992 Dec; 19(4): 809-38.

10. Bier RJ, Hasan SU, Cates DB, Hooper D, Nowacsyk B, Rigatto H. Effects of various concentrations of O_2 behavior. J Appl Physiol 1990; 68: 1597-604.

11. Boddy K et al. Fetal respiratory movements eletrocortical and cardiovascular responses to hypoxaemia and hypercapnia in sleep. J Phisiol (London) 1974; 243: 599.

12. Bhandari V, Narang A. Apnea, bradycardia and periodic breathing: are the ways pathological? Indian Pediatr 1992; 29: 395-9.

13. Darnall RA, Kattwinkel J, Nattie C. Margin of safety for discharge after apnea in preterm infants. Pedriatrics 1997 Nov; 100(5): 795-801.

14. Eichenwald EC, Aina A, Stark AR. Apnea frequently persists beyond term gestation in infants delivered at 24 to 28 weeks. Pedriatics 1997 Sep; 100 (3 Pt 1): 354-9.

15. Goldbart AD, Gozal D. Non-invasive ventilation in preterm infants. Pedriatr Pulmonol Suppl 2004; 26: 158-61.

16. Kopelman B, Miyoshi M, Guinsburg R. Distúrbios respiratórios no período neonatal. São Paulo: Atheneu; 1998.

17. Merchant RH, Sakhalkar VS, Ashavais TF. Prophylatic theophyline infusion for prevention of apnea of prematurity. Indian Pediatr 1992; 29: 1359-63.

18. Ruggins NR, Milner AD. Site upper airway obstruction in preterm infants with problematical apnea. Arch Dis Child 1991; 66: 787-92.

19. Scanlan C, Wilkins R, Stoller J. Fundamentos da terapia respiratória de Egan. São Paulo; Manole; 2000.

20. Wung JT. Mechanical ventilation of the newborn: using conventional infant ventilators. In: 6th Annual Conference on Respiratory Care of the Newborn. A practical Approch. New York: Columbia Presbyterian Medical Center; 1993: 15-33.

21. West JB. Fisiologia respiratória moderna. São Paulo: Manole; 1996.

22. Stark AR. (USA) XV Congresso Brasileiro de Perinatologia 1996.

23. Vain N. (Argentina) IV Congresso Latino Americano de Perinatologia 2000.

24. Spitzer AR. Intensive care of the fetus and neonate. St Louis: Mosby; 1996.

27

FISIOTERAPIA SOB O CONTEXTO DA DOR NA UNIDADE DE CUIDADOS INTENSIVOS NEONATAL

CLÁUDIA DE CASTRO SELESTRIN

A prematuridade extrema e todos os fatores envolvidos com esse tema fazem parte de um campo ainda pouco explorado, com inúmeras questões a serem desvendadas, visto que até há aproximadamente duas décadas a sobrevida de prematuros extremos era mínima, pois a imaturidade dos sistemas, principalmente neurológico, imunológico e respiratório, constituía uma barreira para a sobrevivência dos recém-nascidos.[1]

O avanço tecnológico e a modernização das unidades de cuidados intensivos neonatais (UCIN) permitiram, com o passar dos anos, uma diferenciação no atendimento prestado aos recém-nascidos (RN). Recursos mais sofisticados associados a uma equipe multidisciplinar especializada resultaram em melhor qualidade no tipo de atendimento, o que levou à diminuição da mortalidade dos RN, independentemente de eles terem alguma doença primária, serem prematuros ou não. Para melhorar a sobrevida desses pacientes, é necessário um grande número de procedimentos e exames, os quais, na maioria das vezes, são desconfortáveis e, principalmente, dolorosos.[2]

Calcula-se que cada RN internado numa UCIN receba cerca de 50 a 150 procedimentos potencialmente dolorosos ao dia, e que pacientes abaixo de 1.000 gramas sofram cerca de 1.000 ou mais intervenções dolorosas, ao longo de sua internação.[3]

Até o final da década de 1970, acreditava-se que o RN não sentia dor, pois seu sistema neurológico seria ainda imaturo, e por isso ele estaria "protegido" da dor. Dessa maneira, era desnecessário preocupar-se com a dor de recém-nascidos submetidos a procedimentos dolorosos agudos, como cirurgias, e com a dor daqueles que precisavam de múltiplos procedimentos potencialmente menos dolorosos,

como punções venosas, capilares ou arteriais, com a dor do RN intubado e ventilado, e com a dor inerente a processos mórbidos do período neonatal, como os tocotraumatismos e a enterocolite necrosante.[4,5]

Embora houvesse, no passado, relatos empíricos de pais e cuidadores dos RN quanto a respostas aos estímulos potencialmente causais de dor, somente em meados da década de 1980 surgiram publicações específicas sobre o evento doloroso nos recém-nascidos.

Porém, atualmente, sabe-se que não só os RN prematuros são capazes de sentir dor, mas também são mais sensíveis à dor do que crianças maiores ou adultos, tornando-se imprescindível atenção adequada a essa população.[6]

Portanto, o presente capítulo tem o objetivo de apresentar os mecanismos relacionados à dor de recém-nascidos, as ferramentas disponíveis para seu diagnóstico e, finalmente, discutir as medidas que a equipe de fisioterapia pode tomar para prevenir e tratar a dor e o estresse.

CONCEITO E SUBSTRATO DA DOR

A dor pode ser conceituada como uma experiência sensorial e emocional desagradável, associada com um dano de tecido real ou potencial ou descrita em termos de um tal dano.[7]

Portanto, a dor é mais propriamente uma percepção, da mesma forma que a visão e a audição, do que simplesmente uma sensação. Ela envolve uma sensibilização das alterações químicas nos tecidos e uma posterior interpretação sobre se tais mudanças são ou não prejudiciais ao organismo, sendo processada em nível cortical. Essa percepção é real, tenha ou não ocorrido uma lesão, e a cognição está envolvida na formulação dessa percepção, havendo consequências emocionais e respostas comportamentais ante os aspectos cognitivos e emocionais da dor.[8]

Cada procedimento aplicado sobre o recém-nascido, bem como aqueles relacionados com a mudança de ambientalização, tal qual a transição para a vida extrauterina, desencadeia uma sequência de respostas para o aumento das reações biológicas necessárias para a manutenção da homeostasia.[8] Além disso, o terceiro trimestre de gestação é um período crítico para a organização do sistema nervoso, e esse estágio corresponde ao estágio de desenvolvimento em que o RNPT recebe procedimentos repetitivos potencialmente dolorosos na UCIN. A experiência dolorosa repetida durante esse período do desenvolvimento neurológico pode causar alterações na percepção, tolerância e no limiar de dor de forma permanente.[6]

As razões para o fato de o RNPT apresentar maior sensibilidade à dor são: o número de fibras nervosas nociceptivas na pele do neonato é similar e até possivelmente maior do que o número encontrado em adultos; a mielinização incompleta das fibras de condução da dor não impede sua transmissão; as curtas distâncias das vias de dor compensam qualquer lentificação na velocidade de condução causada pela falta de mielinização; neurotransmissores de dor são encontrados em abundância e são funcionais no feto; e existem grandes números de receptores neuronais no córtex somatossensorial.[6]

Embora a comunidade científica aceite atualmente que o RN é capaz de sentir dor e responder ao estímulo nociceptivo através de várias modificações fisiológicas e comportamentais, observa-se, de maneira geral, mínima utilização de analgesia nas unidades de terapia intensiva neonatais. Esse lapso entre o conhecimento científico e a conduta prática está provavelmente relacionado à dificuldade de avaliação e mensuração da dor no RN. A falta de um "dorímetro" que possa de fato medir a dor e auxiliar a equipe que presta assistência ao RN a decidir a respeito da necessidade de analgesia em um determinado paciente torna subjetivo o manejo da dor nas unidades neonatais.

DIAGNÓSTICO DA DOR

A condução clínica de recém-nascidos prematuros constitui uma necessidade diária no ambiente da UCIN. Para a realização dessa condução clínica, utilizam-se marcadores fisiológicos, como temperatura, saturação de oxigênio, frequência cardíaca e respiratória e pressão arterial. Em razão de os recém-nascidos ainda não terem capacidade de verbalizar o desconforto e a dor que sentem, fez-se necessária a elaboração de instrumentais para permitir uma ponte de comunicação entre o recém-nascido e o observador clínico. A dor pode ser definida como um sinal de alerta que desencadeia reações fisiológicas, comportamentais e psicológicas, que permitem ao indivíduo se proteger dos estímulos nocivos. Evitar a fonte desses estímulos e procurar mecanismos para tratar os danos causados ao organismo são condutas de autoproteção.[9]

Uma dúvida que persiste é se determinados procedimentos realizados, potencialmente estressantes e/ou dolorosos, de fato alteram a estabilidade clínica do RNPT. As situações dolorosas variam desde aquelas referentes a procedimentos diagnósticos corriqueiros, como punção arterial, venosa, capilar, lombar e a avaliação de fundo de olho, entre outros, até procedimentos terapêuticos, como injeções, venóclises, intubação traqueal, ventilação pulmonar mecânica, drenagem de tórax, troca de curativos e a aspiração traqueal que ocorre durante a sessão de fisioterapia.

Portanto, é essencial que os fisioterapeutas estejam habituados a observar o estado neurocomportamental dos recém-nascidos durante a assistência fisioterápica, através das escalas de dor.

ESCALAS DE DOR

Com o intuito de atenuar a subjetividade das medidas comportamentais de dor e facilitar o seu uso clínico, surgiram as escalas de dor, baseadas em alterações fisiológicas e comportamentais. Essas escalas atribuem pontos a determinados parâmetros comportamentais de dor, descritos da maneira mais objetiva possível, resultando numa pontuação final que pode ajudar o clínico a decidir se há necessidade de intervenção analgésica no paciente observado.

Dentre as escalas mais estudadas, destacam-se as seguintes: sistema de codificação da atividade facial (NFCS) (Tabela 27.1),[9] escala de dor neonatal (NIPS) (Tabela 27.2)[10] e a escala de conforto pós-operatório (ECPO).[6]

Outras escalas descritas são: a CRIES (choro, saturação de oxigênio, dados vitais, expressão facial e

Tabela 27.1 Sistema de codificação da atividade facial neonatal (NFCS)[15]

Movimento facial	0 ponto	1 ponto
Fronte saliente	Ausente	Presente
Fenda palpebral estreitada	Ausente	Presente
Sulco nasolabial aprofundado	Ausente	Presente
Lábios entreabertos	Ausente	Presente
Boca estirada (horizontal ou vertical)	Ausente	Presente
Língua tensa	Ausente	Presente
Lábios franzidos	Ausente	Presente
Tremor de queixo	Ausente	Presente

Considera-se a presença de dor quando três ou mais movimentos faciais aparecem de maneira consistente durante a avaliação.

Tabela 27.2 Escala de avaliação de dor (NIPS)[15]

NIPS	0 ponto	1 ponto	2 pontos
Expressão facial	Relaxada	Contraída	–
Choro	Ausente	"Resmungos"	Vigoroso
Respiração	Relaxada	Diferente do basal	–
Braços	Relaxados	Fletidos/ estendidos	–
Pernas	Relaxadas	Fletidas/ estendidas	–
Estado de consciência	Dormindo/ calmo	Desconfortável	–

Apresentando valores acima ou igual a quatro, a dor estará presente.

Tabela 27.3 Escore para avaliação pós-operatória do RN – CRIES[15]

	0	1	2
Choro	Ausente	Alta tonalidade	Inconsolável
FiO_2 necessária para $SatO_2 > 95\%$	21%	21-30%	> 30%
FC e/ou PA comparada ao pré-operatório	Sem	De até 20% de FC ou PA	De mais de 20% de FC ou PA
Expressão facial	Relaxada	Careta esporádica	Contraída
Sono	Normal	Intervalos curtos	Ausente

Aplicar a cada 2 horas nas primeiras 24 horas após o procedimento operatório e depois a cada 4 horas por pelo menos mais 48 horas. Quando a pontuação é ≥ 5, sugere-se a administração de medicação para o alívio da dor.
FC = frequência cardíaca; PA = pressão arterial.

Tabela 27.4 Escala PIPP (perfil de dor do recém-nascido prematuro)[15]

Indicadores	0	1	2	3
IG (sem)	36	32-35 6/7	28-31 6/7	< 28
Observar o RN durante 15s Anotar a FC e a $SatO_2$ (a partir dos valores basais)	Ativo Acordado Olhos abertos e movimentos faciais	Quieto Acordado Olhos abertos sem mímica facial	Ativo Dormindo Olhos fechados movimentos faciais	Quieto Dormindo Olhos fechados sem mímica facial
Observar RN durante 30s FC máxima	↑ 0-4 bpm	↑ 5-14 bpm	↑ 15-24 bpm	↑ ≥ 25 bpm
$SatO_2$	↓ 0-2,4%	↓ 2,5-4,9%	↓ 5,0-7,4%	↓ ≥ 7,5%
Testa franzida	Ausente	Mínimo	Moderado	Máxima
Olhos espremidos	Ausente	Mínimo	Moderado	Máxima
Sulco nasolabial	Ausente	Mínimo	Moderado	Máxima

A pontuação varia de 0 a 21. Escores menores ou iguais a 6 indicam ausência de dor mínima. Escores superiores a 12 indicam a presença de dor de moderada a intensa.

estado de alerta) (Tabela 27.3),[12] a escala facial de Mcgrath[13] e a escala PIPP[14] (Perfil da dor do recém-nascido prematuro) (Tabela 27.4).

ESTIMULAÇÃO NOCICEPTIVA – CONSEQUÊNCIAS DA DOR

A resposta dos RNPT ao estímulo doloroso ou estressante tem sido bem descrita. Os estudos se dividem na observação das respostas ante um estímulo doloroso agudo ou persistente, e as consequências podem ser observadas a curto ou longo prazos.

Ante um estímulo doloroso agudo, várias pesquisas foram feitas, observando-se que o RN eleva a frequência cardíaca,[17-24] e a pressão arterial[24-29] aumenta a variabilidade da frequência respiratória[30-32] e modifica a oxigenação arterial.[23,28-31,34] Além disso, ocorrem modificações fisiológicas relacionadas à sudorese palmar[29,34] e à pressão intracraniana,[14] especialmente em prematuros.

Outros estudos[35-37] relatam alterações endócrino-metabólicas de estresse de grande magnitude, com liberação de adrenalina, noradrenalina, cortisol e seus precursores, aldosterona, glucagon e supressão da atividade da insulina, que acaba por desencadear hiperglicemia por glicólise e glicogênese, lipólise e quebra proteica. Essas modificações nas concentrações hormonais provocam catabolismo e mobilização de substratos, e podem gerar instabilidade clínica, através de arritmias cardíacas, insuficiência respiratória, modificação da resposta imunológica, úlceras e acidose metabólica. Isso aumenta a mortalidade e morbidade neonatais.

Em relação às respostas comportamentais, Guinsburg,[22,38] em dois estudos consecutivos, relatou que a movimentação corporal, a mímica facial, o choro e o padrão de sono e vigília seriam os veículos de exteriorização de dor, constituindo uma linguagem própria do RN. Stevens et al.[39] relataram também que durante um procedimento doloroso, como a punção de calcâneo, o estado comportamental influencia na variação facial e a severidade da dor modifica a acústica do choro, aumentando a frequência espectral e alterando a energia e a melodia do mesmo.

Já em relação às respostas tardias ao estímulo doloroso persistente, outras respostas podem ser observadas. Steven e Johnston[14] estudaram recém-nascidos de 28 semanas, que ficaram na UCIN por quatro semanas, e compararam-os com recém-nascidos com 32 semanas. Esses autores observaram que os RN que

haviam estado quatro semanas na UCIN tinham respostas comportamentais diminuídas e acentuadas respostas fisiológicas, padrão este decorrente dos inúmeros procedimentos dolorosos que experimentaram enquanto estavam internados na UCIN.

Existem relatos[40] de que os RNPT possuem uma maior sensibilidade à dor, e os estímulos agudos conduzem ao desenvolvimento de períodos de hiperalgesia. O estímulo não nocivo durante o período de hiperalgesia pode expor o RN à dor crônica, as mudanças fisiológicas agudas podem ser fatores importantes da hemorragia intraventricular ou mudanças isquêmicas que provocam a leucomalácia periventricular.

Outra consequência importante da dor[40] refere-se à evidência de que um grande número de recém-nascidos de muito baixo peso ao nascer está exibindo problemas neurocomportamentais e déficits cognitivos múltiplos,[36] na ausência de paralisia cerebral durante a idade escolar e adolescência. Vários fatores clínicos (doenças pulmonares, bradicardia recorrente ao fim da apneia, hipotermia transitória da prematuridade, hiperbilirrubinemia, deficiências nutricionais e exposição a glucocorticoide), bem como as condições ambientais estressantes, ruídos constantes e luz brilhante, podem agir causando impacto no cérebro mesmo na ausência de hemorragia e/ou isquemia.

Em outro estudo,[42] foi confirmada a hipótese de que a exposição repetitiva à dor neonatal pode causar alterações permanentes ou mudanças em longo prazo, em razão do desenvolvimento do cérebro imaturo. Os dados obtidos sugerem que a exposição repetitiva à dor pode provocar um desenvolvimento alterado do sistema de dor associado com diminuição do limiar desta durante o desenvolvimento. O aumento da plasticidade neonatal pode permitir essas e outras mudanças no desenvolvimento cerebral, aumentando a sua vulnerabilidade aos distúrbios de estresse e ansiedade quando adultos. Alterações comportamentais semelhantes foram observadas durante a infância tardia desses RNPT que foram expostos a períodos prolongados de internação na UCIN.

Em modelos com animais,[43] apresentaram-se as primeiras evidências de que a dor e a inflamação em RN alteram o desenvolvimento do circuito da dor, acarretando maior resposta à dor durante a fase adulta. No estudo, foi injetado um produto irritante em um grupo de ratos com 1 dia de vida, equivalente a 24 semanas de idade gestacional em humanos, e em um segundo grupo, com 14 dias de vida, equivalente a adolescentes humanos. Em ambos os grupos, observaram-se inchaço e vermelhidão. Quando adultos, os dois grupos de ratos foram examinados. Os ratos que receberam o produto com 1 dia de vida tiveram um aumento da densidade das fibras nervosas responsáveis por transmitir o sinal de dor para o cérebro. A resposta à dor das células nervosas estava aumentada. O mesmo resultado não foi constatado no grupo de ratos que receberam o produto com 14 dias de vida.

A explicação para esse achado está relacionada ao trabalho desenvolvido por Anand,[42] que concluiu que a experiência com dor repetida durante o período neonatal e a exposição prolongada a drogas analgésicas podem alterar permanentemente a organização neuronal e simpática. Assim, os eventos que ocorrem na UCIN induzem a alterações agudas (fisiológicas e comportamentais) e podem causar alterações estruturais e funcionais.

PROCEDIMENTOS DE FISIOTERAPIA

O controle da dor na UCIN está baseado em duas metas: minimizar a intensidade, duração e o custo fisiológico da experiência dolorosa, e maximizar a habilidade do paciente em recuperar-se da experiência dolorosa. As abordagens para o controle da dor no RN podem ser farmacológicas e não farmacológicas, e a maioria das revisões do tratamento da dor enfatiza o uso simultâneo das duas.

Como prevenção de dor e ou estresse, a assistência fisioterápica deve estar voltada primeiramente para a observação do ambiente físico, sugerindo sempre que possível medidas que possam diminuir a intensidade de ruídos e a luz na unidade. Além disso, devem-se criar vínculos de cooperação com as demais equipes para agrupar cuidados, com o objetivo de respeitar períodos de sono profundo para o RNPT.

Em relação ao posicionamento, deve-se lembrar que quanto menor for a idade gestacional, mais hipotônico será o RN. Na vida intrauterina, ocorre a posição de flexão generalizada, e o RN aconchega-se na parede uterina. Essas posições de flexão somadas à maturação neurológica favorecem o desenvolvimento do tônus muscular. Os prematuros, que não foram contidos o bastante dentro do útero, apresentam baixo tônus postural e menor desenvolvimento da flexão.[44]

Uma alternativa que pode ser usada dentro da incubadora é a contenção postural em flexão, com a utilização de rolos de fralda ou cobertores ao redor do RN. Esse procedimento mantém a postura fisiológica, reduz a perda de calor decorrente da diminuição da superfície corporal e promove a estimulação tátil constante, a auto-organização e os comportamentos de autoconhecimento e autoconfortadores (como levar a mão à boca), além de aumentar os movimentos distais.[44]

Durante o procedimento de aspiração, alguns cuidados devem ser tomados com o objetivo de minimizar o desconforto do RN. Sempre deve haver um outro profissional envolvido no procedimento, como um auxiliar de enfermagem, para realizar a contenção elástica e consolo do RN. Na hora de aspirar, a pressão negativa utilizada deve ser conhecida. Quando o cateter de sucção é ocluído, a pressão não deve exceder 8 cmH_2O para RNPT e 10 cmHg para RNT, evitando o "efeito biópsia" que causa dor e hemorragias.[45] Além disso, entre uma desconexão do ventilador mecânico e outra, deve ser respeitado o período de recuperação do RN, aguardando-se a estabilização dos parâmetros fisiológicos.

Outra possibilidade descrita que pode ser utilizada durante a aspiração da cânula traqueal é a sucção não nutritiva, por possibilitar a diminuição do careteamento, do choro, de estados de alerta e da movimentação, permitindo atenuação das respostas cardíacas e respiratórias; no entanto, ela parece não afetar a produção de cortisol. Isso envolve uma grande estimulação não dolorosa para as fibras sensoriais, competindo com os impulsos nociceptivos das fibras dolorosas ascendentes. Esse procedimento permite a autorregulação, ou seja, o RN controla a fonte de estímulos através de sua própria atividade. O mecanismo de ação não é mediado por endorfinas, contato corporal ou pelo contexto externo. Para que ocorra analgesia, observou-se que o RN deve realizar mais de 30 sucções por minuto, cujo efeito é imediato. Com a parada da sucção desaparece o efeito analgésico; se o RN para de sugar antes de estar tranquilo e em estado de sono, haverá um retorno imediato ao estado de inquietude anteriormente presente, conferindo um efeito rebote.

Já em relação à estimulação sensório-motora, existem indícios de que a estimulação adequada promove uma melhora do estado comportamental, a auto-organização e autorregulação, além de acelerar o ganho de peso;[46] porém, saber o momento exato de iniciar essa estimulação ainda é um grande desafio a ser alcançado pelos fisioterapeutas. Parece haver evidências de que reconhecer as respostas individualmente de cada RN seja, de fato, um fator corroborativo da melhora da qualidade de sobrevida. Outrossim, o uso de escalas para a avaliação dos parâmetros fisiológicos[47] e a utilização das escalas comportamentais de dor demonstram ser confiáveis para elucidação dessa dúvida clínica persistente nos dias atuais.

CONCLUSÃO

As escalas comportamentais associadas aos parâmetros fisiológicos são instrumentos válidos, de fácil utilização para o reconhecimento da dor no período neonatal.

Há indícios que sugerem alterações a curto e longo prazos em recém-nascidos prematuros que permaneceram internados por longos períodos nas unidades neonatais.

REFERÊNCIAS BIBLIOGRÁFICAS

1. Anand KJS, Phil D, Carr DB. The neunoanatomy, neurophysiology, and neurochemistry of pain, stress, and analgesia in newborns and children. Acute Pain in Children 1989; 36(4): 795-854.

2. Corff KE, Seideman R, Venkataraman PS, et al. Facilitated tucking: a nonpharmacologic comfort measure for pain in preterm neonates. J Obstet Gynecol Neonatal Nurs 1995; 24(2): 143-7.

3. Guinsburg R, Peres CA, Almeida MFB, Balda RCX, Berenguel RC, Tonelotto J, et al. Differences in pain expression between male and female newborn infants. Pain 2000; 85: 127-33.

4. Guinsburg R. A dor que não fala. Tese (Pós-doutorado). São Paulo: Escola Paulista de Medicina; 2002.

5. Schechter NL. The undertreatment of pain in children: an overview. Acute Pain in Children 1989; 36(4): 781-93.

6. Mitchell A, Boss BJ. Adverse effects of pain on the nervous systems of newborns and young children: a review of the literature. J Neurosci Nurs 2002; 32(5): 228-36.

7. Lemonica L. Terapia da dor. Revista Científica para Profissionais da Saúde. Revista Âmbito Hospitalar 1995; 72(3): 7-13.

8. Klaus MH, Fanaroff AA. Alto risco em neonatologia. 4.ed. Rio de Janeiro: Guanabara-Kogan; 1995.

9. Grunau RVE, Craig KD. Pain expression in neonates: facial action and cry. Pain 1987; 28: 395-410.

10. Lawrence J, Alcock D, Mcgrath P, Kay J, McMurray SB, Dulberg C. The development of a tool to assess neonatal pain. Neon Net 1993; 12: 59-66.

11. Attia J, Mayer MN, Schneider SM. Correlation of a clinical pain score with catecholamine and endorphin levels in small infants. Intensive Care Med 1987; 13: 459.

12. Krechel SW, Bildner J. CRIES: a new natal postoperative pain measurement score. Initial testing of validity and reliability.

Pediatr Anesth 1995; 5: 53-61.

13. McGrath PJ. An assessment of children's pain: a review of behavioral, physiological and direct scaling techniques. Pain 1987; 31: 147-76.

14. Stevens JB, Johnston CC. Physiological responses of premature infants to a painful stimulus. Nurs Res 1994; 43: 226-31.

15. Guinsburg R. Avaliação e tratamento da dor no recém-nascido. J Pediatr 1999; 75(3): 149-60.

16. Holve RL, Bromberger PJ, Groveman HD, Klauber MR, Dixon SD, Snyder JM. Regional anesthesia during newborn circumcision. Clin Pediatr 1983; 22: 813-8.

17. Wiliamson PS, Williamson ML. Physiologic stress reduction by a local anesthetic during newborn circumcision. Pediatrics 1983; 71: 36-40.

18. Field T, Goldson E. Pacifying effects of non-nutritive sucking on term and preterm neonates during heel stick procedures. Pediatrics 1984; 74: 1012-5.

19. Owens ME, Todt EH. Pain in infancy: neonatal reaction to a heel lance. Pain 1984; 20: 77-86.

20. Johnston CC, Strada ME. Acute pain response in infants: a multidimensional descripcion. Pain 1986; 24: 373-82.

21. Guinsburg R. Dor no recém-nascido prematuro intubado e ventilado: avaliação multidimensional e resposta à analgesia com fentanyl. Tese (Doutorado). São Paulo: Escola Paulista de Medicina; 1993.

22. Guinsburg R, Balda RCX, Berenguel RC, Almeida MFB, Tonelloto J, Santos AMN, et al. Aplicação das escalas comportamentais para a avaliação da dor em recém-nascidos. J Pediatr 1997; 73: 411-8.

23. Pereira ALST, Guinsburg R, Almeida MFB, Monteiro AC, Santos AMN, Kopelman BI. Validity of behavioral and physiologic parameters for acute pain assessment of term newborn infants. São Paulo Med J/Rev Paul Med 1999; 117: 72-80.

24. Dinwiddie R, Pitcher-Wilmott R, Schwartz JG, Shaffer TH, Fox WW. Cardiopulmonary changes in the crying neonate. Pediatr Res 1979; 13: 900-3.

25. Simbruner G, Coradello H, Fodor M, Havelec L, Lubec G, Pollack A. Effect of tracheal suction on oxygenation, circulation and lung mechanics in newborn infants. Arch Dis Child 1981; 56: 326-30.

26. Kelly MA, Finer NN. Nasotracheal intubation in the neonate: physiologic responses and effects of atropine and pancuronium. J Pediatr 1984; 105: 303-9.

27. Maxwell LG, Yaster M, Wetzel RC, Niebyl JR. Penile nerve block for newborn circumcision. Obstet Gynecol 1987; 70: 415-9.

28. Marchette L, Main R, Redick E, Bagg A. Pain reduction interventions during neonatal circumcision. Nurs Res 1991; 40: 241-4.

29. Stevens JB, Johnston CC, Grunau RVE. Issue of assessment of pain and discomfort in neonates. J Obstet Gynecol Neonatal Nurs 1995; 24: 849-55.

30. Rawlings DJ, Miller PA, Engel RR. The effect of circumcision on transcutaneous PO_2 in term infants. Am J Dis Child 1980; 134: 676-8.

31. Porter FL. Pain in the newborn. Clin Perinatol 1989; 16: 549-63.

32. McIntosh N, Van Veen L, Brameryer H. The pain of the heel prick and its measurement in preterm infants. Pain 1993; 52: 71-4.

33. Craig KD, Whitfield MF, Grunau RVE, Linton J, Hadjistavropoulos HD. Pain in the preterm neonate: behavioral and physiological indices. Pain 1993; 52: 287-99.

34. Harpin VA, Rutter N. Sweating in preterm babies. J Pediatr 1982; 100: 614-8.

35. Aynsley-Green A, Soltesz G, Jenkins PA, Mackenzie IZ. The metabolic and endocrine milieu of the human fetus at 18-21 weeks of gestatin. Biol Neonate 1985; 47: 19-25.

36. Anand KJS, Hansen DD, Hickey PR. Hormonal-metabolic stress responses in neonates undergoing cardiac surgery. Anesthesiology 1990; 73: 661-70.

37. Gunnar MR, Hertsgaard L, Larson M, Rigatuso J. Cortisol and behavioral responses to repeated stressors in the human newborn. Dev. Psychobiol 1992; 24: 487-505.

38. Guinsburg R, Peres CA, Almeida MFB, Balda RCX, Berenguel RC, Tonelotto J, et al. Differences in pain expression between male and female newborn infants. Pain 2000; 85: 127-33.

39. Stevens JB, Johnston CC, Horton L. Factors that influence the behavioral pain responses of premature infants. Pain 1994; 59: 101-9.

40. Anand KJS. Clinical importance of pain an stress in preterm neonates. Biol Neonate 1998; 73: 1-9.

41. Bueno M. Dor em pediatria. Boletim Científico do Centro de Estudos do Hospital Samaritano, São Paulo, 3; 2002.

42. Anand KJS, Coskun C, Thrivikraman KV, Nemeroff CB, Plotsky PM. Long term behavioral effects of repetitive pain in neonatal rat pups. Physiol Behav 1999; 66: 627-37.

43. Ruda MA. Dor e lesões nos tecidos de recém-nascidos alteram o circuito nervoso e a reação da dor. Disponível em: <www.emedix.com.br>. Acesso em: junho de 2004.

44. Zaconeta CM, Siqueira APR, Siqueira FR, Ramos EC. Neonatologia, a terceira onda. Disponível em: <www.medico.org.br> . Acesso em: abril de 2004.

45. Guinsburg R, Almeida MFB, Miyoshi MH. Manual de reanimação neonatal. São Paulo: Sociedade Brasileira de Pediatria, Escola Paulista de Medicina da Universidade Federal de São Paulo; 1996.

46. Gremmo M, et al. An abilitative approach to the premature infants in Neonatal Intensive Car Unit. J Perinat Med 1994; 22(1): 102-5.

47. Abreu LC. Efeitos terapêuticos da fisioterapia pulmonar e motora em recém-nascidos pré-termo com hemorragia periventricular-intraventricular. Dissertação (Mestrado). São Paulo: Universidade Federal de São Paulo; 1998.

28

PACIENTE PEDIÁTRICO ONCOLÓGICO

TATHIANA SANTANA SHIGUEMOTO

As neoplasias na infância são raras, porém encontram-se em segundo lugar como causa de morte entre crianças de um a quinze anos nos países desenvolvidos. No Brasil, são a quinta causa de óbito em dados estatísticos do ano de 1994.[4]

Com o advento de novos agentes quimioterápicos, radioterapia, transplantes de medula óssea, melhor suporte em terapia intensiva, melhoria na abordagem médico-cirúrgica, desenvolvimento de centros especializados em oncologia e visão de atendimento voltada para a multidisciplinaridade e humanização, enormes avanços ocorreram no tratamento das neoplasias pediátricas nos últimos vinte anos, tanto no diagnóstico e tratamento das complicações decorrentes da doença quanto na toxicidade da terapêutica. Nas últimas décadas, o prognóstico das crianças e adolescentes com câncer melhorou significativamente, e atualmente alguns tumores podem alcançar aproximadamente 70% de cura.[4]

As principais doenças oncológicas em crianças são: leucemias (linfocítica ou mieloide aguda), linfomas (não Hodgkin ou de Hodgkin), sarcomas ósseos (osteossarcoma – região distal do fêmur e proximal da tíbia; e sarcoma de Ewing – tronco, pelve e ossos longos), sarcomas de partes moles (rabdomiossarcoma), tumor de Wilms, retinoblastoma, neuroblastomas e tumores do sistema nervoso central (SNC).[4]

Este capítulo trata das características comuns a essas doenças, em especial do paciente imunocomprometido, salientando também as emergências oncológicas de interesse para os profissionais atuantes em terapia intensiva.

As emergências em oncologia podem ocorrer por complicações mecânicas (massas tumorais causando compressão ou obstrução de órgãos vitais), complicações endocrinometabólicas, complicações relacionadas às citopenias (infecção, anemia, hemorragia e trombose) e à hiperleucocitose, assim como complicações decorrentes do tratamento de câncer (quimioterapia, radioterapia e cirurgia).[17] A seguir, estão exemplificadas algumas situações frequentemente vistas em uma UTI pediátrica oncológica, e, posteriormente, encontram-se descritas as principais características clínicas e situações críticas dessas crianças:

- sepse e choque séptico por debilidade na imunidade;
- instabilidade hemodinâmica por cardiotoxicidade ou sepse;
- arritmias e parada cardiorrespiratória nos distúrbios hidroeletrolíticos e metabólicos severos;
- convulsões por toxicidade às drogas , infiltração tumoral do SNC ou distúrbios metabólicos (hiponatremia);
- apneia por hemorragia e/ou hipertensão intracraniana, assim como por infiltração liquórica e tumores de tronco cerebral;
- sinais e sintomas neurológicos por compressão medular, tumor no SNC ou acidente vascular cerebral (AVC);
- insuficiência renal por nefrotoxicidade, sepse, infiltração tumoral ou síndrome compartimental nos casos de massas abdominais extensas, que levam à hipoperfusão renal pela compressão tumoral;
- obstrução intestinal por compressão tumoral;
- síndrome mediastinal superior;
- leucostase;
- síndrome de lise tumoral espontânea; e
- pré e pós-operatórios de cirurgias para ressecção de tumores.

IMUNIDADE E COMPLICAÇÕES INFECCIOSAS

Uma série de fatores aumenta a suscetibilidade a infecções no paciente oncológico. A neoplasia por si só pode modificar a imunidade. A infiltração da medula por linfomas e leucemias compromete a produção e a função dos neutrófilos e linfócitos, afetando a imunidade celular e humoral. A terapia que envolve três modalidades (quimioterapia, radioterapia e cirurgia) também contribui para aumentar o risco de infecções graves. Muitos dos quimioterápicos são mielossupressores, tóxicos à mucosa epitelial e lesam a integridade do tegumento, do trato respiratório e gastrintestinal, facilitando a penetração de micro-organismos no hospedeiro. Os efeitos de colonização por bactérias hospitalares resistentes, a desnutrição associada à baixa ingestão, a perda da integridade mucocutânea e o uso de procedimentos invasivos, como sondas, cateteres, próteses, punções e nutrição parenteral prolongada, comprometem ainda mais a integridade das barreiras mecânicas do organismo, conferindo ao paciente maior risco de infecções.[31]

Além disso, a corticoterapia é imunossupressora e a radioterapia também pode ocasionar perda da integridade tecidual. A cirurgia tem um risco infeccioso aumentado e piorado ainda mais pela imunossupressão já existente.

Leucopenias de 500 células por mm^3 e em especial abaixo de 100 são as situações em que ocorre a maioria das bacteremias e pneumonias bacterianas. As alterações nos linfócitos do tipo B acometem a imunidade humoral, tornando o paciente suscetível a infecções por bactérias encapsuladas. Os pacientes com doença de Hodgkin ou linfoma não Hodgkin, que fazem uso de corticosteroides e radioterapia, apresentam disfunção dos linfócitos tipo T e alteração na imunidade celular. Isso facilita as infecções por vírus, em especial o citomegalovírus, além de infecções fúngicas e bactérias intracelulares. A depressão de linfócitos T helper (CD4$^+$) contribui para o desenvolvimento de infecções oportunistas, como herpes zoster ou pneumonia (*Pneumocystis carinii*). Os pacientes esplenectomizados têm um risco aumentado de desenvolver septicemia por bactérias encapsuladas.

As infecções do trato respiratório estão entre as complicações mais comuns do paciente com câncer,[26,43] sendo o motivo mais frequente de internação em terapia intensiva pediátrica oncológica. A colonização da via aérea superior e as alterações na mucosa e nos mecanismos de resposta imune-humoral permitem o estabelecimento de infecções locais e disseminações hematogênicas. O diagnóstico diferencial de infiltrados pulmonares no paciente imunocomprometido, além de agentes infecciosos, deve levar em conta a presença de doença em atividade, reações a agentes, êmbolos e hemorragias alveolares secundárias a erosão vascular ou trombocitopenia.

As infecções pulmonares em imunocomprometidos costumam evoluir rapidamente para insuficiência respiratória, devendo ter sua etiologia diagnosticada o mais rápido possível. Quando o paciente não apresenta condições clínicas para procedimentos invasivos de diagnóstico, opta-se por antibioticoterapia de amplo espectro. A avaliação inicial deve incluir radiografia de tórax, que muitas vezes não apresenta imagem sugestiva de infecção pulmonar, pelo quadro imunológico comprometido da criança, culturas, hemograma e gasometria arterial. A tomografia computadorizada de tórax é realizada para definir melhor o padrão e a extensão da doença, o que pode não ser visível no raio X simples.

Em uma casuística de 89 transplantes de medula com complicações pulmonares, o lavado broncoalveolar definiu diagnóstico em 50% dos casos, sendo uma técnica indicada nesses pacientes. A biópsia pulmonar a céu aberto também é uma técnica utilizada em pacientes que não estão respondendo à terapia. Os pacientes neutropênicos com infiltrados pulmonares localizados, além dos patógenos bacterianos usuais, podem desenvolver infecções fúngicas (*Aspergillus*) ou virais (citomegalovírus). Já os pacientes com infiltrados pulmonares difusos têm como diagnósticos diferenciais infecção por *Pneumocystis carinii*, *Micoplasma pneumoniae*, citomegalovirose, infecções por herpes vírus, vírus sincicial respiratório, adenovírus e influenza vírus, além de agentes bacterianos ou fúngicos.[26]

SÍNDROME DA VEIA CAVA SUPERIOR E SÍNDROME MEDIASTINAL SUPERIOR[23]

Correspondem ao conjunto de sinais e sintomas que ocorrem quando há compressão da veia cava superior. A expressão "Síndrome do Mediastino Superior" é usada quando ocorre compressão concomitante da traqueia, comum em pacientes pediátricos. O paciente apresenta tosse, rouquidão, dispneia, ortopneia e dor torácica. Ocorre também edema de face em região cervical e ingurgitamento venoso. Nos casos mais graves, ocorre compromетиmento do sistema nervoso central, com alterações neurológicas, torpor e convulsões. A radiografia de tórax mostra uma massa no mediastino superoanterior, podendo ocorrer derrames pleural ou pericárdico. O diagnóstico diferencial exclui lesões cardiovasculares benignas (trombose da cava superior por cateter) e histoplasmose (área endêmica e sorologia). A anestesia geral deve ser evitada, pois induz com frequência à parada cardiorrespiratória nesses pacientes.[23] O ideal é optar por métodos menos invasivos de diagnóstico, tais como: hemograma, mielograma com o paciente em posição sentada, pleuro ou pericardiocentese quando existirem derrames e biópsia de linfonodo.

A tomografia computadorizada de tórax é um exame de grande eficiência para definir o tamanho da traqueia e o grau de compressão das estruturas, fornecendo importantes elementos no manejo desses pacientes. O ecocardiograma bidimensional com doppler ajuda a verificar a compressão de estruturas cardíacas e comprometimento do pericárdio, além de visualizar possíveis trombos. No caso de trombo decorrente de cateter é mandatória a sua remoção. Tem-se usado também infusão de uroquinase para sua dissolução.

Havendo compressão da traqueia, deve-se manter o paciente em posição sentada e ofertar oxigênio por cateter nasal ou máscara, e nos casos mais graves pode ser feita a ventilação mecânica não invasiva, evitando a sedação e o manejo da via aérea com intubação, devido ao risco de parada cardiorrespiratória. Às vezes, quando o paciente não tem condições de ser submetido a exames que determinem o diagnóstico anatomopatológico, o diagnóstico oncológico é feito pelos dados clínicos. Inicia-se em pacientes com risco iminente de óbito a quimioterapia e/ou radioterapia empírica de acordo com a hipótese diagnóstica mais provável, até que o paciente tenha condições para procedimentos mais invasivos (Figuras 28.1 a 28.4).

MASSAS ABDOMINAIS[17]

Tumores abdominais volumosos, como linfoma de Burkitt, hepatoblastoma e neuroblastoma, podem comprometer a função respiratória por compressão do tórax. O tratamento é de suporte com ventilação mecânica, preferencialmente não invasiva, até que medidas específicas, tais como quimioterapia, radioterapia ou cirurgia resolvam o problema.

SÍNDROME DE LISE TUMORAL[37]

Consiste na rápida liberação de metabólitos intracelulares (ácido úrico, fósforo e potássio), em quantidade superior àquela que pode ser eliminada pelos rins, podendo evoluir para insuficiência renal. Frequentemente associa-se também à hipocalcemia. Ocorre em tumores de crescimento rápido e volumosas massas (leucemias linfoides e linfomas de Burkitt). Os pacientes podem apresentar insuficiência respiratória (massa abdominal e leucostase pulmonar) e alterações motoras em razão de distúrbios metabólicos (hipertonias e convulsões, por exemplo). Previne-se com hiperidratação $3.000\ ml/m^2/sc$, alcalinização, e podem ser usados alopurinol nos casos de elevação do ácido úrico e hidróxido de alumínio nas hiperfosfatemias.

DISTÚRBIOS HIDROELETROLÍTICOS[31]

Hiponatremia

As causas mais importantes de hiponatremia em pacientes oncológicos podem ser decorrentes do próprio tumor, ou consequência do tratamento. Geralmente, ocorre por secreção inapropriada do hormônio antidiurético (SSIADH) ou cerebral *salt wasting*. As hiponatremias podem ocorrer abruptamente, levando a crises convulsivas, irritabilidade, sonolência e coma. A correção rápida pode levar à mielinólise pontina.

Hipernatremia

A hipernatremia em pacientes oncológicos decorre frequentemente do diabetes insipidus central (craniofaringeomas, histiocitose e neoplasias pulmonares). A sintomatologia varia desde irritabilidade, hipertonias e convulsões até o coma. Devem-se evitar correções abruptas, pois essas podem levar ao edema cerebral.

Hipopotassemia

Decorre de perdas como diarreia e vômitos (quimioterápicos) ou perdas renais (cisplatina, ifosfamida e anfotericina). Os sintomas são bradicardia e outras arritmias, diminuição da força muscular e íleo paralítico.

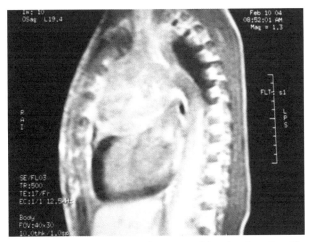

Figura 28.1 Ressonância nuclear magnética de tórax (perfil). Massa mediastinal comprimindo coração com derrame pericárdico.

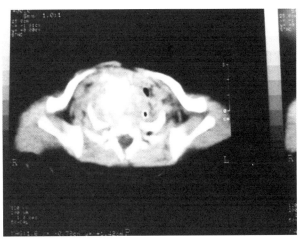

Figura 28.3 Tomografia de tórax. Compressão tumoral provocando desvio de traqueia e esôfago.

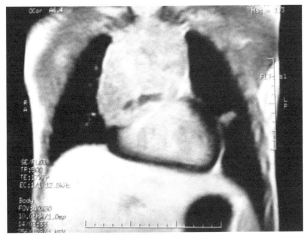

Figura 28.2 Ressonância nuclear magnética de tórax (AP). Massa mediastinal anterossuperior, volumosa, lobulada, comprimindo traqueia, brônquios, veia cava superior e coração, com derrames pleural bilateral e pericárdico.

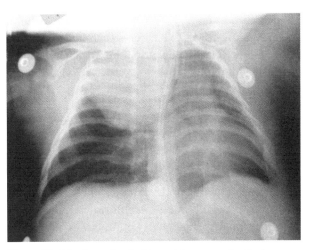

Figura 28.4 Radiografia de tórax. Massa mediastinal provocando desvio e compressão da traqueia para a esquerda.

Hiperpotassemia

Está associada à diminuição da excreção por insuficiência renal ou liberação de potássio intracelular (lise tumoral), ocorrendo perda de força muscular e arritmias cardíacas.

Hipocalcemia

Frequentemente, a hipocalcemia está associada à lise tumoral. Os sintomas são: parestesias, cãibras, tetanias, laringoespasmo e convulsões, podendo evoluir para arritmias graves.

Hipercalcemia

Normalmente está associada à produção de proteínas análogas ao hormônio paratireoidiano pelas células tumorais ou por osteólise. As manifestações são: náuseas, obstipação, perda de força muscular, convulsões e arritmias graves com bloqueio e parada cardíaca.

Hipomagnesemia

Relacionada a perdas gastrintestinais por diarreia, esteatorreia e aumento da excreção renal pela utilização de diuréticos e a hiperidratação. Quando não for detectada a causa para hipomagnesemia, checar a possibilidade de tumores, pois esses consomem magnésio. Podem ocorrer parestesias, cãibras, convulsões, fibrilação e parada cardíaca.

Hipofosfatemia

Decorrente, em geral, de desnutrição, má-absorção intestinal ou do aumento da eliminação renal. As manifestações clínicas são: perda de força muscular, parestesias, íleo adinâmico, apneia e disfunção cardíaca.

Hiperfosfatemia

As células blásticas contêm quatro vezes mais fósforo do que as células normais; consequentemente, ocorre aumento de fósforo com a lise celular. Quando o produto CaxP eleva-se acima de 60, pode ocorrer precipitação, levando à insuficiência renal e hipocalcemia.

HIPERLEUCOCITOSE[17]

A presença de mais de 100.000 leucócitos por mm^3 define essa doença, que está associada a complicações metabólicas decorrentes de lise tumoral ou leucostase em qualquer território vascular (cerebral, pulmonar, renal, etc.). O número excessivo de leucócitos forma agregados e trombos em pequenos vasos, além de lesar a parede vascular de pequenos vasos, causando hemorragias. A presença de agregados leucocitários intravasculares nas hiperleucocitoses leva à hiperviscosidade sanguínea e diminuição da perfusão tecidual, acarretando hipóxia em diferentes órgãos. A circulação intracerebral e pulmonar normalmente é a mais afetada. Os sintomas são: alterações no nível de consciência, cefaleia, convulsões ou papiloedema (hipertensão intracraniana). Rebaixamento do nível de consciência pode indicar acidente vascular encefálico isquêmico ou hemorrágico, e desconforto respiratório pode indicar leucostase pulmonar. No pulmão, os sintomas são de dispneia com hipóxia e insuficiência cardíaca direita. O raio X de tórax geralmente é normal. A piora na função renal pode indicar leucostase renal, podendo ocorrer insuficiência renal e priapismo. A terapêutica inclui hiperidratação, alcalinização e alopurinol. A leucoaférese consiste na retirada de uma parte desses leucócitos por meio de uma máquina, sendo indicada em casos com maior risco ou sintomáticos.

MUCOSITE[50]

A quimioterapia e a radioterapia podem causar a perda da integridade do tegumento e ulcerações de diferentes órgãos e sistemas, principalmente da mucosa gastrintestinal, facilitando a penetração de micro-organismos no hospedeiro e aumentando o risco de mais trauma e sangramento. O aspecto clínico é de lesões com erosão, edema e eritema, que podem provocar dor intensa e anorexia. Ocorre também dificuldade de deglutição, aumento da quantidade de salivação e secreção em vias aéreas superiores e risco de broncoaspiração. A prevenção da infecção e tratamento da dor são os objetivos principais no tratamento da mucosite (Figura 28.5).

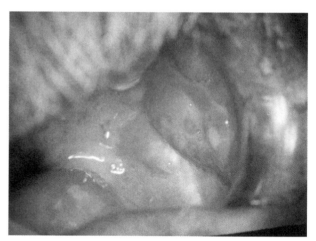

Figura 28.5 Mucosite em cavidade oral.

CHOQUE SÉPTICO[6]

Algumas definições:

- Síndrome da resposta inflamatória sistêmica/SIRS (2 ou mais): taquicardia, taquipneia, hipotermia ou hipertermia e leucocitose ou leucopenia.
- Sepse: SIRS + hemocultura positiva ou infecção clínica e laboratorial e perfusão periférica adequada.
- Sepse severa: sepse + sinais de hipoperfusão (alteração mental, oligúria) e responsivo ao volume.

- Choque séptico: sepse severa mais sinais de hipoperfusão, hipotensão presente ou não e não responsivo ao volume.

A neutropenia febril é o motivo mais frequente de internação em terapia intensiva pediátrica oncológica. As complicações infecciosas, desde quadros localizados, assim como disseminação com sepse e choque séptico são quadros típicos em crianças com câncer, sendo a infecção a principal causa de morte nas crianças que não falecem da própria doença oncológica.

As características do choque séptico no imunodeprimido são a instalação rápida e em maior gravidade. As crianças podem apresentar previamente disfunção orgânica em razão do próprio tumor ou pela toxicidade decorrente da quimioterapia e/ou radioterapia, o que agrava o quadro. Além disso, o uso prévio de corticoterapia prolongada em determinados tumores pode levar à crise adrenal. É fundamental a necessidade de reconhecimento precoce do tumor pelo exame clínico repetido ao longo do dia e tratamento imediato com reposição volêmica adequada com ou sem uso de agentes vasoativos.

CARDIOTOXICIDADE[4]

A existência de cardiotoxicidade por quimioterápicos pode acarretar diminuição do índice cardíaco e insuficiência cardíaca congestiva (ICC) em diferentes graus. A cardiotoxicidade pode ser classificada em aguda, subaguda ou crônica. Congestão pulmonar, levando o paciente a edema agudo pulmonar, torna-se situação comum em crianças oncológicas. O paciente pode se encontrar compensado, sem necessidade de inotrópicos, vasodilatadores ou diuréticos; porém, quando em vigência de uma agressão (infecção, hiperidratação, etc.), o paciente pode descompensar simulando um choque séptico.

HIPERTENSÃO INTRACRANIANA E HERNIAÇÃO CEREBRAL[17]

Os tumores do sistema nervoso central são a forma mais comum de tumor sólido na infância (Figura 28.6). A maioria dos tumores do SNC pode se apresentar com sinais e sintomas de aumento de pressão intracraniana. Grande parte deles é infratentorial e bloqueia o terceiro e o quarto ventrículos. Os astrocitomas são os mais comuns, vindo em segundo lugar os tumores neuroectodérmicos primitivos (PNET). A apresentação clínica varia com a idade. Os lactentes apresentam vômitos, letargias, perda de atividades motoras, convulsões, sintomas de hidrocefalia obstrutiva e aumento na circunferência craniana. Em crianças maiores a cefaleia é o sintoma mais comum, sendo recorrente, podendo vir acompanhada de vômitos, ou não, além de alterações visuais, como diplopia e neurológicas, incluindo ataxia, hemiparesia, distúrbios de fala, rigidez cervical, vertigens, letargia e coma.

As alterações neurológicas também podem ser focais. A hipertensão intracraniana pode levar à Tríade de Cushing: bradicardia, hipertensão e apneia. A herniação cerebral é o evento final da hipertensão intracraniana, levando à morte encefálica. Provoca alterações no padrão respiratório, no tamanho e na

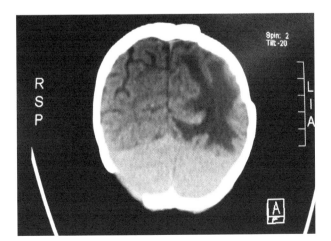
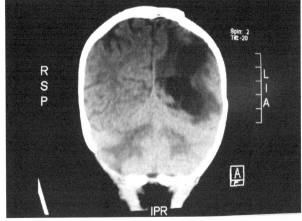

Figura 28.6 Tomografia de crânio evidenciando massa tumoral em uma menina de 2 anos.

reatividade das pupilas e movimentos extraoculares. A tomografia computadorizada de crânio dá o diagnóstico de tumor cerebral e evidencia o aumento na pressão intracraniana. A punção lombar para obtenção de exame de líquido cerebroespinal é totalmente contraindicada antes de se afastar o aumento da pressão intracraniana pela tomografia de crânio, pelo risco de herniação cerebral.

A terapêutica inclui o uso de dexametasona endovenosa, manitol a 20% e medidas de suporte que incluem a manutenção da integridade das vias aéreas (intubação e ventilação mecânica), no caso da diminuição do nível de consciência. A terapêutica específica do tumor será definida em função do tipo histopatológico, e pode abranger as seguintes modalidades: ressecção cirúrgica, quimioterapia ou radioterapia.

COMPRESSÃO MEDULAR[17]

Quatro por cento das crianças com câncer desenvolvem compressão e disfunção da medula espinhal, normalmente relacionado com o tumor. A compressão epidural é a mais comum. O envolvimento metastático de corpos vertebrais é raro na infância, muito embora costume ocorrer nas fases terminais de doença metastática. Pode ser o sinal de apresentação de neuroblastoma, linfoma, ou mais raramente do sarcoma. A dor em coluna cérvico-sacral ocorre em 80% das crianças com compressão medular. Qualquer criança com câncer e dor na coluna deve ser considerada portadora de compressão da medula espinal, até prova em contrário. O exame neurológico com atenção à força muscular das extremidades, reflexos, tônus do esfíncter anal e determinação de alterações sensoriais é fundamental. O exame radiográfico simples pode demonstrar anormalidades em metade dos casos. A ressonância magnética é o exame de escolha na elucidação.

O tratamento consiste no uso de dexametasona endovenosa e descompressão cirúrgica imediata, pois a compressão medular pode gerar sequelas irreversíveis. A radioterapia local também pode ser usada.

ACIDENTE CEREBROVASCULAR[17]

A hiperleucocitose e a coagulopatia são as principais causas de acidente vascular cerebral (AVC) em crianças com câncer. O AVC isquêmico está mais associado aos quadros de hiperleucocitose, e o AVC hemorrágico, aos quadros de coagulopatias. Aproximadamente 30% dos AVC estão ligados à quimioterapia (L-asparaginase). Clinicamente, a apresentação se dá por alterações motoras ou de fala. As convulsões podem estar presentes. A tomografia computadorizada de crânio pode não mostrar o AVC isquêmico na fase inicial, mas afasta hemorragias ou progressão do tumor. A terapêutica é de suporte, com correção dos fatores de coagulação e plaquetas.

DISTÚRBIOS DA HEMOSTASIA SANGUÍNEA[17]

A hemostasia sanguínea é mantida através de plaquetas e fatores de coagulação. Distúrbios no equilíbrio desse sistema são frequentes em crianças oncológicas.

A trombocitopenia pode ser decorrente de infiltração medular pelo tumor (leucemias), consequência de quimioterapia e radioterapia ou de consumo (infecção). Em geral, causa petéquias, equimoses e epistaxe, além de hemorragias internas, quando as plaquetas atingem menos que $5.000/mm^3$. Usualmente, o tratamento é a transfusão de plaquetas quando há sangramento ativo, procedimentos invasivos ou risco de hemorragia intracraniana (febre, ventilação mecânica invasiva com parâmetros elevados). A dose é de uma unidade para cada 10 kg. As plaquetas devem ser sempre irradiadas e filtradas pela existência do risco de sensibilização, quando se trata de pacientes politransfundidos. A plaquetose é frequente em hepatoblastomas, porém sem grandes repercussões.

Em relação aos fatores de coagulação, determinadas neoplasias podem cursar com alterações desses. A leucemia pró-mielocítica (LMA M3) apresenta aumento do consumo de fatores de coagulação, podendo evoluir para coagulação intravascular disseminada (CIVD), assim como a sepse e o choque séptico que são frequentes em crianças com câncer.

Fenômenos trombóticos podem ocorrer pela produção de substâncias trombogênicas pelo tumor (carcinoma renal), deficiência de fatores trombolíticos ou induzido por agentes quimioterápicos (ciclofosfamida, cisplatina, 5-fluoracil e metrotexate). Cateteres, imobilização e complicações como a sepse aumentam ainda mais o risco de trombose venosa.

ANEMIA[17]

Trata-se de um achado muito comum nos pacientes com câncer. Normalmente pode decorrer da própria neoplasia (leucemias), da terapia (mielossupressão) ou de consumo (infecção). O paciente pode apresentar sinais e sintomas de palidez, dispneia, fadiga, taquicardia, cansaço aos mínimos esforços ou a mudanças de decúbito, tontura e rebaixamento do nível de consciência. Quando de instalação lenta, o paciente pode tolerar níveis de 3 g/dl de hemoglobina, e a reposição também deve ser lenta. Nas hemorragias agudas, níveis de 5 g/dl são de alto risco e constituem emergência. A correção é feita através de concentrado de hemácias, em geral com níveis abaixo de 10 g/dl nos pacientes instáveis, ou com níveis de 7 a 8 g/dl em pacientes estáveis. Em geral, transfundem-se 10 ml/kg de concentrado de hemácias para aumentar a hemoglobina sérica em 2 a 3 g/dl. As hemácias devem ser irradiadas e filtradas como as plaquetas.

QUIMIOTERAPIA E RADIOTERAPIA

Mesmo com os avanços no tratamento das neoplasias, as novas terapias aplicadas ainda provocam uma série de efeitos colaterais, que comprometem muitas funções orgânicas de forma aguda ou tardia.[31] A criança pode ficar em risco iminente de morte, necessitando de suporte em terapia intensiva e, em outras situações, tem seu problema inicial solucionado (curando-se do tumor); porém, pode tornar-se uma criança ou um adolescente cardiopata (às vezes sendo imprescindível transplante cardíaco para a sua sobrevivência), pneumopata, nefropata ou neuropata, necessitando de reabilitação e tratamento para o resto de sua vida (Figura 28.7).

As Tabelas 28.1 a 28.4 demonstram os efeitos imediatos e tardios da quimioterapia e da radioterapia.

É nesse contexto que o fisioterapeuta está inserido, como parte integrante de uma equipe multidisciplinar, contribuindo para um melhor tratamento e qualidade de vida a esse grupo específico de doentes, tanto na UTI e enfermarias como em âmbito ambulatorial e em cuidados paliativos.

ASPECTO PSICOSSOCIAL

Entre todas as doenças, talvez o câncer seja a que provoque maior impacto psicossocial.[8] Muitas

Tabela 28.1 Efeitos imediatos da quimioterapia[4]

Depressão medular

Infecção

Náuseas, vômitos, diarreia, obstipação

Mucosite, faringite, esofagite

Neurite periférica

Convulsões

Ataxia cerebelar

Pneumonite ou fibrose pulmonar, hipersensibilidade e edema pulmonar não cardiogênico

Disfunção cardíaca

Reações alérgicas

Tabela 28.2 Efeitos imediatos da radioterapia (o efeito é intensificado quando associado à quimioterapia)[4]

Mucosite

Reações cutâneas (radiodermites), alteração do apetite, diarreias, cólicas

Fadiga

Mielossupressão (dependendo da extensão e área irradiada)

Endotelite

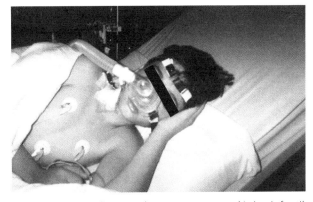

Figura 28.7 Complicações do tratamento oncológico infantil e uso de VMNI. Paciente de 18 anos, com linfoma de Hodgkin, fora de tratamento há dez anos e curado do tumor, tornou-se pneumopata, cardiopata e nefropata após tratamento com quimioterapia e radioterapia. Evoluiu com várias internações nos anos seguintes ao tratamento do câncer por descompensações pulmonares e cardíacas. Em sua última internação, por ICC agudizada, fez uso de agentes vasoativos e VMNI, e aguardava transplante cardíaco para sobreviver.

Tabela 28.3 Efeitos tardios da radioterapia[4]

Órgão ou sistema	Efeitos ou sequelas
Ossos	Diminuição do crescimento, escoliose, baixa estatura, dor lombar, deformidade dos membros com tamanhos diferentes entre si, deformidades cosméticas
Músculos, partes moles	Atrofia, fibroses, deformidades cosméticas
Dentes, glândulas salivares	Maior risco de cáries e periodontites, malformação de raízes, agenesias dentárias, xerostomia
Visão	Catarata, retinopatias, queratoconjuntivites
Cardiopulmonar	Efusão pericárdica, pericardite constritiva, doença coronariana precoce, fibrose pulmonar
SNC	Déficits neuropsicológicos, mudanças estruturais (atrofias, calcificações, dilatações ventriculares)
Renal	Hipertensão, diminuição do *clearance* de creatinina
Geniturinário	Fibrose de bexiga, contraturas
Endócrino	Déficit do hormônio de crescimento, outros sinais de falência da glândula pituitária, hipotiroidismo e aumento de risco de nódulos, risco de esterilidade nos homens, falência ovariana e menopausa precoce nas mulheres
Gastrintestinal	Má absorção, estreitamento intestinal, disfunção hepática

Tabela 28.4 Efeitos tardios da quimioterapia[4]

Órgão ou sistema	Agente	Efeito
Ossos	Corticoides	Necrose avascular, osteoporose
Cardiopulmonar	Antracíclicos	Cardiomiopatia, falência cardíaca congestiva
	Ciclofosfamida (altas doses)	Falência cardíaca
	Bleomicina/BCNU	Fibrose pulmonar
	Methotrexate	Pneumonite intersticial
Sistema nervoso central e periférico	Methotrexate	Mudanças estruturais, mudanças neuropsíquicas, hemiplegia, convulsões
	Cisplatina	Neuropatia periférica, perda da audição
	Alcaloides da vinca (oncovin)	Neuropatia periférica
Renal	Ifosfamida	Síndrome de Fanconi
	Cisplatina	Diminuição do *clearance* de creatinina, hipomagnesemia, acidose tubular renal
	Carboplatina	Insuficiência renal
	Methotrexate	Falência renal aguda
	Nitrosureias	Falência renal com sintomas tardios
Geniturinário	Ciclofosfamida e Ifosfamida	Cistite hemorrágica, fibrose da bexiga, carcinoma da bexiga
Gonadal	Ciclofosfamida, outros alquilantes e procarbazida	Esterilidade nos homens e menopausa precoce nas mulheres
Gastrintestinal	Methotrexate	Fibrose, cirrose, testes de função hepática alterada
	BCNU	Falência hepática, testes de função hepática alterada

vezes, faz-se necessário acompanhamento psicológico tanto do paciente quanto dos familiares, conjuntamente com a terapia farmacológica. A criança pode apresentar-se com humor deprimido, diminuição do interesse ou perda de prazer pela maioria das atividades, perturbação do sono, do apetite, alteração do peso, agitação ou lentificação psicomotora, ansiedade, irritabilidade, estresse exacerbado, entre outras alterações psicossomáticas que podem interferir na terapia realizada pelo fisioterapeuta.

A DOR

Por muitos anos, a dor em pediatria foi negligenciada. Com o objetivo de oferecer melhor qualidade de vida às crianças, o controle da dor e o alívio da ansiedade têm ocupado papel de destaque na estratégia terapêutica dos pacientes internados em UTI, principalmente quando se trata de oncologia.[18]

A dor é um dos fatores mais limitantes e de sofrimento para o paciente oncológico, e seu nível varia de criança para criança, mesmo quando elas apresentam o mesmo tipo de tumor. Pode ser de origem psicológica, dor fantasma pós-amputação, ou ainda causada por diversos fatores: destruição de tecidos moles e ósseos, obstrução, infiltração, compressão, necrose, inflamação, infecção, manipulação cirúrgica pós-ressecção de tumores, pós-quimioterapia (neurite periférica) e radioterapia.[8]

Como parte integrante de uma equipe multidisciplinar, é também responsabilidade do fisioterapeuta identificar a necessidade de aumentar ou diminuir a dosagem de analgesia e a sedação do paciente, informando ao médico principalmente quando há interferência na sincronia da ventilação mecânica (diminuição inadvertida do *drive* respiratório ou assincronia paciente-ventilador), ou quando há dificuldade no manuseio da criança em razão de dor e agitação.

É importante respeitar momentos de sonolência aumentada pós-administração de *bolus* de analgesia e sedação, pois é provável que, além de não se conseguir um adequado *feedback* da criança para a realização da fisioterapia nesse momento, o profissional também esteja desrespeitando um instante imprescindível de descanso pós-episódio de dor intensa, náuseas, vômitos, fadiga exacerbada pós-radioterapia, exame doloroso, como o de punção de líquor, entre outros procedimentos. Assim, o fisioterapeuta precisa ter bom senso e respeitar os melhores mo-

mentos para realizar a sua terapia, a não ser que a intervenção requeira certa urgência, pois se deve ter em mente que a função respiratória é vital e está em primeiro lugar dentre os diversos procedimentos em uma Unidade de Terapia Intensiva.

Em uma UTI pediátrica oncológica, utilizam-se altas doses de analgesia e sedação. Os medicamentos mais prescritos são o midazolan (0,1 mg/kg/h), a fentanila (2 mg/kg/h) e a morfina (10 mg/kg/h) como doses iniciais, podendo atingir níveis elevados de acordo com a escala de sedação/analgesia. Esses medicamentos podem induzir à tolerância (necessidade de aumentar a dose do fármaco para obter o mesmo efeito) e/ou à síndrome de abstinência (conjunto de manifestações comportamentais, autonômicas e motoras), que ocorre em resposta ao desmame inadequado ou à suspensão abrupta dos agentes.[18] Essas alterações (tanto na tolerância como na abstinência) podem prejudicar a atuação do fisioterapeuta. Dessa forma, o reconhecimento de sintomas e sinais é fundamental para que medidas de correção na escala de analgesia e sedação sejam tomadas, e assim o profissional consiga realizar sua terapia.

O midazolan tem como efeito colateral as alucinações, e a fentanila, a ocorrência de espasmo/estridor laríngeo e, principalmente, rigidez torácica, que impede tanto a ventilação espontânea como a mecânica, sendo considerada situação de urgência para a vida da criança.[18] O antídoto é o naloxone endovenoso. O suporte ventilatório imediato com bolsa manual (AMBU®) torna-se necessário, enquanto não se obtém o efeito do medicamento. A ventilação deve ser cuidadosa para se evitar pneumotórax.

Atualmente, o manejo da dor secundária de metástases ósseas em pacientes com câncer terminal envolve a administração de altas doses de analgésicos opioides.[49] Mesmo assim, muitas vezes não se consegue um controle eficaz da dor e o paciente sofre com os efeitos colaterais da excessiva medicação administrada.[49]

Sabe-se que existem vários meios de aliviar a dor, além da utilização de medicamentos. Um dos recursos analgésicos da fisioterapia que vem sendo utilizado com sucesso nos pacientes oncológicos é a estimulação elétrica transcutânea (TENS). Segundo o Instituto Nacional de Câncer, 70% dos pacientes com dor crônica respondem à TENS; porém, após um ano de uso esse índice pode cair para 30%. No contexto atual, não é possível tratar a dor oncológica somente com o uso de corrente elétrica analgésica, mas é possível diminuir de forma significativa o uso de analgésicos e, consequentemente, seus efeitos colaterais.[48] Deve-se lembrar que o calor superficial e profundo, a crioterapia, a massoterapia e o laser são contraindicados em áreas de radiação ou diretamente sobre o tumor.[8]

FISIOTERAPIA RESPIRATÓRIA

A criança oncológica diferencia-se em vários aspectos, desde as particularidades inerentes à fisiologia infantil até os fatores relacionados com o câncer: mielossupressão (anemia, plaquetopenia e leucopenia) – que aumenta o risco infeccioso e de sangramento –, distúrbios de coagulação e dor.

Para o fisioterapeuta que trabalha em terapia intensiva com crianças e adolescentes com câncer, torna-se fundamental entender o perfil diferenciado desse grupo de pacientes e os seus principais motivos de internação. O conhecimento das características e da evolução da doença oncológica (tipo de neoplasia, localização, presença de metástases, prognóstico, tratamento utilizado: quimioterápico, radioterápico ou abordagem cirúrgica e suas possíveis complicações) ajuda o profissional na definição de suas condutas.

Muitas vezes, as crianças encontram-se extremamente impacientes e estressadas, até mesmo com procedimentos simples, em virtude do tempo prolongado de internação, dos procedimentos invasivos, da dor e do intenso mal-estar gerado pelo tratamento. Assim, os fisioterapeutas que atuam nessa área precisam ter paciência e usar a imaginação e a criatividade na elaboração de atividades que incentivem a criança a realizar os exercícios brincando. Atividades lúdicas (de acordo com as diferentes idades e interesses) associadas à terapia fortalecem o vínculo terapeuta-paciente, e os objetivos de promover higiene brônquica e de otimizar a reexpansão pulmonar são mais facilmente alcançados. A explicação dos procedimentos a serem instituídos tranquiliza os pais e as crianças, cria vínculo e humaniza o atendimento fisioterapêutico.

Além disso, é importante haver flexibilidade na terapia. As manipulações devem ser rápidas, mas eficazes e repetidas de acordo com a necessidade. Preconiza-se a aplicação das técnicas de maior habilidade do profissional, avaliando sempre as que dão melhores resultados para a criança.

É fundamental usar o bom senso na escolha das técnicas a serem aplicadas, respeitando os limites da criança, a sua dor, os momentos de indisposição, exames laboratoriais e de imagem, assim como as indicações e contraindicações de cada técnica e o quadro clínico da criança.

Manobras de higiene brônquica (tapotagem, drenagem postural, vibração, compressão expiratória, aceleração do fluxo expiratório, expiração lenta prolongada, expiração com a glote aberta em decúbito infralateral ou dorsal para adolescentes) e manobras de reexpansão pulmonar podem ser realizadas respeitando-se os valores de plaquetas, coagulograma e limiar da dor. Quando a intervenção faz-se necessária, mesmo observando-se valores laboratoriais alterados, opta-se por manipulações "leves" (em intensidade, força e duração).

Sabe-se que técnicas vigorosas, como percussão torácica, podem provocar hematomas no paciente pediátrico com uma contagem baixa de plaquetas. Essa contagem deve ser considerada antes do tratamento diário ser instituído. Uma diretriz proposta pelo Children's Hospital em Boston orienta o seguinte: se a contagem de plaquetas for maior que 50.000, aceitam-se percussão e vibração; contagens entre 20 e 50 mil indicam o uso de vibração e posicionamentos apenas para drenagem brônquica; abaixo de 20 mil, são usados somente posicionamentos de drenagem brônquica.[15] Exercícios respiratórios e tosse podem continuar independentemente da contagem de plaquetas. Como com quaisquer diretrizes gerais, pode haver exceções em casos específicos, devendo-se procurar discutir em equipe quais técnicas são apropriadas, pois às vezes os exames laboratoriais contraindicam uma técnica, porém o quadro da criança a indica. O conhecimento das particularidades da criança com câncer associado ao bom senso são mais importantes na hora de definir uma conduta do que o rigor com a contagem de plaquetas. As precauções são necessárias e podem limitar a atuação do profissional, porém não devem impedi-la, pois as crianças necessitam de atendimento, lembrando que a infecção pulmonar é o motivo mais frequente de internação em terapia intensiva pediátrica oncológica.[26]

Para aqueles pacientes que, pelos seus exames laboratoriais, não poderiam ser manipulados, pode-se optar pela realização de propriocepção, estimulação e ajuda cinética diafragmática, técnica de reequilíbrio toracoabdominal, como forma de relaxamento e com o objetivo de melhora na mecânica dos músculos respiratórios.

Muitas vezes, um posicionamento adequado é suficiente para melhora da relação V/Q, mecânica respiratória e desconforto respiratório da criança, como, por exemplo, o posicionamento em prono que melhora a relação V/Q, por aumentar a capacidade residual funcional através do recrutamento de alvéolos anteriormente colapsados em supino (por serem áreas dependentes do pulmão sob a ação da gravidade). Além disso, o apoio abdominal em ventral, por certo período, estabiliza a caixa torácica e otimiza a função diafragmática.

Técnica de expiração forçada, *huffing*, drenagem autogênica, freno labial e tosse solicitada, assistida ou estimulada (com espátula, drenagem rinofaríngea ou ao estímulo de fúrcula – cuidados são necessários em crianças com obstrução alta), assim como padrões ventilatórios voluntários, inspirômetros de incentivo, ou *flutter*, e a VMNI intermitente (como forma de exercício, para mobilização de secreção ou reexpansão pulmonar) podem ser realizados independentemente dos valores de plaquetas.

Padrões ventilatórios, inspirômetros de incentivo, ou *flutter*, e exercícios respiratórios associados aos membros superiores devem ser solicitados quando a criança tem idade suficiente para entender e executá-los.

É indispensável balancear os riscos e os benefícios de uma intervenção quando a criança encontra-se plaquetopênica e com distúrbios de coagulação. De preferência, realizam-se drenagem postural e vibrocompressões expiratórias leves, caso haja a necessidade de mobilizar secreções. A associação de inalações à terapia intensifica a fluidificação das secreções e otimiza a higiene brônquica. As aspirações de vias aéreas superiores e nasotraqueal são realizadas em caso extremo (se estritamente necessárias), pelo grande risco de trauma, sangramento de difícil controle e dor decorrentes da mucosite, plaquetopenia e coagulograma alargado. Os cuidados de assepsia durante o procedimento de aspiração nesses pacientes devem ser redobrados. Procura-se tentar, ao máximo, uma tosse eficaz durante a terapia. Deve-se evitar atingir locais de manipulação cirúrgica, quando forem necessárias aspirações de vias aéreas superiores e cavidade oral em pós-operatórios de cabeça e pescoço (Figuras 28.8 e 28.9).

No caso de reexpansão pulmonar (atelectasia em base pulmonar direita, por exemplo), quando as manobras de compressão/descompressão (manobra de pressão negativa) são contraindicadas pelos exames laboratoriais, pode-se lançar mão da VMNI intermitente e posicionamentos que favoreçam a área pulmonar comprometida, associada a bloqueios manuais leves contralaterais, com o objetivo de recrutamento alveolar das áreas colapsadas. Os exercícios com pressão positiva só devem ser utilizados na ausência de sangramento ativo de vias aéreas superiores e cavidade oral.[43]

Alguns tipos de neoplasia em criança, como osteossarcoma e tumor de Ewing, frequentemente evoluem com metástase pulmonar. A presença de metástases ou massas pulmonares não contraindica a realização das diversas técnicas de higiene brônquica e reexpansão pulmonar. Porém, observar a presença de metástases ósseas (principalmente costelas)

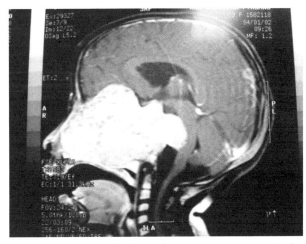

Figura 28.8 Tomografia de crânio. Extensa massa em rinofaringe, com destruição de estruturas ósseas, calcificação, atingindo base de crânio. Contraindica-se aspiração de vias aéreas superiores pelo risco de trauma, sangramento, aspiração do tumor e disseminação hematogênica das células tumorais.

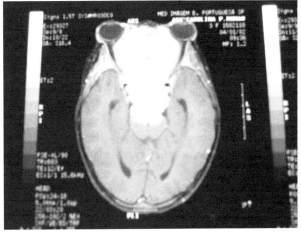

Figura 28.9 Tomografia de crânio. Tumor de vias aéreas superiores atingindo estruturas da base do crânio.

é fundamental para definir a conduta que será adotada. Nesses casos, contraindicam-se manipulações torácicas pela instabilidade do gradil costal e riscos de fratura pela osteoporose acentuada.

Posturas de drenagem postural devem ser evitadas em pacientes com massas mediastinais, pois alterações mínimas no posicionamento ideal (sentado) podem gerar compressão traqueal e intenso desconforto respiratório, associado a crises de broncoespasmo e parada cardiorrespiratória.[23]

Crianças com quadro de pneumonite e fibrose pulmonar decorrentes da radioterapia e da quimioterapia, ou que utilizam agentes como o FAGCSF (fator estimulador de colônias de granulócitos), que possui efeitos tóxicos pulmonares,[1] assim como todas as crianças mielossuprimidas precisam de atenção especial do fisioterapeuta, pela maior chance de desenvolvimento de complicações pulmonares.

Como a criança oncológica apresenta alterações hematológicas importantes, constantemente ela é submetida a transfusão de hemoderivados (hemácias, plaquetas, plasma, crioprecipitado). O profissional que trabalha nessa área deve conhecer as reações de sensibilização adversas, como febre, tremores, calafrios, mal-estar, tontura, taquicardia, taquidispneia e quedas na saturação de oxigênio, a fim de evitar o atendimento nesses períodos ou oferecer, se necessário, suporte ventilatório (oxigenoterapia ou ventilação mecânica não invasiva).

Em pacientes que serão ou foram submetidos recentemente ao transplante de medula óssea, devem-se analisar com cuidado os riscos e os benefícios de uma intervenção fisioterapêutica. O menor número de pessoas em contato com a criança é importante para diminuir a chance de aquisição de infecções. Se o atendimento for necessário, é imprescindível respeitar as precauções respiratórias e de contato (que visam proteger o paciente que se encontra imunodeprimido pelas altas doses de quimioterápicos pré-transplante – condicionamento), e, de preferência, esse deve ser o primeiro a ser atendido. Mesmo que a criança não esteja realizando sessões de fisioterapia, durante a infusão da medula óssea é importante o acompanhamento do fisioterapeuta, pois o paciente pode apresentar uma reação transfusional ao conservante do *steam cell* e evoluir rapidamente para choque e insuficiência respiratória aguda, sendo necessário suporte ventilatório.

Complicações pulmonares nos cem primeiros dias posteriores ao transplante de medula óssea estão associadas a altas taxas de morbidade e mortalidade nos pacientes submetidos a esse tratamento, principalmente quando o suporte ventilatório invasivo é instituído. Essas complicações são comuns e podem ter causas infecciosas ou não infecciosas, sendo classificadas em precoces ou tardias, dependendo de quando elas ocorreram, antes ou depois de cem dias pós-transplante. Dessa forma, podem-se desenvolver edema pulmonar, pneumonia, pneumonite ou hemorragia alveolar difusa.[14] Nessa ocasião, o fisioterapeuta deve direcionar suas condutas de acordo com a gravidade do quadro respiratório da criança e as indicações e contraindicações de cada tipo de suporte ventilatório (oxigenoterapia e ventilação mecânica não invasiva ou invasiva), sempre associando as técnicas de manutenção da higiene brônquica e de expansibilidade pulmonar na terapêutica da criança (Figura 28.10).

FISIOTERAPIA MOTORA

A enfermidade e a hospitalização são estressantes e traumáticas tanto para a criança como para a sua família. Procedimentos dolorosos e invasivos, quebra de rotina, ambiente estranho e afastamento dos amigos, da escola e dos familiares rompem os elementos que proporcionam suporte pessoal e emocional na infância, podendo representar sério risco para atraso do desenvolvimento global (neuropsicomotor).

Crianças que permanecem em repouso prolongado, no leito ou em inatividade, frequentemente têm dor, fraqueza, resistência diminuída e contraturas. A radioterapia pode agravar esse quadro, pois os locais irradiados apresentam diminuição da vascularização tecidual, e as lesões geradas no tecido normal podem ser reparadas, ou seja, substituídas por tecido fibroso. Esse processo acarreta má-nutrição e, consequentemente, perda de elasticidade e contratilidade tecidual, podendo causar bloqueio articular permanente e fibrose muscular pelos danos dos pequenos vasos.[36]

Os efeitos do imobilismo já são bem conhecidos: problemas musculoesqueléticos (hipotrofia, encurtamentos, fadiga, fraqueza e osteoporose), circulatórios (trombose venosa profunda, hipotensão postural), cutâneos (úlceras de pressão), respiratórios (pneumonia hipostática), urinários, intestinais e psicológicos. Esses efeitos decorrentes do desuso são agravados no paciente com câncer, tanto pela quimioterapia e pela radioterapia quanto pela presença de metástases ósseas.[48] Setenta e seis por cento

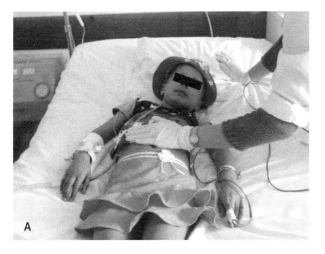
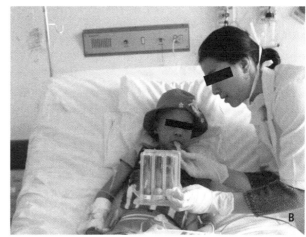
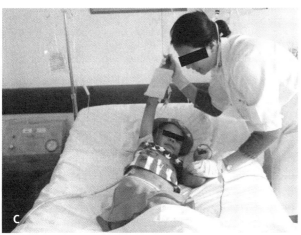
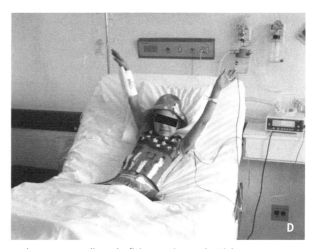

Figura 28.10 Criança em pós-operatório de ressecção de nódulos pulmonares realizando fisioterapia respiratória.

dos pacientes com um ano após transplante de medula óssea ainda citam a fadiga, e 41% a fraqueza como queixas principais.[50] Além disso, a osteopenia é a causa mais comum de escoliose em adultos após o tratamento de câncer e gera alterações no desenvolvimento ósseo da criança.[48]

Dessa forma, o objetivo principal do fisioterapeuta nessa unidade é evitar a síndrome do imobilismo[43] por meio de um programa de exercícios gradual que pode ser iniciado tão logo o paciente se torne hemodinamicamente estável, mesmo em uma Unidade de Terapia Intensiva, com objetivos de melhora da função cardiovascular, respiratória, fortalecimento, prevenção de osteoporose e bem-estar psicológico.[48]

Alguns estudos têm demonstrado que a atividade física diminui o crescimento de tumores primários e o aparecimento de metástases, além de melhorar a função imune do hospedeiro. Além disso, atrasa o início de complicações do câncer, como a caquexia e a anorexia.[42]

Assim, é essencial para a recuperação mais rápida de uma criança estimulá-la na realização de trocas posturais, sedestação, ortostatismo, deambulação, exercícios metabólicos, mudanças de decúbito e ganho de força e resistência muscular, preservando, dentro dos níveis de normalidade, as amplitudes de movimento e garantindo um adequado desenvolvimento neuropsicomotor (Figura 28.11).

A alteração nutricional revela-se também comum nessas crianças, caracterizada por perda de peso, desnutrição e até mesmo caquexia. Isso se deve à diminuição na ingestão de alimentos (em razão de dor e disfagia pela mucosite, náuseas, vômitos e perda de apetite pela quimioterapia) associada ao alto gasto energético basal, em decorrência da convergência de nutrientes para as células tumorais.[36] A desnutrição pode limitar a terapia do fisioterapeuta, pois, como o paciente tem um gasto energético aumentado e poucas reservas, facilmente ele fadiga. Essa condição deve ser respeitada, mediante a realiza-

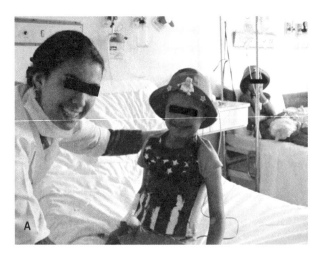
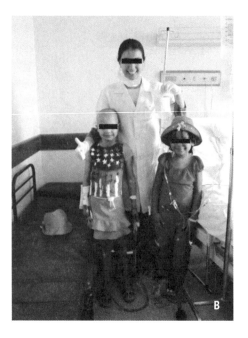

Figura 28.11 Crianças realizando sedestação e ortostatismo.

ção de terapias curtas, com maior enfoque no relaxamento, exercícios metabólicos e mobilização passiva, sempre respeitando os horários de dieta.

Isso requer atenção especial do fisioterapeuta, principalmente em pré e pós-operatórios de neurocirurgia, que podem evoluir com sequelas motoras, e em pré e pós-operatórios de ortopedia para colocação de próteses ou amputação nos casos de osteossarcoma e tumores ósseos. Uma outra situação que exige cuidado do fisioterapeuta é a criança com cateter femoral, que necessita de fisioterapia motora pelo risco aumentado de desenvolvimento de trombose na região do cateter.

Para pacientes plaquetopênicos, que apresentam risco de sangramento quando manipulados ou até mesmo hemorragias espontâneas, os exercícios são indicados de acordo com valores de plaquetas. Segundo a diretriz proposta pelo Chidren's Hospital em Boston,[15] se a contagem de plaquetas for maior que 50.000, aceitam-se exercícios resistidos com cautela, contagens entre 20.000 e 50.000 indicam exercícios ativos-assistidos e ativos e, abaixo de 20.000, são usados somente exercícios ativos. Alguns serviços utilizam a seguinte referência para a realização de exercícios: com menos de 50.000 plaquetas, são evitados exercícios resistivos e alongamentos prolongados; com menos de 25.000 plaquetas, as atividades são evitadas pelo risco significativo de sangramento. Em alguns casos de plaquetopenia extrema, as crianças não podem sair do leito, sendo necessário restringir suas AVD até a melhora do número de plaquetas.

Na anemia, situação bastante comum em oncologia, a restrição aos exercícios aplicados depende dos valores de hemoglobinas e hematócritos. Alguns serviços realizam os exercícios observando as alterações clínicas (sensação de dispneia) e dados vitais dos pacientes, quando são encontrados valores anormais de hematócrito.

Em metástases ósseas, como existe o risco de fratura, os exercícios são limitados pela extensão do comprometimento ósseo. Fraturas patológicas ocorrem entre 8 e 30% (Tabela 28.5).[48]

Durante a realização dos exercícios, a SaO_2 precisa ser mantida acima de 90%. Se a SaO_2 estiver abaixo do normal, suplemento de oxigênio deve ser providenciado ou a atividade deve ser interrompida.

Deve-se ter em mente que os exercícios aplicados dependem não somente de exames laboratoriais, de imagem, ou de testes de função cardíaca ou pulmonar, mas também da união do bom senso do profissional com a necessidade da criança. Diversos serviços adotam atividades de acordo com diferentes valores de referência e com a observação do que é seguro e tem resultado na prática. Ainda não existe unanimidade do que realmente é ou não prejudicial ao paciente, e qual seria o limite real para a não manipulação. O importante é sentir o que melhor se adapta à criança, respeitando e tomando os cuidados necessários, porém sendo crítico e não se acomodando ao que está estabelecido. Na verdade, estudos direcionados às contraindicações de fisioterapia respiratória e motora em pacientes oncológicos devem ser realizados para que o profissional trabalhe com maior segurança. Enquanto isso, existem algumas diretrizes que devem ser seguidas e adaptadas a cada serviço e ao quadro de cada criança.

Pré e pós-operatórios

A intervenção cirúrgica, por séculos, foi o único método de tratamento do câncer. Atualmente, ainda constitui o componente mais importante, principalmente nos pacientes com tumores curáveis. O procedimento cirúrgico pode ser diagnóstico, curativo, como tratamento multidisciplinar combinado de formas diversas com a quimioterapia e a radioterapia, paliativo, citorredutor ou preventivo (amputação de um sarcoma doloroso e ulcerado), para doença recidivada e metastática, para complicações do tratamento (perfuração da parede intestinal decorrente da quimioterapia ou obstrução intestinal decorrente de aderências de manipulação cirúrgica anterior) ou cirurgia reconstrutora.

O risco cirúrgico é acentuado em pacientes com câncer devido à imunossupressão. Por isso, o fisioterapeuta deve direcionar maior vigilância a todos os pré e pós-operatórios dessas crianças, tanto nos cuidados à função respiratória como à função circulatória (exercícios metabólicos) e motora. A explicação e a orientação dos procedimentos fisioterapêuticos à criança, quando ela entende, e aos seus pais são importantes para que uma relação de confiança entre terapeuta e paciente seja estabelecida.

Cirurgias torácicas (lobectomias, ressecção de costelas) e abdominais altas (hepatectomias) frequentemente estão associadas a complicações pulmonares pós-operatórias. A anestesia geral, a duração da cirurgia, a ventilação mecânica invasiva no intraoperatório (geralmente sem pressão positiva expiratória final), a manipulação e a incisão cirúrgica, a presença de drenos, a distensão abdominal no caso das cirurgias abdominais, a inibição reflexa do nervo frênico, a disfunção na mecânica dos músculos respiratórios, a dor, a imobilidade e a depressão do centro respiratório contribuem para uma redução

Tabela 28.5 Orientações e precauções de exercícios para pacientes oncológicos[36]

Trombocitopenia Valores normais de plaquetas 150.000–450.000/m³	30.000–50.000/m³	Exercícios ativos livres; de amplitude máxima; de resistência leve; deambulação; atividades de autoajuda
	20.000–30.000/m³	Exercícios suaves (passivos ou ativos livres); deambulação e assistência para autoajuda necessários para tolerância/equilíbrio
	< 20.000/m³	Mínimo de exercícios, atividade cautelosa; passivos cuidadosamente; apenas atividades de vida diária
Anemia Valores normais Hematócrito 37–47% Hemoglobina 12–16% g/dl	Ht < 25% Hb < 8 g/dl	Exercícios leves; isométricos; ativos livres de amplitude máxima; evitar programas aeróbicos ou progressivos; atividades de vida diária: assistidos com segurança
	Ht 25–35% Hb 8–10 g/dl	Exercícios aeróbicos e com resistência leve; pesos leves; deambulação e autoajuda tolerados pelo paciente
	Ht > 35% Hb > 10 g/dl	Exercícios resistidos; deambulação; autoajuda, conforme a tolerância e resistência do indivíduo
Metástases ósseas	> 50% do córtex envolvido	Não realiza exercícios; toque leve sem descarga de peso; uso de muletas e andador
	25–50% do córtex envolvido	Exercícios ativos de amplitude máxima; sem tração; descarga de peso parcial
	0–25% do córtex envolvido	Exercícios aeróbicos leves; evitar atividades de levantar/esforço; descarga total de peso

considerável dos volumes e das capacidades pulmonares, principalmente da capacidade residual funcional. Ocorrem colapsos alveolares em graus variados, associados à diminuição na complacência pulmonar, alterações na relação V/Q e hipoxemia. A ineficácia da tosse facilita o acúmulo de secreções e a chance de aquisição de infecções. Essas repercussões pulmonares podem ser prevenidas ou tratadas com o auxílio da fisioterapia respiratória, mediante técnicas de higiene brônquica e reexpansão pulmonar, com o uso de incentivadores respiratórios ou ventilação mecânica não invasiva, de acordo com a condição clínica do paciente.

Cirurgias neurológicas requerem maior atenção quanto ao desmame ventilatório, pelo risco de o paciente apresentar alterações no ritmo respiratório ou não apresentar *drive* respiratório satisfatório em razão de comprometimento do centro respiratório, assim como às sequelas motoras e ao posicionamento adequado no leito. Além disso, pacientes com rebaixamento do nível de consciência merecem vigilância especial pelos riscos de distúrbios de deglutição e broncoaspiração associados à hipoventilação e, consequentemente, formação de atelectasias e pneumonias.

Cirurgias ortopédicas (amputação e colocação de endopróteses) demandam maiores cuidados quanto à questão motora (restrições de posicionamentos, liberação de movimentos e descarga de peso e uso de recursos auxiliares para a marcha), que precisam ser discutidas em equipe e orientadas pelo cirurgião e pelo ortopedista. De forma preventiva, pelos efeitos anestésicos e cirúrgicos e maior debilidade orgânica do paciente, a função respiratória também necessita de atenção.

Na Tabela 28.6 encontram-se descritos os principais efeitos tardios da cirurgia no câncer infantil.

VENTILAÇÃO MECÂNICA NÃO INVASIVA (VMNI)

Os benefícios da VMNI em pacientes adultos com doença pulmonar obstrutiva crônica e edema agudo de pulmão já são bem conhecidos, e os efeitos positivos dessa modalidade ventilatória em pacientes oncológicos também já começaram a ser demonstrados. Além disso, sabe-se que a VMNI apresenta uma outra grande vantagem: um número menor de complicações quando comparada à ventilação mecânica invasiva (Gráfico 28.1).

Tabela 28.6 Efeitos tardios da cirurgia no câncer infantil[4]

Retirada do baço	Comprometimento da função imune com maior risco de sepse por organismos encapsulados
Amputação	Numerosos problemas funcionais, deformidade cosmética, efeitos psicológicos e sociais
Cirurgia abdominal	Risco de obstrução intestinal
Cirurgia pélvica	Problemas relacionados à impotência e incontinências

Tradicionalmente, pacientes imunocomprometidos eram submetidos à intubação endotraqueal quando a insuficiência respiratória tornava-se grave e dessa intervenção surgiam complicações fatais, incluindo pneumonia nosocomial, sepse e sangramento. Como alternativa terapêutica, com o objetivo de diminuir as complicações associadas à ventilação mecânica, vários estudos vêm sendo desenvolvidos na área da ventilação não invasiva. Os resultados mostram significantes diminuições de sérias complicações (pneumonia, sinusite, sangramento e sepse) e da mortalidade dos pacientes. Atualmente, a ventilação não invasiva vem sendo o suporte ventilatório de escolha para esse grupo de pacientes. Ela deve ser considerada a primeira opção de intervenção em casos de insuficiência respiratória aguda, o que ainda, infelizmente, não é feito em diversos centros de tratamento intensivo (Gráfico 28.2).[45]

De acordo com os estudos que vêm aplicando a VMNI em pacientes com câncer,[12,13,22,44,45,46,47] observa-se uma diminuição importante da necessidade de intubação e das complicações relacionadas ao su-

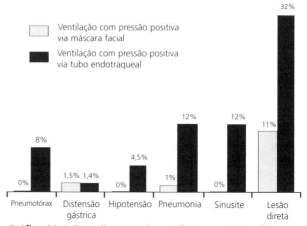

Gráfico 28.1 Complicações da ventilação mecânica.[52]

porte ventilatório invasivo. A VMNI é considerada técnica ventilatória como opção viável para os pacientes com câncer em insuficiência respiratória, até mesmo em pediatria, em que não temos ainda comprovação científica da sua eficácia, porém já observam-se bons resultados na prática.

Tratando-se de crianças, a VMNI é bem tolerada e, quando se faz necessário o uso deste recurso, opta-se preferencialmente pela utilização de *prongs* ou máscaras nasais, pelo menor risco de broncoaspiração. Especialmente quando se lida com oncologia, em que náuseas e vômitos são frequentes, as máscaras nasais são quase obrigatórias no lugar das faciais. Como os *prongs* nasais são confeccionados para crianças de até dois anos e a maior incidência dos tumores pediátricos é em crianças maiores e adolescentes, as máscaras nasais são mais utilizadas. Porém, se o paciente for colaborativo, principalmente adolescentes, e entender como se utiliza a VMNI (muitas vezes são eles que ajustam a máscara de acordo com o seu maior conforto), essa pode ser aplicada se houver indicação para a instalação da máscara facial.

Um paciente na VMNI requer sempre acompanhamento contínuo do fisioterapeuta. A escolha e a instalação da máscara, a melhor adaptação ao rosto da criança, a observação da presença de vazamentos e a utilização de placas protetoras da pele nos pontos de fixação da máscara, assim como a adequação dos parâmetros ventilatórios e seu desmame, de acordo com a avaliação contínua do padrão respiratório do paciente, são funções essenciais e de responsabilidade do fisioterapeuta (Figura 28.12).

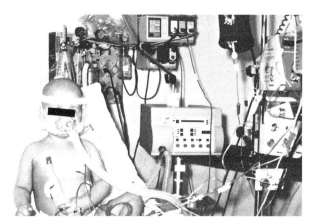

Figura 28.12 Criança fazendo uso de VMNI em UTI.

Além disso, a VMNI pode ser utilizada como recurso terapêutico em pacientes com metástases ósseas, em crianças plaquetopênicas, com distúrbios de coagulação ou pouco colaborativas, que não podem ser manipuladas e não têm idade suficiente para realizar exercícios ativamente, como forma alternativa de mobilização de secreções ou reexpansão pulmonar.

Pacientes sépticos, situação típica em oncologia pediátrica, normalmente apresentam padrão respiratório caracterizado por taquipneia e aumento da ventilação-minuto, associado a importante aumento do gasto energético, necessitando de suporte ventilatório com objetivo de diminuir o trabalho respiratório e reduzir o consumo de energia.[7] Em todos os estudos sobre VMNI, coloca-se a instabilidade hemodinâmica como contraindicação da sua utilização. Porém, algumas vezes, quando uma criança com câncer, imunodeprimida, com quadro clínico de sepse associado à instabilidade hemodinâmica e em uso de drogas vasoativas necessita de suporte ventilatório, tem-se optado pela VMNI (no Hospital do Câncer), apesar de se estar diante de uma situação clássica que a contraindicaria.

Nesse grupo especial de pacientes, deve-se lembrar que a VMI aumenta a taxa de mortalidade e, dessa forma, a utilização da VMNI torna-se o suporte ventilatório de escolha. O seu uso vem mostrando sucesso em crianças instáveis hemodinamicamente, sem intercorrências ou dificuldades. Quando a evolução clínica se deteriora, esses pacientes são intubados e submetidos à VMI. Com isso, tem-se conseguido evitar a intubação na grande maioria desses pacientes, que teriam a indicação de intubação orotraqueal (EOT) associada à VMI.

Crianças internadas com instabilidade hemodinâmica por cardiotoxicidade, apresentando ritmo de

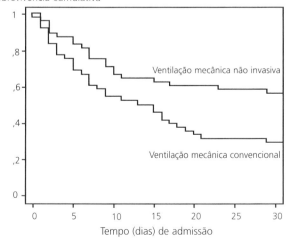

Gráfico 28.2 Redução da taxa de mortalidade em pacientes oncológicos fazendo uso de VMNI.[2]

galope (terceira bulha), beneficiam-se do uso da VMNI. Níveis de PEEP em torno de 10 cmH$_2$O são usados com o objetivo de diminuir a pré-carga, melhorar a sobrecarga cardíaca e estabilizar a sua função, associados ou não aos agentes vasoativos.

Crianças com sinais de insuficiência cardíaca (ICC agudizado), em edema agudo de pulmão e desconforto respiratório franco também se beneficiam dos efeitos clássicos da pressão positiva (redistribuição do líquido alveolar, melhora da área de troca gasosa e diminuição da pré-carga, além da aproximação das miofibrilas, melhorando a contratilidade cardíaca).

Crianças em tratamento com hiperidratação (síndrome de lise tumoral ou hiperleucocitose) podem ter agudamente redução da complacência pulmonar, associada a taquipneia, hipoxemia e alcalose respiratória, resultantes de edema pulmonar. A instalação da VMNI é primordial nesses casos.

Um aspecto peculiar das crianças com câncer é a necessidade de passagem de cateter central para uso de agentes vasoativos e quimioterápicos. Muitas vezes, as crianças ficam sem possibilidades de acesso venoso periférico pelos danos causados aos pequenos vasos em razão dos prolongados períodos de quimioterapia e radioterapia a que elas são submetidas. Dessa forma, torna-se imprescindível a aquisição de um acesso central. Esse procedimento requer níveis adequados de sedação e analgesia, que podem causar a diminuição do *drive* respiratório, rigidez torácica, estridor laríngeo e situações emergenciais que colocam em risco a vida do paciente. Para que esse procedimento seja realizado com segurança, o fisioterapeuta deve monitorar a função respiratória da criança, avaliando a necessidade do uso de oxigenioterapia ou VMNI (muito utilizada no Hospital do Câncer, em São Paulo), adequando os parâmetros ventilatórios de acordo com a clínica do paciente e acompanhando o procedimento.

VENTILAÇÃO MECÂNICA INVASIVA (VMI)

Pacientes imunocomprometidos, como os com câncer, quando entram em falência respiratória e necessitam de ventilação mecânica invasiva, têm notoriamente pobres prognósticos, com altas taxas de mortalidade, atingindo índices de 60 a 100%, dependendo do diagnóstico de base e fatores como idade, *status* funcional, doenças associadas (cardiovasculares ou pulmonares), presença ou ausência de falência de múltiplos órgãos e duração da neutropenia. Eles

frequentemente morrem da doença de base ou de suas complicações, ou ainda pelos problemas gerados a partir da instituição da ventilação mecânica, sendo comum a morte desses pacientes ser atribuída às complicações provenientes da intubação endotraqueal e à VMI.[13.] Uma das complicações mais sérias e de alta mortalidade para esse paciente é a pneumonia associada à ventilação mecânica (PAV). Uma vez desenvolvida a PAV, torna-se difícil para um organismo que tem o sistema imunológico deficitário combater a infecção, que facilmente se dissemina e se torna ainda mais grave. Dessa forma, medidas como lavagem das mãos e retirada o mais precoce possível da COT, entre outras medidas que previnam a PAV, são essenciais para esse grupo de doentes (Tabela 28.7).

O paciente oncológico apresenta grande risco de sangramento proveniente do trauma durante a intubação orotraqueal. A mucosite, associada aos distúrbios de coagulação e plaquetopenia, favorece o trauma e as hemorragias extensas de difícil controle de vias aéreas superiores, orofaringe, traqueia e pulmão. Frequentemente são encontradas placas de fungos na orofaringe e na traqueia, que também dificultam o procedimento. Quando o paciente encontra-se em VMNI e apresenta deterioração do seu quadro, necessitando de IOT associada à VMI, o processo de intubação pode ser realizado com a VMNI (*prong* ou máscara nasal), o que permite maior tempo para o intensivista e segurança para o paciente (técnica bastante utilizada no Hospital do Câncer). O fisioterapeuta participa desse procedimento, ficando responsável pela manutenção das vias aéreas pérvias e pela ventilação da criança antes, durante e após a EOT. A observação da posição da COT pela ausculta pulmonar e raio X e a análise da gasometria arterial com os parâmetros iniciais da ventilação mecânica são essenciais para que os ajustes necessários sejam feitos. Em pediatria, utilizam-se COT sem *cuff* (COT menores que 5,5); dessa forma, pode-se observar escape tanto na ausculta como na diferença entre volume corrente inspirado e expirado. Um fator bastante relevante na criança oncológica intubada é a necessidade de sedação e analgesia, associada a uma fixação adequada da COT para evitar possíveis deslocamentos, traumas, sangramentos e extubações acidentais.

Não existem diferenças importantes no modo como esses pacientes são ventilados. Deve-se utilizar principalmente o modo ventilatório de maior habilidade e familiaridade do profissional, respeitando-se os parâmetros ventilatórios de tempo inspiratório e

Tabela 28.7 Mortalidade em VMI[45]

Autores	Ano	% de sobrevida na UTI	% de sobrevida na UTI em pacientes ventilados invasivamente
Torrecilla	1984	32	7
Crawford	1988	25	7
Afessa	1992	28	8
Crawford	1992	37	3
Faber	1993	24	4
Blot	1997	45	–
Rubenfeld	1998	–	6
Ewing	1998	21	9
Groeger	1998	47	15
Kress	1999	59	18
Kroschinsky	2002	56	23

de volume corrente, que são menores na criança, e de frequência respiratória, que é maior quando comparada com o adulto e varia conforme o tamanho da criança. O importante é ventilar o pulmão da forma mais fisiológica e protetora, procurando utilizar baixas pressões e deltas de pressão, FiO_2 e volume corrente. É necessário manter parâmetros ventilatórios sempre menores, porém suficientes para manter o conforto respiratório do doente, isto é, que mantenham boa expansibilidade pulmonar e troca gasosa.

Para pós-operatórios (ressecção de tumor) sem doença pulmonar opta-se por um modo de ventilação mais fisiológico, aproveitando-se o *drive* respiratório e a sincronia paciente-ventilador, extubando-o o mais rapidamente possível. Dessa forma, pode-se receber o paciente do centro cirúrgico em SIMV (à pressão + PS) e assim que se observe adequado *drive* respiratório opta-se por mudar a modalidade ventilatória para PSV. O desmame precisa ser rápido, pois o paciente oncológico, em especial, necessita ficar o menor tempo possível em VMI, pelos riscos aumentados de aquisição de complicações associadas à VMI (como PAV e sangramentos). Porém, devem ser ponderados e respeitados os critérios de desmame e de extubação, principalmente parâmetros como nível de consciência e padrão respiratório confortável associado aos parâmetros mínimos do ventilador. A ventilação não invasiva pós-extubação é aplicada sempre que necessário (como em casos de laringite e estridor laríngeo pós-extubação).

Quando ocorrem convulsões, apneia (infiltração do SNC, alterações metabólicas e/ou hidroeletrolíticas ou toxicidades às drogas), ou outras situações que não comprometam o pulmão, mas comprometam o comando e a condução da informação neural para a respiração (sistema nervoso central ou periférico), disfunções na caixa torácica ou musculatura respiratória, a ventilação mecânica instituída também é a mais fisiológica e protetora, pois não há afecção pulmonar que justifique aumento nos parâmetros ventilatórios.

Crianças com fibrose pulmonar (toxicidade às drogas) podem necessitar de parâmetros ventilatórios mais altos, pois a fibrose dá ao paciente um pulmão com menor complacência.

Nas hemorragias alveolares, situação que pode ser mais facilmente desenvolvida nesse grupo de doentes, é indicado o uso de PEEP em níveis acima de 10 cmH_2O ou o suficiente para interromper a hemorragia, além de transfusão de plaquetas e correção do coagulograma.[34]

Na síndrome do desconforto respiratório agudo (SARA), situação bastante comum em oncologia pediátrica, procura-se seguir a tendência mundial de ventilação protetora, com o objetivo de evitar complicações como barotrauma, atelectrauma, volutrauma e biotrauma. Dessa forma, utilizam-se volumes reduzidos (≤ 6 ml/kg), mínima FiO_2 e altos valores de PEEP (acima do ponto de inflexão inferior da curva pressão-volume), de forma a manter uma $SatO_2 \geq$ 90%.[30] Essa estratégia acarreta um volume-minuto pequeno, gerando $PaCO_2$ elevadas, o que normalmente é bem tolerado pelos pacientes (hipercapnia permissiva). Não foi provado até hoje qual o melhor modo de ventilação a ser utilizado. Os ventiladores modernos, como o Servo 300, oferecem modos que controlam tanto a pressão quanto o volume (*dual mode* – modalidade PRVC – pressão regulada/volume controlado). A posição prona e manobras de recrutamento alveolar também têm sido recursos úteis na terapêutica e manejo desses doentes.[30] A mortalidade nessa síndrome em pacientes oncológicos é alta, porém vem melhorando com as técnicas novas de ventilação associadas a um tratamento mais especializado, não estando mais na faixa dos 100% como há alguns anos.

Cuidados devem ser tomados quando PEEP elevadas são utilizadas, em razão das repercussões hemodinâmicas geradas pela pressão positiva, que pode, por exemplo, diminuir o retorno venoso e o débito cardíaco e, consequentemente, piorar a perfusão e a função renal. Dessa forma, o suporte hemodinâmico (volume e/ou agentes vasoativos) muitas vezes é necessário para que se possa manter uma PEEP mais elevada.

Acredita-se que crianças com massas abdominais, ascite, visceromegalias ou síndrome compartimental abdominal, apresentando abdome tenso e distendido e com consequente diminuição da capacidade residual funcional e da complacência pulmonar beneficiam-se de períodos de PEEP um pouco mais elevadas, com objetivo de conter a formação de áreas de atelectasia nas bases pulmonares pela compressão abdominal. Porém, quando a pressão abdominal está muita elevada, ela gera um aumento da pressão pleural ao final da expiração e pode determinar o fechamento precoce das vias aéreas. Em consequência, os alvéolos das regiões pulmonares dependentes não se esvaziam totalmente durante a expiração, e uma pressão positiva permanece ao fim da expiração, gerando PEEP intrínseca. Nesses casos, o uso de PEEP externa não é benéfico, pois poderia elevar ainda mais a pressão pleural. Somente uma medida como paracentese ou abordagem cirúrgica, entre outras condutas para redução da distensão abdominal, poderiam melhorar a ventilação deste paciente.[51]

Nessa situação, em fase inicial, é comum encontrarmos na gasometria valores baixos de $PaCO_2$, pois a compressão abdominal limita a expansibilidade pulmonar (volumes correntes menores), que é compensada por um aumento da frequência respiratória, que acaba "lavando" o CO_2 por aumento no volume-minuto. A taquipneia pode diminuir o tempo expiratório e ocasionar aprisionamento de ar nos pulmões (auto-PEEP) associado à PEEP intrínseca originada no aumento da pressão abdominal (descrito anteriormente), aumentando o trabalho respiratório e a chan-

ce de fadiga muscular. Quando ocorre fadiga da musculatura respiratória, o CO_2 aumenta por causa da hipoventilação. Nessa situação, o suporte ventilatório (VMNI ou VMI) torna-se imprescindível para que o paciente não evolua para a fadiga e/ou falência respiratória inicialmente, ou obtenha descanso e recuperação da musculatura respiratória posteriormente, associada à normalização dos volumes e capacidades e das trocas gasosas.

A alcalose metabólica ocorre em crianças que recebem o tratamento de alcalinização do tumor para prevenção da síndrome de lise tumoral. Muitas vezes, a gasometria apresentará níveis mais altos de $PaCO_2$ por conta dessa alcalose, e essa não deve ser corrigida por mudanças nos parâmetros ventilatórios (aumento da frequência ou do volume corrente e, consequentemente, do volume-minuto), pois a correção alteraria o efeito que se deseja com a alcalinização.

Da mesma forma, é comum em terapia intensiva oncológica importantes acidoses metabólicas que apresentarão, clinicamente, crianças taquipneicas e, laboratorialmente, baixos níveis de $PaCO_2$, no intuito orgânico de normalizar o pH. Porém, essa normalização só acontecerá quando medidas como volume ou bicarbonato forem tomadas para correção da acidose metabólica. Para evitar que, de forma iatrogênica, uma criança em narcose com altos níveis de $PaCO_2$ e acidose respiratória desenvolva alcalose metabólica[31] após a rápida normalização de valores de $PaCO_2$ com o estabelecimento da VMI, opta-se, ao instituí-la, pela instalação do capnógrafo e monitorização lenta da diminuição dos valores de CO_2, com parâmetros ventilatórios iniciais que não otimizem a ventilação-minuto.

A criança com câncer pode apresentar situações emergenciais típicas da sua doença, como também quadros encontrados em uma UTI pediátrica geral. Ter antecedente pulmonar de bronquite, adquirir pneumonias e/ou broncopneumonias com ou sem derrame pleural, bronquiolites ou crises de broncoespasmo, entre outras doenças pulmonares ou não pulmonares que requerem suporte ventilatório invasivo, coloca essas crianças em situação de risco e gravidade aumentados, quando comparadas com crianças sem câncer. A ventilação se adequará às características de cada doença e ao quadro respiratório, pensando sempre em um desmame precoce e na manutenção da criança no suporte ventilatório não invasivo, assim que ela tiver condições e indicações.

A atuação do fisioterapeuta, nos cuidados da criança oncológica em VMI, é rigorosa e visa otimizar os parâmetros da VMI, o desmame precoce e a manutenção da higiene brônquica e da expansibilidade pulmonar. Manobras de recrutamento alveolar, ZEEP e *bag squeezing* são técnicas adicionais àquelas já mencionadas, que auxiliam o profissional no manejo desses pacientes.

As manobras de *bag squeezing* e ZEEP não são contraindicadas, porém a utilização dessas técnicas é criteriosa e requer cuidado redobrado, visto que um grande número de crianças oncológicas em VMI apresentam quadros pulmonares graves de SARA, necessitando de altos níveis de PEEP e sistema de aspiração fechado, não sendo indicado a frequente despressurização e o desrecrutamento pulmonar.

A observação de secreção espessa indica necessidade de adequação no sistema de aquecimento e umidificação da VMI ou desidratação do paciente, podendo-se optar pela troca dos filtros higroscópicos por copos umidificadores e de aquecimento, além da realização de expansões volêmicas e inalações adaptadas à VMI.

As aspirações são realizadas no final da terapia do fisioterapeuta e devem seguir rigorosamente as regras do procedimento, evitando contaminação, trauma, sangramento e reflexo vagal intenso. Quando se tornam frequentes, aumentando as chances de contaminação, ou quando a PEEP elevada está sendo utilizada, opta-se pela instalação do sistema de aspiração fechado Track-Care®. Cuidados com as aspirações são necessários em crianças que apresentam sangramento ativo e intenso alveolar ou de vias aéreas superiores, sendo importante discussão em equipe sobre os riscos e benefícios desse procedimento. Pode-se aguardar a infusão de plaquetas para que a aspiração seja realizada com segurança.

A rotina de troca de circuitos, filtros, umidificadores e nebulizadores varia de serviço para serviço, e, principalmente, de acordo com as normas da SCIH do hospital. Por se tratar de oncologia, essas trocas são bastante rigorosas, com o objetivo de se evitar contaminação e proliferação de micro-organismos, diminuindo assim, os índices de infecção hospitalar.

Treinamento muscular pode ser iniciado tão logo a criança tenha indicações para essa técnica. São poucos os estudos sobre treinamento muscular em pediatria, e, dessa forma, quando esse procedimento é necessário, ainda são feitas adaptações do que é realizado com o adulto (alterações na pressão de suporte, na sensibilidade – bastante controverso, pois não se mantém uma carga constante durante toda a inspiração ou períodos intercalados de nebulização com VMI).

A interação entre a equipe médica e de fisioterapia é fundamental no manejo dos pacientes em VMI. Às vezes, é preciso melhorar o débito cardíaco e a perfusão tecidual pulmonar do paciente com a instituição de volume e/ou agentes vasoativos, para que se obtenha resultado na ventilação mecânica. Outras vezes, são necessárias manobras de higiene brônquica e de reexpansão pulmonar (recrutamento alveolar), para que se obtenham os resultados. A discussão em equipe enriquece o conhecimento dos profissionais envolvidos e o grande beneficiário é o paciente, que receberá um tratamento pensado conjuntamente e, assim, de maior qualidade.

Humanização

A humanização e o enfoque em uma ação multidisciplinar conjunta tornam-se cada dia mais visíveis e indispensáveis no tratamento da criança com câncer. A comunicação entre os diferentes profissionais (dentistas, enfermeiros, fisioterapeutas, fonoaudiólogos, médicos, nutricionistas, professores, psicólogos, terapeutas ocupacionais, entre outros profissionais) e a discussão em equipe são fundamentais para a garantia de um atendimento de maior qualidade.

Atualmente, serviços especializados vêm adotando uma abordagem mais humana e digna às crianças e às suas famílias. Doutores da Alegria, contadores de histórias, educação e tratamento continuado especializado, festas, voluntariado, biblioteca, brinquedoteca, salas de música, computação e de atividades, assim como a existência de Casas de Apoio, que oferecem moradia às famílias de regiões brasileiras distantes dos centros de tratamento de referência, dão suporte e qualidade de vida a esse grupo especial de doentes durante todo o tratamento.

Garantir uma boa qualidade de vida ao paciente em cuidados paliativos e fora de possibilidades terapêuticas é imprescindível, principalmente quando se trata de oncologia. Quando o prognóstico é definido, as terapêuticas podem ser direcionadas ao alívio da dor, do sofrimento e ao bem-estar. "Não se deve desistir de cuidar só porque o curar se tornou impossível."[4]

A participação da família na decisão, associada a um processo de morte não prolongado, sem dor ou desconforto físico, com informações de qualidade, em boa quantidade e no momento adequado, ajuda-a a entender e a chegar a um consenso mais preparado e consciente. O estreitamento de laços fraternos, a chance de se despedir, a presença dos familiares, o direito à privacidade e um ambiente tranquilo para a realização de rituais preparam o paciente e a sua família para a morte. Além disso, o acompanhamento e o suporte dos pais, após a morte da criança, também fazem parte de uma morte digna e reconfortante.[10]

Uma criança ou um adolescente necessitam de ajuda para morrer bem. Seus familiares também necessitam de apoio nesse momento. Proporcionar a essa criança uma morte digna, humana, sem dor, acompanhada daqueles que ama, com apoio social e da equipe que a tratou durante toda a enfermidade, em um lugar agradável, sem desespero ou agonia, respeitando rituais familiares e religiosos, dá sentido à própria vida e à dos outros.[4]

O bem maior do ser humano é a vida, e já que ela não pode mais ser preservada, devem-se doar amor, respeito, carinho e afeição ao paciente terminal, pois nesse momento é isso que ele e a sua família mais necessitam.

REFERÊNCIAS BIBLIOGRÁFICAS

1. Azoulay E, et al. Granulocyte colony-stimulating factor or neutrophil-induced pulmonary toxicity: myth or reality? Chest 2001; 120(5).

2. Azoulay E, et al. Improved survival in cancer patients requiring mechanical ventilatory support: impact of noninvasive mechanical ventilatory support. Crit Care Med 2001; 29(3): 519-25.

3. Ben-Abraham R, et al. Acute respiratory distress syndrome in children with malignancy: can we predict outcome? J Crit Care 2001; 16(2): 54-8.

4. Camargo B de, et al. Pediatria oncológica: noções fundamentais para o Pediatra. São Paulo: Lemar; 2001.

5. Conti G, et al. Noninvasive ventilation for the treatment of acute respiratory failure in patients with hematologic malignancies: a pilot study. Intensive Care Med 1998; 24: 1283-8.

6. Carvalho PRA, et al. Avanços no diagnóstico e tratamento da sepse. Jornal de Pediatria 2003; 79 (Supl 2): S195-S204.

7. Ebihara S, et al. Mechanical ventilation protects against diaphragm injury in Sepsis. Am J Crit Care Med 2002; 165: 221-8.

8. Friedrich CF, et al. O papel do fisioterapeuta no tratamento oncológico – cancerologia atual: um enfoque multidisciplinar. São Paulo: Roca; 2000. p. 198-204.

9. Friedman T, et al. Use of alternative therapies for children with cancer. Pediatrics 1997; 100(6).

10. Garros D. Uma boa morte em UTI pediátrica: é isso possível? Jornal de Pediatria 2003; 79(Supl 2): S243-S254.

11. Gerber L, et al. Rehabilitation of the Cancer Patient – Cancer Principles and Practice of Oncology. 5.ed. Philadelphia: Lippincott; 1997: 2925-56.

12. Hilbert G, et al. Noninvasive ventilation in immunosuppressed patients with pulmonary infiltrates, fever, and acute respiratory failure. N Engl Med 2001; 344(7): 481-7.

13. Hill NS. Noninvasive ventilation for immunocompromised patients. N Engl J Med 2001; 344(7): 522-4.

14. Ho VT, et al. Prognostic Factors for Early severe pulmonary complications after hematopoietic stem cell transplantation. Biology of Blood and Marrow Transplantation 2001; 7: 223-9.

15. Irwin S, et al. Fisioterapia cardiopulmonar. 2.ed. São Paulo: Manole; 1994.

16. Keenan HT, et al. Outcome of children who require mechanical ventilatory support after bone marrow transplantation. Pediatric Critical Care 2000; 28(3): 830-6.

17. Kelly KM, et al. Oncologic emergencies. Pediatric Clinics of North America 1997; 44(4): 810-30.

18. Lago PM, et al. Analgesia e sedação em situações de emergência e unidades de tratamento intensivo pediátrico. J Pediatr 2003; 79 (Supl 2): S223-S230.

19. Love RR, et al. Manual de Oncologia Clínica (traduzido). 6. ed. Berlim: Spring-Verlag; 1999.

20. Marraro GA. Innovative practices of ventilatory support with pediatric patients. Pediatr Crit Care Med 2003; 4(1): 8-20.

21. Martínez CM, et al. Programa de rehabilitación pre y posoperatorio para pacientes pediátricos con tumores óseos malignos primarios en extremidades, manejados con cirugía de salvamento. Revista Mexicana de Medicina Física y Rehabilitación 2001; 13: 44-49.

22. Meert AP, et al. Noninvasive ventilation: application to the cancer patient admitted in the intensive care unit. Support Care Cancer 2003; 11: 56-9.

23. Narang S. et al. Anesthesia for patients with a mediastinal mass. Anesthesiology Clinics of North America 2001; 19(3).

24. Nicolin G. Emergencies and their management. Eur J Cancer 2002; 38: 1365-77.

25. Pfalzer LA. Oncology: examination, diagnosis, and treatment. Physical Therapy Considerations – Saunders Manual of Physical Therapy Pratice; 1995: 149-90.

26. Pizzo PA, et al. Infectious complications in pediatric cancer patientes - principles and pratice of pediatric oncology. 4.ed. Philadelphia: Lippincott Williams & Wilkins; 2001: 1239-83.

27. Pothmann R, et al. Diagnosis and therapy of pain in pediatric oncology. Klin Pediatr 1986; 198(6): 479-83.

28. Rashleigh L. Physiotherapy in palliative oncology. Aust J Physiother 1996; 42(4): 307-12.

29. Rossi R, et al. Prognosis of pediatric bone marrow transplant recipients requiring mechanical ventilation. Pediatric Critical Care 1999; 27(6): 1181-6.

30. Rotta AT, et al. O manejo da síndrome do desconforto respiratório agudo. J Pediatr (Rio J) 2003; 79 (Supl 2): S149-S160.

31. Sapolnik R. Suporte de Terapia Intensiva no Paciente Oncológico. J Pediatr (Rio J) 2003; 79 (Supl 2): S231-S242.

32. Schiff D, et al. Neurologic emergencies in cancer patients.

Neurol Clin 1998; 16(2): 449-84.

33. Schultz K, et al. Fisioterapia – Planejando o cuidar na enfermagem oncológica. São Paulo: Lemar; 2000. p.261-7.

34. Shaw A, et al. Mechanical ventilation in critically ill cancer patients. Curr Opin Oncol 2001; 13(4): 224-8.

35. Simon SD, et al. Paciente oncológico: cuidados em UTI – condutas no paciente grave. São Paulo: Atheneu; 1994. p.793-803.

36. Souza RV, et al. Fisioterapia: o câncer e o paciente – manual de condutas diagnósticas e terapêuticas em oncologia. 2.ed. 2002: 117-20.

37. Stokes DN, et al. Tumour lysis syndrome and the anaesthesiologist: intensive care aspects of pediatric oncology. Seminars in Surgical Oncology 1990; 6: 156-61.

38. Szterling LN. Complicações hematológicas no câncer – oncologia: bases clínicas do tratamento. Rio de Janeiro: Guanabara Koogan; 1996. p.407-10.

39. Thomson A, et al. Fisioterapia de tidy. 12.ed. São Paulo: Santos; 1994.

40. Troiano TJ. Oncology - acute care handbook for physical therapists. Boston: Butterworth-Heinemanm; 1997: 303-38.

41. Varon J, et al. Feasibility of noninvasive mechanical ventilation in the treatment of acute respiratory failure in postoperative cancer patients. J Crit Care 1998; 13(2): 55-7.

42. Younes RN, et al. Câncer e exercício físico - bases fisiopatológicas da cirurgia. São Paulo: Lemar; 1999. p.467-79.

43. Petrilli AS, et al. Cuidados intensivos no paciente oncológico pediátrico. São Paulo: Atheneu; 2004.

44. Cogliati AA, et al. Noninvasive ventilation in the treatment of acute respiratory failure induced by all-trans retinoic acid (retinoic acid syndrome) in children with acute promyelocytic leukemia. Pediatric Critical Care Medicine 2002; 3(1): 1-9.

45. Nava S, et al. Acute respiratory failure in the cancer patient: the role of non-invasive mechanical ventilation. Critical Reviews in Oncology/ Hematology 2004; 51: 91-103.

46. Principi T, et al. Noninvasive continuous positive airway pressure delivered by helmet in hematological malignancy patients with hypoxemic acute respiratoy failure. Intensive Care Med 2004; 30: 147-50.

47. Piastra M, et al. Treatment of acute respiratory failure by helmet-delivered non-invasive pressure support ventilation in children with acute leukemia: a pilot study. Intensive Care Med 2004; 30: 472-6.

48. Marcucci FCI. O papel do fisioterapeuta nos cuidados paliativos a pacientes com câncer. Revista de Cancerologia 2005; 51(1): 67-77.

49. Ahmed HE, et al. Pecutaneous electrical nerve stimulation (PENS): a complementary therapy for the management of pain secondary to bony metastasis. Clin J Pain 1998; 14: 320-3.

50. Anders JC, et al. Aspectos de enfermagem, nutrição, fisioterapia e serviço social no transplante de medula óssea. Medicina Ribeirão Preto 2000; 33: 463-85.

51. Sarmento GJV. Fisioterapia respiratória no paciente crítico – rotinas clínicas. Barueri: Manole; 2005.

52. Meduri GU. Noninvasive positive-pressure ventilation in patients with acute respiratory failure. Clinics in Chest Medicine 1996; 17(3): 513-53.

29

ESTIMULAÇÃO SENSÓRIO-MOTORA NO RECÉM-NASCIDO

DENISE TREVISOL RIBEIRO DUARTE
LARISSA CARVALHO VANZO
MARIA REGINA DE CARVALHO COPPO
MÔNICA CARVALHO SANCHEZ STOPIGLIA

Os avanços nas práticas perinatais, da reanimação em sala de parto ao uso da ventilação mecânica e terapia com surfactante, têm contribuído para o aumento da sobrevivência de recém-nascidos (RN) com idade gestacional e peso ao nascimento progressivamente menores.

Para tanto, torna-se necessário ao profissional multidisciplinar neonatal o conhecimento do desenvolvimento fetal e suas alterações, bem como a influência do ambiente neonatal sobre as etapas finais do desenvolvimento humano, principalmente no recém-nascido pré-termo (RNPT).

DESENVOLVIMENTO DO SISTEMA NERVOSO CENTRAL

O desenvolvimento do sistema nervoso central (SNC) tem início no período embrionário, e os processos de maturação, organização e mielinização continuam após o nascimento.

Durante o fechamento do tubo neural na região rostral (22º –23º dia de gestação), o futuro encéfalo começa a se formar num estágio denominado *clivagem do prosencéfalo* ou *indução ventral*. Por volta do 24º dia de gestação, o fechamento está completo e as vesículas ópticas são observadas, uma de cada lado da parte rostral (Figura 29.1). Nessa fase, os hemisférios cerebrais, o diencéfalo e os bulbos olfatórios também se desenvolvem, e com 35 dias de gestação o cérebro e o cerebelo rudimentares são evidenciados.[1,2]

Os três estágios subsequentes, *migração, organização* e *mielinização*, ocorrem no período fetal.[1,2] Entretanto, em vigência de parto prematuro, estes sofrerão influência dos estímulos adversos do ambiente da unidade de terapia intensiva neonatal (UTIN).[3]

A *migração* refere-se ao movimento dos neurônios e das células da glia radial, produzidas na matriz germinativa, até os sítios de inserção em áreas cerebrais específicas.[3] A fase de migração estará completa entre a 34ª e a 36ª semana de gestação,[4] período que coincide com a involução da matriz germinativa.

A *organização* é o período no qual as conexões sinápticas se estabelecem no cérebro. Embora essa fase continue na vida adulta, o processo crítico para o desenvolvimento ocorre entre o quinto e o sexto mês de gestação, e até o primeiro ano de vida. Esse estágio envolve o processo de alinhamento, orientação e formação das camadas corticais, elaboração das ramificações dendríticas e axonais, estabelecimento das conexões sinápticas e equilíbrio entre as sinapses excitatórias e inibitórias. Nessa fase, ocorre ainda a morte celular programada com eliminação seletiva dos processos neuronais, que promove o ajuste do tamanho dos neurônios, a remoção seletiva de ramificações axonais terminais e suas sinapses, constituindo um importante componente da plasticidade cerebral.[3,4] Esse processo é importante para o desenvolvimento da estabilidade autonômica, maturidade motora, estado de atenção, interação e autorregulação do sistema nervoso. Alterações nesse processo resultam em hipersensibilidade, pobre modulação comportamental e resposta "tudo ou nada".[3,4]

A *mielinização* é caracterizada pela aquisição da membrana de mielina, altamente especializada, em volta do axônio. O período de mielinização é longo,

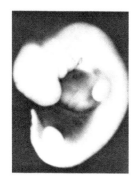 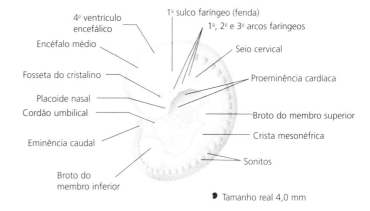

Figura 29.1 Embrião com cerca de 32 dias.[2]

iniciando-se no segundo trimestre de gestação e estendendo-se até a vida adulta.[4]

Os axônios do sistema nervoso periférico são os primeiros a receber a membrana de mielina, iniciando pela raiz motora e, posteriormente, a sensorial.[1]

A mielina aparece no sistema nervoso central antes do nascimento, e, em contraste com o sistema nervoso periférico, a mielinização do sistema sensitivo tende a preceder a do sistema motor. A mielinização nos hemisférios cerebrais, particularmente nas regiões envolvidas em funções associativas e discriminação sensitiva, inicia-se após o nascimento e continua durante anos.[4]

DESENVOLVIMENTO DO SISTEMA MUSCULOESQUELÉTICO E MATURAÇÃO DO SISTEMA NERVOSO CENTRAL

Os estágios de diferenciação e desenvolvimento das células musculares primárias ocorrem nos primeiros meses de gestação, e, ao nascimento, a maior parte dos músculos esqueléticos já estão formados.

Entre a 20ª e a 24ª semana de gestação, aproximadamente 5 a 10% das fibras musculares desenvolvem quantidades notórias de enzimas oxidativas e recebem o nome de fibras musculares do Tipo I. As fibras restantes apresentam alta concentração de ATPase e são conhecidas como fibras musculares do Tipo II.[4] Durante as próximas dez semanas de gestação, as fibras Tipo II sofrerão aumento significativo no seu tamanho, enquanto as fibras do Tipo I aumentam em número. No final da gestação, os dois tipos de fibras musculares se igualam em número. Portanto, durante o tempo em que o RNPT recebe os cuidados intensivos neonatais, as pequenas quantidades de fibras do Tipo I predispõem sua musculatura à fadiga, principalmente respiratória.[4,5]

Com o desenvolvimento e a diferenciação das fibras musculares, ocorre o processo de maturação neurológica do sistema nervoso central.

A partir dos estudos[6] de Saint-Anne Dargassies sobre o processo de maturação neurológica ocorrida no período entre 28 e 40 semanas de idade pós-conceptual, Amiel-Tison descreveu graficamente (Figura 29.2) o desenvolvimento do tono flexor.

Com 30 a 32 semanas de idade pós-conceptual, o tono flexor torna-se aparente nos membros inferiores (MMII), e, com 36 semanas, é observado nos membros superiores (MMSS). Esses achados condizem com os trabalhos de anatomia funcional realizados por Sanart sobre a maturação das vias motoras descendentes, o sistema subcorticoespinhal e o sistema corticoespinhal.[6,7]

O sistema subcorticoespinhal tem origem na formação reticular, núcleo vestibular e tecto, enquanto o corticoespinhal se origina no córtex motor e pré-motor. As duas vias apresentam tempo e direção de mielinização diferentes.

No sistema subcorticoespinhal, a mielinização inicia-se e termina na vida fetal (24 a 34 semanas de idade gestacional), apresenta direção ascendente e tem papel essencial na manutenção da postura ereta contra gravidade e no fortalecimento do tono flexor passivo nos membros.

A mielinização do sistema corticoespinhal tem início na 32ª semana de gestação e termina aos 12 anos, em direção descendente. Proporciona ao RN alto nível de controle para a postura ereta e relaxamento do tono flexor dos membros, permitindo o movimento fracionado dos dedos e a abdução ativa do polegar.[6,7]

As estruturas articulares estão desenvolvidas no final da oitava semana de gestação,[2] e os movimentos fetais moldam as articulações e refinam a propriocepção. Para os RNPT em unidades de terapia intensiva, a compressão articular prolongada e a restrição de movimentos proporcionam mínimo refinamento dos mecanoceptores, predispondo a deformidades ósseas, encurtamentos musculares e diminuição da mobilidade articular.[5]

As quatro curvaturas espinhais estão formadas e desenvolvidas por volta do segundo ano de vida, quando a criança apresenta postura ereta e estável. O feto e o neonato apresentam apenas uma curvatura côncava e anteriorizada, resultante da postura flexora.[5] Por causa da contratura das estruturas capsulares, dos músculos flexores e rotadores externos, o quadril do RN apresenta-se em flexão (± 30°) e os membros inferiores em rotação externa. Essa característica começa a desaparecer no primeiro ano de vida, quando a criança adquire o controle postural e a pelve se posiciona no plano frontal.

O crânio se desenvolve no período fetal ao redor do encéfalo. Seus ossos são separados por membranas de tecido conjuntivo denso, formando as suturas articulares. A plasticidade dos ossos e suas conexões articulares frouxas permitem que a calvária sofra, durante o parto, modificações temporárias na sua forma.[2]

Pela mesma razão, o crânio do RN também pode sofrer distorções por causa da constante pressão sobre o leito. O RNPT geralmente desenvolve dois tipos de deformidades: a escafocefalia e a plagiocefalia. Na primeira, o crânio estreito apresenta abaulamento nas regiões frontal e occipital e alongamento no eixo anteroposterior. Essa alteração decorre da lateralização da cabeça durante longos períodos.[5,8] A plagiocefalia é uma assimetria do crânio, na qual ocorre aplanamento da região occipital, com evolução de um torcicolo secundário. É geralmente atribuída ao posicionamento em supino por tempo prolongado.[5]

AS INFLUÊNCIAS DO POSICIONAMENTO INSUFICIENTE NO LEITO SOBRE O SISTEMA MUSCULOESQUELÉTICO DO RN

Durante a internação em unidade de terapia intensiva os neonatos permanecem posicionados em diferentes decúbitos, que influenciam os estágios finais do desenvolvimento das articulações e do sistema musculoesquelético.[9,10]

A ação da gravidade sobre a musculatura hipotônica e a restrição dos movimentos espontâneos, associadas ao posicionamento insuficiente no leito, resultam em anormalidades transitórias do tono

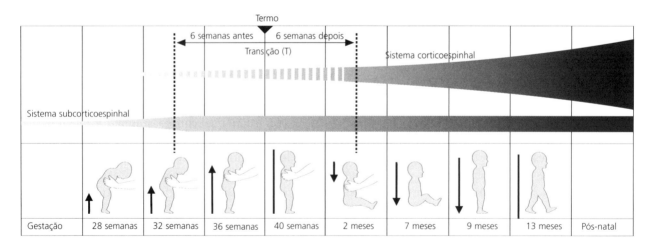

Figura 29.2 Maturação e função do sistema corticoespinhal e subcorticoespinhal. Curva ascendente de reações posturais do controle subcortical superior é seguida por uma curva descendente de habilidades motoras do controle cortical superior. O período de transição (**T**) é observado 6 semanas antes e 6 semanas depois do termo. Os números indicam as semanas de idade gestacional e os meses após o nascimento. A área dentro do triângulo ilustra o aumento e o declínio da maturação do controle motor com início na 28ª semana de gestação até a marcha independente (Fonte: Amiel-Tison, et. al. Early Human Development 1999; 54: 145-156).

muscular e deformidades no sistema musculoesquelético que interferem na performance funcional, mesmo em RN neurologicamente sadios.[9,11,12]

A hipotonia neonatal é um fator limitante tanto para aquisição quanto para manutenção da postura em flexão fisiológica, e pode ser decorrente de vários fatores, como doenças genéticas, congênitas, neurológicas ou neuromusculares, necessidade de ventilação assistida, uso de medicação e procedimentos médicos e cirúrgicos. Entretanto, a maior prevalência é encontrada nos RNPT em razão da imaturidade do sistema neuromotor.[10]

Nos RNPT, a mielinização do sistema subcorticoespinhal ocorre sob forte influência da ação da gravidade. Tal fator, somado à postura extensora assumida pelo posicionamento insuficiente no leito, contribui para o desenvolvimento diminuído do tono flexor e consequente aumento do tono muscular ativo dos músculos extensores do tronco.[13] Groot et al., ao estudarem os componentes da força muscular, tono ativo e tono passivo em RNPT, encontraram uma discrepância transitória, evidenciada através da postura em hiperextensão do tronco e dos membros inferiores.[14]

Essa alteração pode ser correlacionada ao posicionamento em supino por tempo prolongado, em que a musculatura do tronco e pescoço permanecem em contato passivo e constante com a superfície do leito. A fricção contínua da pele sobre o leito e o aumento da temperatura estimulam as eferências gama, que inervam as fibras intrafusais dos músculos do pescoço, tronco e posteriores da coxa. Essa estimulação mecânica "refina" os receptores de estiramento e aumenta as propriedades contráteis dos músculos envolvidos.[14]

Dessa forma, a fixação postural ativa dos neonatos para compensar a hipotonia contribui para o desenvolvimento de componentes posturais anormais, que colocam o RN em risco para o desenvolvimento das habilidades motoras, principalmente naqueles com lesões neurológicas.[5,15]

Os componentes posturais anormais são:[5,10,16,17,18]

- hiperextensão cervical com rotação da cabeça preferencialmente para o lado direito;
- retração escapular com abdução, rotação externa e elevação dos ombros;
- hiperextensão do tronco com arqueamento cervical;
- extensão e rotação externa dos membros inferiores ("pernas de sapo" – Figura 29.3);
- flexão plantar;
- eversão dos pés;
- extensão do hálux.

A hiperextensão cervical é frequentemente atribuída ao uso de ventilação assistida por tempo prolongado. O desalinhamento articular provoca encurtamento, e consequente contratura, da musculatura extensora e alongamento da musculatura flexora do pescoço, provocando oclusão das vias aéreas e, posteriormente, dificultando a centralização da cabeça, a fixação visual para baixo e a colocação das mãos na linha média e na boca.

Considera-se a adução escapular com elevação do ombro uma alteração postural ocasionada pela excessiva extensão assumida pelos RN posicionados em prono e/ou supino por tempo prolongado, sem contenção e alinhamento articular. Esse fato pode ser atribuído à falta de oposição à atividade do grupo muscular dos trapézios e romboides, representando um mecanismo compensatório para aumento anormal do tono extensor no tronco superior. A retração escapular limita a capacidade de visualização e utilização das mãos por causa do aumento da extensão e abdução dos ombros. Tal fator compromete o comportamento das mãos na linha média, limita o desenvolvimento funcional, afeta a capacidade de transferir o peso corporal sobre o antebraço, quando em ventral, e dificulta o alcance e a capacidade de manipular e transferir objetos.[9]

Em razão do baixo tono flexor e da inabilidade para elevar a pelve contra a gravidade, os membros inferiores caem sobre o leito em completo desalinhamento articular, ocasionando abdução e rotação ex-

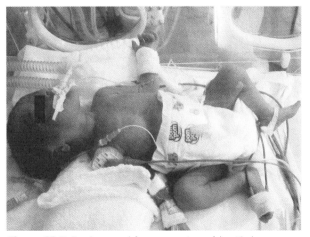

Figura 29.3 Recém-nascido em postura hipotônica característica do período neonatal, postura pernas de sapo ou *frog legs*.

terna do quadril. Essa postura proporciona encurtamento dos músculos adutores, tensor da fáscia lata, banda iliotibial, iliopsoas e tríceps sural (gastrocnêmio e solear), com consequente encurtamento dos sarcômeros musculares.[5,12,17,19] Crianças com refluxo gastroesofágico são mais vulneráveis à postura em "perna de sapo" (*frog leg*) em razão da permanência por longos períodos em decúbito prono elevado. Essa alteração pode levar ao desenvolvimento da "marcha nas pontas dos pés", dificultando essa etapa do desenvolvimento motor.[9]

A Tabela 29.1 apresenta uma síntese sobre as consequências musculoesqueléticas e as limitações funcionais ocasionadas pelo mau alinhamento articular.

Portanto, modificar os cuidados intensivos neonatais e priorizar os cuidados individuais é uma forma de favorecer a neuromaturação mais próxima da normalidade fisiológica.

INTERVENÇÃO PRECOCE

A intervenção precoce é uma forma de potencializar a interação da criança com o ambiente através de estímulos visuais, auditivos e táteis, levando à obtenção de respostas próximas ao padrão de normalidade e à inibição da aprendizagem de movimentos e posturas anormais.[16]

Antes de ser submetido a qualquer tipo de intervenção, o neonato deve possuir capacidade mínima para controlar e manter suas funções fisiológicas básicas e estar responsivo aos estímulos do meio ambiente. Os princípios da intervenção são baseados na predisposição dos RNPT para distúrbios biológicos e psicológicos, que não são contemplados por uma adequada estimulação nas unidades de terapia intensiva após o nascimento. A intervenção precoce procura dar condições para que o neonato se auto-organize, induzindo-o a interagir com os pais, cuidadores e o meio.[3,20]

A sequência do desenvolvimento no RNPT ocorre de forma adequada, porém acontece em um ritmo mais lento do que o da média geral da população, pela imaturidade de seus sistemas.[21] Esse fato pode ser ocasionado somente pelo ambiente da UTIN, como também pelo tipo, pela quantidade e qualidade de estimulação que os neonatos recebem durante o período de internação. Algumas pesquisas mostraram que essas crianças chegam a ser manipuladas 134 vezes em apenas 24 horas, demonstrando que a manipulação excessiva e inadequada gera uma descontinuidade no ciclo de sono e vigília. Além disso, provoca aumento da incidência de hipoxemia, bradicardia, apneias, irritabilidade e intolerância ao toque, entre outras.[22,23] Vários autores propõem programas de intervenção baseados na

Tabela 29.1 Consequências musculoesqueléticas e limitações funcionais do mau alinhamento das extremidades inferiores em neonatos[5]

Mau alinhamento	Consequência musculoesquelética	Limitação funcional
Hiperextensão do pescoço e retração de ombros	• Encurtamento dos extensores do pescoço • Lordose cervical excessiva • Encurtamento dos adutores escapulares	• Colocação da cabeça na linha média • Desenvolvimento do controle de cabeça em prono e sentado • Dificuldade na organização da postura em supino
Frog legs (pernas de sapo)	• Encurtamento dos abdutores do quadril • Encurtamento da banda iliotibial • Aumento da torção tibial externa	• Transição do movimento das posições de pronação e sentada • Engatinhar • Marcha com base alargada e pés em rotação externa
Pés evertidos	• Músculos inversores alongados • Alinhamento dos pés alterado	• Pés pronados na posição em pé • Pés excessivamente pronados retardam o desenvolvimento do padrão de marcha calcanhar-ponta dos pés

modificação do ambiente da UTIN, visando minimizar o estresse, e na adequação da manipulação, para facilitar a organização, promover o sono profundo, além de aumentar o ganho de peso.[3,22,23]

Vandenberg[24] propõe que os programas de intervenção sigam as seguintes normas: a) adequar o ambiente de acordo com as limitações impostas pelos cuidados intensivos; b) estar de acordo com o estágio de maturação da criança; c) ser apropriado em relação ao estado do paciente, condições fisiológicas e respostas comportamentais; d) ser individualizado e modificado conforme as condições clínicas e a maturidade da criança; e) ser sensível aos sinais emitidos pela criança; e f) considerar a quantidade de estímulos sensoriais que a criança pode tolerar.

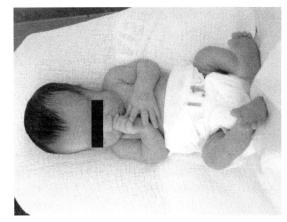

Figura 29.4 Recém-nascido organizado, pós-exercícios terapêuticos.

AVALIAÇÃO FISIOTERAPÊUTICA

O fisioterapeuta deve ser minucioso na avaliação, coletando dados de nascimento, evolução nas primeiras horas de vida, evolução clínica, estado de consciência, tono muscular, reflexos primitivos, desenvolvimento motor, maturidade dos sistemas, doenças associadas e intercorrências durante o período de internação. Essas informações indicarão o melhor momento para o início da intervenção, baseado nos déficits sensório-motores e na falta de experiências vividas pelo prematuro na UTIN.

De acordo com o protocolo do Setor de Fisioterapia Neonatal do CAISM/Unicamp, descrito em 1988, a estimulação precoce na UTIN é iniciada quando a criança estiver hemodinâmica e clinicamente estável, com mais de 72 horas de vida, peso acima de 1.100 gramas e em curva de ganho ponderal ascendente, respeitando os sinais de estresse, sono profundo e dois terços do tempo após a última alimentação.

TÉCNICAS FISIOTERAPÊUTICAS SENSÓRIO-MOTORAS

O fisioterapeuta neonatal atua diretamente na motricidade global, através de técnicas específicas, objetivando eliminar as reações posturais inadequadas e facilitar a motricidade normal.

As técnicas utilizadas visam a aprendizagem e estimulação das funções corticais, de maneira a obter respostas globais. São baseadas na cinesioterapia, integração sensorial, facilitação neuromuscular proprioceptiva, posicionamento terapêutico e inúmeros outros procedimentos que contribuem para o desenvolvimento e crescimento do neonato.

Os objetivos do tratamento são específicos para a normalização do tono global, inibição de padrões anormais de movimento e postura, indução e facilitação de movimentos normais, estimulação proprioceptiva e aumento do limiar de sensibilidade tátil e cinestésica. Ainda incluímos a promoção do estado de organização (Figura 29.4), integração entre os familiares e o RN, adequação do comportamento autorregulatório e prevenção de anormalidades musculoesqueléticas iatrogênicas.[5,25,26]

EXERCÍCIOS TERAPÊUTICOS

Dissociação do tronco

O RN deve ser posicionado em decúbito lateral e sua cervical deve ser retificada (*chin tucked* – queixo encaixado), com flexão do tronco e dos MMII. As mãos do terapeuta devem ser dispostas da seguinte maneira: uma sobre o ombro e a outra sobre o quadril do paciente. Devem ser realizados movimentos simultâneos alternados de cintura escapular e pélvica (Figura 29.5).

O objetivo dessa atividade é promover o relaxamento do tronco, dos MMSS e MMII. Essa atividade também auxilia o RN a manter-se relaxado para rolar e movimentar seus membros. Caso a criança apresente aumento da extensão cervical e do tronco, é necessário corrigir o movimento, fletindo mais o quadril e o tronco superior, e intensificar a amplitude dos movimentos alternados.

Alcance alternado

O RN deve ser posicionado em decúbito dorsal, sua cervical deve ser retificada e o quadril fletido. O terapeuta deve envolver os braços e cotovelos da criança com as mãos e, suavemente, realizar movimentos alternados para frente e para trás (abdução e adução da escápula) (Figura 29.6, A-B). Para melhorar a interação, o terapeuta deve fazer com que o RN alcance, toque e sinta sua face ou um brinquedo macio (Figura 29.6 C).

O objetivo dessa atividade é o relaxamento do tronco e da cintura escapular, estimulação de movimentos isolados dos MMSS e da sensibilidade tátil das mãos, preparando-o para o alcance. Caso a criança apresente hiperextensão de pescoço e tronco, é necessário corrigir, colocando um rolo sob a cabeça e outro sob o quadril para manter a postura flexora.

Sentir a cabeça e as mãos

O RN deve ser posicionado em decúbito dorsal, a cervical deve ser retificada e o tronco e os MMII flexionados. O terapeuta deve segurar uma das mãos da criança levando-a até o alto da cabeça, fazendo com que a palma da mão deslize suavemente sobre a face. Esse movimento permite que o bebê sinta a própria cabeça (Figura 29.7). As mãos do bebê devem ser movidas para frente, de modo que ele possa focá-las e, em seguida, esfregadas uma contra a outra.

O objetivo dessa atividade é o relaxamento dos MMSS. Se a criança retrair os ombros, é necessário realizar primeiro a atividade descrita no item "Alcance alternado". Se ela cerrar a mão, é necessário estimular com *tapping* o dorso dos dedos, a mão e o punho.

Chutes alternados

O RN deve ser posicionado em decúbito dorsal, sua cervical deve ser retificada e o tronco flexionado. O terapeuta deve envolver as coxas e os joelhos do RN com as mãos, realizando movimentos de chutes alternados, como se o bebê estivesse alcançando o céu com os pés. Para melhorar a interação, recomenda-se estimular o RN, beijando a sola dos pés ou esfregando-as no rosto (Figura 29.8).

O objetivo dessa atividade é promover o relaxamento do tronco e da pelve, preparando os MMII para os chutes alternados. Proporciona também sensações agradáveis aos pés. Se a criança apresentar hiperextensão, é necessário flexionar um pouco mais o quadril ou colocar um rolo sob a cabeça e outro sob a pelve, facilitando a postura flexora.

Rolando de lateral para ventral

O RN deve ser posicionado em decúbito lateral e sua cervical deve ser retificada. O terapeuta deve colocar as mãos na linha média, envolvendo as coxas e os joelhos do RN e mantendo os MMII fletidos (o MI supralateral mais fletido do que o infralateral). Rolar o RN até que o joelho supralateral toque o leito, voltando à posição inicial de forma suave. O movimento é de balanço (Figura 29.9).

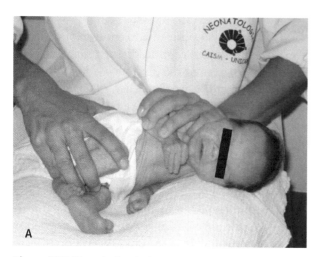 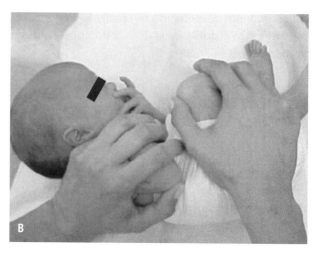

Figura 29.5 Dissociação de tronco.

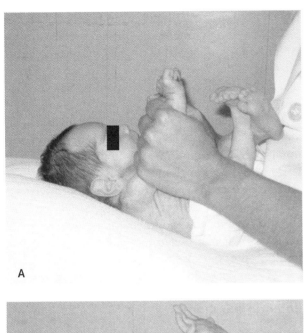
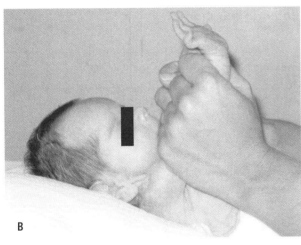
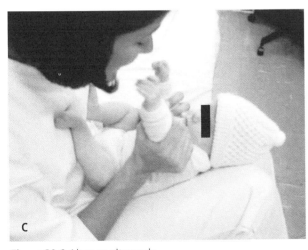

Figura 29.6 Alcance alternado.

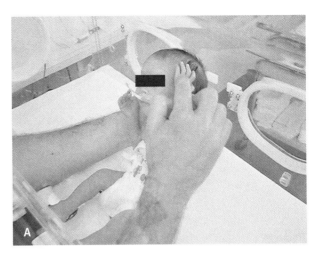
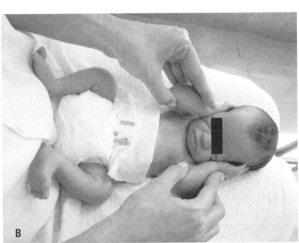
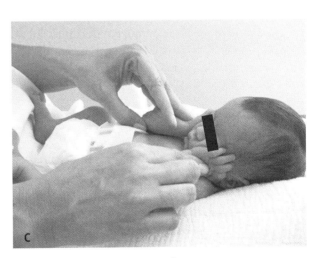

Figura 29.7 Sentir as mãos na cabeça.

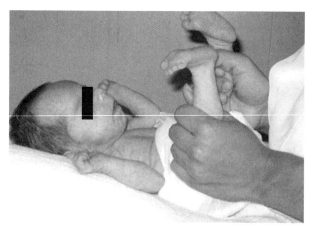

Figura 29.8 Chutes alternados.

O objetivo dessa atividade é promover o relaxamento do tronco e da pelve, estimular a flexão cervical, do tronco e dos MMII, realizar movimentos dissociados dos membros e colocar as mãos na linha média. Se a criança apresentar retração da cintura escapular, é necessário flexionar um pouco mais o quadril, acentuar o rolar para ventral, não retornando totalmente à posição inicial. Caso a criança acentue a extensão cervical durante o exercício, o terapeuta deve posicionar suavemente a cabeça e segurar com a mão.

Colocação plantar

O RN deve ser posicionado em decúbito lateral com o dorso voltado para o terapeuta, e sua cervical deve ser retificada. As mãos do terapeuta devem ser colocadas na linha média e dispostas uma sobre o tronco e a outra sobre a perna supralateral do bebê. Realizar a rotação interna do quadril e joelho supralateral, colocando a planta do pé à frente do quadril infralateral. Iniciar movimentos de tronco para frente e para trás, descarregando o peso na borda externa do pé (Figura 29.10, A-D).

O objetivo dessa atividade é promover o relaxamento de tronco e da cintura pélvica, estimular a dorsiflexão (corrigindo o "pé do prematuro"), preparar os pés para sustentar o peso na posição ortostática e proporcionar estímulos proprioceptivos. Se houver aumento do tono na região do quadril, dificultando a colocação do RN nessa posição, é necessário posicionar o pé supralateral à frente da coxa ou do joelho. No caso de flexão excessiva dos artelhos, estimular o dorso dos dedos ou dos pés.

Rolando o quadril

O RN deve ser posicionado em decúbito dorsal, com a cabeça na linha média. As mãos do terapeuta devem ser dispostas envolvendo as laterais do quadril e da coxa do paciente. Elevar o quadril em flexão, realizando movimentos de rotação nos sentidos horário e anti-horário (Figura 29.11, A-F).

Nas crianças pequenas, uma das mãos é utilizada para manter a cabeça na linha média, enquanto a outra envolve o quadril (Figura 29.11 G).

O objetivo dessa atividade é promover o relaxamento do tronco e dos MMII, e estimular a flexão cervical, do tronco e dos MMII. Caso a criança apresente extensão dos MMII, é necessário elevar mais o quadril em flexão ou colocar um pequeno travesseiro sob a cabeça. Outra opção é realizar primeiro a atividade 4.

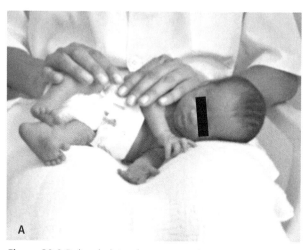 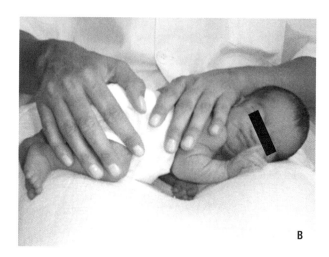

Figura 29.9 Rolar de lateral para ventral.

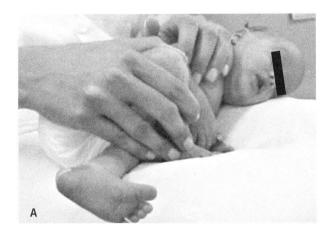
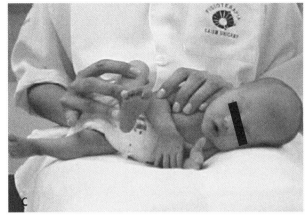
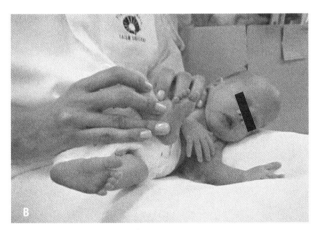
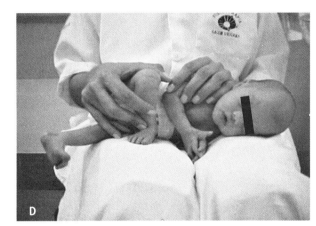

Figura 29.10 Colocação plantar.

Rolando com as mãos nos joelhos

O RN deve ser posicionado em decúbito dorsal, com a cabeça na linha média. As mãos do terapeuta devem ser dispostas ao redor da pelve e das coxas do paciente. Deve-se manter o quadril em flexão e, com os dedos, tracionar as mãos do bebê sobre os joelhos, mantendo-as abertas (Figura 29.12, A-B).

Rolar suavemente o RN para ambos os lados, parando sempre na linha média, para que ele possa focalizar o terapeuta (Figura 29.12, C-D).

Recomenda-se estimular o bebê a seguir a face do terapeuta.

O objetivo dessa atividade é estimular e fortalecer a flexão cervical, do tronco e dos MMII, protrusão dos ombros (mãos na linha média), consciência corporal, posicionamento da cabeça na linha média, auxílio da focalização e seguimento visual. Se o bebê apresentar hiperextensão cervical, é necessário colocar um travesseiro sob sua cabeça e ombros ou auxiliar na retificação cervical, intensificando a flexão do quadril durante o rolamento. Caso os dedos permaneçam em flexão, realizar a atividade sem o posicionamento das mãos sobre os joelhos, ou efetuar primeiro a atividade 2.

Mãos sob o quadril

O RN deve ser posicionado em decúbito dorsal, com flexão do quadril e extensão dos MMSS e as mãos espalmadas sob a coluna lombar ou o quadril. Rolar suavemente a criança de um lado para o outro (Figura 29.13).

O objetivo dessa atividade é estimular e fortalecer a flexão cervical, do tronco e dos MMII, relaxar e alongar o tronco superior. Caso o bebê apresente hiperextensão da região cervical, é necessário posicionar um travesseiro sob sua cabeça e seus ombros. Se permanecer com os MMII estendidos, é necessário flexionar mais o quadril. Caso a criança realize repetidas tentativas de retirada dos MMSS, recomenda-se liberá-los e continuar a rolar o quadril.

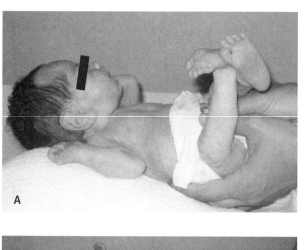
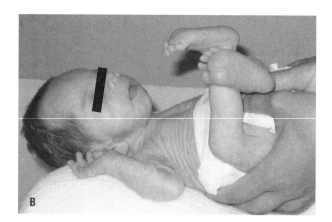
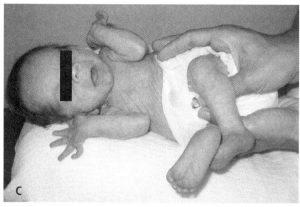
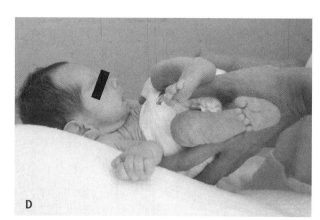
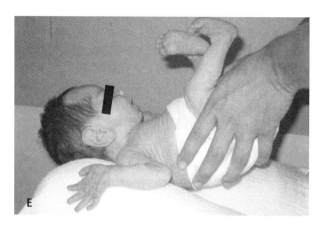
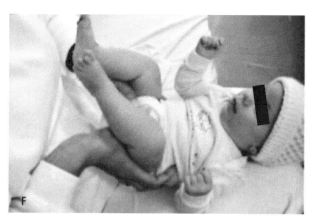
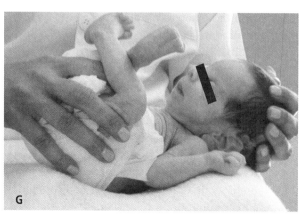

Figura 29.11 (**A-F**) Rolando o quadril. Fixação do olhar no terapeuta durante posicionamento na linha média. (**G**) Rolando o quadril. Posição de mãos alternativa para crianças pequenas.

ESTIMULAÇÃO SENSÓRIO-MOTORA NO RECÉM-NASCIDO | 351

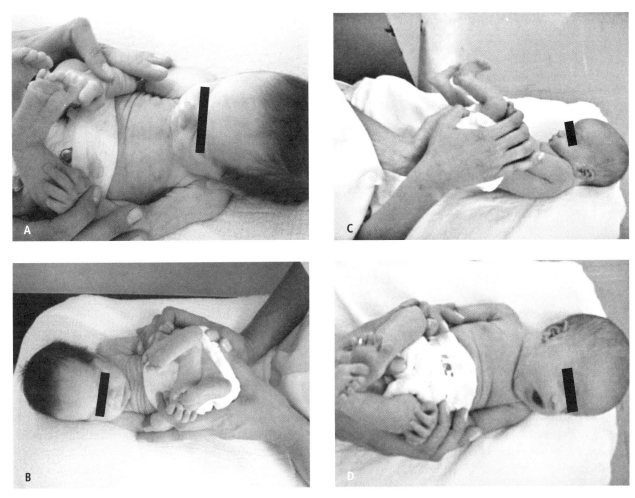

Figura 29.12 Rolando com as mãos no joelho.

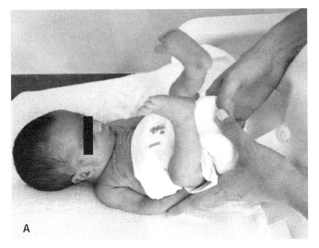
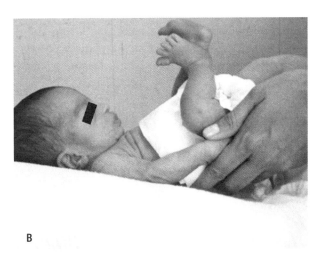

Figura 29.13 Rolando com as mãos sob o quadril.

Rolando de ventral para lateral

O RN deve ser posicionado em decúbito ventral, transversalmente ao terapeuta, com os MMSS elevados (flexão do ombro e extensão do cotovelo). Sustentar o ombro com uma das mãos e, com a outra, rolar a pelve do bebê para dorsal, elevando-a a aproximadamente 45°. Voltar à posição inicial e elevar o outro lado (Figura 29.14).

O objetivo dessa atividade é o fortalecimento do pescoço e tronco, a dissociação dos movimentos dos MMII e estimulação do aprendizado de chutes alternados, rolar e engatinhar. Se a criança apresentar hiperextensão da região cervical, do tronco e dos MMSS, é necessário iniciar o exercício fletindo mais o tronco ou elevando menos a pelve. Se os MMII não fletirem, estimular o dorso do pé.

Cócoras

O RN deve ser posicionado na vertical, com o dorso em contato com o tórax e o abdome do fisioterapeuta, que deve estar sentado e recostado a 45°. Segurar o RN sob os artelhos e calcanhares, fletindo os MMII levemente abduzidos, em posição de cócoras. Balancear suavemente o tronco inferior e o quadril de um lado para outro (Figura 29.15).

O objetivo desse exercício é estimular a flexão cervical, do tronco e dos MMII, proporcionar estímulos proprioceptivos aos pés e encorajar o início do controle de cabeça e tronco. Se a criança apresentar dificuldade respiratória pela hiperflexão cervical, é recomendável que o fisioterapeuta recoste-se um pouco mais na cadeira. Se a cabeça e o tronco caírem para as laterais, diminuir a intensidade do balanceio; ou, ainda, se os MMSS se retraírem, posicionar as mãos do recém-nascido sobre os joelhos.

ESTIMULAÇÃO TÁTIL

O toque é o mais antigo dos sentidos. Leboyer[27] refere que o toque é uma questão de ritmo, sendo sua variação importante para aumentar os tipos de sensações. Os movimentos devem ser feitos com firmeza, sempre em direção centrífuga ou caudocefálica (Figura 29.16, A-C).

O desenvolvimento do toque é essencial para a integração do ser humano com o meio. Estudos mostram que carícias fazem bem ao corpo e à alma, e que quanto mais cedo iniciadas, melhor (Figura 29.16 D).[28,29,30]

Vários estudos[29,31,32,33] demonstraram os benefícios da estimulação tátil e cinestésica. No entanto, há controvérsias quanto ao uso de óleos, sentido do toque, tempo de terapia e treinamento de pessoas para realização desses estímulos. Existe um consenso em relação aos objetivos da estimulação tátil e cinestésica que diz respeito à promoção da sensação de segurança, melhora da função gastrintestinal e geniturinária, aumento do ganho ponderal, adequação do crescimento neuromuscular, maturação dos reflexos e desenvolvimento da percepção.

A qualidade da terapia define a ação do toque como um canal independente de comunicação, organização e apoio ou inibição da discriminação de equilíbrio entre dor e prazer e da autoestima.

Recomenda-se que a estimulação tátil tenha duração entre cinco e quinze minutos, com objetivos

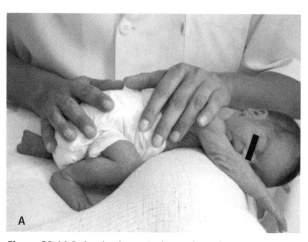
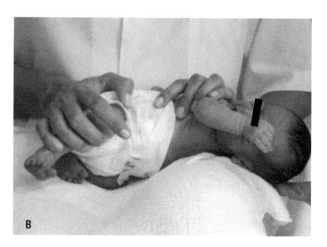

Figura 29.14 Rolando de ventral para lateral.

traçados de maneira individual para cada RN, observando-se com cuidado a aversão ao toque, os sinais de estresse, sono profundo e ciclo noite/dia.

ESTIMULAÇÃO VISUAL

Segundo o protocolo de estimulação visual do Centro de Ciências da Saúde da Universidade de Denver, Colorado – Estados Unidos,[34] todos os bebês, ao nascer, possuem uma deficiência na precisão do controle e da coordenação da musculatura intrínseca ocular, são sensíveis à luz e atraídos por figuras simples com grande contraste em preto e branco. Com a evolução do estímulo, os RN se satisfazem com o aumento da complexidade das figuras (Figura 29.17).

Recém-nascidos prematuros conseguem fixar uma figura por 1 ½ a 2 ½ segundos, quando colocada a uma distância de 18 a 21 centímetros à frente de sua face. Com o amadurecimento das conexões nervosas, a percepção e fixação do objeto evoluem, passando para um tempo de fixação de três a dez segundos, num campo visual de vinte a trinta centímetros da face. Pode-se, então, iniciar o deslocamento do objeto, lentamente no início, variando progressivamente a velocidade, o movimento e a direção.

O RN é atraído pela face humana, portanto, independentemente de ser ou não estimulado pelo terapeuta, a mãe é orientada a mostrar sua face, sem falar, durante um período de dez a quinze segundos. Após esse tempo, deverá emitir algum som, estabelecendo um contato afetivo bastante estimulador e benéfico para ambos (Figura 29.18).[34]

ESTIMULAÇÃO AUDITIVA

O ruído intermitente, de alta intensidade, pode ser danoso ao RN na UTIN. Estudos demonstraram que as alterações na estabilidade fisiológica na forma de sustos, apneia, bradicardia, alterações de coloração e quedas de saturação estavam relacionadas aos sons. De forma mais dramática, o nível sonoro da UTIN pode causar hipoxemia e alterações na pressão arterial e no fluxo sanguíneo cerebral, provocando lesões cerebrais. A exposição prolongada a sons monótonos (ruído do motor da incubadora) tem sido associada à redução da sensibilidade à estimulação auditiva. Sendo assim, tanto a intensidade quanto a duração da exposição sonora devem ser

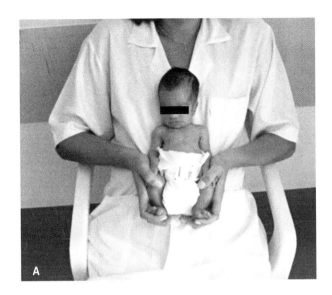

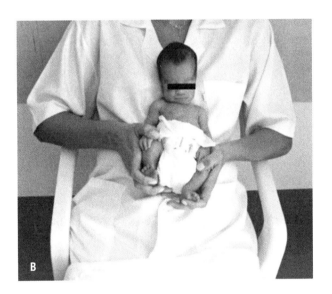

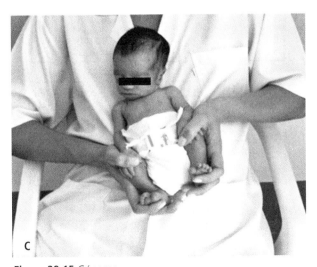

Figura 29.15 Cócoras.

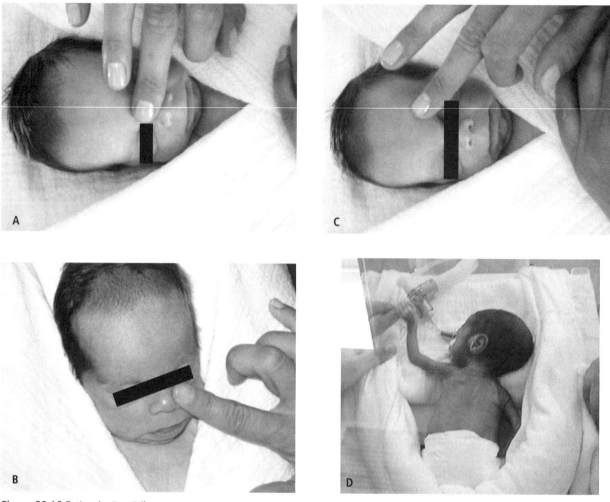

Figura 29.16 Estimulação tátil.

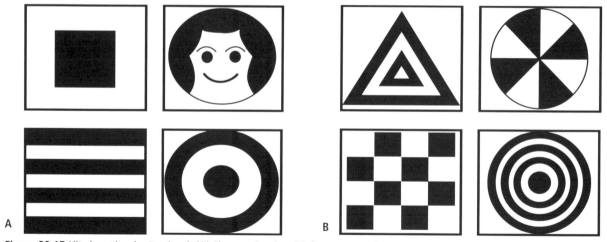

Figura 29.17 Kit de estimulação visual. (**A**) Figuras simples; (**B**) figuras complexas.

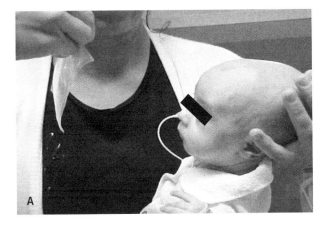
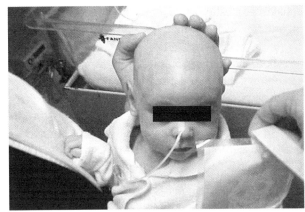
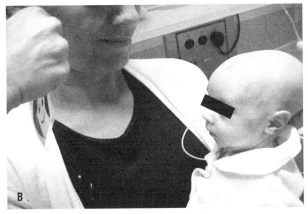
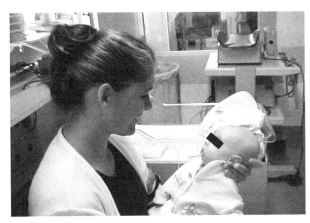

Figura 29.18 Estimulação visual. (**A**) Focalização; (**B**) interação; (**C**) lateralização; (**D**) rosto do cuidador.

consideradas quando se avalia o ruído ambiental e seu efeito no RN internado.[35]

Intervenções no ambiente da UTIN podem minimizar, no RN, os efeitos danosos provocados pelos ruídos durante o período de internação,[3,16,22,36] como:

- Manter níveis sonoros respeitosos em todos os momentos.[35]
- Responder prontamente aos alarmes e monitores. Melhor ainda, antecipar-se aos alarmes e temporariamente silenciá-los antes de soarem, mantendo os padrões de segurança.[3,16,22,36]
- Abrir e fechar as portas da incubadora de forma suave.[3,16,22,36]
- Usar mantas espessas sobre a incubadora, para diminuir o ruído geral da UTIN e o impacto sonoro de pancadas no acrílico da incubadora (Figura 29.19).[23]
- Rever o *design* da UTIN, usando "abafadores" de ruídos em pias, portas, gavetas, lixeiras, *hampers* e superfície para manuseio de materiais.[23]
- Remover a água dos circuitos do respirador.[23]
- Diminuir o som da campainha do telefone convencional e desligar os celulares, que também podem interferir no funcionamento dos equipamentos da unidade.[23]
- Ser cuidadoso durante o manuseio dos equipamentos.[23]
- Guardar o estetoscópio com cuidado.[36]
- Ao mover o leito, retirar, se possível, o RN deste.[36]
- Evitar arrastar móveis e utilizar calçados que façam barulho.[37]

Várias técnicas de estimulação para o RNPT têm se mostrado capazes de melhorar alguns dos efeitos adversos do período de hospitalização prolongada. A estimulação auditiva, através da musicoterapia, tem sido efetiva nos prematuros, particularmente quando relacionada a ganho de peso, diminuição do comportamento de estresse, tempo de hospitalização e aumento dos níveis de saturação.[38,39]

A musicoterapia também pode desempenhar um papel importante para a manutenção de baixos níveis de ruídos. Se os sons na UTIN forem suaves, constantes e estáveis, o RN ficará mais calmo e organizado, fazendo com que os alarmes de monitorização toquem menos.[40]

Por seu efeito calmante, a música, em especial as cantigas de ninar cantadas geralmente pelos cuidadores, pode ajudar a criar interações afetivas nessa época crítica da hospitalização.[41] Porém, se utilizada inadvertidamente, a música pode contribuir para o aumento dos ruídos danosos do ambiente da UTIN.[38,39]

A musicoterapia deve ser iniciada a partir da 28ª semana de idade corrigida, exceto quando não indicada pela condição individual da criança. As contraindicações incluem a hiper-responsividade à música e a perda auditiva.

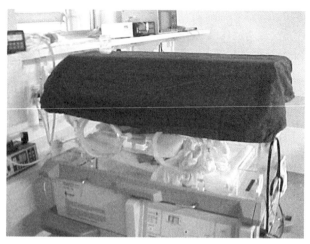

Figura 29.19 Minimização de ruídos.

ESTIMULAÇÃO VESTIBULAR

A postura e o balanço são causados por respostas reflexas corticais (como as reações de equilíbrio) atuando sobre as reações dos níveis medulares (como os reflexos tônicos), segundo a teoria reflexo-hierárquica.[42]

O *input* vestibular pode ser promovido por meio do balanço do RN em várias direções e planos. A observação de sinais de retraimento (caretas, nistagmo, mudanças de comportamento) ou de sinais de aproximação (sucção não nutritiva e manutenção do tono muscular) é de fundamental importância.[43]

A estimulação pode ser feita por meio do ninar. Quando no colo do cuidador, o RN receberá o estímulo de balanço lateolateral ou anteroposterior de forma gentil e suave. Esse tipo de estímulo deve fornecer sensação de segurança e organização. Caso isto não ocorra, a conduta e o objetivo deverão ser revistos.

Outros recursos podem ser introduzidos, como rede e bola, além da cadeira de balanço, na qual os pais poderão permanecer maior tempo com o RN, reforçando o vínculo afetivo.

ESTIMULAÇÃO PROPRIOCEPTIVA

Os receptores localizados nos fusos musculares, responsáveis por detectar alterações no comprimento muscular (estiramento), são os proprioceptores. Eles constituem um dos componentes do sistema sensorial somático especializado em "sensação corporal" (propriocepção), o qual informa a posição e o movimento do corpo no espaço.[44]

O alongamento é descrito como uma manobra terapêutica de afastamento entre a origem e a inserção muscular, com o objetivo de aumentar o comprimento das estruturas de tecidos moles, facilitando o ganho da amplitude de movimento.[45]

O RN é favorecido com o alongamento da região cervical, cintura escapular e pélvica, por minimizar as lesões iatrogênicas e favorecer a organização da postura flexora e o equilíbrio das cadeias cinéticas.

Um dos procedimentos realizados para esse estímulo é colocar o RN em decúbito dorsal, apoiado em uma das mãos do terapeuta, elevado a aproximadamente 30°. É necessário se certificar que o bebê esteja seguro e relaxado. Deslizar a cabeça e o pescoço para a lateral esquerda, enquanto o ombro direito é rebaixado suavemente. Soltar vagarosamente o ombro e retornar a cabeça para a linha média. Inverter as mãos e realizar o movimento para o outro lado (Figura 29.20).

O alongamento pode ser realizado mesmo que a criança se encontre em suporte ventilatório. Esse procedimento pode ser realizado na incubadora, no berço ou no colo do cuidador.

POSICIONAMENTO TERAPÊUTICO

O posicionamento terapêutico é uma forma de intervenção que permite o desenvolvimento de respostas adaptativas semelhantes àquelas apresentadas por recém-nascidos a termo (RNT) saudáveis.[10]

Tem como objetivo promover regulação do estado neurocomportamental e autorregulação, proporcionar suporte postural e de movimento, facilitar a participação da criança nas experiências sensório-motoras normais, otimizar o desenvolvimento musculoesquelético e o alinhamento biomecânico.[5]

Com base nisso, equipes neonatais vêm desenvolvendo, nos últimos anos, protocolos para minimizar os efeitos iatrogênicos ocasionados pela permanência dos RN em UTIN.

Princípios do posicionamento terapêutico

O posicionamento deve:[5,10,16]

- Promover contenção e a adaptação suave ao ambiente extrauterino.
- Promover a flexão para obter um padrão postural e de movimento semelhantes à do RNT saudável.
- Otimizar a estabilidade fisiológica e a organização neurocomportamental.
- Facilitar a colocação das mãos na linha média.
- Manter alinhamento articular.
- Prevenir as assimetrias posturais e o desenvolvimento de padrões posturais anormais.
- Estimular a exploração visual do ambiente (com a cabeça na linha média).
- Facilitar o desenvolvimento do controle da cabeça.
- Auxiliar o movimento antigravitacional.
- Encorajar o desenvolvimento das habilidades motoras, reflexas e do tono postural.
- Promover interação familiar.

Para promover o alinhamento biomecânico e facilitar o desenvolvimento neuromotor, materiais como fraldas de tecido, cueiros, lençóis e toalhas são necessários para promover a contenção parcial dos movimentos das extremidades, proporcionando estabilidade postural e organização do RN sobre o leito. Algumas instituições utilizam ursos de pelúcia, espumas tipo "caixa de ovo" e rolos preenchidos por algodão como suporte postural para contenção do RN no leito.

Tipos de posicionamento

Prono

Ao colocar o RN em prono, deve-se evitar que o tronco, a pelve e os membros permaneçam em extensão sobre o leito. O uso de fraldas dobradas ou rolos para elevar o tronco e a pelve facilita o posicionamento dos membros próximos à linha média em flexão e adução.

Para que o RN permaneça em postura aconchegante, coloque um rolo nas laterais dos membros, conservando-os na linha média e facilitando o acesso da mão à boca. Os pés devem estar sobre o rolo, em posição neutra, para evitar a deformidade em eversão (Figura 29.21).

A posição da cabeça deve ser monitorada, principalmente nos RN em uso de ventilação mecânica, na tentativa de evitar a hiperextensão cervical. Deve-se encorajar a posição neutra na região cervical e alternar a lateralização da cabeça, para que não ocorram deformidades de crânio e encurtamento unilateral da musculatura do pescoço (falso torcicolo congênito).

Considerações sobre o decúbito prono:

- Promove estabilidade da caixa torácica, favorecendo a excursão diafragmática, melhorando a sincronia toracoabdominal, o movimento das

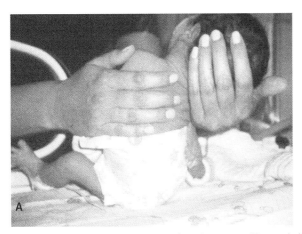 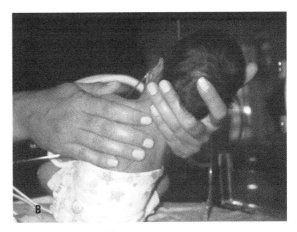

Figura 29.20 (**A**) Deslizando a escápula sobre o gradil costal; (**B**) alongamento da região cervical.

costelas e, consequentemente, a mecânica respiratória.
- Reduz o consumo de oxigênio.
- Regulariza a frequência cardíaca.
- Reduz o número de episódios de apneia.
- Diminui a pressão intracraniana.
- Diminui a frequência respiratória.
- Aumenta o tempo de sono profundo.
- Diminui o tempo de choro e desorganização.
- Favorece o esvaziamento gástrico.
- Reduz os episódios de refluxo gastroesofágico.[9,18]

Supino

Recém-nascidos com malformações congênitas, como onfalocele, gastrosquise, atresia de esôfago e hérnia diafragmática, RNPT extremos ou em uso de ventilação mecânica com alta frequência respiratória são posicionados em supino na tentativa de facilitar os cuidados médicos e cirúrgicos, o monitoramento e o acesso aos equipamentos de suporte à vida.

Quando em uso de suporte ventilatório, o posicionamento da cabeça deve ser monitorado constantemente na tentativa de evitar a hiperflexão do pescoço. Em RNPT extremo, a flexão excessiva do pescoço pode alterar o fluxo sanguíneo cerebral, ocasionando a hemorragia periventricular-intraventricular.

Em supino, a cabeça do RN deverá estar em posição neutra, sobre uma fralda macia e contida nas laterais, evitando a flexão excessiva. Um rolo deve ser utilizado nas laterais do corpo para elevar suavemente os ombros e o quadril, promovendo o comportamento em flexão. Para que o bebê permaneça nessa postura, é necessário circundá-lo com um tecido macio, na tentativa de formar um ninho. Assim, o RN poderá brincar com as mãos e, ocasionalmente, levá-las à boca, promovendo a autorregulação comportamental (Figura 29.22).[10,16]

Considerações sobre o decúbito em supino:

- Diminui a incidência para síndrome da morte súbita.
- Leva ao atraso das aquisições motoras.
- Dificulta o movimento de alcance.
- Permite movimentos amplos dos MMSS e MMII (elicitando o reflexo de Moro).
- Favorece a hiperextensão cervical.
- Predispõe à obstrução do retorno venoso cerebral quando a cabeça cai para o lado.
- Favorece a rotação da cabeça, preferencialmente para o lado direito.
- Favorece a postura assimétrica.
- Ocasiona assimetria na região occipital.[12,16,17,47]

Lateral

Para posicionar o RN em decúbito lateral, um rolo maior deverá ser confeccionado e passado na região dorsal, entre as pernas, e na região ventral, entre os membros superiores do RN.

Um segundo rolo deverá percorrer o mesmo caminho para conter os pés em posição neutra. As extremidades dos rolos poderão ser fixadas com fitas adesivas na parte superior do leito. Deve-se alternar periodicamente os lados (Figura 29.23).

Para evitar alterações posturais, a cabeça do RN deverá estar em posição neutra, e o tronco, os MMSS e MMII em leve flexão.

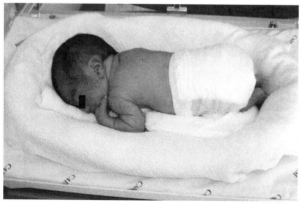

Figura 29.21 RN em prono, posicionado em flexão, contido em sua extensão por um rolo longo (ninho). Observe a fralda dobrada sob o tórax, facilitando o acesso da mão à boca.

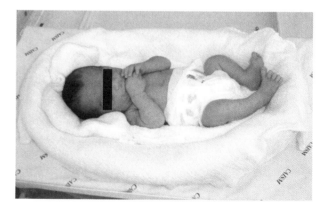

Figura 29.22 Posicionamento em supino. Os rolos de fraldas realizam a contenção postural em flexão, facilitando a flexão dos MMSS e MMII.

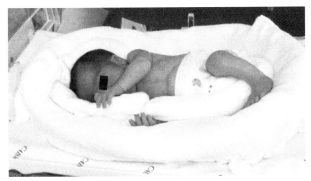

Figura 29.23 Posicionamento em decúbito lateral direito. O rolo posicionado entre os membros facilita a estabilização do RN em flexão. Observe os pés apoiados em posição neutra no ninho.

A postura em lateral possibilita o alerta visual para as mãos, favorecendo a movimentação para a linha média e a boca.

Considerações sobre o decúbito em lateral:

- O decúbito lateral direito favorece o esvaziamento gástrico.
- Facilita o comportamento das mãos na linha média e o comportamento mão-boca.[48]

Posicionamentos alternativos

Suportes como "cadeirinhas para bebês" ou "bebê conforto" poderão ser utilizados como dispositivos para posicionar crianças que permanecem internadas em UTIN por longos períodos. Esse posicionamento deve ser evitado em crianças que não apresentam controle da musculatura cervical, principalmente quando há distúrbios respiratórios associados, uma vez que, na postura sentada, a flexão do pescoço contribui para a obstrução do fluxo aéreo.

REFERÊNCIAS BIBLIOGRÁFICAS

1. Polin RA, Fox WW, Abman S. Fetal and neonatal physiology. Philadelphia: Saunders; 2004.
2. Moore KL, Persaud TVN. Embriologia clínica. 7.ed. Rio de Janeiro: Elsevier; 2004.
3. Blackburn, S. Environmental impact of the NICU on developmental outcomes. J Pediatr Nurs 1998; 13(5): 279-89.
4. Volpe JJ. Human brain development. In: Neurology of newborn. 4.ed. Philadelphia: W. B. Saunders; 2001.
5. Sweeney JK, Gutierrez T. Musculoskeletal implications of preterm infant positioning in the NICU. J Perinat Neonat Nurs 2002; 16(1): 58-70.
6. Amiel-Tison C, Maillard F, Lebrum F, Bréart G, Papiernik E. Neurological and physical maturation in normal growth singletons from 37 to 41 weeks'gestation. Early Human Development 1999; 54: 145-56.
7. Amiel-Tison C. Clinical assessment of the infant nervous system. In: Levene MI, Lilford RJ. Fetal and neonatal neurology and neurosurgery. 2.ed. Edinburgh: Churchill Livingstone; 1995.
8. Rodrigues YT, Rodrigues PPB. Semiologia pediátrica. 2.ed. Rio de Janeiro: Guanabara- Koogan; 2003: p.82-91.
9. Monterosso L, Kristjanson L, Cole J. Neuromotor development and the physiologic effects of positioning in very low birth weight infants. JOGNN 2002; 31: 138-46.
10. Vergara RR, Bigsby R. Developmental & therapeutical interventions in the NICU. Baltimore: Paul H. Brookes Publishing Co.; 2004.
11. Bracewwell M, Marlow N. Patterns of motor disability in very preterm children. Mental Retardation and Developmental Disabilities 2002; 8: 241-8.
12. Vaivre-Douret L, Ennouri K, Jrad I, Garrec C, Papiernik E. Effect of positioning on the incidence of abnormalities of muscle tone in low-risk preterm infats. Eur J Pediatr Neurol 2004; 8: 21-34.
13. Becker PT, Grunwald PC, Moorman J, Stuhr S. Effects of developmental care on behavioral organization in very-low-birth-weight infants. Nursing Research 1993; 42(4): 214-20.
14. Groot L, Marike A, Hopkins B, Touwen BCL. Development of the relationship between active and passive muscle power in preterms after term age. Neuropediatrics 1992; 23: 298-305.
15. Sweeney JK, Swanson M.W. Neonatos e bebês de alto risco. Manejo em UTI e acompanhamento. In: Umphred DA. Fisioterapia neurológica. Trad. Lilia Bretenitz Ribeiro. São Paulo: Manole; 1994.
16. Gardner SL, Lubchenco LO. The neonate and the environment: impact on development. In: Merenstein GB, Gardner S.L. Handbook of neonatal intensive care. 4.ed. Colorado: Mosby; 1998.
17. Aucott S, Donohue PK, Atkins E, Allen MC. Neurodevelopmental care in the NICU. Mental retardation and developmental disabilities 2002; 8: 298-308.
18. Georgieff MK, Bernbaum JC, Hoffman-Williamson M, Dafr A. Abnormal truncal muscle tone as a useful early marker for developmental delay in low birth weight infants. Pediatrics 1986; 77(5): 659-63.
19. Konishi Y, Takaya R, Kimura K, Konishi K, Fujii Y, Saito M, Sudo M. Development of posture in prone and supine positions during the prenatal period in low risk preterm infants. Arch Dis Child 1994; 70: 188-191.
20. Lopes RB, Faria MBR. Intervenção precoce em bebês prematuros. Temas sobre Desenvolvimento 1994; 3: 15-16.
21. Meyerhof PG. O neonato de risco. Proposta de intervenção no ambiente e no desenvolvimento. In: Kudo AM, et al. Fisioterapia, fonoaudiologia e terapia ocupacional em pediatria. São Paulo: Sarvier, 1990.
22. Aita M. Assessment of neonatal nurse behaviors that prevent overstimulation in preterm infants. Intens Crit Care Nurs 2003; 19: 109- 18.

23. Ministério da Saúde. Atenção humanizada ao recém-nascido de baixo peso: método mãe-canguru: manual do curso. Secretaria de políticas de saúde. Brasília: Ministério da Saúde, 2005.

24. Vanderberg KA. Revising the traditional model: an individualized approach to developmental interventions. Neonat Net 1985; 3(5): 32.

25. Sheahan MS, Brockway NF. In: Tecklin JS. Fisioterapia pediátrica. Trad. Adriana Martins Barros Alves. 3.ed. Porto Alegre: Artmed; 2002.

26. Gusman S, Torres CA. In: Diament A, Cypel S. Neurologia infantil. 4.ed. São Paulo: Atheneu; 2005. v.2, p.1731-52.

27. Leboyer F. Shantala: massagem para bebês uma arte tradicional. Trad. Luiz R. Benati, Maria S. C. Martins. 5.ed. São Paulo: Ground; 1995.

28. Bond C. Positive touch and massage in the neonatal unit: a British approach. Semin Neonatol 2002; 7: 477-85.

29. Ferber SG, et al. Massage therapy by mothers and trained professionals enhances weight gain in preterm infants. Early Human Development 2002; 67: 37-45.

30. Liaw J J. Tactile stimulation and preterm infants. J Perinat Neonat Nurs 2000; 14(1).

31. Harrison LL. Preterm infant physiologic responses to early parent touch. Nurs Res 1991; 13: 698-713.

32. Talbott MAM, Harrison LL, Groer MW, Younger MS. The behavioral effects of gentle human touch on preterm infants. Nursing Science Quarterly 2003; 16: 1.

33. Field TM. Tactile/kinesthetic stimulation effects on preterm neonates. Pediatrics 1986; 77: 654-8.

34. Johnson JC, Weber K. Visual stimulation for newborn babies. Denver, Colorado, 1985.

35. Milette IH, Richard L, Martel M-J. Evaluation of a developmental care training programme for neonatal nurses. J Child Health Care 2005; 9(2).

36. Gomes CF, Fumagalli CT, Guerra EB. Elaboração de um programa de prevenção contra ruídos hospitalares em unidade de RN e UTI neonatal. Temas sobre Desenvolvimento 2000; 9(50): 5-9.

37. Holbach LR, Canto AJ, Godoy PCC. Avaliação dos níveis de ruídos ocupacionais em UTI. Sociedad Cubana de Bioinginieria 2001; 950: 7132-57.

38. Standley JM, Cassidy JW. The effects of music listening on physiological responses of premature infants in the NICU. Journal of Music Therapy 1995; 32(4): 208-27.

39. Standley JM. A meta-analysis of the efficacy of music therapy for premature infants. J Pediatr Nurs 2002; 17(2): 107-13.

40. Marwick C. Music hath charms for care of premies. JAMA 2000; 283(4): 468-9.

41. Whipple J. The effects of parent training in music and multimodal stimulation on parent-neonate interactions in the neonatal intensive care unit. J Music Ther 2000; 27(4): 250-68.

42. Shumway-Cook A, Woollaccott MH. Controle motor: teoria e aplicações práticas. Barueri: Manole, 2003.

43. Als H. A synactive model of neonatal behavioral organization: framework for the assessment of neurobehavioral development in the premature infant and for support of infants and parents in the NICU. Physical and Occupational Therapy in Paediatrics 1986; 6(3-4): 3-55.

44. Bear MF. Neurociências: desvendando o sistema nervoso. 2.ed. Porto Alegre: Artmed; 2002.

45. Kisner C. Exercícios terapêuticos: fundamentos e técnicas. São Paulo: Manole; 1992.

46. Relletier-Sehnar JM, Palmari A. High-risk infants. In: Pratt PN, Allen AS (Ed.). Occupational therapy for children. 2.ed. St Louis: Mosby; 1989.

47. Majnemer A, Barr BG. Influence of supine sleep positioning on early motor milestone acquisition. Dev Med Child Neurol 2005; 47: 370-6.

48. Omari TI, Rommel N, Staunton E, Lontis R, Goodchild L, Haslam RR, et al. Paradoxical impact of body positioning on gastroesophageal reflux and gastric emptying in the premature neonate. J Pediatr 2004; 145: 194-200.

30

TÉCNICAS FISIOTERAPÊUTICAS CONVENCIONAIS E ATUAIS

MARIA REGINA DE CARVALHO COPPO
MÔNICA CARVALHO SANCHEZ STOPIGLIA

Fisioterapia respiratória é um processo dinâmico que deve ser visto como uma aplicação terapêutica de intervenções mecânicas, baseadas na fisiologia das vias aéreas. Seus objetivos consistem na prevenção ou redução das consequências da obstrução por secreção, tais como hiperinsuflação, atelectasia, má distribuição da ventilação, alteração da relação ventilação/perfusão (V/Q) e aumento do trabalho respiratório. Secundariamente, a remoção de secreções infectadas, de mediadores inflamatórios e redução da atividade proteolítica e oxidativa das vias aéreas, pode prevenir ou reduzir as lesões teciduais provocadas pelas infecções broncopulmonares.[1,2,3]

A abordagem fisioterapêutica pediátrica difere de forma substancial das práticas utilizadas no adulto, devendo ser continuamente adaptada a esses pacientes em constante crescimento e desenvolvimento. A aplicação das técnicas deve respeitar os seguintes fatores:

- idade do paciente e fatores anatômicos e fisiológicos relativos;
- doença pulmonar e doenças associadas;
- condições clínicas e evolução do quadro;
- cooperação e adesão ao tratamento;
- crescimento e desenvolvimento neuropsicomotor.

A dinâmica da terapia, pela escolha da técnica ou de uma combinação de técnicas, depende da avaliação específica do fisioterapeuta, que deverá ser capaz de identificar o tipo de distúrbio ventilatório obstrutivo. A escolha adequada baseia-se nos quatro modos ventilatórios possíveis, ou seja, uma inspiração lenta ou forçada e uma expiração lenta ou forçada.[3]

TÉCNICAS CONVENCIONAIS

Drenagem postural (DP)

"A postura, tendo em vista a remoção de secreções brônquicas, consiste em utilizar o efeito da gravidade sobre as secreções de um segmento ou lobo, por meio da verticalização do brônquio segmentar ou lobar que o ventila. Além disso, a ventilação das diferentes zonas pulmonares é dependente da postura e este efeito é utilizado para evitar o acúmulo de secreções em indivíduos acamados."[4]

A DP consiste na colocação da unidade pulmonar acometida a favor da gravidade, para permitir que o muco flua em direção às vias aéreas centrais. Tradicionalmente, acredita-se que as forças da gravidade agem no pulmão, de acordo com o posicionamento do paciente. Além disso, alguns autores têm especulado que a redistribuição da ventilação, que ocorre com a mudança da posição corporal, pode alterar a patência local das vias aéreas e a troca gasosa.[1,5] O posicionamento, portanto, pode ser visto como estratégia terapêutica que consegue modificar ou maximizar localmente esses mecanismos.

Tais considerações foram descritas a partir do padrão do adulto, cuja ventilação e perfusão do pulmão dependente são favorecidas, entre outros fatores, pela rigidez da caixa torácica, influência do conteúdo abdominal na contratilidade das fibras musculares do diafragma e peso do tecido pulmonar. Esse último permite que as unidades pulmonares superiores estejam mais distendidas, enquanto as da região dependente ficam menos distendidas, mas sujeitas a maiores alterações de volume com a respiração profunda. Do recém-nascido até a segunda década de vida, pelo fato do peso do pulmão ser menor e a ventilação ser distribuída de forma diferente à do adulto, o efeito provocado não é o mesmo. Além disso, esses pacientes possuem uma distribuição da ventilação em decúbito lateral inversa à do adulto, apresentando uma melhor ventilação no pulmão não dependente. Isso ocorre porque o movimento respiratório do segmento dependente da caixa torácica pode estar significativamente reduzido por sua alta complacência. Além disso, a conformação do abdome da criança exerce menor efeito na pré-carga do diafragma, e o mediastino, menos rígido, também dificulta a insuflação do lado dependente.[1,6]

A primeira referência à utilização da DP foi descrita em 1901 por Ewart, que a mencionou como "tratamento de esvaziamento brônquico pela postura em crianças com bronquiectasia". Esse autor defendia a colocação da criança em posição de drenagem por longos períodos durante o sono. Nessa época, eram utilizadas posturas em Trendelenburg com 20° a 45° de inclinação, porém a anatomia dos diferentes lobos e segmentos pulmonares só foi descrita em 1934, e a atual nomenclatura, definida em 1949, por um consenso internacional realizado pela American Thoracic Society.[5]

Alguns autores fazem referência a onze[3,7] e outros a doze posições[5,8] de drenagem diferentes, uma para cada segmento pulmonar. Para a realização da técnica, utiliza-se de uma a três posições com o objetivo de atingir os locais com acúmulo de secreção, por aproximadamente 15 minutos em cada posição, ou, quando as posturas em ventral são utilizadas, em caráter preventivo, é necessária uma hora por dia.[4]

A velocidade do transporte mucociliar nas vias aéreas de indivíduos normais é descrita na razão de 3 a 5 mm/min até a traqueia, e de 20 mm/min a partir desse ponto.[5] Um estudo realizado em pacientes com fibrose cística, que apresentavam alteração da ação mucociliar com velocidade de transporte na traqueia de 3 a 5 mm/min, demonstrou melhora do transporte mucociliar nas posturas em Trendelenburg, tendo os valores de velocidade aproximados da normalidade nessa região. Outros estudos nessa população demonstraram ser necessário cerca de 60 a 100 minutos em Trendelenburg para movimentar as secreções dos segmentos basais dos pulmões até a laringe,[5] o que sugere que a sessão de fisioterapia respiratória deva ter em torno de uma hora de duração para ser efetiva. Quanto mais jovem for a criança, maior será a dificuldade de aplicação da técnica, tendo em vista o longo tempo preconizado.

Além da limitação imposta pelo tempo, as posturas de drenagem, em especial a de Trendelenburg, têm numerosas contraindicações, tais como hipertensão intracraniana, cardiopatias agudas e crônicas, arritmias cardíacas, instabilidade hemodinâmica, cirurgias abdominais, intracranianas ou oftálmicas, traumatismo torácico, hemoptise, fístula broncopleural, embolia ou edema pulmonar, insuficiência respiratória, prematuridade, refluxo gastresofágico e período pós-prandial.[3,4,5]

Finalmente, devemos considerar as posturas sob vários aspectos:[4]

1. como drenagem brônquica, por gravidade e/ou modificação da ventilação regional;
2. em associação a outras técnicas; ou
3. como paliativo à imobilidade, no caso de pacientes graves, acamados e com acúmulo de secreção brônquica.

Percussões torácicas manuais (PTM)

As PTM são definidas como ondas de energia mecânica aplicadas sobre a parede torácica, em especial sobre a zona a ser tratada. As modalidades de administração são as tapotagens, percussão cubital, punho-percussão e dígito-percussão.[4]

A técnica foi descrita como percussões torácicas que provocam um deslocamento das secreções nos brônquios de maior calibre e na traqueia. Essa mobilização promove uma excitação das zonas reflexógenas da tosse, auxiliando na remoção do muco.[9]

A forma de percussão mais utilizada é a tapotagem (*clapping*), que se faz com as mãos em cúpula, dedos cerrados e polegar em adução, a fim de criar um coxim de ar entre a mão e o tórax. Na criança pequena, as percussões também podem ser realizadas com a polpa dos dedos ou com auxílio de um tapotador.

A eficácia é proporcional à energia inicial, que, por sua vez, depende da força da aplicação da manobra e da rigidez do tórax. A frequência ideal para o transporte do muco seria de 25 a 35 Hz, mas a capacidade manual, que varia de 1 a 8 Hz, fica muito aquém da necessária para permitir o aumento dos batimentos ciliares.

No recém-nascido e lactente, em razão da alta complacência da caixa torácica, o efeito mecânico das percussões está consideravelmente diminuído. Seria necessário, portanto, aplicar uma energia muito maior do que a indicada para o adulto. O efeito de descolamento das secreções no prematuro ou lactente é limitado nos pequenos brônquios por causa da relação entre os diâmetros dos condutos e a viscosidade das secreções, que leva a um fenômeno de capilaridade que a percussão não pode vencer. Em razão da maleabilidade do bronquíolo, a percussão pode provocar um movimento simultâneo do conteúdo e do continente, não permitindo o deslocamento das secreções. Já nos brônquios de maior calibre e na traqueia, a rigidez e o maior diâmetro da parede favorecem uma melhor transmissão mecânica da percussão, podendo desencadear a tosse. Nos lactentes que apresentam sinais de fadiga e ausculta pulmonar de secreções localizadas em vias aéreas médias e distais, a tosse estimulada dessa forma drena apenas os brônquios grossos, podendo aumentar sua fadiga.[9]

As contraindicações mais descritas são fragilidade óssea, hemoptise, dor, hipertensão intracraniana, pós-operatório imediato, prematuridade extrema, pele frágil, plaquetopenia, osteopenia da prematuridade, dreno de tórax, hiper-reatividade brônquica, hipertensão pulmonar, apneia e bradicardia.[9]

Vibração

Manual

São movimentos oscilatórios aplicados manualmente por meio da tetanização dos músculos agonistas e antagonistas do antebraço, trabalhando em sinergia com a palma da mão ou com a polpa dos dedos, colocados perpendicularmente sobre o tórax. Deve ser aplicada, de preferência, no final da expiração. A frequência ideal desejada deve ficar entre 3 e 75 Hz, a fim de modificar a reologia do muco brônquico (Figura 30.1).[4,9]

A frequência natural dos batimentos ciliares nos mamíferos é de 13 Hz, sendo assim, um aumento da depuração brônquica é observado quando as vibrações atingem frequências entre 11 e 15 Hz.[3,4] No entanto, a frequência dos batimentos ciliares varia em razão da doença, de seu caráter agudo ou crônico, não sendo possível sugerir a frequência ótima das vibrações.[3] A voz, o riso e o choro são modulações vibratórias sobre o tempo expiratório que podem favorecer a depuração brônquica.[9]

O objetivo das vibrações aplicadas à parede torácica é melhorar a depuração das secreções brônquicas, agindo potencialmente nas interações cíliosmuco e/ou ar-muco. Na primeira, agem por meio das propriedades reológicas do muco brônquico (viscoelasticidade, filância, propriedades de superfície e tixotropia) ou dos batimentos ciliares (por efeito de ressonância), pela estimulação ciliar induzida por liberação de mediadores químicos na luz brônquica (estudo *in vitro*). Na interação ar-muco ocorre a indução de um reflexo autônomo que aumenta a frequência dos batimentos ciliares. Tal interação atua sobre o escoamento bifásico, por transferência de energia entre as moléculas de gás e as de líquido (força de cisalhamento).[3] Essas ações dependem da amplitude e frequência das vibrações, de sua transmissão e absorção.

Mecânica

As vibrações geradas por vibradores mecânicos têm frequências variáveis. Na faixa entre 20 e 45 Hz, demonstram efeitos benéficos sobre a quantidade de secreções mobilizadas.[3] Vibrações mecânicas em torno de 50 Hz produzem um efeito de relaxamento dos músculos respiratórios, verificado pela diminuição da frequência respiratória e aumento do volume corrente.[3] Já as de 100 Hz, demonstram reduzir a dispneia no doente pulmonar obstrutivo crônico (DPOC).[3,10]

As vibrações, de um modo geral, estão indicadas como coadjuvantes, em todas as situações em

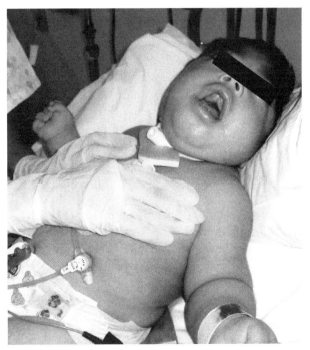

Figura 30.1 Criança em atendimento fisioterapêutico recebendo a técnica de vibração.

que haja significativa quantidade de secreção em vias aéreas proximais, de caráter adesivo e de difícil mobilização. São consideradas contraindicações: enfisema subcutâneo, osteoporose e osteomielite costais, presença de grampos cirúrgicos no tórax e marca-passo subcutâneo.[3]

TÉCNICAS ATUAIS

Manuais

Aumento do fluxo expiratório (AFE)

Ao final dos anos 1960, Barthe propôs uma técnica de esvaziamento passivo de secreções brônquicas por aumento do fluxo expiratório e apoio abdominal, denominada aceleração do fluxo expiratório (AFE).[11] Em 1976, ele descreve a AFE "moderadamente acelerada e longa", que faz progredir as secreções, e a "ativamente acelerada" que promove a progressão mais rápida das secreções brônquicas.[12] Em 1989, Wils & Lepresle desenvolvem uma definição da técnica, visando estabelecer suas relações com a fisiopatologia e mostrar suas aplicações práticas: "A aceleração do fluxo expiratório é uma expiração ativa ou passiva, realizada a mais ou menos alto volume pulmonar, cuja velocidade, força e comprimento podem variar para encontrar o fluxo ótimo necessário à desobstrução das vias aéreas".[14] Essa definição retoma e afirma as noções já descritas de expirações rápidas e lentas, pela ideia de variação e da possível modulação da expiração. Além disso, ela desenvolve a ideia da existência de um fluxo ótimo para a remoção de secreções pulmonares.

Em 1990, Barthe precisa os princípios das técnicas de aumento rápido do fluxo expiratório (AFER) e de aumento lento do fluxo expiratório (AFEL):[15]

- AFER, que tem por objetivo promover a progressão das secreções dos brônquios de médio para os de grande calibre (quinta e sétima divisões brônquicas). Ela assemelha-se a um exercício de expiração forçada não prolongada, próximo ao pico de fluxo, e se aproxima da tosse sem o fechamento da glote. A escolha desse modo expiratório baseia-se no ruído provocado pela mobilização das secreções brônquicas nas vias aéreas centrais, semelhante ao ronco. Esse também é seu critério de eficácia. Em uma curva fluxo/volume expiratório forçado, ela corresponde à fase de aceleração, esforço dependente máximo. Pode-se afirmar que existe efetivamente um aumento da velocidade do fluxo aéreo, essencialmente nas grandes vias aéreas.

- AFEL, que tem por objetivo mobilizar as secreções dos pequenos brônquios até as vias aéreas proximais, através de uma expiração lenta e prolongada. Pode-se dizer que uma expiração longa e não forçada, mas suficientemente ativa para se prolongar, deve poder conservar a abertura dos brônquios de pequeno calibre, inibindo o fechamento precoce dos pontos de igual pressão e permitindo dar uma certa velocidade ao fluxo aéreo expirado. A AFE lenta, realizada com baixo fluxo, é muito importante, pois permite a mobilização do VRE que não se modifica na respiração de repouso. Esse fluxo nos pequenos brônquios permite, por sua ação e repetição, a mobilização progressiva das secreções. Reduzindo a frequência respiratória, a AFE lenta limita os assincronismos ventilatórios, permitindo melhores trocas gasosas.[16]

Em 1994, na Conferência de Consenso de Técnicas Manuais de Fisioterapia Respiratória realizada em Lyon (França), a técnica teve seu nome alterado para aumento do fluxo expiratório (AFE) em razão das suas características físicas. Nessa ocasião, ela foi finalmente definida como um aumento passivo, ativo-assistido ou ativo do fluxo aéreo expiratório, com o objetivo de mobilizar, carrear e eliminar as secreções traqueobrônquicas, com ou sem a ajuda de um fisioterapeuta.[17]

No que diz respeito à definição, uma polêmica se desenvolveu em torno de artigos que interrogam a pertinência da denominação e os mecanismos que a subentendem.[18]

Postiaux & Lens[18] analisam a denominação "aceleração do fluxo expiratório" (AFE) do ponto de vista físico, funcional, experimental, semiológico e terapêutico. Eles consideram a AFE como sendo a técnica de expiração forçada (TEF), portanto somente a AFE rápida é utilizada em crianças. Esses autores não fazem menção à AFE lenta. A AFE rápida ou a TEF tem sua ação preferencial nas regiões da traqueia e brônquios de maior calibre, promovendo o aparecimento do ponto de igual pressão em vias aéreas mais proximais. Esse é também o local de ação da tosse provocada (TP), considerada fisiológica e, consequentemente, não deletéria. Sob esse ponto de vista, os autores falam a favor da substituição da técnica AFE (TEF) na criança pequena pela de tosse provocada (TP), em associação com a técnica de expiração lenta e prolongada (ELPr). Essa técnica, descrita por Postiaux, tem como objetivo promover o carreamento das secreções mais distais, através de um fluxo lento e prolongado, proporcionando uma desinsuflação pulmonar mais completa.[3]

A técnica AFEL pode ser comparada à ELPr, quando analisamos seus princípios fisiológicos, pois ambas impõem fluxo expiratório lento e prolongado ao paciente. Sendo assim, as duas são classificadas como técnicas de expiração lenta. A diferença consiste no momento de início das manobras. Enquanto a AFEL começa no platô inspiratório, terminando ao final da expiração, sem ultrapassar seus limites fisiológicos,[9,15] a ELPr inicia-se ao final de uma expiração espontânea e prossegue até o volume residual, opondo-se a duas ou três tentativas expiratórias.[3]

A ideia central da AFE é a modulação da expiração em razão da localização das secreções nas vias aéreas inferiores. A técnica, portanto, é *variável* em velocidade, fluxo e volume de ar mobilizado; *modulável* em razão do grau e do local da obstrução, da doença, da quantidade e da qualidade das secreções; e *adaptável* segundo a idade, o grau de compreensão e de atenção da criança. Desse modo, a AFE tem por objetivo promover o aumento do fluxo aéreo expiratório na traqueia e primeiros troncos brônquicos a grande velocidade (AFER), ou em brônquios mais profundos, gerando baixo fluxo e baixo volume pulmonar para permitir a eliminação de secreções mais distais (AFEL).[17]

AFE na criança não cooperante (AFE passiva)

A técnica que será descrita a seguir é denominada Técnica de Referência.[9] Essa é a base das técnicas passivas utilizada preferencialmente em lactentes, crianças pequenas, ou quando não se consegue cooperação por parte do paciente.

O paciente deve estar em decúbito dorsal ou elevado a 30°. A pressão/mobilização torácica deve seguir rigorosamente as curvaturas costais, não ultrapassando a fisiologia articular nem os limites de elasticidade costal. Se associada à mobilização abdominal, permite, por redução de todos os diâmetros torácicos, maior expressão de ar, carreamento e eliminação das secreções brônquicas.[16]

A AFE pode ser aplicada com apenas uma das mãos, no caso de prematuros, com as duas mãos em recém-nascidos, lactentes e crianças pequenas, com a ajuda do corpo em adultos ou a quatro mãos em pacientes operados ou obesos. Os objetivos permanecem os mesmos: agir sobre a dinâmica dos brônquios, a dinâmica dos fluidos e as propriedades reológicas das secreções que serão então mobilizadas e depois expelidas.

A mão torácica deve ser posicionada entre a fúrcula esternal e a linha intermamária. O apoio se faz, sobretudo, com a borda cubital da mão, mas a superfície de contato varia de acordo com o tamanho da mão do terapeuta e do tórax da criança.

A mão abdominal posiciona-se sobre o umbigo e as últimas costelas. O polegar e o indicador estão em contato com as costelas inferiores, para melhor perceber a medida do ciclo respiratório, e "sentir" a criança respirar sob suas mãos (Figura 30.2 A).

A mão torácica movimenta-se obliquamente, de cima para baixo e de frente para trás, simultaneamente. Já a mão abdominal pode variar de acordo com a idade e a doença do paciente. Podemos então descrever a AFE passiva, nas seguintes formas:

1. As mãos torácica e abdominal movem-se de maneira sincronizada e ativa, para uma manobra mais intensa. Essa variável está mais indicada para pacientes maiores de dois anos, quando a maleabilidade e a conformação torácicas já sofreram as alterações fisiológicas próprias da idade (Figura 30.2, B-C).
2. A mão torácica é ativa e a abdominal é passiva, funcionando como uma cinta abdominal, em contra apoio. Na nossa experiência, utilizamos essta variável preferencialmente em lactentes (Figura 30.2 D).
3. A mão torácica é ativa, indo ao encontro, durante a manobra, da mão abdominal que se posiciona sobre as últimas costelas como uma ponte, cujos pilares são o polegar e o indicador (ou dedo médio) (Figura 30.3, A-C). É denominada Técnica da Ponte. Seu objetivo é preservar o abdome, criando um limite mecânico para a mão torácica. Essa modificação da técnica é utilizada sobretudo em recém-nascidos prematuros. A ausência do contra-apoio no abdome permite que o aumento de pressão gerado sobre o tórax se dissipe via abdominal, mais complacente, evitando alterações do fluxo sanguíneo cerebral.

A pressão da manobra é suave, simétrica e a mão nunca deve deslizar sobre a pele, perdendo o contato com o tórax.

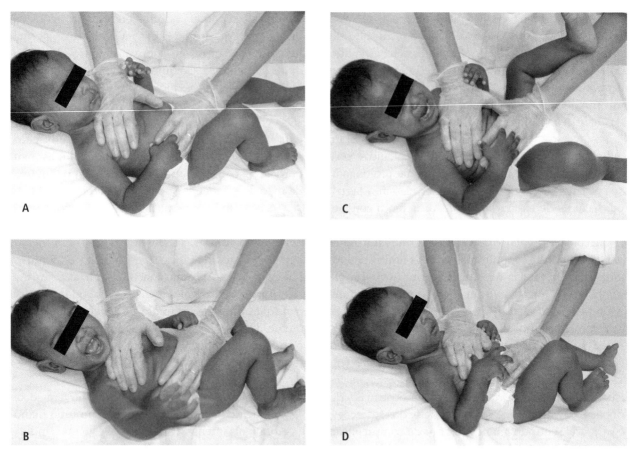

Figura 30.2 AFE. (**A**) Posicionamento de mãos; (**B**) início da manobra; (**C**) fim da manobra – mãos torácica e abdominal agindo simultaneamente; (**D**) fim da manobra – mão abdominal passiva, agindo como cinta abdominal.

A primeira dificuldade na aplicação da técnica reside na determinação do momento adequado para o início da manobra, sendo necessário determinar o platô inspiratório. Se iniciada muito cedo, provoca um bloqueio reflexo torácico de defesa. Contudo, se seu início for mais tardio, mobiliza pouca secreção, tornando-se ineficaz.

O fisioterapeuta deve se posicionar em pé, lateralmente ao paciente, com os cotovelos semifletidos, transmitindo a AFE sem utilizar o peso de seu corpo.

Vinçon & Fausser sugerem que devem ser realizadas cinco a dez manobras sucessivas, com um tempo de repouso que permita outros procedimentos (TP, aspiração).[9] Nossa prática revela que as manobras devem ser repetidas até que se perceba a vibração das secreções sob a mão torácica e/ou se escutem as secreções na boca ou no tubo endotraqueal. Só então, se necessário, deve ser estimulada a tosse ou realizada a aspiração. Dessa forma, maior quantidade de secreção pode ser carreada para as vias aéreas centrais, tornando a tosse e/ou a aspiração mais eficazes.

Para que a manobra seja mais efetiva, deve-se promover passivamente uma expiração prolongada que provoque uma inspiração próxima ao volume de reserva inspiratório (VRI). Em recém-nascidos ou crianças taquipneicas, a manobra pode ser feita a cada dois ou três ciclos respiratórios. A AFE também pode ser associada à vibração ao final da expiração, TP, TD e/ou DRR.

A amplitude de movimentos é um fator importante na criança, pois a caixa torácica é complacente e a elasticidade costal particularmente elevada, tornando seu tórax muito maleável.[16]

AFE no paciente cooperante (ativo-assistida)

Pacientes cooperantes, com mais de três anos de idade, podem realizar a AFE de maneira ativo-assistida, nas posições sentada, semissentada ou deitada.

Ensina-se a criança a expirar com a glote aberta, por meio de imitação, mostrando-lhe como se faz o som "A" expirado, e pedindo-lhe que repita o gesto.

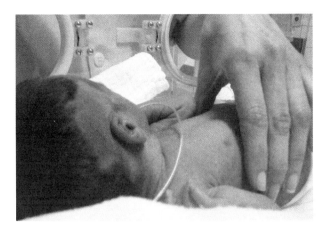

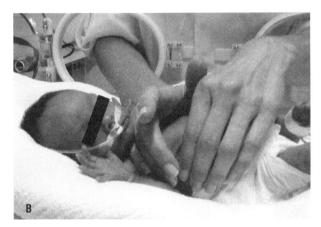
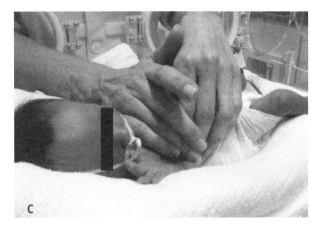

Figura 30.3 AFE – técnica da ponte. (**A**) Posicionamento da mão abdominal; (**B**) início da manobra; (**C**) final da manobra.

Imagens como "aquecer os dedos com o ar que sai da boca", "embaçar o espelho fazendo fumacinha com a boca" ou "fazer bafinho", ajudam a criança a entender mais facilmente como a expiração deve ser realizada. Depois de fixado o conceito, o fisioterapeuta acompanha a expiração, a partir do platô inspiratório, exercendo uma pressão manual sobre as costelas do paciente, no mesmo sentido da expiração fisiológica, diminuindo todos os diâmetros torácicos e aumentando o fluxo de ar (Figura 30.4). Manobras de AFER ou AFEL devem ser moduladas durante a terapia, de acordo com a localização das secreções, percebidas mediante ausculta pulmonar, palpação das vibrações no tórax e/ou escuta dos sons na boca. Para secreções proximais, utiliza-se a AFER; para médias ou distais, dá-se preferência à AFEL.[15]

AFE no paciente completamente cooperante (ativa)

Quando o paciente souber realizar a técnica adequadamente, sendo capaz de expirar com a glote aberta, variando fluxos e volumes pulmonares de acordo com a percepção da localização das secreções, contraindo os músculos abdominais de forma eficaz e projetando sua expiração até provocar a tosse, ele estará apto a realizar a técnica na sua forma ativa.

Essa modalidade deve ser realizada na posição sentada com as costas eretas, ou semissentada[15,16] (Figura 30.5).

AFE rápida ativa

São expirações ativas voluntárias que intervêm nos movimentos do tórax e abdome de forma sincronizada, executadas muito rapidamente.

Solicita-se uma inspiração de grande amplitude seguida de expirações rápidas contraindo o ventre e abaixando as costelas (reduzindo todos os diâmetros torácicos), expirando com a glote aberta e a boca entreaberta. As expirações sonoras tornam-se cada vez mais ruidosas com a progressão das secreções. O fisioterapeuta pode ajudar o paciente com pressão ma-

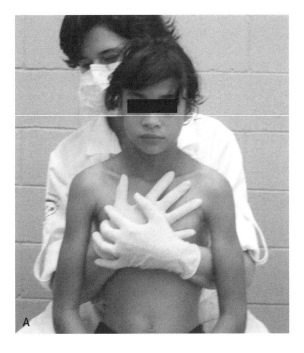 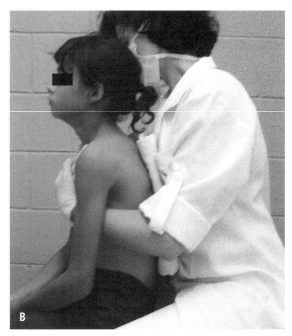
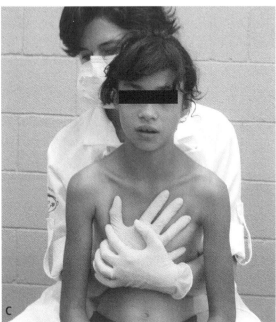 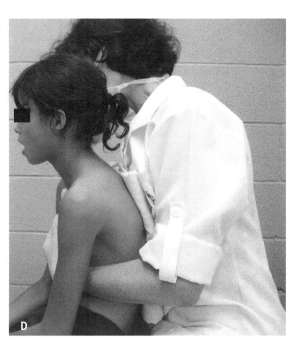

Figura 30.4 AFE ativo-assistida. (**A**) Início da manobra (vista anterior); (**B**) início da manobra (vista lateral); (**C**) final da manobra (vista anterior); (**D**) final da manobra (vista lateral).

nual sobre suas costelas, no mesmo sentido da expiração fisiológica.[16]

Nessa modalidade, o paciente executa expirações ativas mais rápidas, abaixo do volume e do fluxo expiratório forçados, não tão fortes ou tão longas quanto um *huff*, sem retomada inspiratória máxima e sem mobilização de toda a capacidade vital.[14] Não se trata de força, mas de aumento do fluxo aéreo, ou do volume de ar expirado.

Essa técnica é eficaz para secreções que se encontram em traqueia e brônquios proximais, onde o fluxo expiratório elevado provoca uma forte aceleração convectiva do ar.[16]

AFE lenta ativa

Com fluxos mais baixos que o anterior, os pulmões podem ser esvaziados por maior tempo e mais completamente, expulsando seu volume de reserva expiratório. O terapeuta solicita ao paciente que realize expirações lentas, com a glote aberta, ao mesmo tempo em que exerce pressão sobre o tórax, no sentido da expiração fisiológica. Pratica-se expirações ativas ou ativo-assistidas, controladas, progressivas e mais lentas do que uma expiração normal (para limitar ao máximo o colapso brônquico). Estas são seguidas, a cada tempo ventilatório, de uma inspiração nasal lenta, diafragmática, não máxima, sem trabalhar intensamente a musculatura inspiratória acessória.

É necessário que o paciente esteja atento e centrado no alongamento do tempo expiratório, no controle do fluxo expiratório, na coordenação toraco-abdominal, assim como no domínio da estática dorsoescapular. Por isso, é importante que ele seja acompanhado pelo fisioterapeuta[16].

Considerações gerais sobre a AFE

Está indicada para todas as situações de obstrução brônquica proximal ou distal, causadas por estase de secreções, consequentes de afecções hereditárias, congênitas e adquiridas (agudas ou crônicas). Os indicadores são os ruídos respiratórios, a qualidade das secreções, as vibrações e suas localizações, e as sensações do paciente. A escolha do tipo de manobra (AFEL ou AFER) dependerá da análise dos ruídos respiratórios pela ausculta pulmonar. Caso predominem ruídos cujas características indiquem a origem em vias aéreas de maior calibre, indica-se a AFER. Nas situações em que os ruídos tiveram origem em vias aéreas de médios e pequenos calibres indica-se a AFEL.

As condições de realização da AFE dependem do reconhecimento de sinais clínicos e funcionais ligados à fisiologia, fisiopatologia e à doença apresentada pelo paciente.

Estudos clínicos avaliando diversas alterações fisiológicas relacionadas à AFE mostraram aumentos significativos em SaO_2,[19,20] volume corrente inspirado (VCI),[20] volume corrente expirado (VCE)[20] e resistência pulmonar.[19]

Os limites da aplicação da técnica estão ligados à rapidez da expiração na AFER, que pode levar ao colapso das vias aéreas em certas enfermidades, como asma, enfisema ou traqueobroncodisplasia. Outros limites conhecidos são: traqueomalacia, discinesia traqueobrônquica, desconforto respiratório agudo, insuficiência respiratória grave, coqueluche (tosses asfixiantes e bradicardia), cardiopatias congênitas graves e osteogênese imperfeita.[4]

Manobras repetidas de AFE podem desencadear alcalose respiratória, principalmente quando a gasometria arterial é inicialmente normal. Episódios de queda da SaO_2 podem ocorrer durante e após as

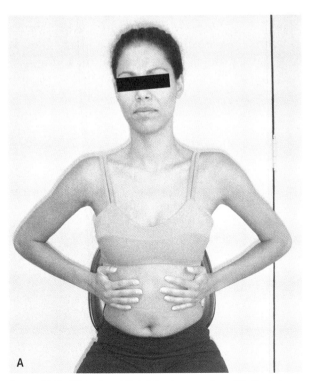
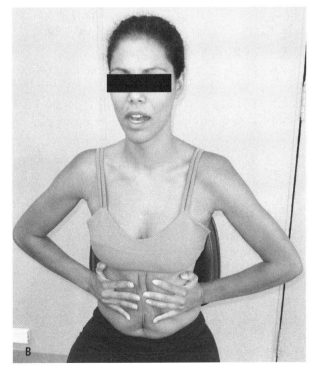

Figura 30.5 AFE ativa. (**A**) Início da manobra; (**B**) final da manobra.

sessões, provavelmente por fadiga muscular respiratória, hipóxia e aumento do trabalho respiratório pela carga mecânica ou pelo consumo de O_2.

A utilização e a repercussão da técnica, a escolha do número de movimentos, da duração, da frequência e dos períodos de recuperação devem ser avaliados em função do contexto fisiopatológico e clínico do paciente.

Um controle da ausculta pulmonar é sempre necessário para se apurar a eficácia da terapia. O indicador sonoro seria uma consequência da interação gás-líquido. À ausculta, nota-se um crepitar longínquo e discreto ao final da expiração. Esse ruído pode aparecer progressivamente ou após a sessão de fisioterapia. Pode-se também analisar ruídos audíveis sem o estetoscópio. Barthe et al.[21] e Wils & Lepresle[13] descrevem que "as secreções mobilizadas que progridem para os brônquios proximais, emitem, com o fluxo de ar expirado, um ruído característico" e "a progressão das secreções é audível ao ouvido, semelhante a uma crepitação". Vinçon & Fausser[9] sugerem a melhora sonora da expiração e ejeção das secreções na criança.

A expectoração é frequentemente posterior à sessão, testemunhando a lentidão e a distância a ser percorrida pelas secreções periféricas, até chegar à orofaringe. O seguimento das terapias se faz a partir de observações qualitativas, quantitativas, colorimétricas, das variações da frequência respiratória, da diminuição da dispneia e, às vezes, da cianose, nos casos mais severos, e também de acordo com a radiografia e a ausculta pulmonar.

A AFE deve ser progressivamente ensinada às crianças com doenças respiratórias secretantes, visando a sua autonomia. O número e a duração das sessões variam em razão do grau de obstrução, da qualidade das secreções e do estado de fadiga do paciente.

Expiração lenta e prolongada (ELPr)

Descrita por Postiaux, por volta de 1980, a ELPr é uma técnica passiva de ajuda expiratória aplicada ao lactente, obtida por meio de pressão manual toracoabdominal lenta, que se inicia ao final de uma expiração espontânea e prossegue até o volume residual. Seu objetivo é obter um volume expirado maior que o de uma expiração normal, buscando a melhor desinsuflação pulmonar e a depuração da periferia broncopulmonar. Esse efeito é possível graças ao tempo expiratório prolongado, que induz a criança a respirar dentro do volume de reserva expiratório (VRE). Dessa forma, evitam-se o aparecimento de uma zona de estreitamento brônquico e o risco de sequestro de ar, como observado por diferentes autores, com relação às técnicas de expiração forçada.[3,22]

É totalmente passiva em razão da idade e da incapacidade do lactente em cooperar. Coloca-se o paciente em decúbito dorsal, numa superfície semirrígida. Posiciona-se uma mão sobre o tórax e outra sobre o abdome. O fisioterapeuta irá exercer uma pressão manual toracoabdominal, ao final do tempo expiratório espontâneo, prosseguindo até o volume residual (Figura 30.6, A-B). Essa pressão é lenta, opondo-se a duas ou três tentativas inspiratórias da criança. Nessa técnica, não se exerce pressão durante a primeira parte da expiração. Pode ser associada à vibração manual, à desobstrução rinofaríngea retrógrada (DRR), à técnica de bombeamento traqueal expiratório (PTE), e/ou à TP.

Está indicada para toda situação de obstrução brônquica do lactente, causada por estase de secre-

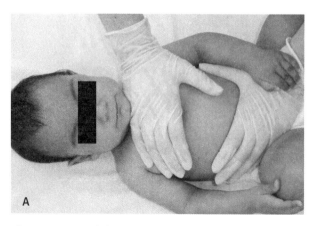 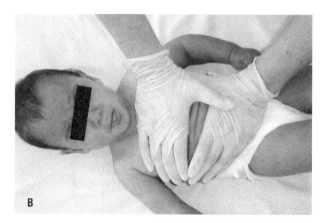

Figura 30.6 ELPr. (**A**) Início da manobra; (**B**) final da manobra.

ção. Por analogia, pode ser aplicada à criança maior, até oito a doze anos de idade, mas ainda existem poucos estudos sobre sua eficácia.

Recomenda-se prudência em casos de atresia de esôfago operada, más-formações cardíacas e afecções neurológicas centrais, ou de qualquer síndrome abdominal não identificada. Em casos de broncoespasmo, se a técnica for precedida de uma aerossolterapia broncodilatadora, ela não está contraindicada. Em razão da pressão abdominal exercida ao final do tempo expiratório, a ELPr poderia acentuar um refluxo gastroesofágico já existente. Tendo em vista as particularidades anatomofisiológicas do RN e do lactente, essa técnica, assim como as outras técnicas passivas, devem ser realizadas somente por fisioterapeutas devidamente capacitados.[3,22]

O local de ação sistemática da ELPr situa-se nas cinco ou seis primeiras gerações brônquicas do lactente. Entretanto, uma ação ocasional na periferia do aparelho respiratório pode ser observada.

A ação depurativa da técnica provavelmente está relacionada à desinsuflação pulmonar global e aos aumentos dos fluxos regionais obtidos pela expiração completa, favorecida pela elevada complacência toracopulmonar, própria da faixa etária dos lactentes.

Drenagem autógena (DA)

A técnica de DA é baseada em princípios de fisiologia da respiração. O fluxo expiratório é a força ativa utilizada para mobilizar o muco.[2] Foi desenvolvida na Bélgica, no final dos anos 1970, por Jean Chevaillier. Trata-se de uma técnica de higiene brônquica ativa, utilizando inspirações e expirações lentas e controladas pelo paciente em posição sentada.[4] Começa no volume de reserva expiratório, objetivando a mobilização de secreções mais distais, e aumenta progressivamente até o volume de reserva inspiratório, para a eliminação das secreções brônquicas proximais.

A técnica envolve a utilização de três modos ventilatórios:[3]

- Uma ventilação a baixo volume pulmonar objetiva o descolamento de secreções mais distais.
- Uma ventilação a médio volume pulmonar visa coletar as secreções localizadas nas vias aéreas de médio calibre.
- Uma ventilação a alto volume pulmonar promove a eliminação das secreções das vias aéreas proximais.

Testes de função pulmonar demonstraram que movimentos respiratórios corretamente dosados melhoram o fluxo e o volume, em contraste com expirações forçadas. Essa melhora nos índices de fluxo são mais duráveis, movimentando o muco em uma distância maior a cada expiração. A DA modifica as qualidades reológicas da secreção brônquica, no sentido de melhorar sua transportabilidade.[2]

A técnica deve ser realizada da seguinte forma:[2]

1. Escolha a posição adequada (sentada ou deitada).
2. Realize a limpeza das vias aéreas superiores (VAS).
3. Inspire:
a) lentamente pelo nariz, o volume de ar adequado para cada parte do ciclo, mantendo as VAS abertas, para evitar severo assincronismo ventilatório. Use diafragma e/ou tórax inferior, se possível;
b) faça um período de apneia por 3 a 4 segundos, durante os quais as VAS são mantidas abertas, melhorando o enchimento de todos os segmentos pulmonares. Durante esta fase, há uma diminuição do assincronismo ventilatório, com melhor distribuição do ar;
c) ajuste o volume corrente adequado para cada região pulmonar, dependendo da localização do muco. Utilize baixo, médio ou alto volume pulmonar, de acordo com a localização do muco em vias aéreas periféricas, médias ou proximais, respectivamente.
4. Expire:
a) preferencialmente pelo nariz. Se houver obstrução ao fluxo aéreo ou necessidade de ouvir os sons bronquiais, expire através da boca, mantendo as VAS abertas;
b) a força expiratória deve ser balanceada para que haja um fluxo expiratório máximo sem causar estreitamento na via aérea;
c) o *feedback* proporcionado pelo "sentir ou ouvir" as secreções, torna possível o ajuste da técnica. A percepção da localização do muco através da frequência das vibrações se dá pelo apoio das mãos no tórax, enquanto uma expiração adequada permite ouvir as secreções (Figura 30.7, A-B). O paciente pode ainda, posicionar uma das mãos frente à boca e a outra em prolongamento até a orelha, criando uma concha acústica, que facilita a audição dos ruídos provocados pela mobilização das secreções (Figura 30.7 C).

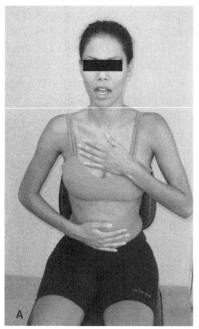 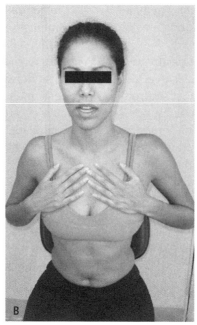 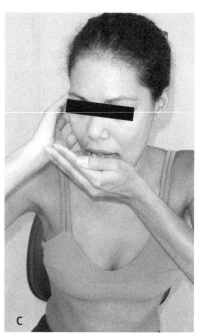

Figura 30.7 DA. (**A**) Posicionamento das mãos no tórax e abdome; (**B**) posicionamento das mãos no tórax; (**C**) posicionamento das mãos em forma de concha acústica.

5. Repita o ciclo inspiratório inalando lentamente para que o muco não retroceda. Continue a respirar até que a secreção seja coletada, movendo-se para segmentos mais proximais. Quando isso ocorre, o volume corrente ventilado deve ser gradualmente elevado, até que o muco se posicione na traqueia, de onde pode ser eliminado por um *huff* de alto volume. A tosse deve ser evitada durante todo o processo.

A duração e a frequência das sessões dependem da quantidade e viscosidade das secreções, bem como da experiência do paciente na execução da técnica.

Drenagem autógena modificada (DAM)

Em 1984, a DA foi modificada por um grupo alemão, e descrita da seguinte forma:

O paciente posiciona-se deitado ou sentado, com uma mão sobre o tórax e outra sobre a região epigástrica.

A técnica deve ser iniciada com inspiração nasal lenta, seguida de uma pausa. Realiza-se, então, uma expiração rápida passiva até o VRE, seguida por expiração contínua ativa dentro do VRE. A duração da expiração é determinada pela quantidade e posição do muco nas vias aéreas, ou seja, quanto menor a quantidade de muco nas vias aéreas proximais, mais longa deverá ser a expiração, enquanto maior quantidade de muco nesta região, determinará uma expiração mais curta.

A expiração pode ser realizada pelo nariz ou pela boca de maneira passiva, com fluxo de ar inicial rápido, sem ação dos músculos respiratórios, e/ou de maneira ativa, com fluxo expiratório lento, sustentado pelos músculos respiratórios.

Quando a secreção alcança via aérea mais proximal, pode ser realizada uma expiração forçada para sua eliminação.

A expiração pode ainda ser realizada contra resistência, em caso de broncoespasmo ou instabilidade brônquica. Os movimentos respiratórios devem ser predominantemente diafragmáticos.

Respirações profundas causam variação do diâmetro brônquico, movendo o muco na via aérea. O efeito de recuo elástico dos pulmões e dos brônquios durante a expiração passiva, transporta o muco em direção à boca, contra a força da gravidade. Uma expiração ativa controlada impulsiona o muco das pequenas vias aéreas para as de maior calibre.[2,3,7]

Drenagem autógena assistida (DAA)

A DAA é uma adaptação da técnica de DA em lactentes ou crianças pequenas, incapazes de cooperar ou realizar a técnica ativamente.

O paciente é posicionado em decúbito dorsal. Com as mãos envolvendo o tórax da criança, o fisioterapeuta aumenta manual e lentamente a velocidade do fluxo expiratório, prolongando a expiração até o volume residual, durante um individualizado número de manobras. A pressão realizada é suave, acompanhando o padrão respiratório da criança. Uma pressão excessiva desencadeará respostas de proteção, com o objetivo de resistir à manobra. Isso pode ocorrer por meio do fechamento da glote, bloqueio da respiração ou ainda ativação da musculatura inspiratória durante a manobra. O uso de uma cinta ou faixa abdominal é necessário para estabilização do abdome (Figura 30.8).

Na nossa experiência, a utilização da técnica em RNPT necessita de modificações baseadas nas limitações impostas pelas características fisiológicas dessa faixa etária. A necessidade de se manter essas crianças em incubadoras dificulta a colocação das mãos no tórax na posição descrita originalmente. Além disso, o apoio abdominal realizado pela cinta, pode provocar alterações do fluxo sanguíneo cerebral. Nesses recém-nascidos, utilizamos a fralda para sustentação do abdome e posicionamos a mão torácica entre a fúrcula esternal e a linha intermamária, realizando a técnica da mesma maneira descrita anteriormente (Figura 30.9).

A DAA pode ser combinada ao *bouncing* (movimento rítmico para cima e para baixo, realizado pelo terapeuta sentado em uma bola) com o objetivo de relaxar a criança (Figura 30.10).

Os objetivos da DAA são prolongar a expiração até o volume residual e aumentar a velocidade do fluxo expiratório, a fim de melhorar o transporte do muco para vias aéreas de maior calibre.

É indicada em casos de obstrução brônquica por estase de secreções no recém-nascido, lactente e na criança incapaz de cooperar.

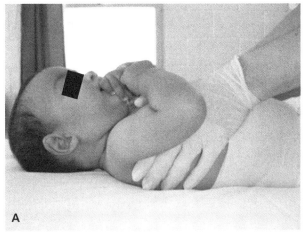
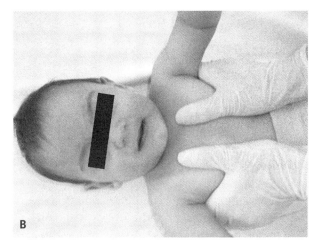

Figura 30.8 DAA. (**A**) Posicionamento do paciente usando cinta abdominal; (**B**) posicionamento das mãos do fisioterapeuta.

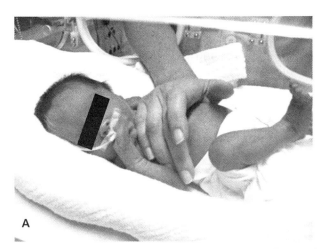
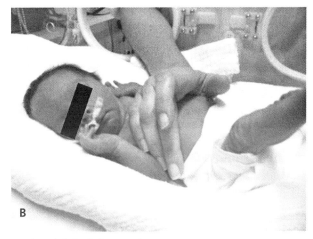

Figura 30.9 DAA adaptada para o recém-nascido. (**A**) Início da manobra; (**B**) final da manobra.

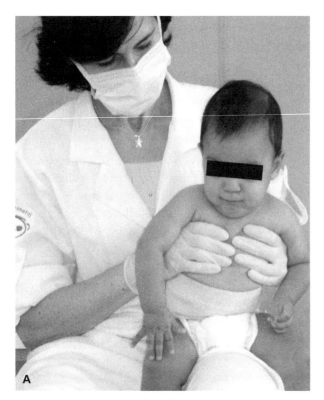 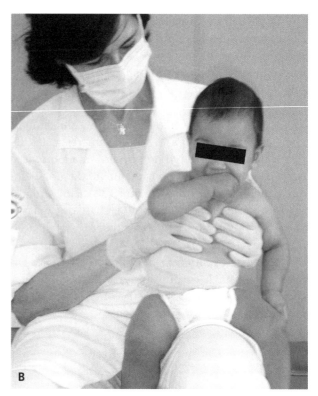

Figura 30.10 DAA associada ao *bouncing*. (**A**) Início da manobra; (**B**) final da manobra.

A técnica torna-se contraindicada se o paciente apresentar intolerância ao manuseio.[5]

Técnica de expiração forçada (TEF)

Consiste na combinação de uma ou duas expirações forçadas (*huffs*) iniciadas a alto, médio ou baixo volume pulmonar, e períodos de respiração controlada. Os *huffs* são obtidos graças à contração energética dos músculos expiratórios, principalmente os abdominais.

A TEF é realizada de forma ativa em crianças maiores (Figura 30.11), ou pode ser executada por meio de uma pressão manual toracoabdominal, passivamente pelo terapeuta, nos pacientes não colaborativos.

Um *huff* de baixo volume, ou seja, iniciado na capacidade residual funcional, deverá ser utilizado para mobilizar secreções localizadas na periferia pulmonar. Quando o muco atingir vias aéreas mais proximais, um *huff* ou tosse com alto volume pulmonar (iniciado na capacidade pulmonar total) pode ser usado para eliminá-lo. O comprimento do *huff* e a força de contração dos músculos expiratórios deverão ser alterados para maximizar a depuração das secreções.[2]

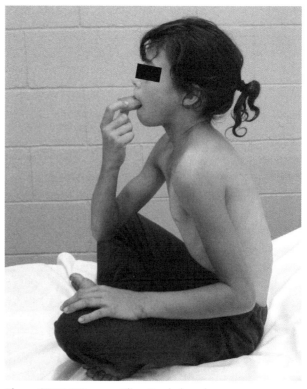

Figura 30.11 TEF com utilização de bocal.

Durante a execução da técnica, a pressão intratorácica e o fluxo bucal aumentam simultaneamente, o que leva a um fluxo inicial menos elevado que durante a tosse,[3] mas seus efeitos são semelhantes, pois possuem o mesmo mecanismo. Deve-se, portanto, preferir a TEF no lugar da tosse, em casos de possível instabilidade das vias aéreas proximais.

É indicada quando as secreções estão localizadas em brônquios de maior calibre e traqueia. Esse fato implica sua associação com outras técnicas para depuração de vias aéreas periféricas.

Atualmente, as indicações da TEF foram reduzidas em razão das numerosas contraindicações e limites que apresenta. A técnica pode levar ao aumento do tônus da musculatura lisa dos brônquios, hipoxemia e atelectasias. Em afecções crônicas, pode causar o aparecimento de colapso brônquico em regiões dependentes do pulmão e, principalmente, em brônquios proximais. Não deve ser utilizada em doenças neuromusculares, pois requer participação muscular ativa efetiva.[3]

Ciclo ativo da respiração (CAR)

A técnica do ciclo ativo da respiração foi inicialmente descrita como a técnica de expiração forçada, e só mais tarde, em 1968, documentada como CAR, por Thompson & Thompson.[2] Essa técnica tem se mostrado efetiva tanto para depuração das vias aéreas como para a melhora da função pulmonar.[2,24]

A técnica deve ser adaptada às características individuais de cada paciente, mas cada componente do ciclo é claramente definido: controle respiratório (CR), exercícios de expansão torácica (EET) e técnica de expiração forçada (TEF).

Controle respiratório (CR)

Consiste em respiração suave, normal, em volume corrente, usando o tórax inferior com relaxamento do tórax superior. É a parte essencial do ciclo, pois permite pausas para descanso, minimiza qualquer potencial aumento para a obstrução do fluxo aéreo e mantém a saturação de oxigênio. A duração da pausa depende dos sinais de obstrução ao fluxo aéreo de cada paciente individualmente (Figura 30.12).[2,7]

Exercícios de expansão torácica (EET)

São exercícios respiratórios profundos que enfatizam a inspiração, com a expiração suave, não forçada. Com o aumento no volume pulmonar se reduz a resistência ao fluxo aéreo em direção aos canais colaterais. A passagem do ar ao longo desses canais e por trás das secreções pode facilitar a mobilização do muco. Em alguns pacientes, uma apneia de três segundos ao final da inspiração aumentará esse efeito. Três ou quatro EET podem ser combinados com vibrações torácicas ou tapotagem, e devem ser seguidos por CR. A tapotagem e as vibrações parecem ser úteis em alguns pacientes, mas são desnecessárias em outros (Figura 30.13).[2]

Considerações gerais

O CAR pode ser introduzido como jogos de assopro a partir dos dois anos, e com oito a nove anos a criança pode assumir certa responsabilidade sobre seu próprio tratamento, tornando-se gradualmente independente. A técnica nunca deve ser incômoda ou cansativa e o *huff* tampouco deverá ser violento. Pode

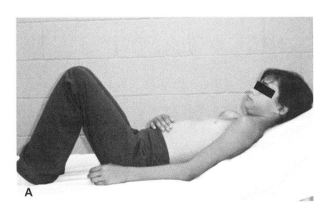
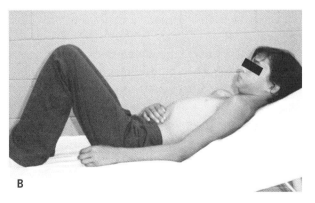

Figura 30.12 CAR - Controle respiratório. (**A**) Início; (**B**) final.

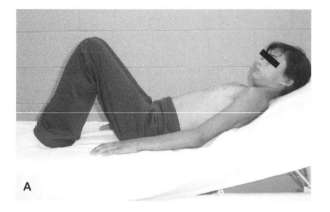
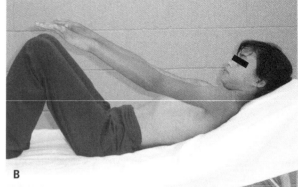
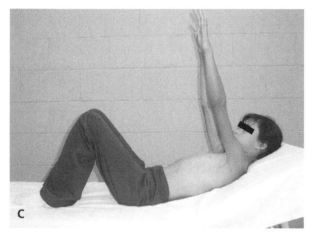
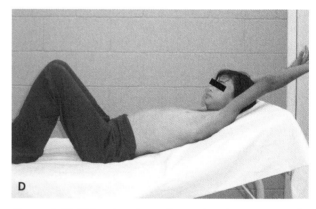

Figura 30.13 Ciclo ativo da respiração (CAR) – sequência de exercícios de expansão torácica.

ser realizada em qualquer posição, de acordo com as necessidades do paciente. Pode-se indicar a posição sentada, se as secreções são mínimas ou quando é inconveniente, sendo desnecessário ou contraindicado usar posições de gravidade assistida.

Pode ser realizado de forma ativa ou ativo-assistida. O ciclo pode ser repetido tantas vezes quantas forem necessárias, respeitando-se as condições clínicas e as necessidades do paciente.

A flexibilidade do ciclo deve ser adequada de acordo com a necessidade de cada paciente, podendo variar diariamente para um mesmo indivíduo (Figura 30.14).

O CAR deve ser repetido até que o *huff* apresente um som seco e não produtivo, ou até o momento de descanso. Com frequência, requer-se um mínimo de 10 minutos em uma posição produtiva. Se forem usadas posições assistidas pela gravidade, duas posições são possivelmente suficientes para uma sessão de tratamento.

O tempo total de terapia é usualmente de 15 a 30 minutos. Com ou sem a ajuda do fisioterapeuta, o paciente determina a sequência mais adequada, as

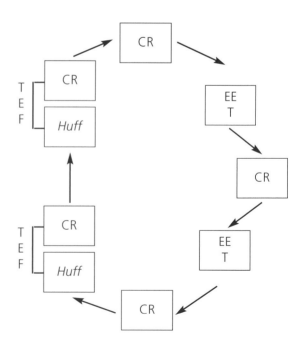

Figura 30.14 Exemplo prático de uma sequência do CAR.

posições requeridas para o tratamento, a extensão do tempo e o número de sessões por dia.

No manual de fisioterapia, sobre o tratamento da fibrose cística, intitulado *Physiotherapy all over the world*, Gürsli et al.,[2] em 2002, citaram os resultados de diversos estudos envolvendo o CAR. Alguns demonstraram ser uma técnica efetiva e eficiente para mobilização e depuração das secreções.[24,25] Outros não evidenciaram melhora com utilização de acessórios como PEP,[26] *flutter*[27,28] ou percussão mecânica.[29] Houve ainda melhora da função pulmonar após a aplicação do CAR[30] e esse não demonstrou causar nem aumentar episódios de hipoxemia.[31]

Pontos práticos:[7]

- A duração de cada fase é flexível e deverá ser modulado para as necessidades de cada indivíduo.
- Manobras de expiração forçada podem levar ao aumento da obstrução ao fluxo aéreo. Pacientes com significativa hiper-reatividade brônquica podem ser beneficiados por períodos mais longos de controle respiratório, tentando evitar qualquer potencial aumento na obstrução ao fluxo aéreo.
- A realização de tapotagem por um terapeuta ou pelo próprio paciente pode ser feita por curtos períodos durante os EET. Apesar de não ser um componente essencial do ciclo, a tapotagem associada à EET não tem mostrado efeitos deletérios na saturação de oxigênio e, alguns pacientes relatam efeitos benéficos com sua utilização.

Expiração lenta total com a glote aberta, em decúbito infralateral (ELTGOL)

Descrita em 1980 por Postiaux, a ELTGOL consiste em uma expiração lenta, iniciada na capacidade residual funcional (CRF), continuando até o volume residual (VR). Uma particularidade desta técnica é que o paciente deve ser posicionado em decúbito lateral, com o lado acometido para baixo, ou seja, em decúbito infralateral.

A técnica pode ser realizada de forma ativa ou ativo-assistida. Na primeira, o paciente posiciona-se em decúbito lateral e realiza expirações lentas, a partir da CRF até o VR. Na modalidade ativo-assistida, o terapeuta coloca-se em pé, atrás do paciente posicionado em decúbito lateral, e exerce uma pressão abdominal infralateral com uma das mãos, em direção ao ombro contralateral. Esse movimento favorece a desinsuflação mais completa do pulmão infralateral. A outra mão realiza um contra-apoio no gradil

costal supralateral (Figura 30.15, A e B). O paciente deve manter a boca aberta, para que seja possível perceber os ruídos bucais. Na impossibilidade de manter a glote aberta, deve-se utilizar um bocal para a realização da técnica (Figura 30.15 C). Esse bocal tem duas funções: garantir a abertura glótica, através do reflexo bucofaríngeo e agir como ressonador pulmonar, ampliando em três ou quatro vezes os ruídos respiratórios normais ou adventícios infralaterais.[3,32]

Sua indicação mais precisa é para os casos de secreções localizadas em brônquios de médio calibre, em pacientes cooperantes, com idade acima de dez ou doze anos. Os pacientes crônicos, com discinesia traqueobrônquica, sujeitos a constrições ou colapsos proximais prejudiciais à eliminação das secreções, também se beneficiam dessa técnica.

A ELTGOL explora as particularidades fisiológicas do decúbito lateral. No adolescente, diferente do que ocorre no lactente e na criança maior, observa-se um gradiente de pressão hidrostática entre os dois pulmões, que reduz a CRF do pulmão infralateral em relação aos seus valores na região supralateral, ou na posição dorsal, ao passo que os demais volumes pulmonares não se alteram. Três elementos mecânicos conjugados favorecem a complacência do pulmão infralateral e, consequentemente, sua melhor desinsuflação pulmonar regional: a gravidade, agindo direta e instantaneamente sobre o próprio tecido pulmonar; a queda relativa do mediastino em direção ao plano de apoio; a posição cranial do hemidiafragma infralateral, provocada pela pressão hidrostática das vísceras sobre sua face inferior. Além disso, a redução dos movimentos costais do lado apoiado é compensada pelo aumento do jogo diafragmático.

Em um estudo de videobroncografia[33] para validação da técnica, evidenciou-se que durante a realização da ELTGOL, houve ausência de colapso lobar infralateral, conservação da redução passiva e harmoniosa do calibre brônquico, contração significativa da árvore brônquica basal infralateral ao redor de seu hilo e a diminuição do comprimento das vias aéreas, sobretudo na periferia da árvore brônquica.

Pelo fato de o próprio paciente adaptar as repetições da manobra à sua fatigabilidade, a ELTGOL é bem tolerada, mesmo em casos de hiper-reatividade brônquica. Os pacientes crônicos podem ser aconselhados a adotar as posições de decúbito lateral durante 10 a 15 minutos de cada lado, pela manhã, antes de se levantarem, para a realização de sua higiene brônquica. A duração da sessão é determinada pela escuta dos ruídos respiratórios na boca.

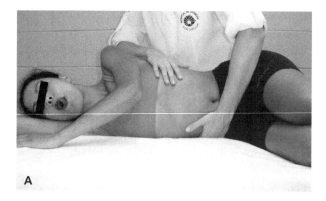
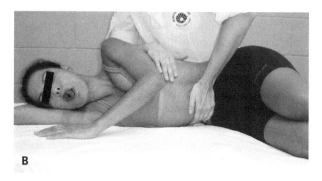
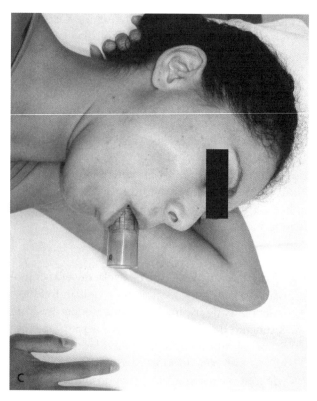

Figura 30.15 ELTGOL. (**A**) Início da manobra; (**B**) final da manobra; (**C**) uso de bocal.

Essa técnica é contraindicada em obstrução cavitária, abscessos e bronquiectasias de grau mais avançado. A saturação de oxigênio deve ser observada durante toda a terapia em casos de: comprometimento pulmonar unilateral, ventilatório ou perfusional, comprometimento pleural unilateral, lesão carcinomatosa ou anomalia vascular unilateral. Se houver necessidade, um aporte suplementar de oxigênio pode ser oferecido para corrigir uma eventual queda de saturação durante as manobras.

Nos casos em que o decúbito lateral não pode ser adotado, como por exemplo, em períodos pós-operatórios imediatos, presença de drenos ou dores em razão do decúbito, a técnica pode ser realizada em decúbito dorsal, conservando o princípio da expiração lenta. Nesta posição, a técnica passa a ser denominada ELTGO.[3]

Exercício de fluxo inspiratório controlado (EDIC)

Descrita por Postiaux no início dos anos de 1980, trata-se de manobras inspiratórias lentas e profundas executadas em decúbito lateral, colocando-se a região a ser tratada em supralateral. Devem ser realizadas com a ajuda de incentivadores inspiratórios que são capazes de objetivar fluxo inspiratório lento e volume inspirado.

A posição de decúbito lateral explora os efeitos de expansão regional passiva dos espaços aéreos periféricos, obtida pela hiperinsuflação relativa do pulmão supralateral e aumento do diâmetro transversal do tórax, obtido pela inspiração profunda, diferente do da drenagem postural.

A técnica de EDIC é considerada como uma variante da espirometria de incentivo (EI). Seu objetivo é favorecer a penetração e a conservação de um volume de ar adequado em uma determinada região pulmonar, o que, não necessariamente, garante sua imediata ventilação.

São dois os aspectos fundamentais que distinguem a manobra de EDIC da de EI: a escolha precisa ou a seletividade da região a ser tratada e a duração da apneia ao final da inspiração.

A seletividade é obtida pelo posicionamento preciso, de acordo com a localização da infecção, ou seja, em caso de:

a) afecção posterobasal – paciente em decúbito lateral, com o corpo ligeiramente rodado para frente e a pelve perpendicular ao plano da maca (Figura 30.16 A);

b) afecção anterobasal (por exemplo, lobo médio) – paciente em decúbito lateral, com o corpo ligeiramente rodado para trás e a pélvis perpendicular ao plano de apoio (Figura 30.16 B).

O posicionamento em supralateral aumenta o diâmetro torácico transversal no final da inspiração, tendendo a acentuar as forças gravitacionais sobre o parênquima pulmonar.

A apneia realizada ao final da inspiração é mais prolongada do que a utilizada durante a EI, pelas importantes forças de coesão das obstruções periféricas.

Essa técnica necessita de acompanhamento estetoacústico para perceber a progressão das secreções. São necessárias uma inspiração mais lenta e uma apneia mais longa, como um bocejo, com o objetivo de igualar as constantes de tempo das unidades pulmonares periféricas, cuja complacência e resistência estão alteradas.

É indicada para pacientes com idade a partir de três ou quatro anos, cuja ausculta pulmonar apresente ruídos respiratórios brônquicos, ruídos respiratórios normais diminuídos e estalidos de alta frequência, como nos casos de pneumonias e atelectasias. A posição adequada será definida por ausculta e/ou raio X. Sua aplicação deve ser iniciada já no estágio agudo de uma afecção, na tentativa de evitar as potenciais complicações de uma atelectasia persistente ou de uma pneumonia, por exemplo.

Fazem parte dos limites e contraindicações do EDIC a falta de cooperação do paciente, a dor resultante de um acometimento pleural concomitante e a hiper-reatividade brônquica. Essa técnica deve ser absolutamente contraindicada em pós-operatórios de pneumectomia, pelo risco de torção do feixe cardiovascular durante a mudança de posição.

Os exercícios de fluxo inspiratório controlado favorecem a insuflação e a depuração do pulmão profundo. Estima-se que sua atuação se localize na região pulmonar onde há elastância dinâmica, ou seja, além da 16ª geração brônquica. Toda terapia de higiene brônquica, na criança a partir de três ou quatro anos de idade, deveria incluir alguns exercícios inspiratórios lentos, pois eles podem prevenir as atelectasias frequentes desta faixa etária, devido à escassa ventilação colateral. Eles são ainda capazes de propiciar o aparecimento de quantidades mais significativas de secreções, quando as técnicas expiratórias lentas ou forçadas esgotaram seus efeitos.[3]

Instrumentais

Pressão positiva expiratória oscilatória

Também definida em alguns artigos como oscilação oral de alta frequência, é uma forma de pressão positiva expiratória, que emprega respirações profundas e exalações forçadas para a depuração das vias aéreas inferiores. Pode ser ensinada a crianças a partir dos dois anos de idade, utilizando máscara, e a partir dos cinco anos, através de peça bucal.[34]

Flutter VRP1®

O *Flutter* VRP1® (Scandipharm, Birmingham, AL) é um aparelho de uso individual, simples e portátil, em forma de um pequeno cachimbo. É composto por uma peça bucal, um cone plástico, uma esfera de aço e uma cobertura perfurada.

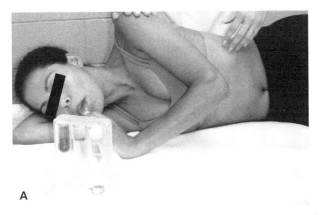

A

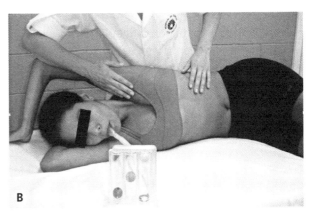

B

Figura 30.16 EDIC. (**A**) Posicionamento para afecções posterobasais; (**B**) posicionamento para afecções anterobasais.

Durante a expiração através do aparelho, o sistema respiratório é submetido a vibrações internas, geradas por uma pressão positiva oscilatória controlada, com interrupções do fluxo expiratório. Essas interrupções são criadas pela esfera de aço, em frequência regulável, de acordo com a pressão expiratória exercida pelo paciente. A pressão oscilatória previne o fechamento prematuro dos brônquios, descolando as secreções e permitindo sua mobilização até brônquios de maior calibre, quando poderão ser eliminadas através da TEF ou da tosse.[2,3,34,35]

O aparelho permite a modulação da pressão e da frequência oscilatória do fluxo aéreo. Vibrando na mesma frequência de sua ressonância pulmonar (usualmente entre 6 e 26 Hz), o paciente induz à vibração máxima da parede brônquica. Essa frequência depende de vários fatores individuais, como o volume pulmonar, a elasticidade dos tecidos, o grau de obstrução brônquica, a condutância e a distribuição de ar nos pulmões.[3] Quando a frequência de ressonância é encontrada, os efeitos da terapia são otimizados, promovendo a depuração das pequenas vias aéreas.

O objetivo do Flutter VRP1® é melhorar a ventilação pulmonar e facilitar a expectoração de pacientes com produção exacerbada de secreções pulmonares, como na fibrose cística, doença pulmonar obstrutiva crônica e asma, por exemplo.[23]

É indicado em pacientes acima de seis ou sete anos de idade,[36] com doença hipersecretiva, principalmente quando há suspeita de instabilidade da parede brônquica e colapso expiratório, e em pacientes no período pós-operatório.

A técnica deve ser realizada preferencialmente na posição sentada ou semissentada, e compreende dois estágios. O primeiro tem o objetivo de descolar e mobilizar o muco. O segundo visa a eliminação das secreções. A posição do *flutter* deve ser adequada para se conseguir a vibração desejada. A partir da posição horizontal, a esfera se movimenta num ângulo de 30°. Se o aparelho for ligeiramente inclinado para cima, pode gerar pressões e frequências mais altas. Se inclinado levemente para baixo, gera pressões e frequências mais baixas. Com poucos graus de diferença, o paciente pode ajustar o aparelho de forma a perceber melhor o efeito completo das vibrações toracoabdominais, durante a primeira etapa do processo de expiração.

Solicite ao paciente que sente confortavelmente, inclinando levemente o tronco e apoiando os cotovelos sobre uma mesa, e realize os seguintes passos:

- *Início do Estágio 1: Soltar e mobilizar o muco*

1. Inspirar normal e vagarosamente pelo nariz, mas não encher os pulmões completamente.
2. Realizar apneia por 2 a 3 segundos.
3. Posicionar o *flutter* na boca, ajustando a inclinação e mantendo as bochechas rígidas.
4. Expirar através do *flutter* com uma rapidez razoável, mas não com velocidade forçada, sem esvaziar os pulmões completamente.
5. Evitar a tosse.
6. Repetir os passos 1 a 5 por 5 a 10 respirações.

- *Início do Estágio 2: eliminação do muco*

7. Inspirar vagarosamente pelo nariz, enchendo os pulmões completamente.
8. Realizar apneia por 2 a 3 segundos.
9. Posicionar o *flutter* na boca, ajustando a inclinação e mantendo as bochechas rígidas.
10. Expirar vigorosamente através do *flutter*, o mais completo possível.
11. Repetir os passos 7 a 10 por uma a duas respirações.
12. Iniciar a tosse (ou manobra do *huff*).
13. Retornar ao passo 2 e repetir a sequência completa, até a remoção de toda secreção pulmonar, ou até o tempo de descanso.

A técnica deve ser aplicada durante 10 a 15 minutos, mas a frequência e a duração de cada sessão necessitam ser adaptadas às individualidades de cada paciente. Sessões adicionais podem ser realizadas, se necessário.

O Flutter VRP1® é contraindicado em presença de hemoptise, pneumotórax não drenado e de doença cardiovascular associada. Também não é indicado quando o paciente apresenta enfisema pulmonar, devido aos riscos de ruptura alveolar.

O paciente deve ser orientado quanto aos cuidados necessários para manutenção de seu aparelho:

1. Depois de cada sessão é necessário limpar o aparelho, para remover a umidade e/ou o muco. Desmonte e lave todos os componentes com detergente e água corrente, seque com toalha limpa, remonte e guarde. Nunca use cloro ou outros produtos que contenham cloro;
2. Em intervalos regulares, desinfete o *flutter*. Depois de limpo, coloque todos os componentes de molho em uma solução com uma parte de vinagre branco e três partes de água por 15 minutos. Enxágue bem, colocando um pouco de detergente, seque e guarde.

Shaker®

É um aparelho de uso individual, prático e portátil, muito semelhante ao Flutter VRP1®. De fabricação nacional (NCS Indústria e Comércio de Aparelhos Hospitalares Ltda), surgiu no mercado em 2002.

É composto por um bocal removível, um corpo em forma de cachimbo, uma esfera metálica, um cone plástico e uma tampa perfurada.

Quando o paciente expira através do aparelho gera uma pressão positiva oscilatória. O fluxo de ar expirado eleva a esfera metálica, que volta a cair no cone plástico por ação do próprio peso. A sequência de elevação e queda da esfera durante a fase expiratória faz vibrar o ar no interior do aparelho. Essa vibração é transmitida para a árvore brônquica e caixa torácica do paciente, mobilizando as secreções e facilitando a expectoração.

A técnica recomendada e a limpeza do aparelho são as mesmas descritas para o Flutter VRP1®.

Comparado ao seu similar, o Shaker® apresenta algumas vantagens. Seu bocal e a extremidade onde se encaixa, possuem formas e medidas padrões para equipamentos hospitalares. Sendo assim, é possível conectá-lo ao tubo "T", à válvula unidirecional, ao microfino nebulizador ou à máscara facial conjugada com válvula unidirecional. O bocal removível ainda permite que o aparelho possa ser utilizado com o paciente em diferentes decúbitos, possibilitando um efeito localizado quando associado a posturas de drenagem, de acordo com o quadro clínico e as necessidades de cada indivíduo.

O Shaker® é indicado para pacientes com quadro de hipersecreção brônquica de qualquer etiologia, e em períodos pré e pós-operatórios. É contraindicado em casos de pneumotórax não drenado e seu uso é limitado em portadores de doenças cardiovasculares graves.[37]

Acapella®

O dispositivo denominado Acapella® (DHD Healthcare, Wampsville, New York), combina os princípios da oscilação oral de alta frequência e pressão expiratória positiva (PEP), usando uma alavanca contrabalançada e ímã.

É um aparelho em forma de cone, com duas extremidades. Na extremidade menor, está localizado um bocal (ou máscara nasofacial), por onde se exala. Na extremidade maior está localizado um disco que deve ser girado para ajustar a frequência da resistência indicada pelo médico ou fisioterapeuta.

O gás exalado passa através do cone, que é ocluído de forma intermitente, por um tampão ligado à alavanca, produzindo oscilações do fluxo de ar.

A combinação de princípios criada pelo *acapella* gera dois efeitos marcantes: as vibrações que ocorrem durante a expiração agitam e desprendem o muco da via aérea, movendo-o até brônquios de maior calibre, de onde poderá ser expectorado; com a PEP, o ar passa por detrás das secreções que estão tamponando a via aérea que, ao se abrir durante a expiração, impulsionará o muco até brônquios maiores, para sua expulsão através da tosse ou *huff*.

Seu objetivo é ajudar na remoção de secreções e prevenir ou tratar atelectasias. Facilita a abertura das vias aéreas em enfermidades com hipersecreção, como DPOC, asma e fibrose cística.

Existem três modelos disponíveis no mercado. O verde, para pacientes que conseguem sustentar o fluxo expiratório por no mínimo 3 segundos ($\geq$ 15 L/min), o azul, para pacientes com fluxo expiratório $\leq$ 15 L/min e o Acapella® Choice. Esse último é composto por quatro partes (um bocal, uma cobertura, um conjunto oscilatório/plataforma de base e uma unidade de base), e pode ser desmontado para facilitar sua desinfecção.

A técnica deve ser realizada da seguinte forma (Figura 30.17):

1. lave as mãos;
2. certifique-se que o aparelho está ajustado na resistência recomendada;
3. sente-se de maneira confortável com o tronco levemente inclinado para frente e os cotovelos apoiados sobre uma mesa;
4. ajuste o bocal. Ao exalar, mantenha sempre os lábios bem selados ao redor do bocal. Se necessário, pode-se usar um prendedor nasal. (Se usar máscara, vede-a sobre o nariz e a boca, evitando vazamentos);
5. inspire suave e profundamente, sem encher os pulmões completamente;
6. realize apneia por 2 a 3 segundos;
7. expire de modo ativo pelo aparelho, mas sem forçar, durante aproximadamente 3 segundos;
8. repita os passos 5 a 7, de dez a vinte vezes;
9. retire o aparelho e realize de 2 a 3 *huffs*.

Esse procedimento pode ser repetido quantas vezes forem necessárias para a limpeza dos pulmões, respeitando a duração da terapia entre 10 e 20 minutos.

O Acapella® é indicado para a mobilização de secreções retidas de diferentes etiologias, e para prevenir ou reverter atelectasias em pacientes acima de quatro anos de idade.

Não existem contraindicações absolutas; entretanto, alguns cuidados devem ser considerados antes do início da terapia: tolerância do paciente ao aumento do trabalho respiratório, pressão intracraniana acima de 20 mmHg, instabilidade hemodinâmica, trauma ou cirurgia recente em face, boca ou crânio, sinusite aguda, epistaxe, cirurgia de esôfago, hemoptise aguda, náusea, confirmação ou suspeita de ruptura da membrana timpânica ou outra doença do ouvido médio, e pneumotórax não drenado.

Para a limpeza do aparelho, desencaixe o bocal e lave-o com água morna e detergente neutro. Enxágue-o abundantemente para não deixar resíduos de sabão. Tire todo o excesso de água e deixe-o secar até o outro dia, sobre uma toalha de papel limpa, colocando a extremidade do bocal para baixo.[34,38,39,40]

TheraPEP®

O TheraPEP® é um sistema individual, prático e portátil de terapia por pressão positiva expiratória. É composto de bocal (ou máscara), orifício removível para o monitoramento da pressão, válvula de resistência, mostrador de regulagem da resistência expiratória, válvula inspiratória antirrefluxo e indicador da pressão expiratória.[3]

Essa técnica é indicada para pacientes cooperantes com quadro pulmonar hipersecretivo, associado ou não a atelectasias. Seu objetivo é ajudar a mobilização de secreções brônquicas.

Assim como outras técnicas que utilizam a pressão expiratória positiva, o TheraPEP® oferece um retardo expiratório durante o ciclo respiratório normal, o que mantém o volume pulmonar aumentado durante a fase expiratória prolongada, prevenindo o colapso da via aérea. A terapia por PEP intermitente pode ser mais fácil e mais confortável do que o uso de inspirômetros de incentivo, para crianças com dor torácica.[41]

O paciente deve ser orientado a realizar a técnica da seguinte forma:

1. ajustar o seletor de resistência expiratória de acordo com o recomendado pelo terapeuta;
2. sentar-se de maneira confortável, com o tronco ligeiramente inclinado para frente e com os cotovelos apoiados sobre uma mesa;
3. posicionar o bocal gentilmente entre os dentes, fechando os lábios e mantendo-os selados quando expirar. O uso de prendedores nasais pode ser necessário em alguns pacientes. (Se uma máscara for utilizada, colocá-la sobre nariz e boca, evitando vazamentos);
4. inspirar normalmente, dentro do volume corrente, usando o diafragma;
5. expirar ativamente, mas não de forma forçada, no padrão respiratório de 1:3. Manter as bochechas rígidas. O paciente deve realizar uma pressão expiratória constante, entre 10 e 20 cmH$_2$O, sustentando o topo do indicador azul entre as linhas indicadoras do seu TheraPEP®;
6. repetir os passos 4 e 5 por dez a quinze respirações. Remover a peça bucal e realizar 3 *huffs*;

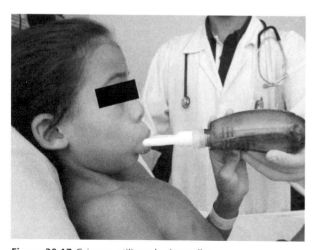
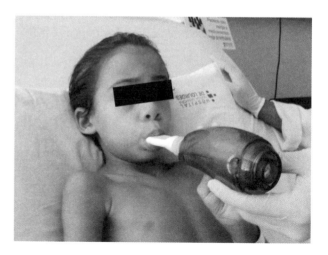

Figura 30.17 Criança utilizando Acapella.

7. repetir o ciclo por quatro a seis vezes, não ultra-passando o tempo máximo de terapia de 20 minutos. A frequência das sessões pode variar de acordo com as necessidades do paciente.

Quando o paciente fizer uso de broncodilatador, recomenda-se que este seja realizado antes da sessão com o TheraPEP®. Já os antibióticos e/ou Pulmozyme®, devem ser administrados após o uso do aparelho.

O paciente deve ser orientado a realizar a limpeza de seu aparelho a cada dois ou três dias, da seguinte forma:

1. Desmonte o TheraPEP® e lave as peças (bocal, orifício removível para monitoramento de pressão, válvula de resistência e tubo) em água morna com sabão. Enxágue bem e deixe secar sobre uma toalha de papel limpa. Drene a válvula de resistência colocando a unidade com o bocal de cabeça para baixo.
2. Recomenda-se desinfetar o TheraPEP® a cada duas semanas. Mergulhe os componentes já limpos em uma solução com uma parte de vinagre branco e três partes de água. Deixe por 30 minutos. Enxágue e deixe secar sobre uma toalha de papel limpa. Drene a válvula de resistência colocando a unidade com o bocal de cabeça para baixo.[38]

Espirometria de incentivo (EI)

É uma técnica de estímulo inspiratório ou expiratório, relacionada ao fluxo e/ou ao volume, com a utilização de dispositivos que fornecem um *feedback* visual ou sonoro.[4,42] Durante muito tempo a EI foi o principal suporte da terapia de expansão pulmonar, simulando o suspiro natural pelo estímulo dado aos pacientes, para que realizem inspirações profundas e lentas.

A manobra básica da EI é a inspiração máxima sustentada, ou seja, uma inspiração profunda e lenta, da CRF até a capacidade pulmonar total, seguida de pausa inspiratória de 5 a 10 segundos.[42] Durante a fase inspiratória de uma respiração espontânea, a queda da pressão pleural causada pela expansão torácica é transmitida aos alvéolos. Com a pressão alveolar negativa é criado um gradiente de pressão (gradiente de pressão transpulmonar) entre a abertura das vias aéreas e os alvéolos, que faz com que o gás flua na direção dos alvéolos.[42] Com o aumento da pressão transpulmonar, ocorre uma hiperinsuflação pulmonar, assegu-

rando a reabertura brônquica e permitindo o recrutamento das unidades alveolares colapsadas.[3]

Uma das vantagens da EI é a relativa simplicidade e o baixo custo dos equipamentos. São descritas duas categorias de dispositivos: a volume, que mensuram e indicam visualmente o volume obtido durante a inspiração máxima sustentada, e a fluxo, que medem e mostram a quantidade do fluxo inspirado. Nesse caso, o volume pode ser calculado indiretamente (fluxo x tempo = volume).

É indicada em presença de atelectasia, ou em condições que a predisponham, como as cirurgias torácica e abdominal superior, ou as realizadas em pacientes com doença pulmonar obstrutiva crônica. Também tem indicação no distúrbio pulmonar restritivo, com quadriplegia e/ou diafragma disfuncional.

A EI é uma modalidade simples e relativamente segura, sendo poucas as situações clínicas que a contraindicam. São citados os pacientes inconscientes ou incapazes de cooperar, os que não podem utilizar adequadamente o dispositivo de EI, mesmo após instrução e os incapazes de gerar inspiração adequada.

A alcalose respiratória aguda é a complicação mais comum durante a realização da técnica e ocorre quando o paciente a executa muito rapidamente. Os sintomas mais frequentemente associados são tonturas e formigamento em torno da boca, facilmente resolvidos com instrução e monitorização cuidadosas do paciente.

A dor no período pós-operatório pode dificultar o exercício, por gerar desconforto durante o esforço inspiratório profundo. Medicações analgésicas, prescritas pela equipe médica, podem minimizar essa situação.

Para que a técnica seja bem-sucedida, é necessário que o paciente receba e entenda as instruções corretamente. Nos que serão submetidos a procedimentos cirúrgicos, a avaliação pré-operatória contribuirá para a otimização do acompanhamento pósoperatório, pois permitirá a determinação inicial dos volumes e capacidades do paciente, bem como orientação e treinamento da técnica. O terapeuta deve sempre observar o desempenho do paciente, durante as primeiras manobras inspiratórias, assegurando-se que a EI seja realizada com respiração diafragmática e com fluxos inspiratórios lentos a moderados. Os lábios devem estar selados em torno da peça bucal. Realiza-se uma apneia de 5 a 10 segundos no volume inspiratório máximo, e expira-se normalmente, permitindo que o paciente descanse de 30 a 60 segundos entre uma manobra e outra. Este período de repouso evita que a manobra seja repetida em frequências elevadas, diminuindo o risco de alcalose respiratória (Figura 30.18).

O número de repetições da manobra varia de acordo com o quadro clínico de cada indivíduo. No entanto, sugere-se que um mínimo de cinco a dez inspirações máximas sustentadas seja realizado a cada hora, já que um indivíduo saudável realiza em média seis inspirações profundas durante este período.

Quando o paciente já apresentar domínio da técnica, poderá realizá-la com supervisão mínima.[42]

Compressão torácica de alta frequência (CTAF)

A compressão (ou oscilação) torácica de alta frequência foi sugerida como uma alternativa de tratamento para pacientes com fibrose cística. O sistema, criado para remoção de secreções das vias aéreas inferiores, consiste em um colete inflável conectado por dois tubos a um gerador de pulso de alta frequência.

Esse gerador insufla e exsufla rapidamente o colete, comprimindo e liberando a parede torácica cerca de 20 a 25 vezes por segundo. A vibração e as mudanças de fluxo induzidas pelo colete interferem na reologia do muco, tornando-o menos espesso, favorecendo seu descolamento da parede torácica e melhorando sua transportabilidade até vias aéreas proximais, quando poderá ser removido pela tosse ou aspiração.[3,23,43,44,45] A frequência ótima para que este fato ocorra é de 13 Hz, que corresponde à frequência fisiológica dos batimentos ciliares. Mas uma variação entre 5 e 22 Hz, em função de um menor fluxo expiratório máximo ou de uma vibração vocal obtida durante a fase de compressão, constituem boa referência clínica de eficácia.[3]

O tratamento não requer posicionamento específico ou associação com outras técnicas e deve ter duração média de 15 a 20 minutos. A vantagem desse método vibratório reside em seu efeito generalizado sobre a árvore traqueobrônquica.

Quando comparado às técnicas convencionais, o sistema mostrou diferenças significativas na quantidade de muco expectorado[46] e na função pulmonar (CVF e FEV1).[47] Mas não houve diferenças significativas na função pulmonar ou no escore clínico, quando comparado ao PEP vibratório.[48] O CFTA mostrou-se menos efetivo que o CAR, no que diz respeito ao volume de secreção expectorada e função pulmonar.[49]

É indicado para crianças a partir de três anos de idade,[44,45] portadoras de doenças pulmonares crônicas e doenças neuromusculares, entre outras. Não necessita supervisão direta de profissionais de saúde ou cuidadores, promovendo autonomia e independência ao paciente adolescente e adulto jovem[3] e, portanto, maior aderência ao tratamento.

É contraindicado em pacientes com traumas de cabeça ou pescoço não estabilizados, hemorragia ativa com instabilidade hemodinâmica, pneumotórax, hemoptise ou parada cardíaca nos últimos trinta dias.[50]

Existem vários modelos à disposição no mercado, como *Modified Vest™ System*, *LINK Vest™ Airway Clearance System*, o *Vest™ Airway Clearance System*, e o *ThAIRapy® Vest System*, fabricados pela Advanced Respiratory (St. Paul, MN) e o *Medpulse™ Respiratory Vest System*, fabricado pela Electromed, Inc. (Minnetonka, MN).[34]

CONCLUSÕES

Neste capítulo foram apresentadas várias técnicas de fisioterapia respiratória descritas na literatura. Diante de todas elas frequentemente nos perguntamos qual seria a ideal para o tratamento do nosso paciente?

Qual ou quais técnicas indicar? Para que tipo de paciente? Em qual momento? Quando é necessário modificá-la?

Para facilitar esse raciocínio, Postiaux[2] nos propõe que, se pensarmos no princípio fisiológico de cada técnica atual de fisioterapia respiratória, pode-

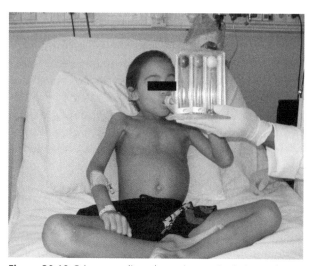

Figura 30.18 Criança realizando espirometria de incentivo.

remos observar que existem somente quatro tipos de modos ventilatórios: inspiração lenta ou forçada e expiração lenta ou forçada, todos baseados na fisiologia respiratória do ser humano. Quanto às técnicas instrumentais, ele as considera como uma combinação de técnicas, como por exemplo, o *Flutter*, que combina vibração com fluxo expiratório lento ou forçado.

Pensando dessa forma, basta entender o princípio fisiológico de cada técnica, a fisiopatologia da doença apresentada, respeitar a faixa etária e adequar, nesse leque de técnicas apresentadas, ou dentre muitas outras que possam surgir, qual é ou quais são as mais indicadas para seu paciente, no momento da sua terapia.

Pesquisas científicas devem ser realizadas na tentativa de validar as técnicas atuais e instrumentais, ainda pouco estudadas.

É impossível dizer que uma técnica supera a outra. Todas são eficientes, desde que o terapeuta consiga seu objetivo e o paciente recupere seu bem-estar. Independentemente da idade ou do estado de consciência, o paciente sempre nos mostra se a terapia está ou não adequada às suas necessidades. Cabe ao fisioterapeuta perceber esses sinais, a fim de tornar sua terapia mais eficaz, otimizando seu tratamento, sempre em benefício de seu paciente.

REFERÊNCIAS BIBLIOGRÁFICAS

1. Oberwaldner B. Physiotherapy for airway clearance in paediatrics. Austria: Eur Respir J 2000; 15: 196-204.

2. Gursli S, Gupta S, Flores A. Physiotherapy all over the world. Physiotherapy in the treatment of cystic fibrosis. (IPG/CF) 3ed.; 2002.

3. Postiaux G. Kinésithérapie Respiratoire de L'Enfant. Les téchniques de soins guidées par l'auscultation pulmonaire. 2ed. Belgique. De Boeck Université; 2000.

4. Feltrim MI, Parreira V. Fisioterapia respiratória. Consenso de Lyon. 1994-2000. São Paulo; 2001.

5. Lannefors L, Button BM, Mcllwaine M. Physiotherapy in infants and young children with cystic fibrosis: current practice and future developments. J R Soc Med 2004; 97 (suppl. 44): 8-25.

6. Davies H, Helms P, Gordon J. Effect of posture on regional ventilation in children. Pediatr Pulmonol 1992; 12: 227-32.

7. Gumery L, Dodd M, Parker A, Prasad A, Pryor J, Kennedy N. Clinical guidelines for the physiotherapy management of cistic fibrosis. Recommendations of a working group. Association of chartered physiotherapists in cystic fibrosis (ACPCF). Cystic fibrosis trust. London; 2002. www.cftrust.org.uk

8. Pryor JA, Webber BA. Fisioterapia para problemas respiratórios e cardíacos. 2ed. Rio de Janeiro: Guanabara Koogan; 2002.

9. Vinçon C, Fausser C. Kinésithérapie Respiratoire en Pédiatrie. Paris: Masson; 1989; 41-59. v.1.

10. Sibuya M, Yamada M, Kanamaru A, Tanaka K, Suzuki H, Noguchi E, et al. Effect of chest wall vibration on dyspnea in patients whith chronic respiratory disease. Am J Respir Crit Care Med 1994; 149: 1235-40.

11. Barthe J. Justifications cliniques, paracliniques et expérimentales du bien-fondé de l'accélération du flux expiratoire. Résultats. Cah Kinésithér 1998; 192(4): 23-34.

12. Barthe J. Kinésithérapie de la mucoviscidose. Kinésithér Sci 1976; 142.

13. Wils J, Lepresle C. Accélération du flux expiratoire. 3ème journées de kinésithérapie en réanimation. Paris; 1989.

14. Wils J. L'accélération du flux expiratoire chez l'adulte: technique de désencombrement bronchique. Paris, Cah Kinésithér 1998; 192(4): 1-13.

15. Barthe J, Binoche C, Brossard V. Pneumokinésithérapie. Paris: Doin Editeurs; 1990.

16. Delaunay J-P. Conférence de consensus en kinésithérapie respiratoire. Place respective des différentes techniques non instrumentales de désencombrement bronchique. Paris: Cah Kinésithér 1998; 192(4): 14-22.

17. Conférence de Consensus sur la Kinésithérapie Respiratoire. Lyon, 2 et 3 décembre, 1994. Kinésithérapie Scientifique, Paris, 1995; 344: 45-54.

18. Postiaux G, Lens E. De ladite "Accélération du Flux Expiratoire(AFE)": où forced is...fast (Expiration Technique-FET)! Ann Kinésithér 1992; 19(8): 411-27.

19. Demont B, Vinçon C, Cambas CH, Bailleux S. Effets de la technique d'augmentation du flux expiratoire sur la resistance du systeme respiratoire et la SaO_2, du premature a l'enfant a terme. Kinéréa 1996; 1: 8-10.

20. Bernard-Narbonne F, Daoud P, Castaing H, Rousset A. Efficacité de la kinésithérapie respiratoire chez des enfants intubés ventilés atteints de bronchiolite aiguë. Archives de Pédiatrie 2003; 10: 1043-7.

21. Barthe J, Trucas MF, Delaunay JP, Delamarche P. Techniques de kinésithérapie dans les maladies sécrétantes. Kinésithér Sci, 1972, 1979.

22. Postiaux G. Des techniques expiratoires lentes pour l'épuration des voies aériennes distales. Ann Kinésithér 1997; 24(4): 166-77.

23. Main E, Prasad A, van der Schans C. Conventional chest physiotherapy compared to other airway clearance techniques for cystic fibrosis (Cochrane Review). In: The Cochrane Library, Issue 1, 2005. Oxford: Update Software.

24. Pryor JA, Webber BA, Hodson ME, Batten JC. Evaluation of forced expiration tecnique as an adjunct to postural drainage in treatment of cystic fibrosis. British Medical Journal 1979; 2: 417-8.

25. Wilson GE, Baldwin AL, Walshaw MJ. A comparison of traditional chest physiotherapy with the active cycle of breathing in patients with chronic suppurative lung disease. European Respiratory Journal 1995; 8(19): 171 S.

26. Hofmeyer JL, Webber BA, Hodson ME. Evaluation of positive expiratory pressure as an adjunct to chest physiotherapy in the treatment of cystic fibrosis. Torax 1986; 41: 951-4.

27. Pryor JA, Webber BA, Hodson ME, Warner JO. The Flutter VRP1 as an adjunct to chest physiotherapy in cystic fibrosis. Respiratory Medicine 1994; 88: 677-88.

28. Pike SE, Machin AC, Dix KJ, Pryor JA, Hodson ME. Comparison of Flutter VRP1 and forced expirations (FE) with active cycle of breathing tecniques (ACBT) in subjects with cysitic fibrosis. The Netherlands Journal of Medicine 1999; 54 (suppl): S55.

29. Pryor JA, Parker RA, Webber BA. A comparison of mechanical and manual percussion as adjuncts to postural drainage in the treatment of cystic fibrosis in adolescents and adults. Physiotherapy 1981; 67: 140-1.

30. Webber BA. Hofmeyr JL. Morgan MDL, Hodson ME. Effects of postural drainage, incorporating the forced expiration technique, on pulmonary function in cystic fibrosis. British Journal of Diseases of the Chest 1986; 80: 353-9.

31. Pryor JA, Webber BA, Hodson ME. Effect of chest physiotherapy on oxygen saturation in patients with cystic fibrosis. Thorax 1990; 45: 77.

32. Postiaux G, Lens E, Alsteens G, Portelange P. Efficacité de l'expiration lente totale glotte ouverte en décubitus latéral (ELTGOL): sur la toilette en périphérie de l'arbre trachéobronchique. Ann Kinésithér 1990; 17(3): 87-99.

33. Postiaux G. Kinésithérapie respiratoire et auscultation pulmonaire. Nouvelles approches cliniques, methodologiques et technologiques chez l'adulte, l'enfant et le nourrisson. Bruxelles: De Boeck-Université; 1990.

34. Cigna Healthcare Coverage Position Airway Clearance Devices in the Ambulatory Setting Revised 5/15/2005.

35. Thompson CS, Harrison S, Ashley J, Day K, Smith DL. Randomised crossover study of the Flutter device and the active cycle of breathing technique in non-cystic fibrosis bronchiectasis. Thorax 2002; 57: 446-8.

36. Althaus P. Place de l'aide instrumentale dans le traitement de la mucoviscidose. Rev Mal Respir 2003; 20: 3S194-3S200.

37. www.ncs.ind.br. 10/11/2005.

38. www.dhd.com. 10/11/2005.

39. UCSF Acapella. The Medical Center at the University of California, San Francisco. Respiratory Care Service. Policy and Procedure. 601-442-006A.

40. Volsko TA, DiFiore JM, Chatburn RL. Performance comparison of two oscillating positive expiratory pressure devices: acapella versus flutter. Respir Care 2003; 48(2): 124-30.

41. Hsu LL, Batts BK, Rau JL. Positive expiratory pressure device acceptance by hospitalized children with sickle cell disease is comparable to incentive spirometry. Respir Care 2005; 50(5): 624-27.

42. Scanlan CL, Wilkins RL, Stoller JK. Fundamentos da Terapia Respiratória de Egan. 7ed. São Paulo: Manole; 2000: 797-816.

43. Hess DR. The evidence for secretion clearance techniques. Respir Care 2001; 46(11): 1276-92.

44. Shelton K. Airway clearance: something for everyone. The Cystic Fibrosis Center at Stanford. Cystic Fibrosis News. 2004. Accesso em: março de 2005. URL: http://cfcenter.stanford.edu/CFnews1.html#AirClear.

45. Wagener JS, Headley AA. Cystic fibrosis: current trends in respiratory care. Respir Care 2003; 48(3): 234-47.

46. Kluft J, Becker L, Castagnino M, Gaiser J, Chaney H, Fink RJ. A comparison of bronchial drainage treatments in cystic fibrosis. Pediatr Pulmonol 1996 Oct; 22(4): 271-4.

47. Warwick WJ, Hansen LG. The long-term effect of high-frequency chest compression therapy on pulmonary complications of cystic fibrosis. Pediatr Pulmonol 1991; 11(3): 265-71.

48. Oermann CM, Sockrider MM, Giles D, Sontag MK, Accurso FJ, Castile RG. Comparison of high-frequency chest wall oscillation and oscillating positive expiratory pressure in the home management of cystic fibrosis: a pilot study. Pediatr Pulmonol 2001 Nov; 32(5): 372-7.

49. Phillips GE, Pike SE, Jaffe A, Bush A. Comparison of active cycle of breathing and high-frequency oscillation jacket in children with cystic fibrosis. Pediatr Pulmonol 2004 Jan; 37(1): 71-5.

50. Hayes Update™. High-Frequency Chest Wall Compression for Cystic Fibrosis. Lansdale, PA: HAYES, Inc.; 2004 Jun 22.

31

MONITORAÇÃO RESPIRATÓRIA E HEMODINÂMICA EM PEDIATRIA E NEONATOLOGIA

ALINE AMORIM AMARAL CARDOSO

A palavra *monitor* apresenta o seguinte significado: "pessoa ou aparelho cuja função é a de fornecer relatórios contínuos ou periódicos, baseados no rastreamento ou em mensurações referentes à saúde ou a um risco de seguro".

Assim, o processo de monitoração respiratória e hemodinâmica consiste em avaliar constantemente os dados vitais, o comportamento hemodinâmico e as condições respiratórias em resposta à terapêutica utilizada.

Essas mensurações podem ser realizadas por meio de métodos invasivos e não invasivos, conforme o dado a ser avaliado. Os dados devem ser de fácil acesso e de rápida interpretação. Hoje contamos com vários equipamentos que possuem *softwares* especializados e precisos, muito sensíveis a qualquer alteração do organismo, porém a observação clínica ainda é um grande coadjuvante para a propedêutica e o tratamento do paciente.

MONITORAÇÃO RESPIRATÓRIA

Frequência respiratória

A contagem da frequência respiratória é um dos dados para avaliar a insuficiência respiratória. Deve-se verificar a quantidade de incursões torácicas em 1 minuto, pois em crianças prematuras o padrão respiratório é irregular, e a técnica de contar a frequência em 30 segundos e multiplicá-la por dois pode dar um falso resultado. Este procedimento deve ser realizado com o tórax desnudo.

Com o aumento da idade, a frequência respiratória diminui em razão de várias alterações no organismo, como aumento do número de alvéolos, maturidade do córtex cerebral e reorganização das fibras tipo I do diafragma. Essas fibras são de contração lenta, de metabolismo oxidativo e pouco fadigáveis. Já as fibras tipo II, subdivididas entre A, B e C, são de contração rápida, metabolismo glicolítico e fadigáveis. Existem proporções diferentes dessas fibras entre recém-nascidos e crianças da segunda infância. Os prematuros possuem 10% de fibras tipo I, os de termo 25%, os lactentes de três meses 40%, e as crianças de sete a oito anos de 50 a 55%, que são na mesma proporção entre as dos adultos. Com o equilíbrio dessas quantidades de fibras, a potência e a resistência do músculo aumentam, diminuindo o número de contrações por unidade de tempo (Tabela 31.1).

Tabela 31.1 Relação idade x frequência respiratória

Idade	Frequência respiratória
RN pré-termo	40–60 rpm
RN a termo	38–42 rpm
3 meses	30–35 rpm
6 meses	24– 29 rpm
1 ano	23–24 rpm
5 anos	18–22 rpm
15 anos	16–18 rpm

A análise do ritmo ventilatório pode ser considerada na verificação da frequência respiratória. A taquipneia é caracterizada pela frequência respiratória elevada com volume corrente baixo. A bradpneia, ao contrário, ocorre com frequência respiratória inferior aos limites da normalidade. A pausa respiratória é considerada por um ritmo irregular com momentos de interrupção da respiração com menos de 20 segundos e, a seguir, movimentos irregulares, sem repercussões hemodinâmicas. A apneia é a interrupção da ventilação por mais de 20 segundos, com repercussões hemodinâmicas.

É comum em bebês prematuros ou a termo com quadros infecciosos o aparecimento de alterações do ritmo respiratório, como bradpneia, pausa respiratória ou apneia. Portanto, a atenção à frequência respiratória não está somente nos valores que ultrapassam os preditos, mas também naqueles que não atingem os valores normais.

Padrão respiratório

Durante a gestação, todo o sistema respiratório é formado precocemente. Na 16ª semana, ocorre o estágio pseudoglandular com a formação completa das vias aéreas. Entre a 16ª e a 24ª semana, ocorre o aumento das vias condutoras, que é denominado estágio canicular. No período entre a 24ª e a 36ª semana, as vias pré-acinares crescem e ocorre a formação dos ácinos. A partir da 28ª semana aparecem os alvéolos.

Quanto aos músculos respiratórios no recém-nascido, o diafragma se insere de forma quase horizontal, em razão de a caixa torácica ser de forma mais circular, diferentemente da do adulto, que é mais elipsoide. Assim, ocorre a diminuição da força de contração, que leva as costelas inferiores a se movimentarem para dentro da caixa torácica. A falta do tônus abdominal também é um fator que contribui para o padrão respiratório abdominal, pois a pressão intra-abdominal não é suficiente para exercer um mecanismo de freio ao diafragma, fazendo que haja uma descida mais lenta e gradual. Os músculos intercostais externos estão inseridos nos bordos inferiores de cada uma das onze primeiras costelas, e, quando se contraem, elevam o gradil costal, o que auxilia a inspiração. Ao inverso, os músculos intercostais internos, quando se contraem, deprimem as costelas, auxiliando a expiração. No movimento respiratório, existe a atuação de vários músculos acessórios, entre eles: escalenos, esternoclideomastóideos e paravertebrais. Cada músculo possui as seguintes funções:

- Escalenos: elevam e fixam as duas primeiras costelas.
- Esternocleidomastóideos: elevam o esterno e aumentam o diâmetro anteroposterior.
- Paravertebrais: fixam as costelas em sua face posterior e mantêm a estrutura do tórax.

Recém-nascidos e lactentes possuem o padrão respiratório de predomínio abdominal, ao passo que crianças acima de três anos possuem o padrão toracoabdominal, em razão dos ajustes posturais e do fortalecimento dos grupos musculares, tais como os abdominais.

Na insuficiência respiratória, um dos primeiros sinais é a elevação da frequência respiratória, em que há um grau de exigência maior dos grupos musculares e ocorrem as retrações subdiafragmáticas, intercostais, xifóideas, elevação da asa do nariz e balanço da cabeça, principalmente em recém-nascidos, por causa da contração exacerbada dos músculos acessórios.

Um dos escores que auxiliam na avaliação do desconforto respiratório do recém-nascido é o Boletim de Silverman-Andersen (Tabela 31.2), no qual se atribui uma nota de 0 a 2, conforme a situação.

Tabela 31.2 Boletim de Silverman-Andersen

Dados	Sincronismo toracoabdominal	Tiragem intercostal	Retração xifóidea	Batimento de asa do nariz	Gemido
0	Sincronismo	Ausente	Ausente	Ausente	Ausente
1	Assincronismo moderado	Moderado	Moderado	Moderado	Audível com estetoscópio
2	Assincronismo acentuado	Acentuado	Acentuado	Acentuado	Audível sem estetoscópio

Oximetria de pulso

A oximetria de pulso é um dos métodos não invasivos mais utilizados nos departamentos de terapia intensiva adulta e pediátrica. Ela fornece uma estimativa da saturação da oxiemoglobina por meio da pletismografia. O equipamento possui monitor, cabo e sensor, com uma fonte de luz e um fotodetector. O sensor, quando acoplado ao paciente, emite pela fonte de luz duas ondas, uma vermelha e outra infravermelha. Na sístole, os capilares estão com volume de sangue maior, e a captação de luz pelo fotodetector é menor. O inverso acontece na diástole, e por essa diferença de captação da luz se dá a mensuração do pulso. Já a porcentagem de hemoglobina oxidada é quantificada pelo número de moléculas que captam a luz infravermelha, pois as moléculas de oxiemoglobina reduzida captam a onda de luz vermelha. Muitos monitores hoje possuem a monitoração cardíaca, a oximetria e a aferição da pressão arterial não invasiva. A curva no gráfico estará adequada quando o cume da curva de oximetria estiver alinhado à espícula do complexo QRS da monitoração cardíaca (Figura 31.1).

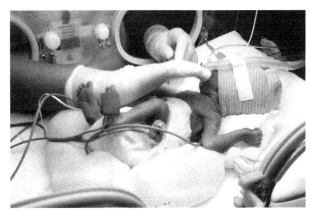

Figura 31.2 Posicionamento do sensor do oxímetro em bebês.

O sensor deve ser posicionado nas extremidades dos dedos dos pés ou das mãos, na região anterior dos pés ou no lóbulo da orelha. Em bebês, o sensor tem um melhor posicionamento nos pés (Figura 31.2). Existem também equipamentos portáteis (Figura 31.3) que são uma peça única e devem ser colocados nos dedos das mãos. Porém, a sua monitoração para recém-nascidos e lactentes é ineficiente por causa da condição anatômica do aparelho e pelo tamanho dos dedos dos bebês, mas em crianças maiores que três anos são de grande utilidade.

A oximetria de pulso é um grande coadjuvante na monitoração de pacientes em ventilação mecânica, no desmame ventilatório ou em uso de oxigenoterapia. Em crianças que possuem refluxo gástrico esofágico de grande repercussão, está indicada a monitoração, pois é frequente o quadro de queda de saturação no momento do refluxo, segundo Meyer et al.[2]

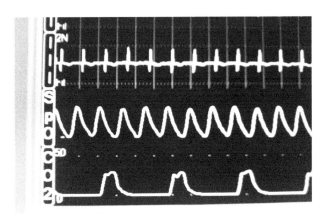

Figura 31.1 Curva da oximetria.

Tabela 31.3 Fatores que impedem a precisão da mensuração da saturação da oxiemoglobina

Fator	Efeito
Agitação e mau posicionamento do paciente	Deslocamento do sensor, *erro na leitura*
Hipotermia, vasoconstrição, hipotensão e ausência de pulso	Ocorre vasoconstrição da região periférica, diminuição do fluxo, *erro na leitura*
Esmalte na unha e pele escura	Fotodetector não capta os feixes de luz infravermelha, *falso resultado baixo*
Luz ambiente, aumento da carboxiemoglobina e meta-hemoglobina	A molécula de hemoglobina mantém uma ligação estável com o oxigênio, e o sensor capta mais moléculas irradiadas com luz infravermelha, *falso resultado alto*

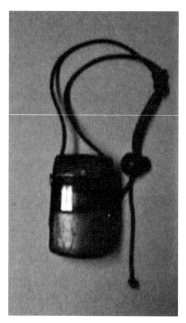

Figura 31.3 Oxímetro portátil.

Em crianças com respiração periódica, o estudo de Razi et al.[7] demonstrou que 32% dos pré-termos estudados tinham queda de saturação por causa da respiração periódica.

Apesar de a oximetria de pulso ser uma monitoração amplamente utilizada, existem alguns fatores que a impedem de ser precisa (Tabela 31.3).

Capnometria e capnografia

A capnometria é o registro gráfico da mensuração do dióxido de carbono CO_2 exalado (Pet CO_2) no final da expiração. Trata-se de uma monitoração não invasiva do CO_2, de grande utilidade para os pacientes que estão adaptados à prótese ventilatória.

A leitura do CO_2 exalado pode ser feita por meio da técnica de espectometria de massa ou absorção de luz infravermelha, esta geralmente mais usada devido ao seu baixo custo. Adapta-se um sensor na porção final do tubo endotraqueal dos pacientes que estejam sob ventilação mecânica (Figura 31.4). Em um lado do sensor, é emitida a luz infravermelha e, no outro lado, faz-se a leitura. O CO_2 absorve a luz numa faixa estreita de comprimento de onda. O vapor de água interfere na leitura do sensor; assim, a maioria dos sensores é aquecida. Os sensores devem ser calibrados na instalação, no paciente e em cada alteração da FiO_2.

Alguns trabalhos têm demonstrado que o uso da capnografia com a oximetria diminui muito o número de punções arteriais.

A capnografia pode ser instalada em qualquer paciente que esteja sob ventilação mecânica, mas principalmente naqueles que necessitam de um controle mais rigoroso da medida do CO_2, como pacientes com enfermidades neurológicas (TCE, AVC e pós-operatórios de cirurgias neurológicas) e enfermidades respiratórias (síndrome da angústia respiratória, crise asmática ou DPOC descompensada, grandes pneumonias, entre outros).

Em pacientes sem alteração do quadro respiratório, a diferença entre a $PaCO_2$ e a $EtCO_2$ é de 4 a 6 mmHg. O aumento dessa diferença pode estar relacionado com patologias que aumentam o espaço morto; essa diferença é explicada pelo ar proveniente das unidades alveolares não perfundidas.

Nessa monitoração, além de avaliar os valores do $EtCO_2$, podemos analisar o tipo de curva do cap-

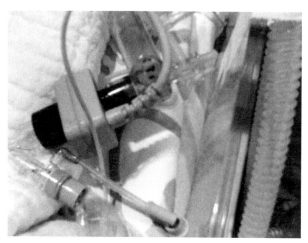

Figura 31.4 Sensor do capnógrafo na porção distal do tubo traqueal.

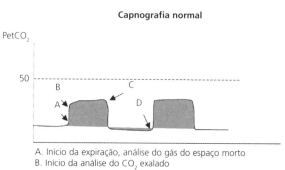

A. Início da expiração, análise do gás do espaço morto
B. Início da análise do CO_2 exalado
C. Início da inspiração
D. Início novamente da expiração

Figura 31.5 Capnografia normal.

nógrafo. As alterações da curva dão margem à interpretação de alterações ocorridas no sistema respiratório.

A seguir serão apresentados exemplos de curvas do capnógrafo.

Capnografia normal

Na Figura 31.5, encontramos quatro pontos na curva (A, B, C, D). O ponto A é o momento em que se inicia a expiração. O segmento A-B é a análise do CO_2 que está no espaço morto. A partir do ponto B, inicia-se a análise do CO_2 exalado até o ponto C, que é cume máximo de CO_2. Inicia-se então a inspiração, na qual ocorre uma queda abrupta do CO_2 e um declínio na curva até o ponto D, representado pelo início de uma nova expiração.

Curva com achatamento do segmento A-B

Ocorre uma lentificação da subida do CO_2 (segmento A-B), demonstrando uma dificuldade na expiração; pode estar acompanhada do processo gradual de subida do $EtCO_2$. Isso pode significar um broncoespasmo ou uma obstrução parcial da cânula, esquematicamente representada na Figura 31.6.

Curva com progressivo aumento do $PetCO_2$ e encurtamento do segmento C-D

Pode ocorrer por válvulas expiratórias bloqueadas ou por espaço morto excessivo, demonstrando reinalação do CO_2. Acontece uma pequena queda do segmento C-D e logo ocorre a expiração novamente, acrescendo os valores de $PetCO_2$ (Figura 31.7).

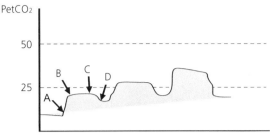

A. Início da expiração
B. Início da análise do CO_2 exalado
C. Início da inspiração
D. Início novamente da expiração

Figura 31.7 Curva com achatamento do segmento C-D e aumento do $PetCO_2$.

Presença de espículas negativas no segmento B-C

Na curva do capnógrafo, no segmento B-C aparece uma espícula em direção inferior (*curare cleft*), detectando que no meio da fase expiratória houve uma incursão inspiratória, que pode indicar recuperação de um bloqueio neuromuscular ou assincronia com ventilador (Figura 31.8).

Curvas com decréscimo do segmento B-C e do segmento C-D

Pode ocorrer por oscilações cardiogênicas causadas pelo aumento e decréscimo rítmico do volume intratorácico de cada ciclo. O segmento da curva B-C-D apresenta-se de forma irregular e com tendência a um declínio (Figura 31.9).

Quedas abruptas dos valores de CO_2, mas que não alcançam o zero, podem significar desconexão dos circuitos, pois é feita uma análise parcial do CO_2.

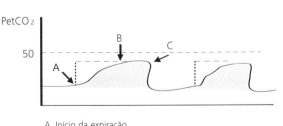

A. Início da expiração
B. Início da análise do CO_2 exalado
C. Início da inspiração
Linha tracejada, capnografia normal

Figura 31.6 Curva com achatamento do segmento A-B.

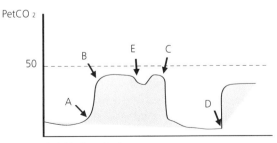

A. Início da expiração
B. Início da análise do CO_2 exalado
C. Início da inspiração
D. Início novamente da expiração
E. Presença da espícula negativa

Figura 31.8 Espículas negativas no segmento C-D.

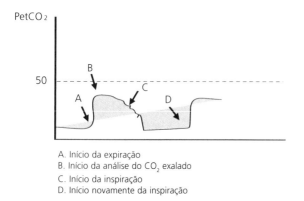

A. Início da expiração
B. Início da análise do CO_2 exalado
C. Início da inspiração
D. Início novamente da inspiração

Figura 31.9 Decréscimo do segmento B-C-D.

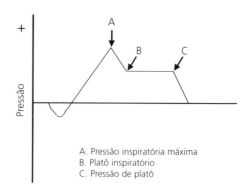

A. Pressão inspiratória máxima
B. Platô inspiratório
C. Pressão de platô

Figura 31.10 Pausa inspiratória e pressão de platô.

O capnógrafo também pode monitorar outras situações, como a parada cardiorrespiratória e intubação do esôfago, em que se encontra a curva com achatamento do segmento B-C-D próxima a zero.

Mecânica respiratória

A avaliação da mecânica respiratória auxilia muito os pacientes que possuem tempo prolongado na ventilação mecânica, pois avalia a força dos músculos respiratórios, a mecânica torácica e o *drive* respiratório. Analisaremos os aspectos práticos de mensuração.

Complacência

A complacência é resultante da variação de volume que ocorre dentro dos pulmões, em detrimento da alteração de uma determinada pressão.

Nos pacientes com prótese ventilatória, pode-se analisar dois aspectos da complacência: a estática e a dinâmica.

Complacência estática

É a medida da pressão na via aérea necessária para equilibrar os pulmões e a caixa torácica no fim da inspiração, após a entrada do volume inspiratório, menos a quantidade de pressão positiva final (PEEP), necessária para manter o sistema expandido. Leva-se em consideração a medida da pressão de platô que é obtida no modo de volume controlado, fluxo inspiratório constante (onda quadrada) associado a uma pausa inspiratória de 1 a 2 segundos (Figura 31.10). Para tanto, é necessário que o paciente esteja sedado e curarizado.

A complacência estática leva em consideração todas as forças que se opõem ao pulmão e à caixa torácica. É compreendida pela fórmula:

$$C_{est} = \frac{\text{Volume corrente}}{\text{Pressão de platô} - \text{PEEP}}$$

Seus valores normais em pediatria são:

- Recém-nascidos: de 2 a 4 ml/cmH_2O.
- Lactentes: de 5 a 10 ml/cmH_2O.
- Crianças: de 15 a 50 ml/cmH_2O.

Complacência dinâmica

A complacência dinâmica leva em consideração a complacência dos circuitos do ventilador, da parede do tórax, dos pulmões e a resistência do fluxo aéreo, e define a propriedade elástica dos pulmões. Para sua medida, não é necessário que o paciente esteja sedado ou em um modo ventilatório controlado. Seus valores são um pouco mais baixos do que os valores da complacência estática. É compreendida pela fórmula:

$$C_{din} = \frac{\text{Volume corrente}}{\text{Pressão de pico} - \text{PEEP}}$$

Alguns ventiladores possuem monitores de medida de complacência tanto estática quanto dinâmica. A curva inspiratória possui uma característica ascendente, enquanto a expiratória possui uma característica descendente (Figura 31.11).

Resistência

A medida de resistência é importante para identificar a condição em que o fluxo de ar trafega pelas

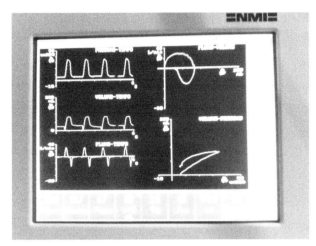

Figura 31.11 Curva de complacência dinâmica e estática.

vias aéreas. Se existe uma resistência aumentada, isso significa que o fluxo passa com maior lentidão pelas vias aéreas, podendo comprometer a ventilação e a oxigenação. Nessa situação, devemos rever o ajuste no ventilador e se o tubo traqueal está adequado ao tamanho da criança. A medida da resistência também ajuda a avaliar se a criança está tendo resposta ao broncodilatador em caso de broncoespasmo.

A resistência é a variação de pressão com a variação de fluxo. O fluxo é definido como variação de volume na unidade de tempo e expresso pela seguinte fórmula:

$$\text{Fluxo} = \frac{\text{Volume corrente}}{\text{Tempo inspiratório}}$$

$$\text{Resistência } (R_{aw}) = \frac{\text{Pressão de pico} - \text{Pressão de platô}}{\text{Fluxo inspiratório} - \text{Pausa inspiratória}}$$

Os valores de referência são:

- Neonatos: de 20 a 40 $cmH_2O/L/s$.
- Crianças: de 10 a 20 $cmH_2O/L/s$.

De acordo com Main et al., em pacientes com prótese ventilatória, a monitoração da resistência e da complacência não é muito precisa quando existe escape de ar pela cânula.[26]

Constante de tempo

A constante de tempo se dá pelo produto entre a resistência e a complacência do pulmão. O insuflar e o desinsuflar dos pulmões dependem dessa relação. No que se refere ao paciente em ventilação mecânica, quantifica-se o valor da constante de tempo para verificar a medida de transferência de pressão dos circuitos do ventilador para as vias aéreas proximais do paciente e o seu equilíbrio nos alvéolos. A fórmula utilizada é:

$$\text{Constante de tempo (Ct)} = \text{Complacência} \times \text{Resistência}$$

Trabalho mecânico da respiração

O trabalho respiratório é o produto entre a pressão gerada pelo volume corrente aplicado durante o ciclo respiratório. Especificamente dois tipos de trabalho são analisados: do ventilador e do paciente.

O trabalho respiratório do paciente avalia a quantidade de trabalho que os músculos respiratórios fazem para mobilizar um determinado volume de gás em uma respiração espontânea. O trabalho do ventilador é a força que o equipamento faz para mobilizar o gás para os pulmões quando a parede torácica está relaxada.

Vários fatores podem aumentar o trabalho do paciente, como válvulas de demanda com baixa sensibilidade, assincronia com o ventilador, modo ventilatório inadequado, entre outros. Já o aumento do trabalho do respirador se dá pela variação dos níveis de complacência e resistência e esforço do paciente.

A diferença entre o trabalho do respirador e o trabalho do paciente pode ser analisada para a descontinuação da prótese ventilatória. Em adultos, o trabalho do paciente é de 0,3 a 0,6 J/L, estando o desmame indicado a partir de 0,75 J/L. A equação que expressa o trabalho é:

$$\text{Trabalho } (W_{OB}) = \text{Pressão} \times \text{Volume corrente}$$

Fração de tempo respiratório

A fração de tempo respiratório é a relação entre o tempo inspiratório e o tempo total, e indica a resistência ao trabalho respiratório. É expressa pela seguinte fórmula:

$$\text{Fração de tempo respiratório} = \frac{T_i}{T_{tot}}$$

O aumento do tempo total indica o aumento do trabalho respiratório, podendo haver suspeita de presença de auto-PEEP, desnutrição, assincronia com ventilador, entre outros.

Auto-PEEP

A auto-PEEP, ou hiperinsuflação dinâmica, ocorre quando o intervalo de tempo entre as inspirações não é suficiente para restabelecer o equilíbrio das pressões do sistema respiratório, ou seja, uma pressão positiva intrapulmonar permanece em razão de um tempo expiratório insuficiente. Alguns fatores, como tempo expiratório curto, frequência respiratória elevada e aumento do trabalho respiratório do paciente, levam à presença de auto-PEEP, que pode acarretar danos à condição hemodinâmica do paciente. Uma das formas de monitorar é por meio da curva fluxo-tempo proporcionada por alguns ventiladores (Figura 31.12).

Índice de respiração rápida e superficial

Durante o desmame difícil, uma das falhas que acontece é o aumento da frequência respiratória. Tobin et al. desenvolveram esse índice para avaliar o sucesso do desmame. Em adultos, um índice menor que 100 rpm/L indica uma grande probabilidade de sucesso do desmame. A expressão é:

$$\text{Índice de respiração rápida e superficial} = \frac{FR}{V_t}$$

Pressão de oclusão traqueal (P0.1)

É a medida do *drive* neural, que estimula a força da musculatura inspiratória, definida como a pressão necessária para ocluir as vias aéreas em um período de 100 ms. Alguns ventiladores microprocessados já fazem hoje a leitura desse componente.

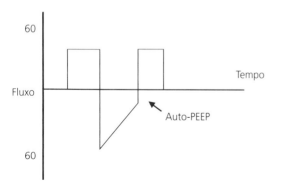

Figura 31.12 Auto-PEEP – Curva fluxo-tempo.

Monitoração transcutânea de oxigênio e dióxido de carbono

Esse é um método não invasivo de monitoração. Eletrodos são acoplados na pele do paciente. Essa monitoração utiliza a técnica de espectrômetro de massa, cromatografia e sensores eletroquímicos.

Trata-se de um método que varia muito conforme o débito cardíaco e a espessura da pele. É utilizado mais em recém-nascidos. O sensor é aquecido e, às vezes, podem ocorrer queimaduras na pele.

Num estudo de Berkenbosch e Tobias,[13] a monitoração do CO_2 transcutâneo em pacientes em ventilação mecânica de alta frequência demonstrou ser preciso. No estudo de Tobias, o CO_2 transcutâneo em neonatos com insuficiência respiratória é mais sensível que o $EtCO_2$.

MONITORAÇÃO HEMODINÂMICA

Temperatura

A checagem da temperatura no recém-nascido é de vital importância, pois as diferenças de temperatura interferem no metabolismo. No nascimento, as crianças são secadas rapidamente e submetidas a uma fonte irradiadora de calor, para não haver o risco de hipotermia. Os recém-nascidos prematuros possuem grande dificuldade na manutenção da temperatura corpórea por causa da diminuição de tecido adiposo. Em razão disso, é fundamental que eles permaneçam em incubadoras, em um ambiente térmico neutro (ATN). A temperatura correta do ambiente proporciona uma resposta metabólica adequada com mínimo gasto calórico. A temperatura da criança deve permanecer nos limites da normalidade, de 36,3°C a 36,5°C.

A hipotermia provoca um aumento de metabolismo da glicogenólise, que pode ocasionar quadros de hipoglicemia, acarretando lesão neurológica. Em casos de hipotermia severa, ocorre o aumento exacerbado de ácidos graxos livres, que podem levar ao *kernicterus*, que é a impregnação da bilirrubina livre no sistema nervoso. Outra situação comum com o aumento do metabolismo é a redistribuição do débito cardíaco, que provoca uma sobrecarga do sistema cardiorrespiratório, aumentando o fluxo sanguíneo nos órgãos responsáveis pela termogênese e hipóxia tecidual nos restantes. Inicia-se o aumento do metabolismo anaeróbico, que provoca uma acidose metabólica. Pode ocorrer também uma vasoconstrição pulmonar com hipoxemia tecidual. Assim, a hipotermia leva a bradiarritimias, quedas de saturação e maior consumo de oxigênio.

A hipertermia, em geral, está associada a fatores infecciosos e inflamatórios ou a alterações do mecanismo termorregulador do sistema nervoso central. Acarreta alterações metabólicas que levam a um aumento do consumo de oxigênio, da produção de dióxido de carbono, da frequência cardíaca e da frequência respiratória, vasodilatação periférica e desvio da curva de dissociação da hemoglobina para a direita.

As técnicas de monitoração da temperatura são: axilar, relativamente próxima ao meio interno e mais comumente utilizado; retal, oferece a temperatura do meio interno, porém é muito suscetível a infecções e ao risco de perfuração; pele, muito utilizada em recém-nascidos com sensores próprios colocados na região abdominal; esofagiana e da membrana timpânica, refletem bem a temperatura interna, porém pouco utilizados na prática.

Pulso

A checagem do pulso, juntamente com outros dados, fornece informações importantes do sistema cardiovascular. A monitoração do pulso se dá por meio da palpação. São analisados os seguintes parâmetros: frequência, ritmo, amplitude e simetria. Na Tabela 31.4, encontram-se os parâmetros a serem analisados e sua consequente avaliação. As principais artérias a serem palpadas são: pediosa, femoral, braquial, radial e carótida.

Eletrocardiograma

É a monitoração não invasiva do ritmo cardíaco que demonstra o traçado eletrocardiográfico. Fornece dados imediatos de alteração da frequência cardíaca e traçado eletrocardiográfico, o que permite a visualização mais fácil das arritmias cardíacas.

Nas primeiras 24 horas, todo paciente de terapia intensiva é monitorado por eletrodos adesivos colocados na pele. A maioria dos monitores possui a capacidade de armazenamento dos dados, o que possibilita a visualização de eventos anteriores. Existem diferentes valores da frequência cardíaca conforme a idade da criança (Tabela 31.5).

Pressão arterial

A monitoração da pressão arterial pode ser feita por métodos invasivo e não invasivo. O método não invasivo é extremamente utilizado e pode ser aferido com esfignomanômetro ou por meio dos monitores, que utilizam a técnica de insuflação e desinsuflação em um intervalo de tempo (Figuras 31.13 e 31.14). Para uma monitoração adequada, é necessário um manguito no diâmetro correto. Os valores da pressão arterial também mudam conforme a idade (Tabela 31.6).

Tabela 31.4 Parâmetros avaliados na palpação do pulso

Parâmetro	Avaliação
Frequência	Quantidade de batimentos por minuto • Bradicardia ($\downarrow$FC) • Taquicardia ($\uparrow$FC)
Ritmo	Ritmo dos batimentos • Regular • Arrítmico
Amplitude	Intensidade dos batimentos • Amplitude $\downarrow$ (p. ex., choque e estenose aórtica grave) • Amplitude $\uparrow$ (p. ex., persistência do canal arterial e insuficiência aórtica)
Simetria	Correspondência harmônica de segmentos diferentes • Simetria (p. ex., pulso arterial igual ao braquial em ambos os membros) • Assimetria (p. ex., coartação da aorta, o pulso radial é cheio e o femoral e pedioso são fracos ou ausentes)

Tabela 31.5 Valores normais de frequência cardíaca conforme a idade

Idade	Frequência respiratória
Prematuros	100–130–180 bpm
RN a termo	80–120–170 bpm
3 meses	80–120 –160 bpm
6 meses	80–120–160 bpm
1 ano	80–120–160 bpm
5 anos	80–100–120 bpm
15 anos	65–75–90 bpm

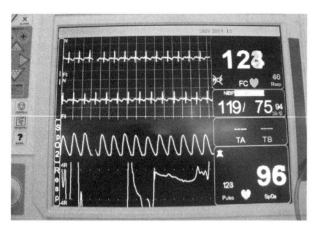

Figura 31.13 Monitor Dixtal demonstrando o valor da pressão arterial.

A monitoração da pressão arterial de forma invasiva é realizada através da cateterização de uma artéria, mais comumente a artéria radial. Esse cateter associado a um sistema fechado é acoplado a um transdutor conectado ao monitor e detecta continuamente as alterações da pressão sistólica, diastólica e pressão média (PAM). Esse tipo de monitoração é indicado para pacientes com choque, em pós-operatório de cirurgia cardíaca ou que necessitam de colheita frequente de gasometria arterial. Seus valores são os mesmos que os do modo não invasivo, com pouca diferença (Figuras 31.15 e 31.16).

As complicações da monitoração invasiva são: isquemia e trombose do membro cateterizado, sangramento, laceração da artéria, aneurisma arterial e infecções.

Débito urinário

A monitoração do débito urinário analisa a perfusão dos pacientes. A associação desse dado com os demais dá uma visão mais ampla de como o paciente está respondendo à terapêutica. É um dado que monitora precocemente sinais de insuficiência renal, com baixo custo. São considerados volumes satisfatórios algo em torno de 1 ml/kg/hora.

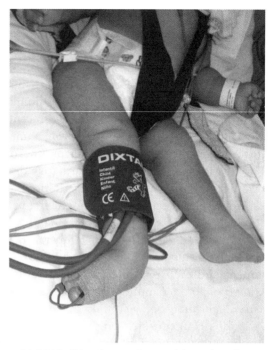

Figura 31.14 Medidor de pressão arterial não invasivo.

Monitoração com cateter de Swan-Ganz

O uso do cateter de Swan-Ganz teve início na década de 1970, com uma monitoração mais eficiente dos pacientes com choque à beira do leito. O cateter de Swan-Ganz é um recurso diagnóstico e não terapêutico. Essa monitoração consiste na passagem de um cateter em um acesso venoso (veias jugulares,

Tabela 31.6 Tamanho do manguito e níveis de pressão arterial associados à idade

Idade	Largura do manguito	Comprimento do manguito	Pressão arterial (sistólica/diastólica)
Prematuro	2,5 cm	5,0 cm	80/45 mmHg
RN a termo	3–4 cm	6–9 cm	80/45 mmHg
3 meses	4–6 cm	11,5–18 cm	90/50 mmHg
6 meses	4–6 cm	11,5–18 cm	90/55 mmHg
1 ano	4–6 cm	11,5–18 cm	90/55 mmHg
5 anos	7,5–9 cm	17–19 cm	70–105/40–75 mmHg
15 anos	11,5–13 cm	22–26 cm	85–130/50–85 mmHg

MONITORAÇÃO RESPIRATÓRIA E HEMODINÂMICA EM PEDIATRIA E NEONATOLOGIA | 397

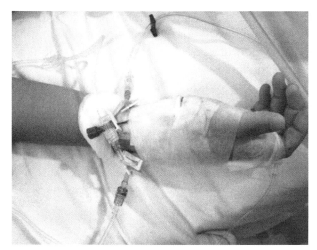

Figura 31.15 Criança com monitoração de pressão arterial invasiva.

subclávias ou femoral e umbilical em recém-nascidos), por via percutânea ou dissecção venosa. O cateter é posicionado na artéria pulmonar e na zona 3 de West, local onde a pressão intra-alveolar é menor que a pressão capilar, o que permite que os capilares estejam sempre abertos e haja transmissão da pressão do átrio esquerdo até a ponta do cateter, sem interferência.

Esse cateter deve estar ligado a uma coluna de água conectada a um transdutor ligado ao monitor. O monitor deve ser calibrado contra a pressão atmosférica, com a coluna de água do transdutor colocada na linha axilar média do paciente. O paciente deverá estar preferencialmente em decúbito dorsal com a cabeceira a 0°. Todas as medidas devem ser feitas com a mesma posição em que o aparelho foi calibrado. Caso haja mudança no posicionamento do paciente ou na altura dos transdutores, deve-se fazer nova calibração. O sistema deve ser rigorosamente observado para verificar se não existem bolhas de ar na coluna de água ou se está completamente cheia.

Para a verificação do posicionamento adequado do cateter, deve se dar um *flush* de soro sob pressão e observar a morfologia da curva, que deve ser em forma de raiz quadrada (Figura 31.17).

Curva A – Curva adequada, sistema fechado, permeável e que permite uma boa propagação da pressão (Figura 31.17A).

Curva B – Curva inadequada, erro na leitura da pressão, superestima a pressão sistólica e subestima a diastólica. Causas mais comuns: pequenas bolhas de ar no sistema ou tubos conectores de fino calibre (Figura 31.17B).

Curva C – Curva inadequada. Pressão sobe e desce lentamente, subestimando a sistólica e superestimando a diastólica. Causas mais comuns: presença de coágulos no sistema, perda de pressão por vazamento e presença de ar no transdutor de pressão (Figura 31.17C).

Nesse procedimento, podemos encontrar complicações em três momentos:

- Complicações relacionadas à punção: pneumotórax, trombose, punção arterial, lesão transitória do plexo braquial, síndrome de Horner, lesão do nervo frênico e embolia gordurosa.
- Complicações relacionadas à passagem do cateter: arritmias, enovelamento do cateter, perfuração da artéria pulmonar e danos nos sistemas valvares.
- Complicações relacionadas à presença do cateter na artéria pulmonar: trombose venosa, sepse, endocardite e infarto pulmonar.

Com o cateter de Swan-Ganz, é possível avaliar as condições circulatórias do organismo, a resposta

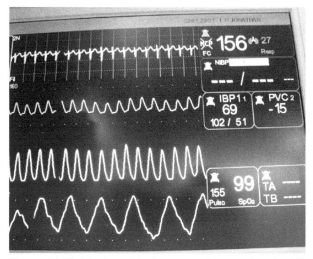

Figura 31.16 Monitor Dixtal mostrando o valor da PAI (pressão arterial invasiva).

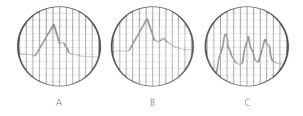

Figura 31.17 Morfologia da curva do cateter de Swan-Ganz.

ao fluxo sanguíneo e a efetiva oxigenação tecidual. Esse recurso está indicado para os casos de infarto agudo do miocárdio que evoluem com hipotensão arterial sem resposta à prova de volume; quadros de instabilidade hemodinâmica que requerem o uso de drogas vasoativas; no choque séptico e cardiogênico; edema pulmonar cardiogênico e não cardiogênico; síndrome da resposta inflamatória sistêmica; síndrome da angústia respiratória; politrauma; grande queimado, entre outros.

A seguir descreveremos as variáveis aferidas pelo cateter de Swan-Ganz.

Débito cardíaco (DC)

O débito cardíaco é o volume de sangue ejetado pelo ventrículo esquerdo na aorta medido em litros por minuto. É o produto do volume sistólico pela frequência cardíaca. Pode ser calculado de forma invasiva por meio do cateter de Swan-Ganz, que com cateteres e monitores apropriados é possível uma avaliação constante do débito cardíaco, ou por meio de um método não invasivo, pelo cálculo do método de Fick expresso pela fórmula:

$$DC = \frac{\text{Consumo de } O_2 \text{ (L/min)}}{D(a - v) O_2}$$

Pelo débito cardíaco calcula-se o índice cardíaco (IC), que permite a comparação dos valores de débito cardíaco em pacientes com diferentes superfícies corpóreas. É expresso pela fórmula:

$$IC = \frac{DC}{\text{Superfície corpórea}}$$

Valores normais: 2,8 a 3,6 $L/min/m^2$

Os parâmetros clínicos relacionados a um baixo débito cardíaco são: rebaixamento do nível de consciência, sudorese, gradiente térmico central e periférico, vasoconstrição periférica e instabilidade hemodinâmica.

Pressão venosa central (PVC)

A pressão venosa central (PVC) reflete o enchimento das câmaras direitas. Pode ser calculada pelo cateter de Swan-Ganz ou pela passagem de um cateter em uma via venosa central. A PVC monitoriza a pré-carga. Ela permite a infusão de drogas e volume de maneira rápida e segura, e coleta do sangue venoso central, importante para o cálculo de extração sistêmica do oxigênio.

As informações da pressão venosa ventral só corresponderão à pré-carga sistêmica se os efeitos da ventilação mecânica forem mínimos e constantes. Portanto, pacientes com altos níveis de PEEP interferem na PVC, pois aumentam-na e diminuem o retorno venoso. Outro fator que deve ser considerado para avaliar a pré-carga é a complacência do ventrículo direito linear e se a pré-carga do ventrículo direito é preditivo da pré-carga do ventrículo esquerdo.

Valores normais: 4 a 8 mmHg

Pressão da artéria pulmonar (PP)

A pressão da artéria pulmonar representa a pressão gerada pela atividade ventricular direita durante o ciclo cardíaco, em oposição à oferecida pela vasculatura pulmonar.

Valores normais: 25/10 mmHg e pressão média (PPm) de 12 a 15 mmHg

Resistência vascular pulmonar (RVP)

A resistência vascular pulmonar representa a resistência oferecida pelos vasos da pequena circulação ao fluxo sanguíneo. A fórmula é obtida também pelo índice cardíaco, resultando no índice da resistência vascular pulmonar (IRVP). É expressa pelas fórmulas:

$$RVP = \frac{(PPm - PCP)}{DC \times 80}$$

Valores normais: de 100 a 300 $dina/s/cm^5$

$$IRVP = \frac{(PPm - PCP)}{IC \times 80}$$

Valores normais: de 255 a 285 $dina/s/cm^5$

Trabalho sistólico do ventrículo direito (TSVD)

É o trabalho realizado pelo ventrículo para impulsionar o volume sistólico do átrio direito com uma pressão menor até a pressão mais elevada da artéria pulmonar. É o parâmetro mais ligado ao inotropismo. É expresso pela fórmula:

$$TSVD = [0,0136(PPm - PVC)] \times VS$$

Valores normais: de 2 a 7 $g/m/m^2$

$$ITSVD = [0,0136(PPm - PVC)] \times IS$$

Valores normais: de 4 a 8 $g/m/m^2$

Pressão de capilar pulmonar (PCP)

É a estimativa da pressão intra-atrial esquerda por meio de cateteres na artéria pulmonar. Considerada como um dos melhores parâmetros para avaliar o edema pulmonar cardiogênico.

Valores normais: de 6 a 12 mmHg

Pressão ventricular esquerda (PVE)

A pressão ventricular esquerda representa a medida da pressão intra-ventricular esquerda durante o ciclo cardíaco. Os valores são dependentes da pré e pós-carga, do estado inotrópico e das valvas.

Valores normais: 120/5 mmHg

Resistência vascular sistêmica (RVS)

É a resistência oferecida pela vasculatura da grande circulação ao fluxo sanguíneo. Já o índice de resistência vascular sistêmica reflete o estado vasomotor da circulação sistêmica. Na presença de vasoconstrição, o índice fica com valores aumentados, diferentemente da vasodilatação em que o índice se apresenta diminuído. Esse índice auxilia na escolha das drogas vasoativas, uma vez que reflete o estado vasomotor da grande circulação. É expresso pelas fórmulas:

$$RVS = \frac{(PAm - PAD)}{DC \times 80}$$

Valores normais: de1.200 a 1.500 $dina/s/cm^5$

$$IRVS = \frac{(PAm - PAD)}{IC \times 80}$$

Valores normais: de 1.800 a 2.200 $dina/s/cm^5$

Trabalho sistólico do ventrículo esquerdo (TSVE)

Reflete o trabalho executado pelo ventrículo esquerdo para impulsionar o volume sistólico de baixo valor da pressão diastólica ventricular, estimada pela pressão de capilar pulmonar até o valor elevado da pressão arterial média. O índice de trabalho do ventrículo esquerdo indica a sua condição inotrópica. Alterações nesse parâmetro podem estar liga-

das à sepse e à isquemia miocárdica. Expresso pelas fórmulas:

$$TSVE = [0,0136 \times (PAm - PCP)] \times VS$$

Valores normais: de 72 a 118 $g/m/m^2$

$$ITSVE = [0,0136 \times (PAm - PCP)] \times IS$$

Valores normais: de 43 a 68 $g/m/m^2$

Conteúdo arterial de oxigênio (CaO$_2$)

O conteúdo arterial de oxigênio representa a quantidade total de oxigênio por unidade de volume no sangue arterial sistêmico. Deve ser colhida amostra arterial. É expresso pela fórmula:

$$CaO_2 = (Hb \times SO_2 \times 1,34) + (PO_2 \times 0,0031)$$

Valores normais: de 16 a 22 ml%

Conteúdo venoso de oxigênio (CvO$_2$)

É a quantidade de oxigênio no sangue venoso misto. Deve ser colhido da extremidade distal de um cateter pulmonar. É expresso pela fórmula:

$$CvO_2 = (Hb \times SvO_2 \times 1,34) + (PO_2 \times 0,0031)$$

Valores normais: de 12 a 16 ml%

Diferença arteriovenosa de oxigênio [C(a-v)O$_2$]

Índice relacionado com a extração periférica de oxigênio pelos tecidos. Quadros hiperdinâmicos ou sépticos produzem baixos valores de $C(a-v)O_2$, e quadros hipodinâmicos ou de hipermetabolismo produzem altos valores de $C(a-v)O_2$.

Valores normais: de 4 a 5,5 ml/dl

Saturação venosa de oxigênio (SvO$_2$)

É a quantia de oxigênio ligado à molécula de hemoglobina no sangue venoso misto. Atualmente alguns cateteres possuem um oxímetro na ponta do cateter, que monitoriza frequentemente. Está relacionada com a extração de oxigênio pelos tecidos.

Valores normais: de 60 a 80%

Oxigênio disponível (DO$_2$) e índice de oxigênio disponível (IDO$_2$)

É um dos mais importantes índices de oxigenação. Trata-se da quantidade total de oxigênio ofertado aos tecidos de uma forma global. O índice é corrigido pela superfície corpórea. É expresso pela fórmula:

$$DO_2 = CaO_2 \times DC$$
$$IDO_2 = CaO_2 \times IC$$

Valores normais: DO$_2$ - 520 a 720 ml/min
Valores normais: IDO$_2$ - > 600 ml/min

Consumo de oxigênio (VO$_2$) e índice de consumo de oxigênio (IVO$_2$)

O consumo de oxigênio deve ser medido de forma direta por meio do cateter de Swan-Ganz, pois o cálculo de forma indireta depende de muitas variáveis e pode dar uma resultante com valor inferior ao real. A fórmula que expressa a equação é:

$$VO_2 = C(a\text{-}v)O_2 \times DC$$
$$IVO_2 = C(a\text{-}v)O_2 \times IC$$

Valores normais: VO$_2$ - 110 a 140 ml/min/m^2
Valores normais: IVO$_2$ - > 170 ml/min/m^2

Taxa de extração de oxigênio (TEO$_2$)

Trata-se de um índice de medida indireta que afere qual fração de oxigênio oferecida aos tecidos foi efetivamente consumida.

$$TEO_2 = \frac{VO_2}{DO_2}$$

Valores normais: de 2 a 30%

Lactato

O lactato é um marcador de agressão tecidual secundária à hipóxia ou a diferentes agentes tóxicos. Elevações progressivas de lactato detectam um choque descompensado. Valores normais de lactato associados à hipotensão indicam uma quantidade diminuída de oxigênio, o que pode levar os tecidos a um metabolismo anaeróbico.

Valores normais: de 0,5 a 1,6 mmol/L

Tonometria ou pH intramucoso (pHi)

Em casos de choque, o fluxo sanguíneo esplênico diminui, refletindo em alterações da perfusão da mucosa gástrica e intestinal. Por causa da diminuição da perfusão, ocorrem metabolismo anaeróbico e acidose celular, aumentando a concentração de CO_2 e íons HCO_3. A tonometria é um método minimamente invasivo, que consiste em introduzir um cateter via nasogástrica com balão de silicone na ponta, que fica locado no estômago e no intestino. Esse silicone é bem permeável ao CO_2. É introduzido um volume de solução salina, o qual preenche o balão e mantém-se em equilíbrio. Posteriormente, é aspirado esse volume, e analisam-se a amostra, os íons de bicarbonato e as moléculas de CO_2. Aplica-se a equação de Henderson e Hesselbalch para avaliar o pH intramucoso. O pHi sigmoide abaixo de 7,32 ou o gástrico inferior a 7,35 indicam presença de isquemia regional. Nos casos de choque, o estômago e o intestino são os primeiros órgãos a serem afetados e os últimos a se recuperarem.

Ecocardiograma

Trata-se de um método não invasivo pelo qual se analisa o fluxo sanguíneo e as câmaras cardíacas em sua condição anatômica e contratilidade. Em UTI neonatais, é frequente o exame nas primeiras horas de vida, principalmente em prematuros. Analisam-se os parâmetros anatômicos e os níveis de pressão da artéria pulmonar, visto que é comum a hipertensão pulmonar persistente em prematuros. Trata-se de uma forma de monitoração não invasiva.

Associar a vigilância clínica aos mais modernos sistemas de monitoração resulta em cuidados mais expressivos com a criança grave. Diariamente, ocorrem novas descobertas que ainda necessitam de grandes estudos prospectivos e randomizados no universo pediátrico e neonatal.

REFERÊNCIAS BIBLIOGRÁFICAS

1. Stanley U, Martin W, et al. Clinical predictors of hypoxaemia in Gambian children with acute lower respiratory tract infection: prospective cohort study. BMJ 1999; 318: 86-91.

2. Meyer R, Fischer GB. Association gastroesophageal reflux and dips in the oxygen trancutaneous saturation of the hemoglobin in infants with chronic obstructive ventilatory disease. J Pediatr 2001; 77(2): 89-95.

3. Bruno F, Piva JP, et al. Short-term effects of prone positioning

on the oxygenation of pediatric patients submitted to mechanical ventilation. J Pediatr 2001; 77(5): 361-8.

4. Bhutani VK. Clinical applications of pulmonary function and graphics. Semi Neonatol 2002; 7(5): 391-9.

5. Fonseca JA, Costa-Pereira A, et al. Pulmonary function electronic monitoring devices: a ramdomized agreement study. Chest 2005; 128(3):1258-65.

6. Barbosa AP, Cabral SA. New therapies for intracranial hypertension. J Pediatr 2003; 79 (Supl 2): 139-48.

7. Razi NM, DeLauter M, et al. Periodic breathing and oxygen saturation in preterm infantis at discharge. J Perinatol 2002; 22(6): 442-4.

8. Nilsson L, Johansson, et al. Respiration can be monitored by photoplethysmography with high sensitivity and specificity regardless of anaesthesia and ventilatory mode. Acta Anaesthesiol Scand 2005; 49(8): 1157-62.

9. Simakajornboon N, Beckerman RC, et al. Effect of supplemental oxygen on sleep architecture and cardiorespiratory events in preterm infants. Pediatrics 2002; 110(5): 884-8.

10. Kelly SJ, Richards JE. Heart rate orienting and respiratory sinus arrhythmia development in rats exposed to alcohol or hypoxia. Neurotoxicol Teratol 1998; 20(2):193-202.

11. Touch SM, Epstein ML, et al. The impact of codding on sleep patterns in preterm twins. Clin Pediatr 2002; 41(6): 425-31.

12. Castle RA, Dunne CJ, et al. Accuracy of displayed values of tidal volume in the pediatric intensive care unit. Crit Care Med 2002; 30(11): 2566-74.

13. Berkenbosch JW, Tobias JD. Transcutaneous carbon dioxide monitoring during high-frequency oscilatory ventilation in infants an children. Crit Care Med 2002; 30(5): 1024-7.

14. Tobias JD, Connors D, et al. Continuos pH and PCO_2 monitoring during respiratory failure in children with the Paratrend 7 inserted into the peripheral venous system. J Pediatr 2000; 136(5): 623-7.

15. Wenzel U, Wauer RR, et al. Comparison of different methods for dead space measurements in ventilated newborns using CO_2 – volume plot. Intens Care Med 1999; 25(7): 705-13.

16. Tobias JD, Meyer DJ. Noninvasive monitoring of carbon dioxide during respiratory failure in toddlers and infants: end-tidal versus transcutaneous carbon dioxide. Anesth Analg 1997; 85(1): 55-8.

17. Carvalho WB. Ventilação pulmonar mecânica em pediatria. J Pediatr 1998; 74 (Supl1): 113-24.

18. Sampietro VI, Azevedo MPO, et al. Medida de resistência ao fluxo aéreo em peças nasais de CPAP. J Pediatr 2000; 76(2): 133-7.

19. Ferreira ACP, Kopelman BI, et al. Importância da auto-PEEP sobre a mecânica respiratória e gases arteriais em pacientes submetidos a ventilação pulmonar mecânica. J Pediatr 1998; 74(4): 275-83.

20. Castle RA, Dune CJ, et al. Accuracy of displayed values of tidal volume in the pediatric intensive care unit. Crit Care Med 2002; 30(11): 2606.

21. Consolo LCT, Palhares DB, et al. Assesment of pulmonary function of preterm newborn infants with respiratory distress syndrome at different positive end expiratory pressure levels. J Pediatr 2002; 78(5): 403-8.

22. Mello RR, Dutra MVP, et al. Respiratory morbidity in the first year of life of preterm infants discharged from a neonatal intensive care unit. J Pediatr 2004; 80(6): 503-10.

23. Almeida AA, Silva MNT, et al. Association between ventilation index and time on mechanical ventilation in infants with acute viral bronchiolitis. J Pediatr 2005; 81(6): 466-70.

24. Paetow U, Windstetter D. Variability of tidal breathing flow-volumes loops in healthy and sick newborns. Am J Perinatol 1999; 16(10): 549-59.

25. Riou Y, Storm L, Leclerc F, et al. Comparison of four methods for measuring elevation of FRC in mechanically ventilated infants. Intens Care Med 1999; 25(10): 1118-25.

26. Main E, Castle R, et al. The influence of endotracheal tube leak on the assessment of respiratory function in ventilated children. Intens Care Med 2001; 27(11): 1788-97.

27. Bannister CF, Brosius KK, Wulkan M. The effect of insufflation pressure on pulmonary mechanics in infants during laparoscopic surgical procedures. Paediatr Anaesth 2003; 13(9): 785-9.

28. Bohnhorst B, Gill D, et al. Bradycardia and desaturation during skin to skin care: no relationschip to hyperthermia. J Pediatr 2004; 145(4): 499-502.

29. João PRD, Faria JR. Cuidados imediatos no pós-operatório de cirurgia cardíaca. J Pediatr (Rio J) 2003; 79.

30. Inatsugi M, Tanakha K. Minute distance obtained from pulmonary venous flow velocity using transesophageal pulsed Doppler echocardiography is related to cardiac output during cardiovascular surgery. J Med Invest 2005; 52(3-4): 188-85.

31. Fabregas S. Monitorizacion de la SvO_2. Rev Enf 1998; 17(189): 75-9.

32. Peres LJ, Embuena R. Evaluation of the use of the pulmonary artry catheter in pacients with acute miocardial infarct: The PAEEC study. Med Clin 1998; 110(19): 721-6.

33. Arentz T, Weber R, et al. Pulmonary haemodynamics at rest during exercise in pacients with significant pulmonary vein stenosis after radiofrequency catheter ablation for drug resistant atrial fibrillation. Eur Heart J 2005; 26(14): 1410-4.

34. Grant DA, Fewell JE, et al. Oxygen transports and utilization during feeding in the young lamb. J Phisiol 1997; 503 (pt10): 195-202.

35. Mezzacappa MAMS, Collares EF. Utilização da monitorização prolongada do pH esofágico no diagnóstico da doença pelo refluxo gastroesofágico em recém-nascidos. J Pediatr 1999; 75(4): 237-43.

36. Miyague NI. Preterm neonates with patent ductus arteriosus. J Pediatr (Rio J) 2005; 81(6): 429-30.

37. Afiune JY, Singer JM, et al. Evolução ecográfica de recém-nascidos com persistência do canal arterial. J Pediatr (Rio J) 2005; 81(6): 454-60.

38. Xiang R, Yong JZ. A preliminary study on the monitoring of mixedvenus oxygen saturation throught the left main bronchus. Crit Care 2006; 10(1): 1-8.

39. Stanley MW, Martin W. Clinical predictors of hypoxemia in Gambian children with acute lower respiratory tract infection prospective cohort study. BMJ 1999; 318: 86-91.

40. Jardine E, Toole MO, et al. Current status of long term ventilator of children in the United Kingdon questionary survey. BMJ 1999; 328: 295-9.

41. Fraser J, Walls M, et al. Respiratory complication of preterms birth. BMJ 2004; 329: 962-5.

42. Vilarin JN, Alves JB. Systolic and diastolyc blood pressure levels of healthy newborns infants. J Pediatr 2000; 76(4).

43. Loprione C, Frederiek G, et al. Correct use of Apgar score for ressuscitated and intubated newborn babies: questionnaire study. BMJ 2004; 329:143-4.

44. Frederich L, Corso AL. Pulmonary prognosis in preterm infants. J Pediatr 2005; 81(Supl 1).

45. Oliveira L, Oliveira A. Interuterine energetic malnutrition in rats muscle change in the first and second generation. J Pediatr 1999; 75(5): 350-6.

46. Carvalho M, Gomes MA. A mortalidade do prematuro extremo em nosso meio: realidade e desafios. J Pediatr 2005; 81: 5111-8.

47. Carciello JA, Frieds A. Clinical practice parameters for hemodynamic support of pediatric and neonatal patient in septic shock. J Pediatr 2002; 78(6): 449-66.

32

OXIGENOTERAPIA EM PEDIATRIA E NEONATOLOGIA

CLAUDIA ADRIANA SANT'ANNA FERREIRA
CYNTIA FONSECA DE ABREU

INTRODUÇÃO

O oxigênio foi utilizado pela primeira vez com fins terapêuticos pelo clínico americano Dr. Barah, em 1922, no tratamento de pacientes com pneumonia. Durante muito tempo houve temor quanto a sua toxicidade e dependência, mas na década de 1980 foram demonstrados por dois grandes estudos multicêntricos seus benefícios na redução da mortalidade. A partir disso houve uma sistematização mundial na prescrição do oxigênio e, atualmente, milhões de pacientes em todo o mundo utilizam a oxigenoterapia com o objetivo de prevenir os danos da hipóxia tecidual.

Na pediatria e neonatologia, o oxigênio vem sendo usado há mais de 50 anos, porém ainda não há um consenso bem estabelecido entre os intensivistas e os pediatras sobre os níveis adequados de oxigenação arterial e os métodos de monitorização.[1]

Desde então, a administração de oxigênio vem sendo uma das mais importantes modalidades de terapia para pacientes com hipóxia resultante de condições comuns como infecções do trato respiratório inferior. Quando graves, essas infecções podem levar à morte ou a sequelas em qualquer idade. O gás também tem seu valor terapêutico comprovado em outras situações, como a diminuição da incidência e gravidade da apneia em prematuros e a dilatação das artérias pulmonares com consequente aumento do fluxo sanguíneo pulmonar.[2]

Mesmo sendo essencial à vida, o oxigênio, como qualquer medicamento, quando administrado de forma indevida, pode ser tóxico e causar sérias consequências. A toxicidade, que depende de fatores como pressão absoluta de oxigênio oferecido, du-

ração da exposição e sensibilidade individual, é a maior limitação para sua administração.[2,4,5]

Para analisar suas indicações e seus benefícios, são importantes algumas considerações fisiológicas específicas dessa população. Hoje sabemos que bebês sadios crescem e se desenvolvem perfeitamente no útero materno com uma saturação de oxigênio entre 70 a 80%. Então, por que após o nascimento insistimos em mantê-la acima de 90%?

Um recente estudo[6] realizou coleta de amostras de sangue de cordões umbilicais de 1.281 recém-nascidos saudáveis e a saturação média encontrada foi de 24,3%. Outra consideração é que as células vermelhas de recém-nascidos tem alta afinidade com o oxigênio e, dessa forma, baixas pressões arteriais de oxigênio (PaO_2) são suficientes para garantir saturação acima de 90% com um pH fisiológico.

Por outro lado, já estão bem estabelecidos os efeitos deletérios que a hipoxemia provoca no organismo. Ela induz a várias respostas fisiológicas para manter uma oxigenação adequada, entre elas o aumento do estímulo ventilatório, a vasoconstrição pulmonar, o aumento do trabalho cardíaco e da secreção de eritropoetina. Esses efeitos prolongados podem levar à hipertensão pulmonar, falência do ventrículo direito e morte. Toda vez que encontramos uma PaO_2 abaixo do normal para a idade, pode ser caracterizado um quadro de hipoxemia, mesmo que os sinais clínicos de déficit de oxigênio não estejam evidentes. Os sinais clínicos mais comuns na hipoxemia são palidez, cianose (geralmente um sinal tardio), agitação e ou torpor, prostração, aumento da frequência respiratória e cardíaca, aumento da exigência de FiO_2 em relação à saturação, aumento do esforço respiratório, com redução da expansibilidade e entrada de ar, uso da musculatura acessória, sinais de fadiga, sudorese e gemido expiratório.[24]

O Quadro 32.1 resume as consequências de quadros prolongados de hipoxemia.

As consequências da manutenção da hipoxemia são graves e apresentam altos índices de mortalidade. Por outro lado, se a administração de oxigênio for exagerada, teremos os efeitos de sua toxicidade, descritos a seguir.

Quadro 32.1 Efeitos da hipoxemia prolongada

Sistemas acionados	Efeitos	Consequências
Respiratório	Aumento da f	Maior gasto energético
	Melhora da PaO$_2$	Fadiga respiratória
Cardiovascular	Aumento da FC	Sobrecarga de VD
	Vasoconstrição pulmonar	Falência de VD
	Hipertensão pulmonar	*Cor pulmonale*
Hematológico	Eritrocitose	Policitemia secundária
	Aumento da saturação	Sobrecarga de VD
		Cor pulmonale

f: frequência respiratória; FC: frequência cardíaca; PaO$_2$: pressão arterial de oxigênio; VD: ventrículo direito.

INDICAÇÕES

O suplemento de oxigênio deve ser suficiente para atender as necessidades metabólicas do organismo e prevenir os efeitos deletérios da hipóxia tecidual. Segundo os critérios da Associação Americana de Cuidados Respiratórios,[3] a prescrição de oxigênio indicada é:

Recém-nascidos	Crianças
> 28 dias	PaO$_2$ < 50 mmHg
SaO$_2$ < 88%	PaO$_2$ < 60 mmHg
SaO$_2$	< 90%

MÉTODOS DE FORNECIMENTO

Existem três formas de fontes de oxigênio: cilindros com gás comprimido, concentrador de oxigênio e sistemas de oxigênio líquido. No Brasil, a forma mais utilizada ainda é o cilindro ou torpedo, mas em países desenvolvidos, com os Estados Unidos, a maioria utiliza os concentradores, devido ao baixo custo.

Os cilindros com oxigênio gasoso comprimido (Figura 32.1) são a forma mais utilizada em todo o mundo, principalmente nos países subdesenvolvidos ou em desenvolvimento. São encontrados em vários tamanhos e comercializados por m³. O custo e o número de trocas dependem do fluxo utilizado e do tempo de uso diário. Eles são facilmente encontrados e distribuídos por vários fornecedores. Suas principais desvantagens são: necessidade de um lugar seguro, a dependência de reabastecimentos temporários, alto custo e, na maioria das vezes, a imobilização do paciente, por serem muito pesados. Existem cilindros portáteis com limitado tempo de uso que necessitam de carrinhos adaptados para seu transporte.

Os concentradores de oxigênio surgiram para solucionar o problema de custo. São equipamentos ligados à rede elétrica que filtram o ar separando as moléculas de nitrogênio e oxigênio por meio de cristais de zeolite (Figura 32.2). Após a filtragem, as moléculas de oxigênio se concentram e fornecem frações inspiradas que variam de 90 a 95% e permitem fluxos de até 5 L/min.

A principal vantagem desse sistema é que os equipamentos são menores, mais seguros que os cilindros e têm baixo custo. A desvantagem é que necessitam de um cilindro de reserva (em caso de falta de eletricidade) e não permitem a mobilidade do paciente.

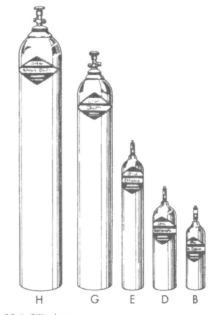

Figura 32.1 Cilindros.

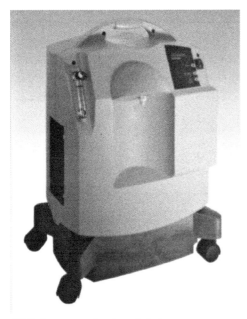

Figura 32.2 Concentrador de oxigênio.

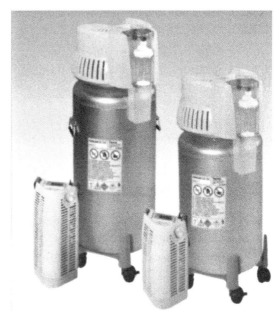

Figura 32.3 Sistemas de oxigênio líquido.

Para solucionar o problema de mobilidade, mais recentemente surgiram os sistemas de oxigênio líquido, que permitem armazenar uma grande quantidade de oxigênio em pequenos recipientes, pois um litro de O_2 líquido equivale a 840 L de O_2 gasoso (Figura 32.3).

Esses sistemas oferecem um reservatório grande com capacidade de 32 L, que permite abastecer, em casa, unidades portáteis leves e têm durabilidade de até 8 horas contínuas com 2 L por minuto. Dessa forma, facilitam a mobilização do paciente, aumentando sua autonomia, autoconfiança e independência. As principais desvantagens são o alto custo – em alguns países ele chega a ser duas a três vezes mais caro que os concentradores – e a limitação dos fornecedores.

Cada fonte possui suas vantagens e desvantagens, como ilustra o Quadro 32.2.

MÉTODOS DE ADMINISTRAÇÃO

A oxigenoterapia consiste no tratamento da hipóxia por meio da inalação de oxigênio, a uma

Quadro 32.2 Métodos de fornecimento de oxigênio

Fonte	Vantagens	Desvantagens
Cilindros	Têm 100% de pureza Simples manuseio Facilmente encontrados Têm forma portátil	Pesados, de difícil transporte e armazenamento Inflamáveis Autonomia limitada Alto custo, não permitem mobilidade ao paciente
Concentradores	Custo fixo e baixo Autonomia maior Permitem locomoção domiciliar Mais seguros	Necessitam de energia elétrica Não são portáteis Produzem ruídos
Oxigênio líquido	Forma mais portátil Permite vida econômica e social	Alto custo Não é facilmente encontrado Provoca queimaduras frias

pressão maior que a do ar ambiente, o que facilita a troca gasosa e reduz o trabalho da respiração.[9] O oxigênio usado deve ser umidificado e aquecido para recém-nascidos. A escolha da forma de administração dependerá, principalmente, da eficiência do sistema a ser empregado.[10]

Vários dispositivos podem ser utilizados na administração da oxigenoterapia pediátrica e neonatal, como cânulas nasais (Figura 32.4), cateter nasal de oxigênio, cateter nasofaríngeo, capacete, tenda, máscaras de oxigênio (Figura 32.5) e incubadora.

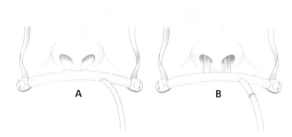

Figura 32.4 Cânula nasal sem e com *prong*.

A escolha do dispositivo adequado deve levar em consideração o quadro clínico da criança e sua idade, além da eficiência do sistema a ser adotado. Para favorecer manejo e manutenção mais adequados da oxigenoterapia, são extremamente importantes parâmetros de controle da oxigenação, sendo o oxímetro de pulso o mais viável, já que o controle gasométrico se torna restrito a casos específicos de insuficiência respiratória, evitando assim possíveis oscilações com períodos de hiperóxia e/ou hipóxia.

Dentre os dispositivos há as cânulas nasais que são tubulares e possuem orifícios que se projetam em direção às narinas. Elas podem dispor ou não de *prongs* nasais que são inseridos superficialmente em torno de 1 cm nas narinas, como ilustra a Figura 32.4. As cânulas são confortáveis, geralmente feitas de silicone e em crianças deve ser utilizado baixo fluxo para prevenir lesões e sangramentos. Além da tolerância, são de fácil instalação e proporcionam uma fração inspirada de oxigênio (FiO_2) entre 24 e 40%, com fluxos de 0,5 a 5 L/min. Porém, se deslocam facilmente, o que torna necessário orientar o cuidador que acompanha a criança durante seu uso, além da monitorização da equipe.

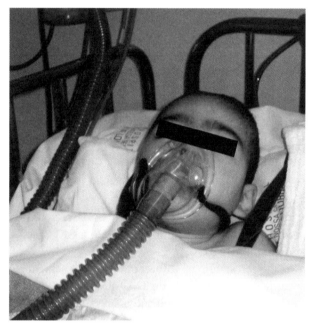

Figura 32.5 Oxigenoterapia através de máscara de oxigênio.

Cânula nasal

Possui características semelhantes à da cânula, mas é menos utilizada em pediatria pois pode causar hemorragia, distensão gástrica e lesões na orofaringe (Figura 32.6). Outra opção de cateter é o nasofaríngeo, que melhora a oxigenação pela redução do espaço morto, mas é muito difícil de colocar e desconfortável para a criança. Por esses motivos, tem sido pouco utilizado (Figura 32.7).

Para calcular a fração inspirada de oxigênio por meio de cânulas e cateteres seguimos o Quadro 32.3.

Outra forma de administrar O_2 para recém-nascidos e crianças menores de 1 ano é por meio do halo ou capacete (Figura 32.8), um dispositivo de acrílico redondo e transparente que oferece mistura de ar comprimido e O_2, com fluxos de 7 a 15 L/min. O capacete ou halo para recém-nascidos e a oxitenda para lactentes e pré-escolares proporcionam, respectivamente, FiO_2 de até 100 e 60%. Ambos devem

Quadro 32.3 Fração inspirada de O_2

Fluxo L/min	FiO_2 esperada
1	24%
2	28%
3	32%
4	36%
5	40%

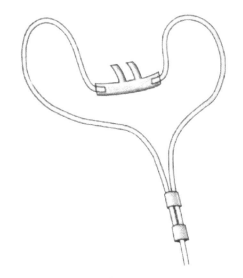

Figura 32.6 Cateter nasal.

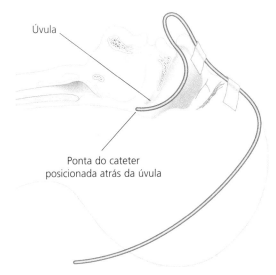

Figura 32.7 Cateter nasofaríngeo.

usar gás umidificado. As desvantagens desse sistema são a retenção de dióxido de carbono CO_2 por reinalação, superaquecimento, lesões no pescoço da criança, além do ruído em seu interior, a dificuldade com a alimentação e com a aspiração de vias aéreas,[11] e o isolamento em relação ao ambiente imposto sobre o paciente.[12]

A maioria dos serviços e bibliografias utiliza a fórmula em que a FiO_2 teórica é calculada pelo número de litros de oxigênio, somado com o resultado do número de litros de ar multiplicado por 0,21, sendo o resultado dessa soma dividido pelo número total de litros de ar e oxigênio.[23]

$$FiO_2 \text{ teórica} = \frac{[(n.\ de\ L\ de\ O_2) + (n.\ de\ L\ de\ ar \times 0{,}21)]}{n.\ de\ L\ de\ O_2 + n.\ de\ L\ de\ ar}$$

Essa fórmula de predição da FiO_2, a partir do fluxo de oxigênio e do fluxo de ar comprimido, tem sido muito usada nas instituições por ser de fácil execução e não necessitar de um equipamento específico para a realização, o que a torna financeiramente acessível.

A tenda de oxigênio ou oxitenda (Figura 32.9) é de acrílico transparente e deve ter uma mistura de ar comprimido e oxigênio de, no mínimo, 12 L/min para evitar a reinalação de CO_2.

Máscaras de oxigênio

As máscaras permitem administrar O_2 em diferentes concentrações, que variam de 35 a 100%, com fluxos de 6 a 15 L/min. Na pediatria são pouco toleradas pelas crianças, além de apresentarem algumas desvantagens como difícil fixação, interferência na alimentação, expectoração e aspiração de vias aéreas.

Estão disponíveis em vários tamanhos, modelos e materiais, sendo as mais comuns em plástico e borracha (Figuras 32.10 e 32.11).

Em algumas situações em que há necessidade de manutenção térmica ideal, a oxigenoterapia pode ser administrada pela incubadora. Dependendo do modelo, é possível fornecer uma fração inspirada de O_2 de até 70%.

O Quadro 32.4 mostra os diferentes dispositivos com suas perspectivas capacidades de ofertar O_2.

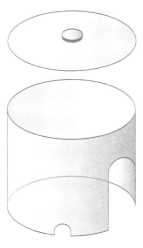

Figura 32.8 Capacete de oxigênio.

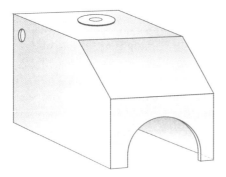

Figura 32.9 Tenda de oxigênio.

Quadro 32.4 Dispositivos e fração inspirada

Tipo	Fluxo	FiO$_2$ esperada
Cânula	0,5–5 L/min	21–40%
Máscaras	6–15 L/min	21–100%
Tenda	> 12 L/min	21–50%
Capacete	> 7 L/min	21–100%

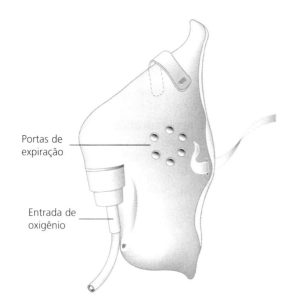

Figura 32.10 Máscara simples de oxigênio.

BENEFÍCIOS DA OXIGENOTERAPIA

A administração de oxigênio aumenta a sobrevida de crianças e recém-nascidos hipoxêmicos. Dentre os benefícios promovidos destacam-se a redução no tempo de hospitalização, a prevenção do desenvolvimento de hipertensão pulmonar, *cor pulmonale* e broncoconstrição.

Estudos atuais que compararam RN com saturações de oxigênio de 91–94% com neonatos com saturação de 95–98% observaram que não houve diferença no desenvolvimento a longo prazo, porém houve aumento na duração da oxigenoterapia no grupo de maior saturação, além de maior ocorrência do uso de oxigênio em casa e maior frequência de displasia broncopulmonar no grupo de maior saturação. Portanto, o uso suplementar de oxigênio não demonstrou benefícios do ponto de vista de crescimento, e estava associado a aspectos negativos em pacientes que apresentavam altos valores de saturação de O$_2$. Assim, os estudos atuais têm demonstrado cada vez mais a necessidade de monitorização da oxigenoterapia, mesmo as de baixo fluxo, tentando manter níveis de saturação para recém-nascidos entre 90 e 94%, como também demonstram os consensos atuais.[21]

TOXICIDADE DO OXIGÊNIO

Dentre os efeitos colaterais do uso de oxigênio observam-se retinopatia da prematuridade, doença pulmonar crônica e displasia broncopulmonar em prematuros, atelectasia por altas concentrações de oxigênio e dano epitelial pulmonar devido ao estresse oxidativo.[3]

A toxicidade do oxigênio pode causar traqueobronquite, depressão da atividade mucociliar, náuseas, anorexia e cefaleia – situações reversíveis com a suspensão da oxigenoterapia. Por outro lado, a saturação muito baixa de oxigênio pode resultar em aumento da resistência pulmonar, limitação do crescimento somático e morte súbita em crianças com doença pulmonar crônica.[14] Assim, recomenda-se a oxigenoterapia após

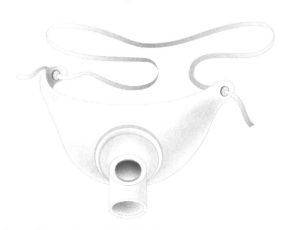

Figura 32.11 Máscara de oxigênio para traqueostomia.

avaliação rigorosa quanto à real necessidade de sua utilização e, durante seu uso, a monitoração contínua de todos os parâmetros do paciente.

A toxicidade decorrente da utilização do oxigênio depende de vários fatores como a concentração, a pressão parcial e o tempo de utilização.

Os principais efeitos adversos são a depressão respiratória pela remoção do estímulo de hipóxia, o ressecamento das mucosas e as alterações no sistema mucociliar e lesões celulares decorrentes dos radicais livres.

No sistema nervoso, a hiperóxia pode desenvolver necrose das substâncias brancas e cinzentas e ocasionar perda da acuidade visual, vertigens, irritabilidade e convulsões.

Na retina a complicação mais frequente é a retinopatia do prematuro. Após o nascimento, a vascularização da retina ainda não está completa e se desenvolve até o primeiro mês de vida. Com o uso de altas concentrações de oxigênio, ocorre vasoconstrição com lesão celular, hemorragia, deslocamento da retina e até perda da visão. Além da retinopatia também são descritas a ocorrência de miopia e catarata.

A hiperóxia produz efeitos tóxicos em vários órgãos como pulmão, sistema nervoso central e retina. No pulmão ocorre aumento do líquido perivascular, liberação de mediadores inflamatórios e, posteriormente, proliferação de fibroblastos, que acarretam a diminuição da complacência e difusão dos gases.[22] Quando se oferta altas concentrações de oxigênio a um RN para que a sua PaO_2 atinja 60-80 mmHg, é importante lembrar que esse RN, dentro do útero, tinha uma PaO_2 em torno de 20 mmHg. Quando se oferta 100%, a PaO_2 do bebê pode chegar a 400 mmHg, ocorrendo a liberação de radicais livres. Há muitos estudos evidenciando o aumento de marcadores de radicais livres circulantes nesses pacientes.[18]

É importante a adoção de formas de controle, como, por exemplo, protocolos de rotina, que devem incluir também a monitorização dos pacientes que utilizam a oxigenoterapia, com o objetivo de evitar a hiperóxia. Pode-se evitar o prolongamento dos dias de ventilação mecânica evitando as intercorrências de seu uso prolongado, além de favorecer uma extubação mais precoce.[20]

COMPLICAÇÕES

As complicações do uso da oxigenoterapia estão diretamente relacionadas ao uso indiscriminado e incorreto, além de terem uma relação direta com a prematuridade.

O emprego do oxigênio em altas concentrações e por tempo prolongado em recém-nascidos pré-termo relaciona-se com o aparecimento da displasia broncopulmonar e retinopatia da prematuridade, além de poder favorecer o surgimento de atelectasias de absorção por lavagem de nitrogênio alveolar, principalmente em áreas com ventilação comprometida, levando muitas vezes ao aumento do tempo de uso da ventilação mecânica e dificultando o processo de extubação.

CONCLUSÃO

Embora o uso da oxigenoterapia inalatória seja de grande utilidade no controle das situações que envolvem a insuficiência respiratória hipoxêmica leve e ou moderada, o uso indiscriminado e incorreto tem acarretado complicações sérias que podem levar também a um comprometimento no processo de desenvolvimento normal da criança.

Ainda que sua aplicação seja simples e de fácil manuseio, é fundamental que seu emprego seja criterioso e associado a uma monitorização clínica e laboratorial para prevenir as complicações, além de uma equipe multiprofissional observadora e sintonizada com programa de atendimento cuidadoso que considere e acompanhe as condições clínicas e individuais de cada criança na procura de alternativas para minimizar e/ou prevenir complicações. A hipoxemia grave pode levar a morte e a sequelas em qualquer idade e, frequentemente, as infecções respiratórias graves cursam com hipoxemia, se fazendo necessário seu uso. Sendo assim, a valorização de dados clínicos, acrescidos de parâmetros objetivos, como a oximetria de pulso, permite o uso do oxigênio de forma racional, com custo baixo, ocasionando imenso benefício ao paciente pelo melhor prognóstico de sua doença, evitando assim os efeitos deletérios do uso do oxigênio em pediatria, como a hiperóxia, por exemplo.

REFERÊNCIAS BIBLIOGRÁFICAS

1. Lefkowitz W. Oxygen and resuscitation: beyond the myth. Pediatrics 2002; 109: 517-19
2. Hay WW Jr, Bell EF. Oxygen therapy, oxygen toxicity and the stop-rop trial. Pediatrics 2000;105:424-5.

3. O'Brien LM, Stebbens VA, Poets CF, Heycock EG, Southall DP. Oxygen saturation during the first 24 hours of life. Arch Dis Child Fetal Neonatal 2000; 83: 35-38.

4. Oliveira NF, Filho DAD. Tratamento da insuficiência respiratória aguda. In: Hirchheimer MR, Matsumoto T, Carvalho WB, ed. Terapia intensiva pediátrica. 2 ed. São Paulo: Atheneu; 1997 p.285-91.

5. Rudan I, Tomaskovic L, Boschi-Pinto C, Campbell H. WHO Child Health Epidemiology Reference Group. Global estimate of the incidence of clinical pneumonia among children under five years of age. Bull World Health Organ 2004; 82:895-903.

6. Santos KJ, Hirschheimer MR. Oxigenoterapia. In: Carvalho WB et al. Ventilação pulmonar mecânica em pediatria e neonatologia. 2ª ed. São Paulo: Atheneu; 2004. p. 41-47,.

7. American Association for Respiratory Care. Clinical practice guideline oxygen therapy in the acute care hospital. Respir Care 1991; 36: 1510-1513.

8. Fann LL et al. Determination of inspired oxygen delivered by nasal cannula. In: Infants with chronic lung disease. J Pediatrics 1993; 103: 923-925.

9. Celli BR, Tarpy SP. Long-term oxygen therapy. N Engl J Med 1995; 333:710-714

10. Kacmarek RM. Delivery systems for long-term oxygen therapy. Respir Care 2000; 45:84-94.

11. Kotecha S, Alenn J. Oxygen therapy for infants with chronic lung disease. Arch Dis Child Fetal Neonatal 2002; 87: 11-14.

12. Frey B, Shann F. Oxygen administration in infants. Arch Dis Child Fetal Neonatal 2003; 88: 84-88.

13. Mocelin HT, Fischer GB, Ranzi LC, Rosa RD, Philomena MR. Oxigenoterapia domiciliar em crianças: relato de sete anos de experiência. J Pneumol 2001; 27(3): 148-152.

14. Kopelman BI. Oxigenoterapia. In:Miyoshi MH. Diagnóstico e tratamento em neonatologia. 1ª ed. São Paulo: Atheneu. 2004; p.135-138.

15. Usen S, Webert M. Clinical signs of hypoxaemia in children with acute lower respiratory infection: indicators of oxygen therapy. Int J Tuberc Lung Dis 2001; 5:505-10.

16. II Consenso Brasileiro de Ventilação Mecânica. J Pneumol 2000;26 (Suppl 2): S1-2

17. Troster EJ, Faria LS. Insuficiência respiratória aguda. In: Marcondes E, Vaz FA, Ramos JL, Okay Y, ed. Pediatria básica. 9ª ed. São Paulo: Sarvier; 2003. Tomo II. p. 452-60

18. E-medicine from Web MD [homepage on the Internet]. Neumeister M: Hyper¬baric oxygen therapy [cited 2007 Jul 14]. Disponível em: http://www.emedicine.com/plastic/topic526.htm.

19. Qazi S. Oxygen therapy for acute respiratory infections in young children. Indian Pediatr 2002; 39:909-13.

20. Fulmer JD, Snider GL. American College of Chest Physicians/National Heart, Lung, and Blood Institute national conference on oxygen therapy. Heart Lung 1984; 13:550-62.

21. Camargo P, Pinheiro AT, Hercos AC, Ferrari GF. Oxigenoterapia inalatória em pacientes pediátricos internados em hospital universitário. Rev Paul Pediatr 2008; 26(1):43-47.

22. Diretrizes de oxigenoterapia domiciliar em pediatria. Gomes LA Torres. Coord. do Serviço de Assistência domiciliar SAD/SMS-RP atualizado 09/2007 .

23. Tin W e cl (Pulse oximetry, severe retinopaty, and outcome at one year in babies of less than 28 weeks gestation. Arch Dis Child Fetal Neonat Ed 2001; 84:F106-F110.

24. Askie LM, et al. Oxygen-saturation targets and outcomes in extremely preterm infants. N Eng J Med 2003; 349:959-67.

25. Vento M et al. Resuscitation with room air instead of 100% oxygen prevents oxidative stress in moderately asphyxiated term neonates. Pediatrics 2001; 107:642-47.

26. Dias VL. Insuficiência respiratória. In: Einloft L. et al. Enfermagem em UTI pediátrica. 1ª ed. Rio de Janeiro: Medsi, 1996. 656 p. cap. 8, p.110-118.

27. Martim HS. O uso do *hood* na oxigenoterapia e o risco de acúmulo de dióxido de carbono. Dissertação. (Mestrado) 109p. ilust. Escola de Enfermagem da UFMG. Belo Horizonte, 2003.

33

DISCINESIA CILIAR

MÁRCIA NAOKO GUSHIKEN

A discinesia ciliar (DC) é uma doença genética de herança autossômica recessiva, cuja incidência aproximada é de 1:15 a 30.000 nascidos vivos; é encontrada em pessoas de todas as raças e acomete ambos os sexos. É caracterizada por defeito na motilidade de estruturas ciliadas em razão de alterações ultraestruturais e/ou da função ciliar, com consequente alteração do transporte mucociliar e propulsão do espermatozoide, acarretando doenças crônicas de vias aéreas superiores e inferiores e infertilidade.[1,2]

Sua denominação anterior era "síndrome dos cílios imóveis" até ser constatado que a maioria dos cílios apresentava movimentos incoordenados ou discinéticos, mas não obrigatoriamente imóveis. Foi proposta então uma nova nomenclatura: discinesia ciliar, que pode ser classificada em primária (congênita) ou secundária (adquirida).[2]

O diagnóstico específico é difícil e muitas vezes ocorre de maneira tardia, já que depende de técnicas de pesquisa bastante minuciosas. Mas existe a suspeita clínica quando a criança apresenta infecções respiratórias recorrentes do trato superior e inferior e pneumopatias crônicas[3].

Deve-se excluir outras doenças que levam a sintomatologia semelhante, principalmente as que causam sinusite crônica e bronquiectasias como a fibrose cística, imunodeficiências (IGg, neutrófilos, complemento), deficiência de alfa-1-antitripsina e Síndrome de Young.[4]

Para entendimento das principais alterações ciliares que levam à DC, é necessária uma breve introdução à morfologia e função mucociliar normal.

ULTRAESTRUTURA DO CÍLIO NORMAL

Os cílios são projeções celulares que possuem motilidade intrínseca. Cada cílio é composto por uma haste ciliar ou axonema, por um aparelho basal, pelas espículas radiais, pela bainha central e pelo capuz celular. A secção transversal da base do cílio mostra: 9 microtúbulos centrais, completos e separados que conferem o padrão característico 9+2. Os microtúbulos são formados por protofilamentos compostos da proteína tubulina. Os microtúbulos periféricos são divididos em A e B. Cada microtúbulo A apresenta duas projeções, os braços de dineína, que são classificados em interno e externo e estão dispostos em sentido horário. A dineína é uma proteína presente nos braços dos microtúbulos, responsável pela liberação de energia necessária ao deslizamento ciliar, atuando na quebra da molécula de trifosfato de adenosina (ATP).[1,2,5,6]

MOVIMENTO CILIAR

O sistema mucociliar é, sem dúvida, um dos mecanismos de defesa mais importantes do trato respiratório. Em geral, tanto a frequência de batimentos dos cílios como a proporção de células ciliadas no epitélio aumentam das vias aéreas menores para as maiores. A eficácia da propulsão de muco aumenta da periferia para as vias mais proximais, onde a tosse aparece como mecanismo sinérgico indispensável.[1,2]

O cílio normal desloca-se rapidamente para diante em movimento efetivo (1/5 do ciclo) e recua lentamente (4/5 do ciclo) em movimento de recuperação, sequencial e metacrônico, atingindo cerca de 20 mm de extensão, em uma frequência de 10 a 20 Hz. Metade dos braços de dineína está envolvida no momento efetivo, e a metade restante no movimento de recuperação. O transporte de muco é de 4 a 10 mm/min na traqueia e o *clearance* de 10 a 100 mm/dia; uma partícula aderida no nível da junção bronquíolo-alveolar chegará à faringe dentro de 20 a 30 minutos, e das fossas nasais à laringe em cerca de 30 minutos.[1]

DISCINESIA CILIAR PRIMÁRIA (DCP)

Na discinesia ciliar primária (DCP) as alterações genéticas afetam a formação de proteínas importantes que compõem e coordenam a estrutura e o movimento ciliar, resultando em doença crônica obstrutiva. Pode estar associada a outras alterações como: hidrocefalia, malformações cardíacas (dextrocardia, cardiopatias congênitas complexas), anomalias do tubo digestivo (fístula traqueoesofágica, atresia de vias biliares, refluxo gastroesofágico), alterações renais/urogenitais (rins policísticos, falência renal, imobilidade do espermatozoide), além de alterações na função dos leucócitos e artrite reumatoide.[3,5]

ALTERAÇÕES ULTRAESTRUTURAIS NA DISCINESIA CILIAR PRIMÁRIA

Já foram descritos na literatura pelo menos vinte tipos diferentes de disfunção ciliar e muitas classificações já foram propostas (Figura 33.1). Existem vários *loci* potenciais na localização nos cromossomos.[3] As seis mais importantes anormalidades ultraestruturais reconhecidas são:[1,2,6,7]

- Ausência ou defeito nos braços de dineína. Pode afetar o braço interno, externo ou ambos.
- Defeito nas espículas radiais. Resulta na desorientação do centro do cílio, levando a uma posição excêntrica dos microtúbulos centrais.
- Transposição dos microtúbulos periféricos para uma posição central.
- Ausência das estruturas do axonema.
- Microtúbulos duplos supranumerários.
- Defeito do aparelho basal.

A ausência ou defeito nos braços de dineína (externo, interno ou ambos) parece estar relacionada a alterações nos cromossomos 8q e 16p3 e é a mais reconhecida e mais comumente descrita, sendo responsável por 80% de todos os casos de DCP.[2]

ALTERAÇÕES ULTRAESTRUTURAIS NA DISCINESIA CILIAR ADQUIRIDA

Na discinesia ciliar secundária ou adquirida, os defeitos celulares podem se desenvolver imediatamente após agressões físicas e químicas ambientais (poluentes ambientais e gases tóxicos, fumaça de cigarro, exposição ao frio, drogas, como os opiáceos, atropina, cocaína e álcool) ou no curso de doenças crônicas, como fibrose cística, bronquiectasias e carcinoma que podem prejudicar a atividade ciliar, podendo ou não se normalizar após a resolução do processo. Outras alterações estruturais persistentes ou transitórias no epitélio ciliar podem ser provocadas por infecções virais, bacterianas ou por outros agentes como *Mycoplasma pneumoniae*, *Chlamydia pneumoniae* e *Legionella pneumophila*.[1,3]

Os defeitos adquiridos mais comuns incluem cílios compostos, adição ou deleções de microtúbulos, orientação ao acaso do par central de microtúbulos e alterações na estrutura da membrana ciliar.

O diagnóstico diferencial entre DC primária e adquirida é realizada através de coleta de múltiplas amostras da mucosa respiratória (pelo menos duas), de locais anatômicos distintos: nariz, traqueia e brônquios. No sexo masculino, a concomitância de alterações nos espermatozoides exclui a possibilidade de que anormalidades ciliares sejam decorrentes de infecções.[1]

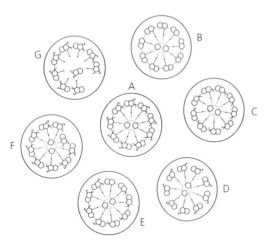

Figura 33.1 Diagrama da secção transversal do cílio: (**A**) estrutura normal; (**B**) ausência completa dos braços de dineína; (**C**) ausência dos braços externos de dineína; (**D**) ausência dos braços internos de dineína; (**E**) ausência parcial dos braços internos e externos de dineína; (**F**) defeito nas espículas radiais; e (**G**) transposição tubular.[4]

SÍNDROME DE KARTAGENER

A síndrome de Kartagener é uma forma grave de DC e é caracterizada pela tríade: sinusopatia, *situs inversus* e bronquiectasias. Afeta aproximadamente 1:40.000 indivíduos e parece ser herdada como traço autossômico recessivo. A alteração da função ciliar é responsável pelos processos supurativos pulmonares, ocorrendo estase de secreção, processo infeccioso e inflamatório, culminando em lesão e destruição da cartilagem, ou seja, em bronquiectasias que geralmente são basais e bilaterais, além de acarretar infertilidade.[3,8,9,10]

MANIFESTAÇÕES CLÍNICAS

Na maioria das vezes, as manifestações clínicas surgem no decorrer da infância. Entretanto, podem se manifestar precocemente com a síndrome da angústia respiratória do recém-nascido.[11] Entre as manifestações, temos as apresentadas a seguir.

Trato respiratório superior

Encontramos congestão e coriza nasal, respiração bucal, fala anasalada, pólipos nasais, sinusopatia e otite média recorrente ou crônica e até perda auditiva.[1,2,6,]

Trato respiratório inferior

Tosse crônica, geralmente produtiva, pneumonia de repetição, atelectasias, asma atípica. O acometimento maior é nos lobos inferiores, lobo médio e língula em razão da maior dificuldade de drenagem das secreções. A função pulmonar também apresenta-se alterada, com decréscimo no fluxo de ar e nas taxas de fluxo e certo grau de obstrução persistente decorrente da impactação do muco e das anormalidades estruturais das vias. Menos de um terço das crianças apresenta bronquiectasias, as quais são mais segmentares do que generalizadas, podendo evoluir para bronquiectasias saculares ou fusiformes durante a adolescência ou a fase adulta, acompanhadas de baqueteamento digital.[1,2,6,7,12,13]

Sistema cardiovascular

Foram relatadas cardiopatias congênitas em alguns casos e 50% dos pacientes apresentam *situs inversus* completo ou incompleto.[1,2,6,7]

Sistema geniturinário

Esterilidade masculina é regra e esterilidade feminina pode ocorrer em razão do mau funcionamento dos cílios da tuba uterina e até de gravidez ectópica.[1,2,3,6,7]

Sistema nervoso

Em alguns pacientes, constataram-se hidrocefalia e cefaleia intensa decorrente de atividade comprometida do epêndima cerebral.[1,2,6,7]

DIAGNÓSTICO

Em crianças, o diagnóstico específico é difícil e, na maioria das vezes, tardio. Associado a sintomatologia geralmente persistente, recorre-se a exames complementares como[3,5]:

- Teste da sacarina: faz parte da triagem inicial, sendo um método simples e de baixo custo que avalia indiretamente o *clearance* mucociliar, através do transporte mucociliar da mucosa nasofaríngea.
- Dosagem de óxido nítrico exalado: teste de triagem mais sofisticado que determina a concentração de óxido nítrico (NO) nasal expirado. Níveis menores que 250 ppb têm mostrado sensibilidade de 97% e especificidade de 90% para identificar pacientes com DCP.

Ambos os testes só podem ser efetuados em crianças maiores de 5 anos e, quando um deles apresenta positividade, existe a indicação do estudo da frequência do batimento ciliar (DCP tem frequência de batimentos inferior a 11 Hz), análise do formato da onda ciliar e análise da ultraestrutura ciliar, constituindo diagnóstico padrão para DCP. Entretanto, esse exame é realizado apenas em centros especializados.

TRATAMENTO

O tratamento deve ser instituído precocemente com o objetivo de prevenir as infecções respiratórias superiores e inferiores. Entre as abordagens que podem ser contempladas há: uso de antibioticoterapia nos períodos de exacerbação do quadro respiratório, inalação com broncodilatadores e corti-

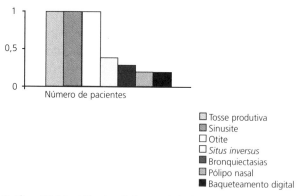

Gráfico 33.1 Incidência clínica na DC. (Fonte: Turner JAP, et al. Clinical expression of immotile cilia syndrome. Pediatrics 1981; 67(6):805-10. In: Kendig EL, Chermick V. Disorders of the respiratory tract in children, 1983.)

coides, espirometria regular, imunizações na infância, acompanhamento da função auditiva e testes de audiometria e até aconselhamento genético.[4,5,14]

O tratamento cirúrgico para ressecção dos segmentos de bronquiectasia pode ser considerado em crianças com comprometimento focal refratário ao tratamento convencional.[14] Nos estágios finais da doença o transplante pulmonar pode ser proposto, usualmente em adultos.[5,15,16]

VENTILAÇÃO MECÂNICA NA DISCINESIA CILIAR

Na faixa etária pediátrica, sabe-se que particularidades anatômicas e fisiológicas favorecem a instalação da insuficiência respiratória aguda mais precocemente que em um adulto ante um agravo. Somando-se a esses fatores, as crianças com DC apresentam ineficiência do transporte mucociliar e, portanto, maior acúmulo de secreção, tendo maior propensão à infecção. Esse quadro, quando instalado, requer observação rigorosa do padrão respiratório, identificando os principais sinais de desconforto respiratório para que não evolua para uma fadiga da musculatura respiratória.

Nas crianças que cursam com desconforto respiratório é fundamental reconhecer um quadro de hipoxemia e assim tentar corrigi-la por meio da oxigenoterapia. Quando não há sucesso utilizando esta terapêutica, ou seja, quando o quadro de hipoxemia é mantido ou agravado juntamente com a intensificação dos sinais de desconforto respiratório, a utilização da ventilação mecânica não invasiva (VMNI) passa a ser uma alternativa viável.[17,18]

VMNI é um recurso terapêutico de assistência ventilatória considerado seguro e eficaz na reversão de insuficiência respiratória aguda e possui como principal vantagem a não invasividade e, com isso, a redução da ocorrência de infecções (sinusite, pneumonias associadas ao uso de ventilação mecânica invasiva) e complicações inerentes ao tubo endotraqueal, além de ter menor custo e maior facilidade de instalação. Entretanto, a VMNI é contraindicada nos casos de instabilidade hemodinâmica associada. Entre os tipos de VMNI podemos utilizar: CPAP (*constant positive airway pressure*) ou Bilevel pressórico (Ipap/Epap) utilizando a interface mais adequada para cada criança. De acordo com a literatura científica mais recente, o sucesso da VMNI parece estar relacionado à rapidez da resposta terapêutica e sua postergação, quando não mais indicada, está relacionada à parada respiratória. Portanto, é necessária uma avaliação criteriosa e precoce para a indicação da ventilação mecânica invasiva, antes que o desconforto respiratório se transforme em fadiga respiratória e, consequentemente, em descompensação respiratória e hemodinâmica.[16,18,19]

VMI (ventilação mecânica invasiva): lembrando que as crianças com DC apresentam alterações pulmonares como atelectasias, bronquiectasias e declínio na função pulmonar, a ventilação pulmonar mecânica invasiva torna-se mais complexa por aumentar os riscos de lesão pulmonar secundária. A escolha da estratégia ventilatória influenciará no curso deste aspecto, minimizando a morbidade pulmonar. Atualmente, o grande desafio durante a VMI é evitar lesão pulmonar induzida pelo ventilador (LPIV), ou seja, evitar volutrauma (uso de volume corrente excessivo), aletectrauma (repetição cíclica do colapso e reabertura dos alvéolos) e biotrauma (liberação de mediadores inflamatórios, citocinas). Deve ser considerado o uso de estratégias ventilatórias protetoras que evitem a hiperinsuflação dinâmica, incorporando volumes correntes reduzidos, recrutamento pulmonar eficaz, PEEP adequada para minimizar o colapso alveolar durante a expiração e tolerância a hipercapnia, contanto que não resulte em instabilidade hemodinâmica ou hipoxemia.[20,21] É de suma importância a adequação do sistema de umidificação e aquecimento do suporte invasivo a fim de evitar o espessamento das secreções brônquicas e as rolhas de secreção, assim como a higiene brônquica frequente e a retirada de secreções para diminuir a resistência das vias aéreas e melhorar a complacência pulmonar, já que com a intubação orotraqueal o sistema mucociliar pode ficar ainda mais comprometido.

FISIOTERAPIA RESPIRATÓRIA NA DISCINESIA CILIAR

A base do tratamento de suporte nas crianças com diagnóstico de discinesia ciliar é a fisioterapia respiratória associada à profilaxia das infecções respiratórias através de imunizações, com o uso de antibioticoterapia, quando indicado, em razão do caráter crônico e irreversível da doença.[5,16]

As crianças se beneficiam muito com o tratamento fisioterápico respiratório regular que visa melhorar a função pulmonar através das técnicas clássicas, como drenagem postural, tapotagem, percussão, vibrocompressão, técnicas de aceleração do fluxo expiratório (AFE), técnicas de expiração prolongada (TEF) e tosse. Todas elas visam a promoção e manutenção da higiene brônquica, evitando as infecções recorrentes.[15,22,23,24]

Igualmente eficaz na remoção das secreções temos a utilização dos dispositivos portáteis que geram pressão positiva oscilatória com o intuito de mobilizar a secreção, como o Flutter® VRP1, Shaker® e a Acapella®, que têm relação custo-benefício favorável a longo prazo e proporcionam maior autonomia a essa população de pacientes, por serem dispositivos portáteis e de fácil manuseio, podendo ser usados de forma eficaz e sem supervisão, sempre com orientação correta.[25,26,27]

A PEP-Mask® foi inicialmente utilizada para o tratamento de atelectasias pós-operatórias, mas sua indicação pode se estender para as obstruções brônquicas decorrentes de secreção. A pressão positiva aplicada sobre o tempo expiratório pode modificar a constante de tempo da ventilação colateral, fazendo com que uma maior quantidade de ar penetre nos espaços periféricos, durante a inspiração que se segue, em vez de escapar durante a expiração. Isso acarreta uma pressão positiva conservada por trás da obstrução e pode exercer um impulso mecânico sobre o muco contido nas vias aéreas.[1,28]

Dentre as técnicas manuais que envolvem fluxo expiratório para o deslocamento da secreção podemos citar: expiração lenta prolongada (ELPr), drenagem autógena (DA), ciclo ativo respiratório, expiração lenta total com a glote aberta em decúbito infralateral (ELTGOL) e bombeamento traqueal expiratório (PTE). São técnicas que utilizam expirações lentas para a depuração das vias aéreas médias, baseando-se nos elementos mecânicos ligados à desinsuflação pulmonar.[16,28]

A cinesioterapia respiratória associada às manobras de higiene brônquica mostra resultados positivos, pois ameniza sintomas como a tosse, dispneia e expectoração, e resulta em aumento do *peak flow*, melhora da ausculta pulmonar e diminuição das reinternações hospitalares, reduzindo o uso de medicamentos e seus efeitos colaterais (Figura 33.2).[23]

A realização de exercícios respiratórios com o uso de aparelhos com pressão positiva intermitente (RPPI) é uma alternativa viável em crianças internadas em ambiente hospitalar e que precisam de recursos para melhorar a expansibilidade torácica e reverter aletectasias[29].

Foi também relatada na literatura a associação de cinesioterapia respiratória e hidroterapia em piscina aquecida, que mostrou ser ótimo coadjuvante na reabilitação pulmonar, pois reduz a resistência ao fluxo aéreo, diminui o trabalho respiratório e aumenta a cinética diafragmática, além de favorecer a higiene brônquica.[30]

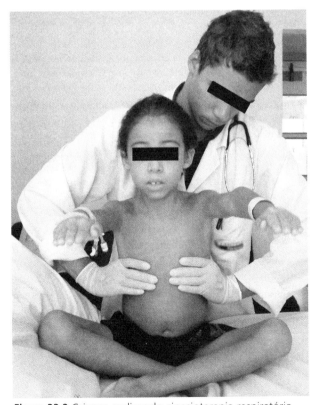

Figura 33.2 Criança realizando cinesioterapia respiratória.

CONSIDERAÇÕES FINAIS

Não há tratamento específico para a correção da disfunção ciliar, já que isso depende de avanços nas pesquisas genéticas e moleculares. Porém, é de consenso na literatura científica que um dos pilares para o tratamento da DC é a realização da fisioterapia respiratória assiduamente no intuito de diminuir as morbidades relacionadas aos quadros de infecções recorrentes. O prognóstico é dependente de diagnóstico precoce, acompanhamento clínico adequado e adesão ao tratamento proposto. Com isso, diminuem-se a mortalidade e a morbidade e há melhora acentuada da qualidade de vida.

REFERÊNCIAS BIBLIOGRÁFICAS

1. Toledo MF, Adde FV. Discinesia ciliar primária na infância. J Pediatr 2000; 76(1): 9-16.

2. Patrocínio LG, Patrocínio JA, Patrocínio TG. Discinesia ciliar primária. Acta Awho 2001; 20(3): 158-68.

3. Olm MAK, Adde FV, Silva Filho LVF, Rodrigues JC. Discinesia ciliar primária: quando o pediatra deve suspeitar e como diagnosticar? Rev Paul Pediatr 2007; 25(4): 371-6.

4. Santos JWA, Waldow A, Figueiredo CWC, Kleinubing DR, Barros SS. Discinesia ciliar primária. J Pneumol 2001; 27(5): 262-68.

5. Chilvers MA, O'Callaghan C. Primary ciliary dyskinesia. Paediatrics and Child Health 2007; 17(5): 174-79.

6. Sturgess JM, Turner JAP. The immotile cilia syndrome. In: Disorders of the respiratory tract in children. 4.ed. London: W. B. Sanders; 1983. p.623-31.

7. Schidlow DV, Panitch H, Katz SM. The immotile cilia syndrome. In: Pediatric respiratory disease diagnosis and treatment. London: W. B. Sanders; 1993. p.550-63.

8. Miranda EG, Valadares SM, Souza CTCBC, Costa PP, Filho JFS, Filho D. Síndrome de Kartagener. Jornal Brasileiro de Medicina 1997; 72(6): 31-6.

9. Swartz MN. Bronquiectasias. In: diagnóstico das doenças pulmonares. São Paulo: Manole; 1992. p.1589-618.

10. Dinwiddie R. Immune disease and the lung in: diagnosis and management of pediatric respiratory disease. 2.ed. Churchill Livingstone; 1997. p.135-9.

11. Bromiker R, Neemam Bar-Oz B, Avital A, Bar-Ziv J, Springer C. Early diagnosis of primary ciliary dyskinesia in a newborn without situs inversus. Acta Paediatr 2002; 91: 1002-5.

12. Zihlif N, Paraskakis E, Lex C, Pohl LV, Bush A. Correlation between cough frequency and airway inflammation in children with primary ciliary dyskinesia. Pediatr Pulmonol 2005; 39: 551-7.

13. Rosov T. Doenças pulmonares em pediatria. São Paulo: Atheneu; 1999.

14. Koh YY, Park Y, Jeong JH, Kim CK, Min YG, Chi JG. The effect of regular salbutamol on lung function and bronchial responsiveness in patientes with primary ciliary dyskinesia. Chest 2000; 177(2): 427-33.

15. O'Donnell AE. Bronchiectasis. Chest 2008; 134(4): 815-23.

16. Fauroux B, Tamalet A, Clément A. Management of primary ciliary dyskinesia: the lower airways. Paediatric Respiratory Reviews 2009; 10: 55-7.

17. Carvalho FA, Esposito A. Oxigenoterapia. In: Sarmento GJV. Fisioterapia respiratória no paciente crítico. Barueri: Manole; 2005. p.402-7.

18. Loh LE, Chan YH, Chan I. Ventilação não-invasiva em crianças: uma revisão. J Pediatr 2007; 83(supl.2): 91-9.

19. Silva DCB, Foronda FAK, Troster EJ. Ventilação não-invasiva em pediatria. J Pediatr 2003; 79(supl.2): 161-8.

20. Rotta AT, Steinhorn DM. Ventilação mecânica convencional em pediatria. J Pediatr 2007; 83(supl.2): 100-8.

21. Maruwada S, Rotta AT. Mechanical ventilation strategies in children. Pediatric Health 2008; 2(3): 301-14.

22. Almeida SC, Souza VR. Fisioterapia respiratória em ventilação pulmonar mecânica em pediatria e neonatologia. 2.ed. São Paulo: Atheneu; 2004. p.513-6.

23. Caromano FA, Cárdens MYG, Sá CSC. Efeitos da aplicação das técnicas de limpeza brônquica associada a mobilização em pacientes portadores de bronquiectasia. Revista de Terapia Ocupacional Universidade de São Paulo 1998; 9(3): 114-8.

24. Del-Tetto CCR, Santos ES, Normando VMF. Contribuição da fisioterapia à bronquiectasia. Fisioterapia em Movimento 1995; 8(1): 41-7.

25. Antunes LCO, Carvalho SMF, Borges FD, Assis VLGN, Godoy I. Comparação da eficácia da fisioterapia respiratória convencional com o Flutter® VRP1 em pacientes com bronquiectasia. Salusvita; 2001: 20(1): 11-21.

26. Volsko TA. Difiore JM. Chatburn RL. Performance comparison of two oscillating positive expiratory pressure devices: Acapella versus Flutter. Respiratory Care 2003; 48: 124-130.

27. Eaton T, Young P, Zebg I. A randomized evaluation of the acute efficacy, acceptability and tolerability of flutter and active cycle of breathing with and without postural drainage in non-cystic fibrosis bronquiectasis. Chron Respir Dis 2007; 4: 23-30

28. Postiaux G. Fisioterapia respiratória pediátrica. Porto Alegre: Artmed; 2004

29. AARC Guideline: intermittent positive pressure breathing. Respiratory Care 2003; 48(5): 540-6.

30. Caetano CAL, Batigália F, Delgado AS. Cinesioterapia em piscina na bronquiectasia: discussão acerca de uma nova abordagem terapêutica. HB Científica 1997; 4(1): 26-30.

34

VENTILAÇÃO PULMONAR MECÂNICA

FERNANDA DE CORDOBA LANZA
MARIANA RODRIGUES GAZZOTTI
SABRINA PINHEIRO TSOPANOGLOU

A utilização da ventilação pulmonar mecânica (VPM) tem sido indispensável no tratamento da insuficiência respiratória aguda e crônica agudizada, embora a utilização da prótese ventilatória esteja associada ao aumento de dias de internação e mortalidade hospitalar.[1]

Em princípio, a ventilação com pressão positiva intermitente em crianças com insuficiência respiratória foi realizada por meio de máscara. As técnicas utilizadas inicialmente foram adaptadas da ventilação pulmonar mecânica de adultos, mas as diferenças fisiológicas do recém-nascido provocaram limitações e insucessos.[2,3]

No começo da década de 1970, iniciou-se a ventilação específica para pediatria e neonatologia utilizando fluxo contínuo e recebendo ciclos mandatórios do ventilador mecânico. Denominou-se essa modalidade como ventilação mandatória intermitente (VMI). Em 1971, Gregory et al. observaram importante redução da hipoxemia em neonatos com síndrome do desconforto respiratório (SDR) após a utilização de pressão positiva contínua nas vias aéreas (CPAP) através de cânula endotraqueal.[4]

Nessa época, a utilização de PEEP já estava associada à redução da mortalidade; entretanto, a necessidade de utilizar altos valores de pressão inspiratória (PIP) em razão da baixa complacência pulmonar resultava em doenças pulmonares crônicas e elevada mortalidade.[5,6] Portanto, nas últimas décadas, houve mudanças na forma de realizar a VPM em razão da alta incidência de lesão pulmonar induzida pela ventilação mecânica (LPIV), provocada pelo excesso de pressões inspiratórias e baixos valores de PEEP, levando a abertura e fechamento alveolar cíclico. Consequentemente, houve adapta-

ções nos modos e modalidades ventilatórias em pediatria e neonatologia.[7,9]

OBJETIVOS E INDICAÇÕES DA VPM

A maioria dos pacientes que necessita de internação na UTI utiliza suporte ventilatório. Os objetivos e indicações da VPM estão descritos na Tabela 34.1.

MECÂNICA PULMONAR

Ao se discutir a ventilação pulmonar mecânica (VPM) em pediatria e neonatologia, é de fundamental importância entender alguns conceitos básicos de mecânica pulmonar para a correta aplicação e manuseio dos ventiladores, necessitando também a compreensão da fisiopatologia da doença do paciente para tornar o tratamento mais adequado e seguro a cada criança ou recém-nascido.

Em relação à mecânica pulmonar das crianças e neonatos, deve-se ressaltar que existem peculiaridades que tornam o trabalho respiratório desses pacientes aumentado, com consequente aumento do gasto energético e elevação nas demandas de oxigênio (O_2) e ventilatória. Assim, a VPM pode se fazer necessária para suprir as necessidades dos pacientes.

Trabalho respiratório

É a força necessária dos músculos respiratórios para vencer as imposições resistivas e elásticas do sistema, sendo essa força expressa pela pressão e o deslocamento alcançado: o volume. Assim, trabalho

Tabela 34.1 Objetivos e indicações para iniciar a ventilação pulmonar mecânica

Objetivos	Indicações
• Reduzir trabalho respiratório	• $PaCO_2 > 55$ mmHg ou aumento de 5 mmHg em 30 min
• Melhorar troca gasosa	• pH < 7,25
• Reduzir consumo de oxigênio	• $PaO_2 < 50$ mmHg com $FiO_2 > 0,5$
	• Apneia com bradicardia
	• Obstrução de vias aéreas
	• Distúrbio da relação ventilação/perfusão
	• Fadiga ou falência do músculo respiratório
	• Parada cardiorrespiratória
	• Doença neuromuscular
	• Rebaixamento do nível de consciência

respiratório = pressão (força) x volume (deslocamento).[10,11]

A maior parte do trabalho respiratório é necessária para vencer as forças de recolhimento elástico e de complacência, ambos do pulmão e da caixa torácica. Somente um terço do trabalho respiratório é despendido às forças resistivas de fluxo e viscosidade do gás, salientando ainda que o trabalho respiratório propriamente dito ocorre durante a fase inspiratória, já que a expiração é passiva.[11] Por esses motivos, os neonatos e lactentes apresentam aumento do trabalho respiratório em razão de suas peculiaridades em relação à mecânica pulmonar e também ao diafragma, que deveria apresentar grande eficácia e força de contração, mas não o tem devido à sua retificação.

Retração elástica

É definida como a tendência que os corpos elásticos possuem em retornar à sua posição e ao volume de repouso. Durante o ciclo respiratório é observada a força de recolhimento elástico na fase expiratória, havendo um equilíbrio entre as forças de retração pulmonar e de caixa torácica, impedindo que ocorra colabamento pulmonar e/ou a hiperinsuflação da caixa torácica.[10,11] Esse equilíbrio ocorre no nível da capacidade residual funcional (CRF), onde a ação do surfactante pulmonar é fundamental para manter o volume pulmonar.

A tensão superficial existente entre a interface ar-líquido na região acinar é responsável pela retração elástica pulmonar, e é equilibrada pela presença do surfactante pulmonar. O trabalho respiratório necessário para vencer a força de retração elástica pulmonar é expressa pela Lei de Laplace. Equação 1:

$$\text{Lei de Laplace: } P = \frac{2\,TS}{R}$$

Onde:
P = pressão;
TS = tensão superficial;
R = raio do alvéolo.

Dessa forma, quanto maior o raio do alvéolo, menor deverá ser a pressão para abri-lo, já que sua tensão superficial é baixa; e quanto menor o raio do alvéolo, maior será a sua tensão superficial, sendo necessária a aplicação de uma pressão mais elevada para abri-lo.[11,12]

Complacência

É definida como a variação de volume decorrente da variação de pressão e expressa pela seguinte fórmula:

$$C = \frac{D\,V}{D\,P}$$

Onde:
C = complacência pulmonar
D = variação
V = volume pulmonar
P = pressão pulmonar

No sistema respiratório existem duas complacências que podem ser avaliadas: a complacência pulmonar e a da caixa torácica. A complacência pulmonar pode se dividir em estática, que expressa as propriedades elásticas do pulmão, isto é, sua capacidade de distensão; e a dinâmica, a qual reflete a força de retração elástica dos pulmões.[10,12]

Em relação à complacência estática pulmonar, por ser diminuída nos neonatos e pacientes pediátricos, são necessárias maiores pressões para ventilar e expandir o pulmão, bem como para mantê-los insuflados, já que a retração elástica pulmonar é elevada. Essa alteração em relação à complacência deve-se às várias peculiaridades do sistema respiratório presente nos neonatos e crianças, como o número reduzido de ventilação colateral (poros de Kohn, canais de Lambert e de Martin), à escassa alveolização e à deficiência qualitativa e quantitativa de surfactante pulmonar, principalmente dos recém-nascidos prematuros.[13]

A complacência da caixa torácica dos neonatos e das crianças, entretanto, é elevada, pois suas costelas são cartilaginosas, facilitando a expansibilidade torácica. Esse desequilíbrio entre complacência pulmonar e da caixa torácica predispõe os recém-nascidos e lactentes a sinais de desconforto respiratório, tornando também o ponto de fechamento das vias aéreas mais próximo aos alvéolos, ocorrendo uma diminuição da capacidade residual funcional nesses indivíduos.[10,11]

Resistência das vias aéreas (RVA)

É definida como uma força que se opõe ao fluxo aéreo. Essa é diretamente proporcional à viscosidade do gás e ao comprimento do tubo, e inversamente proporcional à quarta potência do raio. A RVA é expressa pela seguinte fórmula:

$$RVA = \frac{D\,P}{\phi}$$

Onde:
D P = diferencial de pressão
ϕ = fluxo

Em relação à RVA nos neonatos e crianças, essa é menor do que nos adultos, pois proporcionalmente suas vias aéreas possuem menor comprimento e maior diâmetro. Porém, ao relacionarmos somente os neonatos e crianças, o comprimento e o diâmetro das vias aéreas são maiores e menores, respectiva-

mente, do que no adulto. Portanto, possuem elevada RVA, sendo mais uma causa de desconforto respiratório. Além do que, o tubo orotraqueal, dependendo do seu diâmetro interno, eleva a resistência das vias aéreas para até 150 cmH$_2$O/L/segundo.[10,11]

Constante de tempo (Kt)

É o tempo necessário para que ocorra o equilíbrio entre as pressões das vias aéreas (atmosférica) e pulmonares (alveolares). Transcorrido esse tempo, o fluxo torna-se zero. A Kt também pode ser definida como o tempo necessário para encher e esvaziar os pulmões, lembrando sempre que o tempo na expiração necessita ser maior em razão da retração elástica do sistema respiratório. Partindo dessas definições, pode-se concluir que a Kt é dependente diretamente das forças resistivas e elásticas do sistema respiratório, assim:

Kt = C x RVA

Onde:
Kt: constante de tempo
C = complacência pulmonar
RVA = resistência das vias aéreas

Para que ocorra o completo enchimento ou esvaziamento pulmonar são necessárias três a cinco Kt, e uma Kt equivale ao tempo necessário para acomodar 63% do volume pulmonar máximo e cinco Kt aproximadamente 99% do volume pulmonar. Em um neonato com pulmão normal, a complacência pulmonar varia em torno de 0,005 L/cmH$_2$O e sua resistência de 30 cmH$_2$O/L/segundo, então uma Kt será de 0,15 segundo, e três a cinco Kt variam de 0,45 a 0,75 segundo.[10,12]

Ao ventilar um neonato ou criança, deve-se avaliar a Kt, isto é, de acordo com a complacência pulmonar, a RVA, e baseado na fisiopatologia da doença pulmonar, deve-se adequar o tempo inspiratório.

Pressão média das vias aéreas (PMVA)

A pressão média das via aéreas (PMVA) é a associação de todas as pressões às quais o paciente está submetido quando ventilado mecanicamente. A congregação desses valores forma uma onda, sendo a área no seu interior a pressão média a que a via aérea está sendo submetida (Equação 2):[14]

$$PMVA = \frac{Ti \times Pinsp}{Ti + Te} + \frac{Te \times PEEP}{Ti + Te}$$

Onde:
Ti: tempo inspiratório
Pinsp: pressão inspiratória
Te: tempo expiratório
PEEP: pressão expiratória positiva final

Não existe ajuste direto da PMVA no ventilador; isso significa que cada mudança dos valores que compõem a fórmula pode alterar a resultante final. A utilização de PMVA superior a 10 cmH_2O em neonatologia significa que o recém-nascido está necessitando de alto suporte ventilatório. A correção de hipoxemia pode ser feita aumentando a PMVA, o parâmetro ventilatório que mais contribui para o aumento dessa é a PEEP, pois essa eleva e mantém a pressão intra-alveolar no final da expiração (Figura 34.1). Altos valores de PMVA também podem estar associados a lesões pulmonares por altas pressões utilizadas.

PRINCÍPIOS VENTILATÓRIOS

Ciclo respiratório

Entende-se por ciclo respiratório a soma das fases inspiratória e expiratória. A duração de um ciclo (janela de tempo) pode ser determinada de diversas formas. Alguns aparelhos dependem do ajuste direto do tempo inspiratório e do tempo expiratório, outros da frequência respiratória e do tempo inspiratório e outros da frequência respiratória e da relação I:E. O mais importante é a manutenção de um tempo inspiratório suficiente para permitir ventilação adequada, de acordo com a constante de tempo, e um tempo expiratório que garanta um esvaziamento completo.[14,16]

Disparo

O início de um ciclo, ou da fase inspiratória, ocorre com a abertura da válvula inspiratória comandada por critérios de controle da máquina ou do paciente. Quando a abertura da válvula ocorre por um critério de tempo (disparo a tempo) é necessária a frequência respiratória pré-ajustada, a qual estabelece a duração do ciclo e, portanto, inícios regulares. As modalidades que permitem o ajuste de sensibilidade podem reconhecer o esforço inspiratório gerado pelo paciente. Na pediatria, esse reconhecimento pode ser feito por um deslocamento de fluxo (disparo a fluxo), pois esse sistema é mais sensível que à pressão (disparo a pressão), no qual a queda de pressão no sistema é necessária para ocorrer a abertura da válvula (Figura 34.2).[14,16]

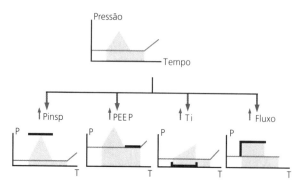

Figura 34.1 Representação da pressão média de vias aéreas (PMVA) e suas variações de acordo com as mudanças dos parâmetros ventilatórios na curva pressão/tempo.
Pinsp: pressão inspiratória; PEEP: pressão expiratória positiva final; Ti: tempo inspiratório. (Adaptado de Kopelman et al. 2002.)

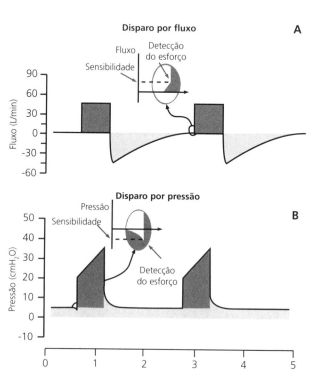

Figura 34.2 Representação do disparo a pressão (**A**) demonstrado na curva de pressão/tempo; e disparo a fluxo (**B**) na curva fluxo/tempo. Dependerá da força de contração muscular do paciente para disparar o aparelho, sendo o disparo a fluxo mais sensível.

A qualidade de um ventilador mecânico que permite disparo realizado pelo paciente está no tempo de abertura da válvula inspiratória, repercutindo na demanda inicial do paciente e em uma melhor adaptação do tempo mecânico (tempo inspiratório no ventilador), e o tempo inspiratório comandado pelo centro respiratório do paciente.

Ciclagem

O fechamento da válvula inspiratória e a abertura da válvula expiratória também são realizados por critérios estabelecidos pela máquina (ciclagem); dependem do modo de controle ajustado. Se o modo ajustado é a pressão, o término da fase inspiratória pode ocorrer quando uma pressão pré-programada é atingida (ciclado a pressão). Se o tempo inspiratório pré-programado é atingido (ciclado a tempo) (Figura 34.3), ou com uma queda no fluxo inspiratório até um determinado valor (ciclado a fluxo), quando o modo de controle é a volume, a fase inspiratória termina quando o volume predeterminado é atingido.[14-16]

Atualmente, os ventiladores de última geração permitem associações entre modo de controle (pressão ou volume, descritos a seguir) e variável de ciclagem. Por sua vez, também podem existir duas formas de ciclagem no mesmo modo ventilatório.

MODOS VENTILATÓRIOS

Pressão controlada

Na ventilação com pressão controlada, a ciclagem é a tempo, dependerá da complacência pulmonar e da resistência das vias aéreas; o disparo é a tempo, de acordo com a frequência respiratória programada. Se houver interação do paciente o disparo pode ser a fluxo ou a pressão. Os parâmetros ajustados são: pressão e tempo inspiratório, frequência respiratória. O fluxo é livre e o volume dependerá da pressão inspiratória e da C e RVA (Figura 34.4 A).[14,15]

Volume controlado

Na ventilação com volume controlado, a ciclagem é a volume; o disparo se comporta da mesma maneira que o da pressão controlada, também variando de acordo com a presença ou não do esforço muscular do paciente. Os parâmetros ajustados são:

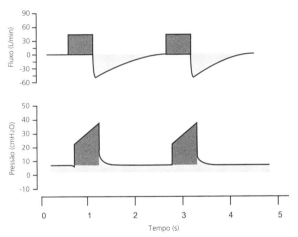

Figura 34.3 Representação da ciclagem a tempo através da curva de pressão e fluxo sobre tempo. Dependerá da frequência respiratória programada para iniciar um novo ciclo respiratório.

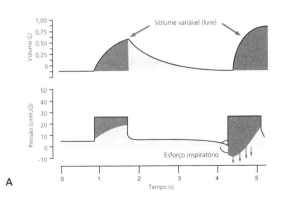
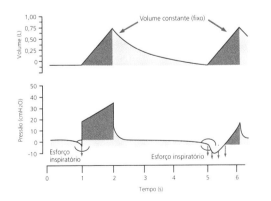

Figura 34.4 A-B Representação do gráfico de volume/tempo e pressão/tempo na modalidade pressão controlada (**A**) onde há a manutenção da pressão com volume corrente dependente da complacência e resistência pulmonar; e modalidade volume controlado (**B**) onde há a manutenção do volume independente do disparo pelo paciente e pressão variável nas vias aéreas.

volume corrente, fluxo inspiratório, frequência respiratória, tempo inspiratório, resultante do fluxo e da frequência respiratória (Figura 34.4 B).[14,15]

MODALIDADES EM PEDIATRIA

Por muito tempo utilizou-se a mesma modalidade para pacientes adultos e pediátricos, porém o sucesso nas crianças não era observado, já que não havia máquinas suficientemente sofisticadas para interagir adequadamente com um paciente com importante diferença anatômica e fisiológica.[1] A instabilidade da caixa torácica, o desenvolvimento incompleto das vias aéreas, bem como a pouca resistência dos músculos respiratórios eram fatores que dificultavam a utilização da prótese ventilatória. Portanto, uma modalidade ventilatória que facilitasse a respiração do paciente e evitasse o barotrauma foi formulada para crianças e neonatos. A ventilação mandatória intermitente (VMI) é uma forma ainda comum de realizar a ventilação mecânica em pediatria e neonatologia, por apresentar características que facilitam a respiração espontânea e previnem barotrauma (Figura 34.5).

Para melhor entender a realização da VPM, será apresentado um modelo matemático: equação do movimento (Equação 3).

Pressão ventilador = pressão elástica + pressão resistiva
P muscular + P ventilador = P elástica+ P resistiva
P muscular + P ventilador =

$$\frac{D\ Volume}{Complacência\ pulmonar} + (RVA \times \phi)$$

Sendo:

$$Complacência\ pulmonar = \frac{D\ volume}{D\ pressão}$$

$$RVA\ (resistência\ das\ vias\ aéreas) = \frac{D\ pressão}{\phi}$$

ϕ = fluxo

Durante a ventilação mecânica controlada, com interação ou não do paciente, as pressões geradas pelo ventilador mecânico e pelo paciente devem ser suficientes para vencer as pressões resistiva e elástica pulmonares, para que haja ventilação alveolar.

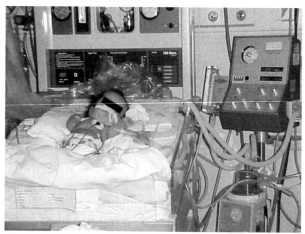

Figura 34.5 Criança em ventilação mecânica invasiva.

MODALIDADES QUE NÃO NECESSITAM DE DISPARO

Ventilação mandatória controlada (VMC)

Nessa modalidade não há interação do paciente. O disparo é realizado a tempo, variando de acordo com a frequência respiratória programada; a ciclagem ocorre de acordo com o tempo inspiratório programado, sendo esse dependente da constante de tempo do sistema respiratório. O fluxo é contínuo durante todo o ciclo respiratório. A pressão inspiratória utilizada dependerá da complacência e da resistência pulmonar, sendo ajustada de acordo com a expansibilidade torácica, que deverá estar entre 0,5 e 1,0 cm. Essa modalidade dificilmente é utilizada em neonatologia e pediatria, pois o paciente não permanece sob sedação profunda para que não ocorra redução importante da pressão arterial e também desuso da musculatura respiratória.[14,16]

Ventilação mandatória intermitente (VMI)

Nessa modalidade há interação do paciente com o ventilador, porém não há sincronia nem disparo, pois o fluxo é contínuo, mantendo a válvula inspiratória constantemente aberta. A frequência respiratória é predeterminada gerando os ciclos mandatórios. A ciclagem nessa modalidade é a tempo. A pressão inspiratória é ajustada da mesma forma da VMC. A VMI é utilizada em nenonatologia e pediatria por não exigir esforço da musculatura respiratória para abertura da válvula inspiratória (Figura 34.6).[14,16]

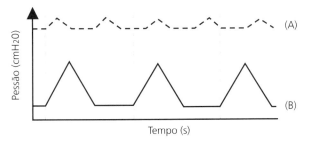

Figura 34.6 Representação do gráfico pressão/tempo, em (**A**) ciclo intermitente durante o fluxo contínuo, em (**B**) ciclo mandatório realizado pelo ventilador mecânico.

MODALIDADES QUE NECESSITAM DE DISPARO DO PACIENTE

Ventilação mandatória intermitente sincronizada (SIMV)

O disparo dessa modalidade é a tempo e dependerá da frequência respiratória programada. Porém, se houver respiração espontânea do paciente, o disparo será a fluxo ou a pressão, e dependerá da sensibilidade ajustada no aparelho. A cada janela respiratória (fase inspiratória e expiratória) o paciente terá resposta do ventilador mecânico apenas na primeira contração muscular; se houver mais contrações na mesma janela respiratória, não ocorrerá disparo do ventilador (Figura 34.7 A). A ciclagem é a volume ou a pressão, dependendo do modo ventilatório utilizado, assim como dos parâmetros ajustados. Essa modalidade raramente é utilizada de forma isolada em pediatria e neonatologia.[14,16]

Pressão de suporte (PS)

O disparo dessa modalidade é a fluxo ou a pressão, e dependerá da sensibilidade ajustada no aparelho. A ciclagem é a fluxo e depende da característica do ventilador mecânico. A maioria deles cicla após a queda de 25% do fluxo inspiratório, e outros após a queda de 6 L/min do fluxo inspiratório (Figura 34.7 B). Essa é uma modalidade necessariamente espontânea, geralmente utilizada para descontinuação da prótese ventilatória, por esse motivo os parâmetros ajustados são a pressão de suporte e a sensibilidade.

Tem sido demonstrado benefício com a utilização da ventilação com disparo pelo paciente. Uma revisão sistemática comparando SIMV com disparo feito pelo paciente e ventilação convencional (VMC) demonstrou que, quando há disparo pelo paciente, o risco de síndrome de escape de ar é menor, e menor tempo de ventilação mecânica ao comparar com CMV. Justifica-se pela boa resposta do aparelho ao disparo do paciente e melhor interação paciente-ventilador, gerando melhor sincronia e manutenção da atividade muscular pelo paciente.[17]

Ventilação mandatória intermitente sincronizada (SIMV) associada à pressão de suporte (PS)

A associação dessas duas modalidades permite que o paciente realize respirações espontâneas com ajuda inspiratória, pressão de suporte, sendo necessário o disparo do aparelho. Sempre haverá a frequência mandatória do SIMV, independentemente da frequência realizada pelo paciente.[14,15]

SIMV + Volume garantido

É um novo modo ventilatório ciclado a tempo, limitado a pressão, sincronizado, que garante o volume corrente. O benefício desse modo ventilatório é a garantia do volume corrente próximo ao fisiológico, com a manutenção da respiração espontânea. Está disponível em ventiladores mecânicos pediátricos e neonatais. O funcionamento é o mesmo da

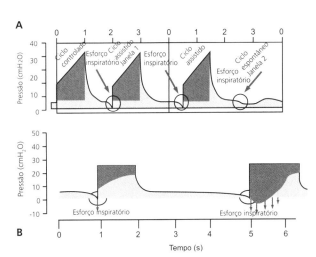

Figura 34.7 Representação da curva pressão/tempo na modalidade SIMV. (**A**) Se o paciente realizar mais de uma contração muscular na mesma janela respiratória, o aparelho responderá apenas a uma. O mesmo não ocorrerá se houver a associação da Pressão de Suporte (PS) em **B**, onde o esforço gerado pelo paciente sempre terá resposta do aparelho com uma ajuda inspiratória; o volume corrente gerado será maior quanto maior for o esforço do paciente e a PS.

SIMV, porém com a garantia do volume corrente. Essa modalidade é mais bem adaptada ao paciente em razão de seu disparo a fluxo, por ser mais sensível. Essa interação aumenta o volume corrente realizado pelo paciente espontaneamente, necessitando menor suporte ventilatório e, consequentemente, menor complicação relacionada à pressão positiva. Estudos demonstram a redução do pico inspiratório e das ventilações mandatórias.[18,19]

O emprego da PEEP é realizado na VPM em todas as modalidades ventilatórias, e seu benefício é bem definido na literatura, tanto para melhora da oxigenação, pelo aumento da capacidade residual funcional, quanto para evitar lesão pulmonar induzida pela VPM pela abertura e fechamento cíclico.[8,9] Entretanto, as repercussões hemodinâmicas podem ocorrer principalmente em lactentes, nos quais a caixa torácica é mais complacente, acentuando a transmissão da pressão intratorácica.[20]

VENTILAÇÃO PULMONAR MECÂNICA NÃO CONVENCIONAL

Ventilação de alta frequência (VAF)

É uma forma específica de ventilar o paciente, utilizando frequência respiratória acima do fisiológico. Pode ser realizada por diferentes aparelhos, bem como com o ventilador mecânico convencional.

Como a frequência respiratória é alta, o volume corrente passa a ser pequeno, e mesmo assim mantém-se o volume-minuto. Em qualquer doença pulmonar existem diferentes constantes de tempo dentro do pulmão, em razão das unidades alveolares estarem algumas mais abertas e outras fechadas, tornando a ventilação convencional desfavorável, por não contemplar diferentes unidades.

A utilização da VAF faz com que as diferenças entre os alvéolos se minimizem, pois os alvéolos com maior constante de tempo podem ser preenchidos completamente sem interrupção pelo término da fase inspiratória. Os alvéolos são mantidos abertos com pequenas variações de volume, evitando também a lesão induzida pela ventilação pulmonar mecânica.

Existem três principais formas de realizar a VAF: ventilação de alta frequência a jato (VAFJ), ventilação de alta frequência com pressão positiva (VAFPP) e ventilação de alta frequência oscilatória (VAFO).[14] A forma mais utilizada de VAF em neonatologia é a VAFO. Nessa técnica, tanto a fase inspiratória quanto a expiratória são ativas, o gás é forçado a sair dos pulmões através de um pistão (Figura 34.8). Os ajustes na entrada e saída desse fluxo determinam a pressão média de vias aéreas. A frequência respiratória utilizada nessa modalidade é em hertz, sendo ajustada entre 15 e 50 Hz para manter adequada troca gasosa. Alguns estudos têm revelado conflito ao demonstrarem a redução da incidência de displasia broncopulmonar nos RNPT que utilizaram a VOAF precocemente, em comparação com a ventilação convencional.[21,22]

Revisões sistemáticas de VAFO constataram que não há trabalhos randomizados e controlados que respaldem a utilização da VAFO, pois essa não reduziu a mortalidade e a morbidade, quando comparada à ventilação convencional.[23,24] A necessidade de aparelhos específicos para realizar esse tipo de ventilação dificulta a utilização, bem como a manipulação, por não ser uma forma convencional em que os profissionais tenham prática em realizá-la.

Ventilação com relação inspiratória/ expiratória invertida (VRI)

Inverter a relação inspiração/expiração significa manter por mais tempo o ar dentro dos alvéolos, e levar menos tempo para exalá-lo, independentemente da modalidade ventilatória utilizada. Nessa forma de ventilação ocorrerá a melhora da oxigenação do paciente, pois a manutenção do tempo inspiratório prolongado realizará recrutamento de unida-

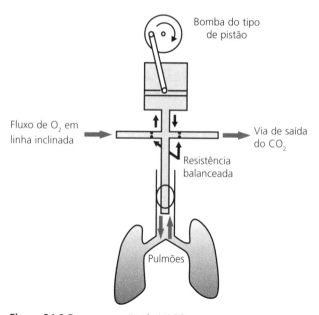

Figura 34.8 Representação da VAFO.

des alveolares com diferente constante de tempo. Outro fator que resulta no incremento da PaO_2 é não permitir o esvaziamento completo do alvéolo na fase expiratória, resultando em auto-PEEP que também contribui para melhor oxigenação, pois aumenta a PMVA (Figura 34.1).[25,26]

As formas mais comumente utilizadas para inverter a relação I/E são aumentar a frequência respiratória (modalidade volume ou pressão controlada) até que o tempo expiratório fique reduzido, ou aumentar o tempo inspiratório utilizando a modalidade pressão controlada. Existe a necessidade de que o paciente esteja sedado ou bastante sincrônico com o ventilador para evitar aumento de auto-PEEP e/ou hiperdistensão alveolar. Não existem trabalhos que definam qual a melhor forma de realizar a VRI.[26,27]

Realizando a VRI, ocorrerá o aumento da PMVA, e esse será mais significante quanto maior for a auto-PEEP resultante. Redução do débito cardíaco pode ser observada, e será mais importante nos pacientes com menor idade por apresentarem maior complacência de caixa torácica, sendo as pressões facilmente transmitidas ao mediastino; entretanto, esse não é um fator extremamente limitante dessa modalidade.[28] A utilização da VRI é uma estratégia que geralmente é abordada após terem sido otimizados a PEEP, a pressão inspiratória e o volume para melhora da oxigenação.

Em recém-nascido pré-termo de extremo baixo peso deve ser cautelosa a utilização da VRI, pois esses pacientes apresentam unidades alveolares incompletas e pequenos valores de constante de tempo, correndo mais risco de síndrome de escape de ar ao utilizar essa estratégia.[29]

Ventilação com liberação de pressão na via aérea (APRV)

Essa modalidade é espontânea, sendo realizada a partir de níveis de CPAP. O operador ajusta dois níveis de pressão, o nível no qual o paciente irá permanecer maior parte do tempo, e o nível para o qual ocorrerá despressurização, permitindo melhor ventilação alveolar que no modo CPAP puro. O tempo de permanência em cada nível também é pré-ajustado, e sua relação pode interferir com o padrão respiratório do paciente. Os parâmetros ajustados são: tempo inspiratório e expiratório, nível de CPAP, nível de pressão durante a expiração. O volume corrente dependerá da complacência e resistência do sistema respiratório e da diferença entre as pressões preestabe-

lecidas.[14,5] Estudos diferem entre os achados a respeito da APRV comparada com outros modos ventilatórios (SIMV+PS): alguns não apresentam superioridade entre as modalidades, enquanto outros apresentam piora da oxigenação nos pacientes que utilizam APRV.[30,31]

PARÂMETROS VENTILATÓRIOS INICIAIS

Tendo em vista as diferenças anatômicas e fisiológicas de recém-nascidos e lactentes, os parâmetros ventilatórios ajustados são relacionados à doença de base e às diferenças estruturais. A adequação inicial da VPM deve ser composta de parâmetros mínimos descritos na Tabela 34.2, e a sua manutenção deve ser de acordo com as características da doença e a clínica do paciente.

CONSIDERAÇÕES FINAIS

A VPM em pediatria e neonatologia apresenta muitas particularidades em razão das diferenças anatômicas e fisiológicas desses pacientes. As modalidades ventilatórias devem ser adequadas de acordo com as necessidades do paciente, tentando gerar menor trabalho muscular possível para não aumentar o consumo energético e facilitar a descontinuação precoce da prótese ventilatória. Também devem ser consideradas a disponibilidade de aparelho na unidade de terapia intensiva e a habilidade do operador. As modalidades não convencionais auxiliam na melhora da oxigenação quando a VPM convencional está otimizada e não apresenta resultados satisfatórios. Portanto, o conhecimento dessas modalidades é de fundamental importância para a adequada manutenção

Tabela 34.2 Parâmetros ventilatórios iniciais em neonatologia e pediatria

Parâmetros ventilatórios	Neonatologia	Pediatria
PIP (cmH_2O)	15	20
PEEP (cmH_2O)	03	05
f (rpm)	30	20
Ti (seg)	0,35 – 0,45	0,55 – 0,70
Fluxo (lpm)	6 – 8	8 – 15
FiO_2	< 0,5	< 0,5

do suporte de vida e dependerá das diferenças clínicas e das doenças apresentada pelo paciente.

REFERÊNCIAS BIBLIOGRÁFICAS

1. Flori HR, Glidden DV, Rutherford GW, Matthay MA. Pediatric Acute Lung Injury. Prospective Evaluation of Risk Factors Associated with Mortality. Am J Respir Crit Care Med 2005; 171: 995-1001.

2. Delivoria-Papadopoulos M, Levison H, Swyer PR. Intermittent positive pressure ventilation as a treatment in severe respiratory distress syndrome. Arch Dis Child 1965; 40: 474-9.

3. Murdock AI, Linsao L, Reid MM, Sutton MD, Tilak KS, Ulan OA, et al. Mechanical ventilation in the respiratory distress syndrome: a controlled trial. Arch Dis Child 1970; 45: 624-33.

4. Gregory GA, Kitterman JA, Phibbs RH, Tooley WH, Hamilton WK. Treatment of the idiopathic respiratory distress syndrome with continuous positive airway pressure. N Eng J Med 1971; 284: 1333-40.

5. Northway Jr WH, Rosan RC, Porter DY. Pulmonary disease following respirator therapy of hyaline membrane disease. Bronchopulmonary dysplasia. N Eng J Med 1967; 276: 357-68.

6. Cumarasamy N, Nussli R, Vischer D, Dangel PH, Duc GV. Artificial ventilation in hyaline membrane disease: the use of positive end-expiratory pressure and continuous postive airway pressure. Pediatrics 1973; 51: 629-40.

7. Argiras PE, Blakeley RC, Dunnill SM, Otremski OS, Sykes KM. High PEEP decreases hyaline membrane formation in surfactant deficient lungs. Br J Anaesth 1987; 59:1278-85.

8. Dreyfuss D, Soler G, Basset G, Saumon G. High inflation pressure pulmonary edema: respective effects of high airway pressure, high tidal volume and positive end expiratory pressure. Am Rev Respir Dis 1988; 137: 1159-64.

9. Amato MBP, Barbas CSV, Medeiros DM, Magaldi RB, Schettino GPP, Lorenzi-Filho G, et al. Effect of a protective–ventilation strategy on mortality in the acute respiratory distress syndrome. N Eng J Med 1998; 338: 347-54.

10. Harris TR, Wood BR. Physiologic principles. In: Goldsmith JP, Karotkin EH, (ed.). Assisted ventilation in the neonate. 3.ed. Philadelphia: W.B. Saunders; 1996: 21-64.

11. Scarpelli EM. Pulmonary Mechanics and ventilation. In: Scarpelli EM. Pulmonary physiology fetus newborn-child-adolescent. 2.ed. London: Lea & Febiger; 1990: 257-80.

12. Hand IL, Krauss AN, Auld PAM. Pulmonary physiology of the newborn infant. In: Scarpelli EM. Pulmonary physiology fetus newborn-child-adolescent. 2.ed. London: Lea & Febiger; 1990: 405-20.

13. Postiaux G. Fisioterapia respiratória pediátrica – o tratamento guiado por ausculta pulmonar. 2.ed. Porto Alegre: Artmed; 2004: 121-34.

14. Tobin M. Principles and practice of mechanical ventilation. New York: McGraw Hill; 1994.

15. Carvalho CRR. Ventilação mecânica. São Paulo: Atheneu; 2000. v.2.

16. Matsumoto T, Carvalho WB, Hirschheimer MR. Terapia intensiva pediátrica. 2.ed. São Paulo: Atheneu; 1997.

17. Greenough A, Milner AD, Dimitriou G. Synchronized mechanical ventilation for respiratory support in newborn infants. Cochrane Review 2005; 2.

18. Cheema IU, Ahluwalia JS. Feasibility of tidal volume-guided ventilation in newborn infants: a randomized, crossover trial using the volume guarantee modality. Pediatrics 2001; 107: 1323-8.

19. Carlos T, Bancalari E, Herrera CM, Gerhardt T, Claure N, Everett R, et al. Effects of volume-garanteed synchronized intermittent mandatory ventilation. Preterm Infants Recovering from respiratory failure. Pediatrics 2002; 110: 529-33.

20. Schulman DS, Biondi JW, Matthay RA, et al. Effective of positive end expiratory pressure on righ ventricular performance. Am J Med 1988; 84: 57.

21. Jousela I, Linko K, Mäkeläinen A. A comparison of continuous positive pressure ventilation, combined high frequency ventilation and airway pressure release ventilation on experimental lung injury. Intens Care Med 1992;18(5): 299-303.

22. HIFO Study Gourp. Randomized study of high-frequency oscillatory ventilation in infants with severe respiratory distress syndrome. J Pediatr 1993; 122(4): 619-90.

23. Henderson-Smart DJ, Bhuta T, Cools F, Offringa M. Elective high frequency oscillatory ventilation versus conventional ventilation for acute pulmonary dysfunction in preterm infants. Cochrane Review. In: The Cochrane Library 2005; 2.

24. Bhuta T, Clark RH, Henderson-Smart DJ. Rescue high-frequency oscillatory ventilation for infants with severe pulmonary dysfunction born at or near term. The Cochrane Database of Systematic Reviews 2005; 4.

25. Cole AGH, Weller SF, Sykes MK. Inverse ratio ventilation compared with PEEP in adult respiratory failure. Intens Care Med 1984; 10: 227.

26. Mang H, Kacmarek RM, Ritz R, Wilson RS, Kimball WP. Cardiorespiratory effects of volume and pressure controlled ventilation at avruous I/E ratios insp an acute lung injury model. Am J Respir Crit Care Med 1995; 151: 731.

27. Ravenscraft AS, Burke WC, Marini JJ. Volume-cycled decelerating flow. Alternative form of mechanical ventilation. Chest 1992; 101: 1342.

28. Rappaport S, Shriner R, Yosihara G, Wright J, Chang P, Abraham E. Randomized, prospective trial of pressure-limited vs volme-controlled ventilation in severe respiratory failure. Crit Care Med 1994; 22: 22.

29. Shanholtz C, Brower R. Should inverse ratio ventilation be used in adult respiratory distress syndrome? Am J Respir Crit Care Med 1994; 149: 1354.

30. Kamlin COF, Davis PG. Long versus short inspiratory times in neonates receiving mechanical ventilation. (Cochrane Review) In: The Cochrane Library, Issue 2, 2005.

31. Varpula T, Jousela I, Niemi R, Takkunen O, Pettilä V. Combined effects of prone positioning and airway pressure release ventilation on gas exchange in patients with acute lung injury. Acta Anaest Scand 2003; 47(5): 516-24.

32. Varpula T, Valta P, Niemi R, Takkunen O, Hynynen M, Pettilä VV. Airway pressure release ventilation as a primary ventilatory mode in acute respiratory distress syndrome. Acta Anaest Scand 2004; 48(6): 722-31.

35

LESÃO PULMONAR UNILATERAL

FERNANDA DE CORDOBA LANZA

Na prática clínica, pneumonia lobar, atelectasia, contusão pulmonar, ou qualquer outra doença que acometa apenas um hemotórax são achados frequentes no contexto hospitalar. Não é incomum os pacientes acometidos por essas doenças desenvolverem insuficiência respiratória aguda e necessitarem de ventilação pulmonar mecânica. Nesse contexto, a ventilação adquire uma particularidade especial, pois, muitas vezes, por uma série de motivos, é preciso ventilar ao mesmo tempo um pulmão doente e um sadio. O tratamento da lesão pulmonar unilateral (LPU) baseia-se no uso de ventilação pulmonar mecânica para reverter a hipoxemia. Entretanto, a utilização de PEEP e valor adequado de volume corrente, como recomendado na ventilação pulmonar protetora,[1,2] pode não ser tão efetiva quanto na lesão pulmonar bilateral, por provocar hiperdistensão no pulmão sadio. A aplicação da ventilação pulmonar mecânica é, muitas vezes, necessária pela hipoxemia, porém limitada pela heterogeneidade da lesão. Dessa forma, a utilização de decúbitos laterais pode auxiliar no tratamento, melhorando a relação ventilação/perfusão, por alterar o fluxo sanguíneo de acordo com a gravidade e permitir, assim, melhor troca gasosa.

DEFINIÇÃO

A LPU é uma lesão pulmonar que cursa com hipoxemia, radiografia de tórax com comprometimento unilateral de um ou mais lobos sem comprometimento cardíaco identificado, comumente encontrado em pneumonias, atelectasias e contusões pulmonares (Figura 35.1).[3] A principal característica que dificulta o tratamento é a heterogeneidade da lesão.

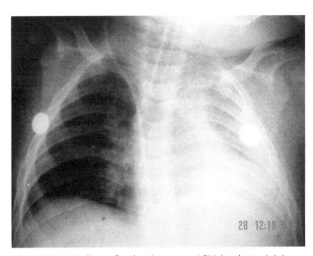

Figura 35.1 Radiografia de tórax com LPU (atelectasia) à esquerda em ventilação mecânica e com hiperinsuflação pulmonar à direita.

FISIOPATOLOGIA

Antes de iniciar a descrição da LPU, é importante que seja revista a forma de distribuição do fluxo sanguíneo e do ar dentro dos pulmões. O fluxo sanguíneo aumenta linearmente de cima (região não dependente) para baixo (região dependente) quando o pulmão está na posição vertical. Da mesma forma, quando colocamos o indivíduo em supino, a região anterior do pulmão concentra menor fluxo sanguíneo em relação à região posterior. Os vasos sanguíneos das regiões dependentes, em condições normais, apresentam maior aporte sanguíneo em relação às regiões não dependentes em razão da maior pressão hidrostática exercida sobre eles. A pressão alveolar também apresenta diferenças relacionadas ao posicionamento. A região dependente apresenta menor pressão alveolar, estando os alvéolos menos abertos na posição de repouso. Estes apresentam um volume de repouso menor que os alvéolos das regiões não dependentes.[4]

West[4] definiu quatro zonas pulmonares relacionadas à pressão alveolar e aos vasos sanguíneos, considerando o pulmão na posição vertical:

- Zona 1 – ápice pulmonar: a pressão alveolar supera as pressões arterial e venosa, reduz o fluxo sanguíneo e provoca efeito espaço morto. Esse fato não acontece em condições normais, mas apenas quando a utilização de pressão positiva promove aumento exagerado de pressão alveolar.
- Zona 2 – região intermediária do pulmão: por causa do efeito hidrostático, a pressão arterial fica maior que as pressões alveolar e venosa, e o fluxo sanguíneo é determinado pela diferença entre ambas.
- Zona 3 – região inferior: apresenta pressão alveolar menor que as pressões arterial e venosa; a pressão no interior dos capilares aumenta pela zona abaixo, havendo recrutamento e distensão vascular.
- Zona 4: ocorre apenas em condições especiais, quando os alvéolos das regiões dependentes apresentam-se pouco insuflados, aumentando a resistência vascular pulmonar e reduzindo o fluxo sanguíneo regional, efeito *shunt* (Figura 35.2).[4]

Durante a respiração espontânea, a entrada de ar ocorre proporcionalmente em ambos os pulmões. O comprometimento pulmonar unilateral implica distúrbios da relação ventilação/perfusão, pela assimetria da lesão alveolar, o que resulta em regiões pouco ventiladas e normalmente perfundidas (*shunt*). Essa alteração provocará a vasoconstrição reflexa hipóxica dos capilares justa-alveolares na região lesada (efeito *shunt* ou zona 4 de West), aumentando o fluxo sanguíneo para a região não acometida.

Quando o paciente com LPU é colocado sob ventilação pulmonar mecânica (VPM), unidades alveolares sadias podem distender-se por existir grandes diferenças entre resistência e complacência pulmonar de ambos os pulmões. Isso resulta em efeito espaço morto no pulmão sadio (zona 1 de West), compressão capilar e consequente aumento do fluxo sanguíneo para o lado acometido, piorando o efeito *shunt* no pulmão lesado. A estratégia ventilatória que é adequada ao pulmão sadio pode ser danosa ao pulmão doente (Figura 35.3).[5,6]

Portanto, a piora da oxigenação na LPU sob VPM ocorre pela associação de alguns fatores: vasoconstrição reflexa hipóxica no pulmão acometido, distensão alveolar e compressão capilar no pulmão sadio, com aumento do fluxo de sangue para o lado afetado.

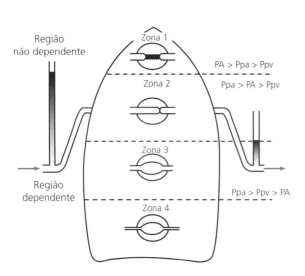

Figura 35.2 Representação da distribuição do fluxo sanguíneo no pulmão (Zonas de West). PA: pressão alveolar; Ppa: pressão arterial; Ppv: pressão venosa.

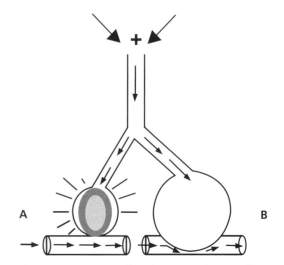

Figura 35.3 Representação de pulmão com lesão pulmonar unilateral sob VPM em (**A**) alvéolos lesados com menor volume pulmonar (efeito *shunt*); em (**B**) hiperdistensão alveolar unilateral (efeito espaço morto) e compressão do capilar pulmonar no lado sadio pela utilização da pressão positiva, aumentando o fluxo para o lado lesado.

VENTILAÇÃO MECÂNICA

A utilização de pressão expiratória final positiva (PEEP) na síndrome do desconforto respiratório agudo (SDRA) é necessária e bem relatada na literatura, sendo utilizada não apenas para manter a oxigenação, mas também para evitar a lesão cíclica proporcionada por abertura e fechamento constante dos alvéolos sob ventilação mecânica.[1,2,7,8,9] Na LPU, a utilização da PEEP pode promover recrutamento alveolar não homogêneo, causar hiperinsuflação do pulmão sadio e aumento da resistência vascular pulmonar deste lado, e incrementar o fluxo sanguíneo para o lado comprometido. A piora da troca gasosa ocorre pelo aumento do efeito *shunt* no pulmão lesado e pelo aumento do efeito espaço morto no pulmão sadio. A distribuição do volume corrente também fica desigual: unidades sadias com boa complacência pulmonar recebem maior volume em relação àquelas com menor complacência pulmonar (Figura 35.1).[5,10,11]

Vários autores têm demonstrado que o efeito da PEEP na LPU pode ser deletério em vez de benéfico. Hasen et al.,[12] em estudo com cães pesando entre 16 e 22 kg, com LPU induzida por ácido clorídrico, observaram que a utilização de PEEP de 10 cmH$_2$O melhora a oxigenação e o *shunt* pulmonar, porém esse achado se correlacionou com a área de homogeneidade da lesão unilateral, isto é, quanto mais homogênea for a lesão, melhor será o efeito da PEEP na oxigenação. Entretanto, ao utilizar PEEP de 15 cmH$_2$O, houve redução da complacência pulmonar total e queda na oxigenação por causa da hiperdistensão no pulmão sadio.

Blanch et al.,[13] após terem avaliado o efeito da PEEP e do volume corrente (Vc) em cães com lesão pulmonar unilateral, concluíram que a utilização de altos valores de Vc (24 ml/kg) e de PEEP (15 cmH$_2$O) poderia restabelecer a ventilação nas unidades colapsadas em razão das altas pressões utilizadas, melhorando a oxigenação, porém com queda da complacência pulmonar total e aumento do *shunt* pulmonar decorrente da hiperdistensão na região não acometida.

Esses efeitos de hiperdistensão alveolar foram comprovados pela realização de tomografia computadorizada de tórax em pacientes com SDRA. Gattinoni et al.[14] observaram que, em pacientes com SDRA sob VPM, a distribuição de volume corrente cai significantemente das áreas menos dependentes para as mais dependentes. A utilização de PEEP mantém alguns alvéolos abertos, porém pode, ao mesmo tempo, causar hiperdistensão em diferentes partes do pulmão, dependendo da heterogeneidade da lesão.

Estudos em humanos utilizando pressão positiva na LPU têm mostrado resultados semelhantes aos demonstrados nos realizados em animais. A piora da oxigenação e da complacência pulmonar também ocorre pelos mesmos motivos: maior volume e pressão se deslocam para o pulmão mais complacente (sem lesão), hiperdistendendo-o e aumentando o fluxo sanguíneo para o pulmão lesado.[10,15,16]

O melhor valor de PEEP a ser utilizado em pediatria e neonatologia nessas situações é indeterminado, e o tamanho da lesão é um fator importante para observar a melhora da oxigenação. Quanto maior for a lesão pulmonar, maior será a hipoxemia, podendo ser considerada a utilização de alto valor de PEEP; entretanto, as repercussões no hemitórax sadio serão maiores. Portanto, a triagem da PEEP à beira do leito associada à observação de raio X de tórax, para observar a hiperinsuflação, torna-se indispensável.

POSICIONAMENTO EM LPU

Tendo em vista as dificuldades de adequar os parâmetros ventilatórios em pacientes com LPU, a utilização de decúbitos tem sido uma boa alternativa para melhorar a oxigenação desses pacientes.

Vários estudos têm demonstrado os benefícios da utilização do decúbito lateral em lesão assimétrica.[16-19] Na zona 3 de West, a perfusão pulmonar é maior e, se associada a uma melhor ventilação, pode gerar aumento da oxigenação.[19] Esse fato pode ter consequências maiores na LPU, que apresenta dife-

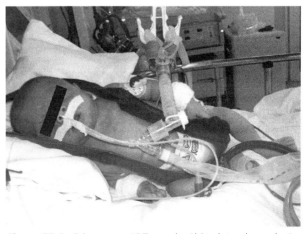

Figura 35.4 Criança em IOT em decúbito lateral – pulmão sadio em posição dependente.

renças regionais de ventilação e perfusão; se realmente a perfusão pulmonar aumenta na região dependente, é possível que a colocação do pulmão sadio na posição dependente resulte em uma relação ventilação/perfusão otimizada (Figuras 35.4 e 35.5).[13,20]

Em 1981, Remonila et al.,[17] após terem estudado nove pacientes hospitalizados entre 36 e 72 anos com lesão pulmonar unilateral utilizando VPM, observaram que a utilização de decúbito lateral, lado sadio como dependente, apresentou aumento da oxigenação quando comparado ao lado lesado como dependente. Esse fato ocorreu provavelmente pelo aumento do fluxo sanguíneo no lado dependente associado ao aumento da ventilação, incrementando a relação ventilação/perfusão. Após esse estudo, outros autores chegaram a esses mesmos resultados, observando a importância de manter o pulmão sadio como dependente (Figura 35.5A).[13,20]

Entretanto, Kang-Hyeon Choe et al.[21] não chegaram aos mesmos resultados ao colocar pacientes adultos com LPU em decúbito lateral. Em um de seus grupos estudados, a melhora da oxigenação ocorria quando o pulmão sadio era colocado na posição não dependente em relação à posição dependente (PaO_2: 83,46 ± 8,4 versus 76,06 ± 8,3 mmHg, respectivamente), o oposto dos achados anteriores em adultos. A resposta encontrada para esse achado envolve o volume de fechamento pulmonar, que em diversas doenças apresenta-se aumentado, e a vasoconstrição hipóxica reflexa, que aumenta o fluxo sanguíneo para o lado sadio, melhorando a oxigenação.[21]

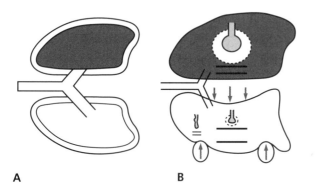

Figura 35.5 (**A**) Representação do pulmão de um indivíduo adulto com LPU à esquerda, em decúbito lateral direito (DLD), lado sadio em posição dependente, com melhora da oxigenação; (**B**) representação de pulmão de criança com LPU à esquerda, em DLD, pulmão sadio em posição dependente com compressão das vias aéreas à direita por instabilidade da caixa torácica; região não dependente, alvéolos com hiperdistensão.

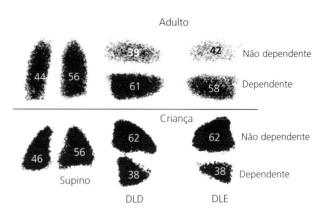

Figura 35.6 Observação da ventilação pulmonar em um adulto de 31 anos e uma criança de 2 meses de vida, nos decúbitos supino, lateral direito (DLD) e lateral esquerdo (DLE). No adulto, a ventilação é maior no lado dependente; na criança, acontece o inverso, com maior ventilação no lado não dependente.[16]

Estudos em pediatria têm mostrado resultados particulares a respeito do posicionamento na lesão pulmonar unilateral. Em crianças, a instabilidade da caixa torácica e do pulmão favorece o colamento das vias aéreas em razão de as costelas serem cartilaginosas, a estrutura pulmonar ainda estar em formação, com pequena quantidade de colágeno e elastina, e o aumento do volume de fechamento pulmonar (Figura 35.5B).[16,18,22-24]

Heaf et al.[16] estudaram oito crianças com idade entre dois dias de vida e oito meses com LPU (hérnia diafragmática, hipoplasia pulmonar e atelectasia). Foram colocadas em decúbito lateral direito e esquerdo por um período de 10 minutos em ordem randomizada; cinco pacientes estavam em VPM. Os autores concluíram que, quando o pulmão sadio estava na posição não dependente, apresentava melhor PaO_2 em relação ao mesmo pulmão na posição dependente (82 ± 7 versus 73 ± 7 mmHg, respectivamente). Ao observarem a ventilação por meio da adição de Kripton-81 m inalatório, esta foi preferencialmente na região não dependente (Figura 35.6). Os autores discutem nesse texto que a instabilidade da caixa torácica das crianças propicia um fechamento das vias aéreas na região dependente.[16]

Outros autores também concluíram que a alta complacência da caixa torácica e o alto volume de fechamento de vias aéreas favorecem a compressão destas durante a utilização de decúbitos, sendo mais evidente quanto menor for a criança. Outra justificativa baseia-se na compressão torácica pelo abdome, pela imaturidade dos músculos abdominais, e retificação diafragmática, fisiológica em lactentes, que reduz a efetividade da contração diafragmática. Ambas as diferenças fisiológicas resultam em maior compressão em decúbito lateral.[18,23,24]

Ainda não está bem estabelecida na literatura a utilização da posição prona na LPU. Estudo em andamento, realizado em animais, tem demonstrado melhora da oxigenação após indução da LPU e colocação dos animais na posição prona com parâmetros mínimos de PEEP (4 cmH$_2$O) e pressão inspiratória (15 cmH$_2$O). Explica-se esse resultado parcial pelos mesmos benefícios da posição prona na SDRA, menor compressão do parênquima pulmonar melhorando a relação ventilação/perfusão e melhora da mecânica respiratória em neonatos e lactentes.[25]

Conclui-se que a manutenção do pulmão sadio na posição dependente nem sempre cursa com melhora da oxigenação em crianças e principalmente em neonatos, como observado em indivíduos adultos. Esse fato deve-se à imaturidade pulmonar e da caixa torácica. Portanto, não há regra para a utilização de decúbito em LPU em pediatria e neonatologia. Pacientes podem apresentar a mesma resposta que adultos ou piora da oxigenação quando colocados com o pulmão sadio na região dependente, em razão da compressão das vias aéreas.

VENTILAÇÃO PULMONAR INDEPENDENTE (VPI)

A ventilação pulmonar unilateral consiste na utilização de uma cânula orotraqueal de duplo lúmen que separa a ventilação pulmonar mecânica de cada pulmão (Figura 35.7). Essa modalidade é utilizada em procedimento cirúrgico, no qual é necessária a desinsuflação de um dos pulmões; na lesão pulmonar unilateral, quando a otimização da VPM convencional não é suficiente para manter a ventilação alveolar; ou em fístulas broncopleurais de alto débito sem resolução com o tratamento convencional. Nessas duas últimas, cada pulmão pode ser ventilado separadamente, com diferentes parâmetros ventilatórios, por dois aparelhos distintos, havendo sincronia ou não entre eles, o que dependerá da disponibilidade do aparelho.

A principal indicação da VPI é a utilização de diferente valor de PEEP nos pulmões, pois o lado sadio pode utilizar menor valor e evitar hiperinsuflação e alterações hemodinâmicas, enquanto o pulmão com lesão poderá utilizar maiores valores e reduzir o efeito *shunt*.[3]

A assincronia entre os aparelhos resulta em maiores repercussões hemodinâmicas e maior desconforto ao paciente, caso ele não esteja sedado apropriadamente; recomenda-se que o paciente não interaja com o aparelho quando estiver em VPI.[26,27]

A colocação da cânula de duplo lúmen pode causar complicações, como a obstrução da luz brônquica quando o *cuff* não está locado adequadamente. Após sua instalação, o controle, por meio da radiografia de tórax, deve ser rigoroso para não haver movimentação da cânula.[3]

A utilização da VPI em pediatria tem limitações em razão do tamanho do tubo endotraqueal utilizado nessa faixa etária. A resistência das vias aéreas é significativamente aumentada pela cânula, que é dividida ao meio para ventilar separadamente cada pulmão, além de a colocação ser dificultada pelo calibre das vias aéreas. Portanto, a VPI será utilizada em condições específicas em pediatria quando a otimização do tratamento convencional não for suficiente para a melhora do paciente.

CONCLUSÃO

As possibilidades de nos depararmos com LPU na UTI pediátrica e neonatal são grandes, portanto, em grande parte dos casos, a utilização de VPM será necessária. As estratégias protetoras comumente utilizadas para ventilar pacientes com SDRA são estratégias ventilatórias ideais para as lesões heterogêneas pelo risco de hiperdistensão do pulmão sadio. Portanto, os decúbitos laterais podem contribuir para a melhora da oxigenação, não havendo regra sobre qual é o melhor decúbito para deixar o pulmão

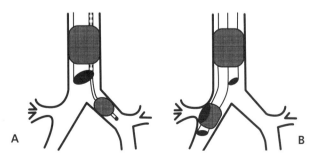

Figura 35.7 Cânula duplo lúmen: (**A**) cânula com bloqueio da ventilação para o lado esquerdo, (**B**) cânula com ventilação independente para ambos os pulmões, podendo utilizar dois aparelhos de ventilação mecânica.

sadio. A VPI parece contornar todas essas variáveis da LPU, porém sua utilização em pediatria é prejudicada pela difícil colocação da cânula orotraqueal (COT), pelo aumento da resistência das vias aéreas e pela manutenção do tubo na posição adequada.

REFERÊNCIAS BIBLIOGRÁFICAS

1. Amato MBP, Barbas CSV, Medeiros DM, Magaldi RB, Schettino GPP, Lorenzi-Filho G, et al. Effect of a protective – ventilation strategy on mortality in the acute respiratory distress syndrome. N Eng J Med 1998; 338: 347-54.

2. The Acute Respiratory Distress Syndrome Network. Ventilation with lower tidal volumes as compared with traditional tidal volumes for acute lung injury and the acute respiratory distress syndrome. N Engl J Med 2000; 342: 1301-8.

3. Tobin M. Principles and practice of mechanical ventilation. New York: McGraw Hill; 1994. p.571.

4. West JB. Fisiologia respiratória moderna. 5.ed. São Paulo: Manole, 1996.

5. Kanarek DJ, Shannon DC. Adverse effect of positive end-expiratory pressure on pulmonary perfusion and arterial oxygenation. Am Rev Respir Dis 1975; 112: 457-9.

6. Mink SN, Light RB, Wood LHD. Effect of PEEP on gas exchange and pulmonary perfusion in canine lobar pneumonia. J Appl Physiol 1981; 50: 517-23.

7. Dreyfuss D, Soler G, Basset G, Saumon G. High inflation pressure pulmonary edema: respective effects of high airway pressure, high tidal volume and positive end expiratory pressure. Am Rev Respir Dis 1988; 137: 1159-64.

8. Petrucci N, Iacovelli W. Ventilation with lower tidal volumes versus traditional tidal volumes in adults for acute lung injury and acute respiratory distress syndrome. The Cochrane Database of Systematic Reviews 2005; 4.

9. Alik K, Shinya T, Ondiveeran HK, Engelberts D, Frndova H, Tanswell AK, et al. Lung development and susceptibility to ventilador-induced lung injury. Am J Respir Crit Care Med 2005; 171: 743-52.

10. Carlon G, Kahn R, Howland W, Baron R, Ramaker J. Criteria for selecting positive end-expiratory pressure and independent synchronized ventilation of each lung. Chest 1978; 74: 501-7.

11. Gallagher T, Banner M, Amith R. A simplified method of independent lung ventilation. Crit Care Med 1980; 8: 396-9

12. Hasen FM, Beller TA, Sobonya RE, Heller N, Brown GW. Effect of positive end-expiratory pressure and body position in unilateral lung injury. J Appl Physiol 1982; 52(1): 147-54.

13. Blanch L, Roussos C, Brotherton S, Michel RP, Angle MR. Effect of tidal volume and PEEP in ethchlorvynol-indiced asymmetric lung injury. J Appl Physiol 1992; 73(1):108-16.

14. Gattinoni L, Pelosi O, Suter PM, et al. Effect of positive end-expiratory pressure on regional distribution of tidal volume and recruitment in adult respiratory distress syndrome. Am J Respir Crit Care Med 1995; 151: 1807-14.

15. Blanch L, Fernandez R, Baigorri F, et al. Efecto del volumen corriente y de la posición sobre la oxigenación y la mecánica pulmonar en pacientes afectos de pneumonia unilateral ventilados mecanicamente. Med Intens 1992; 16: 318-23

16. Heaf DP, Helms P, Gordon I, Turner M. Postural effects on gas exchange in infants. N Eng J Med 1983; 308(25): 1505-7.

17. Remonila C, Khan A, Santiago TV, Edelman NH. Positional hypoxemia in unilateral lung disease. N Eng J Med 1981; 304(9): 523-5.

18. Bhuyan U, Peters AM, Gordon I, Davies H, Helms P. Effects of posture on distribution of pulmonary ventilation and perfusion in children and adults. Thorax 1989; 44: 480-4.

19. Kaneko K, Milic-Emili J, Dolocivch MB, Dawson A, Bates DV. Regional distribution of ventilation and perfusion as a function of body position. J Appl Physiol 1966; 21: 767-77.

20. Dreyfuss D, Djedani K, Lanore JJ, et al. A comparative study of the effects os almitrine bismesylate and lateral position during unilateral bacterial pneumonia with severe hypoxemia. Am Rev Respir Dis 1992; 146: 295-9.

21. Kang-hyeon C, et al. Closing volume influences the postural effect on oxygenation in unilateral lung disease. Am J Respir Crit Care Med 2000; 161: 957-1962.

22. Fisher JT, Mortola JP. Statistics of the respiratory system in newborn mammals. Respir Physiol 1980; 41: 155-72.

23. Mansell A, Charles B, Levision H. Airway closure in children. J Appl Physiol 1972; 33: 711-4.

24. Davies H, Kitcman R, Gordon I, Helmas P. Regional ventilation in infancy. Reversal on adult pattern. N Engl J Med 1985; 313:1626-8.

25. Lanza FC, Yagui ACZ, Paiva KCA, Beppu OS. Posição prona na lesão pulmonar unilateral sob ventilação pulmonar mecânica. Estudo em andamento Unifesp, disciplina de Pneumologia, São Paulo.

26. Frame SB, Marshall WJ, Clifford TC. Syncronized independent lung ventilation in the management of pediatric unilateral pulmonary contusion. J Trauma 1989; 29: 395-7.

27. Branson R, Hurst J, DeHaven C. Syncronous independent lung ventilation in treatment of unilateral pulmonary contusion. Respir Care 1984; 29: 361-7.

36

INTERAÇÃO CARDIOPULMONAR

CAMILLA PINCELLI LORENÇÃO

RENATA NEGRI SAPATA

Durante o manejo do paciente crítico, é importante ressaltar que manter a função cardiorrespiratória estável é essencial para que os sistemas cardiovascular e respiratório trabalhem em conjunto para manter a oxigenação adequada nos tecidos.[1] Algumas vezes, é necessário intervir em um dos sistemas para que ele consiga manter ou melhorar sua função. O uso da ventilação mecânica (VM) com pressão positiva cria uma interdependência coração-pulmão que pode gerar alterações hemodinâmicas complexas dependentes do estado volêmico, da função ventricular, da pós-carga, do estado funcional do pulmão, da doença pulmonar, da complacência do abdome, do modo ventilatório e dos parâmetros determinados para a ventilação mecânica.[2,3]

INFLUÊNCIA HEMODINÂMICA NO SISTEMA RESPIRATÓRIO

Em situações de aumento do débito cardíaco (DC) ocorre aumento do *shunt* pulmonar e diminuição do espaço morto. A diminuição do DC segue com diminuição do *shunt* pulmonar e aumento do espaço morto, que pode até ser benéfico em alguns casos, mas a queda significativa do DC piora a oxigenação arterial por causa da diminuição da saturação venosa central de oxigênio pela lentificação do fluxo tecidual associada a muitas áreas hipoventiladas ou de *shunt* pulmonar.[2]

O uso da pressão positiva expiratória final (PEEP) em indivíduos sadios leva à diminuição do retorno venoso (RV) e redução do DC. Esse efeito encontra-se mais acentuado em indivíduos hipovolêmicos com disfunção do ventrículo direito (VD) e em menor grau no ventrículo esquerdo (VE).[3] Nos casos de hipertensão pulmonar associada à falência do VD, a pressão do átrio direito (AD) pode exceder a pressão do átrio esquerdo (AE), podendo ocorrer *shunt* intracardíaco pelo forame oval (pode estar pérvio em 30% dos indivíduos), gerando piora na troca gasosa. Neste caso, pode-se melhorar a troca gasosa pela diminuição das pressões alveolares e consequente redução da hipertensão pulmonar. Nos casos de síndrome do desconforto respiratório agudo (SDRA) ocorrem aumento da pressão capilar pulmonar, diminuição da complacência pulmonar e presença de edema intersticial, que estimulam o centro respiratório pelos mecanoceptores presentes no interstício pulmonar. Isso leva ao aumento do trabalho respiratório com desvio do DC para manter a perfusão muscular respiratória adequada, ocorrendo um roubo de consumo de oxigênio de até 50% do oxigênio total do organismo. Isso pode desencadear sobrecarga hemodinâmica, piorando a disfunção cardíaca. Esse mecanismo também ocorre nos quadros de broncoespasmo severo e desmame da ventilação mecânica (VM).[2,3]

Quando a mecânica respiratória encontra-se prejudicada, ocorre aumento da demanda muscular respiratória. Para qualquer motivo que cause limitação da oferta de oxigênio aos tecidos, o repouso muscular é imprescindível, poupando o sistema cardiovascular e respiratório.[2,3] A VM pode reverter o quadro de acidose lática e prevenir a parada respiratória por falência muscular e promover a diminuição da pressão transmural do VE facilitando seu desempenho.

EFEITO DA PRESSÃO POSITIVA SOBRE O SISTEMA CARDIOVASCULAR

A VM induz mudanças na pressão intratorácica que afetam a performance cardiovascular. As mudanças na pressão intratorácica são transmitidas para o coração, o pericárdio e as grandes artérias e veias.[1]

Existem possíveis efeitos humorais (a inibição do fator natriurético e liberação do hormônio antidiurético) sobre o sistema cardiovascular que são proporcionadas pela VM, mas a maioria dos efeitos é mecânica, como a alteração do RV para AD e AE, a alteração de pós-carga ventricular e a complacência das câmaras cardíacas.[2,4]

O uso da pressão positiva faz aumentar o volume pulmonar, provocando a descida do diafragma e a compressão do coração entre os pulmões expandidos, fazendo a pressão intratorácica justacardíaca aumentar mais que a pressão intratorácica diafragmática, dificultando o enchimento biventricular.[1]

EFEITO DA PEEP SOBRE A COMPLACÊNCIA E INTERDEPENDÊNCIA CARDÍACA

Como citado anteriormente, a PEEP aumenta a pressão pleural que é transmitida ao pericárdio. Esse aumento da pressão pericárdica é responsável pela diminuição das pressões transmurais das câmaras cardíacas, piorando a função diastólica ventricular durante a VM com pressão positiva, ou seja, menos complacência ventricular. Porém, esse efeito pode favorecer a sístole ventricular, o que explica a melhora do DC em pacientes cardiopatas quando estes são ventilados mecanicamente com pressão positiva.[2,4,5]

A pressão na superfície ventricular esquerda é aumentada quando há insuflação pulmonar através da PEEP, reduzindo a complacência do pericárdio por compressão dos pulmões circunvizinhos.[6]

Se lembrarmos da anatomia cardíaca, vemos que o saco pericárdico envolve ambos os ventrículos, e estes são divididos por um septo chamado interventricular. Quando há aumento do volume diastólico de um ventrículo, automaticamente o outro terá uma diminuição do seu volume diastólico. Em indivíduos sadios, essas alterações são insignificantes, porém, em indivíduos com extrema dilatação do VD, com altas pressões geradas no interior do saco pericárdico, pode haver restrições diastólicas do VE e ainda desvio do septo interventricular para a esquerda, promovendo restrição do VE e piorando mais a função deste.[2,7] Esses efeitos ocorrem por aumento excessivo da PEEP, provocando aumento da pós-carga do VD ou aumento importante do esforço respiratório.

RELAÇÃO ENTRE PRESSÃO POSITIVA, DÉBITO CARDÍACO, RETORNO VENOSO E CORAÇÃO DIREITO

Sabe-se que os sistemas respiratório e cardíaco são interligados completamente, como descrito antes. Portanto, qualquer alteração na ventilação pode acarretar mudanças importantes no funcionamento do coração e em todos os fatores que se relacionam com a hemodinâmica do indivíduo.[2,8]

Estudos mostram que quando um indivíduo é submetido à ventilação com pressão positiva, a pressão em via aérea aumenta. Como consequência, ocorre aumento de pressão de átrio direito, diminuindo o gradiente de pressão para o retorno venoso sistêmico e o enchimento de átrio e ventrículo direito. Com isso, o volume sistólico final de ventrículo direito diminui, podendo levar a uma queda do débito cardíaco.[1,4,8,9]

Vale lembrar que o retorno venoso é proporcional ao gradiente de pressão entre a reserva vascular periférica e a pressão de átrio direito. A pressão de reserva vascular periférica pode também ser representada como a pressão de enchimento sistêmico.[10]

Alguns trabalhos recentes, contudo, mostram que o RV e DC, consequentemente, são mantidos constantes durante a aplicação com pressão positiva.[8,10,11]

Segundo Van den Berg et al.,[10] o aumento no volume pulmonar com pressão positiva em até 20 cmH_2O, em pacientes no pós-operatório de cirurgia cardíaca estáveis hemodinamicamente, carregados de volume, está associado com alteração mínima em curto prazo no RV em associação ao aumento na pressão de átrio direito. Então, alterações no retorno venoso sistêmico durante a aplicação de pressão positiva não seriam influenciadas unicamente pelo aumento da pressão de átrio direito. Os dados do estudo sugerem que o mecanismo predominante responsável pela manutenção do retorno venoso nessa situação está associado ao aumento da pressão abdominal, que indiretamente aumentaria a pressão de enchimento sistêmica. Isso porque o aumento do volume pulmonar com a aplicação de pressão positiva ocasionaria a descida do diafragma, com aumento da pressão intra-abdominal, o que levaria a uma compressão do fígado e restrição dos pulmões. Essa compressão causaria um aumento da pressão de enchimento sistêmica, mantendo o RV constante mesmo com aumento de pressão em átrio direito e as consequentes alterações descritas anteriormente.

A ventilação com pressão positiva pode também aumentar a pós-carga de VD com mais frequência. O determinante principal da pós-carga de VD é a resistência vascular pulmonar. Essa resistência estará maior nos extremos de volume pulmonar, ocasionando aumento de pós-carga de VD.[1,2,5]

Em baixos volumes pulmonares, os vasos extra-alveolares tendem ao colapso, assim como os alvéolos pela perda de tração intersticial. A diminuição do fluxo sanguíneo leva a vasoconstrição hipóxica pulmonar aumentando a resistência vascular pulmonar. Já a altos volumes pulmonares, a pressão transpulmonar, aumenta, levando a uma hiperdistensão dos alvéolos e à compressão dos capilares alveolares, o que ocasionaria também um aumento da resistência vascular pulmonar.[1,2,5]

RELAÇÃO ENTRE PRESSÃO POSITIVA, PRESSÃO SISTÊMICA E CORAÇÃO ESQUERDO

O suporte ventilatório com pressão positiva atua na contratilidade do VE, em suas pré e pós-cargas, e suas repercussões dependerão do nível de pressão intratorácica transmural e da pré-carga do VE.[2]

Em VM com pressão positiva, a fase inspiratória aumenta a pressão intratorácica, diminui o gradiente pressórico e reduz a pressão transmural com melhora do DC. Já na fase expiratória, a pressão intratorácica diminui, há aumento do gradiente pressórico e da pressão transmural, promovendo queda do DC.[12]

No VE, a contratilidade é pouco alterada pela VM em indivíduos com coração sadio, e só estará reduzida quando utilizadas altas pressões que geram diminuição da pré-carga, aumento da pós-carga, diminuição do DC e redução do transporte de oxigênio para o miocárdio.[2,13]

Em indivíduos sadios, a PEEP gera redução do RV, pressão transmural de câmara esquerda, volume diastólico final do VE, pressão de enchimento ventricular, complacência ventricular, volume sistólico e DC. No entanto, esses efeitos são controlados com reposição volêmica.[7]

Em casos de hipovolemia, em que os vasos alveolares estão quase vazios, o aumento do volume pulmonar faz com que o sangue seja armazenado nos vasos extra-alveolares, reduzindo o RV para VE. Nos casos de sobrecarga volumétrica, os vasos extra-alveolares e alveolares estão distendidos com o aumento do volume pulmonar; assim, ocorre drenagem desse sangue alveolar para os vasos extra-alveolares, aumentando o fluxo venoso pulmonar para VE.[1]

A pós-carga do VE depende da tensão em sua parede miocárdica, que é gerada pela diferença entre a pressão sistólica do VE e a pressão intratorácica. Pequenas alterações na pressão intratorácica podem gerar grandes mudanças na pressão transmural.[1] Durante a VM com baixa pressão, sendo a complacência pulmonar aumentada e a resistência de via aérea baixa, as variações da pressão intratorácica são pequenas e a pressão transmural do VE se aproxima da pressão aórtica; mas, quando é necessário ventilar com altos níveis pressóricos, podem gerar repercussões na ejeção do VE.[7]

A pós-carga do VE está reduzida durante a VM, pois ocorre aumento na pressão intratorácica com diminuição da pressão transmural, gerando redução do volume diastólico final do VE com redução da tensão transmural.[7]

A aorta tem uma parte intratorácica e outra extratorácica, sendo a primeira submetida a pressão torácica e a parte extratorácica sofrendo os efeitos da pressão atmosférica. Durante a VM, deveria haver aumento da pressão arterial sistêmica pela transmissão da pressão intratorácica à circulação periférica, mas a pressão é mantida estável por ação do reflexo vasodilatador mediado pelos baroceptores carotídeos e aórticos, e esse fator ajuda a diminuir a póscarga do VE.[2]

Em situações como a obstrução aguda de vias aéreas e crise asmática ocorre aumento do trabalho respiratório, gerando oscilações inspiratórias negativas da pressão intratorácica com negativação da pressão pleural e aumento de pós-carga do VE, resultando em edema agudo de pulmão. O uso da pressão positiva diminui as oscilações inspiratórias negativas na pressão intratorácica, reduzindo a pós-carga.[2]

RELAÇÃO ENTRE PRESSÃO POSITIVA E SITUAÇÕES ESPECIAIS

Cardiopatias congênitas

No recém-nascido e no lactente, o miocárdio é imaturo e não-complacente, podendo sofrer alterações drásticas na performance cardiovascular.[1]

Crianças com cardiopatia congênita geralmente são submetidas a procedimento cirúrgico para sua correção. Isso requer incisões torácicas e transmiocárdicas, em alguns casos com colocações de próteses intracardíacas. Todas essas intervenções podem gerar alteração na estrutura, na função e no comportamento hemodinâmico do miocárdio normal no pós-operatório, podendo resultar em alteração da função ventricular e em edema miocárdico.

Em situações como hipoplasia do coração esquerdo, a intubação eletiva otimiza o melhor controle da resistência vascular pulmonar (RVP) e o equilíbrio entre fluxo pulmonar e sistêmico. A VM evita a diminuição da RVP, mantendo uma leve acidose respiratória com baixa fração inspirada de oxigênio.

Comunicação interatrial, comunicação interventricular, defeito no septo atrioventricular e persistência do canal arterial cursam com *shunt* esquerdo-direito caracterizado por hiperfluxo pulmonar. Inicialmente, após o nascimento, a RVP protege o leito vascular pulmonar do hiperfluxo, mas com o passar das semanas a RVP cai e o estado de hiperfluxo se torna mais evidente, gerando um quadro de insuficiência cardíaca congestiva, dependendo do grau de *shunt*. A VM tem importante função na hemodinâmica do paciente; o objetivo inicial é a redução de fatores que geram o hiperfluxo pulmonar, como hiperventilação pulmonar e frações inspiradas de oxigênio elevada. Como estratégia, pode-se permitir um leve aumento de CO_2 e manter a saturação em torno de 90%. A PEEP promove uma elevação da RVP, podendo limitar o fluxo sanguíneo pulmonar; também reduz a pós-carga do VE e diminui RV em casos de grande *shunt* e disfunção cardíaca.

Pós-operatório de cirurgia cardíaca

A pós-carga frequentemente está aumentada no pós-operatório de cirurgia cardíaca, associada à diminuição da contratilidade miocárdica. Pode haver aumento na resistência vascular sistêmica e pulmonar comprometendo o DC direito, o que leva a um acúmulo de líquido extravascular, causando derrame pleural, ascite, edema periférico, cianose e *shunt* intracardíaco se houver comunicação. A disfunção contrátil é causada pelo uso da circulação extracorpórea (CEC). O aumento da pressão de artéria pulmonar ou o aumento do fluxo pode evoluir para hipertensão pulmonar, levando a queda do DC com hipoxemia severa, acidose metabólica e deterioração da função do VD no pós-operatório.

A VM baseia-se na tentativa da redução da RVP, por isso a manipulação da interação cardiopulmonar é o principal cuidado para que esse objetivo seja alcançado. Ao iniciar a VM, deve-se levar em consideração a idade da criança, pois há diferenças na fisiologia pulmonar do recém-nascido, do lactente e das crianças maiores. O objetivo da VM é melhorar a oxigenação, reduzir o CO_2 e minimizar a pressão intratorácica, diminuindo assim a RVP, mas a pressão positiva deve ser usada com cautela para evitar hiperdistensão pulmonar, assim como o uso da PEEP, para não aumentar novamente a RVP.[11]

A otimização da pré-carga e da contratilidade miocárdica ajuda a diminuir a RVP; a elevação da pré-carga do VD faz com que o VD consiga bombear contra a pós-carga elevada do VD.[11] Com o aumento da RVP, o volume diastólico final do VD aumenta, alterando a interdependência cardíaca, desvia para a esquerda o septo interventricular e reduz o volume do VE, gerando baixo débito sistêmico.

Síndrome do desconforto respiratório agudo (SDRA)

Pacientes com quadro de SDRA evoluem com hipoxemia grave e diminuição da complacência pulmonar, caracterizadas por lesão pulmonar heterogênea associada a atelectasia e edema alveolar.[6] A grande dificuldade no tratamento da SDRA é conseguir solucionar o problema da troca gasosa inadequada sem deteriorar a hemodinâmica do paciente.

A utilização de altos volumes pulmonares promove a hiperdistensão pulmonar, reduzindo a perfusão dos alvéolos intactos e piorando a lesão pulmonar, podendo aumentar a RVP e reduzir o DC. A redução do volume corrente evita a hiperinsuflação pulmonar e altos picos pressóricos, melhorando o transporte de oxigênio e reduzindo a RVP.[1,14]

O uso de PEEP elevada pode melhorar a pressão arterial de oxigênio, porém diminui o DC e, consequentemente, diminui a oferta de oxigênio tecidual (DO_2). Valores altos de PEEP podem gerar prejuízo na função do VD, redução de retorno venoso e diminuição de pré-carga ventricular, mas esse efeito pode ser amenizado com uso de fluido para expansão, fazendo com que a hemodinâmica do paciente sustente melhor altos níveis de PEEP.[15]

Uma das estratégias utilizadas é a hipercapnia permissiva, técnica que deve ser utilizada com cuidado, pois apresenta muitos efeitos deletérios no sistema cardiovascular. O aumento de CO_2 libera catecolaminas gerando quadro de taquiarritmias, redução da contratilidade miocárdica, vasodilatação, redução da resistência vascular sistêmica, aumento do débito cardíaco e hipertensão pulmonar.[12,14]

Ventilação mecânica e insuficiência cardíaca congestiva

A ventilação mecânica não invasiva tem um importante papel no tratamento da ICC. O suporte ventilatório na ICC tem três metas: melhora da oxigenação, diminuição do trabalho respiratório e melhora da função de VE.[8]

Tanto o uso de um nível como o de dois níveis de pressão positiva nas vias aéreas mostra-se benéfico para os pacientes com ICC.[8,4,16,17]

A melhora modesta na função cardíaca com o uso da pressão positiva pode ser evidenciada pela diminuição da pressão transmural esquerda e pressões de enchimento direitas, com melhora do DC.[8,18,19]

O uso de binível pressórico pode levar a uma melhora da performance do ventrículo esquerdo e, consequentemente, melhora nos valores de FE, DC e volume diastólico final, além de influenciar na FC e na FR.[8]

A literatura mostra que o uso de dois níveis pressóricos pode produzir uma diminuição significativa da resistência vascular sistêmica em pacientes portadores de ICC com disfunção diastólica. O mecanismo proposto para essa diminuição de pós-carga é fazer com que a pressão positiva diminua a pressão transmural do VE. Essa diminuição da RVS pode influenciar na melhora da FE e pode causar um aumento do DC, com melhora hemodinâmica e aumento do volume diastólico final. Observa-se, então, que nos pacientes com ICC crônica e grave disfunção diastólica, o binível pressórico aumenta a performance de VE pela diminuição da pós-carga, aumentando a contratilidade e a elevação de pré-carga. Pode ocorrer também diminuição da FC nesse pacientes por causa de uma resposta compensatória à melhora da função miocárdica. A FR pode diminuir por causa da diminuição do trabalho respiratório necessário para a respiração.[8,20]

Segundo trabalho de Yan et al.,[4] o uso da CPAP também diminui a pós-carga do VE. O aumento da pressão intratorácica leva a uma diminuição da pressão transmural sem alterar a pressão arterial. No coração sadio, onde o DC é largamente dependente da pré-carga, a CPAP diminui o DC pela redução da pré-carga de VE sem reduzir a pós-carga. Em contrapartida, em razão de o DC no coração insuficiente ser pouco sensível a alterações de pré-carga, mas muito sensível a alterações de pós-carga, a CPAP induz reduções na pressão transmural de VE e pode aumentar o DC.

REFERÊNCIAS BIBLIOGRÁFICAS

1. Carvalho WB. Ventilação pulmonar mecânica em pediatria e neonatologia. 2.ed. São Paulo: Atheneu; 1999.
2. Barbas CSV, Bueno MAS, Amato MBP, Holtz C, Rodrigues MJ. Interação cardiopulmonar durante a ventilação mecânica. Rev Soc Cardiol Estado de São Paulo 1998; 3.
3. Nobre F, Serrano C. Tratado de cardiologia – Socesp. Barueri: Manole; 2005.
4. Yan AT, Bardley D, Liu PP. The role of continuous positive airway pressure in the treatment of congestive heart failure. Chest 2001; 120: 1675-85.
5. Tkacova R, Rankin F, Fitzgerald F, et al. Effects of continuous positive airway pressure on obstructive sleep apnea and left afterload in patients with heart failure. Circulation 1998; 98: 2269-75.
6. David CM. Ventilação mecânica da fisiologia ao consenso brasileiro. Rio de Janeiro: Revinter; 1996.
7. Knobel E. Condutas do paciente grave. São Paulo: Atheneu; 1994.
8. Acosta B, Dibenedetto R, Rahimi A, et al. Hemodynamic effects of noninvasive bilevel positive airway pressure on patients with chronic congestive heart failure with systolic dysfunction. Chest 2000; 118: 1004-9.
9. Vieillard-Baron A, Loubieres Y, Schmitt J, et al. Cyclic changes in right ventricular output impedance during mechanical ventilation. J Appl Physiol 1999; 87: 1644-50.
10. Van den Berg PCM, Jansen JRC, Pinsky MR. Effect of positive pressure on venous return in volume-loaded cardiac surgical patients. J Appl Physiol 2002; 92: 1213-31.
11. Horowitz ESK. Pós-operatório de cirurgia cardíaca: síndrome de baixo débito e crise de hipertensão pulmonar. Rev Med Inst de Cardiologia do RS 2002; 2: 115-20.
12. Barreto SSM, Viera SRR, Pinheiro CTS. Rotinas em terapia intensiva. 3.ed. São Paulo: Artmed; 2002.
13. Wise RA, Robothan JL, Barnea BB, Pernutt S. Effect of peep on left ventricular function in right-heart-bypassed dogs. J Appl Physiol 1981; 51: 541-6.
14. Carvalho C. Ventilação mecânica vol. I - básico. São Paulo: Atheneu; 2000.
15. Luecke T, Roth H, Herrmann P, Joackin A, Weisser G, Pelosi P. Assessment of cardiac preload and left ventricular function under increasing levels of positive-end-expiration pressure. Intens Care Med 2004; 30:119-26.

16. Kaye DM, Mansfield D, Aggarwal A, et al. Acute effects of continuous positive airway pressure on cardiac sympathetic in congestive heart failure. Circulation 2001; 103: 2336-8.

17. Bradley TD. Continuous positive airway pressure for congestive heart failure. CMAJ 2000; 162(4): 535-6.

18. Naughton MT, Rahman A, Hara K, et al. Effects of continuous positive airway pressure on intrathoracic and left ventricular transmural pressures in patients with congestive heart failure. Circulation 1995; 91: 1725-31.

19. Baratz DM, Westbrook PR, Shah PK, et al. Effect of nasal continuous positive airway pressure on cardiac output and oxygen delivery in patients with congestive heart failure. Chest 1992; 102: 1397-401.

20. Lenique F, Iiabis M, Lofaso F. Ventilatory and hemodynamic effects of continuous positive airway pressure in left heart failure. Am J Respir Crit Care Med 1997; 155: 500-5.

37

ESTRATÉGIAS VENTILATÓRIAS NÃO CONVENCIONAIS (VENTILAÇÃO LÍQUIDA E ECMO)

ANA MARIA GONÇALVES CARR

INTRODUÇÃO

A síndrome do desconforto respiratório (SDR) ainda é um grande desafio para as equipes das unidades de terapia intensiva de todo o mundo. Apesar dos avanços da medicina quanto ao seu manejo e à sua monitoração nos últimos tempos, muitos são os efeitos hemodinâmicos e pulmonares nesses casos, sendo ainda um grande risco qualquer manobra ou técnica que aumente as pressões intratorácicas sem que haja uma intensa alteração e compensação hemodinâmica, ou cause barotrauma e toxicidade pelo oxigênio. A mortalidade ainda é um problema a ser resolvido e requer intensas pesquisas para minimizar as pressões e suplementar oxigênio durante a ventilação.[1] Tem-se estudado novas técnicas para melhorar a oxigenação alveolar, como cinesioterapia, manobras de recrutamento alveolar, posição prona e cálculo da PEEP ideal. Para a redução da concentração do oxigênio inspirado e facilitação do carreamento desse gás, utiliza-se a inalação por óxido nítrico e também modalidades ventilatórias como ventilação por alta frequência, liberação de pressão nas vias aéreas, circulação extracorpórea e ventilação líquida. Todas essas estratégias podem ser utilizadas isoladas ou em conjunto, principalmente quando se quer evitar ou diminuir a inflamação do parênquima pulmonar.[2]

A melhor estratégia de tratamento para a SDR é desconhecida até o momento. Associados aos modos de ventilação, também é possível utilizar corticosteroides, surfactante exógeno e ribavirina, sendo esta última bastante criticada devido aos seus efeitos e sua potência não adequada. Os corticosteroides tornam-se então mais efetivamente utilizados devido à reversão rápida do quadro clínico, principalmente quando mostrada pelas radiografias dos doentes em tratamento. A associação de ribavirina e corticosteroides torna-se bastante eficaz na redução de intubação, mas quando se dá a necessidade de intubação pode-se associar plasma e imunoglobulina. A ventilação não invasiva nesses doentes pode se tornar ineficaz quando os sinais de insuficiência respiratória tornam-se relevantes. É nesse momento que as estratégias protetoras do parênquima pulmonar iniciam sua atuação cada vez mais cuidadosa,[3] principalmente para evitar a morbidade e os efeitos adversos ao parênquima.

Neste capítulo serão evidenciadas a ventilação líquida e a oxigenação por membrana extracorpórea como estratégias ventilatórias para os recém-nascidos acometidos pela síndrome do desconforto respiratório ou pela lesão pulmonar aguda.

VENTILAÇÃO LÍQUIDA

O conceito de ventilação líquida data de 1966, quando foram iniciadas as pesquisas para analisar os efeitos do perfluorocarbono (PFC) sobre a tensão superficial. Clark e Gollan demonstraram que a imersão de ratos em solução rica em PFC não só os mantinha vivos e respirando espontaneamente, mas também promovia melhor distribuição do gás alveolar nesses indivíduos. O procedimento foi denominado ventilação líquida total. Desde então, vários estudos e pesquisas têm demonstrado avanços desta técnica, principalmente sobre a mecânica pulmonar e a ventilação alveolar.[4] Durante a década de 1990,

Bradley P. Fuhrman, do Children's Hospital of Buffalo, em Nova York, desenvolveu uma técnica que consiste no uso de perfluorocarbono associado a um ventilador mecânico convencional, o que propicia as trocas gasosas no líquido e o movimento deste nas vias aéreas. Essa técnica foi denominada ventilação líquida parcial.

Os PFC são líquidos com alta estabilidade química e física, incolores, mais densos que a água, não tóxicos, insolúveis em água e álcool e com a importante propriedade de possuir baixa tensão superficial. Gases como oxigênio, hidrogênio, nitrogênio, dióxido de carbono e outros gases inertes são solúveis em PFC,[5,6] o que torna mais fácil o carreamento desses gases, principalmente o oxigênio, para as unidades alveolares. Vários tipos de PFC são utilizados em estudos experimentais e clínicos, todos eles com baixa tensão superficial, sem provocar lesões pulmonares importantes.[7]

Dentre as propriedades, podemos citar que ao ser utilizada a ventilação líquida os PFC passam em pequena quantidade para a corrente sanguínea, sendo então captados em pequenas proporções pelos órgãos e tecidos, sendo os mais vascularizados (fígado, rins, cérebro e ovários) afetados com maior quantidade de PFC; no entanto, ele não é armazenado, sendo eliminado pela evaporação.

De acordo com Carvalho, na síndrome do desconforto respiratório agudo (SDRA) ou na lesão pulmonar aguda (LPA) ocorre a liberação de mediadores inflamatórios e neutrófilos para o parênquima pulmonar, com consequente liberação de proteases e de radicais superóxidos, que causam agressão e alteração da membrana alveolocapilar. A liberação das enzimas ciclogenase e lipogenase associada à presença de ácidos graxos livres resulta em aumento de prostaglandinas e leucotrienos, causando vasoconstrição e broncoconstrição; ocorre também edema intersticial, que leva a uma alteração na permeabilidade da membrana alveolocapilar e na troca de gases.[8]

Segundo Fuhrman, a ventilação/perfusão inadequada na LPA é o principal obstáculo para a troca gasosa eficiente, tornando os estudos com pressões positivas mais altas no interior dos alvéolos a única estratégia para sanar esse problema.[9]

Para isso, o suporte ventilatório resume-se em melhorar essa troca com a manutenção de pressões intratorácicas que facilitem a troca e, ao mesmo tempo, protejam o parênquima pulmonar das agressões provocadas por um volume ou por pressão acima dos limites fisiológicos. Existem atualmente várias estratégias protetoras, dentre elas o uso da PEEP ideal, a ventilação por pressão controlada, baixos volumes inspiratórios, entre outras, todas de acordo com a análise clínica e dos exames laboratoriais e à beira do leito de cada indivíduo. Na criança, principalmente nos recém-nascidos prematuros, a SDR é ocasionada principalmente por ineficiência do surfactante pulmonar, mas a imaturidade é o fator primordial devido ao desenvolvimento estrutural incompleto do parênquima pulmonar.

Perfluorocarbono

Os PFC são líquidos densos, incolores e não tóxicos que possuem alta estabilidade física, química e baixa tensão superficial, sendo mais denso que a água. Em hidrogênio, nitrogênio, oxigênio e dióxido de carbono são altamente solúveis e insolúveis na água e nos álcoois. A produção de PFC é bastante variada, podendo chegar a até 50 tipos, mas os mais utilizados em estudos experimentais são: FX-80, FC-75, FC-77, caroxitina, F, RM-101, perfluorobromo e perfluorodecalina. Todos eles contêm baixa tensão superficial e não interferem na síntese de surfactante, podendo até proteger a membrana de revestimento alveolar. Os perfluorocarbonos promovem baixa alteração pulmonar sem efeitos deletérios para o organismo.

Quando utilizados na ventilação mecânica, apenas uma pequena parte passa para a corrente sanguínea e para os órgãos e tecidos dos indivíduos sem efeitos danosos ao organismo, embora possam ser detectados até cinco anos após a exposição. O organismo capta o PFC de acordo com sua densidade e vascularização, ou seja, cérebro, ovários, rins e fígado captam mais rapidamente e em maior quantidade, mas não o armazenam tanto quanto o tecido adiposo. A velocidade de eliminação é de 20 minutos para os órgãos vascularizados, uma hora para o tecido muscular e quatro dias para o tecido adiposo, sendo que não são eliminados pelos rins e sim por evaporação por via pulmonar.

Quanto às alterações histo e bioquímicas, podem ser percebidos aumentos de colesterol, de fosfatase alcalina, leucocitose e também de mucina nas vias aéreas. Todos eles retornam aos níveis normais em até uma semana após a retirada da ventilação líquida.[10]

Também podem ser encontradas baixa viscosidade, menor resistência ao líquido e alto recolhimento elástico, além de proteção da estrutura celular do alvéolo.[11]

Outras aplicações do PFC

Os perfluorocarbonos líquidos são hidrocarbonos sintéticos. Sua produção foi iniciada na Segunda Guerra Mundial para substituir o hidrogênio pelo fluoreto em diversos materiais químicos. A alta energia do carbono-fluoreto mantém uma estabilidade química, térmica e física quando aplicada, sendo estes componentes totalmente inertes, não metabolizados, não transformados e insolúveis em água.[1,12]

O PFC pode ser aplicado como meio de contraste para exames radiológicos,[13] administração direta de medicamentos,[14] expansores plasmáticos,[15] entre outros.

O FDA (Food and Drug Administration) mantém uma regra severa para a aplicação clínica dos PFC, aprovando o perfluoroctilbrometo (Imigent-GITM) para os exames de imagens e o brometo de perfluorcabono (LiquiVent™) para aplicação de ventilação líquida.[9] Porém, ainda há outros tipos de PFC em estudos e à espera da análise e da aprovação do FDA.

Aplicações da ventilação líquida

Ventilação líquida total

Para que houvesse melhor qualidade de troca gasosa nos doentes com LPA ou SDRA (com menores lesões teciduais) e de alterações hemodinâmicas que aquelas consequentes da ventilação mecânica convencional, iniciaram-se estudos com a utilização dos PFC em laboratório. Ainda havia limitações quanto ao emprego da técnica, pois o aumento da $PaCO_2$ e a diminuição da PaO_2 poderiam ocasionar acidose, sendo um efeito deletério desse modo de ventilação, mas que era revertido após a cessação desta. Outro efeito era a diminuição da complacência pulmonar e o aumento da resistência de vias aéreas, que também retornavam aos níveis normais posteriormente. Após a cessação da ventilação houve alteração nesses parâmetros, os quais podiam ser relacionados com reação inflamatória, pois todos os indivíduos ficavam imersos no líquido e a cânula orotraqueal era preenchida com líquido.

Desde a década de 1960 vêm se estudando e aprimorando os modelos experimentais, como na década de 1980, em que se desenvolveu um respirador capaz de oxigenar, introduzir e remover o PFC das vias aéreas de seres humanos; mas ainda havia alterações relacionadas à reação inflamatória do parênquima pulmonar, principalmente devido à ventilação líquida total. Apenas na década de 1990 Fuhrman et al. descreveram a técnica de ventilação líquida parcial, em que o PFC preenche os pulmões e as vias aéreas associado a um respirador convencional para propiciar as trocas gasosas no líquido e o movimento deste nas vias aéreas.

Os aparelhos de ventilação líquida utilizam um sistema especial, em que o circuito ventilatório e a via aérea do indivíduo são preenchidos por perfluorocarbono, substituindo-se completamente a interface ar-água e efetuando a troca gasosa pelo líquido. Vários são os estudos encontrados utilizando o PFC em crianças e adultos, mas ainda há a necessidade de regulamentação pelo FDA para total independência de administração em diversos países.

A ventilação líquida total é um sistema de circuito ventilatório preenchido com líquido, substituindo-se a interface ar-líquido por uma superfície de troca gasosa veiculada pelo líquido.

Os estudos com PFC iniciaram em 1976 com pulmões de ovelhas prematuros, inicialmente ventilados com ventilação mecânica convencional no modo volume controlado, posteriormente aplicando-se a VLT por três horas e retornando ao modo inicial de ventilação. Observou-se que o gradiente de oxigenação arterial e a complacência foram aumentados e a $PaCO_2$ foi reduzida. Isso comprovou que, havendo melhor estabilidade alveolar e recrutamento, as áreas de atelectasia e de *shunt* pulmonar desapareçam, promovendo uma melhor área de troca gasosa e maior sobrevida para os indivíduos prematuros.[16]

De acordo com as propriedades de eliminação da tensão superficial no momento da VLT, os pulmões são protegidos por essa interface, sendo então reduzidos os riscos de barotrauma, de aumento de complacência e recrutamento dos volumes pulmonares. As pesquisas começaram com a imersão total dos indivíduos no líquido, mas a ventilação prolongada promovia um intenso trabalho respiratório, principalmente após a retirada da ventilação. As pesquisas então foram designadas a melhorar o sistema de fluxo assistido dos ventiladores, sendo estes inicialmente manuais e atualmente providos de bombas pneumáticas e eletrônicas, bem como novos circuitos para circulação extracorpórea para ciclar o líquido entre o reservatório e os pulmões. Os protótipos mais atuais são baseados no controle de *feedback*, ou seja, modulam a pressão e o fluxo constantes, ciclagem a tempo e limitação de pressão, tempo ou volume. O líquido PFC oxigena-

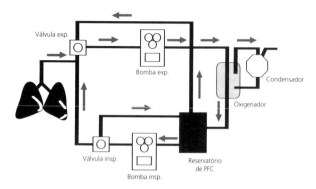

Figura 37.1 Esquema de sistema de ventilação líquida total. O PFC oxigenado é armazenado em um reservatório e passa por uma bomba inspiratória que o leva aos pulmões no ciclo inspiratório. Ao final desse ciclo, o PFC é armazenado e levado ao oxigenador por meio de uma bomba expiratória. O PFC evaporado se condensa e retorna ao reservatório de PFC (Adaptado de Andrade et al.[7]).

do é bombeado pelo reservatório de fluidos para os pulmões durante o ciclo inspiratório e, durante a expiração, esse líquido é retirado por meio da retração elástica fisiológica dos pulmões. Esse fluido é reoxigenado e o CO_2 é eliminado, retornando então ao reservatório de fluidos. O PFC é reservado em forma de vapor no gás expirado de forma condensada, e o PFC não condensado é evaporado, sendo também medido pelo sistema (Figura 37.1).

O PFC é inicialmente instilado para dentro dos pulmões de forma lenta para que haja a saída do ar, não restando espaços aéreos após a total instilação do fluido. Para tanto, não se ouve murmúrio vesicular e a frequência respiratória deve permanecer entre 3 e 8 rpm, com volume corrente de aproximadamente 15 ml/kg e relação inspiração/expiração de 1:2 ou 1:3. Nesse momento há uma pequena diferença entre a pressão proximal das vias aéreas e a pressão alveolar, sendo que a pressão de vias aéreas diminui à medida que o líquido é instilado e a pressão alveolar se torna menor que seu valor inicial.

Koen et al. demonstraram que a frequência respiratória deve ser ajustada entre 3 e 5 rpm e o tempo inspiratório deve ser aumentado para uma melhor difusão e normalização dos níveis de $PaCO_2$ arterial.[17]

A limitação do fluxo expiratório na VLT é utilizada devido à queda abrupta da pressão negativa intratraqueal sem aumento do fluxo no momento inicial da ventilação. Assim, deve ser monitorado o volume expiratório e o fluxo deve ser ajustado para se evitar alterações de pressão bruscas nas vias aéreas.[18]

A mecânica pulmonar neste caso é mensurada de modo dinâmico avaliando as pressões de via aérea e alveolar, fluxo e volume corrente. A frequência respiratória baixa nestes casos se torna um importante fator de ajuste na ventilação em resposta às alterações hemodinâmicas, mecânicas e gasométricas. Hipotetiza-se então que a VLT pode eliminar as forças de retração mecânicas que predispõem a um aumento do trabalho respiratório, promove uma adequada estabilidade e recrutamento alveolar, melhora a troca gasosa e, sua baixa inflação pulmonar proporciona menores índices de lesões em pulmões com deficiência de surfactante como no caso da LPA, SDRA e pulmões prematuros.

Alguns protótipos objetivam minimizar a quantidade de perfluorocarbono utilizando circuitos com uma membrana de oxigenação composta de silicone, mas ainda encontram resistência desse material ao PFC, o que aumenta o volume inicial. Um estudo realizado por Tredici et al. demonstrou que a utilização de oxigenadores de membrana torna-se eficaz na diminuição de PFC, mas devem ser avaliados o volume inicial bem como a PaO_2 e $PaCO_2$ desses indivíduos.[19]

Ventilação líquida parcial

Com o estudo de Fuhrman, em 1991, utilizou-se um volume de PFC igual à capacidade residual funcional, com um ventilador mecânico convencional regulado a volume, não havendo a necessidade de retirar totalmente o ar dos pulmões e das vias aéreas, pois esses participavam das trocas também no momento da expiração, uma vez que o alvéolo se mantinha aberto. Esse tipo de ventilação mantinha ou diminuía sem significância a PaO_2, ou maiores danos à relação ventilação/perfusão.[20]

Recentes estudos indicam que há aumento das trocas gasosas e melhora da mecânica pulmonar, assim como diminuição de barotrauma, beneficiando o tratamento com surfactante exógeno devido à redistribuição das pressões dentro dos pulmões. Pulmões tratados com VLP por 24 horas mantêm a arquitetura pulmonar preservada, sendo que as regiões dependentes tornam-se mais ventiladas, o que pode ser visto pela evolução radiológica.[1,20]

Na VLP os pacientes podem estar acordados e respirar espontaneamente, com fração inspirada de oxigênio menor que 1.0, de acordo com a spO_2 de cada indivíduo. Há uma elevação pequena da resistência inspiratória final das vias aéreas devido à presença do líquido sendo então necessário uma maior pressão nas vias aéreas para deslocamento deste. A complacência pulmonar aumenta com consequente redistribuição do fluxo pulmonar para as zonas pulmonares não dependentes. Não há alterações importantes nas pressões de artéria pulmonar, atrial esquerda e de vias aéreas.[2,7,20,21]

Este tipo de ventilação é semelhante à VLT, pois utiliza a capacidade de recrutamento alveolar com uma baixa tensão do líquido para estabilizar o volume pulmonar em pulmões com deficiência de surfactante ou com injúria da membrana alveolocapilar. O PFC líquido é oxigenado e o CO_2 é removido dos pulmões por meio de um aparelho de ventilação mecânica convencional, vários estudos têm sido realizados para uma melhor instilação de líquido nas vias aéreas, um deles é a rápida instilação do líquido em bolus de 30 ml/kg com breves períodos de 3 a 5 minutos de VLT.[1,22]

Reickert et al. estudaram a distribuição pulmonar e sistêmica e a eliminação do PFC na VLP. Eles analisaram 18 pacientes adultos com importante falência respiratória em um período de 1 a 7 dias e uma quantidade de 31 ml/kg de líquido. A captação de PFC no sangue foi de 0,26 mg/dl, que foi eliminado em até 48 horas, sendo a eliminação do PFC de aproximadamente 9,4 ml/h com uma parte evaporada e outra ainda represada nas regiões dependentes dos pulmões. A concentração sérica de PFC ficou em dosagem de 0,16 mg/dL de sangue arterial após 24 horas de utilização, com pico de elevação nessas 24 horas e diminuição em até 48 horas.[23]

Quanto à lesão da circulação pulmonar, Rotta et al. estudaram animais com lesão pulmonar aguda ventilados no modo parcial e perceberam que houve menor quantidade de fluido rico em proteínas, menor edema alveolar e congestão e pouca quantidade de debris celulares, bem como diminuição de neutrófilos comparado aos animais ventilados em volume controlado. Chegou-se à conclusão que a atenuação das lesões pulmonares e da leucocitose foi equivalente à obtida na estratégia ventilatória de recrutamento alveolar.[24] Outro estudo realizado por Pakulla et al. em animais com LPA demonstrou que a sobrevida com a VLP foi maior que com a ventilação mecânica convencional, também demonstrando menores valores de neutrófilos acumulados nos pulmões.[25]

É sabido que a aplicação de PEEP e a inalação de óxido nítrico podem aumentar a relação ventilação/perfusão em pulmões com lesão aguda. Em um estudo experimental realizado por Max et al. foram analisadas a troca gasosa e as alterações hemodinâmicas em porcos ventilados nessas modalidades, associadas à ventilação líquida parcial. Concluiu-se que a oxigenação arterial aumentou significativamente com o simultâneo decréscimo do débito cardíaco com PEEP de 15 cmH_2O associado ao uso da VLP, sendo então em alguns casos necessário associar algumas modalidades ventilatórias com VLP para melhor troca gasosa.[26]

Na fase aguda da SDR a resistência vascular pulmonar se torna aumentada com o trabalho cardíaco afetado e, consequentemente, há aumento do ventrículo direito, Na utilização do suporte ventilatório pode-se então reduzir o débito cardíaco pela diminuição do retorno venoso. Na ventilação líquida parcial o trabalho cardíaco é reduzido, mas a resistência vascular pulmonar ainda é alta. Nos recém-nascidos essas alterações não levam a efeitos deletérios muito graves, pois o estudo demonstrou que a autorregulação cardíaca se torna bastante eficiente nessa idade.

Ventilação líquida e mecânica pulmonar

A utilização da PEEP associada à ventilação líquida pode diminuir a quantidade de PFC recebida pelo doente e aumentar as trocas gasosas, bem como melhorar a mecânica pulmonar. Kirmse et al. analisaram as curvas pressão-volume de ovelhas com lesão pulmonar ventiladas com altos valores de PEEP associados à ventilação líquida parcial. Notou-se que o ponto de inflexão da curva pressão-volume sofreu uma queda significativa, a mecânica pulmonar melhorou, houve redução do pico de pressão inspiratório, da pressão platô e aumento da complacência estática. Outra conclusão foi de que ao se ajustar a PEEP 1 cmH_2O acima do ponto de inflexão inferior utilizando doses de 15 a 30 ml/kg de PFC há um aumento da oxigenação sem nenhum efeito adverso. Com isso houve melhora na troca gasosa devido ao recrutamento de áreas atelectasiadas. A pressão arterial média, a pressão da artéria pulmonar e o trabalho cardíaco não sofreram significativas alterações, demonstrando que a utilização de PFC torna-se segura em relação às alterações hemodinâmicas.[27]

Tuazon et al. estudaram a função pulmonar após a utilização da VLP e as consequências desta para o parênquima pulmonar. Foram utilizados 32 cães adultos, sendo analisados os gases sanguíneos, a mecânica pulmonar e a relação ventilação/perfusão. Houve um aumento da PaO_2, da $PaCO_2$ e uma diminuição do pH sanguíneo no momento da ventilação, com retorno logo após a reconversão respiratória de ar. A complacência diminuiu nas primeiras 24 horas após a ventilação, mas os valores retornaram ao nível normal no período entre 72 horas e 7 dias. Quanto ao acúmulo de PFC nos tecidos, os autores encontraram completa eliminação em até 20 meses após a ventilação líquida.[28]

Meinhardt et al. compararam as pressões estáticas e dinâmicas de pico inspiratório e de PEEP em coelhos ventilados em um ventilador experimental por meio da ventilação líquida total. No grupo das medidas de pressões dinâmicas houve aumento da drenagem e eliminação do PFC, constatando que no modo passivo as pressões não se tornavam tão intensas, assim como a expiração, que não permitia uma completa eliminação do líquido, o que ficou comprovado com um significativo aumento do peso dos animais ventilados de modo controlado.[29]

Ventilação líquida e outras modalidades ventilatórias

Sabemos que o perfluorocarbono atua como uma barreira de difusão para o transporte de gás no espaço alveolar devido ao movimento oscilatório do alvéolo na respiração. Desse modo, Suresh et al. então realizaram um estudo por meio de modelo matemático, mostrando diversos protótipos de barreira alveolocapilar e a qualidade e quantidade de PFC e oxigênio captado no ciclo respiratório na VLP. Chegaram à conclusão que a perfusão se tornava mais baixa quando a frequência respiratória se tornava alta e o volume de líquido variava de forma brusca no alvéolo.[30]

Outro modelo matemático realizado por Crooke et al. analisou a variação de complacência e de resistência com a modalidade pressão controlada na VLP em pulmões com lesão pulmonar aguda e previamente hígidos. Verificou-se que a complacência aumentava à medida que a pressão aumentava e a resistência aumentava quando a interface ar-líquido se tornava maior.[31]

Além do estudo clássico de Kirmse citado anteriormente, outro importante estudo foi realizado por Zobel et al., em que houve a inserção de PEEP na VLP. Verificou-se que quanto maior a PEEP, melhor a oxigenação e a mecânica pulmonar; no entanto, verificaram que com PEEP acima de 15 cmH_2O havia uma diminuição do débito cardíaco e comprometimento hemodinâmico.[27,32]

Vários estudos em modelo experimental referem-se à utilização de PEEP na VLP, associada ou não a outras modalidades ventilatórias. Um deles é o de Fujino et al., que associaram a PEEP à ventilação com volume controlado e à ventilação com pressão controlada, além de efetuarem alterações nas relações inspiração/expiração, desde 1:2 e tempo expiratório prolongado até a inversão dessa relação. Concluiu-se que a mecânica pulmonar e a troca gasosa melhoraram com o aumento da PEEP independentemente da modalidade ventilatória e/ou da relação I:E com apenas uma observação para a PEEP de 5 cmH_2O, que necessitava de ajuste nessa relação para melhora de troca gasosa.[33]

Uchida et al. analisaram a eficácia da combinação entre o óxido nítrico inalado (NO) e a VLP em SDRA em pulmões de coelhos adultos, sendo um grupo ventilado pela modalidade volume controlado (grupo controle), outro grupo utilizando a NO associada à ventilação convencional, um grupo com VLP e outro associando a NO e a VLP. As medidas analisadas foram gasometria arterial, alterações hemodinâmicas e pressão de pico inspiratório. Verificou-se que a troca gasosa, a hemodinâmica e as pressões de pico não sofreram alterações significativas quando comparados os quatro grupos, mas quando se administrou 15 ml/kg de PFC houve aumento da troca gasosa, bem como diminuição da pressão arterial média (PAM), o que pôde ser explicado pelo efeito do PFC sobre o recrutamento alveolar reduzindo a hipoxemia. Já o NO a 10 ppm reduziu significativamente a resistência vascular pulmonar (RVP), mas não melhorou a troca gasosa, sendo que quando NO foi retirado houve elevação aguda da RVP, o que também pôde ser explicado devido ao fato de o NO dilatar as artérias e veias pulmonares, mas não os seus capilares, o que torna essencial a associação a um recrutamento alveolar para melhorar a oxigenação dessas áreas. Portanto, a associação de NO e VLP melhorou significativamente a troca gasosa devido à dilatação vascular pulmonar, provando mais uma vez que a VLP recruta áreas dependentes com baixa ventilação/perfusão e o NO aumenta a dilatação dos vasos, melhorando a troca gasosa. Com isso os autores também concluíram que a utilização do NO em associação à VLP permite que a quantidade de PFC seja reduzida na administração ao doente.[34]

Quando se associa a VLP e a posição prona (PP) em pulmões com LPA ocorre aumento da PaO_2, diminuição da PaCO$_2$ e aumento do pH arterial. Em um estudo de Max et al. com animais verificaram-se essas alterações com a utilização de 15 ml/kg de PFC; quando os animais foram colocados em posição supina foi necessário aumentar a dose de PFC para 30 ml/kg para que houvesse essas alterações de troca gasosa.[35]

Outras modalidades (como a ventilação por alta frequência (VAF)) também são estudadas, principalmente em pulmões prematuros, provando que a VLP associada à VAF melhora a oxigenação pulmonar por causa do recrutamento obtido pela diminuição do tempo expiratório.[36]

Ventilação líquida e a síndrome do desconforto respiratório agudo

Como a SDRA possui uma alteração importante no parênquima pulmonar, sendo ela uma cascata de eventos que culminam em hipoxemia refratária e destruição deste parênquima, a ventilação líquida começou a ser estudada para prevenir e ou diminuir os efeitos deletérios da doença e da ventilação mecânica devido à manutenção da estrutura alveolar, recrutamento de áreas dependentes e da não elevação da resistência vascular pulmonar, aumentando também a sobrevida destes doentes.[7]

Dentre os efeitos do PFC encontramos aumento da capacidade residual funcional, proteção ao parênquima contra o edema pulmonar e o barotrauma e o volutrauma, diminuição de hemorragia e inflamação, principalmente pela eliminação de debris celulares.

Gauger et al. analisaram a distribuição do fluxo sanguíneo pulmonar por meio de tomografias seriadas em cães adultos ventilados convencionalmente a volume controlado (CMV) e com VLP. Eles analisaram as imagens nos momentos imediatamente após a ventilação mecânica com pulmões saudáveis, após a indução de lesão pulmonar e após 45 minutos do início do estudo. Houve também a análise de dados gasométricos e hemodinâmicos, em que foram encontrados aumento da PaO$_2$ e diminuição do *shunt* pulmonar no grupo com VLP; nesse grupo as imagens mostraram redistribuição do fluxo sanguíneo pulmonar para as áreas mais dependentes.[37]

Quanto aos efeitos na permeabilidade vascular pulmonar e no edema intersticial, Lange et al. utilizaram cães adultos com LPA devido à instilação de ácido oleico nas vias aéreas e ventilados na VLP com monitoração de débito cardíaco, pressão da artéria pulmonar, pressão arterial média e gasometria arterial, bem como tomografia computadorizada para analisar a distribuição do PFC nos pulmões. Verificou-se que os valores hemodinâmicos e sanguíneos não sofreram alterações inicialmente após a lesão pulmonar e ventilação, houve melhor distribuição do fluxo sanguíneo com acúmulo de PFC nas áreas dependentes após 21 horas de ventilação líquida, mas facilmente retirado juntamente com debris celulares pela sucção.[38]

Para demonstrar que a ventilação líquida tem efeitos anti-inflamatórios sobre pulmões com SDR ou LPA vários estudos podem ser citados, dentre eles o de Shashikant sobre as propriedades físicas do PFC onde após 4 horas de VLP houve diminuição da inflamação pulmonar sugerindo que o PFC é mecanoprotetor e citoprotetor dos pulmões devido às suas propriedades.[39]

Podemos citar o estudo de Pakulla, que evidenciou menor acúmulo de neutrófilos no parênquima pulmonar de ratos após a indução de lesão pulmonar por ácido clorídrico.[25] Outro estudo importante é o de Rott et al., que também demonstrou menor acúmulo de neutrófilos nos animais durante uso da ventilação líquida.[24] Dentre os problemas ocasionados pela VLP observa-se um acúmulo de tampões mucosos que pode levar ao pneumotórax; entretanto, essas complicações podem ser prevenidas e/ou sanadas com aspiração de vias aéreas mais intensas e frequentes.[7]

Ventilação líquida em recém-nascidos

As doenças respiratórias nos recém-nascidos pré-termo (RNPT) são causadoras de importantes morbidades respiratórias e hemodinâmicas, bem como alto índice de mortalidades, principalmente se há a associação de ventilação mecânica no manejo dessas doenças. Durante alguns anos a utilização de surfactante exógeno foi de importância ímpar para o tratamento dos pulmões prematuros e atualmente vêm sendo estudadas novas modalidades de ventilação mecânica que mantenham um bom recrutamento alveolar sem causar danos ao parênquima. Deentre elas destacamos a ventilação líquida.[40]

Associando o uso de surfactante exógeno à VLP nesses bebês há uma importante melhora na oxigenação e na mecânica pulmonar. Kishina et al. associaram esses dois métodos utilizando 15 ml/kg de PFC e surfactante exógeno a 100 mg/kg com PEEP de 10 cmH$_2$O, observando também a diminuição do sequestro de leucócitos e edema e a produção de superóxidos pelos neutrófilos.[41]

Outra forma de aplicar a VLP é utilizando-a em associação com a modalidade de alta frequência, em que se observa melhora da oxigenação com menores danos ao parênquima pulmonar.[42]

Quanto à morbidade dessas crianças, Hirschl et al., em dois trabalhos publicados, comprovaram que após um período de 16 a 21 meses da utilização da VLP não houve registro de infecções pneumônicas.[43,44]

Todos esses estudos comprovaram a eficácia no manejo de recém-nascidos prematuros em desconforto respiratório. Davies et al., em um estudo retrospectivo de 1966 a 2003 que relatava casos de crianças e adolescentes com SDR ou LPA utilizando a VLP, verificaram que a morbiletalidade diminuiu, bem como o tempo de internação em unidade de terapia intensiva e hospitalar, com importante melhora do quadro clínico e que, posteriormente à internação e à alta hospitalar, não houve alterações no desenvolvimento cognitivo e motor dessas crianças. No entanto, deixam claro que devem ser realizados mais e melhores estudos sobre a qualidade de vida dessas crianças e de seus familiares.

Davies et al.,[47,48] em seus estudos sobre a morbimortalidade em pacientes adultos e pediátricos com SDRA e/ou LPA em uso da VLP, notaram que não houve diferença entre esses pacientes e aqueles ventilados em outras modalidades, sendo então a VL ainda incapaz de comprovar sua eficácia, talvez pela gravidade dos indivíduos estudados.

Perspectivas futuras da ventilação líquida

Apesar da restrição de sua utilização devido à necessidade de centros especializados e clínicos treinados para a VLP (além do alto custo), muitos são os avanços dessa modalidade, comprovando que ela é uma alternativa importante nos casos de SDRA e de LPA em adultos e crianças.

Após 40 anos de estudos, ainda são grandes as dificuldades relacionadas ao manejo e à gravidade dos doentes, promovendo aí uma associação a outras técnicas como posição prona, ventilação com alta frequência, associação à PEEP ideal, óxido nítrico inalatório e novos circuitos de ventiladores que melhoram a captação e carreamento do PFC.[49] Todas essas estratégias tentam minimizar as lesões causadas pela ventilação artificial, como barotrauma, volutrauma e atelectrauma.[49] Além disso, há os estudos com carreamento de substâncias terapêuticas para os pulmões.[7,50]

A fisioterapia também tem sua descrição no estudo de Wolfson, principalmente nos cuidados clínicos durante a utilização da VLP. O posicionamento no início da aplicação da ventilação líquida é de suma importância para melhorar o aporte de PFC nas regiões mais distais dos pulmões. A ausculta pulmonar pode ser utilizada neste momento para verificar a simetria da ventilação entre os pulmões, observando também os sons cardíacos. A associação da drenagem postural e aspiração de vias aéreas são importantes para minimizar o acúmulo de PFC e debris celulares que podem formar tampões mucosos. Após a retirada da ventilação líquida, muitas crianças e adultos diminuem a complacência pulmonar, o que também torna a fisioterapia importante para promover melhora de volumes pulmonares. Todo o processo de monitoração e cuidados no momento da aplicação da ventilação líquida e sua retirada e desmame da ventilação artificial requer um processo intenso da fisioterapia em todas as suas potencialidades, tornando-se assim um importante coadjuvante no tratamento dos doentes.[1]

No Brasil os estudos com o PFC e suas aplicações clínicas são intensos, e muitas das técnicas, aplicações e manejos têm sido descritos na literatura internacional. Em estudos de revisão 52 sobre a ventilação líquida ainda não se consegue notar a eficácia em longo prazo nos doentes. Apenas notam-se alterações na mecânica pulmonar e sobre as trocas gasosas o que ainda não pode se comprovar totalmente. Necessita-se então de estudos randomizados, em uma maior população para que realmente se possam comprovar suas propriedades.

OXIGENAÇÃO POR MEMBRANA EXTRACORPÓREA

A oxigenação por membrana extracorpórea, também conhecida por ECMO, tem por objetivo principal manter a melhor relação ventilação/perfusão possível. Para isso é necessário melhorar a oxigenação dos pulmões em recém-nascidos que cursam com aumento da resistência vascular pulmonar. Há um grupo de doenças que acometem essas crianças, principalmente se há prematuridade associada e uma delas é a hipertensão pulmonar persistente neonatal (HPPN).

A hipertensão pulmonar persistente neonatal é uma síndrome caracterizada por uma alta resistência vascular pulmonar associada a um *shunt* direito-esquerdo pela manutenção do forame oval ou pelo ducto arterioso após o nascimento. De patogenia ainda desconhecida, ainda recebe algumas classificações de acordo com sua alteração anatômica: pode ocorrer por má adaptação vascular ao aumento da constrição pulmonar, por aumento da musculatura das artérias pulmonares, por hipoplasia vascular ocasionada por má-formação ou por imaturidade e, por último, pelo mau alinhamento dos vasos pulmonares, que ocorre também por má-formação fetal e/ou devido a síndromes.[50]

Lequier, em um artigo de revisão, indica a ECMO para falência respiratória neonatal, SDR e suporte cardíaco para essas crianças.[53] Há também outros fatores que levam à utilização da ECMO, dentre eles podemos citar a cirurgia cardíaca (Figura 37.2).

Na década de 1930, John Gibbons desenvolveu ma máquina que permitia a circulação fora do corpo de um animal por aproximadamente 40 minutos. Somente após 20 anos esse mesmo pesquisador conseguiu viabilizar a técnica em doentes submetidos à cirurgia cardíaca.

Na década de 1950 os estudos realizados com a circulação extracorpórea evidenciaram-na em atos cirúrgicos cardíacos, sendo apresentadas diversas complicações como, por exemplo, bolhas de ar ou coágulos de sangue no sistema que retornavam ao doente, sendo então necessários intensa monitoração e ajustes no sistema para eliminar esses problemas[54] (Figura 37.3).

Marx et al., em 1960, demonstraram que a capacidade de transferência de oxigênio pela membrana estava diretamente associada com a densidade do fluxo sanguíneo em contato com a membrana.[55] Em 1970, Heiss et al. apresentaram o primeiro relato de sucesso em adultos submetidos à circulação extracorpórea prolongada.[56]

Em 1975, Kolobow et al. tornaram a máquina viável para tratamento de recém-nascidos, técnica ainda hoje utilizada.[57]

Bartlett, um grande estudioso em ECMO, iniciou seus relatos em 1975 com recém-nascidos com insuficiência respiratória aguda. Acompanhando casos em até alguns anos posteriores, comprovou que a sobrevida das crianças aumentava em até 90%, sendo que nos três primeiros anos após a ECMO a sobrevida chegou a 54%.[58]

Em 1990, Chapman et al. iniciaram a investigação hemodinâmica do baixo bombeamento, concluindo que havia melhora da oxigenação, diminuição da resistência vascular periférica e melhora do débito cardíaco.[59]

Nos últimos 20 anos a ECMO vem sendo exaustivamente estudada com o intuito de limitar os fatores inconvenientes do trauma sanguíneo, da resposta

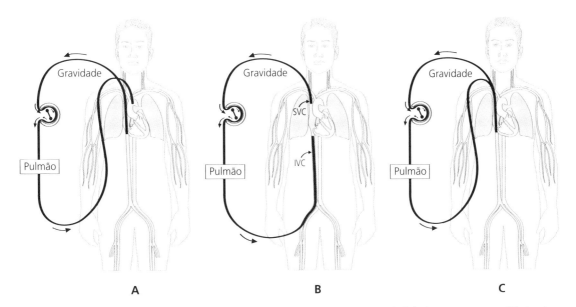

Figura 37.2 Vias de acesso do fluxo sanguíneo extracorpóreo: (**A**) via venoarterial, (**B**) via venovenosa e (**C**) desvio venovenoso de duplo lúmen. O sangue passa pelo cateter tracionado por uma roldana e é oxigenado pela membrana, retornando ao organismo (Adaptado da Universidade de Michigan, 2005).

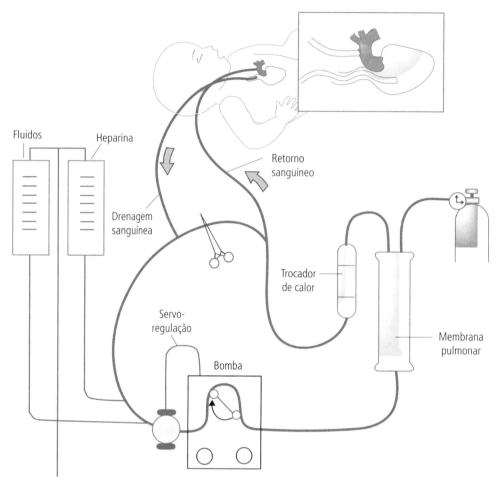

Figura 37.3 Observa-se as vias de saída do sangue não oxigenado, passando pelo oxigenador e retornando pela via venoarterial da criança.

inflamatória e da técnica e dos manuseios incorretos por meio de estudos experimentais e clínicos.

Efeitos da oxigenação extracorpórea

A oxigenação extracorpórea por membrana promove alguns efeitos hematológicos, como pode ser observado no estudo de Moscardini et al. com ovelhas submetidas à ECMO por 12 horas, em que foram analisados os valores de hematócritos, hemoglobina, leucócitos, plaquetas, albumina e globulina, encontrando redução de todos os elementos, principalmente quando associados ao excesso de volume infundido.[60]

Como efeitos adversos podemos encontrar então hemólise, distúrbios da coagulação, resposta inflamatória sistêmica e, em alguns casos, erros técnicos.[54]

Cochran et al., em uma revisão de dez anos de uso da ECMO realizada na Universidade da Carolina do Sul, notaram que os bebês possuíram uma sobrevida maior, não importando o nível de lesão pulmonar, e que em longo prazo a função pulmonar retornou ao normal. Espera-se que a ECMO promova um adequado suporte cardiopulmonar por tempo prolongado, auxiliando o bombeamento cardíaco e a troca gasosa, seja por necessidade cirúrgica seja por falência refratária aos tratamentos convencionais.[61]

Indicações e contraindicações da ECMO

Quanto às indicações da ECMO está bem fundamentada na literatura a utilização em hipertensão pulmonar persistente neonatal, pois pode reverter o processo, minimizando assim a necessidade de ventilação mecânica com altas pressões e com alta fração inspirada de oxigênio.

Quanto às contraindicações, os critérios para a descontinuação ou não utilização da ECMO são o baixo peso associado à idade gestacional menor que 34 semanas – devido ao risco elevado de hemorragia intracraniana –, ventilação prolongada por mais de sete dias, porque pode ocorrer o risco de displasia broncopulmonar e ou de fibrose pulmonar irreversível, hipoplasia pulmonar grave, doenças neurológicas, síndromes e outras anomalias congênitas.[62]

Métodos de aplicação da oxigenação por membrana extracorpórea

Podem-se estabelecer alguns tipos de abordagem do cateter e do fluxo sanguíneo do doente sendo este administrado por três vias: via venoarterial, via venovenosa e por desvio venovenoso do duplo lúmen. Sendo que a via venoarterial tem o potencial de substituir a função do coração e do pulmão, as vias venovenosa e desvio do duplo lúmen fornecem a troca adequada do gás sem ocorrer disseminação embólica, resistência do circuito e redução da perfusão, o que ocorre com frequência na via venovenosa[63] (Figura 37.2).

Em 2002 Liebold et al. utilizaram a ECMO com baixo bombeamento por perfusão arteriovenosa em 70 doentes com insuficiência respiratória aguda, verificando que essa membrana foi eficaz na remoção de CO_2 e na oxigenação.[64] Essa membrana possui uma grande vantagem, que é a diminuição do risco de embolia cerebral, além de manter o fluxo constante, melhorar a oxigenação, prevenir traumas sanguíneos e possuir baixo custo.[54]

Os diversos tipos de membrana também são estudados atualmente, como os de silicone e os de PMP (polometil-penteno), este último possuindo a vantagem de ser mais eficiente que o primeiro por manter a troca adequada e reduzir a resistência ao circuito.[65]

Para tanto, cada nova membrana e método de utilização precisa ser bem monitorado, desde a escolha do material e método a ser utilizado, bem como as indicações e cuidados no manejo dos doentes. O primeiro cuidado é com a inserção do cateter no tórax geralmente pequeno do recém-nascido, a administração de heparina deve ser cuidadosamente instituída para evitar sangramento intenso, a criança deve estar sedada. O fluxo sanguíneo através do capilar também deve ser monitorado para evitar embolia gasosa e/ou coagulação. As pressões de artéria pulmonar, de resistência vascular pulmonar e periférica bem como a pressão arterial, devem se manter constantes durante o processo. Exames de gases sanguíneos são colhidos intensivamente para analisar as alterações na troca gasosa ou outras complicações. O fluxo de gás na membrana, a temperatura corporal, a diurese, a eletrocardiografia e a saída de perfusão também são importantes índices para monitoração.[52,62,65]

Aplicações clínicas da ECMO

Em situações que necessitam cirurgias de médio e grande porte, a ECMO é bastante utilizada principalmente para reduzir o trabalho cardíaco quando este é tratado ou entra em falência[52]. Nas cirurgias abdominais altas que podem levar a complicações hemodinâmicas importantes também há a aplicação eficaz da ECMO.

Harrington et al. relataram o uso da ECMO em hipóxia grave devido à hérnia diafragmática congênita. Esses doentes foram submetidos a diversas técnicas como reposição de surfactante exógeno, ventilação por alta frequência, PEEP alto e ECMO. Notou-se que as crianças submetidas à ECMO tiveram maior índice de sobrevivência e menor morbidade devido à diminuição da hipoxemia.[67]

Em doenças congênitas cianóticas, Imamura et al. utilizaram a ECMO e avaliaram seu impacto em doenças cardíacas cianóticas em um estudo retrospectivo. As crianças possuíam hipoxemia refratária principalmente quando associada a complicações como infecção respiratória grave. Com a ECMO houve, além da melhora da hipoxemia, uma resolução do quadro infeccioso.[68]

Na síndrome de aspiração meconial há um relato de Maksoud-Filho sobre a ECMO utilizada por cinco dias, sendo que no quarto dia foi administrado surfactante exógeno. Houve uma importante melhora do quadro pulmonar demonstrada pelo aumento da complacência e desmame rápido da ventilação mecânica. Este estudo comprovou que a associação da ECMO à terapia de reposição de surfactante foi eficaz par o manejo da doença.[69]

Em falência respiratória hipoxêmica a ECMO demonstrou ser também eficaz na reversão do quadro agudo, sendo a dependência de ventilação e oxigenação um fator preditor de mortalidade. É o que mostra um estudo de Davis.[70] Outro estudo que analisou a morbiletalidade em crianças com SDR foi relatado por Priestley et al., demonstrando que a ECMO reduz a inflamação pulmonar e diminui o risco de mortalidade.[2] Em um estudo de Fligor et al., em Boston, analisou-se a perda de audição nos recém-nascidos de alto risco sob a ECMO, sendo este um possível fator de risco para a perda sensorial dos bebês. Foi realizado um estudo retrospectivo entre 1986 e 1994, em que foram analisadas 111 crianças que sobreviveram após a terapia com ECMO. Trinta dessas crianças cursaram com alterações otológicas, sendo ela a hipoacusia, a qual pode ser explicada pela gravidade das doenças e do tempo de internação na UTI daquele hospital, mas sem ligação direta com a utilização da ECMO.[71] Outro estudo demonstrou que as lesões neurológicas causadas pelo tempo prolongado de internação e ventilação mecânica não diferiram com o uso da ECMO e da ventilação mecânica convencional, sendo que esssas crianças em idade escolar demonstraram um risco em potencial para problemas comportamentais e de aprendizado. Entretanto, novamente, essas crianças possuíam uma doença de intensidade grave, com dificuldade no manejo e até sequelas de broncodisplasia pulmonar.[72]

Outra aplicação clínica da ECMO seria a combinação desta com o NO durante o transporte de bebês, onde se verifica que a PaO_2 se mantém constante tornando-se um método seguro para o transporte de bebês graves.[73]

ECMO associada a outras modalidades ventilatórias

A ECMO também demonstra ser um coadjuvante em potencial para o tratamento da SDR quando associada ao óxido nítrico inalatório, pois torna o tempo de intubação menor que o da terapia convencional, diminuindo os gastos hospitalares e a morbiletalidade dessas crianças.[74]

Em uma meta-análise divulgada por Oliveira et al., da Faculdade de Medicina da Universidade de São Paulo, demonstrou-se que a utilização do NO com a ECMO em HPPN sem hérnia diafragmática promove melhora da relação ventilação/perfusão sem maiores riscos hemodinâmicos e/ou neurológicos ou de complicações pulmonares, principalmente nas crianças quando da associação de ourtras técnicas.[75]

No entanto, Suguihara demonstrou que quando combinada com a ventilação de alta frequência (VAF), a associação do NO com VAF ou com ECMO torna menores os riscos de barotrauma, corrigindo a hipoxemia e apresentando melhor vasodilatação pulmonar, sendo a ECMO uma terapia de resgate para evitar a letalidade.[76]

Perspectivas futuras da ECMO

Apesar dos avanços da tecnologia em relação aos materiais utilizados na fabricação de cateteres, ao manejo e à monitoração dos doentes e das pesquisas experimentais com a ECMO, ainda há muito a ser fundamentado, principalmente quanto aos custos hospitalares e de treinamento de pessoal.

A utilização de PMP (polimetilpenteno) na fabricação de membranas de oxigenação melhora o carreamento e a captação do oxigênio e a eliminação do dióxido de carbono. Essas melhorias de materiais promovem, ao mesmo tempo, maior densidade das membranas, reduzindo os traumas sanguíneos.[77]

A estabilidade hemodinâmica mantida pela técnica é mais eficaz que aquela conseguida por meio da ventilação mecânica convencional, mas ainda requer mais estudos para manter esses bebês em níveis seguros, sem o risco de sangramento intracraniano e/ou choque.[78,79]

A utilização de PMP para a fabricação de membranas de oxigenação melhora o carreamento e a captação do oxigênio e a eliminação do dióxido de carbono, promovendo ao mesmo tempo maior densidade das membranas reduzindo os traumas sanguíneos.[79]

A estabilidade hemodinâmica mantida pela técnica é mais eficaz que a conseguida por ventilação mecânica convencional, mas ainda requer mais estudos para manter estes bebês em níveis seguros, sem o risco de sangramento intracraniano e/ou choque.[80,78] Alguns estudos sobre a utilização da ECMO associada a drogas vasoativas demonstram que a maioria das mortes ocorre pela utilização de bloqueadores dos canais de cálcio, mas não há conclusões sobre qual melhor método de aplicação destas drogas, sendo necessários estudos mais aprofundados sobre o tema.[77]

Em relação ao futuro dessas crianças, Hanekamp et al. avaliaram após cinco anos 98 crianças que utilizaram a ECMO por prematuridade e HPPN, além de SDRA. Eles notaram que 17% dessas crianças cursaram com alterações neurológicas (motoras e/ou cognitivas), sendo que dessas, 6% tiveram desordens motoras graves; três crianças cursaram com alterações cognitivas importantes. Isso demonstra que a morbidade dessas crianças é bastante alta em relação a outras técnicas de ventilação e ao tratamento de crianças graves. Contudo, se pensarmos na ECMO como uma terapia de resgate, essas crianças são sobreviventes de uma situação bastante crítica. O que se preconiza nesse estudo é a intensiva avaliação dessa população, com um tratamento multidisciplinar que abranja fisioterapeutas, terapeutas ocupacionais e educadores.[81]

Van der Sanden et al., em um estudo de 1993 a 2000 sobre o desempenho motor de crianças após cinco anos da utilização da ECMO, notaram que das 224 crianças avaliadas 22% morreram até os cinco anos de vida, principalmente por complicações respiratórias. Das 174 sobreviventes, 49% tiveram um desenvolvimento motor e cognitivo normal, 13% cursaram com alterações motoras graves e 9% apresentaram alterações motoras e cognitivas ou problemas comportamentais. Os autores concluiram que as alterações motoras são evidentes nessas crianças, mas ainda são necessários outros estudos sobre a prevenção desses problemas. No entanto, sugerem que haja estudos em longo prazo sobre o seguimento dessas crianças, como, por exemplo, programas de *follow-up* interdisciplinares.[82]

Miranda et al. também demonstraram em seus estudos que a ECMO tem salvado muitas vidas de crianças prematuras e de idades tenras, mas economicamente essa técnica não está disponível a todas as equipes e hospitais e deve ser ampliada. Seus estudos devem ser incansáveis, a fim de propor materiais menos dispendiosos, treinamento de equipe e monitoração adequados.[83]

CONCLUSÃO

Os avanços na descoberta de novos tratamentos clínicos e as estratégias ventilatórias nas UTI têm sido arduamente difundidos e incentivados pelos órgãos governamentais, principalmente em se tratando de saúde da criança e do adolescente.

A utilização de perfluorocarbonos nas terapias respiratórias é comprovadamente um método eficaz de ventilação mecânica por meio líquido, em que há melhora importante da oxigenação, aumento da complacência pulmonar, melhora do débito cardíaco e diminuição da resistência vascular pulmonar. Outros efeitos incluem a diminuição de leucócitos e neutrófilos no parênquima pulmonar, com menor edema alveolar e menor risco de dano à estrutura alveolar. Podemos concluir então que a VLP pode prevenir a morbiletalidade, diminuindo o tempo de ventilação artificial e de estadia nas UTI, diminuindo custos hospitalares e melhorando a qualidade de vida dos doentes com lesão pulmonar aguda.

A utilização da ECMO como terapia de resgate para uma melhor ventilação/perfusão em RNPT com aumento da resistência vascular pulmonar tem aumentado a sobrevida dessas crianças, corrigindo a hipoxemia sem danos hemodinâmicos ou traumas sanguíneos. O uso dessa tecnologia diminuiu significativamente a letalidade desses bebês, mas ainda há preocupação com os materiais utilizados, a monitoração e o treinamento de pessoal, bem como com a redução dos custos hospitalares.

Apesar desses avanços, ainda há muito que se desenvolver em termos de técnicas, modalidades e estratégias visando estabelecer o manejo ideal para os doentes com lesão pulmonar aguda ou síndrome do desconforto respiratório agudo, principalmente se associados à prematuridade.

Há atualmente uma preocupação com o desenvolvimento neuropsicomotor e com a qualidade de vida dessas crianças. Com isso, sugere-se então que haja um acompanhamento mais extenso e maiores estudos fundamentados em questionários de qualidade de vida para as crianças e suas famílias e testes de aptidões e aquisições motoras.

REFERÊNCIAS BIBLIOGRÁFICAS

1. Wolfson M, Greenspan JS, Shaffer T. Liquid-assisted ventilation: na alternative respiratory modality. Pediatric Pulmonology 1998; 26:42-63.

2. Priestley MA, Jelfae MA. Approaches in the management of acute respiratory faillure in children. Ped Crit Care Medicine 2004; 8, jun.

3. Lai ST. Treatment of severe acute respiratory syndrome. Eur J Clin Microbiol Infect Disease 2005; 24(9):583-91.

4. Reickert CA, Pranikoff T, Overbeck MC, Kezerroni EA, Massey KD, Bartlett RH, Hirschl RB. The pulmonary and systemic distribution and elimination of perfluobron from adult patients treated with partial liquid ventilation. Chest,; 119(2): 515-22, 2001.

5. Peterson R. Measurement of the solubility of gases in oils. Fed Proc. 29:1714-6; 1970.

6. Osburn JO. A method of estimating the solubility of gases in liquids. Fed Proc. 29:1704-7; 1970.

7. Andrade Fortis EAF, Cardoso PFG. Ventilação líquida: revisão da literatura. J Pneumologia. 2002; 28(6), nov.

8. Carvalho CRR, Barbas CSV, Amato MBP. Ventilação mecânica na lesão pulmonar aguda/Síndrome da angústia respiratória aguda. In: Ventilação mecânica – Vol II-Avançado. Séria Clínicas Brasileiras de Medicina Intensiva. 5(9):123-52, São Paulo: Atheneu; 2000.

9. Fuhrman BP, Lynn JH, Papo MC. Ventilação líquida: troca gasosa associada ao perfluorcarbono. In: Distúrbios respi-

ratórios no período neonatal. Cap 44: 465-70, Atheneu, São Paulo, 1998.

10. Bull JL, Reickert CA, Tredici S, Komori E, Frank EL, Brandt DO, Grotberg JB, Hirschl RB. Flow limitation in liquid-filled lungs: effects of liquid properties. J Biomech Eng; 127(4):630-6, 2005.

11. Babu PB, Chidekel A, Shaffer TH. Hyperoxia-induced changes in human airway ephitelial cells: the protective effect of perfluobron. Pediatric Crit Care Med; 6(2): 188-94, 2005.

12. Sargent JW, Seffl RJ. Properties of perfluoronated liquid. Fed Proc. 1970; 29:1699-1703.

13. Thomas SGL, Pratsinis S, Pratt R, Fotou G, Megoron A. Perfluorocarbon compound aerosols for delivery to the lung as potential 19F magnetic resonance reporters of regional pulmonary pO_2. Invest Radiol. 1997; 32:29-308.

14. Fox W, Weis C, Cox C, Farina C, Drott H, Wolfson M. Pulmonary administration of gentamicin during liquid ventilation in a newborn lamb lung injury model. Pediatrics. 1997; 100:E:5.

15. Nosé Y, Kon T, Weber D, Mrava G, Malchesky P, MacDermott H. Physiological effects of intravascular fluorcarbon liquids. Fed Proc. 29:1879-804, 1970.

16. Shaffer T, Wolfson M, Clark L. Liquid ventilation. Pediatric Pulmonology. 14:102-9, 1992.

17. Koen P, Wolfson M, Shaffer T. Fluocarbon ventilation: maximal expiratory flows and CO_2 elimination. Pediatr Res. 24:291-6, 1988.

18. Foley DS, Brah R, Bull JL, Brant DO, Grotberg JB, Hirschl RB. Total liquid ventilation:dynamic airway pressure and the development of expiratory flow limitation. ASAIO J; 50(5):485-90,2004.

19. Tredici S, Komori E, Funakubo A, Brant DO, Bull JL, Bartlett RH, Hirschl RB. A prototype of a liquid ventilator using a novel hollow-fiber oxigenator in a rabbit model. Crit care Med; 32(10):2104-9; 2004.

20. Fuhrman BP, Paczan PR, Defrancisis M. Perfluorocarbon-associated gás exchange. Crit CareMed. 19:712-22, 1991.

21. Herman L, Fuhrman B, Papo M, Steinhorn D, Leach C, Salman N. Cardiorespiratory effects of perfluocarbon-associated gas exchange at reduced oxygen concentrations. Crit Care Med. 23:553-9, 1995.

22. Greenspam J, Fox W, Rubenstein D, Wolfson M, Spinner S, Shaffer T. Partial liquid ventilation in critically ill infants receiving extracorporeal life support. Pediatrics, 991-5, 1997.

23. Reickert C, Prakinoff T, Overbeck M, Kazerooni E, Massey K, Bartlett R. The pulmonary and systemic distribution and elimination of perfluobron from adult patients treated with partial liquid ventilation. Chest; 119:515-22, 2001.

24. Rotta AT, Steinhorn DM. Partial liquid ventilation reduces pulmonary neutrophil accumulation in an experimental modelo f systemic endotoxemia and acute lung injury. Crit Care Med, 26(10): 1707-15, 1998.

25. Pakulla MA, Seidel D, Obal D, Loer SA. Hydrochloric acid-induced lung injury: effects of early partial liquid ventilation on survival rate, gás exchange and pulmonary neutrophil accumulation. Intensive care méd; 30(11):2110-9, 2004.

26. Max M, Kuhlen R, Lopez F, Reyle-Hahn SM. Combining partial liquid ventilation and prone position in experimental acute lung injury. Anesthesiology; 91:796-803, 1999.

27. Kirmse M, Fujino Y, Hess D, Kacmarek R. Positive end-expiratory pressure improves gás exchange and pulmonary mechanics during partial liquid ventilation. Am J Resp Crit care Méd. 1998; 158:1550-56.

28. Tuazon JG, Modell JH, Hood I, Swenson EW. Pulmonary function after ventilation with fluorocarbon liquid (Caroxin-D). Anesthesiology; 38(2):134-40, 1973.

29. Meinhardt JP, Sawada S, Qquintel M, Hirschl RB. Comparison of static airway pressures during total liquid ventilation while appliyng different expiratory modes and time patterns. Asaio J; 50(1):68-75, 2004.

30. Suresh V, Andersos JC, Grotberg JB, Hirschl RB. A mathematical modelo of alveolar gas exchange in partial liquid ventilation. J Biomech Eng. 2005; 127(1): 46-59.

31. Crooke PS, Kongkul K, Lenbury Y, Adams AB, Carter CS, Marini JJ, Hotchiss JR. Mathematical models for pressure controlled ventilation of oleic acid-injured pigs. Math Med Biol. 2005; 22(1): 99-112.

32. Zobel G, Rodl S, Uuslerberger B, Dacar D, Trafojer U, Tratina A. The effect of positive end-expiratory pressure during partial liquid ventilation in acute injury in piglets. Crit Care Med. 1999; 27:1934-9.

33. Fujino Y, Kirmse M, Hess D, Kacmarek R. The effect of mode, inspiratory time, and positive end-expiratory pressure on partial liquid ventilation. Am Journal Respiratory Critical Care Medicine. 1999; 1087-95.

34. Uchida T, Nakazawa K, Yokoyama K. The combination of partial liquid ventilation and inhaled nitric oxide in the severe oleic acid lung injury model. Chest, 113:1658-66, 1998.

35. Max M, Kuhlen R, Lopez F, Reyle-Hahn SM, Dembinski R; Rossaint R. Effect of PEEP and inhaled nitric oxide on pulmonary gás exchange during gaseous and partial liquid ventilation with small volumes of perfluorocarbon. Acta Anaesthesiol Scand; 44:383-90, 2000.

36. Doctor A, Mazzoni MC, Delbalzo U, Dicanzio J, Arnold JH. High-frequency oscillatory ventilation on the perfluorocarbon-filled lungs: preliminary results in na animal modelo f acute lung injury. Crit Care Med. 27:2500-7, 1999.

37. Gauger PG, Overbeck MC, Koeppe RA, Shulkin BL, Hrycko JN, Weber ED, Hirschl RB. Distribution of pulmonary blood flow and total lung water during partial liquid ventilation in acute lung injury. Surgery; 122:313-23, 1997.

38. Lange NR, Koslowski JK, Gust R, Shapiro S, Schuster DP. Effect of partial liquid ventilation on pulmonary vascular permeability and edema after experimental acute lung injury. Am J Resp Crit Care Méd; 162:271-77, 2000.

39. Shashikant BN, Miller TL, Jeng MJ, Davis J, Shaffer TH, Wolfson MR. Differential impacto f perfluorochemical physical properties on the physiologic, hystologic and inflammatory profile in acute lung injury. Crit Care Méd; 33(5):1096-103, 2005.

40. Sehgal A, Guaran R. Liquid ventilation. Indian J Chest Dis Allied Sci; 47(3):187-92, 2005.

41. Kishina K, Mikawa K, Takao Y, Obara H. The efficacy of fluorocarbon, surfactant and their combination for improving acute lung injury induced by intratracheal acidified infant formula. Anesth Analg. 2005; 11(4):964-71.
42. Migliori C, Bottino R, Angeli A, Caltarelli D, Chirico G. High-frequency partial liquid ventilation in two infants. J Perinatol; 24(2):118-20, 2004.
43. Hirschl R, Pranikoff T, Gauger P, Schreiner R Dechert R, Barlett RH. Liquid ventilation in adults, children, and full-term neonates. Lancet; 346:1201-2, 1995.
44. Hirschl R, Pranikoff T, Wise C, Overbeck M, Gauger P, Schreiner R. Initial experience with partial liquid ventilation in adult patients with the acute respiratory distress syndrome. JAMA; 275:383-9, 1996.
45. Davies MW, Fraser JF. Partial liquid ventilation for preventing death and morbidity is adults with acute lung injury and acute respirtory distress syndrome. Cochrane Database Syst Rev; (4): CD003707, 2004.
46. Davies MW, Sargent PH. Partial liquid ventilation for the prevention of mortality and morbidity in pediatric acute lung injury and acute respiratory distress syndrome. Cochrane Database Syst Ver; (2):CD003845, 2004.
47. Davies MW, Fraser JF. Partial liquid ventilation for preventing death and morbity in adults with acute lung injury and acute respiratory distress syndrome. Cochrane Database of Systematic Reviews, Issue 3, 2009.
48. Davies MW, Sargent PH. Partial liquid ventilation for preventing death and morbity in paediatric acute lung injury and acute respiratory distress syndrome. Cochrane Database of Systematic Reviews, Issue 3, 2009.
49. Dunster KR, Davies MW. A novel expiratory circuit for recovery of perfluorocarbon liquid during partial liquid ventilation. Intensive Care Méd; 30(3):514-6, 2004.
50. Viana ME, Sargentelli GA, Arruda AL, Wiryawan B, Rotta AT. O impacto de estratégias de ventilação mecânica que minimizam o atelectrauma em um modelo experimental de lesão pulmonar aguda. J Pediatria. 2004; 80(3):189-96.
51. Ricard JD, Lemaine F. Liquid ventilation. Current Opinion Crit Care; 7:8-14, 2001.
52. Belik J, Garros D. Hipertensão Pulmonar Persistente Neonatal. In: Distúrbios respiratórios no período neonatal. São Paulo: Atheneu; 1998. p.135-145.
53. Lequier L. Extracorporeal life support in pediatric and neonatal critical care: a review. Ped Crit Care Medicine. 2005; 19(5): 243-58, sep-oct.
54. Gandolfi JF, Braile DM. Perspectiva de aplicação clínica da oxigenação extracorpórea por membrana (ECMO) sem auxílio circulatório em recém-nascidos. Revista Brasileira de Cirurgia Cardiovascular. 2003; 18(4):359-63, nov-dez.
55. Marx TI, Snyder WE, StJohn AD, Moeller CE. Diffusion of oxygen into a film of whole blood. J Appl Physiology; 15:1123-9, 1960.
56. Heiss KF, Bartlett RH. Extracorporeal membrane oxygenation: na experimental protocol becomes a clinical service, Adv Pediatrics; 36:117-35, 1989.
57. Kolobow T, Stool EW, Sacko KL, Vurek GG. Acute respiratory faillure, survival following tem day's support with a membrane lung. J Thorac Cardiovasc Surg; 69:947, 1975.
58. Bartlett RH, Rollof DW, Cornell RG, Andrews AF, Dillon PW, Zwischenberger JB. Extracorporeal circulation in neonatal respiratory faillure: a prospective randomized study. Pediatrics. 1985; 76:479-87.
59. Chapman J, Adams M, Geha AS. Hemodynamic response to pumpless extracorporeal membrane oxygenation. J Thorac Cardiovascular Surgery. 1990; 99:741-50.
60. Moscardini AC, Godoy M, Braile DM, Godoy JMP, Marcelo J, Brandi AC, Ramin SL. Oxigenação extracorpórea por membrana e alterações hematológicas em estudo experimental. Revista brasileira de hematologia e hemoterapia; 24(2):97-104, abr-jun, 2002.
61. Cochran JB, Habib DM, Webb S, Tecklenburg FW. Pediatric extracorporeal membrane oxygenation (ECMO): a review of the first tem years of experience at the Medical University of South Carolina. Ped Crit Care Medicine; 101(4):104-7, april, 2005.
62. Mallow EB, Polin RA. Oxigenação por membrana extracorpórea no recém-nascido. In: Distúrbios respiratórios no período neonatal. Atheneu: São Paulo; 1998. p.471-483.
63. Foley DS, Swaniker F, Pranikoff T, Bartlett RH, Hirschl RB. Percutaneous cannulation for pediatric venovenous extracorporeal life support (ECLS). J Ped Surgery. 2000; 35(6):943-7.
64. Liebold A, Philipp A, Kaiser M, Merck J, Schidmid FX, Birnbaum DE. Pumpless extracorporeal lung assist using na arterio-venous shunt: applications and limitations. Minerva Anestesiology; 68:387-91, 2002.
65. Koshbin E, Westrope C, Pooboni S, Machin D, Killer H, Peek GJ, Sosnowski AW, Firmin RK. Performance of polymethyl pentene oxigenators for neonatal extracorporeal membrane oxygenation: a comparison with silicone membrane oxygenators. Ped Crit Care Medicine. 2005; 20(3): 129-34, may.
66. Gomes FC, Fiorelli AI. Monitorização hemodinâmica durante a circulação extracorpórea. Revista latinoamericana de tecnologia extracorpórea; 8, 1-8, 2001.
67. Harrington KP, Goldman AP. The role of extracorporeal membrane oxygenation in congenital diaphragmatic hernia. Ped Crit Care Medicine; 14(1): 72-6, feb, 2005.
68. Imamura M, Schimitz ML, Watkins B, Chipman CW, Faulkner SC, Fiser, WP, Van Devanter SH, Drummond-Webb JJ. Venovenous extracorporeal membrane oxygenation for cyanotic congenital heart disease. Ped Crit Care Medicine; 78(5):1723-7, nov, 2004.
69. Maksoud-Filho JG, Diniz EMA, Ceccon MEJ, Galvani ALS, Chamelian MDAB, Pinho ML, Vaz FAC. Circulação extracorpórea por membrana (ECMO) em recém-nascido com insuficiência respiratória por síndrome de aspiração meconial efeitos da administração de surfactante exógeno. Jornal de Pediatria; 77(3);243-48, maio-jun, 2001.
70. Davis C, Firmin PK, Goldman AP. Predicting outcome of premature infant supported with extracorporeal membrane oxigenation for acute hypoxic respiratory faillure. Ped Crit Care Medicine; 89(5): 102-7, sep, 2004.
71. Fligor BJ, Neault MW, Mullen CH, Feldman HA, Jones DT.

Factors associated with sensorineural hearing loss among survivors of extracorporeal membrane oxygenation therapy. Ped Crit Care Medicine; 115(6):1519-28, jun, 2005.

72. Shanley CJ, Hirschl RB, Schumacher RE, Overbeck MC, Delosh TN, Chapman RA, Coran AG, Bartlett RH. Extracorporeal life support for neonatal respiratory faillure. Trans ASAIO; 40:M339-43, 1994.

73. Westrope C, Roberts N, Nichani S, Hunt C, Peek GJ, Firmin R. Experience with mobile inhaled nitric oxide during transport of neonates and children with respiratory insufficiency to an extracorporeal membrane oxygenation center. Pediatric Crit Care Medicine. 2004; 5(6):542-6, nov.

74. Neves LAT, Bilheri TLS, Castro SHR, Queiroz LAN. Indicações atuais e efeitos do óxido nítrico no recém-nascido de alto risco. Revista do Hospital universitário da UFMG; 27(1/3):318-22, jan-dez, 2001.

75. Oliveira CAC, Troster EJ, Pereira CR. Inhaled intric oxide in the management of persistent pulmonary hypertension of the newborn: a meta-analysis. Revista do Hosp Clin da Fac Med de SP. 2000; 55(4):145-54, jul-ago.

76. Suguihara C. Tratamento de hipertensão pulmonar persistente do recém-nascido. Jornal de Pediatria. 2001; 77(1):S17-24, julho, Rio de Janeiro.

77. Mielck F, Quintel M. Extracorporeal membrane oxygenation. Current Opin Crit Care. 2005; 11(1): 87-93.

78. Bartlett RH. Extracorporeal life support:history and new directions. Ped Crit Care Medicine. 2005; 29(1):2-7.

79. Campbell BT, Braun T, Schumacher R, Bartlett RH, Hirschl RB. Impact of ECMO on neonatal mortality in Michigan (1980-1999). J Ped Surgery. 2003; 38(3):290-95.

80. Baud FJ, Megarbane B, Deye N, Leprince P. Clinical review: Aggressive management and extracorporeal support for drug-induced cardiotoxicity. Crit Care. 2007; 11(2): 207.

81. Hanekamp MN, Mazer P, Van der Cammen MHM, Van Kessel-Feddema BJM, Nijhuis-Van der Sanden MWG, Knuijt S, Zegers-Verstraeten JLA, Gischler SJ, Tibboel D, Kollee LAA. Follow-up of newborns treated with extracorporeal membrane oxygenation: a nationwide evaluation at 5 years of age. Crit Care. 2006; 10(5): R127.

82. Nijhuis-Van der Sanden MWG, Van der Cammen MHM, Janssen AJWM, Reuser JJCM, Mazer P, Van Heijst AFJ, Gischler SJ, Tibboel D, Kollee LAA. Motor performance in five-year-old extracorporeal membrane oxygenation survivors: a population-based study. Crit Care. 2009; 13(2): R47.

83. Mugford M, Elbourne D, Field D. Extracorporeal membrane oxygenation for severe respiratory failure in newborn infants. Cochrane Database of Systematic Reviews, Issue 3, 2009.

38
VENTILAÇÃO DE ALTA FREQUÊNCIA EM PEDIATRIA

PATRICIA Z. KANDELMAN GELERNTER

A ventilação de alta frequência (HFV) caracteriza-se pela utilização de alta frequência respiratória (FR), associada a pequeno volume corrente (VC), normalmente inferior ao espaço morto anatômico (Es). Partindo desse princípio, é possível entender o porquê dessa modalidade ainda ser tão contraditória, já que se sabe que um dos primeiros conceitos de fisiologia refere que, para uma adequada ventilação, o VC deve exceder o volume de vias áreas condutoras, ou seja, deve ser superior ao espaço morto anatômico. Sendo assim, a utilização de uma frequência respiratória distinta é imprescindível para o sucesso dessa modalidade ventilatória (Figura 38.1).

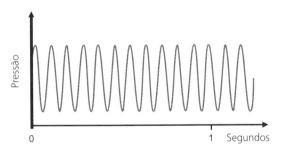

Figura 38.1 Gráfico de pressão x tempo na HFV.

Na ventilação mecânica convencional (VMC), normalmente trabalha-se com VC que varia entre 6 e 15 ml/kg e FR entre 10 e 20 rpm. Já na HFV, utilizam-se VC que varia de 1 a 3 ml/kg e FR entre 60 e 1.200 rpm, dependendo do equipamento utilizado. Essa altíssima frequência respiratória promove aumento de energia sobre as moléculas de gás, otimizando a mistura gasosa em vias aéreas, chegando aos alvéolos com a mesma eficiência que na VMC. Dessa forma, pode-se considerar que a HFV é tão eficaz quanto a VMC no que se refere a prover suporte ventilatório adequado ao paciente. Entretanto, uma das principais características dessa modalidade, e que hoje é considerada como uma vantagem sobre a VMC, é que, pelo fato de a FR ser tão alta, não ocorre o processo repetitivo de "abertura e fechamento" alveolar que ocorre na VMC, minimizando assim o potencial de lesões no tecido pulmonar, principalmente em pulmões colapsados (Figura 38.2).

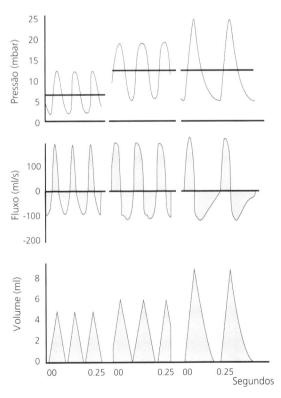

Figura 38.2 Comportamento da HFV quanto à pressão, ao fluxo e ao volume.

Principais indicações para a utilização de HFV em pediatria:

1. Enfisema pulmonar intersticial.
2. Fístula broncopleural severa.
3. Hipertensão pulmonar associada ou não a doenças do parênquima pulmonar, como: aspiração de mecônio, pneumonias, hipoplasia pulmonar e hérnia diafragmática.
4. Doença pulmonar das membranas hialinas (DPMH) e síndrome do desconforto respiratório agudo (SDRA).

Os resultados de estudos multicêntricos em alta frequência nos últimos anos têm sido bastante contraditórios. Estudos em animais sugerem que a HFV trabalha com baixas pressões proximais se comparadas à VMC, melhorando a troca gasosa, reduzindo o potencial de lesões pulmonares e a necessidade de altas concentrações de O_2 fornecidas ao paciente.[7,8,56,59-61] A HFV mostrou-se também superior em todos os estudos quando comparada à VMC, no tratamento da SDRA.[56-59] Já em estudos multicêntricos em seres humanos, a HFV, em sua grande maioria, não foi superior à VMC. Ambas obtiveram resultados semelhantes, mas a HFV manteve índices mais próximos ao fisiológico de medida de pressão proximal em via aérea.[2,4,5] Nos casos de enfisema pulmonar intersticial e fístula broncopleural severa, todos os tipos de HFV foram mais bem-sucedidos comparativamente à VMC.[53,55,6,62-66] Pacientes que foram indicados para o uso de ECMO enquanto eram ventilados em VMC acabaram não precisando dessa técnica, uma vez que foram antes submetidos à HFV e obtiveram grande sucesso.[74-76]

Um dos mais importantes estudos multicêntricos, o HIFI Trial, obteve um resultado ainda mais contraditório. Foram selecionadas 673 crianças com SDRA, pesando entre 750 e 2.000 g, que foram randomizadas para a utilização de HFV ou VMC.[71] A conclusão geral foi de que não houve benefício na utilização de HFV quando comparada à VMC, e além disso, a HFV promoveu graves hemorragias intraventriculares, pneumoperitôneos e aumento da leucomalacia ventricular periférica. Um ano após esse estudo, as mesmas crianças foram reavaliadas e observou-se que as que foram submetidas a HFV apresentaram uma condição neurológica pior em relação àquelas submetidas a CMV.[70-73] Apesar de todos esses resultados um tanto "condenatórios" para a HFV no HIFI Trial, acredita-se hoje em dia (após severas críticas quanto à metodologia utilizada nesse estudo), que se tivesse sido empregado um método de recrutamento pulmonar adequado antes da instalação da HFV nesses pacientes, bem como uma terapia complementar de surfactante, os resultados teriam sido bem diferentes, pois sabe-se que as duas técnicas em conjunto são cruciais para o sucesso de qualquer estratégia ventilatória, principalmente na população neonatal.

TIPOS DE HFV UTILIZADOS EM PEDIATRIA

Ventilação JET de alta frequência (HFJV)

Essa técnica foi desenvolvida originalmente por Sanders.[10] HFJV consiste em uma demanda intermitente de gás por uma fonte de alta pressão (20–50 psig do ciclo respiratório), via pequeno orifício (jet). Nesse orifício é conectada uma pequena cânula dupla que é posicionada em via aérea. Durante o ciclo respiratório, a fase inspiratória é ativa e a fase expiratória é passiva. A forma pela qual o jet vai atuar depende de sua posição na cânula.[10,11] Alguns clínicos o posicionam no topo da cânula e outros no meio do tubo endotraqueal. Quando posicionado distalmente (1–2 cm da carina), promove diminuição do VC, podendo ser também um fator de trauma para o tecido epitelial. Atualmente, essa técnica não é mais utilizada dessa forma.

O ventilador consiste em um blender gás que regula a pressão (psig) e o mecanismo de ciclagem (válvula solenoide). A abertura e o fechamento dessa válvula solenoide são regulados por um *timer*[12] ou por válvula de controle fluídico[13] que permite uma entrada intermitente de gás. Existem controles que regulam a frequência (o número de vezes que a válvula solenoide abre e fecha) e o tempo inspiratório (a quantidade de tempo que a válvula permanece aberta durante o ciclo respiratório). Após sair da válvula solenoide, o ar passa por um circuito de baixa compressão, entrando no cateter jet. Em razão de o orifício ser pequeno, um efeito de jato é produzido, provendo gás em torno da cânula. O resultado total do VC recebido pelo paciente é a soma do volume que sai do cateter e do volume de gás aprisionado. A relação I:E normalmente é de 1:2 a 1:8, e a frequência respiratória varia entre 100 e 200 rpm.[14] Quando o sistema opera com frequências maiores que 150 rpm, pode ocorrer um aprisionamento de gás maior do que o esperado, em parte pelo aparelho, mas principalmente pelas propriedades mecânicas específicas do pulmão do paciente.[15]

O efeito da ventilação varia de acordo com o equipamento utilizado, valores atribuídos à ventilação e mecânica pulmonar do paciente envolvido. Entretanto, alguma generalização pode ser observada. Aumento na pressão de *drive* produz aumento no volume corrente total, o que eliminaria uma quantidade maior de CO_2 dos pulmões.[16,17] Essa situação pode estar associada a um aumento na pressão expiratória final e na pressão média de via aérea (Paw), em parte pela limitação de fluxo durante a expiração. Além disso, um aumento na frequência respiratória ou diminuição da relação I:E compromete a eliminação de CO_2 em razão da diminuição do VC total.[10,18,19]

Um dos problemas da HFJV tem sido atingir uma umidificação adequada. Nos primeiros anos de sua utilização, apenas o gás subsequente, ou seja, o gás aprisionado, era umidificado. Atualmente, um umidificador criado por Chatburn e McClellan[13] tem minimizado o problema. Ele consiste em uma bomba de infusão que aquece e injeta gotas de água no sistema. Essas gotas evaporam rapidamente, misturando-se ao fluxo de gás que vai para o paciente. Outro problema da HFJV está associado à manutenção de pressão. Inicialmente, as medidas eram feitas próximas ao cateter de jet. No entanto, em razão das pressões se tornarem negativas quando saem do cateter de jet, a medida torna-se imprecisa, uma vez que as pressões medidas são menores (pela posição) do que a pressão pulmonar real.

O uso clínico da HFJV pode ser dividido em cinco categorias: (1) durante procedimentos cirúrgicos que envolvem a via aérea, (2) barotrauma, (3) cirurgias de forma geral, (4) pacientes com traumatismo craniano e (5) síndrome da angústia respiratória em pacientes adultos. HFJV foi idealmente designada para ser utilizada em procedimentos invasivos e cirúrgicos do trato respiratório em razão de o pequeno cateter permitir ao cirurgião melhor visão do campo operatório e uma adequada ventilação. O uso em barotrauma foi um de seus principais benefícios. Baixas pressões em via aérea geradas pela HFJV reduziam o fluxo na fístula broncopleural, sendo um "salva-vidas" em diversas situações.[20,21]

Em pacientes com grave desconforto respiratório, os resultados não foram tão dramáticos.[22] Entretanto, o uso da HFJV em fístula broncopulmonar e em enfisema intersticial foi aprovado pelo FDA como sendo mais efetivo que a VMC em muitas situações. Muitos autores descreveram a HFJV como extremamente efetiva em pacientes com aumento de pressão intracraniana que requeriam hiperventilação (traumatismos fechados).[22-25] Todd et al.[27] relataram que durante a ventilação por HFJV ocorria uma diminuição dos movimentos superficiais cerebrais em gatos, quando comparados à VMC, levantando a hipótese de que esse tipo de ventilação poderia ser também benéfico em cirurgias de cabeça e pescoço. Achados de Hurst et al.[26] sugerem que a HFJV, em razão da diminuição da Paw e do pico inspiratório, melhoraria o retorno venoso para o cérebro sob baixas pressões intracranianas, mantendo ventilação e oxigenação adequada nesses pacientes (Figura 38.3). A Paw é a média da pressão proximal aplicada em via aérea durante todo o ciclo respiratório, e seu cálculo é feito por meio da seguinte fórmula:

$$\frac{(FR)(Ti)(PIP) + [60 - (FR)(Ti)] \times PEEP}{60}$$

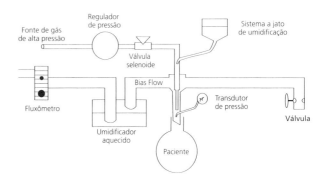

Figura 38.3 Esquema da HFJV.

Indicações para o uso de HFJV

Normalmente indicada em casos de enfisema pulmonar intersticial.

Contraindicações

O procedimento é contraindicado se a criança for muito pequena para ser intubada com o tubo de triplo lúmen, indispensável nesse tipo de modalidade ventilatória. O menor deles mede 2,5 mm de diâmetro interno, o que corresponde externamente a um tubo endotraqueal de 3,0 mm.

Equipamento

Encontra-se disponível habitualmente o Bunnell Life Pulse Ventilator.

Possíveis complicações

Podemos citar como possíveis complicações: traqueobronquite necrotizante, hemorragia intraventricular, broncodisplasia pulmonar.

VENTILAÇÃO OSCILATÓRIA DE ALTA FREQUÊNCIA (HFOV)

A HFOV é única quando comparada a outras formas de ventilação de alta frequência, pois possui inspiração e expiração ativas, ou seja, o equipamento trabalha durante todo o ciclo respiratório. Essencialmente, a HFOV provê pequenos volumes correntes (ajustados pela amplitude e porcentagem do tempo inspiratório), usualmente iguais ou menores que o espaço morto, combinados a altas frequências respiratórias (medidas em hertz), mantendo um ótimo volume minuto para o paciente. Os pulmões são mantidos abertos através de uma pressão constante em via aérea (Paw), que é ajustada por um fluxo dependente (*bias flow*). O equipamento consiste em uma mola elétrica com um magnético na ponta ligado a um diafragma, criando um pistão. Quando uma polaridade positiva é aplicada, a mola move-se para a frente gerando a fase inspiratória. Quando a polaridade torna-se negativa, o pistão é empurrado para trás gerando a fase expiratória ativa (Figura 38.4). A quantidade de voltagem aplicada à mola é que determina a distância (amplitude) que o pistão irá se mover para a frente e para trás. A frequência com a qual o pistão se move é que gera a oscilação no sistema. Além da amplitude, como a mencionada que gera o volume, um controle através de um fluxo dependente (*bias flow*) gera a Paw do sistema. O *bias flow* é a frequência pela qual o gás, através do oscilador, chega ao paciente. Ou seja, nessa modalidade ventilatória é possível controlar o volume (amplitude), a Paw (*bias low*), a relação I:E e a frequência respiratória (Figura 38.5).

Indicações para o uso de HFOV

Normalmente é indicada em casos de insuficiência respiratória em que a VMC não foi eficaz, ou se a criança necessitar de altas pressões pulmonares para uma ventilação adequada. Alguns clínicos acreditam que essa modalidade deve ser a primeira forma de ventilação empregada em casos de neonatos prematuros que apresentam SDRA.

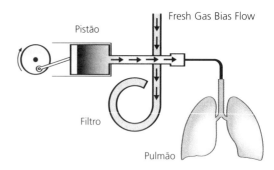

Figura 38.4 Esquema da HFOV.

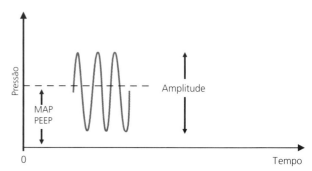

Figura 38.5 Gráfico pressão x tempo na HFOV.

Contraindicações

Não há protocolo específico para contraindicações nessa modalidade.

Equipamento

Encontra-se habitualmente o Sensormedics High Frequency Oscillator 3100A e 3100B (Figura 38.6).

Possíveis complicações

A maior complicação dessa modalidade é o aprisionamento de gás, resultando em hiperexpansão pulmonar, que pode ser prevenida por meio de uma monitorização rigorosa baseada em repetidas gasometrias e radiografias de tórax.

VENTILAÇÃO DE ALTA FREQUÊNCIA POR INTERRUPÇÃO DE FLUXO (HFFI)

A HFFI apresenta-se como um "oscilador pneumático" que comporta um fluxo bidirecional de gás, alternando a posição fásica do pulso de pressão no circuito. Essa modalidade aloca a pressão de pulso através de válvulas, que geram um alto fluxo instantâneo no ramo inspiratório do circuito, gerando a inspiração. Um fluxo negativo, através de um jato de venturi na válvula exalatória, promove um pulso contrário, gerando a fase expiratória. O resultado dessa combinação de movimentos é um pequeno volume de gás que se move nas vias aéreas, em séries de constante baixo fluxo de ar umidificado.

O único aparelho disponível no mercado que oferece essa modalidade é o Nellcor Puritan-Bennet Infant Star 950. Esse ventilador opera através de um conjunto de válvulas olenoides que geram pressões de pulso com diferentes amplitudes. Durante a fase em que as válvulas estão ligadas, a impedância do ramo expiratório do circuito é maior que a impedância do sistema respiratório do paciente, sendo possível que o gás atinja estruturas distais do pulmão. Durante a fase em que as válvulas estão desligadas, o fluxo de gás sai passivamente dos pulmões em razão do recolhimento elástico do diafragma. Além disso, em razão de a válvula de fluxo estar inoperante nesse momento, a pressão total do circuito cai, gerando um gradiente de pressão positiva dos pulmões para o circuito do aparelho, facilitando a movimentação do gás.[3]

Um dispositivo do tipo venturi (Bernouli) nas válvulas expiratórias do aparelho gera pressão expiratória negativa no sistema. A Paw é mantida através do ajuste da PEEP e o tempo inspiratório é predeterminado a 18 mseg. Os ajustes de frequência respiratória ocorrem em conjunto com a amplitude, promovendo mudanças na ventilação. A frequência respiratória é determinada pela frequência de pulsos de alta frequência, que pode ser de 2 a 22 Hz (120-1320 pulsos/minuto). A amplitude é determinada pela intensidade do pulso, ou seja, pela quantidade de fluxo que sai das válvulas inspiratórias. O fluxo máximo é de 120 L/min, e o mínimo é de 12 L/min. No fluxo máximo, o aparelho gera um volume de 36 ml a cada respiração. O volume corrente que vai para o paciente é consideravelmente menor do que o que sai da máquina. Ele depende da complacência e resistência do circuito, do tamanho do umidificador, do diâmetro e comprimento da cânula endotraqueal e, principalmente, das características das vias aéreas, do parênquima e da complacência da caixa torácica do paciente.

Durante a fase exalatória, o fluxo de venturi se ajusta para manter a PEEP. A válvula expiratória pulsa simultaneamente para criar um aumento da resistência expiratória, gerando maior energia (volume) em direção ao paciente. No entanto, a amplitude é vulnerável a qualquer mudança no sistema, sendo essa a maior preocupação nessa modalidade ventilatória.[3]

Indicações para o uso de HFFI

É também indicada em casos de enfisema pulmonar intersticial, porém o uso do ventilador disponível para essa modalidade mostrou ser ineficaz em crianças pesando mais de 1.800 g.

Contraindicações

Contraindicado em crianças com mais de 1.800 g.

Equipamento

Encontra-se disponível habitualmente o Infrasonic Infant Star Ventilator (Figura 38.7).

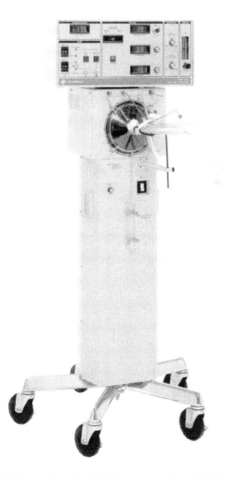

Figura 38.6 Aparelho de HFOV Sensormedics-3100A.

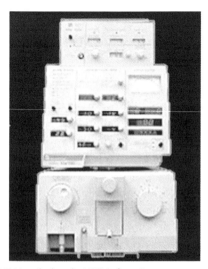

Figura 38.7 Ventilador de HFFI Infant Star.

Possíveis complicações

As mesmas da HFOV.

TRANSPORTE DE GÁS DURANTE A HFV

A ventilação de alta frequência ilustra quão efetiva é a eliminação de CO_2 a baixos volumes, normalmente inferiores ao espaço morto. Esse é um conceito que já está bem estabelecido nos dias de hoje. Inicialmente, parecia violar as leis fisiológicas da ventilação, mas pelo grande interesse dos pesquisadores, inúmeros trabalhos foram realizados embasando esse novo método.[1,27] Portanto, é possível acreditar que o transporte de gás é resultado de vários mecanismos que, em conjunto, realizam as trocas gasosas.[28-37]

As hipóteses sobre os mecanismos de eliminação de CO_2 durante a HFV são as que se seguem.

Convecção de Bulk (Bulk convection)

Durante uma respiração normal, o ar inspirado passa diretamente para as regiões pulmonares de troca através da convecção de Bulk. Mesmo quando o volume corrente é reduzido a níveis menores que o espaço morto anatômico, existe uma ventilação alveolar presente e eficaz. Esse fenômeno está relacionado não apenas à proximidade entre os alvéolos, mas também pela não uniformidade da velocidade de fluxo nas vias aéreas condutoras.[29-31]

Perfil de velocidade assimétrica (asymetric velocity profiles)

Em um fluxo oscilatório existem diferenças no perfil de velocidades, dependendo de sua direção. Durante o curso de vários ciclos oscilatórios, partículas de gás se movem para a frente e para trás, dependendo do local em que estão, se na parede da via aérea ou no lúmen (no final de cada ciclo ocorre uma "rede" bidirecional de fluxo). Um fluxo de gás fresco é então introduzido, ocorrendo difusão radial, em resposta às diferenças regionais de pressão. O gás rico em oxigênio é distribuído distalmente, enquanto dióxido de carbono é movido para as vias proximais para ser expelido.[32-34]

Pendelluft

Em altas frequências respiratórias, a distribuição de gás fica tremendamente influenciada pela constante de tempo, gerando um fenômeno que faz que as unidades alveolares mais rápidas se "esvaziem" para dentro de unidades alveolares mais lentas, em vez de se encaminharem para estruturas condutoras responsáveis em remover o gás. Esse fenômeno faz que o ar se movimente de forma "pendular"; Pendelluft é o termo alemão para esse acontecimento. Lehr et al.,[39] Fredberg et al.[40] e Allen et al.[41] observaram que esse movimento pendular ocasionava diferenças de pressão nas diversas regiões pulmonares e fazia que o pulmão demorasse três vezes mais para homogeneizar as concentrações de gás periféricas quando comparados ao movimento ciliar de limpeza pulmonar.

Dispersão de Taylor (Taylor dispersion)

Taylor[42] demonstrou que a adição de um fluxo convectivo no processo difusivo poderia aumentar significativamente a dispersão molecular. Fredberg[43] propôs que a "dispersão de Taylor" num fluxo turbulento fosse o principal mecanismo de transporte de gás na HFV. Com base nessa teoria, ele aventou a hipótese de que a eliminação de CO_2 fosse proporcional ao produto entre VC e frequência respiratória. Trabalhos subsequentes demonstraram que o VC é o grande determinante das trocas gasosas na HFV quando comparado à frequência respiratória, embasando a teoria de que múltiplos mecanismos são responsáveis pela eliminação de CO_2 na HFV.[43]

Mecanismos de oxigenação

A eficiência das trocas gasosas na HFV está completamente relacionada às curvas de dissociação de O_2 e CO_2. Em razão da curva de dissociação do CO_2 ser relativamente linear, é possível atingir então normocapnia através da hiperventilação, mesmo quando uma porção substancial de alvéolos não está ativa, ou seja, não estão sendo ventilados. Entretanto, a curva de dissociação de O_2 é um tanto não linear, e, dessa forma, nenhum grau de hiperventilação pode compensar diretamente uma relação anormal entre ventilação e perfusão.

Partindo dessa premissa, o princípio da oxigenação durante a HFV é similar à VMC. Para se obter uma oxigenação adequada é necessário um recrutamento pulmonar efetivo, que aumente a capacidade de ventilação alveolar, trazendo a relação/pressão a um estado favorável. A grande utilidade da HFV então pode ser a habilidade de manter um volume adequado na fase expiratória final, diminuindo a lesão em razão de altos picos alveolares, e, por consequência, minimizando os efeitos deletérios da ventilação mecânica.[46,47]

VANTAGENS DA HFV

O desenvolvimento da HFV permitiu que alguns eventos fossem possíveis: minimizou o impacto da variação de pressão intratorácica sobre as funções cardiovasculares, facilitou o campo cirúrgico em procedimentos específicos, melhorou as trocas gasosas em situações que a VMC provou ser ineficaz e diminuiu em grande proporção as lesões induzidas pela ventilação.

O mais incrível benefício da HFV é a habilidade de ventilar através de mínimos volumes, diminuindo as pressões de pico intra-alveolares, minimizando o risco de traumas. No entanto, uma verdade pode ser dita tanto em relação à HFV quanto à VMC: na ausência de um recrutamento alveolar efetivo, nenhuma das duas modalidades é capaz de ventilar com perfeição e atender as necessidades do paciente. Os primeiros trabalhos em modelo animal realizados com HFV demonstraram que quando a HFV era combinada a uma insuflação ideal, ou seja, a uma PEEP capaz de manter os alvéolos abertos e ativos, a oxigenação melhorava substancialmente, sendo superior à VMC.[48,49]

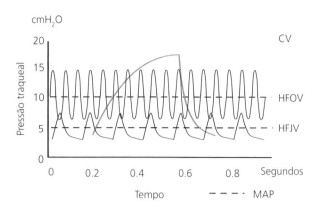

Figura 38.8 Gráfico comparativo de pressão traqueal x tempo para a VMC, HFOV e HFJV.

Trabalhos posteriores não só confirmaram esse fato como também demonstraram evidências histológicas, provando que a HFV produzia menores níveis de lesão pulmonar quando comparada à VMC.[49] Clark et al.[51] estudaram três grupos de pacientes (população neonatal) com insuficiência respiratória grave. O primeiro grupo recebeu VMC, o segundo recebeu VMC e HFOV e o terceiro somente HFOV. Para os três grupos foram aplicadas estratégias agressivas de recrutamento alveolar. Como resultado, a incidência do desenvolvimento de doença crônica pulmonar nas crianças tratadas somente com HFOV foi significativamente menor quando comparada à do grupo de VMC (Figura 38.8).

PERSPECTIVAS PARA A HFV

A maior diferença entre a HFV e a VMC é a necessidade da HFV de fluxos muito maiores para se atingir normocapnia. Em razão disso, pode ocorrer aprisionamento de gás durante a fase expiratória. Portanto, é necessário que sob o uso da HFV o clínico responsável esteja atento para esse fenômeno, e assim possa evitar qualquer dano ao paciente.

Outro fator de preocupação é que, em estudos com animais e pacientes, observou-se em alguns casos o desenvolvimento de traqueobronquite necrotizante em indivíduos submetidos à HFV,[20,51,52] e acredita-se que, em parte, esse fato possa estar relacionado à umidificação inadequada ou à alta velocidade do gás.[53-55] Além disso, alguns estudos reportaram aumento na incidência de hemorragia intraventricular, e esse fato pode estar relacionado ao uso de HFV; no entanto, até o presente momento esse dado não está confirmado.

Recentemente, pesquisadores têm apostado na HFV como uma forma ventilatória eficaz, que realiza com precisão as trocas gasosas, mesmo sob mínimos volumes, o que gera menor lesão em virtude de baixos picos de pressão. No entanto, apesar de a pesquisa em modelo animal ser extensa, a pesquisa em seres humanos ainda é precária. Existe grande quantidade de informação, porém, na maioria dos casos, ainda não foi publicada.

O maior objetivo para o futuro baseia-se em crer que ainda será possível ventilar o paciente sob baixos volumes, com pressões adequadas e recrutamento alveolar preciso, atendendo as necessidades de troca e oxigenação ideais, com mínima lesão pulmonar envolvida durante esse processo.

REFERÊNCIAS BIBLIOGRÁFICAS

1. Henderson Y, Chillingworth FD, Whitney JL. The respiratory dead space. Am J Physiol 1915; 38: 1-15.
2. Carlo WA, Chatburn RL, Martin RJ. Randomized trial of high-frequency jet ventilation in infants with respiratory distress syndrome. J Pediatr 1987; 110: 275.
3. Slutsky AS, Drazen JM. Perspective: ventilation with small tidal volumes. N Engl J Med 2002; 347(9): 630-1.
4. Carlo WA, Chatburn RL, Martin RJ. Decrease in airway pressure during high- frequency jet ventilation in infants with respiratory distress syndrome. J Pediatr 1984; 104: 101.
5. Carlo WA, Siner B, Chatburn RLL, et al. Early randomized intervention with high-frequency jet ventilation in respiratory distress syndrome. J Pediatr 1990; 117: 765.
6. Keszler M, Donn SM, Bucciarelli RLL, et al. Multicenter controlled trial comparing high-frequency jet ventilation and conventional mechanical ventilation in newborn infants with pulmonary interstitial emphysema. J Pediatr 1991; 119: 85.
7. Boros SJ, Mammel MC, Coleman JM, et al. Comparison of high-frequency oscillatory ventilation and high-frequency jet ventilation in cats with normal lungs. Pediatr Pulmonol 1989; 7: 35.
8. Thompson WK, Marchak BE, Froese AB, et al. High-frequency oscillation compared to standard ventilation in pulmonary injury model. J Appl Physiol 1982; 52: 543.
9. Borg U, Eriksson I, Sjostrand U. High frequency positive pressure ventilation (HFPPV): a review based upon its use during bronchoscopy and for laryngoscopy and microlaryngeal surgery under general anesthesia. Anesth Analg 1980; 59: 594-603.
10. Sanders RD. Two ventilating attachments for bronchoscopes. Del State Med J 1967; 39: 170-5.
11. Calkins JM. High-frequency jet ventilation. Experimental evaluation. In: Carlon GC, Howland WS, (ed.) High-frequency ventilation in intensive care and during surgery. New York: Marcel Dekker; 1985: 111-35.
12. Baum ML, Benzer HR, Geyer AM, Muntz NJ. Theoretical evaluation of gas exchange mechanisms. In: Carlon GC, Howland WS. (ed.) High-frequency ventilation in intensive care and during surgery. New York: Marcel Dekker; 1985: 25-36.
13. Carlon GC, Miodownik S, Ray Jr C, Kahn RC. Technical aspects and clinical implications of high frequency jet ventilation with a solenoid valve. Crit Care Med 1981; 9(1): 47-50.
14. Smith RB, Klain M, Babinski M. Limits of high frequency percutaneous transtracheal jet ventilation using a fluidic logic controlled ventilator. Can Anaesth Soc J 1980; 27(4): 351-6.
15. Klain M, Smith RB. High frequency percutaneous transtracheal jet ventilation. Crit Care Med 1977; 5(6): 280-7.
16. Rouby JJ, Simonneau G, Benhamou D, Sartene R, Sardinal F, Deriaz H, et al. Factors influencing pulmonary volumes and CO_2 elimination during high frequency jet ventilation. Anesthesiology 1985; 63(5): 473-82.
17. Fredberg JJ, Glass GM, Boynton BR, Frantz ID III. Factors influencing mechanical performance of neonatal high frequency ventilators. J Appl Physiol 1987; 62(6): 2485-90.
18. Calkins JM, Waterson CK, Hameroff SR, Kanel J. Jet pulse characteristics for high frequency jet ventilation in dogs. Anesth Analg 1982; 61(3): 293-300.
19. Banner MJ, Gallagher TJ, Banner TC. Frequency and percent inspiratory time for high frequency jet ventilation. Crit Care Med 1985; 13(5): 395-8.
20. Takahashi H, Takezawa J, Nishijima MK, Shindoh Y, Kim SY, Taekana N, et al. Effects of driving pressure and respiratory rate on airway pressure and $PaCO_2$ in rabbits during high frequency jet ventilation. Crit Care Med 1985; 13(9): 728-32.
21. Carlon GC, Kahn RC, Howland WS, Ray Jr C, Turnbull AD. Clinical experience with high frequency jet ventilation. Crit Care Med 1981; 9: 1-6.
22. Turnbull AD, Carlon G, Howland WS, Beattie EJ. High frequency jet ventilation in major airway or pulmonary disruption. Ann Thorac Surg 1981; 32: 468-74.
23. Ritz R, Benson M, Bishop MJ. Measuring gas leakage from bronchopleural fistulas during high frequency jet ventilation. Crit Care Med 1984; 12: 836-7.
24. O'Donnell JM, Thompson DR, Layton TR. The effect of high frequency jet ventilation on intracranial pressures in patients with closed head injuries. J Trauma 1984; 24: 73-5.
25. Branson RD, Hurst JM, DeHaven CB. Use of high frequency jet ventilation during mechanical hyperventilation for control of elevated intracranial pressure: a case report. Respir Care 1984; 29: 1221-5.
26. Hurst JM, Saul TG, DeHaven CB, Branson RD. Use of high frequency jet ventilation during mechanical hyperventilation to reduce intracranial pressure in patients with multiple organ system injury. Neurosurgery 1984; 15: 530-4.
27. Todd MM, Toutant SM, Shapiro HM. The effects of HFPPV on ICP and brain surface movements in cats. Crit Care Med 1981; 54: 496-500.
28. Briscoe WA, Forster RE, Comroe JH. Alveolar ventilation at very low tidal volumes. J Appl Physiol 1954; 7: 27-30.
29. Saari A, Rossing TH, Drazen JM. Physiological bases for new approaches to mechanical ventilation. Annu Rev Med 1984; 35: 165-74.

30. Drazen JM, Kamm RD, Slutsky AS. High frequency ventilation Physiol Rev 1984; 64(2): 505-43.
31. Kolton M. A review of high frequency oscillation. Can Anaesth Soc J 1984; 31(4): 416-29.
32. Chang HK. Mechanisms of gas transport during ventilation by high frequency oscillation. J Appl Physiol 1984; 56(3): 553-63.
33. Haselton FR, Scherer PW. Flow visualization of steady streaming in oscillatory flow through a bifurcating tube. J Fluid Mech 1982; 123: 315-.33.
34. Scherer PW, Haselton FR. Convective exchange in oscillatory flow trough bronchial-tree models. J Appl Physiol 1982; 53(4): 1023-33.
35. Scherer PW, Haselton FR. Convective mixing in tube networks. Am Inst Chem Eng J 1979; 25: 542-6.
36. Cavanaugh K. High frequency ventilation of infants: an analysis of the literature. Respir Care 1990; 35(8): 815-30.
37. Coghill CH, Haywood JL, Chatburn RL, Carlo WA. Neonatal and pediatric high frequency ventilation: principles and practice. Respir Care 1991; 36(6): 596-612.
38. Bower LK, Betit P. Extracorporeal life support and high frequency oscillatory ventilation: alternatives for the neonate in severe respiratory failure. Respir Care 1995; 40(1): 61-73.
39. Lehr JL, Butler JP, Westerman PA, Zatz SL, Drazen JM. Photographic measurement of pleural surface motion during lung oscillation. J Appl Physiol 1985; 59: 623-33.
40. Fredberg JJ, Keefe DH, Glass GM, Castile RG, Frantz ID III. Alveolar pressure nonhomogeneity during small-amplitude high-frequency oscillation. J Appl Physiol 1984; 57: 788-800.
41. Allen JL, Fredberg JJ, Keefe DH, Frantz ID III. Alveolar pressure magnitude and asynchrony during high frequency oscillations of excised rabbit lungs. Am Rev Respir Dis 1985; 132: 343-9.
42. Taylor G. The dispersion of matter in turbulent flow through a pipe. Proc R Soc Lond 1954; 223: 446-8.
43. Fredberg JJ. Augmented diffusion in the airways can support pulmonary gas exchange. J Appl Physiol 1980; 49(2): 232-8.
44. Slutsky AS, Drazen JM, Ingram Jr RH, Kamm RD, Shapiro AH, Fredberg JJ, et al. Effective pulmonary ventilation with small-volume oscillations at high frequency. Science 1980; 209(4456): 609-71.
45. Slutsky AS. Gas mixing by cardiogenic oscillations: a theoretical quantitative analysis. J Appl Physiol 1981; 51(5): 1287-93.
46. Intrapulmonary Percussive Ventilation and Volumetric Diffusive Respiration – Percussionaire Corporation manual.
47. Froese AB, Bryan AC. High frequency ventilation. Am Rev Respir Dis 1987; 135(6): 1363-74.
48. McCulloch PR, Forkert PG, Froese AB. Lung volume maintenance prevents lung injury during high frequency oscillatory ventilation in surfactant-deficient rabbits. Am Rev Respir Dis 1988; 137(5): 1185-92.
49. Kolton M, Cattran CB, Kent G, Volgyesi G, Froese AB, Bryan AC. Oxygenation during high frequency ventilation compared with conventional mechanical ventilation in two models of lung injury. Anesth Analg 1982; 61(4): 323-32.
50. Hamilton PP, Onayemi A, Smyth JA, Gillan GE, Cutz E, Froese AB, et al. Comparison of conventional and high frequency ventilation: oxygenation and lung pathology. J Appl Physiol 1983; 55(1 part 1): 131-8.
51. Clark RH, Gerstmann DR, Null DM, Lemos RA. Prospective randomized comparison of high frequency oscillatory and conventional ventilation in respiratory distress syndrome. Pediatrics 1992; 89(1): 5-12.
52. Kirpalani H, Higa T, Perlman M, Friedberg J, Cutz E. Diagnosis and therapy of necrotizing tracheobronchitis in ventilated neonates. Crit Care Med 1985; 13(10): 792-7.
53. Boros SJ, Mammel MC, Coleman JM, Lewallen PK, Gordon MJ, Bing DR, Ophoven J. Necrotizing tracheobronchitis: a complication of high frequency ventilation. J Pediatr 1986; 109(1): 95-100.
54. Boros SJ, Mammel MC, Coleman JM, Lewallen PK, Gordon MJ, Bing DR, Ophoven JP. Neonatal high frequency jet ventilation: four year's experience. Pediatrics 1985; 75(4): 657-63.
55. Pokora T, Bing D, Mammel M, Boros S. Neonatal high frequency jet ventilation. Pediatrics 1983; 72(1): 27-32.
56. Bell RE, Kuehl TJ, Coalson JJ, et al. High-frequency ventilation compared to conventional positive-pressure ventilation in the treatment of hyaline membrane disease in primates. Crit Care Med 1984; 12: 764.
57. Truog WE, Standaert TA, Murphy JH, et al. Effects of prolonged high-frequency oscillatory ventilation in premature primates with experimental hyaline membrane disease. Am Rev Respir Dis 1984; 130: 76.
58. Kinsellaa JP, Gerstmann DR, Clark RH, et al. High-frequency oscillatory ventilation versus intermittent mandatory ventilation: early hemodynamic effects in the premature baboon with hyaline membrane disease. Pediatr Res 1991; 29: 160.
59. Jackson JC, Truog WE, Standaert TA, et al. Effect of high-frequency ventilation on the development of alveolar edema in premature monkeys at risk for hyaline membrane disease. Am Rev Respir Dis 1991; 143: 865.
60. Carlon GC, Ray C, Miodownik S, et al. Physiologic implications in high-frequency jet ventilation techniques. Crit Care Med 1983; 11: 508.
61. Lucking SE, Fields AI, Mahfood S, et al. High-frequency ventilation versus conventional ventilation in dogs with right ventricular dysfunction. Crit Care Med 1986; 14: 798.
62. Barringer M, Meredith J, Prough D, et al. Effectiveness of high-frequency jet ventilation in management of an experimental bronchopleural fistula. Am Surg 1982; 48: 610.
63. Carlon GC, Griffin J, Ray C, et al. High-frequency jet ventilation in experimental airway disruption. Crit Care Med 1983; 11: 353.
64. Orlando R III, Gluck EH, Cohen M, et al. Ultra-high-frequency jet ventilation in a bronchopleural fistula model. Arch Surg 1988; 123: 591.
65. Walsh MC, Carlo WA. Determinants of gas flow through a bronchopleural fistula. J Appl Physiol 1989; 67: 1591.
66. Clark RH, Gerstmann DR, Null DM, et al. Pulmonary interstitial emphysema treated by high-frequency oscillatory ventilation. Crit Care Med 1986; 14: 926.
67. Carter JM, Gerstmann DR, Clark RH, et al. High-frequency oscillatory ventilation and extracorporeal membrane oxi-

genation for the treatment of acute neonatal respiratory failure. Pediatrics 1990; 85: 159,

68. Lemos R, Yoder B, McCurnin D, et al. The use of HFOV and ECMO in the management of term/near term infant with respiratory failure. Early Hum Dev 1992; 29: 299.

69. Baumgart S, Hirschl RB, Butler SZ, et al. Diagnosis-related criteria in the consideration of extracorporeal membrane oxygenation in neonates previously treated with high-frequency jet ventilation. Pediatrics 1992; 89: 491.

70. Gerhardt T, Reifenberg L, Goldberg RN, et al. Pulmonary function in preterm infants whose lungs where ventilated conventionally or by high-frequency oscillation. J Pediatr 1989; 115: 121.

71. HiFi Study Group. High-frequency oscillatory ventilation compared with conventional mechanical ventilation in the treatment of respiratory failure in preterm infants: assessment of pulmonary function at 9 months of corrected age. J Pediatr 1990; 116: 933.

72. HiFi Study Group. High-frequency oscillatory ventilation compared with conventional intermittent mechanical ventilation in the treatment of respiratory failure in preterm infants: neurodevelopmental status at 16-24 months of postterm age. J Pediatr 1990; 117: 939.

73. Abbasi S, Bhutani VK, Spitzer AR, et al. Pulmonary mechanics in preterm neonates with respiratory failure treated with high-frequency oscillatory ventilation compared with conventional mechanical ventilation. Pediatrics 1991; 87: 487.

39
UTILIZAÇÃO DO ÓXIDO NÍTRICO ASSOCIADO À VENTILAÇÃO MECÂNICA

FABIANE ALVES DE CARVALHO
ADRIANA DE ARRUDA FALCÃO PEIXE
GEORGE JERRE VIEIRA SARMENTO

A terapia com óxido nítrico inalatório (NOi) em pediatria e neonatologia tem sido uma alternativa coadjuvante no tratamento da insuficiência respiratória grave nessa população de pacientes, em doenças que cursam com um aumento da resistência vascular pulmonar (RVP), agindo como um vasodilatador seletivo em uma grande variedade de situações clínicas.[1,2]

HISTÓRICO

Há 25 anos, o óxido nítrico (NO) era considerado apenas um gás nocivo, altamente tóxico, que existia na natureza por não mais que alguns segundos. No início da década de 1980 (Furchgott & Zawasdzk), iniciaram-se pesquisas a respeito de biologia celular e da fisiologia do NO, em que trabalhos científicos evidenciaram que o relaxamento induzido pela acetilcolina requeria a presença de células endoteliais intactas. Se o endotélio fosse extraído, o vaso ainda contrairia em resposta à noradrenalina e relaxaria diante de agentes vasodilatadores, mas não relaxaria em resposta à acetilcolina. Foi demonstrado que o relaxamento vascular dependente da acetilcolina era mediado pela liberação de um fator humoral, descrito mais tarde (Moncada, Palmer & Ferrige) como "fator de relaxamento derivado do endotélio", estimulando intensa pesquisa sobre os efeitos fisiológicos do gás.[2,3,4]

Tal foi o interesse despertado pelos primeiros estudos que a revista *Science* premiou o NO com o título de "Molécula do Ano", em 1992.

PRODUÇÃO DE NO ENDÓGENO

Na presença da acetilcolina, o NO endógeno é sintetizado a partir da transformação do aminoácido L-arginina em L-citrulina, uma reação catalisada pela enzima NO sintase (NOS). Ele ativa a proteína guanilato ciclase, a qual catalisa a produção do GMP cíclico (3' 5' monofosfato cíclico de guanosina), que provoca uma redução dos depósitos de cálcio intracelular com consequente relaxamento da musculatura lisa dos vasos, produzindo, então, vasodilatação[2,4] (Figura 39.1).

Até o momento, três isoformas de NOS foram descritas e classificadas de acordo com o tipo de célula em que foram identificadas: NOS tipo I, encontrada primariamente nos neurônios; NOS tipo II, encon-

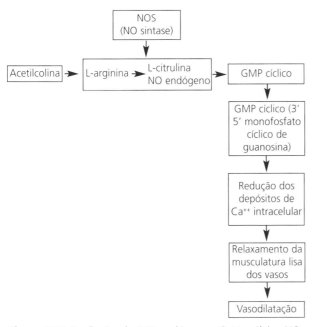

Figura 39.1 Produção de NO endógeno. Ca++: cálcio; NO: óxido nítrico.

trada no sistema imune; e NOS tipo III, encontrada nas células endoteliais. Elas são essenciais em inúmeras funções orgânicas.[3,5]

No sistema nervoso central, o NO age nas células nervosas não adrenérgicas e não colinérgicas, controlando o tono broncomotor.

No sistema imune, os macrófagos, quando estimulados, produzem grande quantidade de NO, que funciona como uma molécula *killer*, destruindo células cancerosas e micro-organismos.[7,8] Nos pulmões e nas vias aéreas superiores, a sua formação contínua pelas células endoteliais dos vasos sanguíneos promove o relaxamento da musculatura lisa dos vasos, o que produz vasodilatação, mantém a pressão da artéria pulmonar, controla a distribuição do fluxo sanguíneo e opõe-se à vasoconstrição hipóxica e à resposta a vasoconstritores.[3,4,6,7]

FONTES DE ÓXIDO NÍTRICO EXÓGENO

O NO é produzido na natureza por meio de relâmpagos, queima de combustíveis fósseis e florestas. Na atmosfera, sua concentração oscila entre dez a cem partes por bilhão (ppb). Se 1.000 ppb correspondem a uma parte por milhão (ppm), então na atmosfera há menos que 1 ppm. Fora da natureza, o NO é produzido pela combustão de motores, e também é encontrado na fumaça de cigarro, em que é inalado de 600 a 1.000 ppm por curtos períodos de tempo.[8,9]

ÓXIDO NÍTRICO INALATÓRIO (NOi)

Está cientificamente demonstrado que o óxido nítrico é um importante vasodilatador em baixas concentrações, deixando então de ser considerado um poluente ocupacional e ambiental, tornado-se uma potente droga indicada para o tratamento de uma grande variedade de doenças que cursam com aumento exagerado da RVP.

Quando administrado por via inalatória, o NO ativa a proteína guanilato ciclase, a qual catalisa a produção do GMPc no interior da célula muscular lisa, produzindo dilatação dos vasos pulmonares contraídos (diminuição dos depósitos de Ca^{++} intracelular) (Figura 39.2). Após essa ação, ele irá difundir-se através da membrana alveolocapilar para o espaço intravascular e ligar-se à hemoglobina, por sua alta afinidade com esta, cerca de três mil vezes maior que a afinidade desta com o oxigênio. Ele é inativado com a formação de meta-hemoglobina (metHb), nitrosil-hemoglobina (NOHb), nitratos (NO_3) e nitritos (NO_2), que são substâncias inativas no sistema vascular, o que caracteriza o NOi como um vasodilatador seletivo.

A meta-hemoglobina e a nitrosil-hemoglobina formadas são novamente transformadas em hemoglobina pela meta-hemoglobina redutase presente nos eritrócitos. Os nitritos e nitratos formados são excretados pelos rins. Sua meia-vida na circulação pulmonar gira em torno de três a dez segundos.[2,5,6,8] Ao mesmo tempo, sua seletividade está relacionada ao fato de que o NOi altera a RVP apenas na região adjacente às áreas de alta ventilação alveolar. Os vasos sanguíneos próximos às áreas de baixa ventilação alveolar praticamente não sofrem ação do NOi[6,9,10] (Figura 39.3).

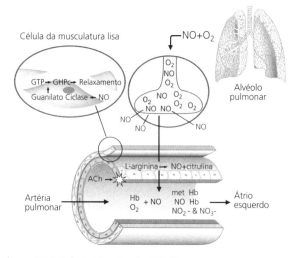

Figura 39.2 Administração de NOi.[26]

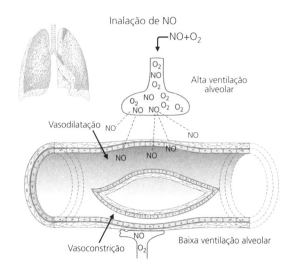

Figura 39.3 Ação seletiva do NOi.[26]

Em contraste com o NOi, os vasodilatadores sistêmicos (nitroprussiato de sódio, nitroglicerina e prostaciclinas) não são seletivos, eles agem na circulação sistêmica como um todo. Apesar de esses vasodilatadores diminuírem a pressão da artéria pulmonar, assim como o NOi, eles provocam uma queda da resistência vascular sistêmica (RVS) e hipotensão arterial, a qual se mantém inalterada com o NOi. Além disso, esses vasodilatadores aumentam o fluxo sanguíneo tanto nas unidades alveolares ventiladas quanto nas colapsadas, o que gera um aumento do *shunt* intrapulmonar e queda da PaO_2, pois haverá áreas com aumento da perfusão, porém com uma ventilação inadequada, ao contrário do NOi, que só alcança unidades alveolares ventiladas, o que diminuiu por consequência o *shunt* intrapulmonar e aumento da PaO_2[6,9,10] (Figura 39.4).

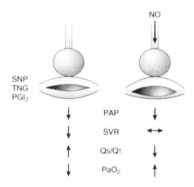

Figura 39.4 Ação dos vasodilatadores sistêmicos x ação do NOi.[10]

PRINCIPAIS APLICAÇÕES CLÍNICAS EM PEDIATRIA E NEONATOLOGIA

O aumento da RVP e a hipoxemia são duas condições fisiopatológicas que frequentemente complicam muitas patologias na prática clínica e que podem ser tratadas com o NOi. Na população pediátrica e neonatal, a terapia com NOi vem sendo empregada com frequência em determinados casos.

Hipertensão pulmonar (HP)

A HP ocorre como consequência de uma série de patologias que afetam o coração esquerdo, a circulação arterial pulmonar, a drenagem venosa pulmonar e também doenças que afetam o interstício e o parênquima pulmonar. Ela é caracterizada por um aumento da pressão da artéria pulmonar e da RVP em níveis suprassistêmicos, o que ocasiona *shunt* direito-esquerdo pelo forame oval e pelo canal arterial, resultando em hipoxemia grave e futura insuficiência ventricular direita. O alvo fundamental nessas condições é melhorar o débito do ventrículo direito sem aumentar seu trabalho, sem impedir a liberação de oxigênio para os tecidos e sem afetar a função hemodinâmica ou a integridade da circulação sistêmica. Por essa razão, a seletividade de vasodilatadores pulmonares é essencial, pois ela direciona o fluxo sanguíneo de áreas mal ventiladas (áreas de *shunt* intrapulmonar) para áreas bem ventiladas, otimizando o débito do ventrículo direito sem comprometimento hemodinâmico, o que melhora a relação ventilação/perfusão (V/Q) e a oxigenação.[9,11,13-15,19]

Hipertensão pulmonar persistente do recém-nascido (HPPRN) e insuficiência respiratória hipoxêmica

A HPPRN é um processo de evolução rápida que cursa com elevada mortalidade e está associada a desordens pulmonares e cardíacas, caracterizado por alta resistência vascular pulmonar, cursando com *shunt* extrapulmonar direito-esquerdo através do canal arterial e/ou do forame oval. O *shunt* extrapulmonar pelo aumento da RVP na HPPRN pode cursar com hipoxemia crítica, a qual é pobremente responsiva ao oxigênio ou a vasodilatadores sistêmicos. Desse modo, a habilidade terapêutica com o NOi consiste em tornar mais baixa a RVP e diminuir a mistura venoarterial para que ocorra melhora na oxigenação arterial.

A terapêutica com o NOi foi recentemente aprovada nos Estados Unidos pela Food and Drug Administration (FDA) para o tratamento de recém-nascidos prematuros com idade gestacional maior ou igual a 34 semanas e recém-nascidos a termo com falência respiratória hipoxêmica e hipertensão pulmonar. Essa terapêutica baseou-se em estudos que evidenciaram de modo claro as implicações benéficas da terapêutica com NOi.[3,4,11,12,16-18]

Síndrome do desconforto respiratório agudo (SDRA)

É a forma clínica mais grave e o espectro final da lesão pulmonar aguda. Caracteriza-se por um processo inflamatório que provoca a quebra da barreira alveolar capilar, com desenvolvimento de edema intersticial e alveolar, diminuição da complacência pulmonar, desequilíbrio da relação V/Q (*shunt* intrapulmonar) e hipoxemia refratária à administração de oxigênio. A HP na SDRA é causada por vasoconstrição ativa (em razão da hipóxia alveolar, do aumento da liberação de mediadores vasoconstritores ou da diminuição de mediadores de vasodilatação, como o NO endógeno) ou por fatores mecânicos (lesão pulmonar induzida pela ventilação mecânica, compressão vascular por edema ou pressão alveolar elevada).

Além disso, a HP impõe carga adicional ao ventrículo direito (VD), limitando o débito cardíaco. Estudos em pacientes adultos e pediátricos evidenciaram que o NOi ocasiona melhora da oxigenação nos doentes com lesão pulmonar aguda. Os efeitos benéficos potenciais do NOi na SDRA incluem diminuição da RVP, redução do *shunt* intrapulmonar, melhora da relação PaO_2/FiO_2 e das funções ventriculares direita e esquerda, além de redução de barotrauma e da toxicidade pelo oxigênio, por permitir a diminuição dos parâmetros da ventilação pulmonar mecânica.[3,4,8,20-24]

Com base nessas informações, o Departamento de Terapia Intensiva da Sociedade de Pediatria de São Paulo, publicou em 2000 recomendações para o emprego do NOi na SDRA. O uso do gás pode ser considerado quando, após otimização da ventilação com uso de PEEP adequado (geralmente maior que 10 cmH_2O), o paciente mantiver $SatO_2$ menor ou igual a 88%, com uma FiO_2 maior ou igual a 60%, ou quando houver estabilidade hemodinâmica.[25]

Até o presente momento, o uso do NOi não foi aprovado pela FDA para SDRA, o que deixa claro que estudos controlados futuros deverão concentrar-se no tratamento da SDRA utilizando NOi precocemente como uma medida terapêutica.[3,8]

Cardiopatias congênitas e cirurgias cardíacas

A HP é característica das cardiopatias congênitas que cursam com hiperfluxo pulmonar em razão do *shunt* esquerdo-direito ou da obstrução da drenagem das veias pulmonares, uma vez que essas cardiopatias apresentam hipertrofia e hiperplasia da musculatura lisa vascular e consequente vasoconstrição. Nesses casos, o NOi, por seu efeito vasodilatador, diminui a RVP até a correção cirúrgica. No pós-operatório, os pacientes que se beneficiam com o uso do NOi são aqueles submetidos à anastomose cavopulmonar, em que o sucesso da cirurgia depende da manutenção de uma RVP baixa, e aqueles submetidos à correção cirúrgica associada à circulação extracorpórea (CEC), já que estes podem evoluir com disfunção ventricular direita pós-CEC, decorrente da preservação inadequada do VD durante a cirurgia, a hemodiluição, a produção de vasoconstritores pulmonares, resultantes da agregação plaquetária e leucocitária, ou pela diminuição de vasodilatadores endógenos, como o NO.

Nesses casos, a HP contribui para piora da hipoxemia e da sobrecarga do VD. Entretanto, nas cardiopatias, em que é imprescindível a manutenção de uma RVP elevada para equilibrar as circulações pulmonar e sistêmica no intuito de manter a oxigenação tecidual adequada, como nos casos de *truncus arteriosus*, síndrome do ventrículo esquerdo hipoplásico ou outras variantes de ventrículo único, a redução da RVP com o uso do NOi pode ser fatal. Por isso, o uso do NO nas cardiopatias congênitas, principalmente no período neonatal, deve ser considerado somente após um estudo cauteloso da anatomia e da fisiologia. A FDA aprova o uso do NOi nos pacientes pediátricos submetidos à cirurgia cardíaca e para o manejo pré-operatório de cardiopatias com HP.[3,4,8,26-28]

Transplante cardíaco

A RVP aumentada é um fator de risco pré-operatório para transplantes cardíacos, a qual se manifesta por risco de insuficiência ventricular direita no pós-operatório. Nessas condições, a medicação vasodilatadora é frequentemente necessária, e o NOi, por sua seletividade, pode ser uma primorosa opção terapêutica. No tratamento da HP após transplante cardíaco os efeitos do NOi são semelhantes aos vasodilatadores sistêmicos, mas, nessas condições, o NO é o único vasodilatador pulmonar seletivo. Os objetivos terapêuticos, nesses casos, incluem a preservação da perfusão coronariana pela manutenção da pressão sistêmica, otimização da pré-carga e redução da pós-carga de VD. Assim, o NOi é o tratamento de escolha antes mesmo de o paciente deixar a sala cirúrgica.[4,26]

TOXICIDADE E EFEITOS ADVERSOS DO NOi

Toxicidade direta

O NOi é tóxico quando inalado mesmo por curtos períodos de tempo, em concentrações acima de 1.000 ppm. Tais concentrações podem ser alcançadas na fumaça de cigarro.[5]

Produção de dióxido de nitrogênio

O dióxido de nitrogênio (NO_2) é produzido a partir do NO e do oxigênio (O_2), o qual pode provocar aumento da permeabilidade da membrana alveolocapilar, reatividade brônquica, dano pulmonar oxidativo e suscetibilidade a infecções virais. A taxa de produção de NO_2 depende da dose do NOi, da FiO_2 empregada e da duração do tratamento com o gás, sendo a quantidade de NO_2 formada com 1,1% da dose do NOi. O Occupational Safety and Health Administration (OSHA) definiu os limites de segurança para o NO_2 em 5 ppm. No entanto, existem estudos que demonstram reatividade das vias aéreas e lesão do parênquima pulmonar com a inalação de doses acima de 2 ppm de NO_2. Assim, é fundamental a monitoração de seus níveis durante a administração do NOi.[3-5,8,10]

Meta-hemoglobinemia (metHb)

A meta-hemoglobina é produzida quando o ferro não heme (Hb) é oxidado de Fe^{+2} para Fe^{+3}. Na forma oxidada, o ferro não pode se ligar ao O_2, levando a um desvio da curva de dissociação da oxiemoglobina para a esquerda. A meta-hemoglobina redutase dentro dos eritrócitos converte a meta-hemoglobina produzida em hemoglobina normal. Níveis normais de meta-hemoglobina encontram-se próximos de 2%, em parte pelo metabolismo do NO endógeno. Níveis de até 5%, em geral, não necessitam de tratamento.[3-5,8,10,25]

Contato com o meio aquoso

Em solução aquosa, o NO reage com radicais superóxidos formando o superoxidonitrito, uma substância citotóxica que provoca lesão do epitélio de revestimento do sistema respiratório.[3-5,8-10]

Efeito rebote

As razões para que ocorra o efeito rebote ainda não se encontram bem esclarecidas, mas podem incluir vários fatores: o NO exógeno pode desregular a produção endógena de NO, que se relaciona diretamente com a gravidade do vasoespasmo após suspensão terapêutica com o NO inalatório; inibição da atividade da NOS e diminuição da sensibilidade vascular ao NO, causada pelas alterações em outros componentes do NO e GMP. Alguns artifícios são

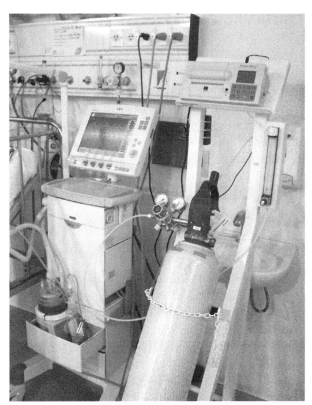

Figura 39.5 Cilindro de óxido nítrico.

empregados para evitar esse efeito durante a retirada do NOi. O mais utilizado é o aumento da FiO_2 antes de descontinuar a administração do NOi, já que o O_2 possui efeito vasodilatador sobre a circulação vascular pulmonar.[1,3,9,10,18,29]

Inibição da agregação plaquetária

A inibição da agregação plaquetária tem sido relatada em alguns casos, contudo é prudente considerar a coagulopatia ao optar pelo uso do NOi. A importância clínica desse efeito ainda se mantém obscura.[3,8,10,25]

Disfunção ventricular esquerda

Nos pacientes com disfunção ventricular esquerda importante, a vasodilatação súbita da circulação pulmonar pode gerar um aumento da pré-carga do ventrículo esquerdo (VE) de forma deletéria para um ventrículo previamente comprometido. O uso do NOi pode ser considerado quando utilizado com outros agentes que melhorem o desempenho ventricular esquerdo.[3,8,10]

CONTRAINDICAÇÕES

São descritas contraindicações absolutas e relativas. Entre as absolutas, vale destacar o déficit de meta-hemoglobina redutase, já que esta converte a meta-hemoglobina produzida em hemoglobina normal. E a utilização em neonatos sabidamente dependentes de *shunt* direita-esquerda. Entre as relativas, são descritos os quadros de diátese hemorrágica, hipertensão intracraniana e falência cardíaca esquerda.[3,4,8,25]

TÉCNICAS DE ADMINISTRAÇÃO

Existem ventiladores que permitem a mistura dos gases dentro do próprio ventilador, com administração de forma contínua ou sequencial, quando não há um fluxo contínuo de gás, mas sim quando é liberado somente na fase inspiratória. Porém, existem alguns estudos que relacionam esse método de administração com maior tempo de contato do NO com o O_2, o que provoca a formação de NO_2. A administração feita após o ventilador se dá através do ramo inspiratório do próprio circuito do ventilador e de forma contínua via fluxômetro do NO.[9,10]

SISTEMA DE ÓXIDO NÍTRICO INALATÓRIO

A administração do NOi segue normas já estabelecidas. O NOi é continuamente liberado para o paciente, via fluxômetro, diretamente no ramo inspiratório do circuito, distalmente ao ventilador mecânico e a 30 centímetros do tubo endotraqueal, o que minimiza o tempo de mistura e o contato do NO com o O_2 (Figura 39.6). As concentrações de NO e NO_2 são continuamente medidas através de um sensor eletroquímico ou de quimiolucência, também instalado no ramo inspiratório do circuito, o mais próximo possível do tubo (Figura 39.7). É importante lembrar que é preferível a utilização de circuitos que tenham copos condensadores de água, evitando que esta entre em contato com o NO e dê origem à formação de superoxidonitrito, que é potencialmente lesivo para o epitélio de revestimento do sistema respiratório. Além disso, deve-se utilizar filtros umidificadores no lugar dos copos, usados com a mesma finalidade.[4,5,8-10,25]

MONITORAÇÃO

Deve-se monitorar continuamente as concentrações de NO e NO_2, obtidas o mais perto possível do tubo endotraqueal. O nível de meta-hemoglobina deve ser avaliado antes de começar a administração do gás, depois de uma hora e a qualquer aumento da dose. Após sua estabilização, a monitoração pode

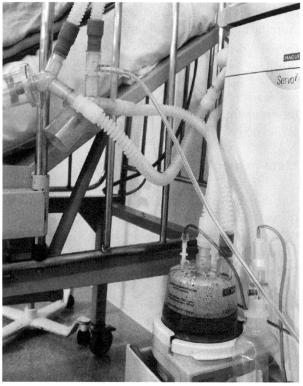

Figura 39.6 Ramo inspiratório do circuito de ventilação mecânica com NO sendo administrado.

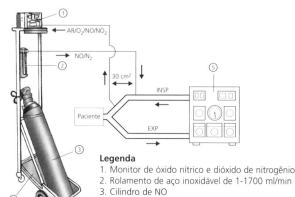

Figura 39.7 Sistema de óxido nítrico inalatório adaptado à ventilação mecânica.

estipulada foi de 80 ppm. Entretanto, ainda não há trabalhos que comprovem qual a melhor dose a ser ministrada nas crises de HP. Alguns estudos determinam a dose inicial em 20 ppm. Caso haja uma resposta adequada, em que se tenha um aumento de 10 a 20% na PaO_2 ou na relação PaO_2/FiO_2, esta deverá ser reduzida até uma dosagem mínima para garantir menor HP. Aumentos da dose para até 40 ppm geralmente não melhoram a oxigenação de maneira significativa em pacientes que não responderam a doses que giram em torno de 20 ppm. Doses mais altas (40 a 80 ppm), embora pareçam ser seguras, foram relacionadas em alguns estudos com o aumento na produção de NO_2 e com meta-hemoglobinemia.[4,5,9,10,18,25,30]

TEMPO DE TERAPIA

O tempo limite de uso ainda não foi estabelecido. Alguns estudos em RN com HPP relacionam a melhora do quadro de HP com um tempo de terapia médio de cinco dias. Em outros casos, após o diagnóstico de HP, uma vez instalada a terapia com NOi, a maior parte apresenta uma resposta praticamente imediata com redução da HP e melhora dos sinais indicativos das crises. Nessas situações, a terapia deverá ser mantida enquanto persistir a hipertensão em artéria pulmonar, e sua retirada só poderá ocorrer após a estabilização do quadro.[4,9,10,18,25]

VENTILAÇÃO MECÂNICA ASSOCIADA AO USO DO NOi

Ao administrar o NOi com a ventilação mecânica, deve-se calcular o fluxo de NO desejado.

Na criança em IMV com fluxo contínuo, deve-se considerar a seguinte equação:

$$\text{fluxo NO (ml)} = \frac{\text{fluxo vent (l)} \times [\ ] \text{NO desejada} \times 1.000 \text{ (cte)}}{[NO] \text{ cilindro}}$$

Caso seja empregada outra modalidade ventilatória, em que o fluxo é livre, deverá ser utilizada a seguinte fórmula para o cálculo do fluxo de NO, que deverá ser ajustado no fluxômetro para que seja alcançada a dose almejada:

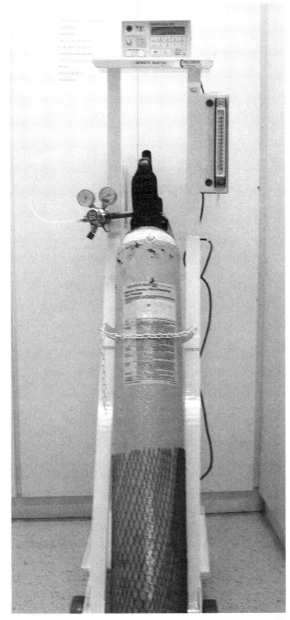

Figura 39.8 Torpedo com válvula reguladora de pressão, fluxômetro adequado e monitor de NO e NO_2 (Fonte: CEFIR).

ser diária (Figura 39.8). São importantes a avaliação e a observação do circuito do aparelho de ventilação mecânica, para evitar o acúmulo de água no mesmo.[5,8,10,18,25,29]

CILINDRO E MONITOR DE NO E NO_2 DOSE DE NOi

Segundo a literatura mundial, a dose mínima terapêutica corresponde a 5 ppm e a dose máxima

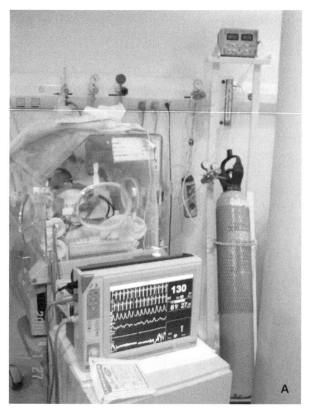 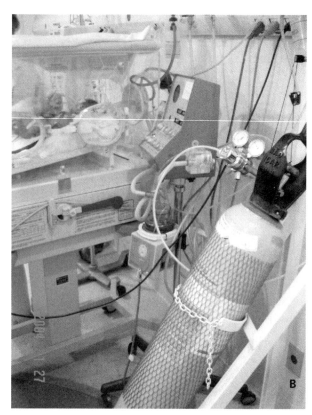

Figura 39.9 Recém-nascido em UTI neonatal com diagnóstico de hipertensão pulmonar persistente do recém-nascido recebendo terapia com NO (Fonte: CEFIR).

fluxo NO (ml) =

$$\frac{\text{VMin (l)} \times [\ ] \text{NO desejada} \times 1.000 \text{ (cte)}}{[\text{NO}] \text{ cilindro}}$$

No Brasil, as concentrações de NO no cilindro, na maior parte das vezes, estão muito próximas de 500 ppm.[9]

ESTRATÉGIA DE DESMAME

O desmame deve ser feito de maneira lenta e gradual, com controle rigoroso dos parâmetros hemodinâmicos e de oxigenação, a fim de evitar qualquer efeito rebote. Entretanto, ele deve ser realizado de forma precoce; uma vez iniciado seu uso, já se deve pensar em sua retirada. Busca-se a redução do nível de NOi diminuindo-se até a dose mínima terapêutica (5 ppm). Essa diminuição poderá ser feita de 2 e 2 ppm a cada hora, ou de acordo com a estabilidade hemodinâmica e ventilatória apresentada pelo paciente. Antes de descontinuar por completo o NOi, deve-se aumentar a FiO_2 em torno de 10 a 15% do valor que o paciente estiver utilizando, já que o O_2 possui ação vasodilatadora na circulação pulmonar. Somente após essa estratégia deve-se excluir a terapia. Dessa forma, evitam-se situações indesejadas após a sua retirada, como diminuição na oxigenação arterial decorrente da vasoconstrição do território vascular pulmonar, o que acaba gerando novamente aumento da pressão de artéria pulmonar e novas crises de HP, com consequente instabilidade hemodinâmica.[9,10,18]

NORMAS DE SEGURANÇA PARA A UTILIZAÇÃO DO NO

- Armazenamento do gás inertizado mediante mistura com N_2 em cilindros de alumínio para garantir a estabilidade da mistura, não ultrapassando a concentração de 1.000 ppm.
- A instalação do dispositivo deverá ser feita em local arejado ou com sistema de ventilação.
- Utilização de válvulas redutoras de duplo estágio com componentes básicos em aço inoxidável.
- Construção de fluxômetro específico e padronizado para NO.

- Todos os componentes deverão ser compatíveis com o NO, a fim de evitar reações indesejadas.
- As conexões e os sistemas não podem apresentar vazamentos.
- O gás exalado deverá ser retirado por um sistema de vácuo para evitar poluição ambiental.[8]

CONCLUSÃO

É importante que se tenha o conhecimento da fisiopatologia das disfunções pulmonares e cardiovasculares nas diferentes causas de HP na população pediátrica e neonatal, por muitas vezes pouco clara, sobretudo quando se tem mais de uma disfunção associada e quando a criança está sendo mecanicamente ventilada. Com base em evidências clínicas atuais, a indicação e o emprego do NOi ficam reservados aos casos de HPPRN acompanhada de insuficiência respiratória hipoxêmica e na disfunção de VD nas cardiopatias congênitas, especialmente no pós-operatório imediato. Ainda são necessários estudos prospectivos, com metodologia e casuística adequadas para uma avaliação objetiva das implicações do NOi na população pediátrica e neonatal com lesão pulmonar aguda (SDRA), que focalizem a administração precoce do gás. Antes que esses estudos sejam concluídos, o uso do gás deve ser considerado investigativo.

REFERÊNCIAS BIBLIOGRÁFICAS

1. Matsumoto T, Carvalho WB, Horita SM, Almeida NM, Martins FRP. Dependência de óxido nítrico: relato de caso. J Pediatr 2000; 76 (2): 153-6.
2. Moncada S, Palmer RMJ, Higgs A. Nitric oxide: physiology, pathophysiology, and pharmacology. Pharmacological Reviews 199; 43(2): 109-36.
3. Gurgueira GL, Carvalho WB. Óxido nítrico inalatório: considerações sobre sua aplicação clínica. J Pneumol 2003; 29(5): 325-31.
4. Fioretto JR. Uso do óxido nítrico em pediatria. J Pediatr 2003; 79(2): 177-86.
5. Amaral JS. Inalação de óxido nítrico. Rev Bras Terap Intens 1996; 8(2): 75-83.
6. Vallance P. Nitric oxide: therapeutic opportunities. Clinical Pharmacology 2003; 17: 1-10.
7. Cherry PD, Furchgott RF, Zawadzki JV, Jothianandan D. Role of endothelial cells in relaxation of isolated arteries by bradykinin. Physiological Sciences 1982; 79: 2106-10.
8. Gurgueira GL, Carvalho WB. Utilização de óxido nítrico inalatório em pediatria. In: Carvalho W. Ventilação pulmonar mecânica em pediatria e neonatologia. 2.ed. São Paulo: Atheneu; 2004. p.423-30.
9. Nascimento JB, Almeida DR. Hipertensão pulmonar. In: Sarmento GJV. Fisioterapia respiratória no paciente crítico. Barueri: Manole; 2005. p.491-508.
10. MacIntyre NR, Branson RD. Mechanical ventilation. London: W.B. Saunders Company; 2000.
11. Lopes JMA, Carvalho M, Moreira MEL, Cabral J. Óxido nítrico no tratamento da hipertensão pulmonar persistente do recém-nascido. J Pediatr 1996; 72(3): 133-8.
12. Committe on fetus and newborn. Use of inhaled nitric oxide. Pediatrics 2000; 106(2) 344-5.
13. Ross GA, et al. Endothelial alterations during inhaled NO in lambs with pulmonary hypertension: implications for rebound hypertension. Am J Physiol; 2005; 288: 27-35.
14. Haworth SG. Pulmonary hypertension in the young. Heart 2002; 88: 658-64.
15. Widlitz A, Barst RJ. Pulmonary arterial hypertension in children. Eur Respi J 2003; 21: 155-76.
16. Gianetti J, Bevilacqua S, De Caterina R. Inhaled nitric oxide: more than a selective pulmonary vasodilatator. Eur J Clinical Investigation 2002; 32: 628-35.
17. Fiori HH, Fiori RM. Óxido nítrico na hipertensão pulmonar persistente do recém-nascido. J Pediatr 1996; 72(3) 121-2.
18. Ikeda A. Utilização de óxido nítrico inalatório em neonatologia. In: Carvalho W. Ventilação pulmonar mecânica em pediatria e neonatologia. 2.ed. São Paulo: Atheneu, 2004. p.417-21.
19. Tworetzky W, et al. Inhaled nitric oxide in neonates with persistent pulmonary hypertension. The Lancet 2001; 357: 118-20.
20. Sokol J, et al. Ihaled nitric oxide for acute hypoxic respiratory failure in children and adults: A meta-analysis. Anest Analg 2003; 97: 989-98.
21. Tang SF, Sherwood MC, Miller OI. Randomised thial of three doses of inaled nitric oxide in acute respiratory distress syndrome. Arch Dis Child 1998; 79: 415-8.
22. Fioreto JR, et al. Acute and sustained effects of early administration of inhaled nitric oxide to children with acute respiratory distress syndrome. Pediatr Crit Care Med 2004; 5(5): 469-74.
23. Van Meurs KP, et al. Inhaled nitric oxide for premature infants with severe respiratory failure. N Engl Med 2005; 353: 13-22.
24. Derek CA. Cost-effectiveness of inaled nitric oxide in the treatment of neonatal respiratory failure in the United States. Pediatrics 2003; 112; 1351-60.
25. Departamento de Terapia Intensiva Pediátrica (SP). Óxido nítrico inalatório na síndrome do desconforto respiratório agudo em pediatria. Rev Paul Pediatria 2000; 18(4): 201-4.
26. Évora PRB, et al. A utilização do óxido nítrico inalado em cirurgia cardíaca: atualização e análise crítica. Rev Bras Cir Cardiovasc 2002; 17(3): 221-9.
27. Morris K. Comparison of hyperventilation and inhaled nitric oxide for pulmonary hypertension after repair of congenital heart disease. Crit Care Med 2000; 28(8): 2974-8.
28. Miller O, et al. Inhaled nitric oxide and prevention of pulmonary hypertension after congenital heart surgery: a randomised double-blind study. Lancet 2000; 356: 1464-9.
29. Kinsella JP, Abman SH. Inhaled nitric oxide: current and future uses in neonates. Seminary in Perinatology 2000; 24(6): 387-95.
30. Clark RH, et al. Low-dose nitric oxide therapy for persistent pulmonary hypertension of the newborn. N Engl J Med 2000; 342: 469-74

ns últimas décadas, tem-se evidenciado o desenvolvimento de novas terapêuticas – inclusive antenatais – assim como o desenvolvimento de novos respiradores e de novas técnicas ventilatórias protetoras (baseadas no conceito de menor agressão às estruturas pulmonares), o que vem representando uma nova esperança para redução das complicações respiratórias resultantes da ventilação mecânica prolongada, especialmente nos recém-nascidos pré-termo. Sabe-se que o uso da ventilação mecânica em pré-termos (RNPT) menores de 1.500 g gera dano pulmonar em cerca de 20% dos sobreviventes.

No final da década de 1960, iniciou-se maior interesse pelo estudo da fisiologia respiratória dos recém-nascidos a termo e prematuros, bem como a fisiopatologia das diversas enfermidades que os acometem.

Conhecidas as complicações da manutenção de indivíduos em ventilação mecânica invasiva (VMI), especialmente em recém-nascidos (RN) e crianças (ulcerações, edema de mucosas, hemorragias, estenoses de traqueia, pneumonias associadas à VMI, extubações acidentais, lesão de cordas vocais), a VNI começou a ser instituída como opção terapêutica nesse contexto, seja para evitar a necessidade do uso da VMI prolongada, seja para reduzir seu período de utilização.

A introdução do uso da VMI, especialmente nos pré-termos, está associada a uma redução dos casos de ruptura alveolar e de doença pulmonar crônica em recém-nascidos que cursaram com síndrome do desconforto respiratório (SDR) nos últimos anos.

40
VENTILAÇÃO MECÂNICA NÃO INVASIVA EM PEDIATRIA E NEONATOLOGIA

ALESSANDRA FREITAS

HISTÓRICO DA VNI

O uso inicial da VMI em adultos data de 1930, em pacientes com edema e asma brônquica. Em 1960, iniciou-se o uso em SDR, quando 10 a 30% dos recém-nascidos sobreviveram ao uso da terapia.

Gregory, em 1971, reportou pela primeira vez o uso de pressão positiva contínua nas vias aéreas (CPAP) em tratamento de SDR em recém-nascidos. Em 1973, Agostino relatou uma série de recém-nascidos de muito baixo peso tratados satisfatoriamente com CPAP. A partir daí, uma série de outros trabalhos com a utilização de CPAP nasal, máscaras e câmaras pressurizadas se seguiu, e a administração da VNI ganhou popularidade por suas vantagens sobre a VMI em alguns casos.

DEFINIÇÃO

A VNI é definida como uma forma ou técnica de ventilação mecânica por pressão positiva em que não é empregado nenhum tipo de prótese endotraqueal ou de traqueostomia, ou seja, são aquelas modalidades que permitem incrementar a ventilação alveolar através de dispositivos ou interfaces, como, por exemplo, máscaras nasais, faciais, totais e *prongs* nasais. Para que haja uma ventilação adequada é necessário haver um equilíbrio entre as estruturas musculares (capaciade de gerar força e a *endurance* da musculatura respiratória), o metabolismo (demanda de consumo de oxigênio de cada indivíduo) e o comando central da respiração através do centro respiratório (*drive*). Qualquer desequilíbrio entre esses sistemas pode levar à falência ventilatória e a prejuízo nas trocas gasosas, com necessidade de suporte ventilatório invasivo ou não invasivo.

Os efeitos gerais do uso da VNI podem ser observados no Quadro 40.1.

Os objetivos principais são facilitar as trocas gasosas, diminuir o trabalho respiratório e melhorar a capacidade residual funcional, diminuindo as áreas de atelectasias.

As indicações gerais da VNI em pediatria são as insuficiências respiratórias aguda (pós-extubação com alto risco de reintubação, pneumonia, bronquiolite viral, paralisia/paresia frênica pós-cirúrgica, lesão pulmonar aguda) e crônica (síndromes, doenças do sistema nervoso central, tumores cerebrais, hidrocefalia), alterações na medula espinhal, doenças neuromusculares, hipoventilação central, alterações da caixa torácica, apneia do sono, pneumopatias crônicas (fibrose cística). Atualmente, a VNI é uma possibilidade terapêutica em pacientes oncológicos no cuidado paliativo da dispneia.

As contraindicações estão relacionadas ao nível de consciência (estado de coma), alterações no *drive*, vômitos incoercíveis, hipersecreção pulmonar, trauma ou cirurgia de face, obstrução total de VAS, ausência de reflexo de proteção da via aérea ou incapacidade de eliminar as secreções, instabilidade hemodinâmica, alto risco de broncoaspiração, pneumotórax não drenado, risco iminente de parada cardiorrespiratória e pouca tolerância por parte do paciente ao tratamento.

VANTAGENS DO EMPREGO DA VNI

O uso da VNI permite a redução do risco de infecções nosocomiais, especialmente com relação às pneumonias associadas a ventilação mecânica (PAV), uma vez que se reduz a necessidade de intubação orotraqueal (IOT). Assim, nota-se também um impacto em relação ao uso de menos sedação, menos antibióticos, menor tempo de internação em UTI e menor tempo de hospitalização. Pode também haver impacto com a relação à mortalidade dos pacientes.

Outras vantagens estão relacionadas à preservação dos mecanismos de defesa das vias aéreas (pela não sedação e IOT), conservação da fala e dos mecanismos de deglutição, e pela não ocorrência de traumas laringotraqueais durante seu uso. Vale ainda ressaltar que sua instalação, assim como sua retirada, são flexíveis, de acordo com a necessidade do paciente.

INTERFACES

As interfaces devem ser eleitas com base na morfologia e na faixa etária da criança a ser tratada.

Recomenda-se a ventilação não invasiva através do *prong* nasal em RN pré-termo, termo e lactentes com até 5 kg. Já para as crianças maiores as máscaras nasais e faciais são mais indicadas.

A escolha da interface paciente-ventilador depende da adaptação do paciente e de seu conforto. A escolha adequada da máscara ou do *prong* evita vazamentos e o uso desnecessário de grandes pressões nas fixações, o que pode gerar lesões na face e na mucosa nasal (no caso dos *prongs*). A escolha inadequada de uma interface pode interferir no sucesso da VNI.

As máscaras nasais permitem a fala, deglutição e expectoração das secreções, minimizam o risco de broncoaspiração pelo vômito; entretanto, têm pouca aplicabilidade nas crianças com dispneia aguda e padrão respiratório bucal, uma vez que a criança precisará respirar com a boca fechada para evitar perdas de ar e obter a ventilação adequada.

As máscaras faciais recobrem nariz e boca e, assim, impedem as perdas de pressão através da boca. Entretanto, podem ser mais claustrofóbicas, dificultam a fala, eliminação de secreções, podem gerar maior risco de aerofagia e risco de vômito seguido de broncoaspiração.

Os *prongs* possibilitam a aplicação de menos pressão na pele do rosto para sua instalação, embora a escolha inadequada possa provocar lesão ou necrose do septo nasal. Não provocam sensação de claustrofobia e permitem escape de fluxo de gás pela boca.

Quadro 40.1 Efeitos do uso da VNI

Efeitos gerais da VNI
• Aumento dos volumes e capacidades pulmonares
• Melhora da complacência pulmonar
• Melhora das trocas gasosas
• Diminuição do trabalho respiratório

Respiradores

A administração da VNI é realizada através de um ventilador mecânico, ao qual é conectado o circuito de VNI, que então é conectado a uma interface.

Podem ser utilizados respiradores específicos para VNI ou respiradores convencionais de VMI. Os respiradores específicos para realização da VNI possibilitam a compensação de possíveis perdas de pressão ocasionadas por inadequação das interfaces. Permitem uso domiciliar, são facilmente transportados e de fácil manuseio; entretanto, permitem uso de poucas modalidades, não têm *blender* de oxigênio incorporado ao seu sistema e somente alguns modelos permitem monitoração. Por outro lado, os respiradores convencionais destinados inicialmente à VMI convencional não compensam perdas de pressão, também apresentam maiores problemas de assincronia paciente-ventilador, não permitem seu uso em domicílio, possibilitam uso de oxigênio e apresentam maior número de modalidades ventilatórias.

MODOS VENTILATÓRIOS

CPAP nasal

Definição e histórico

Modalidade amplamente utilizada, a CPAP se define como um sistema artificial que gera uma pressão transpulmonar positiva durante a fase expiratória da respiração espontânea. Isso gera um aumento da pressão das vias aéreas, permite a abertura de alvéolos antes colapsados, mantendo-os estáveis, recrutando zonas hipoventiladas e possibilitando a conservação do surfactante endógeno. Há redução do trabalho respiratório e aumento da capacidade residual funcional, reduzindo a necessidade de intubação.

Desde 1971 a CPAP está sendo amplamente utilizada como método terapêutico para diversas doenças respiratórias em neonatos, lactentes e crianças pequenas. Em 1973, foi descrita por Kattwinkell uma peça nasal para fornecer CPAP, o que se fazia necessário, já que RN e lactentes são respiradores essencialmente nasais. Atualmente a CPAP vem sendo empregada cada vez mais precocemente na tentativa de retardar e/ou evitar o uso da VMI e seu uso prolongado.

Efeitos fisiológicos

O uso da CPAP tem como efeito o aumento da patência das vias aéreas superiores, tanto pela ativação dos músculos dilatadores dessa região quanto pela abertura passiva das vias aéreas pela pressão positiva. Ela permite um progressivo recrutamento de alvéolos colapsados. A melhor oxigenação reverte a vasoconstrição do leito vascular pulmonar, diminuindo a resistência vascular pulmonar e aumentando o fluxo através desse leito, diminuindo o *shunt*. A aplicação da CPAP pelo aumento da pressão intratorácica pode levar a uma redução do débito cardíaco por causa da redução do retorno venoso; em contrapartida, o uso de pressão adequada permite máxima oferta de oxigênio aos tecidos, o que diminui o gasto energético. Esses efeitos são pressão-dependentes e devem ser manipulados de acordo com as necessidades de cada doença a ser tratada.

O uso da CPAP ainda promove um ritmo respiratório regular nos RNPT, funcionando como um marca-passo respiratório.

Os efeitos da CPAP podem ser observados resumidamente no Quadro 40.2.

Indicações e efeitos do uso da CPAP nas doenças

São candidatos ao uso da CPAP nasal os neonatos, independentemente de seu peso ao nascer, com quadro de insuficiência respiratória. Dentre as causas mais comuns estão: doença da membrana hialina, taquipneia transitória, edema pulmonar agudo, persistência do canal arterial, apneia da prematuridade, síndrome da aspiração de mecônio.

1. *Na doença de membrana hialina:* a CPAP nasal deve ser utilizada precocemente, prevenindo o colapso alveolar que acelera a espoliação do surfactante. Nesse caso, a CPAP nasal também reduz a resistência vascular pulmonar pela melhora da oxigenação. Há estudos que demonstram que o uso precoce da CPAP associada à terapêutica de reposição de surfactante exógeno em RNPT de muito baixo peso tem reduzido o tempo de ventilação mecânica e as complicações advindas dele. Isso porque, além de conservar o surfactante endógeno, o uso da CPAP ainda promove uma distribuição mais homogênea do surfactante exógeno quando usado precocemente.

Quadro 40.2 Efeitos gerais da CPAP

- Aumento da pressão transpulmonar
- Aumento do volume residual
- Aumento da capacidade residual funcional
- Prevenção de colapso alveolar
- Aumento da complacência pulmonar
- Diminuição do *shunt* intrapulmonar
- Aumento do diâmetro das vias aéreas
- Conservação do surfactante
- Estabilização das vias aéreas
- Estabilização do diafragma

2. Com relação à apneia da prematuridade, a CPAP nasal tem pequeno efeito sobre a apneia de origem central, porém é efetiva nas apneias de caráter misto e obstrutivo. Assim sendo, o uso da CPAP diminui a resistência das vias supraglóticas e aumenta o volume intratorácico, reduzindo assim a resistência ao fluxo aéreo.
3. *Na síndrome da aspiração de mecônio:* a CPAP utilizada com pressões moderadas age desfazendo atelectasias e impedindo o colapso das vias aéreas terminais, estabilizando-as.
4. *Desmame do respirador:* após a extubação são necessárias aproximadamente 15 horas para que as cordas vocais do recém-nascido retornem à posição de origem. Elas permanecem por esse tempo separadas, impedindo a manutenção da pressão positiva fisiológica que auxilia na manutenção da expansão pulmonar; o reflexo de tosse está prejudicado e a secreção traqueobrônquica está aumentada. Assim, é alto o risco de o recém-nascido, especialmente prematuro, desenvolver desconforto respiratório, atelectasias e apneia. A eficácia do uso da CPAP pós-extubação depende do nível de pressão gerada, pois sabe-se que pressões inferiores a 5 cmH$_2$O são ineficazes.

Sistema para realizar CPAP

Respiradores

Podem ser usados para gerar a pressão positiva geradora de fluxo (em máscaras), ventiladores próprios para VNI (que têm como maior vantagem a compensação das perdas aéreas) ou respiradores invasivos, onde o fluxo de gases é controlado por um fluxômetro que permite o controle de fluxo habitualmente entre cinco a dez litros por minuto (LPM) para evitar a retenção de gás carbônico (CO$_2$) e compensar as perdas ao redor da prótese ventilatória.

Circuito

O sistema para realização da CPAP nasal é composto por uma peça nasal (cânula nasal ou *prong*) de silicone, dois tubos corrugados (um ramo inspiratório e um expiratório) com diâmetro interno de 10 mm, uma linha de monitoração de pressão com 1,20 m, um adaptador de umidificação de 22–10 mm, uma touca para fixação e duas tiras de velcro. O sistema completo pode ser visualizado na Figura 40.1.

O *prong* nasal possui duas projeções de cerca de 1 cm de comprimento e diâmetro interno variável, que são introduzidas nas narinas da criança. Essas peças são dimensionadas para permitir a sua entrada nas delicadas narinas do RN, como pode ser observado na Figura 40.2.

As cânulas nasais apresentam tamanhos variados para serem compatíveis com o peso da criança; assim, o diâmetro interno será menor ou maior. Os tamanhos de cânulas disponíveis bem como o peso correspondente dos RN encontram-se descritos na Tabela 40.1.

A cânula nasal é conectada a duas mangueiras plásticas corrugadas através de "joelhos" plásticos, um deles com uma porta luer para a entrada do monitor de pressão. Cada ramo possui uma cor, sendo um ramo inspiratório e um expiratório (Figura 40.3).

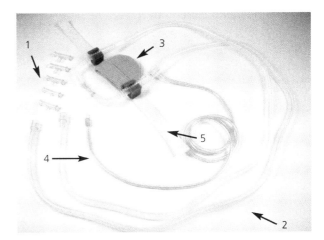

Figura 40.1 Circuito da CPAP. 1. Cânula nasal (*prong*); 2. Tubos corrugados; 3. Gorro; 4. Monitoração de pressão; 5. Fixação de velcro.

Tabela 40.1 Tamanhos de *prongs* nasais

Tamanho da cânula	Peso do RN
00 e 0	< 700 g
1	700 a 1.250 g
2	1.250 a 2.000 g
3	2.000 a 3.000 g
4	> 3.000 g
5	1–2 anos

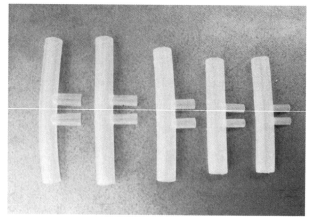

Figura 40.4 Diferentes tamanhos de *prongs* nasais.

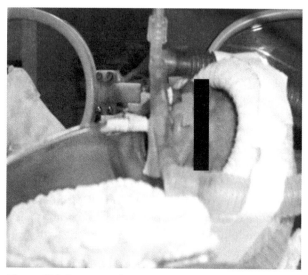

Figura 40.2 *Prong* nasal.

Instalação e manutenção do equipamento

Instalar a CPAP nasal o mais precocemente possível, diante dos sinais de insuficiência respiratória especialmente no período neonatal.

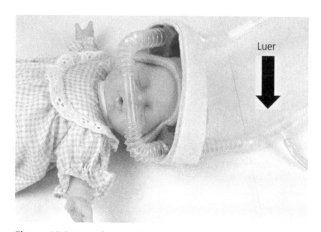

Figura 40.3 *Luer* de pressão.

Passos a seguir:

1. Escolher o tamanho do *prong* adequado ao recém-nascido (Figura 40.4).
2. Aspirar previamente a faringe e a orofaringe.
3. Posicionar a criança em decúbito dorsal, preferencialmente elevado.
4. Colocar o gorro de fixação.
5. Inserir o adaptador 22 no umidificador; deste deve sair o ramo corrugado inspiratório.
6. Conectar o ramo expiratório ao gerador de fluxo (respirador-ramo expiratório).
7. Conectar o *luer-lock* ao equipamento e a linha de monitoração de pressão na entrada de monitoração de pressão do respirador.
8. Regular o fluxo de gás (recomendado entre 5 e 10 L/min, de acordo com as necessidades) e FIO_2 conforme a saturação desejada.
9. Inserir a cânula do *prong* delicadamente nas narinas da criança (previamente distendidas com cotonete embebido com soro fisiológico e pomada anestésica ou glicerina).
10. Ajustar o *prong* nasal para que ele não toque o septo nasal.
11. Fixar os ramos corrugados no gorro de forma a permitir pouca movimentação da cânula nasal.

A sequência de instalação pode ser observada nas Figuras 40.5 e 40.6.

É importante saber que o sistema de CPAP deve ser utilizado apenas com geradores de pressão inspiratória e expiratória clinicamente testados e aprovados, e que a terapia deve ser constantemente monitorada.

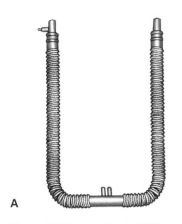 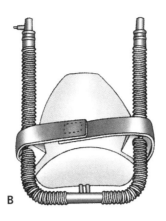 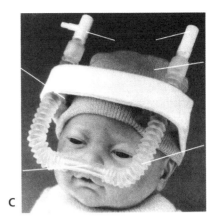

Figura 40.5 Instalação da CPAP nasal.

Critério de instalação

A criança deve ter respiração espontânea (exceto nos casos de RN pré-termo com apneia idiopática, em que a CPAP vai ser utilizada como terapêutica propriamente dita) e manter $PaO_2 < 50$ mmHg em FIO_2 de 0,4 (relativo).

Parâmetros iniciais

Segundo sugestão do I Consenso de Ventilação Mecânica em Pediatria e Neonatologia, pode-se utilizar como parâmetros iniciais PEEP de 5 a 7 cm/H_2O, fluxo de acordo com a idade e a patologia de base (em geral, entre 5 e 10 L/min e FIO_2 suficiente para a saturação desejada em cada faixa etária.)

Cuidados e complicações

Quando se faz uso da CPAP, há a necessidade de se ater a alguns fatores importantes, como a integridade das vias aéreas superiores, umidificação e aquecimento adequados e escolha do material adequado, entre outros.

O uso da CPAP pode gerar complicações locais, como obstrução nasal por edema, sangramento nasal, deformidades e necrose do septo nasal e até estenose de coanas. Essa complicação pode ser prevenida mediante umidificação das narinas, escolha da cânula adequada (cânulas grandes demais comprimam o septo e pequenas demais com mobilidade excessiva geram trauma) e adequado posicionamento da cânula e do circuito. Pode-se ainda fazer uso de substâncias hidratantes, como a glicerina associada ao soro fisiológico. Essas complicações tópicas estão diretamente relacionadas ao tempo de utilização do sistema. A fixação adequada da cânula evita a sua mobilidade excessiva, o que poderia gerar lesão e saída frequente das narinas, ocasionando flutuações na oferta de oxigênio e na pressão contínua oferecida pela CPAP.

Os cuidados com a pele sob a cânula também são importantes. Devemos sempre buscar sinais de hiperemia ou irritação e manter também a adequada hidratação dessa área e, se possível, proteger o local da instalação de dispositivos confeccionados com hidrocoloide nos pontos de apoio do *prong* nasal para amenizar a pressão exercida por ele na pele do RN, como na Figura 40.7. Vale a pena ressaltar que esses dispositivos devem ser instalados previamente ao posicionamento do *prong* nasal para evitar manipulação da criança após sua adaptação ao uso da pressão positiva.

É fundamental que o fluxo de gás oferecido ao paciente seja umidificado e aquecido adequadamente. Esse cuidado contribui para que se forme menos secreção e, quando essa está presente, seja fluidificada

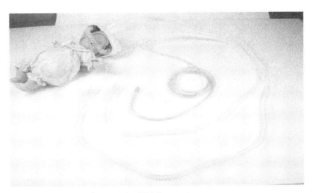

Figura 40.6 Instalação da CPAP nasal.

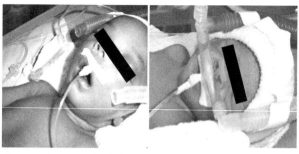

Figura 40.7 Uso de hidrocoloide para proteção do septo nasal e da base do nariz.

Quadro 40.3 Complicações da CPAP nasal

Barotrauma
Pneumotórax/pneumomediastino
Erosão nasal
Distensão abdominal
Retardo na indicação de VMI
Alterações hemodinâmicas

e, assim, mais facilmente retirada. Deve-se tomar cuidado em relação à condensação de água no circuito; uma vez que ocorra, deve ser desprezada imediatamente para que não haja aumento da resistência ao fluxo aéreo. Outras complicações atribuídas ao uso da CPAP podem ser observadas no Quadro 40.3.

A ocorrência de distensão abdominal seguida de vômito e broncoaspiração é uma das ocorrências mais temidas quando se usa a VNI; entretanto, ela é variável dentre as diferentes faixas etárias. Sua ocorrência não é frequente especialmente entre os prematuros, isso por que para abrir o esfíncter esofagiano inferior, permitindo-se assim a entrada de ar na cavidade gástrica, são necessárias pressões elevadas (superiores a 33±12 mmHg). Assim sendo, pressões de até 25 mmHg, teoricamente, protegeriam essas crianças da aerofagia. Quando a aerofagia ocorre, em geral pode ser atribuída à incapacidade que essas crianças apresentam, devido à prematuridade, de eliminar o ar deglutido durante o uso da ventilação não invasiva. Isso não impede a alimentação por via entérica, havendo apenas a necessidade de uma maior observação quanto à tolerância alimentar delas.

Já existem discussões a respeito da possibilidade de o uso da CPAP aumentar a incidência de hemorragia intracraniana, no entanto, ainda sem significância estatística nos grandes centros.

O comprometimento hemodinâmico pode ocorrer por redução do retorno venoso ao coração, com consequente redução do débito cardíaco e também transmissão de pressão para o sistema venoso cerebral com consequente hipotensão.

Uma complicação severa que pode e deve ser sempre evitada através da monitoração contínua da criança é o retardo da realização da IOT por falha do uso da VNI que pode aumentar o risco de morte nas UTI.

Desmame

Para realizar o desmame da pressão positiva oferecida pela CPAP, assim como para a VMI, deve-se reduzir gradativamente os parâmetros (FIO_2 de até aproximadamente 0,4, seguida da pressão expiratória até 3 cmH_2O).

Quando o sistema for retirado, oferecer FIO_2 0,1% acima da que era oferecida pela CPAP. É possível ainda intercalar períodos de CPAP com oxigenoterapia, caso seja necessário.

CONSIDERAÇÕES FINAIS

O aumento da sobrevida de recém-nascidos pré-termos vem estimulando o crescimento e desenvolvimento de técnicas e equipamentos que visem melhorar a qualidade de vida dessas crianças.

Dessa forma, o uso precoce da terapia com CPAP, seja por seu baixo custo, seja pelo fácil manuseio, vem sendo amplamente estendido nas UTI neonatais, mesmo em crianças de peso extremamente baixo, na tentativa de minimizar as consequências da ventilação mecânica e oxigenoterapia prolongadas.

BIPAP

Definição

A *bilevel positive airway pressure* (BiPAP) é uma modalidade ventilatória para VMNI que consiste em dois níveis de pressão positiva denominados IPAP (*inspiratory positive airway pressure*) e EPAP (*expiratory positive airway pressure*) durante as diferentes fases do ciclo respiratório.

Efeitos fisiológicos

Semelhantes aos efeitos da CPAP nasal, a VMNI com uso do BiPAP tem como efeitos fisiológicos o aumento da pressão transpulmonar, o aumento do volume residual, o aumento da capacidade residual funcional, a prevenção de colapso alveolar, o aumento da complacência pulmonar, a redução do *shunt* intrapulmonar, o aumento do diâmetro e estabilização das vias aéreas, a conservação do surfactante e a estabilização do diafragma.

Indicações

Doença pulmonar crônica da infância

Há rápida correção da acidose, redução da frequência respiratória e do trabalho respiratório, o que possibilita a redução da necessidade de intubação nessas crianças.

Doenças neuromusculares

O suporte ventilatório deve ser iniciado precocemente, assim que surgirem os primeiros sinais de hipoventilação. É indicada para pacientes que possuem função bulbar preservada (*drive*) ou próxima do normal, uma vez que esse tipo de equipamento não garante suporte de vida.

Asma ou bronquiolite

Nessas doenças, a VMNI age promovendo uma diminuição da frequência respiratória, frequência cardíaca, dispneia e melhora da oxigenação.

Pneumonia

Promove melhora da insuficiência respiratória hipoxêmica de leve a moderada.

Desmame

Um tempo prolongado de desmame está associado a altos níveis de complicações associadas à VMI; a extubação precoce e a necessidade de reintubação são ocorrências relativamente frequentes. A utilização do BiPAP precocemente parece ser uma forma bastante segura de manter esses pacientes adequadamente ventilados sem a necessidade da intubação orotraqueal.

Hipoventilação central

A síndrome da hipoventilação central é definida como a ausência do controle automático da respiração (*drive*). A maior parte das crianças é mais gravemente afetada durante o sono. O tratamento é oferecer suporte ventilatório durante o sono para sobrepor a alteração do *drive*. Tradicionalmente, o método de eleição seria a realização de uma traqueostomia eletiva e VMI durante o período da noite, porém recentemente têm-se observado boas respostas dessas crianças ao tratamento com VMNI por máscaras, evitando que elas sejam submetidas a traqueostomia, já que durante o dia a respiração é voluntária e sem dificuldades. Para essas doenças podem ser empregadas modalidades presentes em alguns ventiladores de VMNI, que podem ciclar de maneira a garantir frequência respiratória segundo um tempo inspiratório preestabelecido (*timed*), ou garantir uma frequência respiratória prefixada independentemente da frequência espontânea do paciente (*spontaneous/timed*).

Sistema para realizar BiPAP

Além do respirador mecânico escolhido, é necessária a interface para aplicação da VMNI: a máscara, que pode ser facial (compreendendo nariz e boca) ou nasal, (que possuem diferentes formas e tamanhos) (Figura 40.8), é acoplada ao paciente por meio de fitas elásticas como um "capacete" ou "cabresto". Da sua adequação, bem como a da máscara, dependem o sucesso ou não da VMNI. Normalmente pode-se utilizar a máscara facial nas primeiras 24 horas, e após a melhora da paciente pode-se trocá-la por uma máscara nasal.

As vantagens e desvantagens de cada interface estão apresentadas na Tabela 40.2.

Tabela 40.2 Vantagens e desvantagens das interfaces

Interface	Vantagens	Desvantagens
Máscara orofacial	Melhor ventilação Menor escape Lesão de pele	Claustrofobia Não permite falar Insuflação gástrica
Máscara nasal	Alimentação e fala Fácil de encaixar	Menos eficiente Escape pela boca
Duplo tubo nasal	Menor pressão na pele Não dá claustrofobia	Difícil fixação Escape pela boca

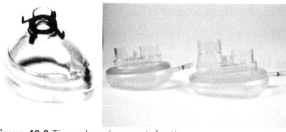

Figura 40.8 Tipos de máscaras infantis.

Instalação do mecanismo de BiPAP

Se possível, previamente à instalação, realizar fisioterapia respiratória e toalete brônquica para otimizar a eficácia da VMNI.

Passos a seguir:

1. Posicionar a criança elevada a cerca de 45°.
2. Explicar à criança (especialmente para as maiores) e à sua mãe ou ao acompanhante detalhadamente os procedimentos da VMNI.
3. Eleger o tamanho adequado de máscara, evitando fugas, pressão sob os lábios ou compressão nasal.
4. Inicialmente, segurar a máscara na face da criança sem fixá-la, e orientá-la a manter a boca fechada durante a respiração (de início, isso pode ser realizado pela mãe, com o auxílio do terapeuta, para que a criança se sinta confiante e protegida).
5. Iniciar com parâmetros mais baixos e elevá-los lentamente, se necessário, de 2 em 2 cmH$_2$O. Inicia-se em geral com IPAP de 4 a 6 cmH$_2$O e EPAP de 3 cmH$_2$O, e eleva-se até obter-se ventilação adequada. Se o paciente estiver hipoxêmico, realizar complemento com O$_2$ na máscara.
6. Antes de fixar a máscara, deve-se proteger a pele da criança; para isso podem ser utilizados artifícios como a pele artificial. Fixá-la, então, suavemente, como mostram as Figuras 40.9 e 40.10.
7. Verificar perdas de gás, fazendo ajustes na fixação da máscara, se for necessário. Reajustar os parâmetros do ventilador.
8. Reavaliar o paciente periodicamente.

Parâmetros iniciais

Segundo sugestão do I Consenso de Ventilação Mecânica em Pediatria e Neonatologia pode-se adotar como parêmtros iniciais para uso da VNI com BIPAP: IPAP de 8 a 12 cm de H$_2$O, EPAP de 1 a 6 com de H$_2$O, fluxo de acordo com a patologia de base.

A FIO$_2$ geralmente é a mínima necessária para se atingir a saturação adequada para a idade.

Cuidados e complicações

A VNI não está isenta de complicações e inconvenientes.

As principais complicações são provenientes da adaptação das interfaces, no caso, das máscaras:

1. *Intolerância ao uso das máscaras:* a criança tem sensação de claustrofobia e não adapta-se ao uso da máscara, nos momentos iniciais, levando-se em consideração o custo benefício, pode-se fazer uso de drogas sedativas nos momentos iniciais até a adaptação da criança, ou proceder a troca por outra interface. Se a inadaptação persistir, a VNI torna-se contraindicada.
2. *Ulcerações da base do nariz, eritema facial e incômodo.* O desenvolvimento das necroses de pele no

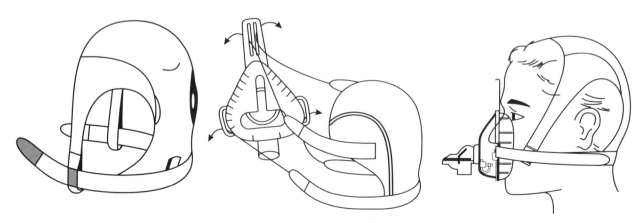

Figura 40.9 Fixação da máscara.

local do contato com a máscara é a complicação mais comum, com incidência de aproximadamente 10%. Ela é gerada pela hipóxia tecidual devido à pressão causada pela máscara. As ulcerações podem ser evitadas através da instalação dos dispositivos a base de hidrocoloide assim como realizados durante a aplicação da CPAP com *prong* nasal, assim como pela realização de períodos de descanso ou alternância com interfaces diferentes se possível.

A perda de ar pelas bordas da interface pelo uso incorreto, pelo posicionamento ou pela escolha errada da interface a inadequada pode gerar irritação das conjuntivas e ulceração da córnea, o que pode ser prevenido e resolvido por meio da adequação e perfeita adaptação da interface à face da criança.

Há ainda as complicações pelo fluxo aéreo, assim como as geradas pelo uso da CPAP nasal (congestão nasal, ressecamento de VAS (nariz e boca)), o que pode ser evitado mediante adequada umidificação dos gases, seja por meio de umidificadores, seja por filtros.

A distensão gástrica é uma ocorrência rara e geralmente é benigna e de fácil resolução. Para evitá-la, basta utilizar as pressões mínimas necessárias para ventilar a criança. Nota-se que pressões que excedem os 25 cmH_2O são mais propensas a causar aerofagias. Em alguns serviços, é rotina a administração de fármacos que minimizam a aerofagia. O risco de vômito seguido de brocoaspiração pode ser minimizado evitando-se o uso da VNI durante as duas primeiras horas após a ingestão alimentar.

A epistaxe é uma ocorrência rara que poder ser evitada também com a adequada umidificação do gás que chega à via aérea.

As complicações menos frequentes são: dor nos seios da face, sinusites/otites, pneumotórax, hipotensão.

Desmame

Para realizar o desmame da pressão positiva oferecida pelo BiPAP, assim como para a VMI, deve-se reduzir gradativamente os parâmetros de pressão inspiratória e expiratória até valores próximos aos de início, e também o fluxo de O_2 complementar, se estiver fazendo uso dele.

Quando o sistema for retirado, oferecer FiO_2 0,1 acima da que era oferecida pelo BiPAP. É possível ainda intercalar períodos de BiPAP com oxigenoterapia, se for necessário.

FALHA DA VNI

Tão importante como saber o momento e a correta indicação da VNI é saber o momento em se faz necessário iniciar a VMI e evitar complicações com a PCR. Assim, devemos sempre monitorar a criança que faz uso da VNI e estar atentos a alguns sinais e sintomas de deterioração do sistema respiratório:

1. Observar os sinais de fadiga da musculatura respiratória (taquipneia, padrão respiratório paradoxal, sudorese, uso de musculatura acessória, cianose, taquicardia e grau de dispneia).
2. Obeservar os dados fornecidos pela gasometria e pelos exames de imagem.
3. Estar sempre atentos ao nível de consciência.

CONSIDERAÇÕES FINAIS

Conhecer os inúmeros benefícios da VNI é de imensa importância ao fisioterapeuta que lida com pacientes críticos, mas talvez ainda mais importante que isso, seja saber o momento em seu uso passa a ser um risco ao paciente pela não manutenção do suporte de vida e por possíveis complicações advindas do retardo de um procedimento eletivo de IOT.

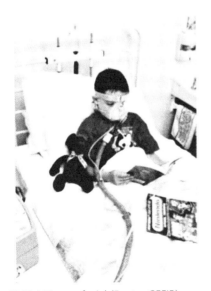

Figura 40.10 Máscara facial (Fonte: CEFIR).

REFERÊNCIAS BIBLIOGRÁFICAS

1. Troster EJ. Assistência ventilatória domiciliar em crianças. J Pediatr 2002; 77(2): 64.

2. Resener TD, Martinez FE, Reitar K, Nicolai T. Assistência domiciliar em crianças - descrição de um programa. J Pediatr 2001; 77(2): 84-8.

3. Laso AG, et al. Pressión positiva continua en la via aérea por via nasal en el recién nacido prematuro: estudio comparativo de dos modelos de baja resistencia. An Pediatr 2003; 58(4): 350-6.

4. Sampietro VI, Azevedo MPO, Resende JG. Medida da resistência ao fluxo aéreo em peças nasais de CPAP. J Pediatr 2000; 76(2): 133-7.

5. Lopes JMA. O uso da CPAP na assistência ventilatória neonatal. J Pediatr 2000; 76(5): 329-30.

6. Rego M, Martinez FE. Repercussões clínicas e laboratoriais do CPAP nasal em recém-nascidos pré-termo. J Pediatr 2000; 76(5): 339-48.

7. Carrasco AM, Aguero MG, Landeira C. Ventilación mecânica no invasiva. Protocolos diagnósticos y terapéuticos en pediatría (AEP revista eletrônica). Disponível em: www.aeped.es/protocolos/neumologia/18.pdf.

8. Sánchez ID, et al. Apoyo ventilatorio domiciliario en niños con insuficiencia respiratoria crónica. Experiencia clínica. Rev Chil Pediatr 2002; 73(1): 51-5.

9. Prado FA, Boza M, Koppmann A. Asistencia ventilatoria no invasiva domiciliar nocturna en pediatría. Revista Chilena de enfermidades respiratórias 2003; 19(3):146-54.

10. Bourguignon DC, Foronda F, Troster EJ. Ventilação não invasiva em pediatria. J Pediatr 2003; 79(2): 161-168.

11. Kopelman B. Distúrbios respiratórios no período neonatal. São Paulo: Editora Atheneu; 1998.

12. Segre CAM. RN. São Paulo: Editora Sarvier; 1995.

13. Perez JMR. Terapia de reposição com surfactante exógeno e ventilação não invasiva em recém-nascidos prematuros. Histórico, aspectos atuais e perspectivas futuras. Pediatria Moderna 2004; 40(1): 25-30.

14. Thomson MA. Continuous positive airway pressure and surfactant; combined data from animal experiments and clinical trials. Biol Neonate 2002; 81(1): 16-19.

15. Muhlhausen GM. Uso de presión positiva continua en la via aérea (CPAP) en recién nascidos. Pediatria Electrónica 2005; 1: 1-5.

16. Silva DCB, Foronda FAK, Troster EJ. Ventilação não invasiva em pediatria. Jornal de Pediatria 2003 -Supl.2/S161

17. Gonçalves MR, Pinto T. Ventilação mecânica não invasiva: novos horizontes para a intervenção da fisioterapia 2008. Essfisioline, vol 4. n2.

18. Consenso Chileno de Ventilación no Invasiva. Corrales RJV. Rev Chil Enf Respir 2008; 24: 263-265

19. Menchaca A, Mercado S, Alberti M. Aplicación de ventilación no invasiva en el niño. Arch Pediatr Urug 2005; 76(3): 243-251.

20. Consenso de Ventilação Pulmonar Mecânica em Pediatria Neonatal.

41
LESÃO PULMONAR INDUZIDA PELA VENTILAÇÃO MECÂNICA

TATHIANA SANTANA SHIGUEMOTO

O início da modernidade em ventilação mecânica (VM) e em cuidados de terapia intensiva ocorreu na década de 1950 com o surto de poliomielite.[8] Foram necessários vários pulmões de aço (ventiladores por pressão negativa) para manter a vida dos doentes. Com a instituição da ventilação mecânica, houve uma redução de 80 para 40% na taxa de mortalidade, o que confirma o papel fundamental da assistência ventilatória na evolução e terapêutica desses pacientes (Figuras 41.1 e 41.2).[4]

Desde então, a ventilação mecânica vem se aprimorando e tem se mostrado um método importante para salvar vidas em unidades de terapia intensiva (UTI). Seu objetivo principal é manter a ventilação e a oxigenação adequadas às necessidades dos órgãos e tecidos. Hoje em dia, o suporte ventilatório é considerado o mais efetivo recurso no manejo de pacientes com insuficiência respiratória pulmonar aguda (IRpA). Entretanto, diversos problemas e complicações podem surgir decorrentes do seu simples uso ou de iatrogenias e formas inadequadas de ventilar os pacientes. Desde o início de sua utilização (já na década de 1950) surgiram os primeiros estudos mostrando que o uso da VM com pressão positiva em animais pode gerar alterações estruturais e funcionais pulmonares.[20]

Atualmente, a doença que nos mostra mais dificuldade em termos de ventilação e de lesão pulmo-

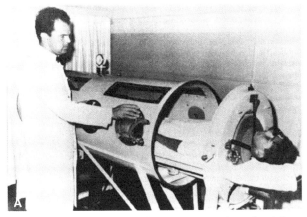

Figura 41.1 Diminuição na taxa de mortalidade com a instituição da ventilação mecânica em pacientes com poliomielite.[4]

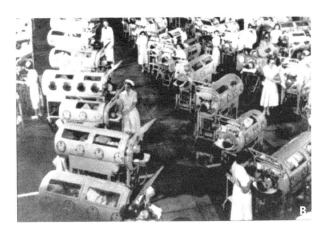

Figura 41.2 Pulmão de aço durante o surto de poliomielite na década de 1950.[20]

nar associada à ventilação mecânica é a síndrome da angústia respiratória aguda (SARA).[4]

Os primeiros relatos de SARA são da década de 1960, quando militares politraumatizados, durante a guerra do Vietnã, evoluíram de forma semelhante com IRpA progressiva.[20] A SARA foi reconhecida como síndrome clínica em 1967[23] e consiste de comprometimento da barreira alveolocapilar, alteração da permeabilidade endotelial, extravasamento de líquido rico em proteína para o interstício e para o alvéolo e edema alveolar, com consequente diminuição da complacência pulmonar e hipoxemia arterial severa decorrente do aumento de áreas de *shunt*. Na radiografia de tórax observa-se infiltrado bilateral, e a formação de membranas hialinas é constatada na visualização microscópica.[13,16,20] A seguir (Tabela 41.1), encontram-se as definições e diferenças entre lesão pulmonar aguda (LPA) – processo fisiopatológico semelhante à SARA, mas de menor severidade clínica – e SARA.

Na síndrome do desconforto respiratório agudo (SDRA – pelo Consenso Europeu-Americano) ou síndrome da angústia respiratória aguda (SARA – pelo Consenso Brasileiro de Ventilação Mecânica de 1998), o comprometimento pulmonar não ocorre de forma homogênea como se pensava antigamente. Na radiografia de tórax (Figura 41.3), a lesão pulmonar parece homogênea e difusa; porém, na tomografia de tórax (Figura 41.4), observa-se a heterogeneidade da doença. Dessa forma, encontram-se áreas com complacência muito reduzida (regiões dependentes do pulmão – áreas colapsadas, com edema, consolidação e infiltrado inflamatório alveolar e intersticial), em oposição a outras áreas com complacência próxima do normal (regiões não dependentes do pulmão – áreas relativamente bem aeradas).[3,4,16,20]

Quando se aplica pressão positiva para abrir as áreas colapsadas de um pulmão comprometido (Figura 41.5), utilizam-se altas pressões, que acabam distendendo as áreas normais, o que pode provocar

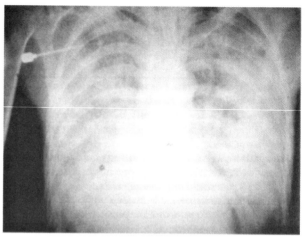

Figura 41.3 Radiografia de tórax – SARA: padrão homogêneo (infiltrado pulmonar difuso).[20]

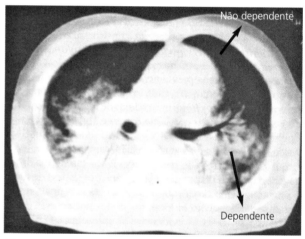

Figura 41.4 Tomografia de tórax – SARA: padrão heterogêneo com áreas de colapso na porção inferior (dependentes da gravidade); áreas de consolidação, nos campos médios; e áreas relativamente bem preservadas, nas porções superiores.[20]

lesões pulmonares progressivas nessas regiões. Dessa forma, a técnica utilizada para ventilar áreas de baixa complacência pode não ser apropriada para

Tabela 41.1 LPA *versus* SARA

	Tempo de instalação	Gasometria (PaO_2/FiO_2)	Radiologia	Função cardíaca esquerda
LPA	Aguda	< 300 mmHg	Infiltrados alveolares difusos	Pressão capilar < 18 ou ausência de sinais clínicos de ICE
SARA	Aguda	< 200 mmHg	Infiltrados alveolares difusos	Pressão capilar < ou ausência de sinais clínicos de ICE

ventilar áreas com complacência normal.[3] Isso pode ser observado em pacientes com SARA, em que o volume corrente segue a via de menor impedimento, com tendência a distender exageradamente os alvéolos mais complacentes (não dependentes), ao passo que falha em recrutar os alvéolos menos complacentes nas áreas dependentes.[16]

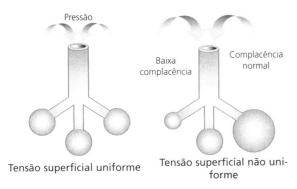

Figura 41.5 No pulmão sadio com tensão superficial homogênea, o volume corrente se dispersa de maneira equilibrada entre os diferentes segmentos pulmonares. Entretanto, quando a tensão superficial não é homogênea, as áreas pulmonares normais são hiperdistendidas.[16]

LESÃO PULMONAR INDUZIDA PELA VENTILAÇÃO MECÂNICA (LPIV)

É definida como a lesão pulmonar aguda diretamente produzida pela ventilação mecânica em modelos experimentais de animais sadios. Essa lesão se assemelha aos achados de lesão pulmonar encontrados na SARA.[6,21,23]

Em humanos, a mesma lesão é denominada lesão pulmonar associada à ventilação mecânica, pois está relacionada não somente à LPIV, como também às lesões provenientes de patologias pulmonares preexistentes.[21]

A presença de doenças pulmonares concomitantes, prévias ou heterogêneas, como a SARA, pode estar associada com maior suscetibilidade à LPIV.[21] Consequentemente, a VM, fundamental no tratamento de pacientes com LPA/SARA, pode causar ou agravar a lesão pulmonar preexistente (Figura 41.6).[23]

Por muitos anos, a LPIV resumia-se apenas em pneumotórax.[23] Atualmente, a LPIV tem sido classificada em macroscópica, quando associada ao barotrauma, e microscópica, quando associada ao volutrauma, atelectrauma e biotrauma.[6,25]

BAROTRAUMA

No barotrauma, ocorre uma lesão traumática da parede alveolar, em resposta à hiperdistensão alveolar e ao aumento da pressão dentro do alvéolo, levando à ruptura alveolar e posterior escape de ar.[20,21] Trata-se de uma lesão macroscópica, como já apontado anteriormente, com evidência radiológica de ar extra-alveolar, sendo manifestado por pneumotórax, pneumomediastino, pneumopericárdio, pneumoperitônio, enfisema intersticial e subcutâneo e embolia gasosa.[21]

O caminho percorrido pelo ar, após a ruptura alveolar ou da via terminal, seria: bainha broncovascular, interstício (com a formação de enfisema intersticial e a sua coalescência pode originar cistos subpleurais), região hilar e mediastinal (com aumento excessivo na pressão, a pleura poderá se romper, originando pneumotórax). A partir deste ponto, o ar migrará para a região cervical (enfisema subcutâneo), peritônio (pneumoperitônio) ou retroperitônio (pneumorretroperitônio) (Figuras 41.7 e 41.8).[12,21]

O pneumotórax é a forma mais comum e severa da síndrome do escape aéreo ou extravasamento de ar.[21,22] Ocorre em 4 a 15% dos pacientes em VM e em até 60% dos pacientes com SARA.[21,22] Requer drenagem imediata quando é amplo, pois gera deterioração súbita da oxigenação e alterações hemodinâmicas (parada cardiorrespiratória) quando se torna hipertensivo. O murmúrio vesicular está abolido e há diminuição da expansibilidade torácica homolateral. Na radiografia de tórax, observa-se hipertransparência, ausência de trama vasobrônquica e desvio do mediastino para o lado contralateral (Figura 41.9).

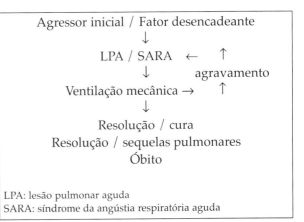

Figura 41.6 Lesão pulmonar induzida pela ventilação mecânica.

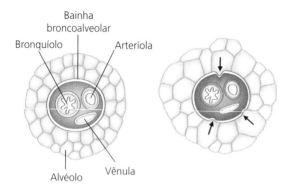

Figura 41.7 Mecanismo de ruptura alveolar durante a ventilação mecânica. A pressão alveolar rapidamente se iguala, e a presença de um gradiente de altos volumes alveolares pode levar à ruptura da parede alveolar e a passagem de ar para dentro da bainha broncovascular.[17]

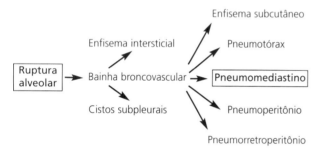

Figura 41.8 Patogenia das diversas manifestações clínicas do ar extra-alveolar após a ruptura alveolar durante a ventilação mecânica.[20,21]

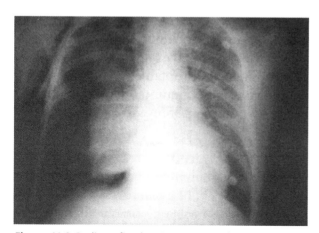

Figura 41.9 Radiografia de tórax mostrando pneumotórax por barotrauma.

VOLUTRAUMA

O volutrauma ocorre quando altos volumes e fluxos inspiratórios administrados distendem de forma repetida preferencialmente áreas com complacência normal ou aumentada, ocasionando hiperdistensão, estiramento, ruptura tecidual e alterações estruturais da membrana alveolocapilar. Como consequência, observa-se aumento da permeabilidade vascular, seguida de extravasamento capilar, congestão e edema alveolar, exsudação, passagem de proteínas e sangue para o interstício, hemorragia alveolar, formação de membrana hialina e espessamento alveolar. Além disso, ocorrem anormalidades na produção e distribuição do surfactante.[3,21] A interdependência existente entre as unidades alveolares é responsável pela propagação desses fatores, contribuindo para o aumento da área lesada.[21] O volutrauma está relacionado à ventilação pulmonar acima do ponto de inflexão superior da curva pressão-volume (Figura 41.10).

ATELECTRAUMA

O atelectrauma é a lesão pulmonar relacionada com a distensão e colapso cíclico de unidades alveolares. Nesse caso, os pulmões são ventilados com

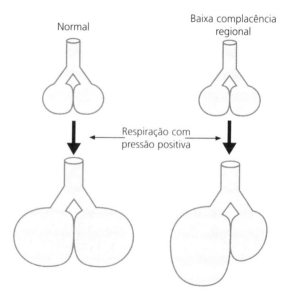

Figura 41.10 Hiperdistensão de áreas pulmonares com complacência normal. Diferentes complacências regionais podem criar regiões de pobre insuflação em unidades alveolares doentes, enquanto, grosseiramente, unidades alveolares saudáveis são hiperinsufladas e hiperdistendidas durante a ventilação com pressão positiva.[25]

baixos volumes correntes, inferiores ao ponto de inflexão inferior da curva pressão-volume e/ou a pressão positiva no final da expiração (PEEP) é insuficientemente baixa e incapaz de manter as vias aéreas terminais e alvéolos abertos.[3]

A abertura e o fechamento cíclicos causam estresse das paredes das vias aéreas e forças de cisalhamento, que contribuem para o processo de lesão e inflamação pulmonar. A aplicação de PEEP reverte esse dano (Figura 41.11).[20,21]

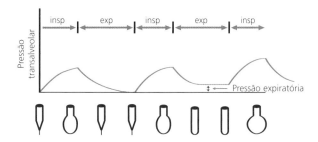

Figura 41.11 Uso da PEEP para prevenir a abertura e o colapso alveolar cíclicos. Ação conceitual da pressão positiva expiratória final (PEEP) para prevenir o desrecrutamento e manter o alvéolo aberto por todo o ciclo ventilatório. Exp: expiratório; Insp: inspiratório.

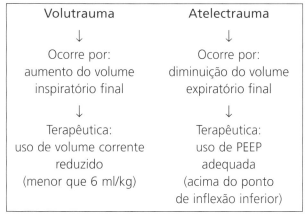

Figura 41.12 Volutrauma *versus* atelectrauma.[25]

BIOTRAUMA

Biotrauma é um tipo de injúria relativamente novo.[4] Esse termo tem sido usado para denominar as alterações inflamatórias pulmonares e sistêmicas decorrentes das lesões celulares provocadas pela ventilação mecânica: colapso e abertura cíclica (atelectrauma) e estiramento (volutrauma) seguido de ruptura tecidual pulmonar e dano celular com aumento e liberação de mediadores inflamatórios.[3,21]

Imediatamente após a instituição da ventilação mecânica a altos volumes em pequenos animais, são encontrados achados histopatológicos e funcionais derivados exclusivamente de efeitos mecânicos diretos. No entanto, após alguns minutos já se observam reações inflamatórias bastante acentuadas, e as principais células envolvidas são os macrófagos que rapidamente se acumulam no interstício e nos alvéolos atingidos e produzem substâncias (citocinas) que provocam uma reação em cadeia da "cascata inflamatória". Alguns trabalhos já demonstraram os possíveis efeitos inflamatórios locais e sistêmicos das citocinas, que estão intensamente aumentadas tanto no lavado broncoalveolar como no sangue de animais submetidos à LPIV.[20]

Com o aumento das citocinas sistêmicas associado à translocação bacteriana dos pulmões para órgãos sistêmicos, corre-se o risco de desenvolvimento da síndrome de resposta inflamatória sistêmica (SIRS), sepse e disfunção de múltiplos órgãos (DMOS).[4,14,21,22]

A taxa de mortalidade da SARA ainda é alta, em torno de 35 a 60%. Um fato muito interessante é que a maioria dos pacientes não morre de hipoxemia e sim de falência de múltiplos órgãos. Isso pode ser explicado pela teoria do biotrauma, em que a ventilação mecânica, que é claramente um método empregado para salvar vidas, pode, na verdade, contribuir para o desenvolvimento da falência de múltiplos órgãos (Figura 41.13).[4]

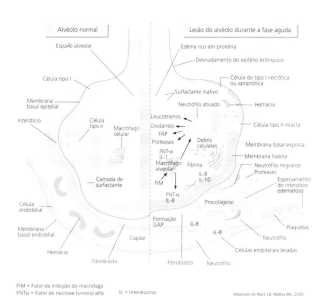

Figura 41.13 Biotrauma.[26]

DISFUNÇÃO DO SURFACTANTE

A própria patologia pulmonar associada ao estresse mecânico nas vias aéreas causado pelo volutrauma e pelo atelectrauma pode mudar as características do surfactante e diminuir sua função protetora, provocando um aumento na tensão superficial e maior propensão das vias aéreas ao colapso (atelectasia).[14,21,22] Esse mecanismo leva a um progressivo colapso pulmonar. Para reabrir essas unidades, uma pressão maior será necessária, e o processo de lesão pulmonar se acentua,[3] gerando expansão desigual dos alvéolos, aumento no estresse e lesão das unidades respiratórias e liberação de mais mediadores inflamatórios.[21]

TOXICIDADE DO OXIGÊNIO

O oxigênio é imprescindível em pacientes com insuficiência respiratória aguda e naqueles que utilizam ventilação mecânica. Porém, o uso indiscriminado pode gerar efeitos deletérios provenientes da toxicidade do oxigênio em diferentes órgãos e sistemas. Em situações de hiperóxia, há produção excessiva de radicais livres em relação às defesas antioxidantes das células, provocando alterações bioquímicas, celulares e teciduais. Alguns exemplos de complicações decorrentes do uso de oxigênio em altas concentrações e por tempo prolongado são retinopatia da prematuridade, displasia broncopulmonar e atelectasias de absorção, além de traqueobronquite e lesão pulmonar aguda. Dessa forma, o efeito tóxico da oxigenoterapia pode provocar lesão pulmonar ou agravar uma lesão já existente.[7,20,21,22]

ABORDAGEM TERAPÊUTICA

Durante os últimos anos, diversos estudos vêm demonstrando a importância da utilização de técnicas de ventilação mecânica protetora para reduzir a incidência de lesão pulmonar induzida pelo ventilador e influenciar nas taxas de sobrevida dos pacientes.[3]

As estratégias mais recentes recomendam uma ventilação que evite as áreas de hiperdistensão e desrecrutamento alveolar e que se mantenha na "zona de segurança" (Figura 41.14).[16] Isso pode ser conseguido com um melhor controle sobre o volume inspiratório final e sobre a pressão de distensão pulmonar, pois é sabido que a hiperdistensão e a lesão tecidual são causadas principalmente pelo alto volume nas unidades aéreas associado ao aumento na pressão transpulmonar.[21] Além disso, recomenda-se o uso da PEEP adequada para recrutar alvéolos colapsados e evitar o atelectrauma.[22]

Outro recurso que previne o aparecimento de LPIV e faz parte da estratégia de VM protetora é o emprego de manobras de recrutamento[21] (Figura 41.15, A-B). Porém, ao se utilizar essa manobra, devem-se manter níveis relativamente altos de PEEP que preservem os benefícios do recrutamento, evitando assim a abertura e o fechamento cíclico e a hiperdistensão das unidades alveolares.[4]

Pode-se então concluir que não basta apenas reabrir os alvéolos atelectasiados para prevenir a lesão pulmonar. Constitui estratégia importante assegurar que o pulmão permaneça aberto. Isso é obtido com a utilização de níveis de PEEP logo acima do ponto de inflexão inferior da curva pressão-volume. A PEEP poderia então reduzir o dano alveolar difuso ao estabilizar as unidades pulmonares distais, depletadas de surfactante, iniciando a inspiração a partir de um volume não tão reduzido, o que diminui a tensão e as forças de estiramento e cisalhamento sobre o epitélio e o endotélio.[20] Além disso, ao se manter um volume expiratório final elevado com a aplicação de PEEP, preservam-se o surfactante e sua função.[22]

Um outro ponto que se deve citar é que, atualmente, preconiza-se a utilização de frequências respiratórias mais baixas. Isso porque a frequência respiratória elevada causa aumento na quantidade de estiramentos por unidade de tempo (aumento do número de aberturas e fechamentos cíclicos alveolares), gerando lesão pulmonar.[20,21] Além disso, com altas frequências pode-se gerar hiperinsuflação e au-

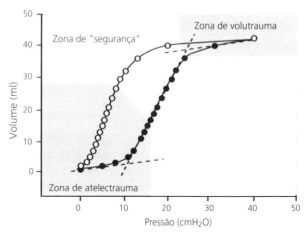

Figura 41.14 Área de segurança para a ventilação protetora.[16]

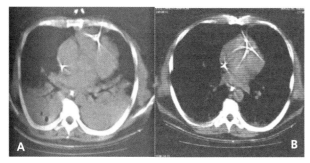

Figura 41.15 Tomografia de tórax: SARA com ventilação mecânica convencional *versus* SARA com recrutamento alveolar.

to-PEEP, facilitando a ocorrência de barotrauma e efeitos hemodinâmicos.[18,19]

O posicionamento em prono (decúbito ventral) é um outro recurso simples e de baixo custo utilizado para combater a hipoxemia nos pacientes com síndrome do desconforto respiratório agudo. Há relatos de melhora da oxigenação em 60 a 70% dos pacientes com SARA.[16] Estudos em cães com lesão pulmonar aguda induzida mostram que em prono as áreas de lesão pulmonar são significativamente menores do que em supino, pela diminuição no estresse cíclico da estrutura pulmonar durante a ventilação mecânica.[2] Além disso, observa-se diminuição das áreas de *shunt*, aumento da complacência pulmonar e melhora na relação PaO_2/FiO_2 quando os pacientes são colocados em prono.[23]

Deve-se lembrar que, quando se utiliza a estratégia de ventilação protetora (PEEP elevada com baixos volumes) em pacientes que desenvolveram SARA, ocorre uma diminuição do volume minuto com consequente hipercapnia. Nessa hipoventilação controlada são tolerados níveis de até aproximadamente 80 mmHg de $PaCO_2$, desde que o pH se mantenha acima de 7,25. Quando a hipercapnia permissiva eleva-se de forma significativa, alguns centros de terapia intensiva neonatal e pediátrica têm instituído a ventilação de alta frequência oscilatória (VAFO).[16]

Estudos em modelo animal com SARA têm demonstrado que a VAFO é uma estratégia de ventilação protetora que promove uma rápida e persistente melhora na oxigenação, inclusive com níveis superiores aos obtidos pelos animais submetidos à ventilação mecânica convencional associada à reposição de surfactante.[3,10]

A VAFO pode ser comparada, grosso modo, a um "CPAP vibratório" (Figura 41.16).[22] Assegura a oxigenação pelo recrutamento alveolar (pressão média de vias aéreas acima do ponto de inflexão inferior), a ventilação alveolar através da utilização de volumes correntes e variações de pressão extremamente baixas com frequência de ciclagem suprafisiológica entre 60 e 900 ciclos por minuto. É uma modalidade capaz de ventilar os pacientes com SARA em uma "janela de segurança" que evita tanto a hiperinsuflação alveolar na inspiração quanto o fechamento e reabertura cíclica na expiração,[16] diferentemente do que ocorre na ventilação mecânica convencional, que a cada ciclo atinge as zonas de lesão acima do ponto de inflexão superior (volutrauma) e abaixo do ponto de inflexão inferior (atelectrauma), conforme demonstrado na Figura 41.16.

Amato et al.[24] demonstraram uma significativa redução da mortalidade, aos 28 dias, em pacientes com SARA tratados com uma estratégia de pulmão aberto que incluía volume corrente menor que 6 ml/kg e PEEP acima do ponto de inflexão inferior.[16] Alguns trabalhos já mostram redução em 22% na taxa de mortalidade dos pacientes com SARA quando baixos volumes correntes são utilizados.

Os estudiosos sugerem que essa redução na taxa de mortalidade pode ser decorrente da menor inflamação pulmonar e sistêmica (biotrauma) gerada em pacientes ventilados com baixos volumes correntes.[5] Dessa forma, o uso de estratégias protetoras que aplicam PEEP adequada ao mesmo tempo que evitam a hiperdistensão alveolar é capaz de prevenir o biotrauma e influenciar na progressão da doença pulmonar, pois estão relacionadas a desfechos fisiológicos mais favoráveis e a uma diminuição da mortalidade.[16]

Não existem, até o momento, estudos clínicos que comprovem os benefícios da estratégia de ven-

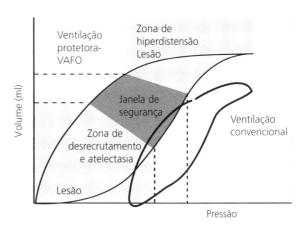

Figura 41.16 VAFO *versus* ventilação convencional. A meta é evitar a zona de lesão e operar na janela de segurança.

tilação protetora na população pediátrica. Entretanto, considerando o forte embasamento fisiológico, experimental e clínico (em adultos), os pacientes pediátricos devem ser ventilados com estratégias protetoras até que dados específicos para essa população estejam disponíveis.[16]

Em suma, os princípios da chamada estratégia protetora de VM na SARA são:[20,21,22]

- Sedação adequada e paralisação, se necessário.
- Aplicação de baixos volumes associado ao uso de PEEP 2 cm acima do ponto de inflexão inferior da curva pressão-volume.
- Uso de baixas frequências respiratórias com objetivo de diminuir a distensão alveolar cíclica.
- Limitações dos picos de pressão na via aérea através da utilização de modos ventilatórios limitados à pressão.
- Emprego de manobras de recrutamento alveolar.
- Mínima FiO_2 capaz de manter a $SatO_2$ em torno de 90%.
- Hipercapnia permissiva.
- Posição prona.

OUTRAS COMPLICAÇÕES DA VENTILAÇÃO MECÂNICA

A entubação orotraqueal (EOT) é procedimento rotineiro para o intensivista pediátrico, sendo a traqueostomia evento mais raro em pediatria.[1] Da EOT, que tem por objetivo a instituição da ventilação mecânica, podem surgir algumas complicações decorrentes da própria prótese endotraqueal ou da pressão positiva aplicada (complicações pulmonares e/ou extrapulmonares).

Como complicações precoces da presença da cânula orotraqueal, destacam-se a laceração ou hematoma das cordas vocais, intubação seletiva e úlceras de mucosa em diferentes níveis da via aérea. Como complicações tardias, destaca-se a estenose subglótica pós-entubação prolongada. Essa lesão é mais frequente na cartilagem cricóide, por ser uma parte mais estreita da via aérea pediátrica. O processo se inicia com denudação endotraqueal, ulceração de mucosa, edema, infiltração de células tipo polimorfos nucleares e aumento de polissacarídeos no interstício. Em casos de tubos com balonete, pouco utilizado em pediatria, pode ocorrer a inibição do fluxo sanguíneo capilar como consequência da pressão lateral exercida contra a mucosa. Com o passar do tempo ocorre cicatrização, o que impede o transporte mucociliar, e, em casos extremos, pode ocorrer a estenose em 2 a 6% dos pacientes pediátricos após intubação prolongada.[1,12]

A laringite pós-extubação, outra complicação vista através do sinal clínico de estridor inspiratório, apresenta incidência em torno de 2,4 a 37% na população pediátrica, estando mais comumente presente em pacientes entre um e quatro anos de idade. Felizmente, ao se tomar as precauções necessárias, o estridor é frequentemente passageiro, resulta de edema mínimo e não existe lesão definitiva. Esse quadro vem sendo tratado comumente em diversos centros de terapia intensiva pediátrica e neonatal com o uso de adrenalina inalatória e corticosteroides, apesar de essa terapêutica ainda ser controversa. Além disso, medidas preventivas devem ser consideradas para evitar as lesões de vias aéreas anteriormente citadas.

Dentre essas medidas, destacam-se: intubação cuidadosa e não traumática, por pessoal habilitado; menor número possível de trocas de tubos; colocação do tubo de tamanho adequado; fixação apropriada do tubo à face, o que diminui o trauma causado por movimento cefalocaudal deste; uso de tubos com material não irritante; controle de secreções e de infecção; assim como a determinação dos fatores de risco para o desenvolvimento de lesões de via aérea, como dificuldade ou trauma ao intubar, estado muito debilitado do paciente, ausência de escape de ar, convulsões, hipoperfusão, baixo peso ao nascer e tempo de permanência do tubo.[1]

O enfoque deste capítulo foi a LPIV, porém é importante ressaltar que a ventilação mecânica pode trazer inúmeras complicações a diferentes órgãos e sistemas. A seguir, encontram-se alguns exemplos[17,21,22] que tentam dar um panorama da dimensão desse assunto.

1. Complicações imediatas provenientes da intubação orotraqueal:

- Hipóxia, taquicardia e hipertensão.
- Reflexo vagal: bradicardia e hipotensão.
- Laringoespasmo.
- Aspirações (conteúdo gástrico) e microaspirações.
- Intubação seletiva e esofágica.
- Deslocamento acidental – extubação.
- Traumatismos: labiais, gengivais, dentários, nasal, amigdalianos e em estruturas laríngeas.
- Obstrução da cânula: secreção ou sangramento.

- Sangramento nasal nas intubações nasais (pouco utilizada).
- Epistaxe e hemoptise.

2. Complicações tardias provenientes da intubação orotraqueal:

- Alteração da dentição permanente.
- Necrose de aletas nasais e sinusopatias nas intubações nasais.
- Lesões em musculatura vocal e cartilagem (paralisia de cordas vocais/anquilose da cricoaritenóideo).
- Edema de glote e pregas vocais.
- Formação de tecido de granulação (granulomas).
- Nódulos vocais.
- Estenoses (subglótica e traqueal).
- Malacia traqueal.
- Rotura traqueal e brônquica.
- Condrite de orelha.
- Lesões de pele decorrentes da fixação da prótese.
- Rouquidão e tosse.
- Dor torácica, nasal e oral.
- Estridor e obstrução de vias aéreas superiores.

3. Complicações relacionadas ao mau funcionamento do equipamento:

- Problemas no circuito (vazamentos, desconexões e oclusões).
- Falhas mecânicas (fontes de gases).
- Falhas eletrônicas (alarmes).
- Falta de aquecimento e umidificação ou superaquecimento do ar inspirado.
- Falhas humanas na programação/regulagem.

4. Complicações das vias aéreas inferiores induzidas pela ventilação mecânica:

- Barotrauma (pneumotórax, pneumomediastino, pneumoperitônio, embolia sistêmica, enfisema intersticial e cutâneo).
- Volutrauma.
- Atelectrauma.
- Biotrauma → disfunção de múltiplos órgãos (DMOS).

5. Outras complicações:

- Assincronia paciente-ventilador.
- Auto-PEEP.
- Toxicidade do oxigênio (atelectasia por absorção, displasia broncopulmonar, retinopatia da prematuridade e lesão pulmonar aguda).
- Infecções pulmonares e de vias aéreas superiores.
- Sinusite, traqueobronquite, otites e pneumonia nosocomial (associada à ventilação mecânica).

6. Complicações cardiovasculares:

- Redução da pré-carga ventricular esquerda.
- Redução do volume sistólico.
- Hipotensão.
- Redução do fluxo cardíaco coronariano.
- Aumento da resistência e da pressão arterial pulmonar.

7. Complicações renais:

- Retenção hidrossalina.
- Aumento de aldosterona e vasopressina.
- Redução do fator natriurético atrial.
- Diminuição do débito urinário.

8. Complicações gastrintestinais:

- Lesão de mucosa gástrica.
- Hiperdistensão gástrica.
- Hemorragias digestivas.
- Hipomotilidade intestinal.
- Disfunção pancreática.
- Redução do fluxo sanguíneo porta e compressão do duto biliar intra-hepático.

9. Complicações neurológicas e musculares:

- Aumento da pressão intracraniana.
- Redução do fluxo sanguíneo cerebral.
- Polineuropatia e problemas neuromusculares.
- Atrofia muscular generalizada.
- Disfagia.
- Incoordenação muscular respiratória.
- Diminuição da força de contração diafragmática.

REFERÊNCIAS BIBLIOGRÁFICAS

1. Garros D. Laringite pós-extubação: respirando aliviado? J Pediatr 2001; 79(3): 157-9.
2. Paiva KCA, Beppu OS. Posição prona. J Bras Pneumol 2005; 31(4): 332-40.
3. Piva J, et al. Ventilação de alta freqüência por oscilação com-

parada a ventilação mecânica convencional associada à reposição de surfactante em coelhos. Rev Chil Pediatr 2002; 73(5): 518-28.

4. Slutsky A. Ventilator-induced lung injury: from barotrauma to biotrauma. Respiratory Care 2005; 50(5): 646-59.

5. Dreyfuss D, Ricard JD, Jaumon G. On the physiologic and clinical relevance of lung-borne cytokines during ventilator-induced lung injury. Am J Respir Crit Care Med 2003; 167: 1467-71.

6. Slutsky A. Lung injury caused by mechanical ventilation. Chest 1999; 116: 9s-15s.

7. Peroni DG, Boner AL. Atelectasis: mechanisms, diagnosis and management. Paediatr Respir Rev 2000: 274-8.

8. Marraro G. Innovative practices of ventilatory support with pediatric patients. Pediatr Crit Care Med 2003; 4(1): 8-20.

9. Suguihara C, et al. Como minimizar a lesão pulmonar no prematuro extremo: propostas. J Pediatr 2005; 81 (Supl1): S69-S78.

10. Viana M, Sargentelli GA, Arruda ALM, Wiryawan B, Rotta AT. O impacto de estratégias de ventilação mecânica que minimizam o atelectrauma em um modelo experimental de lesão pulmonar aguda. J Pediatr 2004; 80(3): 189-96.

11. Brunherotti M, Vianna JRF, Silveira CST. Diminuição da ocorrência de pneumotórax em recém-nascidos com síndrome de desconforto respiratório através de estratégias de redução de parâmetros ventilatórios. Jornal de Pediatria 2003; 79(1): 75-80.

12. Krebs VLJ, Troster EJ. Complicações da ventilação mecânica. Pediatria Moderna 2000; 36: 58-60.

13. Kahdi F, Udobi KF, Childs E. Acute respiratory distress syndrome. Am Fam Physician 2003; 67(2): 315-22.

14. Veldhuizen RAW, Slutsky AS, Joseph M, McCaig L. Effects of mechanical ventilation of isolated mouse lungs on surfactant and inflammatory cytokines. Eur Respir J 2001; 17: 488-94.

15. Clark RH, Slutsky AS, Gerstmann DR. Lung protective strategies of ventilation in the neonate: what are they? Pediatrics 2000; 105(1): 112-4.

16. Rotta AT, Kunrath CLB, Wiryawan B. O manejo da síndrome do desconforto respiratório agudo. J Pediatr 2003; 70(Supl 2): 149-160.

17. Sandur S, Stoller JK. Pulmonary complications on mechanical ventilation. Clin Chest Med 1999; 20(2): 222-44.

18. Troster E. A ocorrência de auto-PEEP em ventilação mecânica. J Pediatr 1998; 74(4): 263-4.

19. Ferreira A, Kopelman CSV, Carvalho WB, Bonassa J. Importância da auto-PEEP sobre a mecânica respiratória e gases arteriais em pacientes submetidos à ventilação pulmonar mecânica. J Pediatr 1998; 74(4): 275-83.

20. Carvalho C. Ventilação mecânica. São Paulo: Atheneu, 2000. v.I e II.

21. Sarmento GJV. Fisioterapia respiratória no paciente clínico: rotinas clínicas. Barueri: Manole; 2005.

22. Carvalho WB. Ventilação pulmonar mecânica em pediatria e neonatologia. São Paulo: Atheneu; 2004.

23. Coimbra R, Silverio CC. Novas estratégias de ventilação mecânica na lesão pulmonar aguda e na síndrome da angústia respiratória aguda. Rev Ass Med Brasil 2001; 47(4): 358-64.

24. Amato MBP, Barbas CSV, Medeiros DM, Magaldi RB, Schettino GP, Lorenzi Filho G. Effect of a protective-ventilation strategy on mortality in the acute respiratory distress syndrome. N Engl J Med 1998; 338: 347-54.

25. Macintyre NR, Branson RD. Mechanical ventilation. Chest 2001.

26. Ware LB, Matthay MA. Medical progress: the acute respiratory distress syndrome. N Engl J Med 2000; 342(18): 1334-134.

42

ABORDAGEM MOTORA NA CRIANÇA HOSPITALIZADA

DENISE CARDOSO RIBEIRO PAPA
PATRÍCIA NUNES DELLAVIA

Desenvolvimento motor é o processo de mudança no comportamento motor, o qual está relacionado com a idade do indivíduo e com as experiências por ele vividas. Ocorre durante toda a vida e sofre influência de fatores genéticos, formação intra-uterina e fatores ambientais.[1]

Durante anos, atribuiu-se a mudança no comportamento motor exclusivamente à maturação do sistema nervoso central (SNC), porém, atualmente, sabe-se que esse processo está interligado ao desenvolvimento dos demais sistemas orgânicos: sistema musculoesquelético, cardiorrespiratório, trato digestório, entre outros. O ambiente também exerce forte influência no desenvolvimento motor.

A experiência vivenciada orienta o desenvolvimento estrutural do cérebro, ou seja, as experiências iniciais da vida com o meio externo, percebidas por seus sentidos (visão, audição, olfato, tato e paladar) determinam a estruturação do cérebro, capacitando-o a criar e modificar conexões e fornecer substrato para organização e funcionamento.[1,2,3]

Durante a infância, especialmente no primeiro ano de vida, se a criança for privada de estímulos, como em hospitalizações prolongadas, o desenvolvimento poderá ficar comprometido. Deficiências físicas resultantes de doenças ou traumas podem afetar a independência funcional.

É importante que o fisioterapeuta conheça o desenvolvimento normal da criança para detectar atrasos e variações da normalidade. O reconhecimento precoce e um plano de tratamento específico podem prevenir incapacidades e deformidades.

DESENVOLVIMENTO MOTOR NORMAL

Discorremos a seguir sobre os principais marcos presentes no desenvolvimento motor normal, que devem seguir como guia para avaliar e promover as aquisições de controle motor e atividades funcionais (Tabela 42.1).[4,5]

Os reflexos são reações automáticas desencadeadas por estímulos que impressionam diversos receptores e tendem a favorecer a adequação do indivíduo ao ambiente.

À medida que a maturação do sistema nervoso evolui, os estímulos que desencadeiam reflexos vão provocando respostas menos automáticas quando começa a marca do componente cortical, ou seja, os reflexos e as reações dos primeiros tempos são integrados pelo sistema nervoso central. A evolução motora normal do lactente liga-se ao curso contínuo das fases evolutivas que descrevemos. Eventos que levam à lesão cerebral podem produzir transtornos dessa série evolutiva. Portanto, a avaliação dos reflexos no primeiro ano de vida está inserida na avaliação fisioterapêutica, ajudando-nos a detectar alterações nessa fase.[5,6]

REFLEXOS ARCAICOS

A seguir, descreveremos os principais reflexos arcaicos para avaliação do desenvolvimento motor normal e algumas implicações clínicas desses eventos.

É importante ressaltar que existem variações dentro da normalidade da idade cronológica para o surgimento e integração dos reflexos arcaicos. Crianças nascidas prematuramente devem ser avaliadas de acordo com sua idade corrigida e não a cronológica.

Tabela 42.1 Principais aquisições no primeiro ano de vida

RN a termo	Hipertonia flexora fisiológica de MMSS e MMII (bebê simétrico) Reação de endireitamento cervical +
1º mês	Marcha reflexa RTCA mais relacionado aos MMSS do que MMII (bebê mais assimétrico) Inicia extensão da cabeça em DV Fixa olhar no objeto Reação labiríntica de retificação Reação óptica de retificação Reação positiva de apoio
2º mês	Diminuição do tônus flexor Abasia e astasia presentes Consegue segurar objetos, porém não solta voluntariamente Puxado para sentar: cabeça cai posteriormente Apresenta sorriso reativo
3º mês	Mãos na linha média Eleva e sustenta a cabeça em DV Puxado para sentar: cabeça acompanha o movimento do tronco Apresenta sorriso espontâneo Contração abdominal ativa
4º mês	Apresenta anteversão pélvica Apoia antebraço em decúbito ventral Alternância simétrica entre flexão e extensão Brinca com o próprio corpo
5º mês	Rola de supino para prono e para lateral Leva os pés até a boca Senta com apoio Solta os objetos voluntariamente Passa os objetos de uma mão para outra

(continua)

Tabela 42.1 Principais aquisições no primeiro ano de vida *(cont.)*

6º mês	Apresenta controle de cabeça em todas as posturas Reação de apoio em pé com MMII aduzidos Reação de paraquedismo +
7º mês	Permanece na posição de gato com as mãos abertas Senta sem apoio Rola de prono para supino Tenta engatinhar
8º mês	Consegue engatinhar Puxa-se para ficar em pé, com transferência de peso: início da formação do arco plantar medial Apresenta movimento de pinça Roda o tronco quando sentado
9º mês	Permanece sentado com MMII em extensão ou em "W" Consegue agachar e levantar Consegue ficar em pé
10º mês	Reconhece-se no espelho Engatinha com objeto na mão Caminha com apoio em MMSS Intercala pé valgo e varo Consegue sentar quando está em pé ou em decúbito dorsal
11º mês	Consegue ficar em pé com equilíbrio parcial
12º mês	Apresenta marcha com base alargada, sem balanço recíproco de MMSS Formação do arco palmar

Reflexo de Moro

Consiste na resposta de abrir os braços, esticar os dedos e pernas em resposta a um som intenso ou qualquer estímulo repentino e forte. É uma reação de equilíbrio arcaica.

O reflexo de Moro (Figura 42.1) se manifesta de igual maneira em ambos os lados do corpo e qualquer assimetria deve ser considerada anormal. É aconselhável, para evitar influências tônicas dos músculos do pescoço capazes de induzir respostas assimétricas dos MMSS, que se mantenha a cabeça na linha média ao realizar as manobras semiológicas, podendo ser erroneamente interpretada como paresia.

É encontrado no prematuro a partir do sexto mês e está sempre presente no RN normal. Desapa-

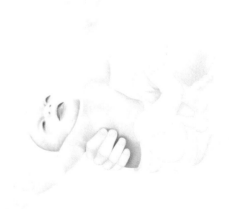

Figura 42.1 Reflexo de Moro.

rece em média no fim do terceiro mês. O Moro inferior persiste algumas semanas após a extinção do Moro superior, o que constitui mais um dado que assinala o sentido cefalocaudal de maturação.

Nas crianças que crescem e maturam em ambientes estimulantes seu desaparecimento se acelera, enquanto persiste durante longos meses quando o exercício postural é escasso.

Reflexo de Galant

Testa-se friccionando paravertebralmente (em prono) com o dedo e a criança forma com o corpo um arco. A concavidade volta-se na direção do estímulo e o quadril é puxado para cima. A perna e o braço do mesmo lado estendem-se e as extremidades opostas fletem-se. Presente nos dois primeiros meses de vida.

Reflexo tônico cervical assimétrico (RTCA)

Trata-se de um reflexo postural desencadeado por mudanças de posição da cabeça em relação ao tronco, de grande importância para o desenvolvimento do conhecimento do corpo e de sua situação no espaço. No RN, o RTCA resulta da tendência em manter a cabeça voltada para um ou outro lado. A resposta motora que fecha o arco reflexo determina a extensão do membro superior para os quais se orienta a face e a flexão dos opostos (occipitais). No decúbito ventral o RTCA se expressa com atitude inversa dos membros: flexiona os faciais e estende os nucais. Observado do segundo até o terceiro ou quarto mês.

A persistência da atitude de esgrimista, rígida e estereotipada, mesmo na idade em que sua presença é fisiológica, sugere doença, geralmente lesão cerebral. Ao contrário, sua ausência se observa em algumas alterações congênitas.

Reação de retificação labiríntica

Consiste na capacidade que o recém-nascido apresenta de verticalizar a cabeça quando o corpo é deslocado. A primeira retificação labiríntica a ser observada é a extensão da coluna cervical quando o recém-nascido é colocado em decúbito ventral; este é um marco para o desenvolvimento normal futuro. Aos quatro meses, é possível vencer a gravidade em decúbito lateral e o bebê consegue retificar a cabeça.

Reação óptica de retificação

É a capacidade que a criança possui de levantar ou retificar a cabeça a partir de um estímulo visual. A cabeça se direciona no sentido do estímulo. Presente desde o primeiro mês de vida.

Reação positiva de apoio

Consiste da resposta em extensão do membro inferior quando se apoia o pé. Presente até o terceiro ou quarto mês.

Marcha automática

Com a criança segura pelo tórax suspensa, ereta e anteriorizada, observa-se a reação de apoio quando o pé toca uma superfície rígida. Ocorre inicialmente uma atitude flexora que passa a extensora quando há apoio (Figura 42.2). Essa alternância entre flexão e extensão de membros inferiores consiste na marcha automática que tende a desaparecer aos dois meses de vida. Crianças muito estimuladas podem não apresentar o período de abasia-astasia e passarem da reação de apoio para o apoio definitivo e voluntário, que ocorre próximo aos seis meses.

Figura 42.2 Reflexo da marcha automática.

Abasia e astasia

Entre o terceiro e o quarto meses não se observa mais o reflexo de apoio. Ao elevar o bebê em posição vertical há ausência de apoio em membros inferiores: é a chamada astasia. Abasia é a incapacidade de dar passos, ou seja, o bebê não apresenta mais a marcha automática.

Reflexo de preensão plantar

Tocando-se a planta do pé abaixo do hálux, assumem os demais artelhos a posição de garra (quando cessa o toque estendem-se os artelhos). Presente desde o nascimento até aproximadamente os oito meses de vida. Persistindo esse reflexo, não é possível manter o pé plano nem a marcha normal (Figura 42.3).

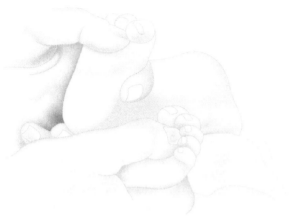

Figura 42.3 Reflexo de preensão plantar.

Reflexo de preensão palmar

Ao tocar a superfície interna da mão, essa se fecha enquanto durar o estímulo. Observa-se esse reflexo desde o nascimento até o quarto mês. Se esse reflexo persistir, há ausência das reações de equilíbrio (Figura 42.4).

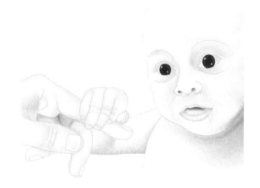

Figura 42.4 Reflexo de preensão palmar.

Reflexo de Landau

Resulta de uma complexa interação labiríntica e tônico-cervical. Para observá-lo, deve-se manter a criança suspensa horizontalmente, e se a mantiver no ar, sua cabeça ergue-se automaticamente e os MMII acompanham a extensão. A flexão súbita da cabeça produz flexão total do corpo inteiro. A observação desse reflexo ocorre a partir do quinto mês aproximadamente. Esse reflexo está presente por alguns meses durante o primeiro ano e, por meio dele, a criança experimenta a sua posição no espaço (esquema corporal).

Reação de paraquedas

Segura-se o tronco da criança pela cintura com as duas mãos e aproxima-se a cabeça do chão com relativa rapidez. Antes de a cabeça chegar à plataforma, os braços se estendem como se a criança fosse apoiar-se. A resposta completa surge com seis ou sete meses. Esse reflexo persiste pela vida inteira e inclui-se nas reações de equilíbrio e proteção.

Reflexo glabelar

Comprimindo a glabela, fecham-se os olhos. É possível constatar, por esse meio, paresias faciais.

Reflexo tônico cervical simétrico

Fletida a cabeça, há flexão dos MMSS e extensão de MMII, ao passo que, se estender a cabeça, há extensão dos MMSS e flexão dos MMII.

Esse não é um reflexo observado no desenvolvimento motor normal; pode surgir perto dos sete meses, quando a criança engatinha. Quando persistente, esse reflexo impede o apoio sobre os quatro membros, não permitindo elevar-se para sentar.

INTERVENÇÃO FISIOTERAPÊUTICA

O tratamento fisioterapêutico baseia-se na avaliação conjunta com a equipe multiprofissional, com o propósito de identificar componentes patológicos ou detectar atrasos no desenvolvimento da criança em ambiente hospitalar, especialmente em internações prolongadas.

A observação clínica dos movimentos espontâneos e o reconhecimento das etapas de desenvolvimento de bebês são os instrumentos de diagnóstico mais confiáveis para detectar crianças potencialmente portadoras de deficiências. Os três primeiros meses, segundo Köng,[7] são a fase em que sinais anormais podem desaparecer (desenvolvimento tendendo para normalidade) ou podem aumentar, sugerindo doença e indicando necessidade de tratamento.

O objetivo do tratamento é transmitir e integrar maior quantidade possível de experiências sensoriomotoras normais, de maneira ativa, antes que os padrões de movimentos anormais se tornem habituais. Com técnicas de manuseio adequado é possível manter os padrões de postura e movimentos anormais sob controle e, ao mesmo tempo, proporcionar ao bebê a experiência de posturas e movimentos ditos normais, primeiramente dirigindo, acompanhando, depois controlando o quanto for necessário, e finalmente retirando as mãos gradualmente até que a criança assuma os movimentos de forma mais independente.

É importante estimular as reações de forma ativa, adequando a terapia ao estado da criança (com a imposição de procedimentos esquemáticos corre-se o risco de estressar o bebê e reforçar padrões anormais) e o gradual repasse do controle terapêutico da postura e do movimento em favor do autocontrole da criança. No entanto, muitas vezes são necessários os exercícios passivos para, por exemplo, a correção de deformidades.[7,8]

O correto posicionamento para obter boa postura e auto-organização, associado à alternância periódica dos decúbitos, além de ser benéfico na função pulmonar, favorece o desenvolvimento neurossensorial e psicomotor, propicia maior conforto e previne a formação de escaras de decúbito (Figuras 42.5, 42.6 e 42.7).

Na Unidade de Terapia Intensiva Neonatal, uma prática comumente utilizada é a estimulação sensoriomotora, especialmente em bebês prematuros. Essa população necessita continuar a maturação extraútero; portanto, a qualidade dos estímulos ofertados é determinante para organização maturacional. Estímulos táteis, proprioceptivos, auditivos, visuais e vestibulares compõem a estimulação sensoriomotora. Esses estímulos são capazes de promover adequação de tônus e resposta muscular. Segundo Feldman, as crianças submetidas a estimulação apresentaram ganho de peso, maior tempo em estado de alerta e organização. White-Traut et al. acrescentam que não houve alterações significativas em parâmetros clínicos como frequência respiratória, frequência cardíaca, oxigenação e temperatura corpórea nesses bebês (Figuras 42.8 e 42.9).[9,10,11,12,13]

Durante os primeiros meses de vida, o bebê privado de estímulo ou com disfunção cerebral frequentemente pode apresentar o sinal clínico de hipotonia

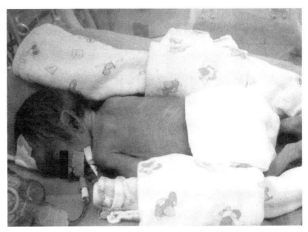

Figura 42.5 O decúbito ventral deve proporcionar o alinhamento dos MMII, evitando abdução e rotação externa exageradas, e a cabeça deve ficar alinhada ao tronco para evitar flexão ou extensão excessivas. Promove apoio abdominal e estabiliza a caixa torácica. Utiliza-se um pequeno rolo de toalha sob o abdome. Os MMSS e MMII são mantidos em flexão, respeitando o padrão flexor fisiológico. Os pés são apoiados em posição neutra, e com o uso do ninho ao redor da criança, além do estímulo tátil-proprioceptivo, também estimulam o tônus muscular à medida que o bebê o empurra, como faz com a parede uterina.

muscular, o que pode ocorrer em razão do atraso na maturação do cerebelo e das vias corticais, associado também ao decúbito dorsal instituído em crianças hospitalizadas. O estímulo para adquirir o controle

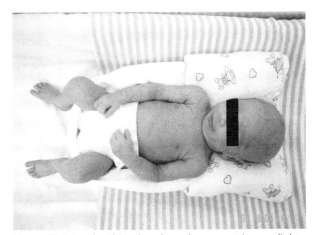

Figura 42.6 Em decúbito dorsal, a cabeça mantém-se alinhada ao tronco e, particularmente nessa postura, a cabeça recebe apoio posterior, o que não ocorre em decúbito ventral ou lateral (podendo levar a deformidades na calota craniana em RNPT). A variação dos decúbitos favorece a formação arredondada do crânio. O rolo ao redor do bebê favorece o alinhamento do tronco e a flexão de quadril, que propiciam a contração abdominal ativa. A altura do rolo deve ser ajustada de modo a manter os pés apoiados. Os MMSS e MMII são mantidos livres para movimentação espontânea.

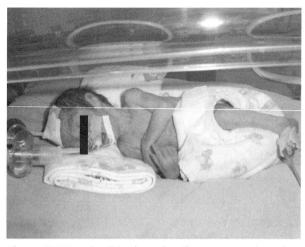

Figura 42.7 Em decúbito lateral, utiliza-se um coxim sob a cabeça para manter o alinhamento da cervical (evitando inclinações), e outro ao longo da coluna e entre as pernas. Nessa postura, o alinhamento mão-boca está favorecido.

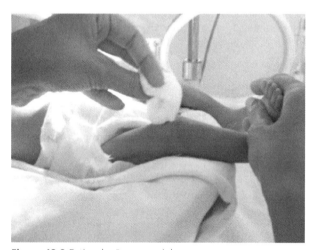

Figura 42.8 Estimulação sensorial.

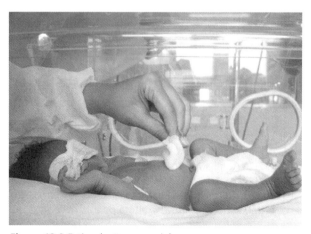

Figura 42.9 Estimulação sensorial.

sobre a cabeça e o tronco estará ausente na criança que raramente é retirada da incubadora ou do berço. A falta de experiência e a lentidão com que ela aprende a manter a cabeça em posição vertical prejudicam, por sua vez, a capacidade para desenvolver a função visiomotora.[2]

O desenvolvimento de componentes motores básicos, tais como controle cervical, controle de tronco, estabilidade da cintura escapular e pélvica e deve ser enfatizado durante o atendimento fisioterapêutico. Esses componentes permitirão o desenvolvimento das reações de endireitamento, de proteção e equilíbrio, essenciais para qualquer atividade funcional de locomoção e manipulação. Para isso, podemos lançar mão dos pontos-chave de controle, que são partes do corpo por meio das quais o fisioterapeuta terá condições de facilitar uma movimentação ativa normal ou inibir padrões anormais, sejam elas cabeça, ombro, cotovelos, punhos, quadril, joelho e tornozelo.[7,8]

Sabe-se que, para adquirir habilidade na execução de determinada ação, é preciso haver treinamento específico em relação à tarefa. A prática com repetições frequentes torna-se necessária para:

- Aprender o padrão de movimento.
- Modificar esse padrão de acordo com as necessidades impostas pelo ambiente e outras exigências.
- Aumentar a força muscular, especificamente em relação ao ato em questão.[2,12]

A presença de sondas alimentares (gástricas ou enterais), acesso venoso (central ou periférico), cânulas de traqueostomia, drenos e monitores não impede a realização da fisioterapia; entretanto, requer atenção especial para se evitar deslocamentos acidentais. As condições clínica e hemodinâmica, essas sim, são consideradas fatores determinantes de indicação fisioterapêutica.

Seguem algumas sugestões de manuseios terapêuticos indicados no tratamento de crianças enfermas (Figuras 42.10 a 42.16).

Podemos trabalhar dissociação de cinturas pélvica e escapular, contrações excêntricas, reações de equilíbrio e proteção. Na Figura 42.14, os pés livres e o apoio em ponto-chave no quadril permitem as reações de equilíbrio.

A deambulação também deve ser incentivada sempre que possível, com efeitos benéficos para o sistema osteomuscular, respiratório e cardiocirculatório.

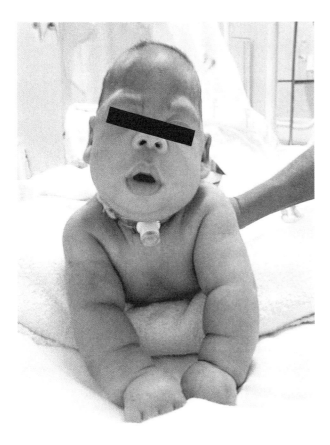

Figura 42.10 Criança de oito meses em decúbito ventral, com acometimento neurológico, apresentando persistência do reflexo de preensão palmar. O rolo sob o tórax promove a transferência do centro de gravidade para pelve, trabalhando a musculatura extensora cervical, tronco superior e descarga de peso nos MMSS.

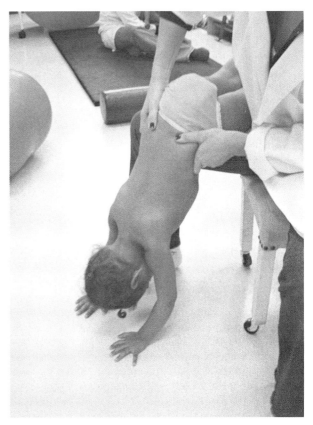

Figura 42.11 Pode-se estimular as reações de proteção por meio da movimentação anterior, estando a criança suspensa, segura pelas mãos do terapeuta. A descarga de peso nos MMSS propicia o alongamento muscular dos flexores do punho e dos dedos.

EFEITOS DA IMOBILIZAÇÃO PROLONGADA NO LEITO

Além de detectar atrasos no desenvolvimento decorrentes de internação prolongada ou distúrbios motores em crianças encefalopatas, o fisioterapeuta deve considerar os efeitos da imobilização prolongada no leito, mesmo em crianças previamente hígidas. Sabe-se que a falta de atividade física, seja por sedentarismo, seja por impossibilidade física dentro de uma unidade hospitalar, pode levar a criança ao descondicionamento físico global, tornando-a suscetível a uma série de fatores de risco para sua saúde.

Os benefícios alcançados com os exercícios são mundialmente conhecidos, principalmente em relação ao ganho de força e resistência muscular, melhoria da flexibilidade articular, redução do risco de traumatismo musculoesquelético e melhoria do condicionamento cardiovascular.[14]

Apesar desses benefícios, por muito tempo os médicos prescreveram imobilidade e repouso no leito para uma variedade de restrições médicas. Os efeitos adversos da imobilidade podem ser uma comorbidade comum em pacientes com doença crônica.

As causas da imobilização dentro do ambiente hospitalar podem ser variadas, como fratura óssea, doença pulmonar, pós-operatório complicado, doenças neurológicas, entre outras.

Os efeitos da imobilização são definidos como uma redução na capacidade funcional de todos os sistemas, resultado da inatividade musculoesquelética prescrita ou inevitável. A prevenção de tais complicações deve ser o princípio básico de qualquer plano de tratamento, e, para obter bons resultados, deve ter início precoce.[14,15,16]

O sistema osteomuscular geralmente é o mais acometido pelo imobilismo. A prevenção do imobilismo nesse sistema, por não causar limitações funcio-

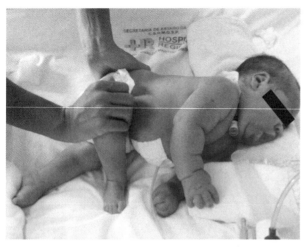

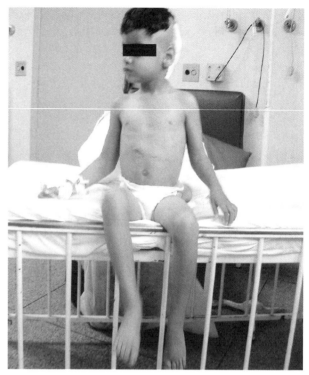

Figura 42.12 O decúbito lateral é vantajoso por facilitar o posicionamento da cabeça e do tronco, reduzindo a hiperextensão e, sobretudo, promovendo vivência em postura intermediária para o ato de rolar. Estímulos proprioceptivos podem ser aplicados nos ombros e quadris para promover a estabilidade postural proximal. Além disso, as atividades dos MMSS na linha média são facilitadas nesse decúbito. A transferência e a sustentação de peso em membro inferior unilateralmente promovem alongamento muscular e reduzem a hipersensibilidade tátil dos pés.

Figura 42.14 Pés livres e apoio em ponto-chave.

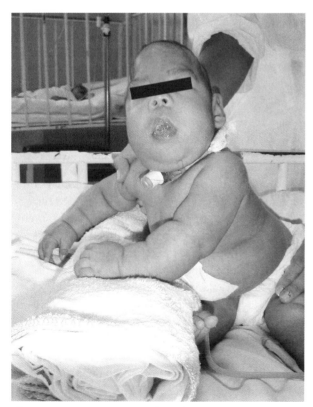

Figura 42.13 A postura sentada implica diversos objetivos terapêuticos. A utilização do ponto-chave dependerá do controle postural que a criança apresenta.

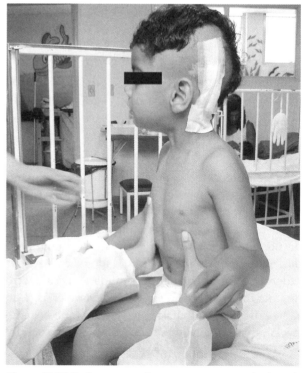

Figura 42.15 Podemos associar as posturas com técnicas de *tapping*, que são estímulos destinados a influenciar o tônus do corpo mediante estimulação proprioceptiva e tátil. Se ocorrerem padrões reflexos, reações indesejadas ou hipertonia, a estimulação deve ser modificada.

nais no início da imobilização, por vezes é negligenciada. As limitações funcionais do sistema osteomuscular podem prejudicar as transferências, as posturas e os movimentos no leito, complicando os cuidados gerais de enfermagem, como posicionamento e higiene, alterando e dificultando o padrão de marcha e aumentando o risco de formação de úlceras de decúbito, prolongando assim o tempo de hospitalização.[14]

Além disso, o crescimento ósseo se adapta às forças colocadas sobre ele. Nas crianças em fase de desenvolvimento, sobrecargas gravitacionais, particularmente na posição de sustentação de peso, contribuem para o crescimento do sistema esquelético. Cada contração muscular normal também coloca uma sobrecarga normal no osso e afeta seu formato e densidade. O sistema muscular e cardiopulmonar também desenvolvem força e resistência à medida que são submetidos a qualquer movimento. A ausência de sobrecarga normal nos sistemas corporais pode levar a deformidade e lesão. Esse fato é especialmente importante em crianças, visto que a permanência no leito prejudica seu crescimento estrutural.[14,15]

As contraturas podem ser outro efeito da imobilização, podendo envolver músculos e outros tecidos moles que rodeiam a articulação, provocando atrofia e incompetência funcional pelo desuso. Esse efeito não é apenas a redução do tamanho do músculo, mas também uma redução no movimento funcional, alongamento, resistência e coordenação.[16,17,18]

A redução das contrações musculares nos membros inferiores facilita a estase venosa em partes do corpo que reduzem a velocidade da circulação. Esse fator, somado à pressão constante do peso do corpo no leito e compressão dos capilares, predispõe à formação da trombose venosa profunda e seus riscos inerentes. Como medidas de prevenção, podemos citar a compressão externa intermitente dos membros inferiores, exercícios ativos e mobilização precoce.[16]

O imobilismo é responsável pela redução da força muscular de 10 a 15% por semana, reduzindo assim o torque e a incoordenação pela fraqueza generalizada, resultando em má qualidade de movimento. A hipotrofia muscular ocorre por redução da síntese protéica que pode ser observada já na sexta hora de imobilização.

No tecido articular, o imobilismo produz redução do arco de movimento em decorrência da proliferação de tecido fibrogorduroso, resultado da falta de atividade do líquido sinovial que nutre e lubrifica a articulação, gerando nutrição deficiente.

São observadas, também, alterações no tecido ósseo, como redução da massa óssea total pelo aumento da atividade osteoclástica e excreção de cálcio, predispondo a osteoporose, que pode ser prevenida pela manutenção da força e dos movimentos musculares. O estresse normal dos ossos pode ser promovido colocando o paciente em pé em pranchas especiais ou com realização da marcha.

No sistema gastrintestinal, a imobilização pode provocar alterações, como falta de apetite ocasionado pelo olfato e deglutição prejudicada pela posição e constipação, pela redução do peristaltismo associado à inatividade e pouca ingestão líquida.

A posição dorsal dificulta a drenagem de urina da pelve para a bexiga. A retenção urinária predispõe a quadros de infecção. Além disso, o cálcio não utilizado ou perdido dos ossos durante a imobilização facilita a formação de cálculos renais.

O sistema nervoso também é afetado pela imobilização, ocorrendo alterações como: ansiedade, depressão, insônia, agitação, irritabilidade, desorientação temporoespacial, diminuição da concentração, incoordenação e diminuição da tolerância a dor.[14,15,16]

Também há comprometimento no desempenho do sistema cardiovascular ocasionando um aumento da frequência cardíaca ao repouso e elevação da pressão arterial sistólica pelo aumento da resistência periférica. No aparelho respiratório, ocorre redução do volume corrente, volume-minuto, capacidade vital e capacidade de reserva funcional de 20 a 25%. A associação do déficit do mecanismo da tosse e do movimento ciliar dificulta a eliminação de secreções criando um terreno propício para o desenvolvimento de infecções respiratórias.

Esses efeitos são amplamente conhecidos em adultos, porém em crianças ainda é um assunto em exploração. Rowland[19] estudou os efeitos do imobilismo na função aeróbica em crianças imobilizadas por dez semanas e verificou que houve uma perda estimada de 13% do VO_2máx.

As intervenções em pacientes imobilizados podem diminuir as mudanças fisiológicas desfavoráveis citadas antes e complicações por elas geradas. Muitas dessas intervenções, como exercícios para os membros inferiores, podem beneficiar vários sistemas ao mesmo tempo, pois esses exercícios não afetam apenas os ossos longitudinais: ajudam a promover o tônus muscular e a melhora cardiovascular, além da redução da perda de cálcio.[17,20-22]

Após avaliação da criança e identificação dos problemas e restrições, são desenvolvidas metas de

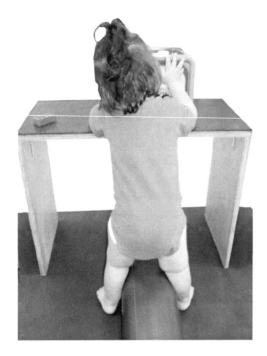

Figura 42.16 Se as condições clínicas permitirem, a criança deve ser colocada em pé. Inicialmente, pode ser colocada sobre uma superfície para apoio de cintura escapular e MMSS. O rolo entre as pernas tem a função de alinhar quadril, joelhos e pés (evitando a adução, principalmente em crianças com hipertonia de adutores). Assim, a criança estará recebendo estimulação sensorial na planta dos pés e vivenciando uma postura antigravitacional. O emprego de talas, em alguns casos, se faz necessário para a criança treinar a posição bípede.

tratamento e o plano de assistência é estabelecido. O que precisa ser feito, a seguir, é determinar o tipo de exercício terapêutico que pode ser usado para alcançar os objetivos propostos.[18]

Os efeitos positivos do exercício incluem prevenção de disfunções, assim como desenvolvimento, melhora, restauração ou manutenção da normalidade de força, resistência a fadiga, mobilidade e flexibilidade, relaxamento, coordenação e habilidade.[18,23]

Durante o exercício, as sobrecargas e as forças são colocadas nos sistemas corporais de um modo positivo, progressivo e apropriado, com a finalidade de melhorar a função geral do indivíduo. Portanto, cabe ao fisioterapeuta avaliar o tipo de exercício a ser prescrito, seja ele passivo, ativo, ativo-assistido ou resistido.

Todas as atividades propostas aos pacientes imobilizados devem ser realizadas de acordo com as possibilidades de cada criança, sempre respeitando os limites da dor e da doença de base.

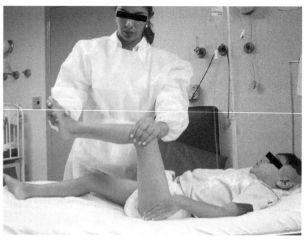

Figura 42.17 Criança em posição confortável e região do corpo em que o exercício é feito livre de vestimentas restritivas.

Além da força e resistência à fadiga, para o desempenho de movimentos funcionais normais é necessária mobilidade dos tecidos moles e articulares. Quando uma criança com controle neuromuscular normal executa as atividades normais, os tecidos moles e articulações alongam-se e/ou encurtam-se continuamente, e o seu comprimento apropriado é mantido. Se, de algum modo, a movimentação normal é restringida, há posicionamento estático ou incorreto, ocorre encurtamento adaptativo (retração) de tecidos moles e articulações. As retrações devem ser prevenidas, se possível; mas se ocorrerem, exercícios de mobilização e alongamento podem ser usados para devolver às estruturas envolvidas seu comprimento apropriado.[18,24]

Os exercícios são executados nos planos anatômicos de movimentos ou em padrões diagonais descritos na facilitação neuromuscular proprioceptiva (Figura 42.17).

Uma intervenção fisioterapêutica precoce e de qualidade quase sempre conduz à ausência ou diminuição dos prejuízos motores, alcançando melhor qualidade de vida e redução do período de internação. É indispensável instruir crianças, pais e equipe quanto ao objetivo e as perspectivas do tratamento, integrando a terapia à rotina da criança.

REFERÊNCIAS BIBLIOGRÁFICAS

1. Tecklin JS. Fisioterapia pediátrica. Porto Alegre: Artmed; 2002.
2. Shephered RB. Fisioterapia em pediatria. 3.ed. São Paulo: Santos; 1996.

3. Burns YR. Fisioterapia e crescimento na infância. São Paulo: Santos; 1999.
4. Bly L. Motor skills acquisition in the first year. Tucson, Arizona: Therapy Skills Builders; 1994.
5. Coriat LF. Maturação psicomotora no primeiro ano de vida da criança. São Paulo: Centauro; 2001.
6. Flehmig I. Desenvolvimento normal e seus desvios no lactente. 3.ed. Rio de Janeiro: Atheneu; 1987.
7. Köng E. Diagnóstico e tratamento precoce dos distúrbios do movimento causados por lesões cerebrais. Trad. Mariane S. Muller. Boletim Informativo – Abradimene. Ano IV, nº1 – fev/2001, 1ª parte e nº 2 – dez/2001, 2ª parte.
8. Bobath K. Uma base neurofisiológica para o tratamento da paralisia cerebral. 2.ed. São Paulo: Manole; 1994.
9. Feldman R, Eidelman AI. Intervention Programs for Premature Infants – How do They Affect Development? Clin Perinatol 1998; 25(3): 613-26.
10. White-Traut RC, Nelson NN, Silvestri JM, Cunningham N, Patel M. Responses of preterm infants to unimodal and multimodal sensory intervention. Pediatric Nursing 1997; 23(2): 169-75.
11. Ward RM, Beachy JC. Neonatal complications following preterm birth. J Obstet Gynaecol 2003; 110(20): 8-16.
12. Métayer ML. Reeducación cerebromotriz del niño pequeño. Barcelona/Espanha: Masson; 1995.
13. Leib SA, Benfield G, Guidubaldi. Effects of early intervention and stimulation on the preterm infant. Pediatrics 1980; 66(1): 83-90.
14. Krasnoff J, Painter P. The physiological consequences of bed rest and inactivity. Adv Ren Replace Ther 1999; 6(2): 124 -32.
15. Melo ACR, López RFA. Efeitos da imobilização prolongada e atividade física. Buenos Aires 2002; 50.
16. Booth M. Effects of limb immobilization on skeletal muscle. J Appl Physiol: Respirat Environ Exercise Physiol 1982; 52(5): 1113-18.
17. Melo ACR, López RFA. Motivação para participação nas atividades da educação física em enfermaria ortopédica. Revista Alvorada de Atividade Física 2003; 1(1): 27-32.
18. Kisner C, Colby L. Exercícios terapêuticos – Fundamentos e técnicas. 2.ed. São Paulo: Manole; 1992.
19. Rowland TW. Effects of prolonged inactivity on aerobic fitness of children. J Sports Med Phys Fitness 2000; 34(2): 147-55.
20. López RFA. Potencialidades multiterapéuticas del ejercicio físico en las personas con alteraciones de la salud. Revista Digital 2002; 47.
21. Melo ACR, López RF. A. Avaliação do programa de ginástica especial mediante a variação da freqüência cardíaca em pacientes internados em enfermaria ortopédica. Revista Brasileira de Ciência e Movimento 2002; 10(4): 71-6.
22. Artiles EM, Rodrigues M, Suarez G. El estándar de cuidados del alto riesgo de síndrome de desuso. Rev Cubana Enfermer 1997; 13(1): 54-9.
23. Connoly BH, Montgomery PC. Therapeutic Exercise in Developmental Disabilities. Slack Incorporated: Thorofare; 2001.
24. Delisa JA. Medicina de reabilitação: princípios e práticas. São Paulo: Manole; 1994.
25. Kurtz LA, et al. Handbook of Developmental Disabilities – Resources for Interdiciplinary Care. Gaithersburg: An Aspen Publication; 1996.

DESMAME DA VENTILAÇÃO MECÂNICA EM PEDIATRIA

CAMILLA PINCELLI LOURENÇÃO
LIGIA CANELLAS

A ventilação mecânica (VM) é uma das modalidades terapêuticas mais utilizadas nas unidades de terapia intensiva tanto adulta quanto pediátrica.[1,2,3]

Diversos estudos indicam que o uso prolongado da ventilação mecânica, bem como a demora na sua retirada, traz desconforto ao paciente, aumenta a morbidade e mortalidade dos doentes, além de aumentar o risco de complicações a ela relacionadas, como: complicações nas vias aéreas, paralisia das cordas vocais, estenose subglótica e traqueítes, risco aumentado de infecções, como pneumonias relacionadas à VM, lesões pulmonares induzidas pelo ventilador e outras complicações relacionadas ao aumento da pressão intratorácica e à redução do retorno venoso.[4,5,6] Com isso, observa-se que, apesar de a ventilação mecânica ser um processo fundamental, principalmente nos pacientes com insuficiência respiratória aguda, a necessidade da rápida remoção desse tipo de suporte é primordial.[2,6,7]

A interrupção do suporte ventilatório se faz necessária quando o evento que indicou seu uso estiver resolvido; porém, deve-se considerar a possibilidade de uma retirada prematura, evento tão prejudicial quanto a permanência desnecessária, especialmente em crianças, uma vez que pode haver dificuldade no restabelecimento da via aérea artificial e comprometimento das trocas gasosas.[6,8,9]

Mais de 90% dos pacientes críticos necessitam de ventilação mecânica, e 40% do tempo que eles permanecem nesse suporte ventilatório compreende o processo de desmame.[6]

O desmame da ventilação mecânica pode ser definido como a interrupção definitiva da VM, e difere do termo da extubação, o qual se refere apenas à remoção do tubo endotraqueal.[9] O processo de desmame envolve primeiro a avaliação da habilidade do paciente em respirar sem o ventilador, e depois a habilidade de continuar respirando sem a via aérea artificial.[10]

Nos últimos anos, o desmame, que antes era baseado em experiência, tornou-se um processo baseado em evidência por meio de diversos ensaios clínicos.[8] Neste capítulo, discutiremos quais os critérios para início da retirada da ventilação invasiva, os modos ventilatórios mais utilizados, o que retarda esse processo e quais as melhores estratégias para um desmame rápido e seguro nas crianças.

CRITÉRIOS PARA INICIAR O PROCESSO DE DESMAME

O processo de retirada da ventilação mecânica pode geralmente ser iniciado logo que o paciente possua capacidade de iniciar um esforço inspiratório e quando o nível de consciência permita alguma comunicação.[8] Essa condição é relativa em crianças, especialmente em neonatos, em que é muito mais importante considerar o estado de alerta e a responsividade do que a capacidade de comunicação.

Assim que o evento inicial tenha sido resolvido e o paciente apresentar *drive* respiratório mínimo, alguns critérios devem ser considerados:

- Estabilidade cardiovascular com mínima ou nenhuma dose de drogas inotrópicas.
- Oxigenação adequada: $PaO_2 > 60$ mmHg ou $SpO_2 > 90\%$ (recém-nascidos $PaO_2 > 50$ mmHg e $SpO_2 > 88\%$) com $FiO_2 < 0,5$.
- Ventilação adequada: $PaCO_2 < 45$ mmHg (prematuro < 55 mmHg) ou pH entre 7,30 e 7,40.
- Concentração de hemoglobina adequada: hb ≥ 8 a 10 g/dl (recém-nascido ≥ 12 g/dl).

- Bioquímica normal e ausência de processos hipermetabólicos.[5,11]

Além desses critérios clínicos, há ainda alguns parâmetros que podem ser considerados e avaliados, pois permitem predizer desmame ventilatório; são frequentemente usados em adultos, mas podem ser adaptados para crianças.

ÍNDICES PREDITIVOS DE DESMAME NA CRIANÇA

Predizer o sucesso de extubação em bebês e crianças apresenta um desafio único para a terapia intensiva pediátrica. Atualmente, não existem métodos totalmente aceitáveis para predizer o desmame desses pacientes. Os métodos propostos em pacientes adultos não são fidedignos nem fáceis de reproduzir em crianças.[12,13]

Existem alguns índices que são mais promissores para predizer o desmame em pacientes pediátricos, propostos pelo Collective Task Force of the American College of Chest Physicians. São eles: frequência respiratória espontânea, respiração rápida e superficial em pediatria (RSB), pressão de oclusão de RSB (ROP) e pressão inspiratória máxima durante o teste de oclusão. Embora nenhum desses índices se mostre suficientemente sensível e específico, estudos pediátricos têm avaliado índices integrados que incluem *drive* respiratório, esforço respiratório, força muscular e qualidade na troca gasosa.[9,14]

O suporte ventilatório pode ser avaliado pela fração inspirada de oxigênio (FiO_2), pressão média das vias aéreas, índice de oxigenação e fração da ventilação-minuto dada pelo ventilador.[14] Já o esforço respiratório é avaliado por meio da frequência respiratória padronizada por idade, presença de retrações e respiração paradoxal, pressão inspiratória, pressão inspiratória máxima negativa e volume corrente de acordo com o peso corpóreo.[9,14]

Para obter dados da mecânica respiratória, são analisados pico de pressão inspiratória e complacência dinâmica. Por fim, o *drive* respiratório é indicado através do fluxo inspiratório médio.[14]

TÉCNICAS PARA DESCONTINUAR A VENTILAÇÃO MECÂNICA

No processo de retirada da ventilação mecânica, o objetivo é diminuir o nível de suporte fornecido pelo aparelho, deslocando o trabalho respiratório deste para o paciente.[1]

Várias técnicas podem ser usadas para descontinuar a ventilação mecânica, mas não há nenhum trabalho indicando superioridade de uma sobre a outra.[15]

As principais técnicas usadas para o desmame gradual são: o tubo T, a ventilação mandatória intermitente (IMV/SIMV) e a ventilação com pressão de suporte (PSV). Alguns estudos sugerem ainda a ventilação com volume-suporte.[1,15,16]

Tubo T

Trata-se de uma técnica antiga, em que uma peça em T é conectada à via aérea artificial do paciente (cânula orotraqueal ou traqueostomia). Por uma extremidade é ofertado oxigênio e a outra fica livre, o que permite a exalação do paciente.[17]

Essa técnica baseia-se em deixar o paciente em respiração espontânea por períodos cada vez maiores, até que este esteja apto a respirar sem a utilização da via aérea artificial, baseados em critérios clínicos e gasométricos. Pode-se iniciar com períodos de retirada do aparelho de 5 a 10 minutos, que podem ser estendidos até 2 horas.[8,17]

Além de existirem técnicas mais modernas, o desmame com peça T pode aumentar o trabalho respiratório, uma vez que o paciente tem que vencer a resistência da cânula orotraqueal para iniciar a inspiração. Essa condição se torna desfavorável principalmente para crianças que possuem uma árvore brônquica menos calibrosa, bem como diafragma e músculos respiratórios menos resistentes à fadiga, ventilação colateral ainda em formação, entre outras peculiaridades que podem causar um aumento ainda maior do esforço respiratório e até resultar em insucesso do processo de desmame.[18]

Ventilação mandatória intermitente

Esse modo de ventilação consiste em ciclos controlados, com a possibilidade de o paciente realizar ciclos espontâneos entre os ciclos. As ventilações controladas podem ser sincronizadas, com esforço do paciente (SIMV) ou não (IMV).[5,19]

A ventilação mandatória intermitente (IVM) é o modo mais utilizado para ventilar e desmamar crianças com peso inferior a 15 kg. Geralmente, a IMV é ofertada por meio de aparelhos limitados a pressão, ciclados a tempo e com fluxo contínuo. Desse modo, não é necessário o esforço inspiratório do paciente para deflagrar o aparelho e haver liberação de gás.[17,19]

Na ventilação sincronizada mandatória intermitente (SIMV), é necessário o esforço do paciente para haver o início do ciclo inspiratório, o que pode resultar em insucesso do processo do desmame, uma vez que a criança pode não conseguir "sensibilizar" o aparelho e necessitar de um esforço inspiratório maior. Esse modo de ventilação aumenta as chances de fadiga muscular e, consequentemente, retorno à ventilação controlada para repouso do paciente. Em prematuros e crianças portadoras de doença neuromuscular, esses eventos não são infrequentes.[20]

Ventilação com pressão de suporte

A ventilação com pressão de suporte é um modo limitado à pressão, no qual cada respiração é iniciada e finalizada pelo paciente. O paciente deve ter *drive* respiratório para iniciar a fase inspiratória com a abertura da válvula de demanda, liberando assim uma pressão que o auxiliará.[17,20]

O desmame em pressão de suporte consiste em reduzir gradualmente os valores da mesma até que sejam obtidos níveis abaixo de 10 cmH$_2$O, suficientes para compensar a resistência do tubo endotraqueal e do circuito do aparelho. Essa redução pode ser baseada em parâmetros clínicos, ou seja, pelo padrão respiratório ou pelos parâmetros gasométricos.[5,17,21]

Existem evidências, em estudos com pacientes adultos, de que a PSV abrevia o tempo de desmame quando comparada ao IMV, SIMV e tubo T, por permitir uma transição mais gradual da ventilação assistida para espontânea.[17,22]

Apesar dos benefícios conhecidos da pressão de suporte, como menor esforço respiratório, menor fadiga muscular e consumo de oxigênio, favorecimento da estabilidade hemodinâmica e compensação da resistência imposta pela cânula orotraqueal, não há estudos conclusivos de que a PSV seja a melhor forma de desmame em crianças. Em protocolos aplicados em desmame de crianças, quando comparadas PSV, VSV (ventilação com volume-suporte) e crianças desmamadas sem protocolo definido, não se observou diferença no tempo de desmame, nem maior índice de falha nas extubações entre os grupos.[15,16,20]

CONDIÇÕES QUE DIFICULTAM O PROCESSO DE DESMAME

Alguns pacientes, em torno de 10 a 15%, podem apresentar dificuldade na retirada do suporte ventilatório. As condições responsáveis por atrasar o desmame da ventilação mecânica incluem diminuição da força dos músculos respiratórios, paralisia respiratória, aumento do trabalho respiratório e necessidade de aumento ventilatório.[5]

A má nutrição, a fadiga muscular, o uso prolongado de sedativos e relaxantes musculares e distúrbios eletrolíticos são fatores que provocam a fraqueza dos músculos respiratórios. O trabalho respiratório pode estar aumentado em casos de obstrução de vias aéreas baixas e diminuição de complacência torácica. O aumento do espaço morto e da produção de dióxido de carbono representa a necessidade de aumento ventilatório.[5]

As causas do desmame difícil podem ser divididas em respiratórias e extrapulmonares. Dentre as causas respiratórias, podemos citar doença pulmonar grave, obstrução em trato respiratório superior e dependência de oxigênio, no caso dos broncodisplásicos, por exemplo. Já as causas extrapulmonares seriam representadas por desnutrição, prematuridade, fadiga muscular e uso prolongado de sedativos e miorrelaxantes.[5,8]

Nesses casos, aconselha-se um desmame ainda mais gradual do que o usual. Alterar um parâmetro por dia, interromper o processo durante a noite para o paciente repousar, escolher o decúbito de preferência de acordo com a patologia de base e a utilização de agentes farmacológicos, tais como cafeína e aminofilina, podem ser estratégias úteis em condições de desmame difícil em crianças.[23]

FALHA DO DESMAME

A falência na extubação, definida como a necessidade de reinstituição do suporte ventilatório dentro de 24 a 72 horas para planejar a remoção do tubo endotraqueal novamente, ocorre em 2 a 25% dos pacientes extubados. As causas mais frequentes são o desequilíbrio entre a capacidade dos músculos respiratórios e o trabalho respiratório, obstrução das vias aéreas superiores, excesso de secreção nas vias aéreas, tosse inadequada e disfunção cardíaca.[24]

Essa falha está associada a riscos significantes, que incluem aumento da incidência de pneumonias, aumento da permanência na UTI e aumento da mortalidade.[2]

Segundo alguns estudos, o estridor é uma das causas mais comuns de falência em crianças, seguido por hipoxemia, alteração do nível de consciência e apneia. Outro ponto importante de registrar é que as crianças mais novas e aquelas com ventilação mecânica prolongada apresentam um risco maior de falência da extubação.[2,24]

É de extrema importância reconhecer quando o paciente não suporta a ventilação espontânea tanto para a extubação quanto após esse procedimento. Os sinais de falha no desmame incluem troca gasosa inadequada, alteração do padrão ventilatório, instabilidade hemodinâmica, aumento do trabalho respiratório e alteração do nível de consciência (Quadro 43.1).[12,17]

Quadro 43.1 Sinais de falência da respiração espontânea

Instabilidade hemodinâmica
Taqui ou bradicardia/hipo ou hipertensão
Alteração do padrão respiratório
Taquipneia/taquidispneia
Aumento do trabalho respiratório
Retrações costais/padrão paradoxal/BAN
Alteração na troca gasosa
Hipoxemia
Alteração neurológica
Agitação
Gemência, palidez e sudorese
Outros sinais

VENTILAÇÃO MECÂNICA NÃO INVASIVA NO DESMAME

A ventilação mecânica não invasiva (VMNI) é definida como o uso de máscaras ou *prongs* nasais para promover o suporte ventilatório por meio do nariz e/ou boca do paciente. Essa técnica se diferencia das outras técnicas ventilatórias, que se utilizam de uma via aérea artificial para fazer a conexão com a via aérea superior do paciente. A VMNI teve seu início no final dos anos 1980 para pacientes com hipoventilação noturna. Subsequentemente, esse tipo de ventilação aumentou sua popularidade nos pacientes pediátricos com insuficiência respiratória crônica e aguda de numerosas etiologias.[12,25]

A primeira vantagem da VMNI é evitar a utilização de intubação endotraqueal e traqueostomia, promovendo a ventilação alveolar e oxigenação.[12] A segunda é que não há necessidade de via aérea invasiva, o que inclui: diminuição do risco de pneumonia nosocomial; possibilidade de manusear os pacientes fora da unidade de terapia intensiva, reduzindo os custos hospitalares e diminuição da necessidade de sedação, entre outros.[7,25]

A VMNI pode ser usada com sucesso nas seguintes situações: evitar a insuficiência respiratória aguda de diversas etiologias, fibrose cística, fraqueza neuromuscular, obstrução de via aérea (incluindo laringotraqueomalacia), atelectasia pós-extubação e insuficiência respiratória crônica.[12,25]

A maioria dos estudos de VMNI se concentra em pacientes adultos, porém o número de estudos em pediatria vem crescendo a cada ano. O aumento da utilização da VMNI na UTI pode ser garantido para os pacientes pediátricos com insuficiência respiratória iminente, na tentativa de diminuir a necessidade de intubação e ventilação mecânica invasiva. Além disso, o papel da VMNI para facilitar a extubação e diminuir o tempo de ventilação mecânica invasiva é promissor, mas ainda requer um aumento no número de estudos para especificar a sua utilização.[12]

REFERÊNCIAS BIBLIOGRÁFICAS

1. Restrepo RD, Fortenberry JD, Spainhour C, Stockwell J, Goodfellow LT. Protocol-Driven ventilator management in children: comparision to non protocol care. J Intensive Care Med 2004; 19(5):274-84.
2. Edmunds S, Weiss I, Harrison R. Extubation failure in a large pediatric ICU patients. Chest 2001; 119(3):897-900.
3. Hendra KP, Bonis PA, Joyce-Brady M. Development and prospective validation of a model for predicting weaning in chronic ventilation dependent patients. BMC Pulmonary Medicine 2003; 13:3-3.
4. Schultz TR, Lin RJ, Watzman HM, During SM, et al. Weaning children from mechanical ventilation: a prospective randomized trial of protocol-directed versus physician-directed weaning. Respir Care 2001; 46(8): 772-82.
5. Tripathi VN, Misra S. Mechanical ventilation in pediatric practice. Indian Pediatrics 2001; 38: 147-56.
6. Meade M, Guyatt G, Griffith L, Booker L, Randall J, Cook DJ. Introduction to a series of systematic reviews of weaning from mechanical ventilation. Chest 2001; 120:396-399.
7. Ferrer M. Non-invasive ventilation as a weaning tool. Minerva Anestesiol 2005; 71:243-7.
8. Carvalho WB, et al. Ventilação pulmonar mecânica em pediatria e neonatologia. São Paulo: Atheneu; 2004.
9. Noizet O, Leclerc F, Sadir A, et al. Does taking endurance into account the prediction of weaning outcome in mechani-

cally ventilated children? Crit Care 2005; 9: 798-807.

10. Khamiees M, Raju P, DeGirolamo A, et al. Predictors of extubation outcome in patients who have successfully completed a spontaneous breathing trial. Chest 2001; 120: 1262-70.

11. Tobin MJ, Alex CG. Discontinuation of mechanical ventilation. New York: McGraw- Hill, 2004. p.1177-206.

12. Cheifetz IM. Invasive and noninvasive pediatric mechanical ventilation. Respir Care 2003; 48(4): 442-53.

13. Baumeinster BL, El-Khatib M, Smith PG et al. Evaluation of predictors of weaning from mechanical ventilation in pediatric patients. Pediatr Pulmonol 1997; 24: 344-52.

14. Venkataraman ST, Khan N, Brown A. Validation of predictors of extubation success and failure in mechanically ventilated infants and children. Crit Care Med 2000; 28(8): 2991-6.

15. Randolph AG, Wypij D, Venkataraman ST, Hanson JH, Gedeit RG, Meert KL et al. Effect of mechanical ventilator weaning protocols on respiratory outcomes in infants and children: a randomized controlled trial. JAMA 2002; 228: 2561-8.

16. Raake JL, Uzark K, Schartz SM. Ventilator weaning protocols in the CICU: a pediatric perspective. The Journal of Respiratory Care Practioners 2001; 14: 39-40.

17. Hess DR. Ventilator modes used in weaning. Chest 2001; 120 (Supl 6): 474-476.

18. Friedrich L, Corso A, Jones M. Prognóstico pulmonar em prematuros. J Pediatr 2005; 81(1): 79-88.

19. Cleary JP, Bernstein G, Mannino FL, Heldt GP. Improved oxygenation during syncronized mandatory ventilation in neonates with respiratory distress syndrome: a randomized, crossover study. J Pediatr 1995; 126(3): 407-11.

20. Marraro GA. Practical guidelines for mechanical ventilation. 2000.

21. MacIntyre N, Leathrman N. Ventilatory muscle loads and the frequency-tidal volume pattern during inspiratory pressure assisted (pressure supported) ventilation. Am Respir Dis 1997; 141: 327-31.

22. Matic I, Majeric-Kogler V. Comparison of pressure support and t-tube weaning from mechanical ventilation: randomized prospective study. CMJ 2004; 45(2): 162-6.

23. Raju P, Manthous CA. The pathogenisis of respiratory failure. Respir Care Clin N Am 2000; 6: 195-212.

24. Rootar DC, Epstein SR. Extubation failure: magnitude of the problem impact on outcomes and prevention. Curr Opin Crit Care 2003; 9(1): 59-66.

25. Hertzog JH, Siegel LB, Hauser GJ et al. Noninvasive positive-pressure ventilation facilitates tracheal extubation after laryngotracheal reconstruction in children. Chest 1999; 116: 260-3.

44

NOÇÕES DE RADIOLOGIA DO TÓRAX

FABIANE ALVES DE CARVALHO
ADRIANA DE ARRUDA FALCÃO PEIXE
RODRIGO DAMINELLO RAIMUNDO

De acordo com a literatura mundial e com a prática clínica, sabe-se que o raio X de tórax desempenha um papel fundamental na pneumologia e na terapia intensiva, sendo de grande importância para o diagnóstico das doenças pulmonares, doenças do mediastino e cardiovasculares, assim como nas doenças do tórax ósseo. Ele é importante para a visualização, ou não, de determinada doença, e exames futuros podem detectar sua evolução ou não. Entretanto, o raio X de tórax não deve substituir o exame físico de rotina e o histórico clínico do paciente, ainda que evidencie lesões que não possam ser encontradas de nenhum outro modo. Em alguns casos, o diagnóstico pode ser feito baseado simplesmente no raio X; em outros, podem ser expostas lesões cuja natureza deve ser determinada por estudos bacteriológicos, citológicos ou outros estudos laboratoriais. Dessa maneira, é importante que o fisioterapeuta tenha um conhecimento sólido da anatomia e das doenças que podem ser observadas no estudo radiológico do tórax.

Este capítulo resume conceitos importantes dos exames de diagnóstico por imagem para o fisioterapeuta, de um modo geral, e especialmente na população pediátrica e neonatal, levando em conta a radiografia de tórax como um dos exames mais utilizados na prática clínica. Seu estudo será abordado de maneira mais aprofundada.

MÉTODOS E TÉCNICAS DE EXAMES

Existem vários tipos de exames de diagnóstico por imagem. Entre os mais utilizados estão a radiografia torácica simples, a tomografia computadorizada, a ultrassonografia e a ressonância magnética, sendo cada um deles importante para a avaliação dos diferentes componentes do tórax.

Radiografia

Uma correta avaliação radiológica do tórax depende de uma boa interpretação, evitando a influência de fatores técnicos na aparência radiográfica.

Em um raio X normal os pulmões aparecem relativamente escurecidos. Isso se deve ao fato de eles serem preenchidos de ar, que é o material menos denso no tórax, o que faz que grande parte da radiação atravesse os pulmões, produzindo uma exposição total ou um escurecimento da porção adjacente do filme, o que define os pulmões como "radiotransparentes". Opostamente, os ossos são materiais mais densos na radiografia e irão bloquear grande quantidade de radiação, e, desse modo, produzirão sombras brancas correspondentes na radiografia torácica, definidos então como "radiopacos". Os tecidos moles possuem uma densidade intermediária produzindo sombras cinzas na radiografia, não tão escurecidas quanto a dos pulmões e não tão claras quanto a dos ossos.

Posicionamento

A avaliação da posição do paciente durante a realização do exame é importante, pois a rotação pode tornar a interpretação mais complicada, por projetar estruturas da linha média para a direita ou para a esquerda. O observador deve ser capaz de avaliar se a radiografia foi realizada com o paciente "rodado" comparando as estruturas anteriores (como as clavículas) com estruturas posteriores (como os processos espinhosos, os quais são estruturas localizadas na linha média da coluna vertebral). Na radiografia torácica corretamente posicionada, os processos espinhosos devem ser visualizados no meio, entre as extremidades mediais das clavículas e no meio da coluna de ar da traqueia. A rotação pode ser avaliada também pela simetria das costelas.

Grau de exposição

Outra avaliação importante refere-se à penetração dos feixes de raio X. Um problema comum é a super ou a subexposição (o que pode definir um raio X como muito penetrado ou pouco penetrado). Elas podem acarretar interpretações que não refletem as alterações patológicas, e que, na realidade, são resultantes da exposição inadequada do filme.

O grau de exposição de uma radiografia torácica é determinado observando-se a visibilidade dos espaços intervertebrais por meio da sombra cardíaca e examinando os vasos sanguíneos nos campos pulmonares e a transparência adequada. Uma radiografia torácica bem exposta deve mostrar os espaços intervertebrais por meio da sombra do mediastino, mas não deve expor totalmente o parênquima pulmonar que possa "queimar" e tornar não visíveis os vasos sanguíneos pulmonares periféricos. As radiografias torácicas superexpostas são reconhecidas por apresentar campos pulmonares excessivamente escuros, nos quais não são visíveis os vasos sanguíneos nas regiões periféricas. As radiografias torácicas subexpostas são conhecidas pela ausência da visualização dos corpos vertebrais por meio da sombra cardíaca. Os pulmões também aparecem mais claros que o normal. Essa aparência mais clara dos campos pulmonares pode ser interpretada erroneamente como congestão ou infiltrado pulmonar.

É importante que a avaliação seja feita sempre de maneira simétrica, comparando ambos os hemitóraces.

Incidência

O raio X padrão do tórax varia em diferentes instituições, mas deve constituir pelo menos uma tomada posteroanterior (PA) ou anteroposterior (AP) e, possivelmente, uma projeção lateral. A incidência frontal padrão do tórax, a radiografia posteroanterior, refere-se à direção dos feixes de raio X, em que esses atravessam o paciente de trás para a frente. Consequentemente, na tomada AP, a direção dos feixes é de frente para trás. Essa incidência é mais utilizada em Unidades de Terapia Intensiva (UTI), já que na maioria das vezes os pacientes estão em estado grave e impossibilitados de ficar em pé; no entanto é importante, quando possível, colocar o paciente sentado, o que possibilita uma inspiração mais profunda e melhor visualização das estruturas torácicas. A incidência PA na posição ortostática é preferível à incidência AP em decúbito dorsal, porque: 1) a magnificação é menor e as imagens são mais nítidas; 2) na posição ortostática o paciente inspira mais profundamente, mostrando melhor os pulmões; e 3) ar e líquidos na pleura são visualizados com maior facilidade nas radiografias obtidas na posição ortostática. As radiografias frontais AP ou PA são visualizadas como se estivéssemos olhando de frente para o paciente; portanto, o lado esquerdo do paciente ficará à direita do observador. As tomadas em decúbito lateral são, às vezes, indicadas para delinear níveis líquidos em cavidades ou no espaço pleural, e para determinar a presença de líquido pleural livre (Figura 44.1).

Tomografia computadorizada (TC)

É útil na avaliação, detecção e classificação de doenças pulmonares primárias, assim como em seu

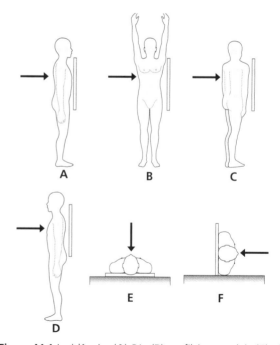

Figura 44.1 Incidência. (**A**) PA; (**B**) perfil (esquerdo); (**C**) oblíqua anterior D; (**D**) AP; (**E**) AP em decúbito dorsal; (**F**) decúbito lateral.

estágio de evolução. É útil também na avaliação da pleura, na qual pode localizar espessamentos, massas tumorais, líquidos e calcificações, bem como determinar sua extensão. Pode diagnosticar também doenças do mediastino e da parede torácica.

Doenças pulmonares difusas, como fibrose pulmonar e bronquiectasia, podem ser delineadas com precisão, em sua extensão, pela TC.

Ultrassonografia (US)

É um exame em tempo real e não invasivo, utilizado em pacientes com doença pleurais. Pode detectar coleções líquidas, localizadas e diferenciadas de massas pleurais sólidas que se encontram em contato com a parede torácica.

Ressonância magnética (RM)

A aquisição de imagens por RM tem um número limitado, porém crescente, de aplicações específicas no tórax. Essa modalidade apresenta diversas vantagens óbvias, como aquisição de imagens em múltiplos planos, possibilitando assim maior campo de visão, pois apresenta melhor a anatomia. Não são necessários contrastes endovenosos para a identificação das estruturas vasculares intratorácicas ou a demonstração da presença de fluxo vascular, como na TC, além de a RM ter maior capacidade que a TC ou as radiografias simples de diferenciar os tipos de tecido.

Traz desvantagens tais como artefatos de movimento produzidos pela respiração, pulsação cardíaca e fluxo sanguíneo no coração e nos grandes vasos, causando degradação das imagens, porém esses podem ser reduzidos ao mínimo. As imagens do parênquima pulmonar na RM não são de boa qualidade em razão da baixa densidade do tecido pulmonar e das muitas interfaces ar-tecido que causam perda de sinal. Pacientes com implantes metálicos, como marca-passos cardíacos, não podem ser examinados. O tempo necessário para a realização do exame é maior, o que leva a um maior custo. No entanto, é provável que muitas dessas desvantagens venham a ser superadas com o aperfeiçoamento da tecnologia e dos equipamentos.

O TÓRAX – CONSIDERAÇÕES GERAIS

A radiografia delineia os pulmões a maior parte da traqueia, de modo que grande parte do trato respiratório inferior é visível: a trama vascular pulmonar, o coração, o mediastino, o diafragma, o tórax ósseo, incluindo as costelas e as vértebras torácicas, o esterno, as clavículas total ou parcialmente e toda a escápula ou parte dela. Os tecidos moles que constituem a parede torácica também são inclusos. O tórax é dividido pelo mediastino em compartimento direito e esquerdo e cada um contém um pulmão cheio de ar, reconhecidos por sua radiotransparência relativa em comparação com o mediastino, parede torácica e vísceras abdominais.

Tórax ósseo

A radiografia de tórax é realizada com a finalidade principal de visualização das estruturas intratorácicas, mas a caixa torácica (costelas, esterno, escápulas, clavículas e corpos vertebrais cervicais e torácicos) é delineada o suficiente para que possa ser possível distinguir com facilidade determinadas doenças, deformidades, fraturas e alterações anatômicas.

Parênquima pulmonar

O parênquima pulmonar consiste de sacos de ar circundados por estruturas de apoio. Esses sacos de ar são chamados de alvéolos, contêm ar e aparecem radiotransparentes na radiografia. Apoiando os alvéolos, encontram-se os vasos sanguíneos e linfáticos, os brônquios e o tecido conjuntivo. Essa estrutura de apoio é conhecida coletivamente como interstício pulmonar. Se uma doença afetar somente o tecido intersticial ao redor dos pequenos vasos ou dos septos interlobulares, esse se tornará espesso e mais visível na periferia do pulmão, sendo definido como *infiltrado interticial*. Como o ar dos alvéolos dificilmente se altera, o pulmão ainda parecerá bem aerado. Caso os sacos de ar sejam preenchidos com líquido ou tecido, os pulmões se tornam radiopacos e o interstício será menos visível dentro da consolidação alveolar, o que é definido com *infiltrado alveolar*. Essas sombras brancas são denominadas *opacificações* e, frequentemente, apresentam estruturas tubulares transparentes (escuras) que as atravessam, e representam os *broncogramas aéreos*, que são o *principal sinal de doença alveolar*. Esse pode ser visto sempre que os brônquios estiverem cheios de ar e os alvéolos circundantes cheios de líquidos, indicando então acometimento alveolar adjacente (Figura 44.2).

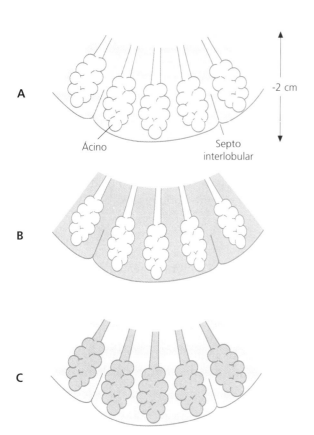

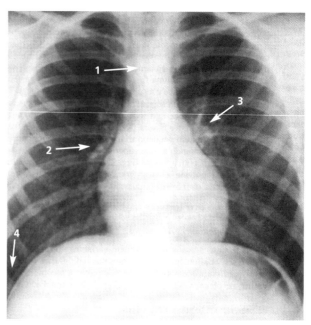

Figura 44.3 Raio X normal de uma criança de dez anos. As setas indicam: 1) traqueia; 2 e 3) a posição dos hilos pulmonares e 4) ângulo costofrênico. Observa-se também a trama pulmonar visível até a periferia de todos os campos pulmonares (Fonte: CEFIR).

Figura 44.2 (**A**) Alvéolo normal. (**B**) Padrão intersticial: maior proeminência dos espaços intersticiais perivasculares, interlobulares e parenquimatosos. A aeração pulmonar é mantida e os espaços intersticiais aumentam de volume. (**C**) Padrão alveolar: opacidade homogênea, em que os alvéolos se enchem de transudato, exsudato, sangue ou tecido tomando o lugar do ar (broncograma aéreo).

Traqueia e brônquios principais

A traqueia e os brônquios principais, normalmente visualizados em uma radiografia de boa qualidade, situam-se no mediastino, estando a traqueia na linha média, exceto por um desvio muito pequeno para a direita no nível do arco aórtico; estende-se do nível da sexta vértebra cervical para baixo até o nível da quinta vértebra torácica ou um pouco mais abaixo, ponto em que se divide nos brônquios principais direito e esquerdo. Ela é identificada, nas radiografias, como uma faixa de radiotransparência na linha média, que se estende da região cervical inferior para baixo até o ponto de bifurcação (carina) dos brônquios principais direito e esquerdo (Figura 44.3).

Hilos pulmonares

O hilo pulmonar contém as artérias e veias pulmonares, os brônquios e as artérias e veias brônquicas, assim como os linfonodos. Na radiografia de tórax normal, as artérias e veias pulmonares produzem a maior parte da opacidade visualizada. Em mais de 97% dos indivíduos o hilo esquerdo tem posição mais alta que o direito, porque a artéria pulmonar esquerda se estende acima do brônquio principal esquerdo, e a artéria pulmonar direita cruza abaixo do brônquio lobar superior direito. É importante essa identificação, pois a depressão ou a elevação hilar pode ser um dos sinais indiretos mais confiáveis na identificação de perda de volume pulmonar nos lobos inferiores *versus* os superiores (Figura 44.3).

Trama vascular pulmonar

As artérias se ramificam de modo similar à árvore traqueobrônquica, subdividindo-se da mesma maneira que ela; e diminuem consideravelmente de calibre ao se estenderem pelo parênquima pulmonar adentro. Esse padrão é visto com facilidade nas radiografias. Tais artérias encontram-se nos lóbulos pulmonares. As veias pulmonares, ao contrário, têm uma distribuição anatômica completamente distinta daquela dos brônquios, começando na periferia dos lóbulos, na pleura ou nos septos interlobulares, e seguindo entre os lóbulos até o átrio esquerdo. Os vasos pulmonares das bases comumente são maiores que os vasos pulmonares superiores; a diferença de tamanho tende a refletir a distribuição do fluxo sanguíneo, maior na parte inferior dos pulmões na posição ereta por causa da ação da gravidade, mas que tende a ser praticamente igual na posição de decúbito (Figura 44.3).

Pleura

A pleura é uma fina membrana serosa, visível apenas radiograficamente em contraste com estruturas adjacentes mais ou menos densas. A pleura parietal cobre a superfície superior do diafragma, a face lateral do compartimento mediastinal encontra-se aderida ao interior da parede torácica e não é identificada distintamente nas radiografias, pois se mistura na densidade de água da parede torácica, do diafragma e do mediastino. A pleura visceral se estende nos pulmões ao longo das fissuras que separam os lobos; embora seja muito fina, ela se torna mais visível pelos lobos aerados de cada lado da mesma, em alguma extensão, pela pequena quantidade de líquido necessário para mantê-la lubrificada.

Diafragma

O diafragma é uma estrutura muscular que separa o tórax do abdome. Sua superfície superior é coberta pela pleura parietal e é claramente definida como uma estrutura abobadada regular, que se destaca em nítido contraste com o pulmão aerado e radiotransparente acima dela. Na projeção frontal, a parte visível mais inferior do diafragma encontra a parede torácica inferior a um ângulo agudo, denominado *ângulo costofrênico* (Figura 44.3), nítido e claramente definido em indivíduos sadios, mas que pode ser obliterado em pacientes que apresentam doenças que produzem derrame pleural, espessamento ou aderências da pleura. A posição do diafragma varia consideravelmente conforme a constituição corporal do paciente, a respiração e a posição; porém, normalmente a hemicúpula diafragmática direita é ligeiramente mais elevada que a hemicúpula esquerda, pela presença do fígado à direita; já à esquerda, é possível a visualização de gases (*bolha gástrica*) no estômago ou no colo intestinal imediatamente abaixo do hemidiafragma esquerdo, o que ajuda em sua identificação. Procedimentos cirúrgicos em que se tem manipulação excessiva intratorácica podem levar a lesão frênica uni ou bilateral com consequente paralisia diafragmática. Nesses casos, o diafragma se mostra elevado ao raio X (Figura 44.4).

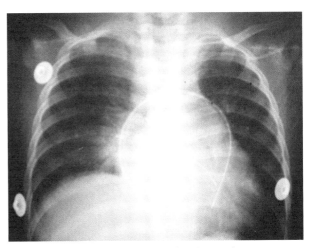

Figura 44.4 Imagem radiológica de criança de nove meses no pós-operatório de cirurgia de Glenn, com imagem de elevação da cúpula diafragmática direita, sugestiva de paralisia diafragmática por lesão frênica (Fonte: CEFIR).

Mediastino

O mediastino é o espaço situado em meio às pleuras direita e esquerda, no plano sagital mediano do tórax e próximo dele. Estende-se do aspecto posterior do esterno à superfície anterior das vértebras torácicas e contém todas as vísceras torácicas, exceto os pulmões. Ele é dividido em três compartimentos: mediastino anterior, médio e posterior. Uma vez detectada uma anormalidade mediastinal, a sua localização anatômica exata auxilia na determinação das possíveis causas.

Anatomia lobar

O pulmão direito é dividido em três lobos (superior, médio e inferior), por duas fissuras. A fissura interlobar maior, ou primária, separa o lobo inferior dos lobos superior e médio, e a fissura secundária (menor) separa o lobo médio do lobo superior. O pulmão esquerdo possui dois lobos, o superior e o inferior, separados pela fissura interlobar maior (Figura 44.5). As fissuras maiores são, às vezes, visíveis nas radiografias laterais de pessoas normais como uma fina linha branca, existindo algumas exceções. Se um lobo estiver consolidado, a fissura aparece como uma borda; na presença de um pequeno espessamento da pleura interlobar ou na presença de líquido na fissura, ela aparecerá mais espessa.

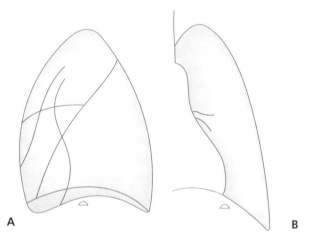

Figura 44.5 Anatomia lobar: (**A**) pulmão direito e (**B**) pulmão esquerdo.

O SISTEMA CARDIOVASCULAR

A acuidade da radiografia simples na avaliação cardíaca tem diminuído atualmente com o surgimento de novos exames, como a US, a TC e a RM. Ainda assim, as radiografias simples podem fornecer diversas informações anatômicas e fisiológicas sobre o sistema cardiovascular de maneira segura e barata. O raio X consiste, na maioria das vezes, em uma incidência PA e uma lateral do tórax. Podem-se determinar o tamanho e a forma do coração, assim como obter indicações de doenças da artéria pulmonar e da aorta, além de *shunts* e vasos anômalos. O raio X proporciona, ainda, um registro constante do tamanho e da forma do coração sendo, pois, muito útil para o acompanhamento de diferentes doenças que acometem o sistema cardiovascular.

O coração e seus vasos principais ocupam o mediastino médio e produzem, normalmente, uma densidade constante prontamente reconhecida nas radiografias. A densidade dos grandes vasos é comparável àquela do coração, de modo que o contorno da silhueta cardíaca é visível em contraste com os pulmões radiotransparentes.

Na projeção PA, o lado direito da silhueta cardiovascular é dividido em dois segmentos. O segmento inferior geralmente é convexo e compõe a borda lateral do átrio direito. O segmento superior é quase vertical, sendo formado pela veia cava superior. Do lado esquerdo, há geralmente três segmentos aparentes. O segmento mais superior é arredondado e convexo lateralmente, constituindo o botão aórtico, ou arco aórtico. A aorta descendente também pode formar uma parte da borda esquerda. Logo abaixo do botão aórtico fica outro segmento curto, cujo contorno varia muito, constituindo a artéria pulmonar e, em alguns casos, seu ramo principal esquerdo. O ventrículo esquerdo constitui o restante da margem cardíaca esquerda, incluindo o ápice, e é, sem dúvida, o segmento mais longo (Figura 44.6, A-B).

A aparência anterior da silhueta cardiovascular, na projeção lateral, é formada superiormente pela aorta ascendente, seguida pela artéria pulmonar, o trato de saída do ventrículo direito e o ventrículo direito. Uma ligeira rotação na posição lateral projeta o ventrículo direito, para formar a borda anteriormente. A silhueta posterior é constituída pelo

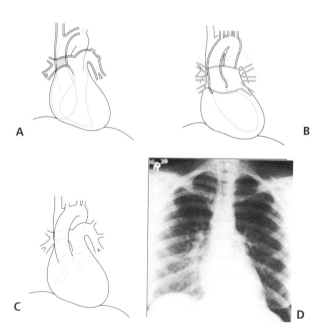

Figura 44.6 Coração normal. (**A**) Posições relativas das câmaras do lado direito do coração na projeção AP. As linhas horizontais delineiam a veia cava e o átrio direito. É também indicada a posição da aorta. (**B**) Lado esquerdo do coração na projeção frontal. Observe que o ventrículo esquerdo forma a maior parte da borda esquerda do coração. (**C**) Posições aproximadas das valvas na projeção frontal. (**D**) Radiografia que mostra a silhueta cardiovascular normal.
Fonte: CEFIR.

átrio esquerdo acima e pelo ventrículo direito abaixo (Figura 44.7).

CARACTERÍSTICAS PRINCIPAIS DO TÓRAX EM LACTENTES E CRIANÇAS

Nos recém-nascidos (RN), o diâmetro AP do tórax é maior em comparação com o diâmetro transverso nos adultos. O diafragma é mais alto, o que torna o diâmetro vertical da cavidade torácica ligeiramente menor; ele tem sua projeção além do quinto ao sétimo espaço intercostal, em um exame com boa inspiração. Com o crescimento, o tórax torna-se mais estreito em seu diâmetro AP, e os diâmetros vertical e transverso aumentam gradualmente. As costelas têm uma posição praticamente horizontal nos lactentes e inclinam-se gradativamente à medida que a criança cresce. O esterno não se encontra inteiramente ossificado no nascimento e ossifica-se de maneira segmentar. Os pulmões nos lactentes e nas crianças tendem a ser ligeiramente mais radiotransparentes que nos adultos, pois o interstício pulmonar geralmente não é visível, mas o tamanho relativo dos troncos vasculares visíveis é equivalente. A bifurcação da traqueia desce gradualmente e chega ao nível adulto (quinta vértebra torácica) por volta dos dez anos de idade. O hemidiafragma esquerdo é, com frequência, mais alto que o direito em lactentes, porque o estômago se encontra frequentemente distendido por ar.

O timo é uma estrutura localizada na parte superior do mediastino anterior. Quando aparente, ele produz um alargamento do mediastino superiormente; esse alargamento costuma ser assimétrico. Algumas vezes, o aspecto inferior do timo aumentado forma um ângulo de um lado (mais comum à direita) ou de ambos, uma aparência comparada a uma vela de barco ("sinal da vela"). O timo pode simular uma cardiomegalia, pneumonia lobar superior e atelectasia. Crianças prematuras na maioria das vezes têm pouco ou nenhum timo identificável radiograficamente, o que ocorre, também, com recém-nascidos a termo que sofrem um estresse intrauterino. Entre os dois ou três anos de idade é que a radiografia de uma criança tem um mediastino de aparência adulta (Figura 44.8).

O coração do RN é globular e relativamente grande em comparação ao diâmetro do tórax. O ventrículo esquerdo torna-se mais proeminente com

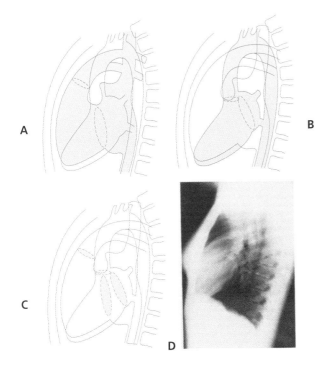

Figura 44.7 O coração normal. (**A**) Posições relativas das câmaras do lado direito do coração na projeção AP. As linhas horizontais delineiam a veia cava e o átrio direito. É também indicada a posição da aorta. (**B**) Lado esquerdo do coração na projeção frontal. Observe que o ventrículo esquerdo forma a maior parte da borda esquerda do coração. (**C**) Posições aproximadas das valvas na projeção frontal. (**D**) Radiografia que mostra a silhueta cardiovascular normal (Fonte: CEFIR).

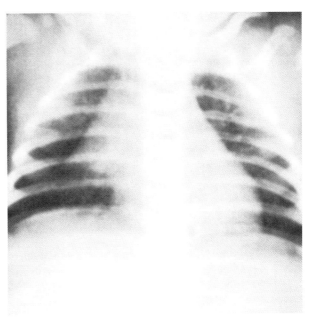

Figura 44.8 Lactente com aumento do lobo direito do timo. A angulação à direita constitui o "sinal da vela" (Fonte: CEFIR).

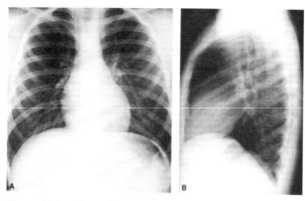

Figura 44.9 Radiografia PA (**A**) e lateral (**B**) mostrando o tórax normal numa criança de dez anos. O coração se apresenta algo globular e o diâmetro AP do tórax é relativamente grande em comparação ao diâmetro transverso (Fonte: CEFIR).

a idade, ocasionando um deslocamento para baixo do ápice, e o tamanho do coração diminui gradualmente (Figura 44.9).

LEITURA DO RAIO X

A chave para a interpretação correta das radiografias é o bom entendimento da anatomia normal e um padrão ordenado e simétrico para a análise dos exames (Figura 44.10).

A leitura do raio X pode e deve ser feita, lembrando-se do ABC:

A – (*Airway*) vias aéreas (patente, centralização);
B – (*Bones*) ossos (fratura, lesões líticas);
C – (*Cardiac*) tamanho da imagem cardíaca;
D – (*Diaphragm*) diafragma (aplainado ou hemidiafragma elevado);
E – (*Edges*) linhas (bordas) do coração (afastar a possibilidade de infiltrados ou pneumonia de língula e lobo médio do pulmão esquerdo);
F - (*Fields*) campos pulmonares (nível de insuflação pulmonar, presença de derrames, infiltrados ou nódulos);
G – (*Gastric bubble*) bolha gástrica (presente, obscura, ausente);
H – (*Hilium*) hilo (nódulos, massas);
I – (*Instrumentation*) instrumentos (sondas, tubos, cateteres).

O papel fundamental do raio X em recém-nascidos e em crianças seriamente doentes não é somente excluir ou confirmar uma suspeita diagnóstica, mas também averiguar a posição de vários tubos e cateteres utilizados nos cuidados intensivos.

Raio X inspirado ≠ Raio X expirado

A radiografia de tórax usual é feita em inspiração. Na expiração a trama pulmonar torna-se mais densa. O pulmão tem menos ar e aparece mais claro. O coração, que repousa sobre o diafragma, encontra-se elevado e parece maior, podendo simular doenças. As radiografias em expiração podem ser utilizadas para detectar um aprisionamento focal de ar, uma vez que o pulmão obstruído não pode ser prontamente expelido; portanto, esse pulmão ou lobo permanece insuflado na expiração. Quando isso acontece, o pulmão desinsuflado normal aparecerá mais claro, enquanto o local obstruído apresenta-se inalterado.

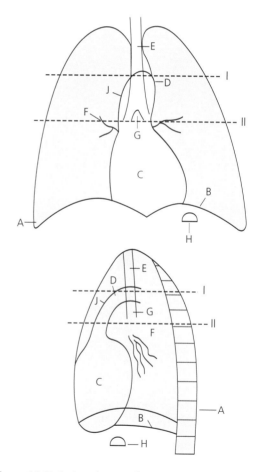

Figura 44.10 A: ângulo costofrênico; B: hemidiafragma E; C: coração; D: botão aórtico (arco); E: traqueia; F: hilo; G: carina; H: bolha gástrica; J: aorta ascendente (Fonte: CEFIR).

DOENÇAS PULMONARES E DAS VIAS AÉREAS

Fibrose cística

A fibrose cística, também conhecida como mucoviscidose, é uma doença geneticamente herdada e de comprometimento sistêmico, além de crônica e progressiva. Sua principal característica é a disfunção das glândulas exócrinas que levam à produção anormal de secreções. Geralmente é acompanhada de doença pulmonar, desnutrição, distensão abdominal e alterações eletrolíticas do suor.[31] Devido ao muco anormal produzido por estas glândulas, as vias áreas podem também ser afetadas, pois esse muco espesso tende a obstruir as vias aéreas de menor calibre, havendo também uma anormalidade no transporte mucociliar. Observa-se ao raio X uma hiperinsuflação difusa com aumento dos espaços intercostais e retificação das costelas, consequente ao aprisionamento de ar em razão da obstrução dos brônquios pela presença de muco. Opacidades nodulares e tubulares podem estar presentes, por causa dos brônquios impactados por muco, podendo haver um colapso lobar ou segmentar (Figura 44.11).

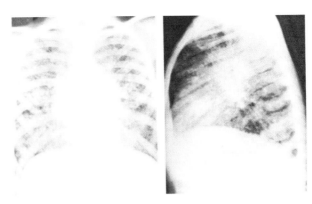

Figura 44.11 Fibrose cística do pâncreas com acometimento pulmonar crônico (Fonte: CEFIR).

Pneumatocele

A pneumatocele pode ser uma das complicações associada a quadros de pneumonias graves. Sabe-se que ela pode estar relacionada a diversos micro-organismos, sendo mais comum o *Staphylococus aureus*. Ocorre uma distensão alveolar em decorrência da inflamação e do estreitamento dos brônquios, levando à ruptura das paredes alveolares e ao surgimento de *bolhas*. Na imagem radiológica, visualizam-se hipertransparência e ausência de parênquima pulmonar no lobo ou segmento acometido (Figura 44.12).

Pneumonias

As pneumonias podem ser causadas por diversos micro-organismos, o que leva a manifestações radiológicas variadas. Por essa razão, o diagnóstico deve ser feito não somente baseado na imagem radiológica, como também em dados clínicos, bacteriológicos e laboratoriais.

Pneumonia lobar: o micro-organismo chega à periferia pulmonar através das vias aéreas, gerando um processo inflamatório e transudação alveolar, o

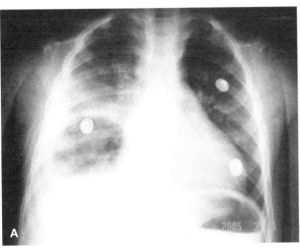
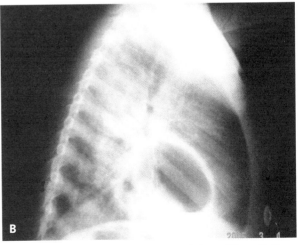

Figura 44.12 Raio X evidenciando imagem de pneumatocele em terço médio-inferior de pulmão direito. (**A**) AP; (**B**) perfil (Fonte: CEFIR).

que se traduz radiograficamente por uma imagem de opacificação homogênea ou consolidação, podendo se limitar somente a um lobo pulmonar (Figura 44.13).

Pneumonia intersticial: geralmente é causada por um vírus ou micoplasma; muitas vezes, o acometimento é intersticial e mais difuso. A consolidação alveolar, quando presente, não é tão densa quanto na pneumonia lobar (Figura 44.14).

Broncopneumonia: ocorre geralmente por infecção estafilocócica, originando-se nas vias aéreas e disseminando-se para os alvéolos, e o processo tende a ser confinado pelos septos interlobulares, de modo que a aparência radiológica é de um acometimento esparso, que causa opacidades discretas.

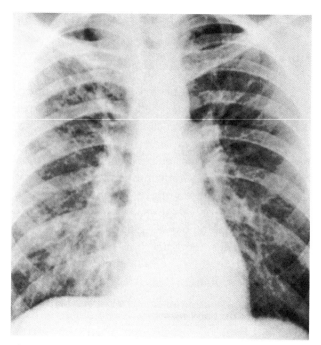

Figura 44.14 Imagem radiológica com acometimento intersticial em todo o pulmão direito, com alterações semelhantes, porém de intensidade menor à esquerda, sugestiva de pneumonia viral.
Fonte: CEFIR.

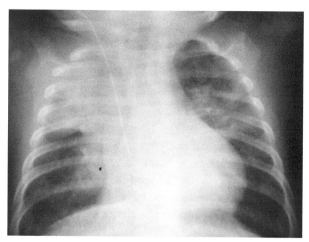

Figura 44.13 Imagem de opacificação em lobo superior direito, sugestiva de pneumonia lobar (Fonte: CEFIR).

Abscesso pulmonar

É decorrente de um processo infeccioso pulmonar purulento, que se decompõe e forma uma cavidade. O achado radiográfico é de consolidação, produzindo uma opacidade que se limita a um segmento pulmonar. A lesão apresenta um centro opaco e uma periferia indistinta e mal definida, tendo forma grosseira e esférica.

Bronquiectasia

Refere-se à dilatação anormal e irreversível da árvore brônquica, causada por alterações destrutivas e inflamatórias das paredes das vias aéreas. Acredita-se que ela seja resultante da lesão da parede brônquica por inflamação crônica. Os achados radiográficos comuns são: perda de definição e aumento do tamanho da trama broncovascular, assim como perda de volume pulmonar. Em casos graves, é visível a dilatação das vias aéreas ao raio X. Portanto, a TC é o exame diagnóstico definitivo para a bronquiectasia (Figura 44.15).

Bronquite crônica

É definida pela presença de expectoração por, pelo menos, três meses ao ano, por dois anos consecutivos, estando afastadas outras causas capazes de produzir expectoração crônica. Do ponto de vista anatomopatológico, a bronquite está associada a uma hipertrofia das glândulas mucosa e das células caliciformes, a passagem de ar é dificultada pela inflamação e pelo espessamento das mucosas e das vias aéreas. Ao raio X, visualiza-se uma trama broncovascular pulmonar mais evidente, por causa da hipertrofia das glândulas mucosas e do acúmulo de secreção.

Asma

É caracterizada por obstrução das vias aéreas, a qual é parcialmente ou completamente reversível espontaneamente ou com tratamento, inflamação das vias aéreas e hiper-responsividade brônquica a uma variedade de estímulos. A imagem radiológica se traduz por hiperinsuflação e hipertransparência pulmonar, porém com visualização da trama broncovascular pulmonar, aumento dos espaços intercostais, retificação das costelas e das cúpulas diafragmáticas.

Enfisema lobar congênito

É caracterizado por uma distensão lobar enfisematosa de um ou mais lobos (raro) do pulmão em razão de deficiente elasticidade de um lobo ou obstrução parcial do brônquio. Funciona como mecanismo tipo valvular. O lobo enfisematoso produz atelectasia lobar ipsilateral, compressão diafragmática, desvio do coração e estruturas mediastinais e atelectasia do pulmão contralateral. É mais frequente no lobo superior esquerdo e no lobo médio direito (Figura 44.16). Ao raio X, visualiza-se aumento da radiotransparência no lobo correspondente, imagens broncovasculares presentes, sombra triangular junto ao bordo inferior da sombra cardíaca (enfisema do lobo superior) ou no ápice da cavidade torácica (enfisema do lobo médio) e aumento dos espaços intercostais do hemitórax comprometido.

Cistos pulmonares

São decorrentes de uma anomalia no desenvolvimento do sistema broncopulmonar que resulta na formação de um cisto simples, intraparenquimatoso, multi ou unilocular, com epitélio de tipo respiratório, de conteúdo gasoso, comunicando diretamente com a árvore traqueobrônquica. Nos casos em que não há comunicação direta, a entrada de ar para o cisto pode se dar através de poros intra-alveolares. O mecanismo de distensão do cisto normalmente é valvular, isto é, com entrada de ar durante a inspiração e obstrução na expiração (Figura 44.17). Ao raio X, usualmente visualiza-se uma área radiotransparente circular ou oval que pode ocupar todo o hemitórax. Pode-se notar uma delgada parede cística. Normalmente, a parte pulmonar colapsada apresenta-se no ápice ou na base, diferindo do pneumotórax onde a parte colapsada encontra-se no hilo.

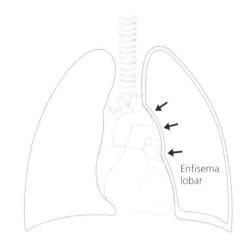

Figura 44.16 Enfisema lobar.

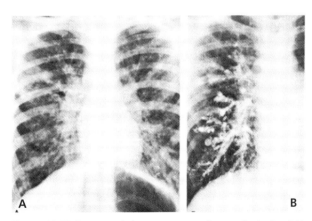

Figura 44.15 Doença cística extensa ou bronquiectasia cística. (**A**) Doença inflamatória bilateral extensa, na qual podem ser delineadas algumas radiotransparências arredondadas. (**B**) Broncograma direito que mostra uma bronquiectasia extensa, cilíndrica e cística.
Fonte: CEFIR.

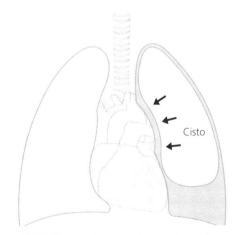

Figura 44.17 Cisto pulmonar gigante, levando ao colapso pulmonar.

Pneumotórax

É caracterizado pela presença de gás ou ar no espaço pleural (Figuras 44.18 e 44.19). O aumento progressivo da pressão intra-alveolar leva a distensão e ruptura de suas paredes, tendo como consequência imediata o *enfisema intersticial*. Enfisema intersticial é o acúmulo de ar no tecido intersticial, o qual pode penetrar na bainha dos vasos sanguíneos e bronquíolos progredindo em direção ao mediastino originando o *pneumomediastino*. A dissecção gasosa poderá acompanhar a bainha dos grandes vasos em direção ao pericárdio originando um *pneumopericárdio*. Se a dissecção ocorrer em direção à periferia do pulmão, irão formar-se bolhas subpleurais que, se rompidas, darão origem ao *pneumotórax* (Figuras 44.20 e 44.21). A imagem radiológica

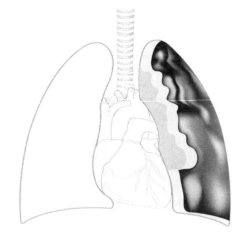

Figura 44.20 Pneumotórax.

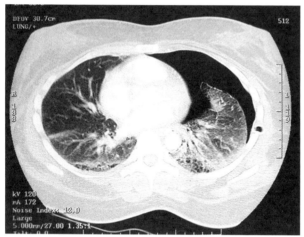

Figura 44.18 Tomografia de tórax evidenciando pneumotórax.

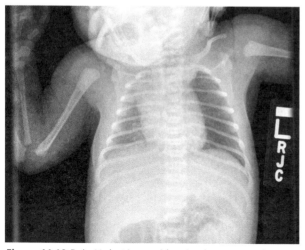

Figura 44.19 Raio X de tórax evidenciando pneumotórax.

evidencia um espaço radiotransparente separando a linha da pleura visceral da pleura parietal, um pulmão colapsado parcial ou totalmente, ausência de imagens broncovasculares na zona de radiotransparência, desvio do coração, estruturas mediastinais contralaterais e aumento dos espaços intercostais no lado comprometido.

Derrame pleural

O derrame pleural consiste basicamente em qualquer volume de líquido acima de 10 ml detectado no espaço pleural por meios apropriados, com características físico-químicas próprias, seja de conteúdo hemático (hemotórax), pus (piotórax), linfa quilífera (quilotórax), ou mesmo derrames provenientes de doenças de base, divididos em transudatos e exsudatos. Fisiologicamente, o equilíbrio entre o movimento dos fluidos do espaço pleural é o resultado da diferença da pressão hidrostática e oncótica atuante nesse espaço e capilares de ambas as pleuras. O derrame pleural ocorre por uma discrepância entre as razões de entrada e saída de líquido do espaço pleural (pressões oncóticas e pressões hidrostáticas). Nas radiografias AP, é necessário pelo menos a presença de 200 ml de líquido para causar o obscurecimento do ângulo costofrênico. Um derrame extenso leva a uma opacificação total do hemitórax comprometido com desvio das estruturas medianas contralaterais. A incidência mais sensível para a identificação de líquido pleural é a radiografia de tórax em decúbito lateral, a qual pode detectar até 5 ml de líquido, pois esse se distribui livremente do lado da cavidade pleural voltada para baixo (Figura 44.22).

NOÇÕES DE RADIOLOGIA DO TÓRAX

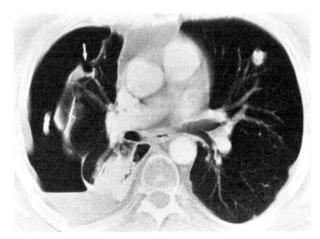

Figura 44.21 Imagem de TC de tórax, evidenciando colabamento pulmonar, visualizando-se uma hipertransparência na região acometida com ausência de trama broncovascular pulmonar (Fonte: CEFIR).

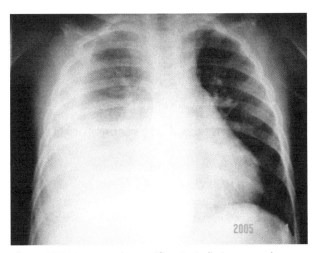

Figura 44.22 Imagem de opacificação à direita, com obscurecimento do seio costofrênico, sugestiva de derrame pleural (Fonte: CEFIR).

A ultrassonografia de tórax é útil nos casos de derrame pleural, pois pode medir de maneira mais precisa a quantidade de líquido existente na cavidade pleural, direcionando punções ou drenagens.

Edema pulmonar intersticial e edema alveolar

É o acúmulo anormal de líquido nos pulmões, seja nos espaços intersticiais, seja nos alvéolos. Representa o estágio final da congestão pulmonar, na qual o líquido extravasa pelas paredes capilares e ocupa as vias respiratórias, causando dispneia de gravidade dramática. O edema pulmonar intersticial precede o edema alveolar e é caracterizado pelo acúmulo de líquido no interstício. Ao raio X, visualiza-se um borramento ou espessamento perivascular, peribrônquico e um borramento hilar. As linhas septais ou linhas A e B de Kerley indicam a presença de líquido nos septos interlobulares secundários, visualizando-se então um espessamento. Os achados radiográficos clássicos do edema pulmonar alveolar são aqueles de opacidades bilaterais, que se estendem externamente em leque a partir dos hilos pulmonares. As regiões periféricas ficam relativamente limpas, e como o edema intersticial precede o edema alveolar, alguns sinais de edema intersticial podem ser observados (Figura 44.23).

Síndrome do desconforto respiratório agudo (SDRA)

A SDRA no paciente pediátrico desenvolve-se secundariamente a um insulto agudo grave, como trauma, sepse, queimadura, quase-afogamento e inalação de fumaça, levando a um comprometimento crítico da função respiratória, caracterizado clinicamente por hipoxemia e redução da complacência pulmonar, No raio X de tórax, observa-se infiltrado o alvéolo intersticial difuso característico da síndrome. A fisiopatologia da doença envolve acúmulo de material proteináceo que causa posteriormente destruição, ou mudança na composição dos componentes proteicos e lipídicos do sistema surfactante. O

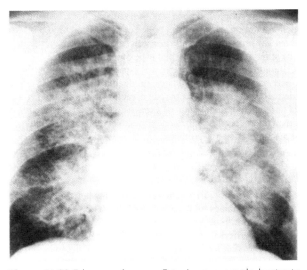

Figura 44.23 Edema pulmonar. Este é um exemplo bastante típico de edema alveolar, com uma distribuição em leque nas zonas parilar média dos pulmões (Fonte: CEFIR).

raio X de tórax nos estágios iniciais da SDRA pode ser normal. Com a progressão rápida da doença aparecem os padrões anormais, com a primeira radiografia revelando opacidades homogêneas, grosseiras, com a presença ou não de broncograma aéreo (Figura 44.24). O espessamento interlobular septal (exemplo: edema intersticial ou ingurgitamento linfático, linhas A e B de Kerley) não é habitualmente observado, embora seja relatado com uma frequência variável na SDRA. Conforme ocorre piora do edema, as opacidades tornam-se mais grosseiras e homogêneas, e eventualmente as margens do coração e hemidiafragmáticas tornam-se completamente borradas. O principal diagnóstico diferencial deve ser realizado com o edema pulmonar cardiogênico, no qual existe cardiomegalia, redistribuição ou ingurgitamento vascular ou derrame pleural.

Contusão pulmonar

A opacificação anormal do parênquima pulmonar vista na radiografia em pacientes vítimas de trauma torácico pode ser consequente ao acometimento pulmonar, que acarreta extravasamento de líquido de edema para os espaços intersticiais e alveolares.

Atelectasia

É um estado de expansão incompleta de um pulmão ou parte dele, em razão da perda de volume, levando a um colabamento lobar ou segmentar. O aspecto radiográfico condiz com uma imagem de hipotransparência, associada à diminuição dos espaços intercostais pela perda de volume pulmonar e desvio das estruturas mediastinais, como a traqueia e a área cardíaca; elevação da hemicúpula diafragmática, homolateral pode ocorrer também, e hiperexpansão compensadora contralateral (Figura 44.25).

Hipertensão pulmonar (HP)

É caracterizada pela elevação de pressão no circuito pulmonar acima de certos limites, podendo ser decorrente de diversas doenças que cursam com o aumento da resistência vascular pulmonar. A radiografia de tórax é de grande importância por reforçar o diagnóstico de HP, demonstrando aumento das cavidades direitas, aumento da artéria pulmonar (Figura 44.26), com atenuação ou desaparecimento dos vasos pulmonares na periferia nos casos de arteriopatias. A análise do padrão de fluxo pulmonar pode sugerir as cardiopatias de hiperfluxo ou eventual dificuldade de drenagem venosa pulmonar. A radiografia pode ser de grande valia também para afastar ou sugerir causas de hipertensão pulmonar, como fibrose pulmonar, doença intersticial e doenças granulomatosas.

Síndrome do desconforto respiratório (SDR)

A SDR é observada principalmente em recém-nascidos pré-termo (RNPT) com menos de 32 semanas de idade gestacional que pesam menos de 1.200 g. É consequente à imaturidade pulmonar e à

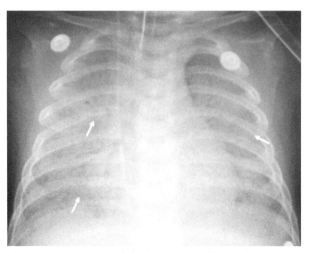

Figura 44.24 Imagem radiológica com opacificação homogênea dos quatro quadrantes pulmonares com presença de broncogramas aéreos (setas), sugestiva de SDRA (Fonte: CEFIR).

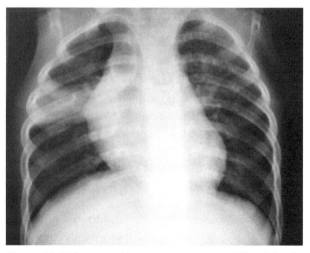

Figura 44.25 Imagem hipotransparente em 1/3 médio de pulmão direito, com desvio das estruturas mediastinais, sugestiva de atelectasia de lobo médio (Fonte: CEFIR).

NOÇÕES DE RADIOLOGIA DO TÓRAX

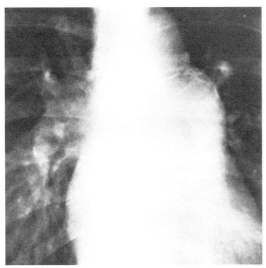

Figura 44.26 Hipertensão arterial pulmonar. Nota-se calcificação densa da artéria pulmonar e do canal arterial nesse paciente com persistência do canal arterial (Fonte: CEFIR).

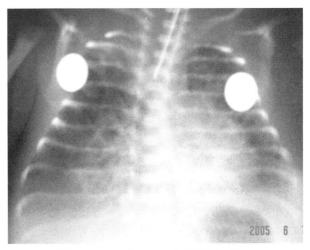

Figura 44.27 Imagem radiológica de RNPT de 29 semanas de vida gestacional, evidenciando infiltrados reticulonodulares predominantes em região peri-hilar com broncogramas aéreos, sugestivos de SDR (Fonte: CEFIR).

deficiência de surfactante. Os achados radiográficos dependem de sua gravidade. Os pulmões podem apresentar-se hipoaerados, com um padrão reticulonodular secundário ao líquido intersticial e aos alvéolos atelectasiados, podendo-se visualizar a presença de broncogramas aéreos (Figura 44.27).

Síndrome da aspiração de mecônio

É consequente ao sofrimento fetal, com a passagem de mecônio para o líquido amniótico e aspiração intrauterina ou no momento da primeira respiração. Os achados radiográficos são: hiperinsuflação com retificação das costelas, causada pelo aprisionamento de ar por oclusão parcial ou total das vias aéreas e opacidades nodulares que constituem áreas de atelectasia ou consolidação, decorrente da obstrução brônquica (Figura 44.28). Em casos mais graves, a obstrução brônquica é tão importante que pode vir acompanhada de pneumotórax ou pneumomediastino.

Displasia broncopulmonar

É uma síndrome pulmonar crônica decorrente basicamente de quatro fatores causais: prematuridade, insuficiência respiratória, oxigenoterapia e ventilação pulmonar mecânica. A imagem radiológica demonstra infiltrados reticulonodulares difusos, semelhante à SDR, com broncogramas aéreos, em razão do processo inflamatório instalado. Posteriormente, observa-se uma hiperinsuflação difusa e imagens de linhas radiopacas, sugestivas de áreas de fibrose, decorrentes do processo inflamatório anteriormente instalado.

DOENÇAS DO MEDIASTINO

As lesões do mediastino podem causar um alargamento focal ou difuso. Em geral, as massas tumo-

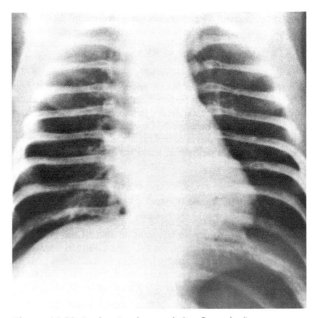

Figura 44.28 Aspiração de mecônio. Os pulmões apresentam-se ligeiramente hiperinsuflados. Opacidades nodulares difusas estão presentes bilateralmente (Fonte: CEFIR).

rais levam a um alargamento focal e as hemorragias ou infecções a um alargamento generalizado, visualizado na imagem radiológica.

A maioria das massas mediastinais é visível tanto nas incidências frontais quanto laterais, e a localização específica no mediastino oferece a primeira pista para o diagnóstico (Figura 44.29). A TC é o método de diagnóstico por imagem preferido para a avaliação da maioria das massas mediastinais. As causas mais comuns de massas nos três compartimentos mediastinais estão listadas na Tabela 44.1.

AUMENTO DO CORAÇÃO

O aumento geral do coração pode ser causado por doenças que produzem um efeito tóxico sobre o miocárdio e o enfraquecem, ou por condições que acarretam um aumento na carga de trabalho do coração. Inicialmente, a carga geralmente aumenta apenas em uma câmera, e, quando essa câmera entra em insuficiência, uma segunda aumenta de tamanho; todas as câmeras acabam por ser envolvidas.

Quando há um aumento de carga de trabalho de uma câmera cardíaca, as fibras musculares alongam-se em resposta ao trabalho adicional e ocorre dilatação. Quando a carga é mantida por um certo período, a dilatação é seguida de hipertrofia, que constitui o aumento efetivo no tamanho das fibras musculares individuais. A dilatação inicial que precede a hipertrofia é o meio pelo qual o músculo cardíaco aumenta sua capacidade de trabalho. A hipertrofia do músculo cardíaco é um achado patológico claramente definido, mas as alterações radiográficas muitas vezes são mínimas ou inexistentes, tornando difícil, em muitos casos, sua determinação. Entretanto, a hipertrofia pode causar alterações da forma cardíaca, o que em geral se manifesta pelo arredondamento do contorno do ventrículo envolvido.

A aparência radiográfica do coração nas miocardiopatias varia consideravelmente, mas ambos os contornos laterais tornam-se, com frequência, mais convexos inferiormente, e as pequenas alterações normais no contorno que indicam os diversos segmentos são frequentemente apagadas. Em razão do aumento de uma ou mais câmaras, o contorno cardíaco apresenta alterações características que podem ser reconhecidas radiograficamente.

Alterações no tamanho cardíaco

Ao observar a silhueta cardíaca, vê-se basicamente o pericárdio e seu conteúdo; por essa razão, sempre que se observar um aumento no tamanho da silhueta cardíaca, deve-se considerar a possibilidade de líquido pericárdico (Figura 44.30).

Aumento do ventrículo esquerdo

Qualquer doença que produza um aumento da carga de trabalho do ventrículo esquerdo (VE) pode causar o aumento da câmara. O aumento mais acentuado no VE é causado por hipertensão, insuficiência aórtica e miocardiopatia de evolução prolongada. Outras lesões que produzem o aumento desta câma-

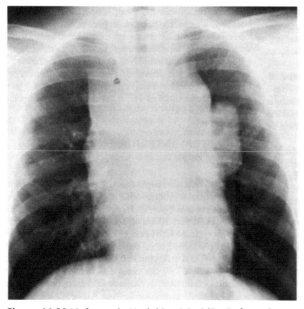

Figura 44.29 Linfoma de Hodgkin. A incidência frontal mostra uma grande massa no mediastino anterior, com uma borda lobulada bilateralmente. Ela parece envolver os linfonodos mediastinais e hilares. Nenhum envolvimento pulmonar é identificado (Fonte: CEFIR).

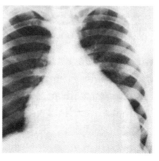 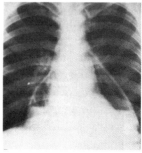

Figura 44.30 Imagem radiológica evidenciando um derrame pericárdico extenso pré (**A**) e pós (**B**) drenagem (Fonte: CEFIR).

Tabela 44.1 Anormalidades mediastinais por compartimento

Mediastino anterior	Mediastino médio	Mediastino posterior
Massas na tireoide ou nas paratireoides	Aneurisma de aorta (ascendente/arco)	Aneurisma de aorta (descendente)
Tumores de células germinativas	Linfadenopatia	Tumores neurogênicos
Neoplasias seminomatosas e não seminomatosas	Cistos broncogênicos	Tumores dos nervos intercostais
Lesões do timo	Cistos mediastinais	Tumores dos gânglios simpáticos
Hiperplasia tímica	Cisto pericárdico	Lesões do esôfago
Cistos tímicos	Massas traqueais	Hérnia de hiato
Timolipoma	Hérnia de Morgani	Carcinoma de esôfago
Timoma	Lesões vasculares	Linfoma
Bócio multinodular intratorácico		Cisto neuroentérico
Linfoma		Hérnia de Bochdalek
Teratoma		Lesões vertebrais
Aneurisma ventricular		Meningoceles torácicas laterais

ra são estenose aórtica, insuficiência mitral, coarctação da aorta, derivações arteriovenosas, doença cardiovascular arterioesclerótica e hipertireoidismo.

Aumento do ventrículo direito

O ventrículo direito (VD) aumenta de tamanho em pessoas que apresentam doenças que intensificam o trabalho desta câmara, como algumas doenças pulmonares e doenças vasculares pulmonares primárias que acarretam hipertensão pulmonar. A estenose da valva ou infundíbulo pulmonar e outras lesões cardíacas congênitas, como tronco arterial e defeitos septais, também podem ocasionar o aumento referido do VD.

Aumento dos átrios esquerdo e direito

O aumento do átrio esquerdo (AE) ocorre em doenças como comunicação interventricular, persistência do canal arterial e insuficiência do ventrículo esquerdo. O átrio direito (AD) aumenta de tamanho na comunicação interatrial, na estenose e na insuficiência tricúspide, bem como na insuficiência do VD. Ao aumentar de tamanho, o corpo do átrio produz um aumento do contorno cardíaco inferior direito para a direita, com maior convexidade desse contorno.

CARDIOPATIAS CONGÊNITAS

O raio X é uma parte muito importante do exame de pacientes com defeitos congênitos, mas o diagnóstico correto depende da correlação dos achados clínicos e laboratoriais, e de outros exames de diagnóstico, como o cateterismo cardíaco e a angiocardiografia.

Cardiopatias cianóticas

Tetralogia de Fallot

A tetralogia de Fallot consiste em dois defeitos fundamentais: (1) estenose pulmonar e (2) comunicação interventricular. A terceira e a quarta alterações descritas nessa condição são secundárias, as quais consistem em: (3) aorta dextraposta e (4) hipertrofia do VD (Figura 44.31).

Achados radiográficos

Tamanho cardíaco: o coração apresenta-se geralmente dentro dos limites de normalidade e pode parecer um pouco menor que o normal.

Artéria pulmonar: o segmento arterial pulmonar, conforme visibilizado na projeção frontal, é pequeno, ocasionando a concavidade da margem cardíaca superior esquerda na região do referido segmento.

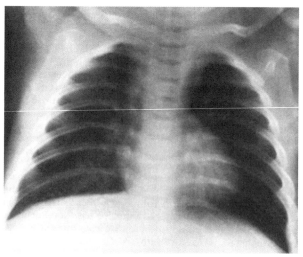

Figura 44.31 Neonato com tetralogia de Fallot. O segmento ventricular está aumentado de tamanho, e o ápice encontra-se ligeiramente elevado, indicando um aumento do ventrículo direito. A traqueia apresenta-se deslocada para a esquerda, indicando que a aorta se encontra do lado direito. O padrão vascular pulmonar apresenta alguma diminuição (Fonte: CEFIR).

Vascularização pulmonar: diminui, ocasionando uma diminuição no tamanho dos vasos que constituem o hilo de ambos os lados e uma avascularidade relativa dos campos pulmonares, o que é uma indicação de diminuição do fluxo sanguíneo pulmonar.

Forma cardíaca: o aumento do VD acarreta a elevação do ápice e uma configuração arredondada na margem cardíaca inferior esquerda. Quando o aumento é significativo, o VE é elevado e deslocado posteriormente, de modo que a borda cardíaca esquerda ou posterior tem uma proeminência convexa em sua parte central bem acima do diafragma, o que constitui o VE em uma posição anormal.

A aorta: os achados no arco aórtico direito que ocorrem em cerca de 25% dos pacientes com tetralogia de Fallot são a ausência da sombra aórtica à esquerda e a presença de uma sombra vascular à direita, no nível do arco aórtico, o que é prontamente detectado em adultos e crianças maiores, mas, em lactentes, o arco aórtico pode não ser visível.

Transposição dos grandes vasos

As posições relativas da artéria pulmonar e da aorta apresentam-se invertidas, o que acarreta duas circulações fechadas.

Achados radiográficos

Tamanho cardíaco: o coração geralmente se mostra normal ou praticamente normal ao nascimento e durante as duas primeiras semanas de vida. O crescimento leva a um claro aumento de tamanho em muitos pacientes, em poucas semanas. Quase todos esses pacientes apresentam cardiomegalia aos dois meses de vida.

Forma cardíaca: ambos os ventrículos aumentam de tamanho, e o contorno do coração mostra-se oval. O VD geralmente aumenta mais que o VE.

Vascularização pulmonar: os vasos pulmonares mostram-se aumentados e proeminentes.

Artéria pulmonar e aorta: há o estreitamento da sombra dos grandes vasos na projeção frontal, em consequência de um trajeto mais AP da aorta, que se origina anteriormente e tende a se dirigir diretamente para trás. O contorno do arco aórtico é ausente.

Anomalia de Ebstein

Essa malformação consiste no deslocamento para baixo da valva tricúspide bem para dentro do VD. A parte superior do VD é incorporada ao AD. Em consequência disso, o ventrículo é pequeno, e o átrio é grande.

Achados radiográficos

O coração geralmente se mostra muito aumentado, e os pulmões apresentam-se hipovascularizados. O átrio e o ventrículo direitos são as câmaras envolvidas. É característico o aumento para a direita, com uma proeminência da borda cardíaca superior direita semelhante a um ombro. O contorno cardíaco superior esquerdo aumenta, com frequência, de maneira semelhante a uma rampa, produzida pela dilatação do trato de saída do VD (Figura 44.32).

Síndrome da hipoplasia cardíaca esquerda

Tal síndrome consiste na hipoplasia do VE associada a várias anomalias, como estenose ou atresia da valva aórtica, atresia do arco aórtico e/ou estenose ou atresia mitral. Os achados radiográficos consistem em cardiomegalia progressiva, aumento da vascularização pulmonar, em consequência da congestão venosa, e em um coração de aparência globular.

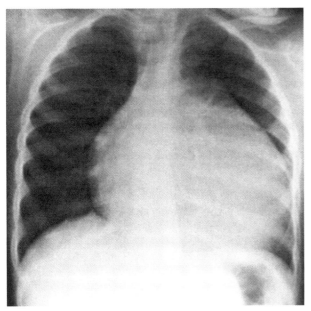

Figura 44.32 Anomalia de Ebstein. O coração mostra-se maciçamente aumentado. As estruturas do lado esquerdo são enormes. Observa-se a extensão do átrio direito para a direita, indicando aumento dessa câmara (Fonte: CEFIR).

Cardiopatias acianóticas

Persistência do canal arterial

O canal arterial desvia sangue da artéria pulmonar para a circulação sistêmica na vida intrauterina, e encontra-se pérvio ao nascimento. O fechamento anatômico geralmente se completa em dois meses.

Achados radiográficos

Tamanho cardíaco: um pequeno aumento cardíaco está presente em metade dos pacientes; naqueles com grandes *shunts* pode haver um aumento considerável.

Forma cardíaca: pode-se verificar um aumento de AE, suficiente para produzir uma saliência posterior reconhecível na projeção lateral. O aumento continuado no fluxo sanguíneo pulmonar pode ocasionar algum grau de hipertensão pulmonar, que, por sua vez, causa o aumento do VD.

Vascularização pulmonar: a vascularização aumenta nos hilos e nas regiões periféricas dos pulmões.

Aorta: frequentemente apresenta-se aumentada. Pode haver uma pequena saliência da parede aórtica descendente abaixo do botão aórtico proeminente, indicando um pequeno aumento nessa região, o que constitui o infundíbulo do canal arterial pérvio.

Comunicação interatrial

As comunicações interatriais encontram-se entre as lesões cardíacas congênitas mais comuns. São diversos os tipos; o mais comum é um forame oval pérvio suficientemente grande para acarretar um *shunt*.

Achados radiográficos

Tamanho cardíaco: o coração mostra-se geralmente um pouco aumentado, mas pode ser de tamanho normal.

Forma cardíaca: há um aumento do ventrículo e do átrio direitos, que pode ser típico o bastante para ser reconhecido, embora nem sempre seja possível diferenciar o aumento dos ventrículos direito e esquerdo. O átrio esquerdo não aumenta de tamanho.

Artéria pulmonar: aumenta de tamanho, às vezes de maneira acentuada, causando uma grande convexidade que pode obscurecer parcialmente o botão aórtico, de tamanho menor.

Vascularização pulmonar: a vascularização pulmonar e hilar também aumenta.

Aorta: o *shunt* do lado esquerdo do coração para a circulação menor acarreta uma diminuição do fluxo através da aorta, tendendo a aorta a se mostrar menor que o normal, o que pode ser facilmente visualizado, especialmente em adultos, mas em lactentes e crianças é, muitas vezes, difícil determinar seu tamanho.

Comunicação interventricular

É a mais comum das lesões cardíacas congênitas, podendo o defeito ocorrer em um ponto baixo da parede septal, sendo, porém, mais comumente alto. A comunicação interventricular acarreta um *shunt* esquerdo-direito, porque a pressão do VE geralmente é mais alta que a do VD. Assim como nas comunicações interatriais, o tamanho do *shunt* é determinado pelas pressões dos dois lados do *shunt* e pelo tamanho do defeito.

Achados radiológicos

Tamanho cardíaco: o coração pode achar-se de tamanho normal, mas está frequentemente aumentado.

Forma cardíaca: o trabalho ventricular aumenta dos dois lados, de modo que ambos os ventrículos podem aumentar de tamanho. O VE em geral aumenta primeiro. Pode haver também aumento do AE.

Artéria pulmonar: esse vaso mostra-se aumentado e proeminente.

Vascularização pulmonar: a vascularização hilar e pulmonar periférica aumenta quando o *shunt* é grande.

Aorta: apresenta-se de tamanho normal.

Estenose aórtica

A estenose aórtica congênita pode ser subvalvar, valvar ou supravalvar.

Achados radiográficos

A dilatação pós-estenótica da aorta ocorre geralmente na estenose valvar. A dilatação localiza-se caracteristicamente na aorta ascendente e acarreta maior convexidade do aspecto lateral direito da aorta ascendente. O arco transverso ou botão aórtico não aumenta de tamanho. Ocorrem também, nessa condição, hipertrofia e dilatação do VE, causando o aumento do coração para baixo e para esquerda. O coração geralmente não aumenta muito, a não ser que tenha começado a descompensar. Em praticamente metade dos pacientes (nos quais a estenose é mínima ou moderada) não são encontradas anormalidades radiográficas detectáveis, exceto pela ligeira proeminência da aorta.

Coarctação de aorta

Essa malformação congênita consiste em uma área de constrição na aorta, variando, quanto ao grau, de uma pequena estenose a atresia (Figura 44.33).

Achados radiográficos

Chanfradura costal: constitui um sinal radiológico significativo, causado pela tortuosidade das artérias intercostais que servem de vasos colaterais entre a aorta proximal, a mamária interna e a aorta distal a coarctação. O sinal consiste em uma aparência esclerosada, irregular, em concha, das margens inferiores das costelas lateralmente. Ele é geralmente mais comum e mais discernível da quarta à oitava costela. A irregularidade é geralmente bilateral, mas não necessariamente simétrica.

Aorta: a aparência da aorta pode ser característica. O arco ascendente tem uma grande amplitude, produzindo uma convexidade do lado direito, enquanto o botão aórtico, ou arco aórtico transverso, mostra-se pequeno.

Tamanho e forma do coração: o coração pode se encontrar normal quanto ao tamanho e à forma, mas a carga de trabalho do VE encontra-se aumentada; a hipertrofia e a dilatação do VE acabam por levar ao aumento dessa câmara. O AE também pode aumentar de tamanho. Em lactente com a síndrome da coarctação e insuficiência cardíaca, o coração é relativamente maior e há evidências de congestão venosa pulmonar, bem como hipervascularização arterial, porque a anomalia associada acarreta um *shunt* esquerdo-direito.

Duplo arco aórtico

O duplo arco aórtico compreende um grupo de anomalias, em que há muitas variantes. O defeito fundamental decorre da persistência de ambos os arcos aórticos, direito e esquerdo, que circundam a traqueia e o esôfago, produzindo, com frequência, a obstrução parcial dessas estruturas. Os achados radiográficos consistem em evidências de compressão da traqueia e do esôfago por um anel vascular cir-

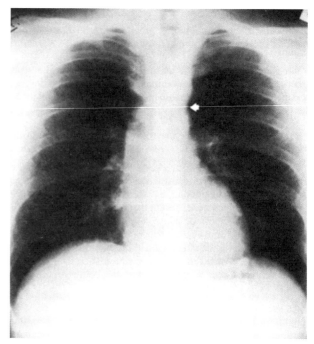

Figura 44.33 Coarctação de aorta. O coração apresenta-se um pouco aumentado secundariamente à hipertrofia do ventrículo esquerdo. A aorta ascendente mostra-se algo proeminente. A aorta descendente tem uma identação, com alguma dilatação pós-estenótica indicando o local da coarctação (seta) (Fonte: CEFIR).

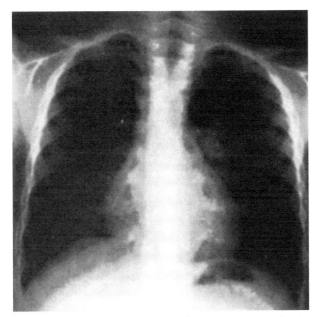

Figura 44.34 Verifica-se uma densidade das partes moles de ambos os lados da traqueia, que constitui um duplo arco aórtico. O coração e os pulmões mostram-se normais (Fonte: CEFIR).

cunferencial. O duplo arco aórtico produz densidades de cada lado da linha média que podem ser simétricas (Figura 44.34). Se necessário, pode-se usar angio-RM para definir, com maiores detalhes, o anel vascular.

DEFORMIDADES DO TÓRAX ÓSSEO

As deformidades que acometem o tórax ósseo de acordo com a sua gravidade podem levar a alterações na função pulmonar. As deformidades em protusão anterior do esterno são chamadas de *pectus carinatum*, sendo o diagnóstico radiológico feito nas tomadas laterais e nas TC; são chamadas também de peito de pombo. As deformidades em deslocamento posterior do esterno são chamadas de *pectus escavatum*, sendo também mais bem visualizadas nas tomadas laterais e TC. As deformidades que atingem a coluna torácica, como a cifose e a escoliose torácica, são visíveis nas tomadas frontais e também podem, quando graves, atingir a função pulmonar.

REFERÊNCIAS BIBLIOGRÁFICAS

1. John HJ, Crummy AB, Kuhlman JE. Interpretação radiológica. 7.ed. Rio de Janeiro: Guanabara Koogan; 2000.
2. Scanlan CL, et al. Fundamentos da terapia respiratória de Egan. São Paulo: Manole; 2000.
3. Sarmento GJV. Fisioterapia respiratória no paciente crítico. Barueri: Manole; 2005.
4. Carvalho W, et al. Ventilação pulmonar mecânica em pediatria e neonatologia. 2.ed. São Paulo: Atheneu; 2004: 423-30.
5. Sterling L, Tait GA, Edmonds JF. Interpretation of digital radiographs by pediatric critical care physicians using Web-based bedside personal computers versus diagnostic workstations. Pediatr Crit Care Med 2003 Jan; 4(1): 26-32.
6. Kaufman B, Dhar P, O'Neill DK, Leitman B, Fermon CM, Wahlander SB, Sutin KM. Chest radiograph interpretation skills of anesthesiologists. J Cardiothorac Vasc Anesth 2001 Dec; 15(6): 680-3.
7. Bourliere Najean B. Pediatric radiography. J Radiol 2000 May; 81(1): 34-5.
8. Barnes N, Pilling DW. Interpretation of the neonatal chest X-ray. Hosp Med. 1999 Nov; 60(11): 781-7.
9. Troger J. The radiologically neglected child. Radiology 1999 Jun; 39(6): 451-4.
10. Chateil JF, Durand C, Brun M, Baudain P, Diard F. Digital radiography of the chest in pediatrics. Pediatr Pulmonol Suppl 1997; 16: 54-5.
11. Markowitz RI. Radiologic assessment in the pediatric intensive care unit. Yale J Biol Med 1984 Jan-Feb; 57(1): 49-82.
12. Arthur R. Interpretation of the paediatric chest X ray. Paediatric Respir Rev 2000; I: 41-50.
13. Waitches GM, Stern EJ. High-resolution CT of peripheral airways diseases. Radiol Clin North Am 40(1): 21-9.
14. Thachil RT, Krishnan P, Lapidus C. Rounded atelectasis. Clin Pulmonary Med 2002; 9: 66-7.
15. Arthur R. The neonatal chest X ray. Paediatric Respir Rev 2001; 2: 311-23.
16. Swischuk LE, John SD. Differential diagnosis in pediatric radiology. Lippincott: Williams and Wilkins; 1995.
17. Carvalho PM, Carr D. Computed tomography of folded lung. Clin Radiol 1990; 41: 86-91.
18. Serrano P, Antonio AI, Barrio L. Analisis de la expresividad de la radiografia de tórax em neonatos con distrés respiratório. Radiologia 1999; 41(6): 421-9.
19. Desai SR, Wells AU, Rubens MB, et al. Acute respiratory distress syndrome: CT abnormalities at long-term follow-up. Radiology 1999; 210: 29-35.
20. Goodman PC. Radiographic findings in patients with acute respiratory distress syndrome. Clin Chest Med 2000; 21(3): 419-33.
21. Donelly LF. Practical issues concerning imaging of pulmonary infection in children. J Thoracic Imaging 2001; 16: 238-50.
22. Doyle TC, Lawler GA. CT features of atelectasis of the lung. AJR Am J Roentgenol 1984; 143: 225-8.
23. Woodring JH. Recognition of pleural effusion on supine radiographs: How much fluid is required? AJR 1984; 142(1): 59-64.

24. Yang PC, et al. Value of sography in determining the nature of pleural effsions. Analisys of 300 cases. AJR 1992; 159: 29-33.
25. Novelline, Robert A. Fundamentos de radiologia de Squire. 5.ed. Porto Alegre: Artes Médicas; 1999.
26. Putman E, Charles e Ravin e Carl. Textbook of diagnostic imaging. Philadelphia: Saunders; 1994.
27. Dahnert W. Radiology Review Manual. Lippincott: Williams e Wilkins; 1996.
28. Sutton D. A textbook of radiology and imaging. New York: Churchill Livingstone; 1993.
29. Goodman, LR. Felson: Princípios de radiologia do tórax: estudo dirigido. 2.ed. São Paulo: Atheneu; 2001.
30. Santos AASMD, Nacif MS. Radiologia e diagnóstico por imagem: aparelho respiratório – Sociedade Brasileira de Radiologia. Rio de Janeiro: Rubio; 2005.
31. Dallalana LT. Fibrose cística. In: Tarantino AB. Doenças pulmonares. 5. ed. Rio de Janeiro: Guanabara Koogan; 2002.

45

TERAPIA COM HELIOX

JULIANA MENDES MOURA ANGHEBEN
RENATA HENN MOURA

O gás hélio foi isolado do ar atmosférico por Ramsay em 1895. Quatro décadas depois, em 1930, Alvan Barach publicou em Nova York os primeiros artigos científicos nos quais propunha a utilização da terapia de hélio e oxigênio em processos obstrutivos respiratórios da laringe, traqueia e dos brônquios.[1,2,3]

O hélio apresenta a menor densidade conhecida de um gás, excetuando-se a do hidrogênio; é um elemento inerte e não interage em nenhum processo bioquímico. O Heliox consiste na mistura de gás hélio e oxigênio e geralmente é utilizado na proporção de 80% de hélio para 20% de oxigênio, o que apresenta uma densidade de aproximadamente um terço do ar e proporciona diminuição da resistência exercida sobre a via aérea.[4]

BASES BIOFÍSICAS DO FLUXO AÉREO

A movimentação do ar dentro de condutos denominados vias aéreas obedece à equação de Poiseuille:[5,6]

$$\dot{V} = \frac{P\, r^4}{8\, nl}$$

Em que: $\dot{V}$ = velocidade de fluxo
P = pressão propulsora
r = raio do tubo
n = viscosidade
l = comprimento do tubo

$$R = \frac{8\, nl}{r^4}$$

Em que: R = resistência
r = raio do tubo
n = viscosidade
l = comprimento do tubo

Algumas deduções importantes podem ser retiradas dessas fórmulas.

O raio do tubo é inversamente proporcional à resistência; portanto, se o raio do tubo for reduzido à metade, a resistência aumentará dezesseis vezes. A densidade é diretamente proporcional à resistência, então, se a densidade diminuir, a resistência também o fará. A velocidade de fluxo é diretamente proporcional ao raio, se o raio diminuir, o fluxo também declinará.

Em um indivíduo que ventila sem nenhuma dificuldade em ar ambiente, tem-se todas as variáveis dessas fórmulas interagindo harmoniosamente. Em um indivíduo em crise de broncoespasmo, tem-se o raio da via aérea reduzido; portanto, a resistência à passagem do ar é aumentada e o fluxo diminuído. Quando se utiliza a inalação com a mistura de Heliox, tem-se uma mistura gasosa de baixa densidade; se a densidade é diminuída, diminui-se também a resistência e, portanto, a velocidade do fluxo aumenta, proporcionando melhora do processo de ventilação.

FISIOPATOLOGIA E TERAPÊUTICA

Existe uma série de diferenças entre as vias aéreas da criança e do adulto, mas, certamente, a grande distinção baseia-se no seu diâmetro e seu comprimento. O diminuto diâmetro das vias aéreas inferiores ocasiona uma elevada resistência à passagem do ar, o que favorece o aparecimento de quadros obstrutivos.[1]

Sabe-se que, nas crises obstrutivas, o aumento da resistência das vias aéreas e o pequeno volume corrente associado ao fluxo turbulento dificultam o processo de ventilação e de trocas gasosas. Uma das medidas terapêuticas adotadas nessa situação é a inalação de broncodilatadores, porém, com a alteração causada pelo broncoespasmo na ventilação, a distribuição de fármacos inalados estará comprometida. Estudos demonstram que menos de 3% do fármaco atinge as vias aéreas inferiores.[1,7-15]

Como alternativa terapêutica, utiliza-se o Heliox por veículo de nebulização. É um gás inerte, sem toxicidade conhecida e com baixa densidade. Logo, o fluxo antes turbulento é convertido em laminar, diminuindo a resistência da via aérea e o trabalho respiratório, liberando ainda quantidades maiores de agentes β-adrenérgicos nos brônquios do paciente.[8,16]

ADMINISTRAÇÃO DO HELIOX

A administração da mistura Heliox é realizada principalmente em duas situações. A primeira em pacientes sob ventilação espontânea, por meio da utilização de máscara facial com fluxo unidirecional sem reinalação; e a segunda no paciente sob prótese ventilatória mecânica, sendo efetuada a partir da adição de gás hélio no circuito do ventilador.

Ainda, essa mistura pode ser administrada em duas proporções: 80% de hélio para 20% de oxigênio ou em proporção de 70% de hélio para 30% de oxigênio.[9]

TERAPÊUTICA E RESULTADOS

Estudos demonstraram redução na dispneia e no trabalho respiratório, com melhora nos parâmetros da gasometria arterial, no pico de fluxo expiratório (PFE) de pacientes tratados com Heliox.[8,18-20]

A terapêutica com Heliox por máscara facial em pacientes com hipercapnia aguda diminui o trabalho da musculatura ventilatória ao permitir que partículas de aerossóis alcancem as vias aéreas mais distais em maior quantidade,[8,21,22] assegurando, dessa forma, tempo para que os corticosteroides façam efeito, o que reduz a necessidade de intubação e de ventilação mecânica.[4,8,20] Porém, quando for necessária a instalação de prótese mecânica em pacientes com asma aguda, a utilização do Heliox pode ser útil para manter a adequada ventilação.[8,20]

O número de trabalhos que associam o uso do Heliox à ventilação mecânica tem aumentado na última década, principalmente em pacientes com comprometimento pulmonar grave secundário e doenças obstrutivas. Na ventilação mecânica, o volume corrente é dependente de uma variação pressórica (Δ) refletida pela diferença entre a pressão inspiratória e a pressão expiratória positiva final (PEEP); em quadros de obstrução grave, uma das alternativas é o uso de uma variação pressórica elevada para a geração de um volume corrente adequado. Ao substituir a mistura de ar comprimido e oxigênio por uma mistura de hélio e oxigênio nos ventiladores, seria possível obter um fluxo laminar no circuito do ventilador e nas vias aéreas do paciente, com maior facilidade de deslocamento, o que permite o alcance de um volume corrente adequado com pressões inspiratórias menores, reduzindo, dessa maneira, a ocorrência de lesão pulmonar induzida pela ventilação mecânica.[17]

A utilização da mistura Heliox como veículo para nebulização com β_2-agonistas foi analisada por Melmed et al.,[8,16] com resultados positivos na asma aguda severa. Em estudo semelhante, Handerson et al.,[8,22] ao avaliarem 205 pacientes divididos em dois grupos (oxigênio e Heliox), com asma leve e moderada, obtiveram melhora expressiva no PFE nos dois grupos, todavia sem significação estatística.

Torna-se importante ressaltar que a mistura Heliox não deve ser utilizada em pacientes que necessitem de altas concentrações de oxigênio.[8,23] Como efeito adverso, a mistura é capaz de agravar a hiperinsuflação dinâmica por aumentar o fluxo de gás em alvéolos gravemente obstruídos.[8,24]

Estudos de metanálise recentes concluíram que a mistura Heliox não está indicada para todos os pacientes com asma aguda.[8,25,26] Entretanto, ela é útil se empregada com cautela em alguns casos bem selecionados, como o estado de mal asmático severo e refratário.[8,27]

FISIOTERAPIA E HELIOX

A fisioterapia respiratória visa tanto a prevenção como a reabilitação da função pulmonar. O profissional que atua nessa área tem por objetivo avaliar o paciente, definir as suas necessidades, traçar os objetivos de sua terapia e tomar as condutas apropriadas.[28]

A avaliação compreende, de maneira bastante generalista, a anamnese e o exame físico, composto por inspeção, percussão, palpação e ausculta pulmonar. Além disso, é importante a interpretação de exames complementares, em especial a radiografia de tórax e a gasometria arterial. Para isso é fundamental que o profissional possua conhecimento sobre o sistema anatomofisiológico de recém-nascidos, lactentes, crianças e adultos.[17,28]

No momento da internação de um paciente, em situação de desconforto ou insuficiência respiratória na unidade de terapia intensiva (UTI), o fisioterapeuta participa do processo de admissão como integrante da equipe multidisciplinar, sendo responsável pelo suporte ventilatório e pela manutenção de vias aéreas pérvias. Deve, junto ao profissional médico, determinar a necessidade de suporte ventilatório, seja este oxigenoterapia, ventilação mecânica não invasiva (VNI) ou invasiva, e a maneira de ofertá-las. Os pacientes devem ser acompanhados pelo fisioterapeuta até a alta hospitalar, ou até a resolução do quadro que motivou sua intervenção.[29]

Após a decisão clínica pela terapia com Heliox, o fisioterapeuta torna-se responsável pela monitorização da administração do gás (seja por meio de máscara facial ou da ventilação mecânica) e dos marcadores funcionais do paciente, como oximetria de pulso, pressão arterial, frequência cardíaca, frequência respiratória e gases arteriais, que indicarão, junto a outros sinais, a falência ou sucesso da terapia.

ESTUDOS RECENTES

Estudos sobre a terapêutica com Heliox têm sido desenvolvidos em diversos países, tanto em aspecto terapêutico clínico como laboratorial, com o objetivo de avaliar sua ação e eficácia. Essa breve revisão tem por objetivo demonstrar o perfil dessas pesquisas e recentes resultados.

Muitos trabalhos de avaliação da terapia de Heliox são realizados em pacientes com doenças obstrutivas e restritivas pulmonares, já que a terapêutica diminui a densidade do ar, proporcionando melhora das variáveis de mecânica ventilatória. Trabalhos de revisão sistemática como o de Colebourn et al., em 2007,[30] demonstram a efetividade da terapia. Esta revisão, que compara o uso da mistura Heliox com o uso de ar comprimido em indivíduos com asma e doença pulmonar obstrutiva crônica (DPOC), demonstrou que após a terapia de Heliox ocorreu um aumento do pico de fluxo expiratório nos indivíduos asmáticos e redução do trabalho respiratório e da auto-PEEP nos indivíduos portadores de DPOC sob ventilação mecânica invasiva (VMI).

Outro trabalho realizado por Vali et al.[31] no mesmo ano e aplicado no mesmo tipo de população (asmáticos e aqueles com DPOC) demonstrou que o Heliox reduz a resistência ao fluxo aéreo, o trabalho respiratório, melhora a troca gasosa e a capacidade para o exercício, reforçando os efeitos benéficos desta terapia. O mesmo estudo também descreve a melhora dos padrões respiratórios pós terapia com Heliox em patologias como obstrução das vias aéreas superiores, bronquiolite e displasia broncopulmonar. Porém, é interessante ressaltar uma característica importante da terapia explanada pelos autores, a dificuldade do uso da técnica devido à necessidade de especialização profissional e alto custo.

Ainda em 2007, Laude e Ahmedzai[32] revisaram estudos sobre o uso do Heliox para melhora da dispneia em pacientes com DPOC e em um grupo de neoplasia pulmonar. Destacaram a melhora na limitação ao exercício, redução do trabalho respiratório e melhora da dispneia. Todavia, sugerem a importância de se avaliar bem os pacientes elegíveis para a terapia com Heliox e o impacto em longo prazo sobre a qualidade de vida desses indivíduos.

Estudos de avaliação dos benefícios da terapia de Heliox na população com DPOC durante o exercício tem sido uma tendência nos últimos anos. Em 2009 foi publicado por Chiappa et al.[33] um estudo com o objetivo de investigar os efeitos do Heliox na oxigenação periférica e sua utilização durante exercício em pacientes com DPOC moderada a severa. Foram avaliados 12 indivíduos do sexo masculino, comparando os efeitos do Heliox com os do ar ambiente. O grupo que utilizou Heliox quando comparado com o grupo ar ambiente apresentou aumento da oferta de oxigênio aos tecidos, redução significativa da hiperinsuflação dinâmica e melhora da tolerância ao exercício.

No campo da Pediatria e Neonatologia os estudos sobre o Heliox fazem referência às alterações dos padrões hemodinâmicos e da mecânica ventilatória. Migliori et al.,[34] em 2009, avaliaram os efeitos do Heliox na mecânica pulmonar e nas trocas gasosas em prematuros durante a VMI e VNI. Nesse trabalho estudaram dez prematuros com necessidade imediata de ventilação ao nascimento. Os recém-nascidos foram avaliados durante o período de uso da VMI e após a extubação durante a VNI. Os pesquisadores observaram redução no pico de pressão inspiratória e do trabalho respiratório, além de aumento do volume minuto. Não houve alterações significativas na pressão média de vias aéreas, frequência respiratória, saturação arterial de oxigênio e complacência estática e dinâmica. Os dados sugerem que a ventilação mecânica (VM) associada ao uso do Heliox diminui o trabalho resistivo da respiração e o suporte ventilatório necessário.

Kneyber et al.,[35] em 2009, estudaram a resistência do sistema respiratório com o uso de Heliox em crianças com falência respiratória induzida pelo vírus sincicial respiratório. Houve redução significativa na resistência do sistema respiratório.

Em 2008, Martinón-Torres et al.[36] compararam a associação do Heliox com pressão positiva contínua nas vias aéreas (CPAP) ao uso da CPAP convencional em crianças com bronquiolite refratária. As crianças foram divididas em dois grupos – CPAP convencional e CPAP-Heliox. Ambos os grupos apresentaram diminuição da retenção de dióxido de carbono (CO_2), melhora do escore clínico e da saturação de oxigênio; porém, essa melhora foi duas vezes maior nas crianças do grupo CPAP-Heliox. Esse estudo sugere que a CPAP é uma terapia adequada para esse grupo de pacientes e ressalta que seus efeitos benéficos podem ser potencializados pela associação com o Heliox.

Ainda em Pediatria, Iglesias et al.[37] avaliaram os efeitos da nebulização com salbutamol e epinefrina associada ao Heliox, em um grupo de 96 crianças com bronquiolite classificada de moderada a severa, admitidas no serviço de emergência. Os resultados do estudo demonstraram que o grupo que realizou inaloterapia com medicação e Heliox necessitou de um número menor de inalações quando comparado ao grupo que realizou inaloterapia com medicações e oxigênio.

Estudos recentes também demonstram a importância da escolha da interface no momento da terapia com Heliox. Standley et al.,[38] em 2008, avaliaram as interfaces para o uso do Heliox em indivíduos sadios e observaram, por exemplo, que a máscara com reservatório causou uma grande diluição com o ar ambiente, prejudicando a eficácia do tratamento. Recomenda-se, dessa forma, que o Heliox seja administrado através de interface bem acoplada ao paciente, de forma que não haja escape entre o dispositivo de oferta e o meio externo.

No aspecto laboratorial, estudos como o de Lopez-Herce et al.,[39] em 2008, têm procurado demonstrar as alterações de variáveis mecânicas pulmonares durante o uso da terapia com Heliox. Esse grupo de pesquisadores avaliou as alterações nos parâmetros ventilatórios com o uso de Heliox em um pulmão artificial. Em modo volume controlado foi possível observar uma redução nas pressões inspiratórias, e no modo pressão controlada, um aumento do volume corrente inspirado, sugerindo um efeito benéfico do uso dessa mistura gasosa nas variáveis mecânicas.

REFERÊNCIAS BIBLIOGRÁFICAS

1. Piva JP, Barreto SSM, Amantéa S, Zelmanovitz F. Uso da mistura de hélio e oxigênio no estudo da ventilação de crianças com doença pulmonar obstrutiva crônica. Rev Chil Pediatr 2002; 73(6):608-21.
2. Barach AL. The use of helium as a new therapeutic gas. Anesth Analg 1935; 14:210-3.
3. Barach AL. The therapeutic use of helium. JAMA 1936; 107:1273-80.
4. Haynes JM. Use of heliox to avoid intubation in a child with acute severe asthma and hypercapnia. Am J Crit Care Med 2003.
5. Levitzky MG. Fisiologia pulmonar. 6. ed. Barueri: Manole; 2004.
6. Berne RM, Levy MN, Holppen BM, Stanton BA. Fisiologia. Rio de Janeiro: Elsevier; 2004.
7. Madison JM, Irwin RS. Heliox for asthma: a trial balloon. Chest 1995;107:597.
8. Telles Filho PA. Tratamento hospitalar da asma. Disponível em: http://www.asmabronquica.com.br. 1997.
9. Lopes AC, Cruz Álvaro A. Asma – um grande desafio. São Paulo: Atheneu; 2004.
10. Piva J, Amantéa S, Garcia PC. Treatment of severe acute asthma in the child. Update in Intensive Care and Emergency Medicine 1996; 25:344-53.
11. Piva J, Canani SF, Pitrez PMC, Stein RT. Asma aguda grave na criança. J Pediatr (Rio J) 1998;74:59-68.
12. Seligman M. Bronchodilators. In: Chernow B (ed.) Essentials of critical care pharmacology. 2. ed. Baltimore: Williams & Wilkins; 1994. p.402-13.
13. Brain JD, Valberg PA. Deposition of aerosol in the respiratory tract. Am Rev Respir Dis 1979; 120:1325-73.
14. Borgström L, Newman S, Weisz A, Morén F. Pulmonary deposition of inhaled terbutaline: comparison of scanning gama camera and urinary excretion methods. J Pharm Sci 1992;81:753-5.

15. Fok TF, Monkman S, Dolovich M, Gray S, Coates G, Paes B et al. Efficiency of aerosol medications delivery from metered dose inhaler versus jet nebulizer in infants with bronchopulmonar dysplasia. Pediatr Pulmonol 1996; 21:301-9.

16. Melmed A, Hebb DB, Pohlman A et al. The use of heliox as a vehicle for beta-agonist nebulization in patients with severe asthma. Am J Respir Crit Care Med 1995; 151:A269.

17. Carvalho WB, Hirschheimer MR, Proença Filho JO, Freddi NA, Troster EJ. Ventilação Pulmonar Mecânica em Pediatria e Neonatologia. 2. ed. São Paulo: Atheneu, 2004. 601p.

18. Gluck EH, Onorato DJ, Castriotta R. Helium-oxygen mixtures in intubated patients with status asthmaticus and respiratory acidosis. Chest 1990;98:693.

19. Anderson M, Svartengren M, Bylin GB et al. Deposition in asmathics of particles inhaled in air or in helium-oxygen. Am Rev Respir Dis 1993; 147:524.

20. Kass JE, Castriotta RJ. Heliox therapy in acute severe asthma. Chest 1995; 107:757.

21. Svartengren M, Anderson M, Philpson K, Camner P. Human lung deposition of particles suspended in air or in helium-oxygen mixture. Exp Lung Res 1989; 15:575.

22. Handerson SO, Acharya P, Kilaghbian T et al. Use of helium-driven nebulizer therapy in the treatment of acute asthma. Ann Emerg Med 1999; 33:141.

23. Werner HA. Status asmathicus in children. A Review Chest 2001; 119:1913.

24. Madison JM, Irwin RS. Heliox for asthma: atrial ballon. Chest 1995;107:597.

25. Ho AMH, Lee A, Karmakar MJ, Dion PW, Chung DC, Contardi LH. Heliox vs air-oxygen mixtures for the treatment of patients with acute asthma. Chest 2003;123:882.

26. Rodrigo GJ, Rodrigo C, Pollack CV, Rowe B. Use of helium-oxygen mixtures in the treatment of acute asthma: a systematic review. Chest 2003; 123:891-6.

27. Manthous CA. Heliox for status asmaticus? Chest 2003; 123:891.

28. Sarmento GJV. Fisioterapia respiratória no paciente crítico: rotinas clínicas. 1 ed. Barueri: Manole; 2005. 582p.

29. Knobel E. Condutas no paciente grave. 2. ed. São Paulo: Atheneu, 1998. v. 2. 1751p.

30. Colebourn CL, Barber V, Young JD. Use of helium-oxygen mixture in adult patients presenting with exacerbations of asthma and chronic obstructive pulmonary disease: a systematic review. Anaesthesia 2007; 62(1):34-42.

31. Valli G, Paoletti P, Savi D, Martolini D, Palange P. Clinical use of heliox in asthma e COPD. Monaldi Arch Chest Dis 2007;67(3):159-64.

32. Laude EA, Ahmedzai SH. Oxygen and helium gas mixtures for dyspnoea. Curr Opin Support Pallat Care 2007; 1(2):91-5.

33. Chiappa GR, Queiroga F, Meda E, Ferreira LF, Diefenthaeler F, Nunes M, Vaz MA, Machado MC, Nery LE, Neder JA. Heliox improves oxygen delivery and utilization during dynamic exercise in patients with chronic obstructive pulmonary disease. Am J Respir Crit Care Med 2009; 179(11):1004-10.

34. Migliori C, Gancia P, Garzoli E, Spinoni V, Chirico G. The effects of helium/oxygen mixture (heliox) before and after extubation in long-term mechanically ventilated very low birth weight infants. Pediatrics 2009; 123(6):1524-8.

35. Kneyber MC, Van Heerde M, Twisk JW, Plötz FB, Markhors DG. Heliox reduces respiratory system resistance in respiratory syncytial virus induced respiratory failure. Crit Care 2009;13(3):R71.

36. Martinón-Torres F, Rodrígues-Núñez A, Martinón-Sánchez JM. Nasal continuous positive airway pressure with heliox versus air oxygen in infants with acute bronchiolitis: a crossover study. Pediatrics 2008; 121(5):e1190-5.

37. Iglesias Fernandez C, Huidobro Fernandez B, Miguez Navarro C, Guerrero Soler M, Vazquez Lopez P, Maranon Pardillo R. Heliox como fuente de nebulizacion on Del tratamiento broncodilatador em lactentes com bronquiolitis. Na Pediatr (Barc) 2009;70(1):40-4.

38. Standley TD, Smith HL, Brennan LJ, Wilkins IA, Bradley PG, Barrera Groba C, Davey AJ, Menon DK, Wheeler DW. Room air diluition of heliox given by facemask. Intensive Care Med 2008; 34 (8):1469-76.

39. López-Herce Cid J, Urbano Villaescusa J, Cidoncha Escobar E, Del Castillo Peral J, Santiago Lozano MJ, Mencía Bartolomé S, Bellón Cano JM. Efecto del helio sobre los parâmetros de los respiradores em ventilación mecânica: estúdio in vitro com el respirador Servoi. Na Pediatr (Barc) 2008; 68(4):336-41.

46

HOME CARE EM PEDIATRIA

ELIZANGELA NAVARRO DE OLIVEIRA

A expressão *home care* conceitua diferentes serviços de saúde que podem ser prestados e oferecidos no domicílio do paciente, por profissional habilitado nessa área. Outra expressão bastante usada no Brasil é Assistência Domiciliar.[1]

Os últimos trinta anos têm revelado uma importante ênfase ao *home care* para crianças dependentes de ventilação mecânica. Enquanto o objetivo era o desejo de diminuição de custos hospitalares, os avanços nos conhecimentos médico e tecnológico, somados à mudança na percepção da criança dependente de ventilador têm oferecido um fértil ambiente para o desenvolvimento de programas para suporte de cuidados crônicos para essas crianças.[2]

Os objetivos da assistência domiciliar para crianças dependentes de ventilação mecânica devem ser: dar suporte, prolongar a vida e melhorar a sua qualidade, reduzir a morbidade, melhorar as condições de crescimento e desenvolvimento da criança, bem como o aspecto psíquico do paciente junto à sua família e reduzir os custos financeiros.[3,4]

CARACTERÍSTICAS DO PACIENTE PEDIÁTRICO

Os avanços nos cuidados de crianças em terapia intensiva pediátrica reduziram a mortalidade; no entanto, houve aumento do número de pacientes com doenças crônicas.[5]

Crianças com insuficiência respiratória crônica (IRC) que necessitam como terapia oxigênio e assistência ventilatória prolongada fazem parte de uma população bastante heterogênea. As principais doenças que levam à IRC podem ser divididas em três categorias: doenças que afetam o sistema nervoso central, condições que envolvem os músculos respiratórios torácicos e doenças pulmonares intrínsecas. Incluem-se nessa categoria a displasia broncopulmonar, a fibrose cística, as doenças neuromusculares, as desordens do controle respiratório resultantes de traumas de medula espinhal e síndrome de hipoventilação central, a apneia obstrutiva do sono, algumas doenças cardíacas e outras condições congênitas.[3]

A falência respiratória crônica em lactentes e crianças maiores foi definida como a necessidade de ventilação mecânica por tempo parcial ou integral, após falhas nas tentativas de desmame por, pelo menos, um mês, com a criança clinicamente estável, ou progressão da doença com etiologia que necessite de aumento do suporte ventilatório.[6,4]

PROGRAMA DE ASSISTÊNCIA DOMICILIAR

A implementação de um programa de assistência domiciliar em crianças dependentes de ventilação mecânica engloba quatro aspectos importantes:

- seleção adequada do paciente;
- equipe multidisciplinar;
- preparação da família;
- recursos materiais.[7]

São usados alguns critérios para definir a estabilidade da criança candidata à ventilação mecânica domiciliar:

- presença de cânula de traqueostomia para pacientes com ventilação invasiva;
- estabilidade cardiopulmonar;
- ausência de infecção ativa;

- doença pulmonar que não necessite de ajustes frequentes no ventilador para manutenção de adequada troca de gases;
- fração inspirada de oxigênio (FiO_2) geralmente ≤ 40%;
- pico de pressão inspiratória < 40 cmH_2O;
- uso de pressão expiratória positiva final (PEEP) < 10 cmH_2O.[6,1,8]

A equipe terapêutica (multidisciplinar) deve contar com coordenador (médico responsável), fisioterapeuta, nutricionista, psicólogo, fonoaudiólogo, assistente social e equipe de enfermagem.[7,8]

Os familiares devem estar preparados para receber a criança em casa, bem como preparados para situações de emergência. Outros aspectos a serem abordados com a família são as questões sociais e psicológicas envolvidas com a criança dependente de ventilador em casa. Questões como menor privacidade com a presença da equipe de enfermagem foram citadas de forma relevante por grande número de familiares (71%) e são abordadas em estudo utilizando escala de impacto familiar.[7,9]

Outras questões éticas envolvem o contexto da criança dependente de ventilação mecânica. Em crianças com danos neurológicos definitivos, a implantação de assistência ventilatória domiciliar é apenas um paliativo de uma decisão familiar irreversível de manutenção dos cuidados. Não obstante, para os pacientes sem deterioração neurológica grave, porém com incapacidade grave e definitiva, a ventilação domiciliar é só uma opção para a família. Em algumas situações familiares e sociais esse tipo de opção é praticamente inviável.[7]

A casa do paciente é um aspecto importante a ser avaliado para a criança dependente de ventilação mecânica que irá para assistência domiciliar. Espaço físico, barreiras arquitetônicas, presença de escadas, rede elétrica, número de tomadas e condições sanitárias devem ser verificados.[1]

Outra questão de suma importância é a escolha do aparelho a ser utilizado pela criança.

Os respiradores para uso domiciliar chamados de primeira geração impossibilitavam a ventilação de crianças com menos de 10 kg. Nesse caso, a opção mais viável era a utilização de respiradores com características de UTI adaptados para o domicílio (com rede de gases ou compressor elétrico).[1,7]

Os respiradores utilizados atualmente, bem como a seleção dos demais equipamentos, seguem o princípio de que esses devem ser portáteis, duráveis e simples de serem usados e manuseados.[3]

Os novos respiradores portáteis, chamados de segunda geração, permitiram a ventilação domiciliar de crianças com menos de 10 kg. Características como funcionamento elétrico, sem necessidade de fonte de gás, sistema interno microprocessado, fluxo gerado por turbina (permite o fluxo contínuo), menor tamanho e peso, inclusão de novos modos ventilatórios, melhora no mecanismo de disparo, maior precisão de FiO_2 (blender interno), PEEP interna, bateria interna e recarregável são inovações e aperfeiçoamentos desses novos ventiladores. Exemplos desses são: T-Bird Legacy (Bird Products), o LTV 1000. 950, 900, e 800 (Pulmonec Systems), o Achieva (Tyco Health Care), o E150 (Newport NMI) entre outros (Figura 46.1).[1,7]

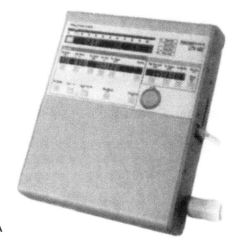
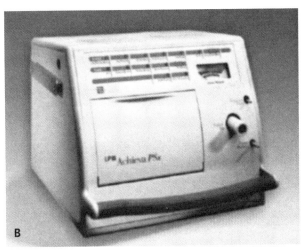

Figura 46.1 Exemplos de ventiladores para uso domiciliar: (**A**) LTV (Pulmonetic Systems); (**B**) Achieva (Tyco Health Care).

Outros equipamentos necessários para a manutenção dessas crianças no domicílio dependerão de avaliação clínica prévia. Aparelhos como oxímetro de pulso, monitor de apneia, capnógrafo, aspirador e inalador são exemplos comuns.[1,4]

O oxigênio associado à ventilação domiciliar pode ser oferecido por meio de cilindros, concentrador de oxigênio e oxigênio líquido.[1]

Estratégias de prevenção para situações de emergências são rotineiramente tomadas para esses pacientes no domicílio. Situações como falta de energia elétrica fazem necessária, de forma obrigatória, a presença de uma bateria *nobreak* ou UPS (Uninterruped Power System) com autonomia mínima de funcionamento de 6 a 12 horas, garantindo assim o funcionamento dos equipamentos vitais do paciente. O cilindro de oxigênio reserva é necessário para pacientes que fazem uso de concentradores de O_2, pois esses não dispõem de bateria interna.[1,4]

VENTILAÇÃO NÃO INVASIVA (VNI) E CPAP EM PACIENTE DOMICILIAR

A VNI surge como alternativa terapêutica para pacientes com insuficiência respiratória crônica. As vantagens teóricas de aumentar a ventilação alveolar sem uma via aérea artificial incluem: evitar as complicações associadas com o tubo endotraqueal e a cânula de traqueostomia, preservar os mecanismos de defesa das vias aéreas e preservar linguagem e deglutição. Doenças pulmonares crônicas da infância, alterações da caixa torácica (anatômicas e funcionais) e doenças neuromusculares são as principais indicações para uso de VNI.[10]

Aparelhos pressóricos para ventilação não invasiva por meio de máscara nasal e orofacial são cada vez mais utilizados em pacientes pediátricos que vão para assistência domiciliar. Tais aparelhos ofertam o modo ventilatório binível, que vem a ser similar à pressão suporte, um nível maior de pressão, durante a fase inspiratória, chamado de IPAP (*inspiratory positive airway pressure*), e outro nível menor de pressão durante a fase expiratória chamado de EPAP (*expiratory positive airway pressure*) (Figura 46.2).[1]

O uso de CPAP por meio de *prongs* nasais no domicílio pode ser usado em pacientes com apneia do sono. A CPAP pode também ser oferecida por meio de máscara nasal. Traqueomalácea e outras anormalidades similares de vias aéreas superiores também são condições com indicação de CPAP.[11,12]

A escolha adequada da interface para se aplicar VNI é de extrema importância, pois sua adequação ao rosto do paciente pode representar o sucesso ou o insucesso do procedimento.

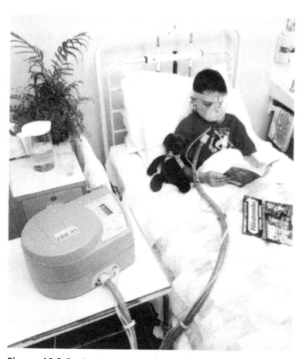

Figura 46.2 Paciente em uso de ventilação não invasiva domiciliar.

AVALIAÇÃO DE RESULTADOS

Alguns aspectos devem ser avaliados periodicamente em pacientes que recebem ventilação mecânica domiciliar:

- implementação e adesão ao plano de cuidados.
- qualidade de vida;
- satisfação do paciente e/ou da família;
- utilização dos recursos;
- crescimento e desenvolvimento da criança;
- morbidade não antecipada, incluindo necessidade de aumentar os níveis de cuidados;
- mortalidade não antecipada.[4]

FISIOTERAPIA EM *HOME CARE*

Todos os profissionais envolvidos no contexto da criança com ventilação mecânica domiciliar são de extrema importância na provisão de cuidados e promoção da qualidade de vida. A equipe de enfermagem tem contato contínuo com esses pacientes e deve ser cuidadosamente treinada e orientada na percepção de problemas e dificuldades. No entanto, o fisioterapeuta também tem papel importante, pois associa a promoção terapêutica (fisioterapia respiratória e/ou motora) com a avaliação e monitorização do suporte ventilatório mecânico desses pacientes, e tem atuação muitas vezes crucial em situações de emergência, facilitando a comunicação dos problemas com a equipe médica e promovendo sua resolução o mais rápido possível.

O fisioterapeuta domiciliar exerce papel importante no auxílio do crescimento e desenvolvimento, participando ativamente na reabilitação e/ou na manutenção pulmonar e/ou motora da criança dependente de ventilação domiciliar. A percepção e a criação de recursos que o domicílio pode oferecer são características desse profissional.[1]

O contato mais próximo e frequente do fisioterapeuta com esse pequeno paciente possibilita muitas vezes uma relação de respeito, afeto e confiança, que facilitarão o processo de reabilitação.[1]

REFERÊNCIAS BIBLIOGRÁFICAS

1. Ghion LG, Bolonhesi A, Miranda WA. Home Care em fisioterapia respiratória no paciente crítico. 1.ed. Barueri: Manole; 2005. p.114-23.
2. Amin RS, Fitton CM. Tracheostomy and home ventilation in children. Semin Neonatol 2003; 8(2): 127-35.
3. Resener TD, Martinez FE, Reiler K, Nicolai T. Assistência ventilatória domiciliar em crianças – descrição de um programa. J Pediatr (Rio J) 2001; 77(2): 84-8.
4. Robart P, Make BJ, McInturff SL, Tureson DW, Weimer MP. Long-term invasive mechanical ventilation in the home. AARC Clinical Practice Guideline. Respir Care 1995; 40(12): 1313-20.
5. Appierto L, Cori M, Bianchi R, Onofri A, Catena S, Ferrari M, Villani A. Home care for chronic respiratory failure in children: 15 years experience. Paediatr Anaesth 2002; 12(4): 345-50.
6. De Witt PK, Jansen MT, Ward SLD, Keens TG. Obstacles to discharge of ventilator – assisted children from the hospital to home. Chest 1993; 103: 1560-5.
7. Minces PG, Schnitzler EJ, Pérez AC, Díaz SM, Llera J, Lasa M. Asistencia respiratoria mecánica domiciliaria en la edad pediátrica. Arch Argent Pediatr 2002; 100(3): 210-15.
8. Canlas-Yamsuan M, Sanchez I, Kesselman M, Chernick V. Morbidity and mortality patterns of ventilator. dependent children in a home care program. Clin Pediatr 1993; 32: 706-13.
9. Quint RD, Chesterman E, Crain LS, Winkleby M, Boyce T. Home Care for ventilator – dependent children – psychosocial impact on the family. AJDC 1990; 144: 1238-41.
10. Silva DCB, Foronda FAK, Troster EJ. Ventilação não invasiva em pediatria. J Pediatr (Rio J) 2003; 79 (Supl.2): 161-8.
11. Faroux B, Sardet A, Foret D. Home treatment for chronic respiratory failure in children: a prospective study. Eur Respir J 1995; 8: 2062-6.
12. Czervinske M. Application of continuous positive airway pressure to neonates via nasal prongs, nasopharingeal tube or nasal mask 2004 – Revision & Update. AARC Clinical Practice Guideline. Respir Care 2004; 149(9): 1100-8.

47

UMIDIFICAÇÃO E AQUECIMENTO DOS GASES

SABRINA PINHEIRO TSOPANOGLOU
JOYCE LIBERALI
JOSY DAVIDSON

INTRODUÇÃO

Durante o ciclo respiratório as vias aéreas superiores têm a capacidade de umidificar, aquecer e filtrar os gases inspirados, recuperando o calor e a umidade do ar expirado, defendendo o pulmão contra os patógenos. Essa defesa é realizada principalmente através de uma barreira protetora formada por um epitélio ciliado recoberto de muco, que também auxilia na manutenção da permeabilidade das vias aéreas por aquecimento e umidificação dos gases inspirados.

Quando o indivíduo perde a barreira protetora e a capacidade de umidificação e aquecimento dos gases, pode ocorrer danos ao sistema respiratório, como acúmulo de secreções, disfunção mucociliar, danos à mucosa traqueal, hipotermia, infecções, diminuição da complacência pulmonar, hipoxemia e atelectasias. A perda de umidificação e aquecimento fisiológico pode ocorrer devido a vários processos, como, por exemplo, ao receber uma via aérea artificial, situação que expõe o indivíduo às complicações advindas da inalação do gás seco e frio, como diminuição da função mucociliar e prejuízo nas trocas gasosas. As populações pediátrica e neonatal são as mais suscetíveis a tais danos.

A fim de manter as condições fisiológicas de umidificação e aquecimento, são necessários os umidificadores (frios ou aquecidos) ou os filtros/trocadores de calor e umidade, conhecidos também como nariz artificial.

CONCEITOS BÁSICOS

Para se obter uma adequada umidificação dos gases inspirados é necessário que a mistura desses gases tenham uma quantidade ideal de vapor de água que é obtida com o aumento da temperatura do gás.

Além da temperatura, a quantidade de vapor de água em uma determinada mistura de gases é instituída também a partir da pressão de vapor de água, da umidade relativa e da umidade absoluta.

Para a compreensão adequada da umidificação e do aquecimento dos gases torna-se importante à definição de alguns conceitos.

- *Condicionamento:* aquecimento, a umidificação e filtração dos gases.
- *Umidade:* quantidade de vapor de água em um gás que pode ser quantificada em absoluta e relativa. A umidade absoluta (UA) é a quantidade de vapor de água por volume de gás, medida em miligramas por litro (mg/L). A umidade em um gás comparada com a sua capacidade máxima de reter vapor de água medida em porcentagem (%) é conhecida como umidade relativa (UR).
- *Capacidade máxima:* quantidade máxima de vapor de água que um gás pode reter, a qual é determinada pela temperatura. Desta forma, o aquecimento do gás aumenta a sua capacidade de reter vapor de água e o seu esfriamento reduz essa capacidade.
- *Pressão de vapor de água (pH_2O):* pressão parcial exercida pelas moléculas de um gás.
- *Ponto de condensação:* ponto em que o gás está com 100% de UR a uma temperatura ideal, ou seja, está saturado. Se o gás é esfriado abaixo desta temperatura, o excesso de vapor de água é perdido como condensação.

A partir dessas propriedades físicas do vapor de água, sabe-se que com a temperatura corpórea em 37°C é possível obter um gás com 43,9 mg/L de UA e com 100% de UR.

Para que o gás possa atingir as vias aéreas nas condições ideais já citadas de umidificação e aquecimento, a temperatura inicial deve estar em torno de 29 a 32°C, não devendo ultrapassar 36°C e não ser inferior a 27°C, com uma umidade relativa de 95%. A partir deste ponto, ao realizar a inspiração, as vias aéreas superiores tornam-se responsáveis pelos mecanismos de umidificação.

PRINCÍPIOS FISIOLÓGICOS

O gás é aquecido e umidificado a partir das narinas, da orofaringe e da traqueia por meio da retenção de calor e umidade do gás exalado até atingir a temperatura corpórea e a saturação ideal (100% UR). Este mecanismo ocorre porque durante a expiração a temperatura das vias aéreas superiores encontra-se abaixo da temperatura corpórea. Assim, o gás exalado perde calor e umidade para as vias aéreas através da condensação; durante a inspiração ocorre o mecanismo inverso para condicionar o gás de forma adequada. O gás inspirado deve atingir a zona de saturação isotérmica, que está localizada logo abaixo da carina, com uma temperatura de 37°C e 100% de umidade relativa, sendo que essas características permanecem constantes até as vias aéreas distais, conforme mostra a Figura 47.1. É importante ressaltar que a zona de saturação isotérmica pode variar de acordo com o volume, a temperatura e a umidade do gás inspirado, o padrão respiratório e a presença de vias aéreas artificiais. Portanto, ao inspirar um gás frio e seco, o corpo perde calor e umidade para adequar este gás, consumindo energia.

Esse gasto energético é mais evidente nos neonatos prematuros, que possuem maior dissipação de calor, já que sua superfície corpórea em relação ao seu peso é três vezes maior do que a de um adulto. Os neonatos perdem calor a partir do seu trabalho muscular, do metabolismo basal e da termogênese. Já os lactentes com menos de quatro meses possuem baixo catabolismo da gordura marrom, tendo dificuldades na estabilização da temperatura corpórea, necessitando aumentar seu consumo de oxigênio para manter sua temperatura, principalmente em temperaturas baixas (21 a 23°C). Desta forma, nesses indivíduos é necessário que os gases inspirados sejam adequadamente condicionados a fim de diminuir o consumo de oxigênio basal e prevenir a hipotermia.

Além da adequada umidificação e aquecimento os gases inalados também passam por um processo de higienização, realizado pela filtração e eliminação de micro-organismos através do sistema de transporte mucociliar, espirro e tosse. Estes mecanismos otimizam as trocas gasosas e protegem o tecido pulmonar. Contudo, os mecanismos de defesa neonatal são imaturos e o reflexo de tosse está presente somente em 25% destes indivíduos; o espirro é fraco ou ausente nesse período. Sendo assim, o sistema de transporte mucociliar imaturo é a única barreira mecânica contra os patógenos inalados ou aspirados, e é constituído de três camadas, conforme ilustrado na Figura 47.2.

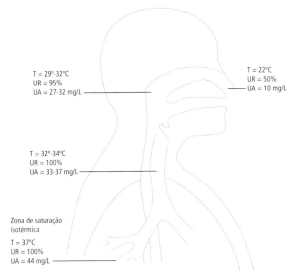

Figura 47.1 Temperatura e umidade das vias aéreas.

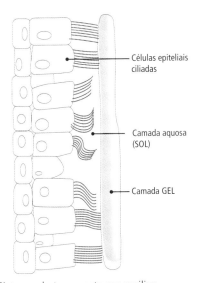

Figura 47.2 Sistema de transporte mucociliar.

A camada de células epiteliais ciliadas é formada por células portadoras de cílios, os quais batem em direção à camada aquosa, transportando o muco para a laringe e traqueia, onde ele poderá ser expectorado ou deglutido. A camada aquosa é composta por uma fina camada de fluido de baixa viscosidade denominada SOL (solução), o qual é originário da transudação tecidual. Já a camada GEL está localizada superficialmente na camada aquosa e interage diretamente com a ponta dos cílios, onde o patógeno é aderido. Após ter aderido à camada GEL, o patógeno é transportado em direção às vias aéreas superiores.

Quando o ar inspirado não está adequadamente condicionado podem ocorrer lesões nas camadas do sistema de transporte mucociliar, de forma que a deficiência de umidade torna a camada GEL ressecada, dificultando a agregação das partículas. A camada aquosa, por sua vez, fica com menor volume, dificultando o batimento ciliar. Malefícios também ocorrem se a temperatura do gás estiver abaixo da temperatura corpórea, como diminuição do batimento ciliar e perda de temperatura da mucosa para o gás, com possível hipotermia.

OBJETIVOS E INDICAÇÕES

A umidificação durante a ventilação mecânica tem como objetivo suprir a perda dos mecanismos fisiológicos de condicionamento do gás inspirado, estando sempre indicada quando é instalada uma via aérea artificial, como a cânula traqueal ou traqueostomia.

FORMAS DE REALIZAR A UMIDIFICAÇÃO

O condicionamento dos gases pode ser realizado de várias formas, variando principalmente de acordo com a quantidade de fluxo que se administra ao paciente.

Não existe um consenso em relação à temperatura que deve ser mantida nos umidificadores. Na literatura há relatos de que a temperatura ideal para se ventilar neonatos a termo varia entre 32 e 35°C, e para neonatos prematuros varia de 35 a 36°C, ambas até o décimo dia de vida, sendo a temperatura avaliada próximo à via aérea do paciente. Em relação aos dispositivos para realizar a umidificação e o aquecimento, existem os umidificadores aquecidos e os filtros trocadores de calor e umidade (TCU). A seguir serão discutidos cada um destes dispositivos.

Umidificadores frios

Considerados também umidificadores de baixo fluxo, destinam-se à aplicação de fluxos abaixo de 10 litros por minuto (L/min). O gás é direcionado ao interior do reservatório com água em temperatura ambiente; ao passar pela superfície, ocorre a liberação de pequena quantidade de vapor de água. Para isso é necessário que o reservatório seja preenchido com um nível mínimo de água destilada estéril. A eficiência destes aparelhos varia de acordo com a área de superfície de água em contato com o gás, sendo então associada à quantidade de bolhas no interior do aparelho. Depende também da temperatura do gás. Com a utilização de umidificadores frios a umidade absoluta passa a variar de acordo com a temperatura ambiente.

Estes umidificadores de baixo fluxo são classificados como umidificadores de bolhas, que direcionam o fluxo de gás por meio de uma haste sob a superfície de água do reservatório, produzindo bolhas que atingem a superfície. Quando o gás entra em contato com a água ocorre a evaporação, elevando a umidade relativa do gás; as bolhas que estão na superfície são direcionadas para fora do reservatório, em direção ao paciente (Figura 47.3).

Para aumentar a área de contato do gás com a água e, assim, a umidade relativa, pode ser adaptado um difusor no final do suporte da haste do umidificador, para que haja aumento da quantidade de bolhas. Este tipo de difusor pode ser a jato, com funcionamento através de um sistema implantado na

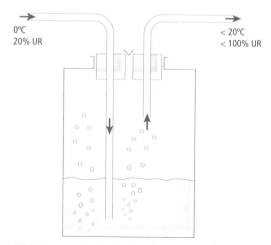

Figura 47.3 Demonstração do funcionamento de um umidificador de baixo fluxo.

parte distal da haste do umidificador, próximo ao difusor onde se encontra o jato. Este realiza a sucção de parte da água do reservatório com alta velocidade e baixa pressão, para que o gás que está no interior da haste seja ligeiramente umidificado antes de passar pelo difusor e, em seguida, seja direcionado ao paciente. Porém, o difusor de bolhas não é comumente utilizado.

Em relação às desvantagens dos umidificadores frios, é importante salientar que esses aparelhos não são capazes de promover o aquecimento, oferecendo uma UR em torno de 30 a 40%. Além disso, eles perdem temperatura ao realizar a evaporação das bolhas, tornando menor o nível de umidade oferecida ao paciente, não sendo indicados àqueles com via aérea artificial. Como complicações podem ocorrer resfriamento da mucosa, espessamento do muco e contaminação da água presente no reservatório.

Umidificadores aquecidos (UA)

Em geral, os umidificadores aquecidos são adaptados ao ventilador mecânico e têm como objetivo aquecer e umidificar os gases frios e secos ofertados aos pacientes. Um reservatório acoplado a uma base aquecida e preenchido por água destilada estéril é conectado ao circuito do ventilador mecânico do paciente, o gás frio e seco vindo do ventilador mecânico passa pelo interior do reservatório e entra em contato com o vapor de água do reservatório, tornando o gás aquecido e umidificado.

Os UA podem ser classificados em umidificadores de bolhas (*bubble-through*) e umidificadores de passagem (*passover*).

UA de bolhas

O fluxo de gás passa pelo interior do reservatório através de um tubo submerso na água, e ao retornar à superfície criam bolhas, as quais são responsáveis por uma maior área de superfície entre o gás e a água, tornando o gás aquecido e umidificado. Esse tipo de umidificador é pouco utilizado em pediatria pelo fato de possuir baixo fluxo e resistência elevada quando comparado aos UA de passagem (Figura 47.4).

UA de passagem

Neste tipo de umidificador o gás é condicionado ao passar pela superfície onde existe vapor com

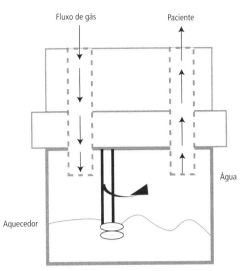

Figura 47.4 Demonstração do funcionamento de um umidificador aquecido de bolhas.

moléculas de água, as quais são carregadas pelo fluxo de gás (Figura 47.5).

Vantagens dos UA

São de fácil manuseio e geralmente vêm acoplados ao ventilador mecânico. Além disso, oferecem uma umidade relativa próxima a 100%, diminuindo a incidência de secreção espessa e, como consequência, a obstrução do tubo traqueal, sendo, portanto, os mais utilizados em neonatologia, pois garantem um ótimo aquecimento e boa umidificação.

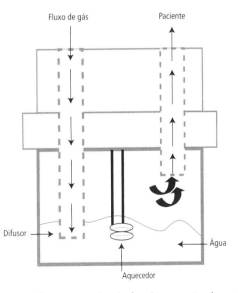

Figura 47.5 Demonstração do funcionamento de um umidificador de passagem.

Desvantagens dos UA

Possuem maior custo, porque necessitam de suprimento de energia e de água. Há condensação do vapor de água no circuito de ventilação e no reservatório, com potencial contaminação bacteriana, que ocorre devido à diferença de temperatura entre o gás do interior do circuito e a temperatura ambiente. A condensação pode ocasionar o aumento da resistência ao fluxo do gás, autodisparo do ventilador mecânico, infecções e edema pulmonar. Devido ao risco de infecção, os reservatórios de água devem ser observados rotineiramente, e a água condensada deve ser desprezada. O uso incorreto pode causar aquecimento e umidificação excessivos ou insuficientes, podendo levar à hiper ou hipotermia, lesão térmica de via aérea ou fluidificação insuficiente da secreção. Existem sistemas de umidificação que usam circuito com fio aquecido (de maior custo), que promove aquecimento mais preciso do ar e previne a condensação de água no circuito, reduzindo o consumo de água e podendo, potencialmente, reduzir o risco de infecção, quando comparado com circuito usualmente utilizado (sem fio aquecido).

Para diminuir a condensação no interior do circuito é necessário um controle adequado da temperatura dos UA, o que pode ser realizado de modo servo controlado e não servo controlado.

UA servo controlado

Neste tipo de UA o controle da temperatura ocorre através de um sensor, localizado em geral próximo ao paciente, o qual regula a temperatura no aquecedor. Essa forma de controle mantém a temperatura ajustada na base constante por toda a ventilação. Há alguns UA servo controlados que possuem um fio aquecido no interior do circuito do ventilador mecânico (Figura 47.6), o qual mantém a temperatura constante em toda a extensão do circuito, evitando a condensação de água em seu interior.

UA não servo controlado

Neste tipo de controle de temperatura, a mesma é ajustada manualmente na base aquecida, de acordo com o valor ideal ao condicionamento dos gases, variando entre 32 e 36°C de acordo com a idade do paciente. Ao utilizar os UA não servo controlados, a temperatura do gás está sujeita às variações de temperatura ambiente (como o interior das incubadoras no caso dos neonatos), tipo de circuito e fluxo inspiratório, portanto pode ser acoplado um termômetro na parte distal do circuito de forma a garantir a temperatura ajustada.

FILTROS E TROCADORES DE CALOR E UMIDADE (TCU)

Os TCU são adaptados entre a cânula traqueal e a região distal do circuito de ventilação do paciente e possuem dois tipos de funcionamento: os TCU hidrofóbicos, e os TCU higroscópicos (Figura 47.7).

TCU higroscópicos

São constituídos por uma superfície de baixa condutividade térmica (espuma ou papel), associados a um sal higroscópico (cloreto de cálcio ou lítio). A baixa condutividade ajuda a reter mais calor e o sal ajuda a reter mais umidade. Durante a exalação há condensação e retenção de água, o que possibilita o aquecimento e a umidificação dos gases, já que estes ficam retidos na espuma ou papel, possibilitando aos gases inalados serem condicionados com o calor retido do paciente.

TCU hidrofóbicos

Têm uma maior área de superfície devido à existencia de pregas, e estas são revestidas por um material que repele a água, fazendo com que haja condenção da água exalada. Possuem a vantagem de filtrarem as bactérias.

TCU mistos

Há componentes hidrofóbico e higroscópico, apresentam propriedades de filtrar bacterias (composto de polipropileno que carregado eletrostaticamente atrai as partículas suspensas no ar). Já o componente higroscópico fica entre os gases expirados pelo paciente e o componente hidrofóbico paralelo ao anterior e mais distal ao paciente. Os TCUs mistos, assim como os hidrofóbicos, apresentam um maior volume interno, e consequentemente maior resistência.

Vantagens dos TCU

São práticos, possuem menor risco de infecção e não há condensação de água no interior do circuito.

Desvantagens dos TCU

Apresentam dificuldade em atingir a umidade absoluta ideal, aumentam o espaço morto, a hipercapnia, o acúmulo de secreção com obstrução da cânula traqueal, aumento da resistência das vias aéreas, diminuido o fluxo inspiratório com consequente aumento do trabalho respiratório.

São contraindicações relativas para o uso de TCUs: secreção espessa, abundante ou sanguinolenta, pois pode haver oclusão do TCU, resultando em excessiva resistência, hiperinsuflação pulmonar e necessidade de repetidas trocas do dispositivo; fístula broncopleural volumosa ou vazamento de ar ao redor do tubo endotraqueal; temperatura corporal menor do que 32°C, pois o TCU funciona passivamente e retorna somente uma porção do calor e umidade exalados; grande volume minuto espontâneo (> 10 L/min) ou grande volume corrente podem diminuir a eficiência de umidificação; e durante tratamento com aerossol. Nesta situação, o TCU deve ser removido do circuito do paciente durante a nebulização, pois a retenção do vapor de água e das drogas aerossóis pelo TCU pode aumentar a resistência do circuito.

Vários estudos comparativos têm sido realizados a respeito dos TCU, entretanto ainda não há consenso sobre qual a melhor terapêutica (Tabela 47.1).

EFEITOS DO INADEQUADO CONDICIONAMENTO DOS GASES

Condicionamento insuficiente dos gases

A ausência ou a umidificação e o aquecimento inadequados dos gases inspirados podem causar vários danos ao paciente (Quadro 47.1), pois o sistema de transporte mucociliar torna-se deficiente, sendo suficientes dez minutos de exposição aos gases frios e secos para promover lesões irreversíveis à mucosa, variando o tempo de recuperação da lesão de dois dias a três semanas, ocasionando acúmulo de secreção com formação de rolhas e obstrução das vias aéreas de pequeno calibre e obstrução do tubo traqueal, podendo surgir atelec-

Quadro 47.1 Lesões histológicas ocorridas durante a ventilação com gases secos

Destruição dos cílios
Lesão das glândulas mucosas
Desorganização e achatamento dos epitélios colunar e cuboide
Destruição da membrana basal
Degeneração do citoplasma e do núcleo das células
Descamação celular
Ulceração de mucosa
Hiperemia

Adaptado de Shelly MP, 1992.

Tabela 47.1 Estudos comparativos

Estudo	Autor	Ano	Resultados
Comparação: TCU higroscópicos X hidrofóbicos Desfecho: umidificação	Sottiaux T, et al.	1995	TCU higroscópicos mais eficientes pois promovem uma UA adequada
Comparação: UA X TCU Desfecho: VAP	Dreyfuss D, et al.	1995	Não existem diferenças na incidência de pneumonia
Estudo multicêntrico Comparação: UA com fio aquecido X TCU Desfecho: VAP	Lacherade JC, et al.	2005	Não existem diferenças na incidência de pneumonia
Comparação: UA X TCU Desfecho: secreção traqueal	Misset B, et al.	2005	Umidificadores são melhores na redução da quantidade e no aspecto da secreção traqueal
Comparação: UA X TCU em recém-nascidos Desfecho: temperatura do gás inspirado	Fassassi M, et al.	2007	UA têm um maior acréscimo dos valores da temperatura inspirada

VAP: pneumonia associada à ventilação mecânica

tasia e complicações pulmonares. Já a baixa umidade da mucosa eleva a osmolaridade, podendo induzir ao broncoespasmo, principalmente nos indivíduos com asma induzida por exercício, independente da temperatura do gás inalado.

A lesão estrutural na mucosa da via aérea e a deficiência no transporte mucociliar podem levar ao acúmulo de secreção nas vias aéreas e/ou tubo traqueal e o neonato exposto ao acúmulo de secreções ou infecção terá que aumentar o trabalho respiratório e consequentemente seu gasto energético, perdendo a energia e água armazenada no organismo, fatores estes fundamentais para o seu crescimento.

Em um estudo com recém-nascidos prematuros nascidos com menos de 1.500 g houve aumento da frequência de escape de ar e de doença pulmonar crônica quando expostos a gases inspirados com temperatura abaixo de 36,6°C durante as primeiras três horas de vida.[33] Além dos comprometimentos a nível pulmonar, foi observado que os neonatos que recebem os gases adequadamente condicionados apresentam menor perda insensível de calor e umidade, reduzindo os riscos de hipotermia, muito comum nesta população quando submetidos a gases frios, sendo que para isto acontecer o gás deve estar aquecido à uma temperatura em torno de 31,5°C.[31]

Existem outras complicações advindas do condicionamento insuficiente dos gases como: diminuição da atividade do surfactante pulmonar, diminuição da capacidade residual funcional e da complacência estática com conseqüente aumento na diferença alveoloarterial de oxigênio, podendo evoluir para atelectasias a ao aumento do *shunt* intrapulmonar. Todas as lesões descritas são causadas pelo comprometimento das membranas basais e celulares, e em decorrência também das lesões teciduais e do colapso bronquiolar.

Excessivo condicionamento dos gases

As complicações mais comuns decorrentes da excessiva umidificação e aquecimento dos gases são: infecção, inflamação, queimaduras das vias aéreas inferiores, aumento do volume de secreções e lesão do epitélio ciliado. O aumento do volume de secreção é ocasionado pela alteração nas propriedades reológicas do muco tornando-o mais viscoso e abundante, sendo maior do que a capacidade normal do sistema de transporte mucociliar.

Já as infecções geralmente ocorrem devido à contaminação advinda do trato respiratório do próprio paciente e não do circuito de umidificação, pois os umidificadores operam em temperaturas elevadas, as quais inibem a proliferação dos microorganismos, e também o sistema é fechado e estéril para impedir contaminação. Porém os umidificadores de bolhas são capazes de produzir partículas em aerossóis, as quais são responsáveis por transportar microorganismos ao interior das vias aéreas. Mesmo sendo relatadas infecções associadas ao uso de alguns tipos de umidificadores, não existe um consenso em relação ao tempo de troca dos aparelhos ou dos circuitos de ventilação, bem como qual dos UA eleva o risco de infecção. Contudo, já está claro na literatura que a troca de circuitos de ventilação a cada 24 horas não diminui o risco de infecção, pelo contrário, pode promover maior chance de contaminação, além disto a desconexão repetida do paciente da ventilação mecânica pode causar problemas a nível pulmonar e sistêmico.

CONSIDERAÇÕES FINAIS

Cabe ao fisioterapeuta avaliar o adequado condicionamento dos gases, já que a inalação de gases secos e frios pode gerar várias complicações aumentando o período de internação do paciente, podendo prejudicar ou adiar sua reabilitação. Não existe consenso quanto ao melhor dispositivo para aquecimento e umidificação dos gases inspirados, principalmente em pediatria.

REFERÊNCIAS BIBLIOGRÁFICAS

1. Adams FH, Fugiwara T, Spears R, Hodgman J. Temperature regulation in premature infants. Pediatrics 1964; 33:487.
2. Backer JD III, Wallae CT, Brown CS. Maintenance of body temperature in infants during surgery. Anesth Rev 1977; 12:21.
3. Branson RD, Hess DR, Chatburn RL. Humidification. Respiratory care equipment. 2 ed. Lippincott Williams & Wilkins. 1999: 101.
4. Branson RD, Chatburn RL. Humidification of inspired gases during mechanical ventilation. Respir Care 1993; 38:461-468.
5. Branson RD, Peterson BD, Carson KD. Respiratory care clinics of North America-humidification: current therapy and controversy. 4 ed. Philadelphia: Saunders Company; 1998.
6. Branson RD, Davis JK, Campbell RS, Johnson DJ, Porembka DT. Humidification in intensive care unit. Prospective study of a new protocol utilizing heated humidification and hygroscopic condenser humidifier. Chest 1993; 104:1800-05.

7. Brock-Utne JG. Humidification in pediatric anaesthesia. Paediatr Anaesth 2000; 10:117-119.
8. Bucher V, Reid L. Development of the mucus-secreting elements in human lung. Thorax 1961; 16:219.
9. Chalon J, Ali M, Ramanathan S et al .The humidification of anaesthetic gases: its importance and control. Can Anaesth Soc J 1979; 26:361-366
10. Dreyfuss D, Djedaini K, Gros I, Mier L, Le Bourdelles G, Cohen Y, Estagnasie P, Coste F, Boussougant Y. Mechanical ventilation with heated himidifiers or heat and moisture exchangers: effects on patient colonization and incidence of nosocomial pneumonia. Am J Respir Crit Care Med 1995; 151(4):986-92.
11. Fassassi M, Michel F, Thomachot L et al. Airway humidification with a heat and moisture exchangers in mechanically ventilated neonates: a preliminary evaluation. Intensive Care Med. 2007; 33:336-43.
12. Fonkalsrud EW, Calmes S, Barcliff LT, Barrett CT. Reduction of operative heat loss and pulmonary secretions in neonates by use of heated and humidified anesthetic gases. J Thorac Cardiovasc Surg 1980; 80:718-23.
13. Gatiboni S, Piva J, Garcia PM. Umidificação dos gases inspirados na ventilação mecânica em crianças. Sci Med 2008; abr.-jun 18(2):87-91.
14. Gorayb SBS, et al. Umidificação e aquecimento do gás inalado durante ventilação artificial com baixo fluxo e fluxo mínimo de gases frescos. Rev Bras Anestesiol 2004; 54(1):20-36.
15. Humidification during mechanical ventilation, AARC Clinical Practice Guideline. Respirarory Care 1992 aug; 37(8):887-90.
16. Jerre G, Beraldo MA, Silva TJ, Gastaldi A, Kondo C, Leme F et al. Fisioterapia no paciente sob ventilação mecânica. Rev Bras Ter Inten 2007; 19(3):399-407.
17. Kleemann PP. Humidity of anaesthetic gases with respect to low flow anaesthesia. Anaesth Intensive Care 1994; 22:396-408.
18. Kopelman B, Miyoshi M, Guinsburg R. Distúrbios respiratórios no período neonatal. 1ª ed. São Paulo: Atheneu; 1998.
19. Lacherade JC, Auburtin M, Cerf C, Van de Louw A, Soufir L, Rebufat Y et al. Impact of humidification systems on ventilator associated pneumonia – A randomized mulicenter trial. Chest. 2000; 117: 142-47.
20. Lacherade JC, Auburtin M, Cerf C, Van de Louw A, Soufir L, Rebufat Y et al. Impact of Humidification Systems on Ventilator-associated Pneumonia: A Randomized Multicenter Trial. Am J Respir Crit Care Med. 2005;172(10):1276-82.
21. Lomholt N, Cooke R, Lunding M. A method of humidification in ventilator treatment of neonates. Br J Anaesth. 1968 May; 40(5):335-40.
22. Lucato JJ et al. Evaluation of resistance in 8 different heat-and-moisture exchangers: effects of saturation and flow rate/profile. Respir Care. 2005 May; 50(5):636-43.
23. Martins RHG, Braz JRC, Defaveri J et al. Estudo da umidificação e do aquecimento dos gases durante a ventilação mecânica no cão. Rev Bras Otorrinolaringol, 1996;62:206-218.
24. Miller HC et al. Variations in the gag, cough and swallow reflexes and tone of the vocal cords as determined by direct laryngoscopy in newborn infants. Yale J Biol Med. 1952, 24: 284.
25. Misset B, Escudier B, Rivara D, Leclercq B, Nitenberg G. Heat and moisture exchanger vs heat humidifier during long-term mechanical ventilation. A prospective randomized study. Am J Respir Crit Care Med. 2005; 172: 1276-78.
26. O'Hagan M, Reid R, Tarnow-Mordi WO. Is neonatal inspired gas humidity accurately controlled by humidifier temperature. Crit Care Med. 1991; 19: 1370-73.
27. Pollett HL, Reid WD. Prevention of obstruction of nasopharyngeal CPAP tubes by adequate humidification of inhaled gases. Can Anaesth Soc J.1977 Sep; 24(5), 615-17.
28. Ricard J, Mière EL, Markowicz P. Efficiency and safety of mechanical ventilation with a heat and moisture exchanger changed only once a week. Am J Respir Crit Care Med. 2000; 161(1):104-9.
29. Schulze A. Respiratory gas conditioning in infants with an artificial airway, Semin. Neonatology. 2002; 7: 369-77.
30. Shelly MP. Inspired gas condicioning. Respiratory Care 1992 sep; 37(9): 1070-80.
31. Sosulski R, Polin RA, Baumgart S. Respiratory water loss and heat balance in intubated infants receiving humidified air. J. Pediatr. 1983; 103: 307-10.
32. Sottiaux T, Mignolet G, Damas P, Lamy M. Comparative evaluation of three heat and moisture exchangers during short-term postoperative mechanical ventilation. Am J Respir Crit Care Med. 1995; 151(4): 986-92.
33. Tarnow-Mordi WO, Reid E, Griffiths P et al. Low inspired gas temperature and respiratory complications in very low birth weight infants. J. Pediatr. 1989; 114:438-42.
34. Todd D, Boyd T, Lloyd J, John E. Inspired gas temperature during mechanical ventilation: effects of environmental temperature and airway temperature probe position. J Paediatr Child Health. 2001; 37: 495-500.
35. Williams R, Rankin N, Smith T et al. Relationship between the humidity and temperature of inspired gas and the function of the airway mucosa. Crit Care Med. 1996; 24:1920-29.

SITE RECOMENDADO

http://www.fphcare.com/humidification.

48

FISIOTERAPIA RESPIRATÓRIA NO RECÉM-NASCIDO DE ALTO RISCO

SILVANA ALVES PEREIRA
FABIANE ALVES DE CARVALHO

INTRODUÇÃO

Crianças nascidas prematuramente, incluindo aquelas consideradas de muito baixo peso, classificadas também como recém-nascidos de alto risco, têm apresentado uma alta taxa de sobrevida nos últimos tempos. Tal sobrevivência se dá em decorrência do avanço tecnológico e do desenvolvimento de pesquisas vinculadas ao tema dos cuidados com recém-nascidos (RN) nas Unidades de Tratamento Intensivo Neonatal (UTIN). As novas intervenções hospitalares, como o aprimoramento pessoal da equipe neonatal e o avanço tecnológico, têm permitido esse significativo aumento na sobrevida, entretanto tal sobrevivência se dá à custa de um tempo de internação mais prolongado e privativo.[1]

Estresse, dor, tempo prolongado em ventilação mecânica e privação de movimentos livres, fazem parte do ambiente de internação desses recém-nascidos de alto risco.[2]

É importante para a fisioterapia acompanhar o desenvolvimento desse recém-nascido. Muitas vezes esdes bebês não chegam a completar a segunda metade do último trimestre de gestação e, por esse motivo, não desenvolve a maturação completa do surfactante, essencial para o bom desenvolvimento do sistema respiratório. Um surfactante não estável é sinônimo de uma série de complicações respiratórias com sequelas muitas vezes irreversíveis, que podem afetar não só o sistema respiratório, como também o sistema motor e neurológico.[3]

PRINCIPAIS MANUSEIOS DURANTE AS PRIMEIRAS HORAS DE VIDA NO RECÉM-NASCIDO DE ALTO RISCO

Surfactante

O diagnóstico de síndrome do desconforto respiratório (SDR) é comum entre os recém-nascidos de alto risco. A baixa idade gestacional, a imaturidade dos sistemas e os fatores intrínsecos do ambiente neonatal presentes nesse grupo de recém-nascidos, alteram a ação do surfactante endógeno, muitas vezes, levando esses bebês a serem ventilados artificialmente e submetidos ao uso de surfactante exógeno nas primeiras horas de vida.

O tratamento com surfactante exógeno para os recém-nascidos com síndrome do desconforto respiratório já é consagrado pela literatura há pelos menos uma década. Ele foi reconhecido como efetivo e seguro, propiciando uma melhora respiratória instantânea e, consequentemente, uma menor dependência da ventilação mecânica.[4]

Estudos multicêntricos controlados e randomizados, assim como várias meta-análises, indicaram que o tratamento com surfactante exógeno reduz a mortalidade e a evolução da doença, assim como a incidência de danos pulmonares provocados pela ventilação mecânica invasiva. Os autores confirmam também que tanto a hemorragia intracraniana quanto a persistência do canal arterial, complicações comuns no recém-nascido de alto risco, não apresentam evidências de aumento do uso do surfactante exógeno.[5-8]

Com base na consolidada aplicação do surfactante exógeno para o recém-nascido de alto risco, é plausível que o fisioterapeuta discuta com a equipe médica a indicação do surfactante exógeno como medida profilática, a fim de minimizar o risco de desenvolver a síndrome do desconforto respiratório ou até mesmo às complicações decorrentes da mesma. A indicação é melhor estabelecida, antes da ocorrência dos sintomas de complicações respiratórias.[9,10]

A insuficiência respiratória tem menor incidência e gravidade nos recém-nascidos de alto risco que receberam o surfactante exógeno como medida profilática, assim como a displasia broncopulmonar, pneumotórax e o enfisema intersticial.[11]

O tratamento desnecessário também é discutido entre a equipe. Apesar de a literatura científica evidenciar benefícios do tratamento profilático (menos de 15 minutos de vida) quando comparado ao tratamento terapêutico tardio (acima de 2 horas de vida), muitos recém-nascidos são submetidos a tal terapêutica somente quando o diagnóstico de síndrome do desconforto respiratório é estabelecido.

Independente de ser um tratamento profilático ou tardio, o padrão de referência para a administração de surfactante exógeno é pela cânula traqueal com duplo lúmen, com a saída do orifício de medicação localizado na extremidade da cânula próxima à carina. Essa cânula permite o tratamento sem desconexão do ventilador ou perda de pressão nas vias aéreas; consequentemente, diminui as complicações de curta duração como quedas da oxigenação ou bradicardia transitórias relacionadas à administração.[12,15]

Porém, poucos são os serviços que disponibilizam tal material, uma forma alternativa de administração sem desconexão do ventilador seria por meio da "Torneira de 3 Vias", material rotineiramente usado pela equipe de enfermagem para procedimentos endovenosos na administração de soluções e medicamentos.

A aspiração da cânula traqueal após a administração do surfactante exógeno pode ser desempenhada, se indispensável, cerca de 15 a 30 minutos após o tratamento. Estudos apontam que somente cerca de 40% do surfactante administrado por via intratraqueal pode ser recuperado das vias aéreas depois da administração.[13-15]

FISIOTERAPIA RESPIRATÓRIA E HEMORRAGIA INTRACRANIANA NO RECÉM-NASCIDO DE ALTO RISCO

As lesões cerebrais de maior incidência no recém-nascido de alto risco são a hemorragia intraventricular (HIV) e a lesão da substância branca, representada pela leucomalacia (LPV) e pelo infarto venoso periventricular (IVHP).[16] Ambas contribuem expressivamente para as alterações neurocomportamentais e sequelas motoras a longo prazo, presentes na maioria dos casos durante o desenvolvimento do recém-nascido de alto risco.[17]

A LPV tem sido considerada uma doença multifatorial: inúmeros fatores atuam em díspares combinações na matriz germinativa, origem preferencial do sangramento cerebral no recém-nascido de alto risco. A matriz germinativa é uma estrutura embrionária localizada inferolateralmente à linha ependimária do assoalho do ventrículo lateral e continua até a cabeça e o corpo do núcleo caudado; é altamente celular, de textura gelatinosa e sua rede vascular é extremamente desenvolvida, porém, imatura e irregular, o que torna seus vasos suscetíveis ao rompimento, dando origem aos distintos graus de hemorragia cerebral.[18]

O tecido de sustentação da matriz germinativa regride e praticamente desaparece em torno da 34ª semana de gestação. A atividade máxima de regressão sobrevém em meio a 26 e 32 semanas, momento de maior risco para ocorrência da HIV. Posteriormente ao nascimento, a matriz germinativa abrevia seu processo de involução e aos três dias de vida extrauterina (72 horas) o risco de o recém-nascido de alto risco desenvolver uma HIV por sangramento da matriz germinativa é muito baixo, menor que 0,5%.[17,19,20]

A fundamental alteração da matriz germinativa que ocasiona os processos hemorrágicos são as oscilações do fluxo cerebral (flutuação, aumento ou diminuição), uma vez que o prematuro apresenta falha em sua autorregulação.[19] Normalmente, existe um mecanismo protetor das áreas nobres às variações pressóricas habituais; no RN, no entanto, é a "pressão passiva", ou seja, a variação do fluxo cerebral é diretamente proporcional à pressão sanguínea sistêmica, respondendo com isquemia à baixa pressão arterial e com hemorragia capilar à hipertensão.[17]

O recém-nascido com menos de 32 semanas e peso de nascimento menor que 1.500 g não deve realizar fisioterapia respiratória e/ou motora (manobras de higiene brônquica, manobras de expansão pulmonar, acelerações de fluxos, estimulações, alongamentos, dissociações, etc.) nas primeiras 72 horas de vida. Ambas as variações da fisioterapia (respiratória e/ou motora) expõem o

RN a variações da pressão arterial e, como consequência, a variações do fluxo sanguíneo cerebral. Durante esse período, apenas as técnicas de posicionamento, mecânica respiratória e aspiração, quando necessário, são indicadas[21,22] (Figura 48.1).

FISIOTERAPIA RESPIRATÓRIA APÓS 72 HORAS DE VIDA

Após o período crítico para o desenvolvimento de HIV o fisioterapeuta deve iniciar a terapêutica indicada de acordo com o diagnóstico e o grau de complicação do recém-nascido de alto risco. Independente da técnica escolhida, as características anatômicas e fisiológicas não devem ser esquecidas. O recém-nascido de alto risco apresenta o tórax cartilaginoso, de fácil modelamento. Por isso, técnicas de grandes pressões (p. ex., aceleração do fluxo expiratório rápido) devem ser contraindicadas nessas situações.

Além da maleabilidade da caixa torácica, as costelas são retificadas, diminuindo assim o ângulo de justaposição entre as costelas e o diafragma. A consequência de tal particularidade é observada no padrão assincrônico da respiração e na velocidade da frequência respiratória. As manobras fisioterápicas que proporcionam toques intermitentes (p. ex., tapotagem) devem ser contraindicadas, nessa fase. Adaptações anatômicas com a mão do terapeuta (moldar a caixa torácica) devem ser realizadas durante as manobras (Figura 48.2).

Os músculos abdominais e intercostais são ainda ineficientes nessa fase, pois ainda estão em desenvolvimento. Tais características proporcionam maior instabilidade da caixa torácica e menor capacidade para adaptação ao meio externo. Quando são realizadas manobras com apoio contínuo e estabilização no abdome ao final da técnica, minimiza-se esse efeito (Figura 48.3).

Posicionamento

A posição prona, ou decúbito ventral, para recém-nascidos a termo e sadios, é contraindicada pela American Academy of Pediatrics (1992) devido à associação entre a mesma ao dormir e a síndrome da morte súbita infantil.[21] Para o recém-nascido de alto risco, este posicionamento apresenta benefícios. Estudos evidenciam que os recém-nascidos de alto risco (prematuros), quando em decúbito ventral,

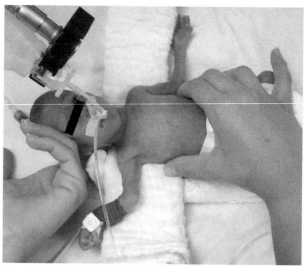

Figura 48.1 Recém-nascido de alto risco recebendo a técnica de mecânica respiratória com 52 horas de vida.

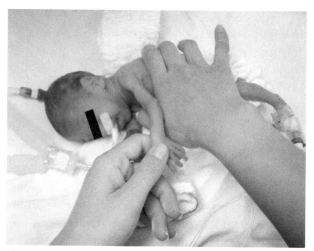

Figura 48.2 Adaptação da mão do terapeuta (moldar a caixa toracica) durante aplicação da técnica de vibração.

apresentam melhora do padrão respiratório, da complacência e da função diafragmática, otimizando assim o volume corrente e a oxigenação, consequentemente reduzindo a assincronia toracoabdominal.[23-26]

O uso da posição prona tem prioritariamente um objetivo: a melhora da ventilação/perfusão. Dentre os vários posicionamentos utilizados ou sugeridos durante a internação do recém-nascido de alto risco, o fisioterapeuta deve atribuir a posição prona, muitas vezes, como seu único recurso na melhora da assincronia ventilatória (Figura 48.4). O resultado é confirmado através de inúmeros aspectos, como decréscimo da toxicidade do oxigênio e

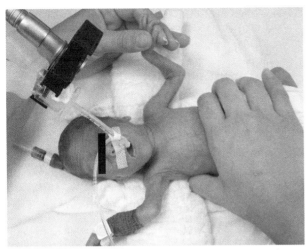

Figura 48.3 Estabilização do abdome ao final da manobra.

diminuição do risco de retinopatia da prematuridade e/ou displasia broncopulmonar, recrutamento do espaço alveolar e diminuição do risco de barotrauma, evitando assim o uso de parâmetros ventilatórios elevados e o pneumotórax, diminuindo simultaneamente o risco de infecção e minimizando o uso de antibióticos e o tempo de internação.[3,24-26]

RETINOPATIA DA PREMATURIDADE E FISIOTERAPIA RESPIRATÓRIA

Uma das principais razões de cegueira na infância é a retinopatia da prematuridade (ROP), sendo apontada como uma doença vascular relacionada à gênese dos vasos sanguíneos da retina, de etiologia multifatorial. Dentre os fatores de risco, destaca-se a necessidade do uso de oxigenoterapia. A ROP atinge recém-nascidos pré-termo e sua gravidade é proporcionalmente inversa à idade gestacional e ao peso ao nascer. No Brasil, há uma estimativa anual de sobrevida de 15.000 prematuros com risco de desenvolver ROP.[27-29]

Os níveis arteriais de oxigênio interferem na concepção vascular retiniana do RN. A hipóxia e a hiperóxia, as quais geram flutuações da tensão arterial do oxigênio, têm sido constantemente citadas como determinantes etiológicos da ROP, além de outros fatores de risco, supracitados. O fator de crescimento do endotélio vascular tem sua produção inibida quando em hiperóxia. Tal situação é relativamente comum quando se trata do manuseio do recém-nascido de alto risco, por causa de sua imaturidade pulmonar. Muitas vezes nos deparamos com uma oferta aumentada de oxigênio, gerando hiperóxia e consequentemente inibição da produção do fator de crescimento do endotélio vascular, o que gera obliteração dos vasos já formados e diminui a produção do fator de crescimento endotelial vascular (VEGF), afetando a angiogênese e acarretando hipóxia retiniana devido à ação vasoconstritora do oxigênio na circulação sistêmica. Essa hipóxia incita o aumento do VEGF e, dessa forma, gera uma neovascularização patológica.[30-34]

A terapia com oxigênio adicional, comumente dirigida a RN de alto risco, expõe a retina a uma pressão arterial de oxigênio (PaO_2) entre 60 e 100 mmHg, sendo que na vida intrauterina a vascularização retiniana se processa sob baixas pressões de oxigênio, em torno de 30 mmHg. Dessa forma, a administração de oxigênio adicional pode induzir a uma hiperóxia prolongada, tendo como consequência a obliteração dos vasos, ausência de vascularização da retina e sua via final, a ROP.[27,28,31]

O fisioterapeuta da UTI neonatal deve manter um controle mais efetivo dessa doença conscientizando as equipes que cuidam dos RNPT de que a prevenção é a medida mais eficaz no combate à ROP. Como medidas preventivas temos a monitorização da concentração de oxigênio e a oferta de oxigênio, a qual deve ser restringida ao mínimo necessário para sustentar a PaO_2 entre 50 e 70 mmHg e a saturação de oxigênio entre 90 e 94%.[27,28,34]

CONSIDERAÇÕES FINAIS

As evidências científicas encontradas nos estudos que apontam como referência as características

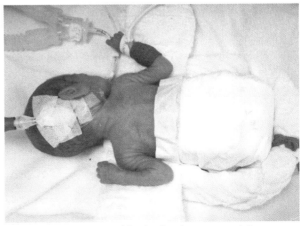

Figura 48.4 Recém-nascido de alto risco em posição prona.

dos recém-nascidos de alto risco ainda são restritas. Muitos estudos além de apresentarem amostras pequenas, são pouco controlados e não randomizados. Por isso, o real benefício do uso das técnicas apresentadas neste capítulo deve ser criteriosamente avaliado.

Neste capítulo são exemplificadas algumas condutas a serem tomadas durante o manuseio do recém-nascido de alto risco, porém as características da unidade e os equipamentos para uso fazem diferença no produto final da fisioterapia.

Mesmo a tecnologia moderna tornando-se uma via crucial no tratamento fisioterapêutico do recém-nascido de alto risco, o seu devido uso é uma providência que precisa ser bem administrada. O ambiente tecnológico de uma UTI neonatal se difere do meio intrauterino, e complicações adquiridas em decorrência de um longo período de internação podem ser avaliadas como fatores de impacto no desenvolvimento respiratório, motor e comportamental desses recém-nascidos.

REFERÊNCIAS BIBLIOGRÁFICAS

1. Pereira SA, Prado C, Haddad LB, Carneiro C, Arata AP, Nunes PD, Siciliano M. Fisioterapia respiratória (FR) não altera o estado hemodinâmico e comportamental do Recém Nascido com menos de 1.500 gramas (Rnpt) In: XII Congresso Brasileiro de Medicina Intensiva – Adulto – Pediátrico – Neonatal, 2006, Recife. Revista Brasileira de Terapia Intensiva. São Paulo: AMIB. v.1. p.69.

2. Pereira SA, Nunes PD, Ishiki LS, Murakami SH. Avaliação do estado comportamental no RNPT de muito baixo peso durante a fisioterapia respiratória In: IX Congresso Brasileiro de Terapia Intensiva Pediátrica, 2004, Porto Alegre. Scientia Medica. Porto Alegre: PUCRS. v.14. p.31.

3. Pereira SA, Castro G, Ishiki LS, Siciliano M, Nunes PD, Mrakami SH. Outcomes of premature newborns according to the type of respiratory care administered on the first 24 hours of life In: 9th Congress of the world federation of societies of intensive and critical care medicine, 2005, Buenos Aires. World Federation Journal of Critical Care. Buenos Aires/Argentina: LatinComm SA. v.22. p.175.

4. American Stephen Stick. The contribution of airway development to paediatric and adult lung disease. Thorax 2000; 55: 587-594.

5. Soll RF. Prophylactic synthetic surfactant for preventing morbidity and mortality in preterm infants. Cochrane Database Syst Rev. 2000; (2) :CD001079.

6. Soll RF. Prophylactic natural surfactant extract for preventing morbidity and mortality in preterm infants. Cochrane Database Syst Rev. 2000; (2):CD000511.

7. Soll RF. Synthetic surfactant for respiratory distress syndrome in preterm infants. Cochrane Database Syst Rev. 2000; (2):CD001149.

8. Kresch MJ, Clive JM. Meta-analyses of surfactant replacement therapy of infants with birth weights less than 2000 grams. J Perinatol. 1998; 18(4):276–283.

9. Pereira SA, Costa MF, Ventura DF. Visual acuity by visual evoked potential (VEP) of babies with hydrochephalus admitted to the PICU In: 5th World Congress on Pediatric Critical Care, 2007, Geneva, Switzerland. Pediatric Critical Care Medicine. Geneva: Wolters Kluwer. v.8. p.a353.

10. Friedrich L, Corso AL, Jones MH. Prognóstico pulmonar em prematuros. J Pediatr (Rio J). 2005; 81(1 Supl): S79-S88.

11. Soll RF, Morley CJ. Prophylactic versus selective use of surfactant in preventing morbidity and mortality in preterm infants. Cochrane Database Syst Rev. 2001; (2): CD000510.

12. Valls-i-Soler A, Fernandez-Ruanova B, Lopez-Heredia y Goya J et al. A randomized comparison of surfactant dosing via a dual-lumen endotracheal tube in respiratory distress syndrome. The Spanish Surfactant Collaborative Group. Pediatrics. 1998; 101(4):E4.

13. Pereira AS, Pacheco FS, Reis BR, Caixeta M, Carvalho FA, Vieira G Jr. Efeitos Fisiológicos da Aspiração com Contenção em prematuros: dados preliminares. In: XIV Congresso Brasileiro de Medicina Intensiva, 2009, São Paulo. Revista Brasileira de Terapia Intensiva. São Paulo: AMIB. v.SII. p.69.

14. Ikegami M, Jobe AH, Glatz T et al. Surfactant metabolism in surfactant treated preterm ventilated lambs. J Appl Physiol 1989; 67:429-39.

15. Consenso Brasileiro de Ventilação Mecânica em Pediatria e Neonatologia. Uso do surfactante no recém-nascido. Relator: Celso Moura Rebello. AMIB.

16. Argollo N et al. Peso de nascimento como preditor para a gravidade da lesão da substância branca cerebral neonatal. Arquivos de Neuropsiquiatria. 2006. 64(2-A): 287-294.

17. Margotto PR. Assistência ao recém-nascido de risco. 2ª ed. Brasília: Editoração eletrônica, Sidney Murrieta, 2006.

18. Stark AR, Cloherty JP. Manual de neonatologia. 4ª ed. Rio de Janeiro: Editora Médica e Científica, 2000.

19. Ferreira ACP, Troster EJ. Atualizações em terapia intensiva pediátrica. Rio de Janeiro: Interlivros, 1996.

20. Pereira AS, Pacheco FS, Chagas MV, Mello HF, Vaz MC, Mello MA. Perfil da conduta fisioterápica na UTIN: prática e evidência científica In: XIV Congresso Brasileiro de Medicina Intensiva, 2009, São Paulo. Revista Brasileira de Terapia Intensiva. São Paulo: AMIB.; SII:70.

21. Souza TG, Stopiglia MS, Baracat ECE. Avaliação neurológica de recém-nascidos pré-termo de muito baixo peso com displasia broncopulmonar. Rev Paul Pediatr. 2009; 27(1).

22. Margotto PR. Assistência ao recém-nascido de risco. 2ª ed. 2004.

23. Amemiya F, Vos JE, Prechtl HF. Effects of prone and supine position on heart rate, respiratory rate and motor activity in fullterm newborn infants. Brain Dev 1991; 13:148-54.

24. Adams JA, Zabaleta IA, Sackner MA. Comparison of supine and prone noninvasive measurements of breathing patterns in fullterm newborns. Pediatr Pulmonol 1994; 18:8-12.

25. Pereira SA, Yagui AC. Cardio-Respiratory and behavioral states are not altered by chest physiotherapy (CP) in very low birth weight newborns (VLBWN). In: ATS, 2006, San Diego. Proceedings of the American Thoracic Society. San Diego: 3:A680.

26. Oliveira TG, Britto RR, Parreira VF. Efeito do posicionamento prono e supino na função respiratória de recém-nascidos pré-termo – uma revisão bibliográfica. Rev Min Enf 2007; 11(1):73-76, jan/mar.

27. Ryan DW, Pelosi P. The prone position in acute respiratory distress syndrome. Small studies have shown that it improves oxygenation. BMJ 1996; 312:860-1.

28. Pierce EA, Foley ED, Smith LE. Regulation of vascular endothelial growth factor by oxygen in a model of retinopathy of prematurity. Arch Ophthalmol. 1996; 114:1219-28.

29. Provenzano L et al. Retinopatia da prematuridade: achados refrativos pós-tratamento com crioterapia ou laser. Arq Bras Oftalmol. 2000; 63(5).

30. Filho JBF et al. Prevalência e fatores de risco para a retinopatia da prematuridade: estudo com 450 pré-termos de muito baixo peso. Rev Bras Oftalmol. 2009; 68(1):22-9

31. Pinheiro AM et al. Incidência e fatores de risco da retinopatia da prematuridade no Hospital Universitário Onofre Lopes, Natal (RN) - Brasil. Arq Bras Oftalmol 2009; 72(4):451-56.

32. Hellstrom A et al. Postnatal serum insulin-like growth factor I deficiency is associated with retinopathy of prematurity and other complications of premature birth. Pediatrics. 2003; 112:1016-20.

33. Graziano RM, Leone CR. Problemas oftalmológicos mais freqüentes e desenvolvimento visual do pré-termo extremo. J Pediatr (Rio J). 2005; 81(1 Supl):S95-S100.

34. Suguihara C, Lessa AC. Prevenção da lesão pulmonar no prematuro extremo. Jornal de Pediatria 2005; l(1):81.

49

FOLLOW-UP DO DESENVOLVIMENTO DO BEBÊ DE RISCO

CIBELLE KAYENNE MARTINS ROBERTO FORMIGA
MARIA BEATRIZ MARTINS LINHARES

INTRODUÇÃO

Os bebês são considerados de risco quando estão expostos a condições adversas decorrentes de fatores de risco ocorridos no período pré, peri e/ou neonatal. O nascimento de um bebê de risco vem cercado de vários questionamentos pela equipe de saúde e pela família da criança. Perguntas sobre como será o desenvolvimento da criança, se apresentará sequelas no decorrer dos primeiros anos de vida, se terá uma boa qualidade de vida, são frequentes entre os profissionais e familiares que cuidam desses bebês.

Apesar de não ser possível estabelecer uma relação direta entre fatores de risco e problemas no desenvolvimento, é possível acompanhar o desenvolvimento desses bebês antes que os atrasos e as sequelas se instalem. Esse acompanhamento do bebê de risco é denominado *follow-up*, termo utilizado na língua inglesa que se traduz em um seguimento longitudinal sistematizado do desenvolvimento dessas crianças desde o período neonatal, avaliando a evolução da criança e as repercussões das adversidades ocorridas na gestação, no parto ou durante o atendimento neonatal.[1]

Os objetivos dos programas de *follow-up* são cuidar e proteger o desenvolvimento físico e mental dos bebês expostos às complicações de saúde e ao ambiente hospitalar; detectar e intervir nas alterações do desenvolvimento global da criança; oferecer suporte à família por um grupo especializado nesse tipo de atendimento; realizar pesquisas com grupos específicos de recém-nascidos.[2,3,4]

O seguimento dos recém-nascidos de risco é uma especialidade estabelecida na maioria dos países desenvolvidos. No Brasil, as primeiras iniciativas de criação de ambulatórios de seguimentos surgiram na década de 1980. Nos países desenvolvidos, os programas de *follow-up* são realizados após o nascimento da criança de risco até a fase da adolescência. No Brasil, os programas têm realizado o acompanhamento do período após a alta hospitalar até a criança completar dois ou três anos de idade. Nos centros de saúde mais desenvolvidos, o acompanhamento da criança pode se estender até a idade escolar (seis a sete anos).

No primeiro ano de vida as avaliações da criança são mensais; no segundo ano de vida são trimestrais e, a partir do terceiro ano, passam a ser semestrais. A sessão de avaliação do desenvolvimento dos bebês é observada pela mãe, sendo sempre precedida por uma entrevista sobre a evolução do bebê sob a perspectiva materna. No final da avaliação a mãe recebe um *feedback* sobre o desempenho observado; dúvidas são esclarecidas e orientações são fornecidas sobre os cuidados e as práticas educativas promotoras do desenvolvimento da criança em vários aspectos: motor, da linguagem, emocional e da sociabilidade.[4]

FATORES DE RISCO PARA PROBLEMAS NO DESENVOLVIMENTO DOS BEBÊS

Sabendo-se que o crescimento e desenvolvimento da criança é produto da interação entre características intrínsecas (biológicas) e extrínsecas (ambientais), fatores adversos que venham a ocorrer nestas áreas podem alterar o ritmo normal e comprometer a saúde da criança.[5] Diversos fatores podem ser responsáveis pelos problemas de desenvolvimento nas crianças, mas não é possível estabelecer uma única causa, podendo existir uma associação de diversas etiologias.

De acordo com a perspectiva desenvolvimentista, a probabilidade de ocorrer problema ou impacto negativo futuro é chamada de risco para o desenvolvimento. Nesse sentido, os fatores de risco são atributos mensuráveis da pessoa, do ambiente, de suas relações ou do contexto associado ao risco.[6] Em contrapartida, os mecanismos de proteção neutralizam o efeito negativo do risco potencial no desenvolvimento do indivíduo.[7,8]

O termo vulnerabilidade refere-se à predisposição ou suscetibilidade do indivíduo para apresentar doenças específicas ou problemas de adaptação no desenvolvimento no contexto de risco ou adversidade. O termo resiliência, por sua vez, refere-se aos padrões positivos de adaptação e enfrentamento do indivíduo em desenvolvimento em situações de risco e de adversidade.[6]

A maioria dos estudos classifica os riscos para problemas no desenvolvimento da criança em dois tipos: biológicos e ambientais.[9,10] Os fatores de risco biológicos (Quadro 49.1) são eventos que ocorrem no período pré, peri e pós-natal que resultam em danos biológicos e podem aumentar a probabilidade de prejuízo no desenvolvimento da criança. Entre eles, podem-se destacar a prematuridade, o baixo peso ao nascimento, a anóxia neonatal. As causas de origem genética também podem ser incluídas no grupo de fatores de risco biológicos, entretanto, há autores que separam essas causas em fatores estabelecidos.[11,12] Os fatores de risco ambientais estão relacionados às experiências adversas ligadas à família, ao meio ambiente e à sociedade em que a criança vive. Entre eles, podem-se destacar a baixa escolaridade dos pais, a falta de recursos sociais e educacionais, as práticas inadequadas de cuidados, entre outros.[11]

Os eventos de risco – tanto da criança (internos) quanto do ambiente (externos) – podem alterar o ritmo normal de funcionamento da criança e torná-la vulnerável a uma cadeia de acontecimentos adversos ao crescimento e ao desenvolvimento.[4,13]

As principais abordagens teóricas sobre o desenvolvimento humano focalizam os eventos biopsicossociais que acontecem com o indivíduo em interação com o ambiente, ao longo de todo o ciclo vital. Embora diferentes teorias atribuam pesos diferenciados aos fatores biológicos, pode-se afirmar que o desenvolvimento constitui um processo ao mesmo tempo universal e individual, que influencia e é influenciado por contextos externos (ambiente físico e social) e internos (próprio organismo histórico e biológico), em dimensões de tempo e espaço específicas. Nesse sentido, o impacto de uma ampla variabilidade de fatores de risco define a maior ou menor vulnerabilidade da relação entre indivíduos e contextos ambientais.[14]

Alguns autores apontam para três grandes grupos de fatores de risco: sociais, familiares, pessoais.[15,16,17] Os fatores de risco sociais referem-se às condições de nutrição, moradia, lazer, escola, experiências de privação, violência, dentre outros. Os fatores de risco familiares referem-se às condições de interação familiar, como nível de autoridade parental, presença de transtornos mentais e/ou físicos na família, dentre outros. Os fatores de risco pessoais estão relacionados às características do indivíduo, como temperamento, personalidade, percepção, estratégias de adaptação diante de situações adversas.

Embora seja útil do ponto de vista didático, essa divisão dos fatores pode não ser facilmente utilizada na prática cotidiana, uma vez que em muitas situações há a superposição de fatores biológicos e ambientais, acarretando uma maior probabilidade de ocorrência de transtornos no desenvolvimento da criança.[9,18]

Quanto maior o efeito cumulativo de fatores de risco, maiores serão as chances de a criança desen-

Quadro 49.1 Fatores biológicos de maior risco ao desenvolvimento do bebê

Grupos de bebês de maior risco
Pré-termo com IG < 32 semanas
Peso ao nascimento < 1.500 g
Asfixia grave ao nascimento (Apgar ≤ 4 no 5º minuto)
Hemorragia intracraniana documentada pela ultrassonografia ou tomografia
Uso de ventilação mecânica por tempo prolongado
Infecções congênitas como rubéola, citomegalia, toxoplasmose, herpes e sífilis
Enterocolite necrozante
Septicemia neonatal
Meningite
Doença pulmonar crônica, tais como displasia broncopulmonar
Gemelaridade: se um gêmeo tem peso < 1.750 g
Retardo do crescimento intrauterino
Hiperbilirrubinemia, com necessidade de exame sanguíneo/transfusão

volver-se de maneira mais lenta quando comparada a outras da mesma faixa etária.[10] Dessa forma, o bebê pré-termo em ambiente físico impróprio, com nível socioeconômico baixo, apresenta maior probabilidade de ter problemas no desenvolvimento do que um bebê com risco apenas relacionado à prematuridade.[4,18,19]

Diversos estudos têm demonstrado que o melhor desempenho das crianças vulneráveis do ponto de vista neurológico e psiquiátrico pode ser obtido quando elas recebem algum tipo de intervenção, de acordo com as dificuldades detectadas.[20] Entretanto, para que ocorra este processo de intervenção é necessária a identificação destas crianças com risco nos serviços de assistência aos egressos em unidades de terapia intensiva neonatal (UTIN). Neste sentido, é importante a presença de profissionais habilitados para realizar o acompanhamento preventivo de vigilância do desenvolvimento, a fim de identificar as crianças com problemas no ciclo vital e encaminhá-las oportunamente para tratamento especializado de acordo com as necessidades apresentadas.[4,21,22] Além desses aspectos, os profissionais de saúde também devem considerar o papel das mães e das famílias, o modo como a saúde da criança é acompanhada, a rotina e os cuidados.[23]

IMPACTO DA PREMATURIDADE NO DESENVOLVIMENTO DOS BEBÊS

Entre os fatores de risco na infância, a Academia Americana de Pediatria definiu quatro categorias de condições de risco: a) o prematuro; b) o recém-nascido que necessita de suporte tecnológico; c) o recém-nascido com problema irreversível e expectativa de morte; d) o recém-nascido em condições familiares adversas. Portanto, a prematuridade, além de ser uma das principais causas de morte na primeira infância, também se constitui em um fator de risco na vida da criança devido às complicações neonatais decorrentes que têm impacto no desenvolvimento da criança.[23] O bebê que nasce pré-termo com baixo peso enquadra-se certamente nas três primeiras categorias referidas pela Academia Americana de Pediatria e frequentemente na quarta categoria.[24]

A idade gestacional e o peso ao nascimento são algumas das variáveis biológicas que abrangem o nascimento do recém-nascido; essas representam correlação com o desenvolvimento dos sistemas orgânicos, contribuindo, assim, para a maturação saudável.[25] Neste sentido, o nascimento prematuro é uma condição considerada prejudicial ao recém-nascido, pelo maior risco de ocorrência de complicações clínicas decorrentes da imaturidade dos sistemas do bebê. Em geral, o bebê que nasce prematuramente tem maior probabilidade de apresentar peso inferior a 2.500 g. A associação entre essas duas variáveis pode aumentar o risco do recém-nascido de apresentar complicações que podem comprometer o seu posterior desenvolvimento físico e mental.[26,27]

Com os avanços médico-científicos, especialmente na área de Perinatologia, os índices de mortalidade infantil foram reduzidos. Esse avanço está relacionado aos recursos tecnológicos e à capacitação dos profissionais envolvidos desde o período pré-natal até os cuidados nas UTI. A evolução das práticas perinatais, da reanimação em sala de parto ao uso da ventilação mecânica e da terapia com surfactante têm contribuído para o aumento da sobrevivência de recém-nascidos com idade gestacional e peso ao nascimento progressivamente menores.[28,29] No entanto, os recém-nascidos que resistem às intercorrências perinatais tornam-se propensos a manifestar desvios em seu desenvolvimento, podendo apresentar deficiências neurológicas, sensoriais e mentais.[30,31]

Cerca de 25% dos bebês que requerem assistência em UTI são considerados de risco, sujeitos a um comprometimento neurológico ou ao atraso no desenvolvimento, e essa possibilidade acentua-se com a diminuição do peso ao nascimento e com a redução da idade gestacional.[28,32] Grande parte de todas as crianças admitidas em UTI neonatais compreende bebês nascidos prematuramente, os quais podem apresentar problemas motores desde os primeiros anos,[33] problemas cognitivos, de linguagem, emocionais e comportamentais nas fases pré-escolar[34,35,36] e escolar.[37,38]

Apesar da diversidade dos serviços de atendimento neonatal no país, verifica-se que a mortalidade neonatal nas regiões mais desenvolvidas tem diminuído de forma lenta, apresentando tendência de estabilidade. Destaca-se também que a mortalidade neonatal está relacionada a três conjuntos de fatores: as características biológicas da mãe, a disponibilidade e qualidade da atenção médica perinatal e as condições socioeconômicas da família.[39]

Em relação às características biológicas da mãe, a assistência pré-natal bem conduzida pode reduzir a incidência da prematuridade, e a assistência perinatal adequada pode reduzir as complicações imediatas ou futuras no nascimento prematuro e, consequentemente, da morbidade e mortalidade neonatais. Apesar de a etiologia do parto prematuro não estar completamente esclarecida, os estudos apontam alguns fatores de risco maternos para a ocorrência do nascimento prematuro. Fatores demográficos, como a idade da mãe inferior a 16 anos ou superior a 35 anos; ganho insuficiente de peso durante a gravidez; hábitos de vida como tabagismo, alcoolismo e excesso de atividade física; história anterior materna de problemas ginecológicos e abortos repetidos; e intercorrências gestacionais, como as infecções geniturinárias, hipertensão arterial e diabetes são fatores que aumentam as chances de um parto prematuro.[40,41,42]

Quanto aos aspectos da assistência hospitalar, nos últimos 30 anos ocorreu uma revolução na assistência perinatal, com a sobrevivência crescente de bebês cada vez mais prematuros e daqueles portadores de malformações antes consideradas incompatíveis com a vida. A pesquisa tem propiciado a divulgação de tantos conhecimentos que se tornou possível cuidar simultaneamente de problemas respiratórios, cardiovasculares, infecciosos, metabólicos, nutricionais e neurológicos dos recém-nascidos doentes, em ambientes altamente especializados das UTIN e por profissionais treinados neste tipo de assistência. Por outro lado, a sobrevivência desses bebês impõe um desafio aos profissionais: devolver às famílias e à sociedade uma criança capaz de desenvolver de maneira plena o seu potencial afetivo, cognitivo e produtivo.[43]

Devido a essa preocupação com a qualidade de desenvolvimento desses bebês vulneráveis do ponto de vista biológico, as práticas assistenciais em UTIN têm passado por constantes processos de avaliação, constituindo um tema de ampla discussão na literatura.[44] Além disso, a assistência ao recém-nascido pré-termo com muito baixo peso é considerada de alto custo, girando em torno de 1.500 a 1.700 dólares por dia nos Estados Unidos.[45] No Brasil, a utilização da tecnologia em favor da sobrevivência dos bebês nem sempre ocorre da maneira ideal devido a alguns problemas como a insuficiência de leitos nas UTIN e da falta de recursos materiais e humanos.[44]

Quanto às características socioeconômicas das famílias, verificam-se que a baixa escolaridade materna e a fragilidade nos vínculos familiares podem ser consideradas fatores de risco para problemas no crescimento e desenvolvimento infantil. A escolaridade materna tem impacto sobre o desenvolvimento cognitivo da criança por meio de fatores como a organização do ambiente, expectativas e práticas parentais, utilização de materiais e variação da estimulação na rotina diária.[46,47]

Diversos estudos têm demonstrado que os cuidados prestados às crianças são consequências de muitos fatores, incluindo cultura, nível socioeconômico, estrutura familiar e características próprias da criança. Fatores como baixa idade materna e paterna, uso de tabaco e álcool na gestação, baixa renda familiar, grande número de pessoas na casa, baixa escolaridade materna e paterna, união conjugal instável e presença de distúrbios psiquiátricos na família podem influenciar negativamente a trajetória de desenvolvimento da criança.[48] A renda familiar é determinante para a qualidade das famílias quanto ao acesso à saúde, educação, alimentação e habitação, entre outros.

Do ponto de vista biológico, a partir do nascimento o bebê pré-termo passa a enfrentar diversas condições adversas associadas à sua imaturidade orgânica e à sua adaptação aos estímulos do ambiente extrauterino. Ele fica exposto à estimulação sensorial oriunda da UTIN e suscetível a apresentar problemas que podem prejudicar o funcionamento adequado do sistema nervoso em desenvolvimento. O desenvolvimento do córtex cerebral ocorre de maneira mais rápida no último trimestre da gestação.[49]

Vários estudos têm sido propostos para analisar a capacidade adaptativa da criança aos estímulos da UTIN e a modulação de estímulos externos: visuais, auditivos, táteis, vestibulares, entre outros.[50,51,52]

Os bebês internados nas UTIN não recebem estímulos sensoriais adequados, além de permanecerem longe dos pais por muitos dias. As privações sensoriais aliadas ao fator prematuridade e complicações advindas do extenso período de internação hospitalar podem vir a ocasionar atraso no desenvolvimento. Existem diferenças entre útero materno e o meio hospitalar, principalmente uma UTI, com respeito às dimensões de ritmo, intensidade, qualidade e forma de uma grande classe de estímulos sensoriais, incluindo os táteis, proprioceptivos, vestibulares, auditivos e visuais. O bebê pré-termo não conta com o meio uterino da mãe que o protege das perturbações do meio externo, que o supre constantemente de nutrientes, controla a sua temperatura e os sistemas de regulação hormonal.[53,54]

Há evidências que o tradicional meio da UTIN propicia uma sobrecarga sensorial com rotina e manuseio excessivo, ambiente barulhento, frequente posicionamento do bebê em decúbito dorsal, choro negligenciado, prolongado estado de sono, carências de oportunidade de sucção e "pobres" interações sociais dos neonatos com os profissionais.[51,55] Além destes eventos estressantes, cada recém-nascido em UTIN recebe cerca de 50 a 150 procedimentos potencialmente dolorosos ao dia e estima-se que crianças com peso abaixo de 1.000 g sofram cerca de quinhentas ou mais intervenções dolorosas ao longo de sua internação.[56]

Um estudo avaliou as reações de dor de 33 neonatos pré-termo com muito baixo peso durante procedimento de coleta de sangue e verificou a ocorrência de seis procedimentos invasivos por dia desde o nascimento até o dia da primeira avaliação da reação do bebê ao exame de sangue. Esses procedimentos incluíram: inserção e remoção do tubo endotraqueal, punção para coleta de sangue e aspiração endotraqueal.[57,58]

O crescimento dos bebês nascidos pré-termo no primeiro ano de vida comparado aos bebês a termo apresenta-se lento e incompleto, mesmo quando se aplica a idade corrigida para a prematuridade.[59] Além disso, o pré-termo apresenta alterações no ritmo e nos padrões motores adquiridos no primeiro ano, influenciando o desenvolvimento global da criança.[60] Entretanto, apesar dos prováveis distúrbios que o bebê pré-termo pode ter, não se pode estabelecer uma relação direta entre prematuridade e problemas de desenvolvimento. Isso de deve ao fato de que, mesmo com as adversidades apresentadas ao nascer, seu desenvolvimento pode ocorrer dentro da normalidade, ou seja, comprometimentos isolados não possuem um efeito significativo e sim a somatória dos fatores como variáveis próprias da criança, do ambiente e das complicações pós-natais.[61]

As complicações pós-natais advindas do nascimento prematuro e do baixo peso ao nascimento são inúmeras, mas podem ser citados os problemas respiratórios, gastrintestinais, neurológicos e as infecções.[62] Dessa forma, os serviços de *follow-up* têm como objetivo realizar o acompanhamento desses bebês pré-termo, a fim de identificar e intervir nos problemas que possam prejudicar o crescimento e o desenvolvimento saudável do bebê e apoiar/orientar as famílias nos cuidados com as crianças.

USO DE INDICADORES PARA AVALIAR O RISCO CLÍNICO NEONATAL

A neonatologia apresenta vários indicadores para avaliar a condição fisiológica dos recém-nascidos. Dentre eles, os mais utilizados nas pesquisas e na prática têm sido o peso ao nascimento e a idade gestacional.[26,63,64] Entretanto, verifica-se que esses indicadores não são suficientes para a avaliação do risco clínico neonatal, sendo necessária a utilização de escores especiais que possam quantificar a gravidade clínica, principalmente dos recém-nascidos pré-termo.

Embora o peso ao nascer e a idade gestacional sejam bons índices do risco do recém-nascido, a experiência clínica mostra que muitas crianças a termo (com mais de 37 semanas de gestação) e peso acima de 2.500 g estão sujeitas a intercorrências e podem sofrer graves sequelas.[65] Portanto, torna-se necessária a utilização de escores especiais que avaliem o grau de gravidade da condição neonatal do recém-nascido, como, por exemplo, a existência de sequelas neurológicas decorrentes de hemorragia intracraniana, a presença de malformação congênita, bem como aspectos fisiológicos relevantes do nível de oxigenação sanguínea, entre outros.[4] Para isso existem indicadores de risco como o Apgar,[66,67,68] Clinical Risk Index for Babies (CRIB),[69] Clinical Risk Index for Babies II (CRIB II),[70] Neonatal Medical Index (NMI),[71] Score for Neonatal Acute Physiology (SNAP),[72] Nursery Neurobiologic Risk Score (NBRS),[73] Problem Oriented Perinatal Risk Assessment System (PROPAS),[74] entre outros.

A escala de Apgar (Tabela 49.1) foi elaborada por Virgínia Apgar, em 1953, e avalia o nível de anóxia no período neonatal, fundamentando-se na constatação de alterações na frequência e nos ritmos respiratórios, na frequência cardíaca (bradicardia, especialmente), no tônus muscular (principalmente hipotonia), na cor da pele (palidez, cianose) e nos reflexos (particularmente diminuição). Conforme a intensidade dos sinais citados, verifica-se anóxia moderada ou grave. A avaliação é feita no primeiro e no quinto minuto após o nascimento e a criança é pontuada de 0 a 10; quanto menor o escore, mais grave o estado da criança.[67,68] Sendo assim, esse é um método rápido, simples e que pode ser realizado por qualquer profissional; além disso, não tem custo significativo para a instituição. É uma avaliação obrigatória em todas as maternidades do Brasil, fazendo parte da rotina de atendimento do recém-nascido.[75,76]

Tabela 49.1 Escala de Apgar

Sinal	0	1	2
Frequência cardíaca	Ausente	< 100 bpm	> 100 bpm
Esforço respiratório	Ausente	Choro fraco	Choro forte
Tônus muscular	Flácido	Alguma flexão	Flexão dos quatro membros
Irritabilidade reflexa	Ausente	Careta	Espirro, tosse
Cor	Cianose, palidez	Cianose de extremidades	Rosado

bpm: batimentos por minuto.

O Clinical Risk Index for Babies (CRIB) é outro indicador cujo escore é obtido segundo a soma dos pontos da presença ou ausência de seus componentes e aplicado nas primeiras 12 horas de vida do bebê. As variáveis que compõem o CRIB são: peso ao nascimento, idade gestacional, malformação congênita, excesso de base (*base excess* na gasometria) e a oxigenação máxima e mínima (fração de oxigênio inspirada).[69]

O CRIB avalia a gravidade clínica inicial em RN prematuros com base nas variáveis já mencionadas. Foi desenvolvido pelo International Neonatal Network, no Reino Unido, em 1993, e é específico para os recém-nascidos prematuros com peso de nascimento igual ou inferior a 1.500 g ou idade gestacional menor que 31 semanas. O risco de óbito desses prematuros, por ser muito elevado, torna-os um grupo particular para estudo de avaliação de desempenho das UTI neonatais. A pontuação varia de 0 a 23 pontos e quanto mais alto, mais grave a condição clínica da criança. Após a obtenção da pontuação é possível classificar o paciente em quatro graus: grau 1 (0–5), grau 2 (6–10), grau 3 (11–15) e grau 4 (>16). Sua aplicação é fundamental para o estudo da morbidade e da mortalidade neonatais hospitalares e comparação dos resultados em uma mesma unidade e entre serviços (Tabela 49.2).[77,78]

No Brasil, o CRIB tem sido utilizado em diferentes unidades neonatais no momento da admissão para avaliar a gravidade clínica do recém-nascido.[78,79,80,81] Um dos estudos avaliou a taxa de mortalidade neonatal de 284 recém-nascidos de muito baixo peso de uma UTI neonatal por meio do CRIB, peso ao nascer e idade gestacional. Os resultados revelaram que os bebês que nasceram com peso inferior a 750 g, idade gestacional < 29 semanas e escore CRIB > 10 pontos tiveram maiores taxas de mortalidade. Verificou-se também que o escore CRIB > 4 pontos obteve melhor poder preditivo de óbito neonatal quando comparado com o peso e a idade gestacional.[78]

Em outro estudo, os pesquisadores compararam diferentes escores de risco de mortalidade

Tabela 49.2 Escore CRIB - Clinical Risk Index for Babies

Itens avaliados (primeiras 12 h de vida)	Pontos
Peso ao nascimento	
> 1.350 g	0
851–1.350 g	1
701–850 g	4
≤ 700 g	7
Idade gestacional	
> 24 semanas	0
≤ 24 semanas	1
Malformação (excluir inevitável malformação letal)	
Nenhuma	0
Malformação leve (sem risco de morte)	1
Malformação grave (com risco de morte)	3
Acidose sanguínea (*Base excess*)	
> 7,0	0
-7,0 a -9,9	1
-10,0 a -14,9	2
≤ -15,0	3
Oxigenação mínima (FiO$_2$ min)	
≤ 0,40	0
0,41 a 0,60	2
0,61 a 0,90	3
0,91 a 1,00	4
Oxigenação máxima (FiO$_{2máx}$)	
< 0,40	0
0,41 a 0,80	1
0,81 a 0,90	3
0,91 a 1,00	5

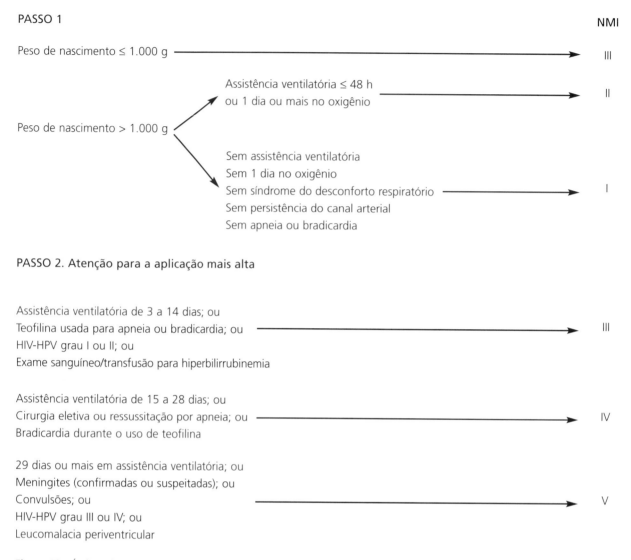

Figura 49.1 Índice clínico neonatal (Neonatal Medical Index - NMI).[71]

neonatal, incluindo o CRIB, em uma amostra de 494 recém-nascidos em uma UTI neonatal. Os resultados revelaram que o peso ao nascer demonstrou ser o indicador com menor poder para predizer mortalidade neonatal em relação aos escores de risco neonatais estudados.[81]

O Neonatal Medical Index (NMI) também é um indicador que classifica o bebê pré-termo quanto ao seu risco durante a permanência no hospital, levando em conta todas as diferentes complicações e os sintomas apresentados pelo bebê. O escore do NMI baseia-se no peso ao nascer, nas intercorrências clínicas do neonato (apneia, bradicardia, hiperbilirrubinemia, entre outras) e nas medidas clínicas utilizadas durante a internação (ventilação mecânica, cirurgias, transfusão, etc). O escore varia de 1 a 5 e quanto mais alto, mais grave a condição do bebê.[71] Para realizar a pontuação do risco neonatal pelo NMI é necessário consultar o prontuário hospitalar para confirmar a evolução da criança durante o período de internação (Figura 49.1).

Além desses indicadores clínicos, diversos estudos têm utilizado a classificação do peso ao nascimento, o tempo total de internação hospitalar e a necessidade de utilização de ventilação mecânica como fatores prognósticos para o desenvolvimento motor e cognitivo de bebês pré-termo. Esses bebês que apresentam maior risco para mortalidade neonatal são os que apresentam complicações como a síndrome do desconforto respiratório (SDR), displasia broncopulmonar, hemorragia intraventricular e enterocolite necrosante. Além disso, o número de dias de utilização da ventilação mecânica tem aumentado a morbidade neonatal desses bebês.[45]

Em diversos hospitais do Brasil os únicos indicadores utilizados para avaliação do risco neonatal são peso ao nascimento, idade gestacional e índice de Apgar. Contudo, em vários casos, crianças têm chegado aos serviços de atendimento após a alta e essas informações nem sempre estão completas no cartão que as acompanham após a alta. O ideal é que todos os hospitais com UTI neonatal forneçam para a mãe no momento da alta um relatório por escrito contendo dados de toda a evolução da criança durante o período de internação, quantas e quais as complicações desenvolvidas pelo bebê, quais os procedimentos realizados, quais os resultados dos exames realizados e o tempo de internação. Com estes dados é possível que o profissional obtenha informações mais confiáveis de como foi a história pregressa da criança.

Para uma adequada avaliação do risco para problemas de desenvolvimento nos neonatos, devem ser considerados os seguintes fatores:[82]

a) *status* de admissão do neonato na UTIN, ou seja, o estado da criança, a idade gestacional, o peso ao nascimento, o índice de Apgar e o índice de risco neonatal;
b) tipos de intervenções médicas necessárias, ou seja, os cuidados terciários foram dispensados ao bebê na unidade de tratamento intensivo que podem incluir procedimentos invasivos e dolorosos, como, por exemplo, as frequentes coletas de sangue, aspiração, intubação para ventilação mecânica entre outros procedimentos aversivos de rotina na UTIN;
c) sequelas por ocasião da alta hospitalar, do tipo manutenção de oxigênio pós-alta, déficit neurossensorial, como, por exemplo, a deficiência auditiva, ou enfermidades crônicas, como a displasia broncopulmonar.

Verifica-se que o acompanhamento do desenvolvimento de bebês nascidos em condições de risco necessita de conhecimentos sobre os indicadores iniciais da fase neonatal, envolvendo especificamente as dimensões e o nível de gravidade do risco clínico, sua evolução clínica até a alta e os cuidados especiais de proteção à saúde e desenvolvimento dispensados no ambiente da UTIN.[24]

A EQUIPE INTERDISCIPLINAR NOS PROGRAMAS DE *FOLLOW-UP*

Para a implantação e funcionamento adequado, os programas de *follow-up* devem ser integrados por equipes interdisciplinares formadas por neonatalogista, pediatria, neurologista, fisioterapeuta, fonoaudiólogo, psicólogo, terapeuta ocupacional, nutricionista e assistente social. É importante a integração dessa equipe, pois cada profissional complementa a atuação do outro em busca do atendimento integral ao bebê e a sua família. Nos casos de hospitais que não dispõe de todas as especialidades é necessária a presença do médico pediatria na coordenação do serviço e dos demais profissionais de saúde.[1,2,83]

Conforme a necessidade de intervenção de uma outra especialidade, como oftalmologista ou gastroenterologista, a criança deve ser encaminhada para o serviço mais próximo onde o atendimento nessa especialidade é oferecido.

As crianças que frequentam o programa devem receber um acompanhamento diferenciado em seu crescimento e desenvolvimento, para que possíveis alterações possam ser identificadas precocemente e, assim, métodos de intervenção sejam instituídos para minimizar os atrasos e/ou sequelas. Cada profissional, dentro de sua especialidade, deve avaliar a criança em busca da identificação de fatores de risco, problemas instalados, mecanismos de proteção na tentativa de neutralizar fatores de risco e promoção do desenvolvimento saudável do bebê. É importante também que todos os profissionais tenham conhecimento sobre o manejo do aleitamento materno e dos cuidados com o bebê, para que toda a equipe tenha a mesma forma de lidar com as dificuldades com a amamentação.

Os pais também precisam de atenção, uma vez que existem muitas dúvidas em relação ao desenvolvimento do bebê e aos cuidados que ele necessita. Dessa forma, a família deve saber que existe uma equipe preparada para acompanhar o desenvolvimento da criança e identificar os problemas que venham a surgir durante os primeiros anos.

Além da assistência, os programas de *follow-up* (Quadro 49.2) podem ser utilizados para o desenvolvimento de projetos de pesquisa para monitorar a assistência perinatal prestada e pesquisar efeitos de condições específicas no desenvolvimento do bebê. Essas pesquisas também são úteis para o treinamento de diversos profissionais envolvidos nos cuidados da criança.[83]

Quadro 49.2 Principais problemas no crescimento e desenvolvimento que podem ser identificados pela equipe de *follow-up*

Déficit ponderal e estatural
Problemas respiratórios de repetição
Refluxo gastroesofágico
Anemia
Paralisia cerebral
Hidrocefalia
Deficiência mental
Perda auditiva parcial ou total
Perda visual parcial ou total
Problemas de linguagem
Problemas de aprendizagem
Problemas de comportamento
Dificuldades escolares

CUIDADO NO DESENVOLVIMENTO DO BEBÊ PRÉ-TERMO: O INÍCIO DO *FOLLOW-UP*

Apesar dos programas de follow-up realizarem o seguimento do crescimento e desenvolvimento do bebê após a alta hospitalar, os estudos mais recentes apontam que cuidados oferecidos ao bebê pré-termo ainda no período de internação hospitalar são determinantes na evolução futura durante o desenvolvimento após a alta. Neste sentido, a equipe que assiste o bebê durante o período de internação na UTIN é responsável por garantir não apenas a sobrevivência destas crianças, mas promover e proteger o desenvolvimento destes bebês de influências e fatores negativos do ambiente hospitalar.

Essa nova perspectiva começou a ser implantada na década de 1980 e foi denominada "cuidados voltados ao desenvolvimento do bebê pré-termo", desenvolvida pela pesquisadora Heidelise Als, em 1982, e conhecida pela sigla NIDCAP (Newborn Individualized Developmental Care and Assessment Program). Os cuidados voltados para o desenvolvimento do neonato pré-termo englobam várias categorias de intervenções criadas para minimizar o estresse na UTI neonatal, individualizar os cuidados oferecidos ao bebê para que ele possa ficar o mais estável, bem organizado e competente possível.[53,54,84,85,86]

A conceituação subjacente a essa abordagem do NIDCAP foi sintetizada na Teoria Síncrono-Ativa do Desenvolvimento,[86] sustentada por quatro princípios fundamentais:

a) o princípio da adaptação das espécies, em que o organismo deve ser compreendido nos diferentes estágios do desenvolvimento envolvido na competência da tarefa evolutiva de cada estágio, em vez de ser considerado um modelo imperfeito precursor dos estágios subsequentes;
b) o princípio da contínua interação organismo-ambiente, que se inicia a partir de um estágio unicelular de desenvolvimento e continua ao longo do ciclo vital, podendo ser aplicável a diferentes domínios do funcionamento do ser humano, tais como desenvolvimento neuroembriológico, motor, cognitivo, emocional e social;
c) o princípio de ortogênese e síncrese, que postula que em qualquer parte em que o desenvolvimento ocorre, ele procede de um estado de relativa globalidade a um aumento de diferenciação, articulação e integração hierárquica;
d) o princípio da integração antagônica, que postula que os organismos sempre se esforçam suavemente para integração e que subjacente a este esforço há a tensão entre dois tipos de respostas antagônicas: a resposta exploratória (ou de aproximação) e a resposta evitativa (ou de afastamento).

Essas respostas são diferencialmente desencadeadas dependendo da regulação entre a estimulação presente e o limiar de resposta do organismo. Caso a resposta seja apropriada para o organismo em termos de complexidade, intensidade e ritmo, o organismo tem estratégias disponíveis para se mover ativamente em direção a essa estimulação, assimilando-a e tornando-a adaptativa para o seu próprio desenvolvimento. Por outro lado, caso a estimulação seja inapropriada para o organismo, este emprega estratégias para ativamente evitá-la, afastando-se e defendendo-se dessa estimulação.[86]

O cérebro do bebê imaturo precisa de proteção e o suporte à rápida diferenciação cerebral deve ser prioridade para os cuidadores do bebê na UTIN. As capacidades autonômicas, motoras, de estado organizacional, atenção e autorregulação do bebê devem ser observadas a fim de identificar os limites entre desorganização e organização, ou seja, a habilidade de autorregulação e autodiferenciação. Com base no funcionamento básico de cada criança e de cada família, os profissionais devem proporcionar oportunidades para a diferenciação e modulação ideais, sem sobrecarregar a criança, e respeitar e fornecer suporte psicossocial à família. Os membros da família são considerados colaboradores essenciais no cuidado neonatal e têm a habilidade singular de contribuir para o desenvolvimento da criança vulnerável.[86]

Uma revisão de literatura realizada por Gaspardo, Martinez e Linhares[87] investigou estudos empíricos publicados de 2002 a 2007 sobre os efeitos do cuidado desenvolvimento na fase neonatal. Os resultados revelaram que o cuidado individualizado ao desenvolvimento do bebê (Quadro 49.3) melhora o padrão de respostas fisiológicas (frequência cardíaca, frequência respiratória, saturação de oxigênio) e comportamentais (maior regulação do ciclo de vigília e sono, redução do choro) em comparação a grupos controle ou procedimentos de rotina da UTIN. Além disso, houve melhora dos aspectos clínicos (menos dias de alimentação parenteral, maior ganho de peso, menos dias de internação, menos casos de enterocolite necrosante, menos apneia), maior regulação dos sistemas autonômico, motor e de autorregulação, menor dor e melhor desenvolvimento neurocomportamental, neurofisiológico e neuroestrutural.[54,88,89]

De acordo com a perspectiva do NIDCAP, o bebê passa a ser encarado como um ativo colaborador no seu próprio cuidado, lutando de forma determinada a continuar a trajetória de desenvolvimento fetal iniciada na fase intrauterina. Nesse sentido, os comportamentos apresentados pelo bebê fornecem a melhor informação a partir da qual os profissional podem modelar os cuidados. O modelo proposto pelo NIDCAP não busca apenas proteger o bebê de estímulos inapropriados, hiperestimulação e procedimentos desnecessários, mas também garantir que cada bebê seja cuidado por pessoas que conheçam profundamente seu comportamento, suas competências e suas dificuldades.[53,54,84,85]

Quadro 49.3 Principais objetivos do "cuidado desenvolvimentista"[53,54,84,85,87]

Proteger o bebê contra o desconforto e o estresse
Facilitar a organização e regulação dos bebês (fisiológica e comportamental)
Facilitar os estados de vigília-sono
Reduzir o choro
Evitar o gasto desnecessário de energia
Promover o vínculo afetivo mãe/pai-bebê e ensinar aos pais estratégias de cuidado ao desenvolvimento

USO DE INSTRUMENTOS DE AVALIAÇÃO DO DESENVOLVIMENTO DO BEBÊ

Os profissionais da equipe devem estar preparados para avaliar o crescimento e desenvolvimento do bebê de risco de acordo com a especialidade em que se insere. No caso da equipe de fisioterapia, a avaliação do desenvolvimento neurosensório-motor é de grande importância, pois os primeiros sinais de alteração no desenvolvimento são frequentemente os atrasos motores.

A avaliação é um processo contínuo de coleta e organização de informações relevantes para planejar e implementar um tratamento efetivo, sendo importante que os terapeutas baseiem suas recomendações de manuseio do paciente em instrumentos apropriados de avaliação.[90]

É importante esclarecer as diferenças entre medir e avaliar o desenvolvimento. Medir o desenvolvimento significa utilizar um instrumento para registrar o desempenho da criança em um determinado teste ou escala. Para medir é necessário que o examinador tenha conhecimento e treinamento suficientes para a adequada administração e pontuação dos itens considerados para aquele instrumento que está sendo aplicado. A escolha da medida vai depender do propósito da avaliação.[91]

Avaliar o desenvolvimento significa interpretar os resultados da medida à luz do conhecimento científico vigente, considerando as condições de saúde e o contexto em que a criança vive. Para avaliar é necessário ter embasamento científico, experiência e bom senso. O uso de medidas confiáveis é o primeiro passo para a realização de uma avaliação adequada.[92]

Existem vários instrumentos padronizados que auxiliam na identificação dessas crianças de risco e muitos deles são utilizados em estudos, para verificar sua eficácia ou seu valor preditivo, ou na prática clínica, dentro dos programas de *follow-up* (Tabela 49.4). Esses testes e escalas de desenvolvimento facilitam e auxiliam tanto a triagem e o diagnóstico quanto o planejamento e a progressão do tratamento, caso alguma anormalidade seja detectada.[93]

O fisioterapeuta, como integrante da equipe de um serviço de *follow-up*, deve possuir um conhecimento aprofundado sobre o processo das aquisições normais do desenvolvimento global da criança, o qual é composto por diversas categorias: tônus muscular, postura, reflexos primitivos, reações posturais, coordenações sensório-motoras e movimentos espontâneos.

Além desse conhecimento, o profissional deve estar familiarizado com os diversos instrumentos de avaliação existentes, para assim selecionar o mais adequado para o seu serviço ou pesquisa. Devido à escassez de instrumentos padronizados para a avaliação de crianças no Brasil, há a necessidade de utilização de testes e escalas internacionais; na maioria dos casos, os manuais são publicados em língua inglesa.[93]

Cada instrumento apresenta suas indicações de uso, sendo que o examinador deve escolher o exame mais adequado aos seus objetivos e à população a ser avaliada, seja na sua utilização em pesquisas, triagem clínica ou na verificação da eficiência da intervenção proposta. Além disso, deve estar atento às propriedades psicométricas, pois bons escores de confiabilidade e validade são determinantes na eficácia do teste, principalmente quando relacionados à faixa etária avaliada pelo mesmo, na medida em que alguns instrumentos são mais confiáveis e preditivos quando aplicados em determinadas idades. É importante que pesquisadores e profissionais que trabalham na prática clínica com estes bebês conheçam os principais instrumentos utilizados nessa população para mediar o julgamento clínico.

Não se pode negar a importância da experiência do profissional no momento de avaliar um bebê de risco. No entanto, é necessário também conhecer instrumentos confiáveis na interpretação dos resultados de um exame neurológico ou avaliação. Portanto, há necessidade de utilização de instrumentos válidos na avaliação do desenvolvimento de bebês nascidos em condições de risco, tanto pela vulnerabilidade biológica quanto pelos fatores de risco ambientais envolvidos.[93,99,100,101]

Um estudo[101] realizado com bebês pré-termo para a detecção de problemas no desenvolvimento até oito meses de vida corrigida revelou que o teste de Denver II foi sensível em identificar as crianças que apresentavam risco para problemas no desenvolvimento em conjunto com os instrumentos de avaliação motora utilizados no estudo (TIMP e AIMS). Houve associação entre os resultados obtidos no teste de Denver II e nas avaliações motoras, indicando que o uso do teste de Denver poder ser uma ferramenta simples e válida nos ambulatórios de acompanhamento de bebês de risco, com objetivo de triagem das crianças que apresentam desenvolvimento normal daquelas que apresentam risco no desenvolvimento. Outra vantagem do uso do teste de Denver II diz respeito à avaliação de quatro áreas do desenvolvimento, não apenas ao desenvolvimento motor; dessa forma, pode ser utilizada por qualquer profissional de saúde treinado na aplicação e interpretação do teste.[101,102]

Os instrumentos de avaliação não substituem o processo decisório do profissional, ou seja, o instrumento constitui um elemento disponível para auxiliar no processo de avaliação, mas o profissional é quem interpreta o resultado, considerando toda a história de saúde da criança desde a gestação até o momento da avaliação.

Tabela 49.4 Principais instrumentos de avaliação usados no *follow-up*

Instrumento	Área avaliada	Idade do bebê
Neurobehavioral Assessment of the Preterm Infant (NAPI) [71]	Neurocomportamental	32–37 semanas de vida pós-concepcional
Test of Infant Motor Performance (TIMP) [94]	Motora	RN com até 4 meses de vida
Alberta Infant Motor Scale (AIMS) [95]	Motora	RN com até 18 meses de vida
Denver Developmental Screening Test II (DDST-II) [96]	Motora adaptativa Motora ampla Linguagem Pessoal-social	RN com até 6 anos de idade
Movement Assessment of Infants (MAI) [97]	Neuromotora	4–8 meses de vida
Peabody Developmental Motor Scales (PDMS) [98]	Neuromotora	RN–12 meses de vida

O Quadro 49.4 apresenta os principais sinais de alerta aos quais os profissionais devem estar atentos durante uma avaliação motora. A presença de mais de três sinais em uma única avaliação são indicadores de risco para problemas no desenvolvimento motor, merecendo maior vigilância da equipe do *follow-up* e encaminhamento para programas de intervenção essencial.

UTILIZAÇÃO DA IDADE CRONOLÓGICA CORRIGIDA NA AVALIAÇÃO DO PRÉ-TERMO

Há uma crescente discussão sobre a utilização ou não da idade corrigida para a prematuridade durante a avaliação do desenvolvimento do bebê pré-termo. Os serviços de acompanhamento de bebês de risco geralmente adotam como rotina a correção da idade gestacional para os bebês que tiveram nascimento pré-termo. Essa correção é realizada através da subtração do número de semanas de gestação do bebê, de um total de 40 semanas, que é considerado nascimento a termo pela Organização Mundial de Saúde (OMS). Essa diferença é, então, subtraída da idade cronológica do bebê.[103]

O uso da correção da idade gestacional justificou-se inicialmente pelos estudos de Gesell,[103,104,105] em que as características do desenvolvimento de uma criança pré-termo deveriam ser avaliadas em relação à sua idade corrigida. Dessa forma, o nascimento prematuro por si só não seria responsável por retardar o ritmo das aquisições inerentes à maturação.

Com base nesse pressuposto, espera-se que ao corrigir a idade gestacional nos primeiros dois anos de vida as sequências desenvolvimentistas das crianças pré-termo tornem-se semelhantes às apresentadas por crianças a termo (que nasceram com idade gestacional entre 37 e 42 semanas). Entretanto, estudos que comparam o desenvolvimento de bebês pré-termo e a termo têm, consistentemente, apresentado evidências indicando que as crianças prematuras demonstram um padrão irregular de desenvolvimento, podendo apresentar-se atrasadas, equivalentes ou aceleradas.[103,106]

Os profissionais da área da saúde fazem a correção da idade gestacional do bebê pré-termo visando uma caracterização mais realista do seu desenvolvimento. Essa correção deve ser feita do nascimento até os 24 meses de vida pós-termo; a partir dessa idade deixa-se de corrigir e considera-se a idade cronológica para fins de testes e avaliações do crescimento e do desenvolvimento dessas crianças. Embora seja uma conduta de rotina entre os profissionais que lidam com bebês de risco, a correção da idade gestacional do bebê pré-termo é motivo de controvérsias na literatura.[107]

Largo[108] desenvolveu um estudo com bebês pré-termo e a termo e comparou os efeitos da correção da idade com as variáveis do desenvolvimento motor em relação às habilidades de locomoção e as

Quadro 49.4 Sinais de alerta para atraso e anormalidade no desenvolvimento

Sinais de alerta na avaliação
Tônus anormal: aumentado, diminuído ou flutuante
Reflexos primitivos exacerbados ou ausentes
Dificuldades em alimentar-se
Choro excessivo, irritabilidade e dificuldade de consolabilidade
Dificuldade de fixar o olhar nos objetos
Atraso nas coordenações sensório-motoras (mão-boca, mão-mão, mão-objeto)
Não controla a cabeça entre o 3º e o 4º mês de vida
Não consegue sentar-se com e sem apoio entre o 7º e o 8º mês de vida
Dificuldade para abrir as mãos para pegar nos objetos
Dificuldade para soltar os objetos quando colocados nas mãos
Não sorri nem demonstra interesse pela face dos adultos
Postura: pode hiperestender ou flexionar o corpo de forma exagerada
Reação negativa de apoio (não mantém os pés no chão quando colocado em pé)
Presença de movimentos estereotipados e incomuns
Senta-se sem variabilidade de postura de membros inferiores
Presença de movimentos involuntários (p. ex., coreia, atetose, tremor)

habilidades motoras finas. De acordo com os resultados deste estudo, o desenvolvimento da locomoção e da motricidade fina está relacionado com a idade gestacional da criança, pois quando se comparou o desempenho de bebês pré-termo e a termo os bebês prematuros ficaram um pouco abaixo do desempenho obtido pelos bebês a termo. Além disso, fazendo-se a correção da prematuridade, os bebês pré-termo tiveram um nivelamento de habilidades com os bebês a termo. Entretanto, o desenvolvimento motor grosso parece ser mais influenciado pela idade gestacional do que o desenvolvimento motor fino. As habilidades motoras finais são produtos da interação de fatores biológicos maturacionais e de fatores ambientais.[109]

Estudo recente foi realizado comparando o desenvolvimento motor de bebês pré-termo nas idades cronológica e corrigida durante o primeiro ano de vida utilizando a escala AIMS. Os autores observaram que quando se utiliza a idade cronológica, o desenvolvimento motor de lactentes pré-termo com baixo risco de distúrbios neurológicos é subestimado durante o primeiro ano de vida, levando a um diagnóstico falso-negativo de atraso motor. Os resultados mostraram também que o desenvolvimento motor do bebê pré-termo parece amadurecer de acordo com a idade concepcional ao invés da idade cronológica. Além disso, verificaram que as crianças que tinham idade cronológica obtiveram pontuação inferior aos escores em relação à idade corrigida durante o primeiro ano.[110]

O uso da idade corrigida também foi avaliado no estudo com bebês nascidos pré-termo e de baixo peso no Hospital Materno Infantil em Goiânia (GO).[101] Os bebês foram avaliados utilizando-se dois instrumentos de avaliação motora (Test of Infant Motor Performance e Alberta Infant Motor Scale) e o teste de triagem do Desenvolvimento de Denver II. Foram divididos conforme a faixa etária: entre 2 e 4 meses de vida pelo TIMP, entre 4 e 6 meses de vida pela AIMS e Denver II e entre 6 e 8 meses de vida pela AIMS e Denver II. Foram comparadas as frequências das pontuações dos bebês considerando as idades cronológica e corrigida e verificou-se diferença em relação ao percentual de atraso. Quando se considera a idade cronológica, o atraso no desenvolvimento motor e global torna-se superior a 70% da amostra em todas as faixas etárias avaliadas, podendo-se superestimar riscos e/ou configurar com problemas reais no desenvolvimento das crianças.

De acordo com o critério proposto pela OMS, a idade gestacional tomada como base para o cálculo da idade corrigida é de 40 semanas. Ao avaliar o crescimento e desenvolvimento de bebês pré-termo nos dois primeiros anos de vida é realizada a correção total da idade com base na idade gestacional em que o bebê nasceu. Assim, para um bebê nascido de 32 semanas, deverão ser subtraídas oito semanas de sua idade cronológica no momento da avaliação.

O fato de utilizar apenas a idade cronológica do bebê sem realizar o procedimento de correção da idade de acordo com o grau de prematuridade coloca os bebês a termo e pré-termo dentro de um mesmo patamar de desenvolvimento e, como levantado neste capítulo, o nascimento prematuro vem acompanhado de uma série de outras adversidades além do fato do nascimento antes do tempo previsto. Nesse sentido, estudar o desenvolvimento de bebês nascidos pré-termo sem a correção da idade cronológica é como considerar que o desenvolvimento dos bebês pré-termo e termo são semelhantes. Assim, na pesquisa realizada com bebês pré-termo até oito meses de vida verificou-se que é necessário corrigir a idade cronológica dos bebês pré-termo de acordo com o grau de prematuridade no primeiro ano, especialmente para os bebês pré-termo extremos.[101]

Uma recomendação prática para o acompanhamento do desenvolvimento dos bebês de risco é considerar as duas idades no momento da avaliação da criança: a idade cronológica e a idade corrigida. O profissional deve observar o desenvolvimento apresentado pelo bebê e verificar se aquele desempenho está compatível com a idade cronológica, de acordo com a idade corrigida, ou atrasado para a idade corrigida. Nesse último caso, deve ser analisado o quanto esse desenvolvimento está atrasado, verificar se a criança está acompanhando a curva de crescimento esperada, verificar se há problemas nos cuidados com essa criança e se a família está demonstrando competência em cuidar do bebê. Em alguns casos, apenas com o suporte informacional para os cuidadores de como promover o desenvolvimento saudável da criança pode minimizar os atrasos. Contudo, em grande parte dos bebês, há necessidade de encaminhamento para serviço de intervenção essencial especializado. A adesão e a continuidade do acompanhamento da criança no programa de *follow-up* é que irão revelar qual deve ser a decisão a ser tomada pelo profissional.

Portanto, não há uma regra única a respeito da correção da idade do pré-termo, principalmente no que se refere ao período entre 12 e 24 meses. Sabe-se que o primeiro ano é considerado um período sensível para o desenvolvimento das habilidades motoras básicas, mas não se pode negligenciar os componentes essenciais para o desenvolvimento das demais habilidades em outras áreas, como a linguagem e a socialização. Portanto, cada profissional deve aplicar a regra da correção da idade de acordo com a especificidade de sua área de atuação, considerando a história de saúde da criança e o contexto familiar.

CONSIDERAÇÕES FINAIS

Apesar da ampla divulgação da importância dos programas de acompanhamento do crescimento e desenvolvimento de bebês de risco para problemas, ainda há muitos hospitais carentes desse tipo de serviço no Brasil.

De acordo com as normas de atenção aos bebês pré-termo e de baixo peso, é necessário realizar o acompanhamento de todos os bebês de risco egressos da UTI neonatal para realização de procedimentos e encaminhamento para a melhora da saúde do bebê e fornecer maior suporte às famílias.

Algumas características principais devem ser consideradas na implantação dos programas de *follow-up* do desenvolvimento de bebês de risco, segundo os estudos mais recentes:[111,112]

a) critérios de elegibilidade para o seguimento de bebês de alto risco para problemas no desenvolvimento, incluindo bebês com IG < 32 semanas e peso < 1.500 g;
b) participação de uma equipe multiprofissional e interdisciplinar para acompanhamento e discussão periódica dos casos;
c) utilização da idade cronológica corrigida até 12–18 meses vida, tanto para avaliação do crescimento quanto do desenvolvimento;
d) periodicidade das avaliações, iniciando em até uma semana após a alta hospitalar, com avaliações semanais até atingir 3.000 g, e trimestrais até a criança completar oito anos de idade;
e) utilização de múltiplas medidas de avaliação do desenvolvimento, incluindo avaliação do desenvolvimento motor, tônus muscular e rastreamento de problemas sensoriais (auditivos e visuais);
f) suporte informacional e de estimulação para os pais e famílias de bebês, favorecendo as interações e encorajando atividades dirigidas com o bebê;
g) suporte psicossocial para a família, de modo a garantir qualidade do ambiente familiar, tão necessária ao desenvolvimento pleno e sadio do bebê.

Segundo Sameroff e Fiese,[113] nos programas de intervenção preventiva no desenvolvimento de crianças é preciso analisar adequadamente a necessidade de aplicação dos "três R", a saber: remediação (*remediate*), que visa mudar o repertório comportamental da criança; redefinição (*redefine*), que tem por meta mudar o modo de interpretar o comportamento ou os atributos pessoais da criança; reeducação (*reeducate*), que tem o objetivo de orientar o modo como os pais interagem com a criança.

A assistência às crianças nascidas em condições de risco biológico deve transcender questões relativas à sobrevivência para fornecer respostas adequadas de suporte ao desenvolvimento e à qualidade de vida das mesmas. Nos programas de *follow-up* do desenvolvimento do bebê de risco, o foco deve ser direcionado para a criança e a família, promovendo a atenuação dos riscos detectados, assim como a potencialização dos recursos presentes no desenvolvimento da criança e na família, fortalecendo os processos de resiliência.[24]

Sugere-se a implantação de serviços de acompanhamento (*follow-up*) nas maternidades brasileiras que possuem unidades de tratamento intensivo neonatal, a fim de verificar os efeitos em longo prazo dos riscos biológicos e ambientais no desenvolvimento desses bebês. Além disso, de acordo com as necessidades encontradas, os serviços deverão encaminhar as crianças para tratamento especializado quando se fizer necessário.

REFERÊNCIAS BIBLIOGRÁFICAS

1. Mello RR, Meio MDB. *Follow-up* de recém-nascidos de risco. In: Moreira MEL, Braga NA, Morsch SS (Orgs.). Quando a vida começa diferente. O bebê e sua família na UTI neonatal. Rio de Janeiro: Editora Fiocruz, 2003; p.179-184.
2. Lopes SMB. Organização de um programa de acompanhamento do recém-nascido de risco. In: Lopes SMB, Lopes JMA. *Follow-up* do recém-nascido de alto risco. Rio de Janeiro: Medsi, 1999; p.5-16.
3. Sociedade de Pediatria do Rio de Janeiro (SOPERJ). Novo Manual de Follow-up do RN de alto risco. Organização: Olga Penalva Silva, 1994.

4. Linhares MBM, Carvalho, AEV, Padovani FHP, Bordin, MBM, Martins IMB, Martinez FE. A compreensão do fator de risco da prematuridade sob a ótica desenvolvimental. In: Marturano EM, Linhares MBM, Loureiro SR. (Orgs.). Vulnerabilidade e proteção. Indicadores na trajetória de desenvolvimento do escolar. São Paulo: Fapesp/Casa do Psicólogo, 2004; p.11-38.

5. Marcondes E. Pediatria básica. 9ª ed. São Paulo: Sarvier; 2004.

6. Masten AS, Gewirtz AH. Vulnerability and Resilience in Early Child Development. In K. Mccartney, D. Phillips (Eds.). Early Childhood Development 2006; p. 22-43. Oxford: Blackwell Publishing.

7. Reppold CT, Pacheco J, Bardagi M, Hutz CS. Prevenção de problemas de comportamento e o desenvolvimento de competências psicossociais em crianças e adolescentes: uma análise das práticas educativas e dos estilos parentais. In: Hutz CS. (Org.) Situações de risco e vulnerabilidade na infância e na adolescência: aspectos teóricos e estratégias de intervenção. 1ª ed. São Paulo: Casa do Psicólogo, 2002; p.7-39.

8. Silva NLP, Dessen MA. Intervenção precoce e família: contribuições do modelo bioecológico de Bronfenbrenner. In: Dessen MA, Costa Jr. AL. (Eds.). A ciência do desenvolvimento humano: tendências atuais e perspectivas futuras. Porto Alegre: Artmed, 2005; p.152-67. Porto Alegre: Artmed.

9. Sameroff, A. J. Management of clinical problems and emotional care: environmental risk factores in infancy. Pediatrics 1998; 102(5):1287-92.

10. Andraca I, Pino P, Parra AL, Marcela FR. Factores de riesgo para el desarrolo psicomotor en lactantes nacidos en óptimas condiciones biológicas. Revista de Saúde Pública 1998; 32(2):479-487.

11. Graminha SSV, Martins MAO. Condições adversas na vida de crianças com atraso no desenvolvimento. Medicina, Ribeirão Preto 1997; 30:259-67.

12. Sweeney JK, Swanson MW. Crianças de baixo peso ao nascer: cuidados neonatais e acompanhamento. In: Umphred DA. Reabilitação neurológica. Barueri: Manole, 2004; p.213–71.

13. Organização Pan-americana de Saúde. Manual para vigilância do desenvolvimento infantil no contexto da AIDPI. OPAS/OMS, 2005.

14. Gauy FV, Costa Jr AL. A natureza do desenvolvimento humano: contribuição das teorias biológicas. In: Dessen MA, Costa Jr. AL (Eds.). A ciência do desenvolvimento humano: tendências atuais e perspectivas futuras. Porto Alegre: Artmed; 2005. P. 53-70.

15. Bronfenbrenner U, Ceci S. Nature-nurture reconceptualized in developmental perspective: a bioecological model. Psychological Review 1994; 101:568-86.

16. Oliveira EA. Modelos de risco na psicologia do desenvolvimento. Psicologia: Teoria e Pesquisa 1998; 14:19-26.

17. Rutter M, Silberg J, O'Connor TG, Simonoff E. Genetic and child psychiatry: II. Empirical research findings. Journal of Child Psychology and Psychiatry 1999; 40:3-18.

18. Halpern R, Giugliani ERJ, Victora CG, Barros FC, Horta BL. Fatores de risco para suspeita de atraso no desenvolvimento neuropsicomotor aos 12 meses de vida. Jornal de Pediatria (Rio de Janeiro) 2000; 76(6):421-8.

19. Salles RF. (2000). Análise de um programa de intervenção com bebês e famílias atendidas em unidades de saúde – SUS. [Dissertação] Programa de Pós-graduação em Educação Especial. Universidade Federal de São Carlos, São Carlos, São Paulo, Brasil, 2000.

20. Ramey CT, Ramey SL. Early intervention and early experience. American Psychologist 1998; 53(2):109-20.

21. Figueiras ACM, Puccini RF, Silva EMK, Pedromônico MRM. Avaliação das práticas e conhecimentos de profissionais da atenção primária à saúde sobre vigilância do desenvolvimento infantil. Cadernos de Saúde Pública, Rio de Janeiro 2003; 19(6): 1691-9.

22. Linhares MBM, Carvalho AEV, Machado C, Martinez FE. Desenvolvimento de bebês nascidos pré-termo no primeiro ano de vida. Paidéia 2003; 13(25):59-72.

23. Resegue R, Puccini RF, Silva EMK. Risk factors associated with developmental abnormalities among high-risk children attended at a multidisciplinary clinic. São Paulo Medical Journal 2008; 126(1):4-10.

24. Linhares, M. B. M. Vulnerabilidade, risco e proteção no desenvolvimento de crianças nascidas pré-termo. Tese de Livre-Docência, Faculdade de Medicina de Ribeirão Preto, Universidade de São Paulo, Ribeirão Preto, SP, Brasil, 2009.

25. Mello DF, Lima RAG, Scochi CGS. A saúde de crianças em situação de pobreza: entre a rotina e a eventualidade de cuidados cotidianos. Revista Latino-americana de Enfermagem 2007; 15(número especial):820-7.

26. Wolf MJ, Koldewijn K, Beelen A, Smit B, Hedlund R, de Groot IJ. Neurobehavioral and developmental profile of very low birthweight preterm infants in early infancy. Acta Paediatrica 2002; 91(8):930-8.

27. McCarton, C. Behavioral outcomes in low birth weight infants. Pediatrics 1998; 102:1293-1297.

28. Perlman, J. M. Neurobehavioral deficits in premature graduates of intensive care: potential medical and neonatal environmental risk factors. Pediatrics 2001; 108(6):1339-48.

29. Duarte DTR, Vanzo LC, Coppo MRC, Stopiglia MS. Estimulação sensório-motora no recém-nascido. In: Sarmento GJV, Carvalho FA, Peixe AAF (Eds.). Fisioterapia respiratória em pediatria e neonatologia, 2007; São Paulo: Manole; 2007; 236-256.

30. Keller, H.; Ayub, B.V.; Bar-Or, O. (1998). Neuromotor ability in 5-to 7-year-old children with very low or extremely low birth weight. Developmental Medicine and Child Neurology 1998, 40, 661-666.

31. Oliveira LN, Lima MCMP, Gonçalves VMG. Acompanhamento de lactentes de baixo peso ao nascimento. Aquisição de linguagem. Arquivos de Neuropsiquiatria 2003; 61(3-B):802-7.

32. Umphred DA. Reabilitação neurológica. 4ª Ed.. São Paulo: Manole; 2004.

33. Majnemer A, Mazer B. Neurologic evaluation of the newborn infant: definition and psychometric properties. Developmental Medicine and Child Neurology 1998; 40:708-715.

34. Méio MDBB, Lopes CS, Morsch, DS, Monteiro APG, Rocha SB, Borges RA, Réus AB. Desenvolvimento cognitivo de cri-

anças prematuras de muito baixo peso na idade pré-escolar. Jornal de Pediatria (Rio de janeiro) 2004: 80(6):495-502.
35. Martins IMB, Linhares MBM, Martinez FE. Indicadores de desenvolvimento na fase pré-escolar de crianças nascidas pré-termo. Psicologia em Estudo 2005; 10(2):235-43.
36. Schirmer CR, Portuguez MW, Nunes ML. Clinical assessment of language development in children at age 3 years that were born preterm. Arquivos de Neuropsiquiatria 2006; 64(4):926-31.
37. Carvalho AEV, Linhares MBM., Martinez FE. História do desenvolvimento e comportamento de crianças nascidas pré-termo e baixo peso (< 1.500 g). Psicologia: Reflexão e Crítica 2001; 14(1)1-33.
38. Linhares MBM, Chimello JT, Bordin MBM, Carvalho AEV, Martinez FE. Desenvolvimento psicológico na fase escolar de crianças nascidas pré-termo em comparação com crianças nascidas a termo. Psicologia: Reflexão e Crítica 2005; 18(1): 109-17.
39. Castro ECM, Leite AJM. Mortalidade hospitalar dos recém-nascidos com peso de nascimento menor ou igual a 1.500 g no município de Fortaleza. Jornal de Pediatria (Rio de Janeiro) 2007; 83(2):27-32.
40. Corrêa MD. Parto Prematuro. In: Rezende J. Obstetrícia. 8ª ed. Rio de Janeiro: Guanabara Koogan; 1998. p.856-73.
41. Spallicci, MDB, Chiea MA, Albuquerque, PB., Bittar, RE., Zugaib, M. Estudo de algumas variáveis maternas relacionadas com a prematuridade no Hospital Universitário da Universidade de São Paulo. Revista Médica do HU-USP 2000, 10 (1), 19-23.
42. Nascimento LFC. Epidemiology of preterm deliveries in Southeast Brazil: a hospital-based study. Revista Brasileira de Saúde Materno Infantil 2001; 1(3):263-8.
43. Procianoy RS, Guinsburg R. Avanços no manejo do recém-nascido prematuro extremo. Jornal de Pediatria (Rio de Janeiro) 2005; 81(Supl. 1):S1-S2.
44. Mendes I, Carvalho M, Almeida RT, Moreira ME. Uso da tecnologia como ferramenta de avaliação no cuidado clínico de recém-nascidos prematuros. Jornal de Pediatria (Rio de Janeiro) 2006; 82(5):371-6.
45. Russel RB, Green NS, Steiner CA, Meikle, S, Howse JL, Poschman K et al. Cost of hospitalization for preterm and low birth weight infants in the United States. Pediatrics 2007; 120(1):e1-e9.
46. Fraga DA, Linhares MBM, Carvalho AEV, Martinez FE. Desenvolvimento de bebês prematuros relacionado a variáveis neonatais e maternas. Psicologia em Estudo, Maringá 2008; 13(2):335-44.
47. Bradley RH, Corwyn RF. Socioeconomic status and child development. Annual Review of Psychology 2002; 53:371-99.
48. Martins MFS, Costa JSD, Saforcada ET, Cunha MDC. Qualidade do ambiente e fatores associados: um estudo em crianças de Pelotas, Rio Grande do Sul, Brasil. Cadernos de Saúde Pública, Rio de Janeiro, 2004; 20(3):710-18.
49. Grunau RE. Long-term consequences of pain in human neonates. In: KJS. Anand KJS, Stevens BJ, McGrath PJ. Pain in neonates. Northelands: Elsevier Science; 2000; 10:55-76.

50. Brazelton TB, Nugent JK. The Neonatal Behavioral Assessment Scale. Mac Keith Press, Cambridge, 1995.
51. Joaquim, R. H. V. T. Efeitos da Estimulação Tátil e Auditiva para Bebês de Alto Risco em Unidade de Terapia Intensiva. [Dissertação de Mestrado] Programa de Pós-graduação em Educação Especial, Universidade Federal de São Carlos, São Carlos, Brasil, 2000.
52. White-Traut EC, Nelson MN, Silvestri JM, Vasan U, Littau S, Meleedy-Rey P, Patel M. Effect of auditory, tactile, visual, and vestibular intervention on length of stay alertness, and feeding progression in preterm infants. Developmental Medicine and Child Neurology 2002, 44, 91-97.
53. Als H. A synactive model of neonatal behavioral organization: Framework for the assessment of neurobehavioral development in the premature infant and for the support of infants and parents in the neonatal intensive care environment. Physical and Occupational Therapy Pediatrics 1986; 6(3-4):3-53.
54. Als H, Duffy FH, Mcanulty GB, Rivkin MJ, Vahapeyam S, Mulkern RV, et al. Early experience alters brain function structure. Pediatrics 2004; 113(4):846-57.
55. Als H, Butler S, Kosta S, Mcanulty GB. The Assessment of Preterm Infants' Behavior (ABIP): furthering the understanding and measurement of neurodevelopmental competence in preterm and full-term infants. Mental Retardation and Developmental Disabilities 2005; 11:94-102.
56. Guinsburg R. Avaliação e tratamento da dor no recém-nascido. Jornal de Pediatria (Rio J.) 1999: 75(3):149-60.
57. Gaspardo CM. Dor em neonatos pré-termo em Unidade de Terapia Intensiva Neonatal: avaliação e intervenção com sacarose. Dissertação de Mestrado. Faculdade de Medicina de Ribeirão Preto, Universidade de São Paulo, Ribeirão Preto, Brasil, 2006.
58. Gaspardo CM, CI Miyase, JT, Chimello FE, Martinez FE, Linhares MBM. Is pain relief equally efficacious and free of side effects with repeated doses of oral sucrose in preterm neonates? Pain 2008; 137:16-25.
59. Goulart AL, Barros MCM, Azevedo MF, Domingues SS, Meyerhof P, Vilanova LCP. Crescimento e desenvolvimento do recém-nascido pré-termo. Acta Paulista de Enfermagem 1996; 9(especial):82-88.
60. Mancini MC, Teixeira S, Araújo LG, Paixão ML, Magalhães LC, Coelho ZAC, Gontijo APB, Furtado SRC, Sampaio RF, Fonseca ST. Estudo do desenvolvimento da função motora aos 8 e 12 meses de idade em crianças nascidas pré-termo e a termo. Arquivos de Neuropsiquiatria 2002; 60(4):974-80.
61. Linhares MBM, Carvalho AEV, Bordin MM, Chimello JT, Martinez FE, Jorge SM. Prematuridade e muito baixo peso como fatores de risco ao desenvolvimento da criança. Paidéia 2000, FFCLRP-USP, Ribeirão Preto, jan/jul, 2000. p. 60-69.
62. Pachi, P. R. Distúrbios Respiratórios. In P. R. Pachi (Ed.), O Pré-termo: Morbidade, Diagnóstico e Tratamento, 2003, p. 195-213, São Paulo: Roca.
63. Holsti L, Grunau RE, Oberlander TF, Whitfield MF. Prior pain induces heightened motor responses during clustered care in preterm infants in the NICU. Early Human Development 2005; 81:293-302.

64. Silva ES, Nunes ML. The influence of gestational age and birth weight in the clinical assessment of the muscle tone of healthy term and preterm newborns. Arquivos de Neuropsiquiatria 2005; 63(4):956-62.

65. Ramos JLA, Corradini HB, Vaz FAC. Classificação do recém-nascido – Diagnóstico da idade gestacional e da qualidade do crescimento. In: Marcondes E. Pediatria básica. 8ª ed. São Paulo: Sarvier; 1994. p.321-28.

66. Apgar V. A proposal for a new method of evaluation of newborn infant. Current Researches in Anesthesia and Analgesia 1953; 32:260-7.

67. Baskett TF. Virginia Apgar and the newborns Apgar Score. Resuscitation 2000; 47: 215-7.

68. Finster M, Wood M. The Apgar Score has survived the test of time. Anesthesiology 2005; 102(4):855-7.

69. The International Neonatal Network. The CRIB (Clinical Risk Index for Babies) score: a tool for assessing initial neonatal risk and comparing performance of neonatal intensive care units. Lancet 1993; 342:193-198.

70. Parry G, Tucker J, Tarnow-Mordi W. CRIB II: an update of the Clinical Risk Index for Babies Score. Lancet 2003; 361(9371):1789-91.

71. Korner AF, Brown JV, Thom VA, Constantinou JC. The neurobehavioral assessment of the preterm infant. Manual revised. 2nd ed. 2000.

72. Richardson DK, Gray JE, Mccormick MC, Workman-Daniels K, Goldmann D. Score for Neonatal Acute Phisiology (SNAP): a physiological severity index for neonatal intensive care. Pediatrics 1993; 91:617-23.

73. Brazy JE., Eckerman CO, Oehler JM et al. Nursery neurobiologic risk score: important factors in predicting outcome in very low birth weight infants. Journal of Pediatrics 1991; 118:783-792.

74. Hobel CJ, Youkeles L, Forsythe A. Prenatal and intrapartum high-risk screening: II- Riscck factor reassessed. American Journal of Obstetrics and Gynecology 1979; 135(8): 1051-56.

75. Caldas MAJ. Avaliação dos procedimentos de aplicação do Apgar em instituições da cidade de Campinas. Dissertação [Mestrado], Programa de Pós-graduação em Educação Especial, Universidade Federal de São Carlos, São Carlos, Brasil, 1994.

76. Vaz FAC, Rodrigues SHP, Ramos JLA. Cuidados ao recém-nascido normal e de baixo peso: diagnóstico das condições do recém-nascido. In: E. Marcondes. Pediatria Básica. 8ª Ed. São Paulo: Sarvier; 1994. p.321-8.

77. Sarquis ALF, Miyaki M, Cat MNL. Aplicação do escore CRIB para avaliar o risco de mortalidade neonatal. Jornal de Pediatria (Rio de Janeiro) 2002; 78(3):225-229.

78. Brito ASJ, Matsuo T, Gonzalez MRC, Carvalho ABR, Ferrari LSL. Escore CRIB, peso ao nascer e idade gestacional na avaliação do risco de mortalidade neonatal. Revista de Saúde Pública 2003; 37(5):597-602.

79. Matsuoka OT, Sadeck LSR, Haber JFS, Proença, RSM, Mataloun MMG, Ramos JLA, Leone CR. Valor preditivo do "Clinical Risk Index for Babies" para o risco de mortalidade neonatal. Revista de Saúde Pública 1998; 32(6):550-55.

80. Costa MTZ, Ventura GB, Melo AMAG, Okay Y, Ramos JLA, Vaz FAC. Crib escore: um instrumento para avaliar o risco de óbito em recém-nascidos prematuros. Pediatria (São Paulo) 1998; 20(3):255-60.

81. Zardo MS, Procianoy RS. Comparação entre diferentes escores de risco de mortalidade em unidade de tratamento intensivo neonatal. Revista de Saúde Pública 2003, 37(5): 591-596.

82. Aylward GP. Methodological issues in outcomes studies of at-risk infants. Journal of Pediatric Psychology 2002; 27(1):37-45.

83. Mello RR, Meio MDBB. Organização dos ambulatórios de seguimento. In: Moreira MEL, Lopes JMA, Carvalho M. (Orgs.) O recém-nascidos de alto risco. Teoria e prática do cuidar. Rio de Janeiro: Editora Fiocruz; 2004. p. 525-542.

84. Silva RNM. Cuidados voltados para o desenvolvimento do bebê pré-termo, uma abordagem prática. In: Lanzelotte V. Manual de atenção integral ao desenvolvimento e reabilitação. Rio de Janeiro: Revinter; 2007. p.3-32.

85. Als H. Toward a synactive theory of development: promise for the assessment and support of infant individuality. Infant Mental Health Journal 1982; 3(4):229-43.

86. Als H, Lester BM, Tronick EZB, Brazelton B. Toward a reseach instrument for the assessment of preterm infant's behavior (APIB). In: Fitzgerald HE, Lester BM, Yongman MW. (Orgs.) Theory and Research in Behavioral Pediatrics, New York; 1982. p. 35-63.

87. Gaspardo CM, Martinez FE, Linhares MBM. Cuidado ao desenvolvimento: intervenções de proteção ao desenvolvimento inicial de recém-nascidos pré-termo. Revista Paulista de Pediatria 2010; 28(1).

88. Kleberg A, Westrup B, Stjernqvist, K, Lagercrantz H. Indications of improved cognitive development at one year of age among infants born very prematurely who received care based on the Newborn Individualized Developmental Care and Assessment Program (NIDCAP). Early Human Development 2002; 68(2):33-91.

89. Westrup B, Böhm B, Lagercrantz H, Stjerngvist K. Preschool outcome in children born very prematurely and cared for according to the Newborn Individualized Developmental Care and Assessment Program (NIDCAP). Acta Paediatrica, 2004; 93(4):498-507.

90. Umphred DA, El-Din D. Introdução: fundamentos teóricos para prática clínica. In: Umphred DA. Reabilitação neurológica. 4 ed. Barueri: Manole; 2004. p.3-31.

91. Tieman BL, Palisano RJ, Sutlive AC. Assessment of motor development and function in preschool children. Mental Retardation and Developmental Disabilities Research Reviews 2005; 11(3):189-96.

92. American Academy of Pediatrics Committee on Children Disabilities. Developmental surveillance and screening infants and young children. Pediatrics 2001; 108:192-195.

93. Vieira MEB, Ribeiro FV, Formiga CKMR. Principais instrumentos de avaliação do desenvolvimento da criança de zero a dois anos de idade. Revista Movimenta 2009; 2(1):23-31.

94. Campbell SK, Kolobe THA, Osten ET, Lenke M, Girolami G. The test of infant motor performance. Test User's Manual Version 1.4., Copyright Suzann K. Campbell, 2001.

95. Piper MC, Darrah J. Motor assessment of the developing infant. W. B. Saunders Company, 1994.
96. Frankenburg WK, Dodds JB, Archer P, Shapiro H, Bresnick B. The Denver II: a major revision and restandardization of Denver Developmental Screening Test. Pediatrics 1992; 89(1):91-97.
97. Chandler LS, Andrews MS, Swanson MW. Movement assessment of infants: a manual. Rolling Bay (WA):1980.
98. Folio R, Fewel R. The peabody developmental motor scales (Manual). Austin: Pro Ed; 1983.
99. Majnemer A, Snider L. A comparasion of developmental asssessments of the newborn and young infant. Mental Retardation and Developmental Disabilities 2005; 11:68-73.
100. Formiga CKMR, Linhares MBM. Avaliação do desenvolvimento inicial de crianças nascidas pré-termo. Revista da Escola de Enfermagem da USP 2009; 43(2):472-80.
101. Formiga CKMR. Detecção de risco para problemas no desenvolvimento de bebês nascidos pré-termo no primeiro ano. [Tese] Programa de Pós-graduação em Saúde Mental, Faculdade de Medicina de Ribeirão Preto, Universidade de São Paulo, Brasil, 2009.
102. Santos RS, Araújo APQC, Porto MAS. Diagnóstico precoce de anormalidades no desenvolvimento em prematuros: instrumentos de avaliação. Jornal de Pediatria (Rio J) 2008; 84(4):289-299.
103. Blasco P. A preterm birth: to correct or not correct. Developmental Medicine and Child Neurology 1989; 31:816-21.
104. Lems W, Hopkins B, Samson JF. Mental and motor development in preterm infants: the issue of corrected age. Early Human Development 1993; 34:113-23.
105. Matilainen R. The value of correction for age in the assessment of prematurely born children. Early Human Development 1987; 15(2):257-264.
106. Gorda D, Stern FM, Rossa G, Nagler W. Neuromotor Development of preterm and full term infants. Early Human Development 1988; 18:137-49.
107. Dubowitz LMS, Miller G, Palmer P. Follow-up of preterm infant: is correction of developmental quotient for prematurity helpful? Early Human Development 1984; 9:137-144.
108. Largo RH. Early Motor development in preterm children. In: Savelsbergh GJP (Editor). The Development of Coodination in Infancy. Elsevier Science Publishers B.V, 1993; 97:425-44.
109. Piper MC, Byrne PJ, Darrah J, Watt MJ. Gross and fine motor development of preterm infants at eight to 12 months of age. Developmental Medicine and Child Neurology 1989; 31:591-97.
110. Restiffe AP, Gherpelli JLD. Comparison of chronological and corrected ages in the gross motor assessment of low-risk preterm infants during the first year life. Arquivos de Neuropsiquitria 2006; 64(2-B):418-25.
111. Fawke J. (2007). Neurological outcomes following preterm birth. Seminars in Fetal & Neontal Medicine 2007; 12:374-82.
112. Kumar P, Sankar MJ, Sapra S, Agarwal R, Deorari AK, Paul VK. Follow-up of high risk neonates. Idian Journal Pediatrics 2008; 75(5):479-87.
113. Sameroff AJ, Fiese BH. Models of development and development risk. In: Zeanah Jr, CH. Handbook of Infant Mental Health. New York: Guilford Press, 2000. p.3-19.

ÍNDICE REMISSIVO

A
Abasia e astasia 497
Abordagem fisioterapêutica no pré-operatório 204
Abscesso pulmonar 46
Acapella 381
Aceleração do fluxo expiratório 364
Acidificação intratraqueal 93
Adicional, terapia com oxigênio 553
AFE 53
Alergia 69
Alterações clínicas do sistema respiratório 2
Alterações hematológicas 328
Amnioinfusão 253
Ângulo de His 92
Anomalia de Ebstein 172
Anorexia 329
Antibioticoterapia 48
Apneia
   central 299
   da prematuridade 299
   mista 300
   obstrutiva 299
Ascite 211
Asma 63, 91, 481
   classificação 72
   determinação da IgE 74
   em pediatria 68
   intubação traqueal 79
   principais medicamentos 76
   ventilação mecânica invasiva 78
Aspectos clínicos 182

Aspiração nasotraqueal 65
Assistência
   domiciliar 538
   ventilatória não invasiva 126
Atelectasias 243, 252
Atelectrauma 141, 488
Atopia 129
Abordagem fisioterapêutica no pós-operatório e complicações no pós-operatório 207
Atresia
   de esôfago com fístula 201
   de esôfago sem fístula 201
   pulmonar 170
   tricúspide 171
Avaliação
   das respostas motoras 185
   de reflexos 185
   do padrão respiratório 185

B
Bacterioscopia 44
Bag squezing 176
Barotrauma 141, 487
Biotrauma 141, 489
BiPAP 480
Blalock-Taussig 169, 170, 178
Boletim de Silverman-Andersen 243, 388
Borramento da silhueta cardíaca 244
Bradpneia 387
Broncoespasmo 95
Bronquiectasias 56, 137

Bronquiolite 101, 481
  aguda 99
  obliterante 99

C

Canais de Lambert 62
Canais de Martin 62
Canal arterial 284
Câncer 323
  aspecto psicossocial 323
  huffing 327
  reequilíbrio toracoabdominal 326
Capacidade vital forçada 130
Capnografia 390
Capnometria 390
Caquexia 329
Cardiopatias congênitas 166, 436
Cateter de Swan-Ganz 396
Cateterismo 287
Cefotaxima 104
Cegueira na infância 553
Centro respiratório 51
Chiado 61
Choque séptico 316
CIA 170, 173
Cianose 286
  distribuição pós-ductal 286
  irrigação pré-ductal 286
Ciclagem 421
Ciclo ativo da respiração 376
Ciclo respiratório 420
Cintilografia gastroesofágica 94
Cirurgia cardíaca 437
CIV 170, 171
Coarctação da aorta 168
Colabamento alveolar 243
Colapso pulmonar 490
Colestase neonatal 135
Complacência das vias aéreas 219
Complacência dinâmica 392
Constante de tempo 393
  fração de tempo respiratório 393
  índice de respiração rápida e superficial 394
  pressão de oclusão traqueal 394

  resistência 392
Complacência estática 392
Complacência pulmonar 51
Complacência torácica 219
Complacência x resistência 142
Compressão torácica 147
Compressão torácica de alta frequência 384
Comunicação
  interatrial 167
  interventricular 167
Consolidação alveolar 140
Conteúdo venoso de oxigênio 399
Controle humoral 303
Controle respiratório 300
Coqueluxoide 101
Corticosteroides 132
Corticoides 245
CPAP 305, 540
  nasal 254, 476
CRIES 311
Cromossomo 7 120
Crupe 236
cuff 334

D

Deambulação 329
Débito
  cardíaco 398
  urinário 396
Decúbito
  dorsal 55
  heterolateral 55
  homolateral 55
Defeito do septo artrioventricular 171
Deficiência de α_1-antitripsina 127
Depuração mucociliar 232
Desmame 149, 480, 483
Desobstrução rinofaríngea retrógrada 237
Diafragma crural 92
Discinesia ciliar 411
Disfunção do sistema nervoso autônomo 69
Dismotilidade 95
Disparo 420
Dispersão de Taylor 460

Displasia broncopulmonar 244, 270
Disseminações hematogênicas 317
Distensão gástrica gasosa 93
Distúrbios 231
Doença do RGE 91
Doença pulmonar crônica da infância 481
Doença pulmonar obstrutiva crônica 128
Doenças neuromusculares 481
Doenças obstrutivas 1
Dor 309
   diagnóstico 310
   escalas 310
Drenagem
   anômala das veias pulmonares 172
   autógena 133, 371
   autogênica 124
   postural 53, 65, 146, 361
      efeito da gravidade 361
DRGE 91
Drive respiratório 332
DRR 237
Dupla via de saída do ventrículo direito 171

E
ECMO 144, 439
Elastase 127
ELTGOL 177
Encefalopatia hepática 212
Encefalopatia hipóxico-isquêmica 261
Endoscopia digestiva 94
Enfisema pulmonar 127
Epiglotite 236
Epinefrina racêmica 103
Escala de coma de Glasgow 34, 183
Escore de Murray 144
Esfíncter esofágico inferior 92
Esôfago abdominal 92
Esofagostomia 206
Espaço morto 142
Espirometria 129
   de incentivo 383
Estenose
   laríngea 229
   pulmonar 168
   subglótica 237
   valvar aórtica 169
Estimulação
   auditiva 353
   nociceptiva 312
   proprioceptiva 356
   tátil 352
      e proprioceptiva 304
   vestibular 356
   visual 353
Exercício de fluxo inspiratório controlado 379
Exercícios
   de expansão torácica 376
   respiratórios 1
Expiração
   lenta e prolongada 64, 370
   lenta total com a glote aberta 377
Extubação 30, 149, 220

F
Febrícula 101
Fenilalanina 120
Fibrose 120
   cística 120
Filância 363
Filtros e trocadores de calor e umidade (TCU) 546
   umidificadores aquecidos (UA) 546
      não servo controlados 546
Fisiopatologia do TCE 181
Fisioterapia 175, 195
   respiratória pediátrica 20
      anamnese 20
      avaliação 20
Fisioterapia respiratória 1, 123
   no recém-nascido de alto risco 550
Fístula 200
Flutter 134, 327, 379
Focos broncopneumônicos 38
Fontan 171
Fratura 330

G
Gases 548

condicionamento excessivo 548
condicionamento insuficiente 547
umidificação e aquecimento 542
Gastrostomia 205
Glândulas
exócrinas 120
sudoríparas 120
Glenn 171
Glossopulsão retrógrada 241

H
Hemorragia intracraniana 551
Hepatização 42
Hepatócitos 128
Hérnia
de Bochdalek 110, 112
hiatal 93, 110
Hérnias diafragmáticas congênitas 110
Hiato
diafragmático 92
esofágico 110
Higiene brônquica 104
Hiper-reatividade 63
Hipercapnia permissiva 143
Hiperinsuflação 61
Hiperinsuflação pulmonar 252
Hiperóxia 553
Hipersecreção 1
Hipertensão
intracraniana 182
portal 211
pulmonar 249
persistente do recém-nascido 284
Hipertrofia de adenoide 232
Hipocôndrio D 210
Hipoplasia pulmonar grave 115
Hipotonia 343
Hipoventilação central 481
Hipoxemia 143, 247, 243
perinatal 285
Hipóxia 145, 553
alveolar 265
Home care 538
Humanização 337

hospitalar 16

I
IgE 129
Imaturidade pulmonar 153
Imobilismo 328
Imunofluorescência 101
Imunoglobulina endovenosa 104
Infecção pulmonar crônica 120
Infiltrados pulmonares 317
Inibição reflexa do nervo frênico 331
Input vestibular 356
Insuficiência cardíaca congestiva 437
Insuficiência respiratória 154
tipos 154
Interação cardiopulmonar 433
Intervenção cirúrgica 205

L
Lactato 400
Laringotraqueal 200
Lei de Poiseuille 62
Lesão pulmonar 485
unilateral 427
Leucopenia 42, 317
Ligamento frenoesofágico 92
Líquido amniótico 250
Líquidos pulmonares 264

M
Manobras de recrutamento 490
Manometria esofágica 94
Marcha automática 497
Más-formações 200
associadas 202
Matriz germinativa 340
Mecanoceptores 342
Mecônio 250
aspiração de 250
Membrana hialina 243
Metilxantinas 305
Miastenia gravis 104
Mielina 340
Mielinização 340
Monitoração 396

da PIC 187
hemodinâmica 394
   débito urinário 396
   eletrocardiograma 395
pressão arterial 395
pulso 395
temperatura 394
Monitoração respiratória 387
Morte encefálica 197
Mucosite 320, 323
Músculos adutores e abdutores 302
Mustard 170

N
Nefrotoxicidade 316
Neoplasias 316
NIPS 310

O
Obstrução brônquica 64
Obstruções congênitas das VAS 233
Operação de Jatene 170
Óxido nítrico 93, 144, 289
   inalatório 256
Oxigenação 461
   mecanismos 461
Oxigenação por membrana extracorpórea (ECMO) 117, 144, 289
Oxigenadores de membrana extracorpórea 258
Oxigenoterapia 145, 158, 245, 403
Oximetria de pulso 389

P
Paciente neurológico 180
Paciente pediátrico oncológico 316
Pacientes plaquetopênicos 330
Padrão respiratório 388
   abdominal 28
Paniculite necrotizante 136
Paralisia de cordas vocais 234
Pausa respiratória 388
PCA 170
Peak flow 62
PEEP 142

Pendelluft 460
Percussão e vibração 146
Período pré-operatório 175
Persistência do canal arterial 168
Perspectivas 199
pHmetria 94
PIPP 312
Placas protetoras 333
Plagiocefalia 342
Pneumatocele 46
Pneumócitos tipo I e II 141
Pneumocystis carinii 317
Pneumonia 36, 38, 481
   infecção 36
   na infância 36
      agentes etiológicos 37
      Chlamydia pneumoniae 37
      Escherichia coli 38
      Haemophilus influenzae 37
      Klebsiella pneumoniae 38
      Legionella pneumophila 38
      Mycobacterium tuberculosis 38
      Mycoplasma pneumoniae 38
      Pseudomonas aeruginosa 38
      Staphylococcus aureus 37
      Streptococcus pneumoniae (pneumococo) 37
      Streptococcus sp 37
Pneumonite por disfagia 91
Ponto de inflexão
   inferior 491
   superior 491
Poros de Kohn 62
Pós-carga 285
Pós-operatório 436
   tardio 178
Posição prona 491
Posicionamento terapêutico 356
Pregas pleuroperitoneais 111
Pressão da artéria pulmonar 398
Pressão de suporte 423
Pressão média das vias aéreas 419
Pressão positiva 2
   expiratória oscilatória 379
Pressão venosa central 398

Problemas otolaringológicos 94
Prongs 333
Prostaglandinas 284
Protease-antiprotease 128
Proteínas B e C 244
Pulmão de aço 2

Q
Quadro imunológico 317
Quimioterapia 317

R
Radiografia contrastada do esôfago-estômago-duodeno 94
Radioterapia 317
Raskind 170
Reação de paraquedas 498
Reação de retificação labiríntica 497
Reação óptica de retificação 497
Reação positiva de apoio 497
Receptores
　de estiramento pulmonar 301
　irritativos 301
　J, ou justa pulmonares 301
Recrutamento alveolar 163, 327
Recursos fisioterapêuticos 177
Reflexo
　de Galant 497
　de Landau 498
　de Moro 496
　de preensão palmar 498
　de preensão plantar 497
　glabelar 498
　tônico cervical assimétrico (RTCA) 497
　tônico cervical simétrico 498
Reflexos arcaicos 495
Refluxo gastroesofágico 91, 233
Resistência
　das vias aéreas 419
　vascular pulmonar 284, 398
　vascular sistêmica 399
Respiração periódica 299
Respirador 51
Respiradores portáteis 539
Ressecção hidrostática 264

Ressecção de tumores 316
　pós-operatórios de cirurgias 316
Retinopatia da prematuridade 244, 553
Ribavirina 103
Rinites 235
Rinorreia 100
RNPT 243
Roseta gástrica 92
RPPI 178
Ruídos hidroaéreos 112

S
Salbutamol 103
Saturação venosa de oxigênio 399
Secreção contaminada 39
　aspiração 39
Seios paranasais 229
Senning 170
Sepse 140, 316
Shaker 134
Shunt 101, 140, 265
　D-E 242, 284
Sibilância 61
Sinais patognomônicos 101
Síndrome
　de aspiração de mecônio 250
　de Löefler 63
　do desconforto respiratório 242, 550
　　agudo 139, 436
　do escape aéreo 487
　do imobilismo 329
　hepatopulmonar 213
Sinusite 235
SNC 180
Sono REM 303
Supino 358
Suporte ventilatório 221
　atelectasia 223
　derrame pleural 222
　disfunção diafragmática 221
　extubação 220
　transudatos 222
Surfactante 95, 144, 490, 550
　exógeno 118, 244, 246, 258

não estável 550
pulmonar 243
sintético 244

T
Tapotagem 52, 362
Taquipneia 387
   transitória do recém-nascido 263
TCE 180
TCU 547
   desvantagens 547
   hidrofóbicos 546
   higroscópicos 546
   mistos 546
   vantagens 546
Técnica
   de expiração forçada 375
   de mecânica respiratória 552
Técnicas fisioterapêuticas 248, 361
Terapia com Heliox 533
Terapia de higiene brônquica 162
Terapia de reexpansão pulmonar 162
Teste
   da hiperoxia-hiperventilação 287
   de Bernstein 94
   de hiperoxia 287
Tétrade de Fallot 169
TGI 143, 149
TheraPEP 382
Timpanismo 101
Tonometria 400
Torneira de 3 Vias 551
Tosse 239, 317
   dirigida 241
   provocada 64, 239
Toxicidade do oxigênio 490
Trabalho sistólico do ventrículo
   esquerdo 399
   direito 398
Track-care 147
Transplante
   de fígado 213
   pulmonar 126
Transporte mucociliar 231, 362

Transposição das grandes artérias 170
Traqueia 318
   choque séptico 320
   compressão 318
   hiperleucocitose 320
   síndrome de lise tumoral 319
Tratamento de atelectasias 247
Trato respiratório
   e gastrintestinal 317
   inferior 52
Trauma 180
Trendelenburg, posição de 53, 362
Tripsina imunorreativa 122
Tronco
   arterioso comum 171
   celíaco 210

U
Umidificação e aquecimento dos gases 542
   princípios fisiológicos 543
Umidificadores
   aquecidos (UA) 545
      de passagem 545
   frios 544

V
VAF 143
Vasculites necrotizantes 136
Ventilação
   de alta frequência 257, 289, 424, 455
      por interrupção de fluxo 458
   JET de alta frequência 456
      contraindicações 457
      indicações 457
   líquida 143, 439
   mandatória
      controlada 422
      intermitente 422
         sincronizada 423
   mecânica 2, 145, 173, 190, 437
      indicações 145
      invasiva 246
      não invasiva 174, 195, 245, 474, 540
         falha 483
         interfaces 475

    respiradores 475
    vantagens 475
  no pós-operatório 173
  uso em recém-nascidos 2
oscilatória de alta frequência 458
  indicações 458
pulmonar
  independente 431
  mecânica 417
    convencional 160
    não invasiva 159
via hematogênica 42
vibração 65, 363
  manual 363
  mecânica 363
Vibrocompressão 52

Vírus 99
  Bordetella pertussis 99
  Clamydia trachomatis 99
  influenza 99
  inoculação 100
  Morexella catarrhalis 99
  Mycoplasma pneumoniae 99
  parainfluenza 99
  rinovírus 99
  sincicial respiratório 99
Viscoelasticidade 363
VNI 483
  falha 483
Volume expiratório forçado 129
Volutrauma 141, 488

SÉRIE FISIOTERAPIA

Livros com informações essenciais para o tratamento de diversos distúrbios respiratórios apresentados por pacientes adultos e pediátricos. Os títulos desta série são obras de referência para o profissional da área de Fisioterapia.

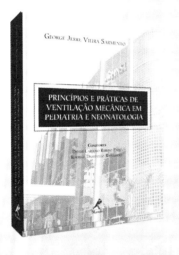

PRINCÍPIOS E PRÁTICAS DE VENTILAÇÃO MECÂNICA EM PEDIATRIA E NEONATOLOGIA

Este livro fornece informações atualizadas aos profissionais da área da saúde que lidam com pacientes pediátricos em unidades de terapia intensiva e semi-intensiva. Apresenta os princípios básicos do suporte ventilatório, bem como os modos, as modalidades e os parâmetros mais apropriados para a melhor conduta na criança. Também são abordados conceitos de desmame do ventilador mecânico, ventilação mecânica não invasiva e ventilação em diversas patologias observadas no paciente neonatal e pediátrico.

O ABC DA FISIOTERAPIA RESPIRATÓRIA

Este livro apresenta informações sobre os diversos recursos instrumentais em fisioterapia, técnicas passivas e ativas de desobstrução brônquica, ventilação mecânica invasiva e não invasiva, reabilitação pulmonar e cardiovascular, biossegurança, traqueostomia e diretrizes que regulamentam a prática profissional. O CD-ROM que acompanha o livro traz as imagens contidas em cada capítulo.

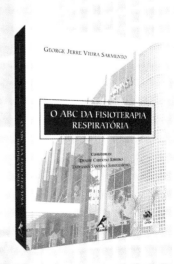

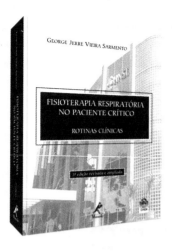

FISIOTERAPIA RESPIRATÓRIA NO PACIENTE CRÍTICO: ROTINAS CLÍNICAS - 3ª EDIÇÃO

Este livro apresenta as tendências na abordagem dos distúrbios respiratórios em pacientes críticos, com base em evidências científicas, e o tratamento fisioterapêutico nos pacientes clínico, cirúrgico e transplantado. O CD-ROM que acompanha o livro traz as imagens contidas em cada capítulo e possibilita o uso em sala de aula.

FISIOTERAPIA HOSPITALAR: PRÉ E PÓS-OPERATÓRIOS

Neste livro são relatadas as tendências atuais na abordagem dos distúrbios de forma prática e objetiva, com base em evidências científicas. São 14 capítulos que permitem aos fisioterapeutas, assim como aos estudantes dessa área, prestar assistência adequada aos pacientes cirúrgicos nas seguintes especialidades: respiratória, cardiológica, neurocirúrgica, ortopédica, saúde da mulher, abdome e esôfago.

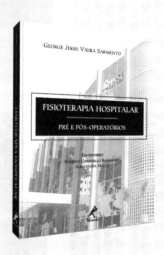

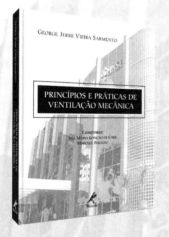

PRINCÍPIOS E PRÁTICAS DE VENTILAÇÃO MECÂNICA

Este livro foi desenvolvido com o objetivo de auxiliar médicos, fisioterapeutas e enfermeiros que lidam com pacientes sob ventilação mecânica adulto. A obra apresenta a história da ventilação mecânica, os princípios básicos da ventilação artificial e as modalidades e técnicas mais usadas em pacientes adultos, a ventilação em diversas patologias e os aspectos mais avançados da ventilação mecânica mundial.

George Jerre Vieira Sarmento

Graduado pelo Centro Universitário Claretiano de Batatais (Ceuclar), e pós-graduado em Fisioterapia Respiratória pela Universidade Cidade de São Paulo (Unicid). Atualmente, é coordenador técnico da Equipe de Fisioterapia do Hospital Nossa Senhora de Lourdes, coordenador e supervisor do curso de Especialização em Fisioterapia Cardiorrespiratória do Hospital Nossa Senhora de Lourdes e coordenador do curso de pós-graduação em Ventilação Mecânica da Faculdade Nossa Senhora de Lourdes.

Contato com o autor: georgehnsl@yahoo.com